# 临床内科系统疾病
## 诊断与治疗

● 主编　霍连营　李中强　于志刚　张娜娜
　　　　杨实华　韩坤博　孟云霞　陈方方

中国海洋大学出版社
·青岛·

**图书在版编目（CIP）数据**

临床内科系统疾病诊断与治疗 / 霍连营等主编. —
青岛：中国海洋大学出版社，2023.6
ISBN 978-7-5670-3416-7

Ⅰ．①临… Ⅱ．①霍… Ⅲ．①内科－疾病－诊疗
Ⅳ.①R5

中国国家版本馆CIP数据核字（2023）第117163号

| | | | | |
|---|---|---|---|---|
| 出版发行 | 中国海洋大学出版社 | | | |
| 社　　址 | 青岛市香港东路23号 | | 邮政编码 | 266071 |
| 出 版 人 | 刘文菁 | | | |
| 网　　址 | http://pub.ouc.edu.cn | | | |
| 电子信箱 | 369839221@qq.com | | | |
| 订购电话 | 0532-82032573（传真） | | | |
| 责任编辑 | 韩玉堂 | | 电　　话 | 0532-85902349 |
| 印　　制 | 日照报业印刷有限公司 | | | |
| 版　　次 | 2023年6月第1版 | | | |
| 印　　次 | 2023年6月第1次印刷 | | | |
| 成品尺寸 | 185 mm×260 mm | | | |
| 印　　张 | 31.5 | | | |
| 字　　数 | 797千 | | | |
| 印　　数 | 1～1000 | | | |
| 定　　价 | 128.00元 | | | |

发现印装质量问题，请致电0633-8221365，由印刷厂负责调换。

# FOREWORD · · · · · · · · · · · · · · · · · · 前 言

  内科学是一门临床医学,也是临床医学其他学科的基础,内容范围涉及广泛,整体性强,在研究人体各器官系统疾病的诊断与治疗过程中,以诊治措施不具有创伤性或仅有轻微创伤性为特色。内科疾病一般病情较轻,疾病发展也比较缓慢。近年来,内科学领域各专业不仅在理论上,而且在临床诊断和治疗等方面,都取得了突飞猛进的发展。然而,随着人们生活水平的提高,以及患者及其家属对医疗工作要求的不断提高,临床医师在实践工作中,需要根据患者的病情和各种检查结果,及时做出正确的诊断并进行针对性的治疗,这些都对临床医师的工作提出了新的要求。鉴于此,我们总结自身多年的临床工作经验,结合内科学的最新研究进展,特编写了本书。

  本书详细介绍了内科疾病的诊断与治疗,包括神经内科疾病、呼吸内科疾病、心血管内科疾病、消化内科疾病、风湿免疫科疾病等。本书内容丰富,涵盖面广,又不长篇累牍,同时融入了临床医学的新观点、新技术和新方法,体现了先进性与科学性。本书条理清楚,简明扼要,由浅入深,实用性较强,具有较强的实践指导意义,是一本对各级临床医师大有裨益的内科学参考用书。

  由于参编人数较多,文笔不尽一致,加上内科学知识错综复杂,尽管编者反复校对,书中不足之处在所难免,恳请广大读者见谅并望提出宝贵的意见和建议,以期再版时予以改进,使之逐步完善。

《临床内科系统疾病诊断与治疗》编委会

2023 年 4 月

CONTENTS ● ● ● ● ● ● ● ● ● ● ● ● ● ● ● ● ● ● 目 录

# 第一章

# 绪　论

## 第一节　现代内科学的发展

### 一、疾病谱的演变

　　20 世纪上半叶之前,威胁人类生命的最主要疾病是传染性疾病。历史上曾出现多次鼠疫、霍乱等急性重大传染病大流行,其传染性强、流行面广、迅速致命的特点曾造成亿万人死亡。慢性传染病如疟疾、结核等也给人类造成了持续、巨大的生命和财产损失。因此,早期内科学面临的是以传染性疾病占主要地位的疾病模式。随着医学的不断进步,针对传染病的预防和治疗手段层出不穷,各种疫苗、抗生素以及化学药物的出现使大部分传染病得到了控制甚至于 1979 年宣布天花在全球范围内被消灭。虽然传染病在一定程度上得到了有效防控,但新的全球健康问题随之而来,那就是与社会和自然环境变迁、人类寿命延长、生活水平提高、不良生活方式泛滥以及心理行为密切相关的心脑血管疾病、恶性肿瘤以及其他慢性病。世界卫生组织(WHO)公布的数据显示,2012 年全世界估计 5 600 万人死亡,其中 68％由非传染性疾病导致,比 2000 年的 60％升高了 8％,四类主要非传染性疾病分别为心血管疾病、肿瘤、糖尿病以及慢性肺部疾病;从具体病种来看,目前全球范围造成死亡的三大最主要疾病依次是缺血性心脏病、脑卒中以及慢性阻塞性肺疾病。因此,与慢性非传染性疾病的斗争成为当前医学以及内科学的首要任务。

### 二、医学模式的变迁

　　医学模式是医学发展和实践活动中逐渐形成的观察和处理医学领域相关问题的基本思想和基本方法,是人们看待和研究医学问题时所遵循的总的原则,反映了特定时期人们认识健康和疾病及其相互关系的哲学观点,影响着这一时期整体医学工作的思维和行为方式。伴随科技文化的不断发展以及疾病谱的演变,医学模式也发生了深刻变化。从远古时代到 20 世纪 70 年代以前,人类先后经历了神灵主义的医学模式、自然哲学的医学模式、机械论的医学模式以及生物医学模式。

　　生物医学模式极大促进了现代医学的发展,使人们对疾病的认识越加深入,对疾病的预防和治疗更加有效。但是，这一模式本身的缺陷也不断暴露，尤其是"心身二元论"的观点使人们忽视了人的生理、心理以及诸多社会环境因素之间的关系和影响，致使诸多疾病仅从生物学角度难以解释，单纯依靠生物学手段也难以达到理想疗效。在此背景下，美国 George L.Engel 教授于1977 年在《科学》杂志撰文，评价了传统生物医学模式的局限性，提出应该用"生物-心理-社会医学模式"取代生物医学模式，标志着医学模式发展进入新纪元。在生物-心理-社会医学模式中看待健康与疾病问题，既要考虑患者自身的生物学特性，还要充分考虑有关的心理因素及社会环境的影响；医疗工作从以疾病为主导转变为以健康为主导，从以医疗机构为基础转变为以社会为基础，从主要依靠医护人员和医学科技转变为需要全社会、多学科共同参与；卫生保健不仅面向个体更要面向群体，疾病防治的重点不仅是躯体疾病，也要重视与心理、社会和环境因素密切相关的疾病。新的医学模式的提出和建立使医疗工作发生了从局部到全身、从个体到群体、从医病到医人、从生物医学到生物-心理-社会整体医学的跨越，这对包括内科学在内的整个医学领域的发展都具有重要的理论和指导意义。

内科学作为医学的重要部分，临床工作中已经充分展现了生物-心理-社会医学模式的影响。例如，部分心血管病患者可能容易合并精神心理方面的问题，应激、焦虑等又会增加心血管事件的发生，因此在对待心血管病患者时，除了检查患者的心脏，还要注意了解其心理。消化性溃疡的发生也被认为与心理和社会因素密切相关，在临床药物治疗的基础上辅以适当的心理疏导和社会支持，可能取得更好的疗效。我们处在科学、技术、思想不断变革的时代，可以预见，未来的医学模式也不会一成不变，医师应该始终保持发展的眼光，并不断探寻每一个时期最合适的医学模式。

### 三、生命科学、临床流行病学的发展对内科学的促进作用

在过去的数十年，得益于生命科学的飞跃以及临床流行病学的创立、发展，我们对人类自身生命本质的认识，对疾病发生、发展规律的理解，对疾病预防、诊断和治疗手段的探索，都在不断进步。

基础医学研究的进步使越来越多内科疾病的病因和发病机制得到阐明，进而丰富了治疗手段。例如，心脏重构和神经内分泌系统不适当激活机制的发现使人们对心力衰竭的认识不止停留在血流动力学异常的层面，进而大大促进了血管紧张素转化酶抑制剂、β 受体阻滞剂等药物在心力衰竭中的应用，使射血分数降低的心力衰竭患者的预后得到了一定程度的改善；幽门螺杆菌与消化性溃疡关系的阐明也是内科疾病病因与机制研究取得突破的典型案例，根除幽门螺杆菌也成为当下消化性溃疡治疗方案的重点；分子生物学的发展也使对异常血红蛋白病的认识从过去的遗传病发展到现在的血红蛋白分子病，同时也使血红蛋白病的产前和基因诊断得以在临床实施。

在内科疾病诊断技术的发展中，细胞和分子生物学扮演了重要角色。高效液相层析、放射免疫和免疫放射测量、酶学检查技术、酶联免疫吸附测定、聚合酶链反应、生物芯片等技术的建立，使测定体液或组织中的微量物质、免疫抗体、微生物 DNA 或 RNA 等成为可能，大大提高了疾病诊断的敏感度和特异度。例如，高敏肌钙蛋白的测定使急性心肌梗死的诊断时间大大缩短，血乙型肝炎病毒 DNA 载量的测定为慢性乙型肝炎的治疗提供了重要参考等。医学、生命科学与物理学、化学、数学、机械工程等多学科交叉研究促成了多排螺旋计算断层扫描（CT）、磁共振成像（MRI）、正电子发射断层成像（positron emission tomography，PET）等辅助检查技术的开发和应

用,使疾病的影像诊断条件发生了翻天覆地的改变,尤其是 PET 及正电子发射计算机体层显像(PET-CT)的问世,使肿瘤性疾病和部分心脑血管疾病在解剖和功能层面得到早期、快速、全面、准确的诊断,具有重大的临床意义。在细胞分子水平上针对致癌位点(特定蛋白或基因)设计的分子靶向治疗使肿瘤化学药物治疗(简称化疗)具有了更强的针对性和更好的效果,反映了肿瘤治疗理念的根本性转变,开创了肿瘤药物治疗的新局面,在内科药物治疗史上具有划时代的意义。新近问世的 CRISPR-Cas9 基因编辑技术不但对生命科学研究中各种动物模型的构建提供了极大便利,而且医师和科学家也开始尝试将这种最新的技术应用到人类疾病的诊治中。

启动于 1990 年、由多国科学家合作开展、被誉为生命科学"登月计划"的人类基因组计划(human genome project,HGP)是一项里程碑式的工作。通过长达 13 年的探索,HGP 测序了人类基因组三十亿碱基对,为探索生命奥秘迈出了重要一步。借助 HGP 的成果,我们可以了解基因如何在决定人类生长、发育、衰老、患病中发挥作用,从基因水平发现或者更深入认识一批遗传性疾病或与遗传有关的疾病,使基因诊断、基因治疗以及基于基因组信息的疾病识别、人群预防、危险因素干预等成为现实。

与生命科学类似,临床流行病学的建立和发展也极大改变了内科学的面貌。临床流行病学于 20 世纪 70 年代开始兴起,是建立在临床医学基础上的一门关于临床研究的设计、测量和评价的方法学,以患病群体为研究对象,将流行病学、统计学、临床经济学以及医学社会学的原理和方法结合在一起探索疾病的病因、诊断、治疗和预后的规律。临床流行病学的发展反映了当代医学模式的转变,也促进了临床决策的科学化。医疗活动是一个不断决策的过程。既往医师决策主要依靠个人经验,但是经验决策的局限在于容易以偏概全和过于主观。例如,心脏科医师曾经一直认为 β 受体阻滞剂具有负性肌力作用而将其禁用于慢性心力衰竭的治疗,这种片面的认识直到 20 世纪 90 年代末三个经典的临床试验结果相继公布才被扭转,因为这三项大规模的研究一致证实 β 受体阻滞剂能够降低慢性心力衰竭患者的死亡率。这看似有悖常理的结论改变了慢性心力衰竭治疗的历史,β 受体阻滞剂作为能够明确改善心力衰竭患者预后的药物被写入国内外指南,成为以临床流行病学和循证医学为基础的"科学决策"代替"经验决策"的经典案例。所谓科学的临床决策,就是为了解决临床诊疗过程中遇到的各种问题,根据国内外医学科学的最新进展,在充分评价不同诊断或治疗方案的风险和收益之后做出对患者相对获益更多的选择。这其中蕴含了循证医学的概念。21 世纪的临床医学被认为是循证医学的时代,"任何医疗干预都应建立在新近最佳科学研究结果的基础上"这一核心思想已经深入人心,各种指南文件在疾病的诊疗中开始发挥巨大作用。需要注意的是,在临床实践中医师的个人经验并非不再重要,而是要与科学证据结合起来以使患者得到最佳的诊治。

## 四、微创、介入理念和技术为内科学带来的变革

内科学发展至今,已经不再是单纯依靠药物的传统学科,介入技术、内镜技术等掀开了"微创内科学"崭新的一页,其以创伤小、疗效好、风险低、康复快等优点,快速发展为与药物治疗、外科手术并驾齐驱的三大治疗手段之一,越来越多的内科疾病在微创手段的干预下得到了理想的诊断和治疗。心血管内科是成功运用微创介入诊疗技术的典范。1929 年德国 Werner Forssmann 医师在 X 线透视下通过自己的肘部静脉亲手成功将导管置入右心房,从此拉开了介入心脏病学时代的序幕,他也因为这一创举荣获 1956 年诺贝尔生理学与医学奖。之后,介入心脏病学蓬勃发展,1977 年进行了世界首例经皮冠状动脉成形术,1986 年开展了世界首例冠状动脉支架植入

术,2002年药物洗脱支架应用于临床,2006年完全可降解支架问世;此外,心律失常射频消融术、心脏起搏器植入术、先天性心脏病介入封堵术也都已广泛开展。当下,心脏介入治疗已经进入了后冠脉介入时代,新的技术不断涌现,包括经皮心脏瓣膜介入治疗、经皮左心耳封堵术、经皮左心室重建术、经皮肾动脉交感神经消融术等。心血管微创介入技术的发展解决了诸多既往单靠药物难以解决的临床问题,甚至某些外科认为的手术禁区,如今也可以尝试利用内科介入技术使难题迎刃而解。

此外,呼吸内科、消化内科等也都已经广泛开展微创诊疗。例如,纤维支气管镜在呼吸系统领域的应用已不再限于肺癌的诊断,在肺部感染、肺不张、弥漫性肺疾病及呼吸急诊中也得到广泛应用;支气管内超声将支气管镜与超声系统相结合弥补了肉眼的不足。消化内科内镜技术飞速发展,经历了硬式内镜、纤维内镜到目前的电子内镜三个阶段,在消化系统疾病的诊治中发挥了重要作用。微创介入理念和技术的兴起、发展是现代内科学变革的一个缩影,可以预见未来这仍将是内科学发展的重要方向。

(霍连营)

## 第二节　现代内科学的机遇和挑战

### 一、转化医学、整合医学的兴起给内科学带来新的机遇

过去半个多世纪,生命科学发展迅速,解答了人类关于自身的诸多不解,政府在政策和经济上的鼓励和资助在其中起到了重要的支撑作用。20世纪末,美国国立卫生研究院每年支出的研究经费就高达200多亿美元。但是,生命科学和基础医学的飞跃,与疾病得到解决之间仍然存在巨大的沟壑,如何将实验室中尖端的科研成果转变为临床上疾病诊治的工具,成为新时期医师和科学家需要着重研究的问题。在这个背景下,转化医学的概念应运而生。转化医学并不是狭义的单一学科,而是一种理念、一个平台,重点在于从临床到实验室、再从实验室到临床,强调实验室科研成果的临床转化,联合基础医学研究者、医师、企业甚至政府,利用来源于临床的问题促进实验室更深入全面解析疾病,并进一步帮助实验室研究成果转化为临床应用的产品与技术,最终目的是促进基础研究、提高医疗水平、解决健康问题。药物研发、分子诊断、医疗器械、生物标志物、样本库等都属于转化医学的范畴。尽管转化医学的概念近十几年才提出,但是转化医学的思想和行为由来已久。例如,从20世纪20年代加拿大Frederick Grant Banting教授发现胰岛素,到50年代英国Frederick Sanger教授确定了胰岛素的完整氨基酸序列结构,再到60年代我国科学家在世界上首次人工合成牛胰岛素,再到当前多种胰岛素制剂在临床糖尿病治疗上的广泛应用,胰岛素近百年的发展史其实也是践行转化医学的一个缩影。在坚持医学基础研究的同时,注重研究成果的临床转化,这是对新时期医学以及内科学的要求,同时也带来了学科发展的新机遇。

当前医学处在专科化的时期,内科学、外科学等都细化成诸多专科。专科化使疾病的诊疗越来越精细,但是也带来很多局限性,医师往往只看到"病",不能看到"人";只关注某一个器官,忽视了人的整体性。古人云"天下大势,分久必合,合久必分",在内科学的实践中,我们也应该重视

"分中有合、合中有分"，使专科化与整体性和谐并存，这也是整体整合医学（holistic integrative medicine，简称整合医学）的观点。整合医学指在理念上实现医学整体和局部的统一，在策略上以患者为核心，在实践上将各种防治手段有机融合。它将医学各领域最先进的知识理论和临床各专科最有效的实践经验有机结合，并根据社会、环境、心理等因素进行调整，使之成为更加适合人体健康和疾病防治的新的医学体系。医学模式由最初的神灵主义变迁为今天的生物-心理-社会医学模式，经历的其实也是"整体-局部-整体"的过程，整合医学也是新的医学模式的要求。内科学的临床实践也需要整合医学思想的指导，不但实现内科学各专科之间相互交流、协作诊治，还要注重与外科、心理医学科等其他学科的沟通合作。目前很多医院已经在开展的多学科综合诊疗的模式（multi-disciplinary team，MDT）其实也是顺应整合医学潮流而产生的新的工作模式。从广义上讲，整合医学强调的是整体观、整合观和医学观，要求的是将生物因素、社会环境因素、心理因素整合，将最先进的科学发现、科学证据与最有效的临床经验整合，将自然科学的思维方式与医学哲学的思考方式整合。具体地讲，是把数据证据还原成事实，把认识共识提升成经验，把技术艺术凝练成医术，然后在事实、经验、医术这个层面反复实践，实践出真知，最后不断形成新的医学知识体系。整合医学不是一种实体医学，而是一种认识论、方法学，通过整合医学可以不断形成或完善新的医学知识体系。由于自然在变，社会在变，医学对人体的认识在积累，人类对健康的需求在增加，所以整合医学或医学整合是一个永恒的主题。整合医学的兴起和发展对内科学提出了新的要求，也必将会促进内科学的发展。

## 二、信息化、大数据与精准医疗背景下的内科学

处在信息时代的今天，信息化、网络化、数字化已经渗透到医学的各个领域，使传统医学的理论、思想、方法和模式发生了极大转变，为医学的发展不断注入新的内容与活力。当下我们的日常医疗活动中到处都有网络和信息技术的身影，包括移动医疗、远程医疗、电子病历、医疗信息数据平台、智能可穿戴医疗产品、信息化服务等，信息化、数字化武装下的医学和内科学的发展比以往任何一个历史阶段都迅速。同时不容忽视的是，在网络和信息技术的影响下内科学面临的挑战和机遇并存。我们应该注意到信息和技术资源享有的地域性差异导致的医疗资源分配不均和医疗质量参差不齐，注意到医学信息与网络环境的污染问题以及由虚假医学信息传播导致的社会问题，注意到网络化和信息化带来的医学伦理问题等。

互联网、云计算、超强生物传感器、基因测序等创造性技术喷涌而出，我们已不可避免地身处"大数据"时代。从人类文明萌芽到公元2003年，整个人类文明记录在案的数据量一共有5EB。而今天，全世界两天就能产生5EB的新增数据。生物与医学领域可能是下一轮更大的数据海啸发源地。例如，每位接受基因测序的人将产生约2 400亿字节的数据，截至2011年，已有3 000～10 000人接受了完整DNA测序，随着测量费用的走低，愿意接受DNA测序的人群会飞速增长，随之基因数据库的容量将呈指数级增长。再如，越来越多的人佩戴可穿戴医疗设备，持续发送个体生理数据，他们通过移动终端互动、下达指令、发送照片、在线视频甚至预约诊疗，这些活动同时产生了大量的数据。同时环境中也存在智慧网络，交通、气候、水、能源等被实时监测，并不断被上传至云数据端。这些来源多样、类型繁多、容量巨大、具有潜在价值的数据群称为"大数据"。大数据好似"未来的石油"，不加以挖掘利用，则永远沉睡于地下，但如果掌握了有效技术对它们进行开发，大数据将变得价值连城。在医学的方方面面，包括临床研究分析、临床决策制订、疾病转归预测、个体化治疗、医疗质量管控等，大数据的分析和应用都将发挥巨大的作用。大数据时

代医师的日常诊疗已伴随产生大量患者信息数据,如果与他们的基因组学和其他个人资料相结合,利用信息分析技术,完全可以产生具有相当价值的医学信息,甚至可以部分替代传统的医学研究模式。

与大数据相对应的是"精准医学计划"。大数据的特点是全部数据,而非随机取样;反映的是宏观大体方向,缺乏适当的微观精确度;庞大繁杂的数据之间更多的是相关关系,而不是科学研究中更喜欢的因果关系。在这种背景下,西方和我国都开始倡导实施精准医学计划,旨在大数据时代注重个体化医学研究,强调依据个人信息(如基因信息)为肿瘤以及其他疾病患者制定个体医疗方案。狭义的精准医学指"按照基因匹配治疗方法",而广义的精准医学则可以认为是"集合现代科技手段与传统医学方法,科学认知人体功能和疾病本质,以最有效、最安全、最经济的医疗服务获取个体和社会健康效益最大化的新型医疗"。

精准医疗第一步是精准诊断。采集患者的个人情况、临床信息、生物样本,再通过基因测序、遗传学分析,进一步收集患者分子层面信息。除了传统的 DNA、RNA、染色体检测,目前还不断出现新型基因组学标志物,包括表达谱、小 RNA、表观遗传修饰、全基因组 DNA 序列、全外显子组 DNA 序列、蛋白质组、代谢组检测等。这些标志物深入不同维度,反映不同层面组学信息,帮助科研人员和临床医师更全面、深入、精确定位疾病的组学缺陷。第二步是精准治疗。对患者所有信息进行整合并分析,制定符合个体的治疗方案。尤其是在分子层面,针对疾病的基因突变靶标,给予针对性治疗药物进行"精确打击"。精准医疗,在一定程度上可以理解为更为精确的个体化治疗,其在内科学的各个专业领域都是适合的。例如,肿瘤性疾病的基因诊断和靶向治疗,心血管疾病患者抗栓治疗前相关基因检测以及针对性选择药物等。虽然精准医学概念提出的时间并不长,但是国家已经在政策层面给予了高度重视和支持,以此为契机,内科学各学科可以探索适合自身的精准之路,在大数据时代做到有的放矢,为个体化的患者带来个体化的诊治策略与受益。

**（霍连营）**

# 第二章

# 内科疾病常见的临床表现

## 第一节 眩 晕

眩晕实际上是一种运动幻觉(幻动),发作时患者感到外界旋转而自身不动,或感环境静止而自身旋转,或两者并存,除旋转外有时则为身体来回摆动、上升下降、地面高低不平、走路晃动。多为阵发性,短暂,但也有持续数周、数月。除轻症外,通常均伴程度不等的恶心、呕吐、面色苍白、出汗、眼震、步态不稳,甚至不能坐立,严重时患者卧床不动,头稍转动症状加重。

### 一、病因

#### (一)外源性前庭障碍

前庭神经系统(自内耳至脑干前庭神经核、小脑、大脑额叶)以外的病变或环境影响所致。

1.全身性疾病

心脏病如充血性心力衰竭、心肌梗死、心律不齐、主动脉瓣狭窄、病态窦房结综合征等,高血压和低血压尤其是直立性低血压、颈动脉窦综合征,血管病如脉管炎、主动脉弓综合征,代谢病如糖尿病、低血糖,内分泌病如甲状腺及甲状旁腺功能不足、肾上腺皮质功能低下,月经、妊娠、绝经期或更年期等,以及贫血、真性红细胞增多症等。

2.药物中毒

耳毒性抗生素如链霉素、卡那霉素、庆大霉素等,其他如乙醇、一氧化碳、铅、奎宁、水杨酸钠、苯妥英钠、卡马西平、镇静剂、三环类抗抑郁药等。

3.病灶感染

鼻窦炎、慢性咽炎、龋齿、耳带状疱疹等。

4.晕动病

晕船、晕车、晕飞机。

5.精神病

焦虑症、癔症、精神分裂症。

#### (二)周围性前庭障碍

即前庭周围性、迷路性或耳源性眩晕,引起眩晕的直接病因在周围性前庭神经系统本身(半规管、椭圆囊、圆囊、前庭神经节、前庭神经)。

**1.梅尼埃病**

其或称膜迷路积水,主要有三大症状:眩晕、耳鸣、耳聋。多起病于中年,男女发生率相等,影响内耳耳蜗及前庭系统,多为单侧,10%～20%为双侧。起病突然,先有耳鸣、耳聋,随后出现眩晕,持续数分钟至数小时,伴恶心、呕吐等,发作后疲劳、无力、嗜睡;眩晕消失后,耳鸣亦消失,听力恢复。急性期过后,一切如常,或有数小时、数天的平衡失调,间歇期长短不一。起初耳鸣、耳聋可完全消失,但反复发作后,耳鸣持续,听力亦不再恢复,无其他神经症状。间歇期体检,只有听力与前庭功能障碍,眼震为急性发作期的唯一体征,发作过后眼震消失。

**2.前庭神经元炎**

前庭神经元炎起病于呼吸道或胃肠道病毒感染之后,为突然发作的视物旋转,严重眩晕伴恶心、呕吐及共济失调,但无耳鸣或耳聋。患者保持绝对静卧,头部活动后眩晕加重,持续数天数周,消退很慢,急性期有眼震,慢相向病灶侧,一侧或双侧前庭功能减退,见于青年,有时呈流行性。

**3.位置性眩晕**

其特点是患者转头至某一位置时出现眩晕,20～30 s后消失,伴恶心、呕吐、苍白,几乎都与位置有关,绝对不会自发,不论头和身体活动的快慢,仰卧时转头或站立时头后仰均能引起发作,听力及前庭功能正常,其症状与伴发的眼震可在位置试验时重现。

大多数位置性眩晕的病变在末梢器官,如圆囊自发变性、迷路震荡、中耳炎、镫骨手术后、前庭动脉闭塞等(位置试验时有一过性眼球震颤,易疲劳,而眩晕较重),故称良性阵发性位置性眩晕。部分位置性眩晕病变在中枢,如听神经、小脑、第四脑室及颞叶肿瘤、多发性硬化、后颅凹蛛网膜炎、脑脊液压力增高等。当头保持某一特定的位置时,眼震持续,但眩晕不明显。

**4.迷路炎**

迷路炎为中耳炎的并发症,按病情轻重可分为迷路周围炎、浆液性迷路炎和化脓性迷路炎三种,均有不同程度的眩晕。

**5.流行性眩晕**

在一段时期内,眩晕患者明显增加。其特点为起病突然,眩晕甚为严重,无耳蜗症状,痊愈后很少再发,以往无类似发作史。可能与病毒感染影响迷路之前庭部位有关。

**(三)中枢性前庭障碍**

即前庭中枢性眩晕,任何病变累及前庭径路与小脑和大脑颞叶皮层连接的结构都可表现为眩晕。

**1.颅内肿瘤**

肿瘤直接破坏前庭结构,或当颅内压增高时干扰前庭神经元的血液供应均可产生眩晕。成人以胶质瘤、脑膜瘤和转移性肿瘤居多,这些肿瘤除有中枢性位置性眼震外可无其他体征。儿童应考虑髓母细胞瘤。第四脑室囊肿可产生阵发性眩晕伴恶心和呕吐,称 Bruns 征(改变头位时突然出现眩晕、头痛、呕吐,甚至意识丧失,颈肌紧张收缩呈强迫头位)。

听神经瘤最先出现耳鸣,听力减弱,常缓慢进行。眩晕不严重,多为平衡失调而非旋转感,无眼震,前庭功能减退或消失。当肿瘤自内听道扩展至脑桥小脑角时出现角膜反射消失,同侧颜面麻木;当前庭神经核受压时出现眼震;压迫小脑时可有同侧肢体共济失调;压迫舌咽、迷走神经时则有声嘶、吞咽困难、同侧软腭瘫痪,视盘水肿,面瘫常为晚期症状。

**2.脑血管病**

(1)小脑后下动脉闭塞:引起延髓背外侧部梗死,可出现眩晕、恶心、呕吐及眼震;病侧舌咽、迷走神经麻痹,表现饮水呛咳、吞咽困难、声音嘶哑、软腭麻痹及咽反射消失,病侧小脑性共济失调及 Horner 征,病侧面部和对侧之躯肢痛觉减退或消失(交叉性感觉障碍),称 Wallenberg 综合征,此征常见于椎动脉血栓形成。

(2)迷路卒中:内听动脉分为耳蜗支和前庭支,前庭支受累产生眩晕、恶心、呕吐、虚脱,若耳蜗支同时受累则有耳鸣、耳聋,如为耳蜗支单独梗死则出现突发性耳聋。

(3)椎-基底动脉缺血综合征:典型症状为发作性眩晕和复视,常伴眼震,有时恶心、呕吐,眩晕发作可能是半规管或脑干前庭神经核供血不全影响所致。常见轻偏瘫、偏瘫伴脑神经麻痹,临床表现视脑干损害的不同平面而定,多为一侧下运动神经元型脑神经瘫痪,对侧轻偏瘫,为脑干病变的特征。可有"猝倒发作",突然丧失全身肌张力而倒地,意识清楚,下部脑干或上部脊髓发作性缺血影响皮质脊髓束或网状结构功能所致。可有枕部搏动性痛,在发作时或梗死进展期还可见到下列症状:①同向偏盲(枕叶缺血或梗死);②幻听、幻视(与颞叶病变有关);③意识障碍,无动性缄默或昏迷;④轻偏瘫,伴颅神经障碍,辨距不良,共济失调,言语、吞咽困难(继发于脑干损害);⑤位置性眼震;⑥核间性眼肌瘫痪;⑦感觉障碍。眩晕作为首发症状时可不伴神经症状。若一次发作无神经症状,反复发作也无小脑、脑干体征时,那么缺血性椎-基底动脉病的诊断就不能成立。

(4)锁骨下动脉盗血综合征:指无名动脉或锁骨下动脉近端部分闭塞发生患侧椎动脉压力下降,血液反流以致产生椎-基底动脉供血不足症状。以眩晕和视力障碍最常见,其次为晕厥。患侧桡动脉搏动减弱,收缩压较对侧相差 2.7 kPa(20 mmHg)以上。锁骨下可听到血管杂音。

(5)小脑、脑干梗死或出血。

**3.颞叶癫痫**

眩晕较常见,前庭中枢在颞叶,该处刺激时产生眩晕先兆,或为唯一的发作形式,发作严重时有旋转感,恶心、呕吐时间短暂。听觉中枢亦在颞叶,故同时可有幻听,也有其他幻觉,如幻嗅等。除先兆外常有其他发作症状,如失神、凝视、梦样状态,并有咀嚼、吮唇等自动症及行为异常。此外,有似曾相识,不真实感,视物变大,恐惧、愤怒、忧愁等精神症状。约 2/3 患者有大发作。病因以继发于产伤、外伤、炎症、缺血最常见,其他如肿瘤、血管畸形、变性等。

**4.头部外伤**

颅底骨折尤其颞骨横贯骨折,病情严重,昏迷醒后发现眩晕。多数外伤后眩晕并无颅底骨折,具体损害部位不明。无论有无骨折,临床多为头痛、头晕,平衡失调,转头时更明显。若有迷路或第八脑神经损害,则有自发性眩晕。若脑干损伤,则表现为瞳孔不等大,形状改变,光反应消失,复视,眼震,症状持续数周、数月甚至数年。有的颅脑伤患者,出现持久的头晕、头痛、神经过敏、性格改变等,则与躯体及精神因素有关,称脑外伤后综合征。

**5.多发性硬化**

眩晕作为最初出现的症状占 25%,而在所有病例的病程中可占 75%。耳鸣、耳聋少见。眼震呈水平或垂直型。核间性眼肌麻痹(眼球做水平运动时不能内收而外展正常),其他为肢体无力,感觉障碍,深反射亢进,有锥体束征及小脑损害体征等。以多灶性、反复发作、病情波动为特征,85%的患者脑脊液中 IgG 指数升高,头颅 CT 或 MRI 有助于诊断。

**6.颈源性眩晕**

眩晕伴颈枕痛,此外最显著的症状是颈项强直,有压痛,大多由颈椎肥大性关节炎骨刺压迫通过横突孔的椎动脉所致。

**7.眼性眩晕**

眼肌瘫痪复视时可产生轻度眩晕;屈光不正、先天性视力障碍、青光眼、视网膜色素变性等也可产生眩晕。

**8.其他**

延髓空洞症、遗传性共济失调等。

## 二、诊断

### (一)明确是否为眩晕

应着重询问患者病史:发作时情况,有无自身或外界旋转感,发作与头位及运动的关系,起病缓急,程度轻重,持久或短暂等。鼓励患者详细描述,避免笼统地用"头昏"二字概括病情。伴随症状,有无恶心、呕吐、苍白、出汗,有无耳鸣、耳聋、面部和肢体麻木无力、头痛、发热,过去病史中应特别注意耳流脓、颅脑伤、高血压、动脉硬化、应用特殊药物等。根据病史,首先明确是否眩晕,还是头重足轻、头昏眼花等一般性头昏。重度贫血、肺气肿咳嗽、久病后或者老年人突然由卧位或蹲位立起,以及神经症患者常诉头昏,正常人过分劳累也头昏等,都不是真正眩晕,应加区别。

### (二)区别周围性或中枢性眩晕

**1.周围性(迷路性)眩晕**

其特点是明确的发作性旋转感,伴恶心、呕吐、面色苍白、出汗、血压下降,并有眼震、共济失调等,眩晕与伴发症状的严重性成正比。前庭神经核发出的纤维与迷走神经运动背核等有广泛联系,因此病变时可引起反射性内脏功能紊乱。多突然开始,症状严重,数分钟到数小时症状消失,很少超过数天或数周(因中枢神经有代偿作用),发作时出现眼震,水平型或细微旋转型,眼球转向无病变的一侧时眼震加重。严重发作时患者卧床,头不敢转动,常保持固定姿势。因病变同时侵犯耳蜗,故伴发耳鸣和耳聋。本型眩晕见于梅尼埃病、迷路炎、内耳外伤等。

**2.中枢性(脑性)眩晕**

无严重旋转感,多为持续不平衡感,如步态不稳。不伴恶心、呕吐及其他自主神经症状,可有自发性眼震,若有位置性眼震则方向多变且不固定,眼震的方向及特征多无助于区别中枢或周围性眩晕,但垂直型眼震提示脑干病变,眼震持续时间较长。此外,常有其他脑神经损害症状及长束征。耳鸣、耳聋少见,听力多正常,冷热水反应(变温)试验亦多正常。眩晕持续时间长,数周、数月,甚至数年。其见于椎-基底动脉缺血、脑干或后颅凹肿瘤、脑外伤、癫痫等。

### (三)检查

全面体检,着重前庭功能及听力检查,诸如错定物位试验、闭目难立征、变温试验等,测两臂及立、卧位血压,尤其查有无位置性眼震(患者仰卧,头悬垂于检查台沿之外30°,头摆向左侧或右侧,每改变位置时维持60 s)。正常时无眼震。周围性病变时产生的眩晕感与患者主诉相同,眼震不超过15 s;中枢性位置性眼震无潜伏期。

此外,应有针对性地选择各项辅助检查,如听神经瘤患者腰椎穿刺约2/3病例脑脊液蛋白增高。可摄Towne位、Stenver位X线片、头颅CT或MRI等。怀疑"颈性眩晕"时可摄颈椎X线片。癫痫患者可做脑电图检查。经颅多普勒超声(TCD)可了解颅内血管病变及血液循环情况。眼震电图、脑干诱发电位检查有助于前庭系统眩晕的定位诊断。

（李中强）

# 第二节　头　痛

狭义的头痛只是指颅顶部疼痛而言,广义的头痛可包括面、咽、颈部疼痛。对头痛的处理首先应找到产生头痛的原因。急性剧烈头痛与既往头痛无关,且以暴发起病或不断加重为特征者,提示有严重疾病存在,可带来不良后果。慢性或复发性头痛,成年累月久治不愈,多半属血管性或精神性头痛。临床上绝大部分患者是慢性或复发性头痛。

## 一、病因

### (一)全身性疾病伴发的头痛

(1)高血压:头痛位于枕部或全头,跳痛性质,晨醒最重为高血压性头痛的特征,舒张压在17.3 kPa(130 mmHg)以上者较常见。

(2)肾上腺皮质功能亢进、原发性醛固酮增多症、嗜铬细胞瘤等,常引起持续性或发作性剧烈头痛,头痛与伴随儿茶酚胺释放时阵发性血压升高有关。

(3)颞动脉炎:50岁以上,女性居多,头痛剧烈,常突然发作,并呈持续跳动性,一般限于一侧颞部,常伴有皮肤感觉过敏;受累的颞动脉发硬增粗,如管壁病变严重,颞动脉搏动消失,常有触痛,头颅其他血管也可发生类似病变。其可怕的并发症是单眼或双眼失明。本病不少患者伴有原因不明的"风湿性肌肉-关节痛",可有夜汗、发热、红细胞沉降率(血沉)加速、白细胞计数增多。

(4)甲状腺功能减退或亢进。

(5)低血糖:当发生低血糖时通常有不同程度的头痛,尤其是儿童。

(6)慢性充血性心力衰竭、肺气肿。

(7)贫血和红细胞增多症。

(8)心脏瓣膜病变:如二尖瓣脱垂。

(9)传染性单核细胞增多症、亚急性细菌性心内膜炎、艾滋病所致的中枢神经系统感染或继发的概率性感染。

(10)头痛型癫痫:脑电图有癫痫样放电,抗癫痫治疗有效,多见于儿童的发作性剧烈头痛。

(11)绝经期头痛:头痛是妇女绝经期常见的症状,常伴有情绪不稳、心悸、失眠、周身不适等症状。

(12)变态反应性疾病引起的头痛常从额部开始,呈弥漫性,双侧或一侧,每次发作都是接触变应原后而发生,伴有过敏症状。头痛持续几小时甚至几天。

(13)急慢性中毒后头痛:①慢性铅、汞、苯中毒的特点类似功能性头痛,多伴有头昏、眩晕、乏力、食欲缺乏、情绪不稳以及自主神经功能紊乱。慢性铅中毒可出现牙龈边缘蓝色铅线,慢性汞中毒可伴有口腔炎,牙龈边缘出现棕色汞线。慢性苯中毒伴有白细胞减少,血小板和红细胞计数也相继减少。②一氧化碳中毒。③有机磷农药中毒。④酒精中毒,宿醉头痛是在大量饮酒后隔天早晨出现的持续性头痛,由于血管扩张所致。⑤颠茄碱类中毒,由于阿托品、东莨菪碱过量引起头痛。

(14)脑寄生虫病引起的头痛:如脑囊虫病通常是全头胀痛、跳痛,可伴恶心、呕吐,但无明显定位意义。脑室系统囊虫病头痛的显著特征为,由于头位改变突然出现剧烈头痛发作,呈强迫头位伴眩晕及喷射性呕吐,称为 Bruns 征。流行病学史可以协助诊断。

### (二)五官疾病伴发的头痛

1.眼

(1)眼疲劳:如隐斜、屈光不正尤其是未纠正的老视等。

(2)青光眼:眼深部疼痛,放射至前额。急性青光眼可有眼部剧烈疼痛,瞳孔常不对称,病侧角膜周围充血。

(3)视神经炎:除视物模糊外并有眼内、眼后或眼周疼痛,眼过分活动时产生疼痛,眼球有压痛。

2.耳、鼻、喉

(1)鼻源性头痛:指鼻腔、鼻窦病变引起的头痛,多为前额深部头痛,呈钝痛和隐痛,无搏动性,上午痛较重,下午痛减轻,一般都有鼻病症状,如鼻塞、流脓涕等。

(2)鼻咽癌:除头痛外常有耳鼻症状,如鼻衄、耳鸣、听力减退、鼻塞以及脑神经损害(第Ⅴ、第Ⅵ、第Ⅸ、第Ⅻ对神经较常见),以及颈淋巴结转移等。

3.齿

(1)龋病或牙根炎感染可引起第2、第3支三叉神经痛。

(2)Costen 综合征:即颞颌关节功能紊乱,患侧耳前疼痛,放射至颞、面或颈部,伴耳阻塞感。

### (三)头面部神经痛

1.三叉神经痛

疼痛不超出三叉神经分布范围,常位于口-耳区(自下犬齿向后扩展至耳深部)或鼻-眶区(自鼻孔向上放射至眼眶内或外),疼痛剧烈,来去急骤,约数秒钟即过。可伴面肌抽搐,流涎流泪,结膜充血,发作常越来越频繁,间歇期正常。咀嚼、刷牙、说话、风吹颜面均可触发。须区别是原发性或症状性三叉神经痛,后者检查时往往有神经损害体征,如颜面感觉障碍、角膜反射消失、颞肌咬肌萎缩等。病因有小脑脑桥角病变、鼻咽癌侵蚀颅底等。

2.眶上神经痛

其位于一侧眼眶上部,眶上切迹处有持续性疼痛并有压痛,局部皮肤有感觉过敏或减退,常见于感冒后。

3.舌咽神经痛

累及舌咽神经和迷走神经的耳、咽支的感觉分布区域,疼痛剧烈并呈阵发性,但也可呈持续性,疼痛限于咽喉,或波及耳、腭甚至颈部,吞咽、伸舌均可促发。

4.枕神经痛

病变侵犯上颈神经感觉根或枕大神经或耳后神经,疼痛自枕部放射至头顶,也可放射至肩或同侧颞、额、眶后区域,疼痛剧烈,活动、咳嗽、打喷嚏使疼痛加重,常为持续性痛,但可有阵发性痛,常有头皮感觉过敏,梳头时觉两侧头皮感觉不一样。病因不一,可见于受凉、感染、外伤、上颈椎类风湿病、寰枢椎畸形、Arnoid-Chiari 畸形(小脑扁桃体下疝畸形)、小脑或脊髓上部肿瘤。

5.其他

Tolosa-Hunt 综合征,带状疱疹性眼炎等。

### (四)颈椎病伤引起的头痛

1.颈椎关节强硬及椎间盘病

头痛位于枕部或下枕部,多钝痛,单侧或双侧,严重时波及前额、眼或颞部,甚至同侧上臂,起初间歇发作,后呈持续性,多发生在早晨,颈转动以及咳嗽和用力时头痛加重。除由于颈神经根病变或脊髓受压引起者外神经体征少见,头和颈可呈异常姿势,颈活动受限,几乎总有枕下部压痛和肌痉挛,头顶加压可再现头痛。

2.类风湿关节炎和关节强硬性脊椎炎

枕骨下深部的间歇或持续疼痛,头前屈时成锐痛和刀割样痛,头后仰或固定于两手间可暂时缓解,疼痛可放射至颜面部或眼。

3.枕颈部病变

寰枢椎脱位、寰枢关节脱位、寰椎枕化及颅底压迹均可产生枕骨下疼痛,屈颈或向前弯腰促发疼痛,平卧时减轻。小脑扁桃体疝、枕大孔脑膜瘤、上颈部神经纤维瘤、室管膜瘤、转移性瘤可牵拉神经根而产生枕骨下疼痛,向额部放射。头颅和脊柱本身病变诸如骨髓瘤、转移瘤、骨髓炎、脊椎结核、变形性骨炎引起骨膜痛,并产生反射性肌痉挛。

4.颈部外伤后

头痛剧烈,有时枕部一侧较重,呈持续性,颈活动时加重,运动受限,颈肌痉挛。

### (五)颅内疾病所致头痛

1.脑膜刺激性头痛

自发性蛛网膜下腔出血,起病突然,多为全头痛,扩展至头、颈后部,呈"裂开样"痛,常有颈项强直。脑炎、脑膜炎时也为全面性头痛,伴有发热及颈项强直,脑脊液检查有助诊断。

2.牵引性头痛

由于脑膜与血管或脑神经的移位或过牵引产生。见于颅内占位病变、颅内高压症和颅内低压症。各种颅内占位病变如硬膜下血肿、脑瘤、脑脓肿等均可产生头痛。脑瘤头痛,起初常是阵发性,早晨最剧,其后变为持续性,可并发呕吐。阻塞性脑积水引起颅内压增高,头痛为主要症状,用力、咳嗽、排便时头痛加重,常并发喷射性呕吐、脉缓、血压高、呼吸不规则、意识模糊、癫痫、视盘水肿等。颅内低压症见于腰穿后、颅脑损伤、脱水等,腰穿后头痛于 48 h 内出现,于卧位坐起或站立后发生头痛,伴恶心、呕吐,平卧后头痛缓解,腰穿压力在 0.69 kPa($7 cmH_2O$,5.18 mmHg)以下,严重时无脑脊液流出,可伴有颈部僵直感。良性高颅内压性头痛具有颅内压增高的症状,急性或发作性全头痛,有呕吐、眼底视乳盘水肿,腰穿压力增高,头颅 CT 或 MRI 无异常。

### (六)偏头痛

偏头痛可有遗传因素,以反复发作性头痛为特征,头痛程度、频度及持续时间可有很大差别,多为单侧,常有厌食、恶心和呕吐,有些病例伴有情绪障碍。又可分为以下几种。

1.有先兆的偏头痛

其占 10%～20%,青春期发病,有家族史,劳累、情绪因素、月经期等易发。发作前常有先兆,如闪光、暗点、偏盲以及面、舌、肢体麻木等。继之以一侧或双侧头部剧烈搏动性跳痛或胀痛,多伴有恶心、呕吐、面色苍白、畏光或畏声。持续 2～72 h 恢复。间歇期自数天至十余年不等。

**2.没有先兆的偏头痛**

其最常见,无先兆或有不清楚的先兆,见于发作前数小时或数天,包括精神障碍、胃肠道症状和体液平衡变化,面色苍白、头昏、出汗、兴奋、局部或全身水肿则与典型偏头痛相同,头痛可双侧,持续时间较长,自十多小时至数天不等,随年龄增长头痛强度变轻。

**3.眼肌瘫痪型偏头痛**

其少见,头痛伴有动眼神经麻痹,常在持续性头痛 3～5 d 后,头痛强度减轻时麻痹变得明显,睑下垂最常见。若发作频繁动眼神经偶可永久损害。颅内动脉瘤可引起单侧头痛和动眼神经麻痹。

**4.基底偏头痛**

其少见。见于年轻女性,与月经周期明显有关。先兆症状包括失明、意识障碍和各种脑干症状如眩晕、共济失调、构音障碍和感觉异常,历时 20～40 min,继之剧烈搏动性枕部头痛和呕吐。

**5.偏瘫型偏头痛**

其以出现偏瘫为特征,头痛消失后神经体征可保留一段时期。

## (七)丛集性头痛

丛集性头痛为与偏头痛密切相关的单侧型头痛,男多于女,常在 30～60 岁起病,其特点是一连串紧密发作后间歇数月甚至数年。发作突然,强烈头痛位于面上部、眶周和前额,常在夜间发作,密集的短阵头痛每次15～90 min;有明显的并发症状,包括球结膜充血、流泪、鼻充血,约20％患者同侧有 Horner 综合征(瞳孔缩小,但对光及调节反射正常,轻度上睑下垂,眼球内陷,患侧头面颈部无汗,颜面潮红,温度增高,系交感神经损害所致),发作通常持续 3～16 周。

## (八)紧张型头痛

紧张型头痛包括发作性及慢性肌肉收缩性头痛或非肌肉收缩性痛(焦虑、抑郁)。患者叙述含糊的弥漫性钝痛和重压感、箍紧感,几乎总是双侧性。偏头痛的特征样单侧搏动性疼痛少见,无明显恶心、呕吐等伴随症状。慢性头痛可以持续数十年,导致焦虑、抑郁状态,失眠、噩梦、厌食、疲乏、便秘、体质量减轻等。镇痛剂短时有效,但长期服用反而可能造成药物依赖性头痛,生物反馈是较好的治疗方法。

## (九)脑外伤后头痛

脑外伤后头痛指外伤恢复期后的慢性头痛,主要起源于颅外因素,如头皮局部瘢痕。可表现肌肉收缩性痛、偏头痛、功能性头痛。有时并发转头时眩晕、恶心、过敏和失眠。

## 二、诊断

### (一)问诊

不少头痛病例的诊断(如偏头痛、精神性头痛等),主要是以病史为依据,特别要注意下列各点。

**1.头痛的特点**

(1)起病方式及病程:急、慢、长、短,发作性、持续性或在持续性基础上有发作性加重,注意发作时间长短及次数,以及头痛发作前后情况。

(2)头痛的性质及程度:压榨样痛、胀痛、钝痛、跳痛、闪电样痛、爆裂样痛、针刺样痛,加重或减轻因素,与体位的关系。

(3)头痛的部位:局部、弥散、固定、多变。

2.伴随症状

有无先兆(眼前闪光、黑蒙、口唇麻木及偏身麻木、无力),恶心、呕吐、头昏、眩晕、出汗、排便,五官症状(眼痛、视力减退、畏光、流泪、流涕、鼻塞、鼻出血、耳鸣、耳聋),神经症状(抽搐、瘫痪、感觉障碍),精神症状(失眠、多梦、记忆力减退、注意力不集中、淡漠、忧郁等),以及发热等。

3.常见病因

有无外伤、感染、中毒或精神因素、肿瘤病史。

### (二)系统和重点检查

在一般检查、神经检查及精神检查中应着重以下几点。

(1)体温、脉搏、呼吸、血压的测量。

(2)眼、耳、鼻、鼻窦、咽、齿、下颌关节有无病变,特别注意有无鼻咽癌迹象。

(3)头、颈部检查:注意有无强迫头位,颈椎活动幅度如何。观察体位改变(直立、平卧、转头)对头痛的影响。头颈部有无损伤、肿块、压痛、肌肉紧张、淋巴结肿大,有无血管怒张、发硬、杂音、搏动消失等。有无脑膜刺激征。

(4)神经检查:注意瞳孔大小、视力、视野,视盘有无水肿,头面部及肢体有无瘫痪和感觉障碍。

### (三)分析方法

根据病史和体检的发现,对照前述病因分类中各种头痛的临床特点,进行细致考虑。一般而论,首先考虑是官能性还是器质性头痛。若属后者,分析是全身性疾病,还是颅内占位性病变或非占位性病变引起的头痛,或颅外涉及眼、耳、鼻、喉、齿部疾病和头面部神经痛性头痛。对一时诊断不清者,应严密观察,定期复查,切忌"头痛医头",以免误诊。

### (四)选择辅助检查

根据前述设想,推断头痛患者可能的病因,依照拟诊,选做针对性的辅助检查,如怀疑蛛网膜下腔出血,可检查脑脊液;怀疑脑瘤,可行头颅 CT 或 MRI;怀疑颅内感染,可行脑电图检查。

(于志刚)

# 第三节　呼吸困难

正常人平静呼吸时,其呼吸运动无须费力,也不易察觉。呼吸困难尚无公认的明确定义,通常是指伴随呼吸运动所出现的主观不适感,如感到空气不足、呼吸费劲等。体格检查时可见患者用力呼吸,辅助呼吸肌参加呼吸运动,如张口抬肩,并可出现呼吸频率、深度和节律的改变。严重呼吸困难时,可出现鼻翼翕动、发绀,患者被迫采取端坐位。许多疾病可引起呼吸困难,如呼吸系统疾病、心血管疾病、神经肌肉疾病、肾脏疾病、内分泌疾病(包括妊娠)、血液系统疾病、类风湿疾病以及精神情绪改变等。正常人运动量大时也会出现呼吸困难。

## 一、类型

### (一)肺源性呼吸困难

肺源性呼吸困难的两个主要原因是肺或胸壁顺应性降低引起的限制性缺陷和气流阻力增加

引起的阻塞性缺陷。限制性呼吸困难的患者(如肺纤维化或胸廓变形)在休息时可无呼吸困难,但当活动使肺通气接近其最大受限的呼吸能力时,就有明显的呼吸困难。阻塞性呼吸困难的患者(如阻塞性肺气肿或哮喘),即使在休息时,也可因努力增加通气而致呼吸困难,且呼吸费力而缓慢,尤其是在呼气时。尽管详细询问呼吸困难感觉的特性和类型有助于鉴别限制性和阻塞性呼吸困难,然而这些肺功能缺陷常是混合的,呼吸困难可显示出混合和过渡的特征。体格检查和肺功能测定可补充得之于病史的详细信息。体格检查有助于显示某些限制性呼吸困难的原因(如胸腔积液、气胸),肺气肿和哮喘的体征有助于确定其基础的阻塞性肺病的性质和严重程度。肺功能检查可提供限制性或气流阻塞存在的数据,可与正常值或同一患者不同时期的数据作比较。

### (二)心源性呼吸困难

在心力衰竭早期,心排血量不能满足活动期间的代谢增加,因而组织和大脑酸中毒使呼吸运动大大增强,患者过度通气。各种反射因素包括肺内牵张感受器,也可促成过度通气,患者气短,常伴有乏力、窒息感或胸骨压迫感。其特征是"劳力性呼吸困难",即在体力运动时发生或加重,休息或安静状态时缓解或减轻。

在心力衰竭后期,肺充血水肿,僵硬的肺脏通气量降低,通气用力增加。反射因素特别是肺泡-毛细血管间隔内毛细血管旁感受器,有助于肺通气的过度增加。心力衰竭时,循环缓慢是主要原因,呼吸中枢酸中毒和低氧起重要作用。端坐呼吸是在患者卧位时发生的呼吸不舒畅,迫使患者取坐位。其原因是卧位时回流入右心的静脉血增加,而衰竭的左心不能承受这种增加的前负荷,其次是卧位时呼吸用力增加。端坐呼吸有时发生于其他心血管疾病,如心包积液。急性左心功能不全,患者常表现为阵发性呼吸困难。其特点是多在夜间熟睡时,因呼吸困难而突然憋醒,胸部有压迫感,被迫坐起,用力呼吸。轻者短时间后症状消失,称为夜间阵发性呼吸困难。病情严重者,除端坐呼吸外,尚可有冷汗、发绀、咳嗽、咳粉红色泡沫样痰,心率加快,两肺出现哮鸣音、湿啰音,称为心源性哮喘。其是由各种心脏病发生急性左心功能不全,导致急性肺水肿所致。

### (三)中毒性呼吸困难

糖尿病酸中毒产生一种特殊的深大呼吸类型,然而,由于呼吸能力储存完好,故患者很少主诉呼吸困难。尿毒症患者由于酸中毒、心力衰竭、肺水肿和贫血联合作用造成严重气喘,患者可主诉呼吸困难。急性感染时呼吸加快,是由体温增高及血中毒性代谢产物刺激呼吸中枢引起的。吗啡、巴比妥类药物急性中毒时,呼吸中枢受抑制,使呼吸缓慢,严重时出现潮式呼吸或间停呼吸。

### (四)血源性呼吸困难

由于红细胞携氧量减少,血含氧量减低,引起呼吸加快,常伴有心率加快。发生于大出血时的急性呼吸困难是一个需立即输血的严重指征。呼吸困难也可发生于慢性贫血,除非极度贫血,否则呼吸困难仅发生于活动期间。

### (五)中枢性呼吸困难

颅脑疾病或损伤时,呼吸中枢受到压迫或供血减少,功能降低,可出现呼吸频率和节律的改变。如病损位于间脑及中脑上部时出现潮式呼吸;中脑下部与脑桥上部受累时出现深快均匀的中枢型呼吸;脑桥下部与延髓上部病损时出现间停呼吸;累及延髓时出现缓慢不规则的延髓型呼吸,这是中枢呼吸功能不全的晚期表现;叹气样呼吸或抽泣样呼吸常为呼吸停止的先兆。

**（六）精神性呼吸困难**

癔症时，其呼吸困难主要特征为呼吸浅表频速，患者常因过度通气而发生胸痛、呼吸性碱中毒。易出现手足搐搦症。

## 二、诊断思维

根据呼吸困难多种多样的临床表现可引导出对某些疾病的诊断思维，以下可供参考。

**（一）呼吸频率**

每分钟呼吸超过 24 次称为呼吸频率加快，见于呼吸系统疾病、心血管疾病、贫血、发热等。每分钟呼吸少于 10 次称为呼吸频率减慢，是呼吸中枢受抑制的表现，见于麻醉安眠药物中毒、颅内压增高、尿毒症、肝性脑病等。

**（二）呼吸深度**

呼吸加深见于糖尿病及尿毒症酸中毒，呼吸变浅见于肺气肿、呼吸肌麻痹及镇静剂过量。

**（三）呼吸节律**

潮式呼吸和间停呼吸见于中枢神经系统疾病和脑部血液循环障碍，如颅内压增高、脑炎、脑膜炎、颅脑损伤、尿毒症、糖尿病昏迷、心力衰竭、高山病等。

**（四）年龄性别**

儿童呼吸困难应多注意呼吸道异物、先天性疾病、急性感染等，青壮年则应想到胸膜疾病、风湿性心脏病、结核，老年人应多考虑冠心病、肺气肿、肿瘤等。癔症性呼吸困难较多见于年轻女性。

**（五）呼吸时限**

吸气性呼吸困难多见于上呼吸道不完全阻塞如异物、喉水肿、喉癌等，也见于肺顺应性降低的疾病如肺间质纤维化、广泛炎症、肺水肿等。呼气性呼吸困难多见于下呼吸道不完全阻塞，如慢性支气管炎、支气管哮喘、肺气肿等。大量胸腔积液、大量气胸、呼吸肌麻痹、胸廓限制性疾病则呼气、吸气均感困难。

**（六）起病缓急**

呼吸困难缓起者包括心肺慢性疾病，如肺结核、肺尘埃沉着病、肺气肿、肺肿瘤、肺纤维化、冠心病、先心病等。呼吸困难发生较急者有肺水肿、肺不张、呼吸系统急性感染、迅速增长的大量胸腔积液等。突然发生严重呼吸困难者有呼吸道异物、张力性气胸、大块肺梗死、成人呼吸窘迫综合征等。

**（七）患者姿势**

端坐呼吸见于充血性心力衰竭患者，一侧大量胸腔积液患者常喜卧向患侧，重度肺气肿患者常静坐而缓缓吹气，心肌梗死患者常叩胸作痛苦貌。

**（八）劳力活动**

劳力性呼吸困难是左心衰竭的早期症状，肺尘埃沉着症、肺气肿、肺间质纤维化、先天性心脏病往往也以劳力性呼吸困难为早期表现。

**（九）职业环境**

接触各类粉尘的职业是诊断肺尘埃沉着病的基础；饲鸽者、种蘑菇者发生呼吸困难时应考虑外源性过敏性肺泡炎。

## （十）伴随症状

伴咳嗽、发热者考虑支气管-肺部感染,伴神经系统症状者注意脑及脑膜疾病或转移性肿瘤,伴霍纳综合征者考虑肺尖瘤,伴上腔静脉综合征者考虑纵隔肿块,触及颈部皮下气肿时立即想到纵隔气肿。

（霍连营）

# 第四节　恶心与呕吐

恶心与呕吐是临床常见症状,恶心为上腹部不适、紧迫,欲吐伴以迷走神经兴奋的一系列症状如苍白、冷汗、流涎、心动过缓等;呕吐则是胃内容物甚至部分小肠内容物经食管至口腔再排出体外的症状。恶心多为呕吐的先兆,二者均为一复杂的反射动作,且由多种原因引起。多数为消化系统疾病所致,少数由全身疾病引起,须全面、系统问诊、查体方能作出诊断。反复持续的呕吐尚可引起严重并发症,故应予重视。

## 一、病因及分类

由于发病机理不完全清楚,恶心呕吐尚无满意分类,一般分为反射性和中枢性两类。

### （一）反射性呕吐

1.咽部受到刺激

如吸烟、剧咳、鼻咽部炎症或溢脓等。

2.胃、十二指肠疾病

急慢性胃肠炎、消化性溃疡、急性胃扩张或幽门梗阻、十二指肠淤滞等。

3.肠道疾病

急性阑尾炎、各型肠梗阻、急性出血坏死性肠炎、腹型过敏性紫癜。

4.肝胆胰疾病

急性肝炎、肝硬化、肝淤血、急慢性胆囊炎或胰腺炎。

5.全身性疾病

如肾输尿管结石、急性肾盂肾炎、急性盆腔炎、异位妊娠破裂等。心肌梗死、内耳迷路病变、青光眼、屈光不正等亦可出现恶心呕吐。

### （二）中枢性呕吐

（1）颅内感染、各种脑炎、脑膜炎。

（2）脑血管疾病:如脑出血、脑栓塞、脑血栓形成、高血压脑病及偏头痛等。

（3）颅脑损伤:脑挫裂伤或颅内血肿。

（4）癫痫,特别是持续状态。

（5）全身疾病,可能因尿毒症、肝昏迷、糖尿病酸中毒或低血糖累及脑水肿、颅内压改变等而致。

（6）药物:某些药物可因兴奋呕吐中枢而致呕吐。

## 二、诊断方法

### （一）病史

**1.呕吐的特点**

先有恶心继而呕吐多为反射性呕吐，由消化系统疾病、药物、中毒等引起；恶心缺如或很轻，呕吐剧烈呈喷射状为中枢性呕吐的特征，多由于颅内高压引起，患者常有头痛、脉缓；精神性呕吐，恶心轻微，呕吐不费力。

**2.呕吐的时间**

晨起恶心呕吐见于早孕、尿毒症、酒精中毒及鼻窦炎；晚上呕吐则见于幽门梗阻，呈朝食暮吐特征；餐后即吐、群体发病多为食物中毒；餐后或数餐之后呕吐见于胃潴留、胃轻瘫。

**3.呕吐物性质**

含隔顿、隔夜食物者提示幽门梗阻，一般不含胆汁；含大量胆汁则梗阻平面多在十二指肠乳头以下或空肠梗阻，量大带粪臭提示低位肠梗阻或胃、小肠结肠瘘；呕吐大量酸性胃液见于活动期溃疡或胃泌素瘤。

**4.呕吐伴随症状**

伴头痛、眩晕应考虑到颅内高压、青光眼、偏头痛等，伴眩晕者应考虑迷路病变，如迷路炎或氨基糖苷类药物的毒性；伴腹痛者多为消化系统疾病所致，溃疡病、胃炎、肠梗阻等于呕吐后腹痛减轻，而胆囊炎、胰腺炎呕吐后不能缓解；伴腹泻者多为急性胃肠炎或各种原因的急性中毒；伴黄疸、发热及右上腹痛者多为胆道感染所致。

**5.其他病史**

有神经衰弱症状一般情况尚好者注意精神性呕吐，有腹部手术史者应考虑粘连、梗阻之可能，因其他疾病用药者（抗生素、抗肿瘤药、性激素类等）应考虑到药物的毒副反应，有其他消化道症状如厌食、厌油等应注意病毒性肝炎的黄疸前期。

### （二）体征

应注意患者精神面貌、神志状态，疑有中枢性原因者应常规检查眼底有否视盘水肿，有否脑膜刺激征，另外应注意异常的呼吸气味，如肝臭、尿味、丙酮味等，注意有否充血性心力衰竭体征。腹部检查注意有否肝大、脾大、上腹压痛、肠型、蠕动波、振水声以及肠鸣音改变。

### （三）实验室检查和特殊检查

根据上述资料的分析进行有选择性的、有的放矢的辅助检查，如对颅内压升高者涉及头颅CT、血压等检查；对疑有肝炎者的肝功能检查；早孕的妊娠试验等。

呕吐物的检查应注意量、性状，有否胆汁、血液等，必要时做细菌培养、毒物分析，可能提供重要的病原学诊断依据。

## 三、鉴别诊断

恶心与呕吐鉴别涉及全身各系统许多疾病，根据其各自临床特点应无困难，兹不一一赘述。但临床实践中应特别注意器质性呕吐与神经性呕吐的鉴别（表 2-1），前者又应注意中枢性呕吐与反射性呕吐的鉴别（表 2-2）。

表 2-1　器质性呕吐与神经性呕吐的鉴别

| | 器质性呕吐 | 神经性呕吐 |
|---|---|---|
| 基本病变 | 存在 | 缺乏 |
| 精神因素 | 无 | 常伴怠倦、失眠、神经过敏、忧郁、焦虑等症状 |
| 恶心与干呕 | 一般较明显 | 缺乏 |
| 呕吐运动 | 较剧烈、费力 | 较轻,不费力 |
| 与进食的关系 | 不定 | 餐后即吐 |
| 呕吐量 | 多 | 少 |
| 食欲 | 减退 | 正常 |
| 全身情况 | 差 | 尚好或稍差 |

表 2-2　中枢性呕吐与反射性呕吐的鉴别

| | 中枢性呕吐 | 反射性呕吐 |
|---|---|---|
| 基本病变 | 神经系统疾病 | 消化系统疾病,药物、毒物等 |
| 举例 | 颅内肿瘤 | 幽门梗阻 |
| 发作因素 | 咳嗽、弯腰等颅内压升高因素 | 溃疡或肿瘤病变加重 |
| 恶心、干呕 | 不明显 | 明显 |
| 呕吐特点 | 喷射性,量不定 | 反射性,量偏大或潴留性 |
| 伴随症状体征 | 头痛或眩晕、脉缓,视盘水肿或神经系统异常 | 腹痛、腹胀、胃、肠型或振水声等 |

## 四、处理原则

### (一)病因治疗

初步判断神经性、器质性疾病的可能性,予以病因治疗。

### (二)注意水盐平衡和营养支持

输液、输血,必要时全肠外营养(TPN)或胃造瘘、胃肠营养等。

### (三)止吐药

1.抗胆碱能药

本药可阻断迷走神经冲动传入呕吐中枢,可用阿托品、普鲁苯辛或山莨菪碱等。

2.抗组织胺类药物

本药可作用于迷路或抑制 5-羟色胺(5-HT)活性,可用苯海拉明、异丙嗪或赛庚啶等。

3.吩噻嗪类药物

本药主要作用于呕吐中枢,可用氯丙嗪、奋乃静等药。

4.多巴胺受体阻滞剂

本药可使迷走神经兴奋性相对加强而促进胃排空,可用甲氧氯普胺、吗丁啉。

5.西沙必利

本药选择性地作用于胃肠道肌间神经促进胆碱能神经递质传递,促进胃肠蠕动,防止恶心呕吐,应用时应防心律失常。

6.高选择性 5-HT 受体拮抗剂

本药多用于肿瘤的化学治疗前或治疗中静脉推注或滴注,亦有片剂用于长期罹病的慢性恶心呕吐患者。

（张娜娜）

# 第五节　腹　部　包　块

腹部包块可由患者自己触及或医师做体格检查时发现,包块大多来自腹腔内,少数位于腹膜后或腹壁。

## 一、病因

腹部包块的病变性质包括肿大的脏器、炎症、良恶性肿瘤、肠梗阻、先天性疾病、结石、囊肿、器官移位等。腹腔内器官繁多,盆腔内器官发生肿块时也可在腹部检查时触及,更涉及泌尿生殖系统。一般说来,包块出现的部位与包块的来源和病因有关。

### （一）右上腹部包块

1.肝大

如肝癌、各种肝炎、肝硬化、血吸虫病等。

2.胆囊肿大

如急性胆囊炎、胆囊积液、胰腺癌和壶腹癌所致的淤胆性胆囊肿大、胆囊癌、先天性胆总管囊肿等。

3.其他

肝曲部结肠癌、腹膜间皮瘤。

### （二）中上腹肿块

1.胃来源的肿块

如胃癌、胃淋巴瘤、胃平滑肌瘤、胃扭转、胃周围粘连。

2.胰腺肿块

如胰腺癌、胰腺囊肿、胰腺囊性纤维化。

3.肝左叶肿块

如肝癌、肝脓肿、肝囊肿。

4.肠系膜与网膜肿块

如肠系膜淋巴结结核、肠系膜囊肿、大网膜囊肿。

5.小肠肿瘤

如小肠癌、恶性淋巴瘤、平滑肌瘤和纤维瘤。

6.其他

腹主动脉瘤。

**（三）左上腹部肿块**

1.脾大

如肝硬化门脉高压症、缩窄性心包炎、血液疾病、感染性疾病等。

2.其他

如胰腺肿瘤和囊肿、脾曲部结肠癌、腹膜后肿瘤等。

**（四）右下腹部肿块**

如回盲部结核、克罗恩病、阑尾周围脓肿、盲肠癌、阑尾类癌、右侧卵巢囊肿、肿瘤或附件炎。

**（五）下腹部包块**

如膀胱肿瘤、子宫肿瘤和尿潴留。

**（六）左下腹包块**

如乙状结肠癌、直肠癌、慢性非特异性溃疡性结肠炎、肠血吸虫性肉芽肿、乙状结肠阿米巴性肉芽肿、左侧卵巢肿瘤、附件炎。

**（七）左右腰腹部包块**

如肾下垂、游走肾、先天性多囊肾、巨大肾盂积水、马蹄形肾、肾脏肿瘤、肾上腺囊肿、嗜铬细胞瘤、腹膜后肿瘤。

**（八）广泛性或不定性腹部包块**

如结核性腹膜炎、腹膜转移癌、腹膜间皮瘤、肠套叠、肠梗阻、肠扭转、腹部包虫囊肿、腹型肺吸虫病。

## 二、诊断方法

首先明确有否腹部包块，仔细查体，鉴别是否为正常腹部可触到的包块样结构，如腰椎椎体和骶骨岬、乙状结肠粪块、右肾下极、腹主动脉和腹直肌肌腹及腱划。

如能除外上述内容的包块，则为异常，多有病理意义，必须对包块的来源器官和病理性质作出正确判断。

**（一）病史**

1.年龄与性别

自幼发生的包块多考虑为先天性发育异常，如先天性幽门肥厚症和肾母细胞瘤；青少年多见结核性病变；老年人则应多考虑恶性肿瘤；女性患者应注意源于生殖系统的病变，如子宫肌瘤、卵巢囊肿等常见病。

2.发生发展过程

腹块呈急性起病，伴有发热、腹痛、局部压痛等，多考虑为腹内急性炎症；有腹部外伤史，考虑血肿的可能；腹块生长缓慢，不伴有全身或局部症状者，可能为良性肿瘤；有低热和结核病史者，考虑肠系膜淋巴结结核或腹膜结核；腹块进行性肿大，伴消瘦、贫血等症状，提示恶性肿瘤；腹块时大时小，多源于空腔器官；时有时无，多为胃肠功能紊乱。

3.伴随症状

伴有腹痛、呕吐、腹胀和停止排便排气者，提示肠梗阻；伴有黄疸，提示肝、胆道或胰腺疾病；伴腹水，多见于结核性腹膜炎、原发性或继发性肝癌、腹膜转移癌、卵巢肿瘤或间皮瘤；血性腹水、进行性消瘦和贫血，多考虑恶性肿瘤；伴尿路症状，多属泌尿系统疾病，如多囊肾、肾肿瘤、肾积水、膀胱肿瘤等。伴月经紊乱及阴道出血，应注意妊娠子宫、妇科肿瘤。

**（二）体格检查**

全身体格检查可判断患者营养状态、有无黄疸等。对腹部包块进行重点检查，可为诊断提供依据。

1.部位

据腹部包块的部位，常常可以大致判断其起源器官。但随着腹块的长大和病理改变的发展，有时也不完全符合原器官的部位，如高位阑尾脓肿可位于肝下，游走脾可移至其他部位，肾下垂可移位于下腹部。

2.大小与表面情况

大而表面光滑者多为良性肿瘤、肿大的实质性器官或囊肿等；腹块大而表面不规则，或呈结节状，多见于恶性肿瘤。

3.数目

多个腹块、边缘不清楚互相粘连，多见于腹部结核；多个而大小不等、分散、坚韧，常见于腹部淋巴瘤。

4.质地

坚硬者提示恶性肿瘤；柔韧或中等质地者可能是良性肿瘤；柔软而有弹性者可能为囊肿或积液、积气的空腔脏器。

5.压痛

压痛明显并伴有腹肌紧张、发热者多为急性感染或炎性病变；无压痛者多见于良性肿瘤或囊肿。慢性炎性包块或恶性肿瘤可有轻度压痛或无压痛。

6.活动度

明显随呼吸上下移动者，考虑肿大的肝脏、脾脏、胆囊，或源于胃、横结肠和大网膜的肿块。大肠和肠系膜来源的肿块和游走脾、游走肾，活动度比较大。能被推动的包块提示为良性肿瘤或囊肿；固定而不易推动者常提示恶性肿瘤已浸润周围组织或器官。

7.搏动

包块有膨胀性搏动者，常见于腹主动脉瘤或主动脉旁疾病。三尖瓣关闭不全所致的肝脏搏动为肝本身的扩张性搏动，而肝脏单向性搏动，则常常是肝下面的主动脉搏动传导所致。

8.叩诊

叩诊浊音或实音，提示为实质性器官或包块；充气的胃肠呈鼓音。注意若实质性器官被胃肠覆盖时，也可呈鼓音。

另外，直肠指检，指套上有血迹提示肠道肿瘤；盆腔检查能发现源于卵巢、子宫的肿瘤。

**（三）实验室检查**

进行性加重的贫血多见于恶性肿瘤；轻度或中度贫血，见于感染性病变。白细胞计数增高多见于炎性肿块，白细胞计数降低见于门静脉高压、脾功能亢进者。大便隐血阳性提示包块源于消化道；若持续阳性，可能是胃肠道肿瘤。尿常规检查有助于泌尿系统肿瘤的诊断。红细胞沉降率增快多见于恶性肿瘤、结核性包块。甲胎蛋白（AFP）、癌胚抗原（CEA）、癌抗原19-9（CA19-9）等有助于消化道肿瘤的诊断。

**（四）特殊检查**

1.X线检查

腹部平片可显示肝、脾、肾的肿大与腹内钙化。钡剂造影可发现胃肠道肿瘤，若显示食管静脉曲张则提示可能为门静脉高压所致脾脏肿大。肾盂造影有助于肾脏肿瘤的诊断。

2.B 超检查

B 超检查能显示腹块的位置、大小、实质性或囊性、累及范围及其与周围脏器或组织的关系，可作为腹部包块的常规检查。

3.核素扫描

核素扫描对肝脏占位病变有一定帮助。

4.内镜检查

胃镜、肠镜、腹腔镜、膀胱镜、宫腔镜，观察胃肠道、腹腔、膀胱和子宫，并可活检，尤其有助于肿瘤诊断。经内镜逆行胰胆管成像(ER-CP)可检查胰胆系统，对肿瘤的诊断有较大价值。超声内镜能探查常规 B 超不易检查的部位，如腹膜后包块。

5.CT 和 MRI 检查

其价格较高，但由于其高度精确性，对腹部包块的诊断极有价值。

6.穿刺活检

对上述检查不能明确诊断者，有时可对肝、胰、肾等脏器及腹腔内包块进行细针穿刺，做病理或细胞学、免疫组化或基因检查。如仍不能确诊，必要时可行剖腹探查术。

## 三、鉴别诊断

### (一)腹壁包块

如脂肪瘤、脐部囊肿等，其特点为位置较浅表，可随腹壁移动，坐位或收紧腹肌时，包块更明显，而腹肌松弛时，包块不明显。腹腔内包块则相反，腹壁肌肉紧张时包块不明显，不易触及，腹肌松弛时较容易触及。

### (二)疝

如脐疝、腹股沟疝、股疝等，出现在相应部位，其特征是时隐时现，腹压增加时包块增大，咳嗽时可触到膨胀性冲击感，如疝内容物是肠管，可听到肠鸣。

### (三)妊娠子宫

生育期妇女，有停经史和尿妊娠试验呈阳性可作出诊断。

### (四)正常人能触到的包块

粪块见于便秘患者，多位于左下腹，呈条索状，质硬，排便或灌肠后消失；充盈的膀胱位于耻骨联合上方，呈圆形，排尿或导尿后消失；腰椎椎体和骶骨岬见于形体消瘦及腹壁薄软者，在脐附近正中线位置，骨样硬度向前突起；腹直肌肌腱及腱划见于腹肌发达者，位于正中线两旁，隆起呈圆形，较硬，其间有横行凹沟的腱划。

## 四、治疗原则

治疗原发病。

(孟云霞)

# 第六节　水　　肿

## 一、概述

内环境保持动态平衡取决于渗出压和回收压,渗出压＝毛细血管内静脉压－血浆胶体渗透压－(组织间隙压＋组织胶体渗透压);回收压＝组织压＋血浆胶体渗透压－组织胶体渗透压－毛细血管内压。当上述任何一个环节有改变均可影响水分潴留在组织间隙中,因此产生水肿有下列主要因素:①水、钠潴留。②毛细血管内压力增高,如右心衰竭时。③毛细血管通透性增高,如急性肾小球肾炎。④血浆胶体渗透压下降,如肝硬化、肾病时血浆清蛋白下降。⑤淋巴回流受阻时,如血丝虫病。水肿是一个常见症状,有功能性和器质性,器质性中以心、肝、肾疾病为最常见。

## 二、器质性水肿的常见病因

### (一)心源性水肿

各种原因致心力衰竭后心功能下降,有效循环血量减少,肾血流量、肾小球滤过率(GFR)下降,同时继发醛固酮及抗利尿激素(ADH)释放,使水、钠潴留,加上静脉压增高,毛细血管压力增加,组织回吸收能力下降致组织水肿。从下肢向上的水肿,伴有颈静脉怒张、肝大、肝颈反流征阳性、静脉压增高,可伴胸腔积液和腹水。心源性水肿的特点是从身体下垂部位开始,体检可有心脏听诊异常。

### (二)肾性水肿

分为肾炎性水肿和肾病性水肿两类。

1.肾炎性水肿

肾炎性水肿多见于急性肾炎。肾小球免疫变态反应使肾脏滤过率下降,毛细血管通透性增高,使水、钠潴留。开始常在组织疏松的部位如眼睑部出现水肿,以后发展到全身水肿,多为紧张性水肿,凹陷不明显,体质量明显增加,儿童可并发心力衰竭,伴有血尿、蛋白尿、高血压。

2.肾病性水肿

肾病综合征时大量蛋白尿,造成血浆清蛋白的低下,胶体渗透压下降,血容量下降,使肾小球滤过率下降;血容量下降又继发醛固酮和 ADH 增高发生水肿。水肿特别明显,凹陷性,往往伴有胸腔积液和腹水,除蛋白尿外还可有肾功能的损害。

### (三)肝脏性水肿

任何肝脏疾病引起血浆蛋白合成障碍,使胶体渗透压下降,继发醛固酮升高,同时由于肝病门静脉压力增高,故往往先有腹水,再出现下肢水肿,伴有肝功能减退的门静脉高压症状,如腹壁静脉怒张、胃底食管静脉曲张等。

### (四)营养不良性水肿

由慢性消耗性疾病及营养障碍性疾病引起,如手术、癌肿、结肠瘘、烧伤、维生素 $B_1$ 缺乏等引起低蛋白血症而发生水肿,往往从足部开始,加上皮下脂肪少,组织松弛加重了组织液的潴留,纠正病因后即可消退。目前已少见。

### (五)内分泌性水肿

鉴于甲状腺功能减退、原发性醛固酮增多症、库欣综合征或长期大剂量使用激素、丙酸睾酮等。甲减引起组织中黏蛋白的增多,是非凹陷性水肿,面部明显组织增厚的感觉,血促甲状腺激素(TSH)升高,三碘甲状腺原氨酸($T_3$)、甲状腺素($T_4$)下降,同时有嗓音变粗、眉毛脱落、便秘、怕冷等症状。

## 三、功能性水肿的常见病因

### (一)特发性水肿

女性多见。水肿与体位有关,直立及劳累后加重,平卧休息后逐渐消退,常伴有其他神经衰弱症状。目前认为是由于直立时颈动脉窦交感神经感受器兴奋不足,导致脑血流供应相对不足,通过容量感受器的反射引起醛固酮分泌增加所致。立、卧位水试验可呈阳性。

### (二)卵巢功能紊乱

常见的是经前期水肿,在排卵期后逐渐开始眼睑有沉重感或轻度水肿,体质量增加、尿量减少、腹胀或下肢轻度水肿,至月经来潮时达高峰,行经后逐步消退,再周而复始。

### (三)功能性水肿

女性多见,水肿往往局限于两下肢和/或眼睑,程度较重,间歇持续数年,可与季节有关(常在初春),与体位无关(此与特发性水肿有区别),常伴全身乏力、食欲缺乏等。

## 四、局部性水肿的常见病因

由其静脉或淋巴回流受阻或毛细血管通透性增加所致。

### (一)感染中毒性(大多属炎症性)

如血栓性静脉炎、丹毒、疖、痈、蜂窝织炎、痛风以及毒蛇或虫咬中毒等,有感染症状,局部有红肿热痛,血白细胞增高。

### (二)淋巴回流梗阻

如慢性淋巴管炎、丝虫病、淋巴周围组织受压等。局部检查除水肿外,皮肤可见橘皮样,毛孔显著;慢性可反复发作,皮肤增厚、色素沉着,疑为丝虫病,可外周血涂片找到尾丝蚴。乳房根治术亦可引起患侧手臂水肿。

### (三)物理性

如烧伤、冻伤等。

### (四)变态反应性

过敏性接触性皮炎、血管神经性水肿如唇部血管丰富处。

### (五)神经营养障碍

如肢体瘫痪等。

### (六)上腔静脉受阻

由于纵隔肿瘤、胸腔内动脉瘤或淋巴结肿大等引起上腔静脉回流受阻,表现为头、面、颈及上肢水肿和 Horner 征。

### (七)下腔静脉受阻

由于血栓形成,腹内肿块,卵巢囊肿,腹水压迫,癌肿在下腔静脉内转移等,表现为下肢水肿伴腹壁静脉曲张。

### （八）正常妊娠

肿大子宫压迫下腔静脉使之回流受阻,同时伴水、钠潴留,妊娠期高血压疾病时有蛋白尿、高血压及肾功能改变。

（韩坤博）

# 第七节　血　尿

血尿分为肉眼血尿和镜下血尿。肉眼血尿是指尿液颜色呈洗肉水色或者鲜血的颜色,肉眼可见;镜下血尿是指尿色肉眼观察正常,经显微镜检查,离心沉淀后的尿液镜检每高倍视野有红细胞 3 个以上。二者都属于血尿。

血尿是泌尿系统疾病最常见的症状之一,大多数由泌尿系统疾病引起,也可能由全身性疾病或泌尿系统邻近器官病变所致。尿的颜色,如为红色应进一步了解是否进食引起红色尿的药品或食物,是否为女性的月经期间,以排除假性血尿;血尿出现在尿程的哪一段,是否全程血尿,有无血块;是否伴有全身或泌尿系统症状;有无腰腹部新近外伤和泌尿道器械检查史;过去是否有高血压和肾炎史;家族中有无耳聋和肾炎史。

## 一、临床表现

### （一）尿颜色的表现

血尿的主要表现是尿颜色的改变,除镜下血尿其颜色正常外,肉眼血尿根据出血量多少而尿呈不同颜色。尿液呈淡红色像洗肉水样,提示每升尿含血量超过 1 mL。出血严重时尿可呈血液状。外伤性肾出血时,尿与血混合均匀,尿呈暗红色;膀胱或前列腺出血尿色鲜红,有时有血凝块。

尿液红色不一定是血尿。如尿呈暗红色或酱油色,不浑浊无沉淀,镜检无或仅有少量红细胞,见于血红蛋白尿。棕红色或葡萄酒色,不浑浊,镜检无红细胞见于卟啉尿。服用某些药物如大黄、利福平,或进食某些红色蔬菜也可排红色尿,但镜检无红细胞。

### （二）分段尿异常

将全程尿分段观察颜色。尿三杯试验是用 3 个清洁玻璃杯分别留取起始段、中段和终末段尿。如果起始段血尿提示病变在尿道;终末段血尿提示出血部位在膀胱颈部、三角区或后尿道的前列腺和精囊腺;三段尿均呈红色为全程血尿,提示血尿来自肾或输尿管。

### （三）镜下血尿

尿颜色正常,用显微镜检查可判断是肾源性或非肾源性血尿。

1.新鲜尿沉渣相差显微镜检查

变形红细胞血尿为肾小球源性,均一形态正常红细胞尿为非肾小球源性。因红细胞从肾小球基膜漏出,通过具有不同渗透梯度的肾小管时,化学和物理作用使红细胞膜受损,血红蛋白溢出而变形。如镜下红细胞形态单一,与外周血近似,为均一型血尿。提示血尿来源于肾后,见于肾盂、肾盏、输尿管、膀胱和前列腺病变。

**2.尿红细胞容积分布曲线**

肾小球源性血尿常呈非对称曲线,其峰值红细胞容积小于静脉峰值红细胞容积;非肾小球源性血尿常呈对称性曲线,其峰值红细胞容积大于静脉峰值红细胞容积。

### (四)症状性血尿

血尿的同时伴有全身或局部症状。而以泌尿系统症状为主,如伴有肾区钝痛或绞痛提示病变在肾脏,如有尿频尿急和排尿困难提示病变在膀胱和尿道。

### (五)无症状性血尿

未有任何伴随症状的血尿见于某些疾病的早期,如肾结核、肾盂或膀胱癌早期。

## 二、常见原因

### (一)泌尿系统疾病

肾小球疾病如急、慢性肾小球肾炎、IgA 肾病、遗传性肾炎等。间质性肾炎、尿路感染、泌尿系统结石、结核、肿瘤、多囊肾、尿路憩室、息肉和先天性畸形等。

### (二)全身性疾病

**1.感染性疾病**

败血症、流行性出血热、猩红热、钩端螺旋体病和丝虫病等。

**2.血液病**

白血病、再生障碍性贫血、血小板减少性紫癜、过敏性紫癜和血友病。

**3.免疫和自身免疫性疾病**

系统性红斑狼疮、结节性多动脉炎、皮肌炎、类风湿关节炎、系统性硬化症等引起肾损害时。

**4.心血管疾病**

亚急性感染性心内膜炎、急进性高血压、慢性心力衰竭、肾动脉栓塞和肾静脉血栓形成等。

### (三)尿路邻近器官疾病

急、慢性前列腺炎,精囊炎,急性盆腔炎或宫颈癌,阴道炎,急性阑尾炎,直肠和结肠癌等。

### (四)化学物品或药品对尿路的损害

如磺胺类药、吲哚美辛、甘露醇,汞、铅、镉等重金属对肾小管的损害;环磷酰胺引起的出血性膀胱炎;抗凝药如肝素过量也可出现血尿。

### (五)功能性血尿

平时运动量小的健康人,突然加大运动量可出现运动性血尿。

## 三、伴随症状

(1)血尿伴肾绞痛是肾或输尿管结石的特征。

(2)血尿伴尿流中断见于膀胱和尿道结石。

(3)血尿伴尿流细和排尿困难见于前列腺炎、前列腺癌。

(4)血尿伴尿频尿急尿痛见于膀胱炎和尿道炎,同时伴有腰痛、高热畏寒常为肾盂肾炎。

(5)血尿伴有水肿、高血压、蛋白尿见于肾小球肾炎。

(6)血尿伴肾肿块,单侧可见于肿瘤、肾积水和肾囊肿,双侧肿大见于先天性多囊肾,触及移动性肾脏见于肾下垂或游走肾。

(7)血尿伴有皮肤黏膜及其他部位出血,见于血液病和某些感染性疾病。

(8)血尿合并乳糜尿见于丝虫病、慢性肾盂肾炎。

(杨实华)

# 第八节 蛋 白 尿

蛋白尿是慢性肾脏病的重要临床表现,并参与了肾脏损伤。蛋白尿不仅是反映肾脏损伤严重程度的重要指标,也是反映疾病预后、观察疗效的重要指标。

## 一、尿蛋白生理

每天经过肾脏循环的血清蛋白有 $10\sim15$ g,但 24 h 中只有 $100\sim150$ mg 的蛋白质从尿中排泄。肾小球毛细血管壁主要作用是滤过蛋白质,近端肾小管则重吸收大部分滤过的蛋白质。正常情况下,60%的尿蛋白来源于血浆,其他 40%则来源于肾脏和尿路。

正常尿蛋白主要包括:①来源于血浆的蛋白,如清蛋白($10\sim20$ mg)、低相对分子质量球蛋白以及大量的多肽类激素;②来源于肾脏和尿路的蛋白,如由髓襻升支合成的 Tamm-Horsfall 蛋白(约有 80 mg,但其作用尚未知)、分泌性 IgA、尿激酶等。

## 二、蛋白尿的定量和定性检查方法

### (一)半定量法

半定量法即试纸法,是最常用的蛋白尿的筛查手段,但无法检测出尿中的免疫球蛋白轻链。

### (二)尿蛋白定量

测定 24 h 的尿蛋白,其中包含了几乎所有的尿蛋白(包括免疫球蛋白的轻链)。但大量血尿或脓尿有可能影响尿蛋白的定量结果。肉眼血尿(而非镜下血尿)也可能导致大量蛋白尿。

### (三)尿清蛋白检测

主要包括尿清蛋白特异性试纸、24 h 尿清蛋白排泄率(urinary albumin excretion,UAE)、尿清蛋白/肌酐比值(ACR)和 24 h 尿清蛋白定量,其中 UAE 和 ACR 目前已广泛应用于临床。UAE 可采用24 h尿量或 12 h 尿标本测定,ACR 的检测以清晨第一次尿取样比较正规,随意尿样亦可,该比值校正了由脱水引起的尿液浓度变化,但女性、老年人肌酐排泄低,则结果偏高。

### (四)尿蛋白电泳

通常用醋酸纤维素膜测定,可以对尿蛋白进行定性测定,对于检测蛋白的来源十分有用。

1.选择性蛋白尿

清蛋白比例大于 80%。一般见于光镜下肾小球无明显损伤的肾病(微小病变所致的肾病综合征)。

**2.非选择性蛋白尿**

清蛋白比例低于80%。通常包含各种类型的血清球蛋白。所有的肾脏病都可能引起这种类型的蛋白尿。

**3.包含有大量异常蛋白的蛋白尿**

尿中β或γ单株峰的增高意味着单克隆免疫球蛋白轻链的异常分泌。尿本周蛋白的特征是在50℃左右时可以积聚,而温度更高时则会分解。

**4.小管性蛋白尿**

主要包括低相对分子质量的球蛋白,用聚丙烯酰胺凝胶电泳能根据不同的相对分子质量区分不同的蛋白。

## 三、临床表现

### (一)微量清蛋白尿

所谓微量清蛋白尿(MAU)是指 UAE 20～200 $\mu$g/min 或 ACR 10～25 mg/mmol,即尿中清蛋白含量超出健康人参考范围,但常规尿蛋白试验阴性的低浓度清蛋白尿。MAU 是一个全身内皮细胞损伤的标志,也是心血管疾病发病和死亡的危险因素。通过微量清蛋白尿的检测而早期发现肾脏病,这将有利于及时治疗和延缓疾病进程。K/DOQI(Kidney Disease Outcome Quality Initiative)指南推荐对于糖尿病、高血压和肾小球疾病引起的慢性肾脏病(CKD),尿清蛋白是一个比总蛋白更为敏感的指标。近年来 MAU 作为 CKD 的早期检测指标逐渐得到重视。

### (二)间歇性蛋白尿

其往往见于某些生理性或病理性的状态,如用力、高热、尿路感染、右心衰竭、球蛋白增多症、直立性蛋白尿等。

直立性蛋白尿多见于青春期生长发育较快、体型较高的年轻人,而在青春期结束时可突然消失,年龄大多小于20岁。诊断直立性蛋白尿必须要证实平卧后蛋白尿可消失(收集平卧2h后的尿样)。直立性蛋白尿患者不伴有血尿或肾外体征,不存在任何病理改变,静脉肾盂造影结果正常。

### (三)持续性蛋白尿

病因诊断取决于蛋白尿的量和组成。图2-1提示了蛋白尿的整个诊断思路。

以下几点需要特别指出。

(1)大量蛋白尿而没有肾病综合征的表现,可能由于尿蛋白主要由 IgG 的轻链组成或是见于新发的肾小球病变。

(2)当肾小球滤过率低于50 mL/min 时,尿蛋白量也往往随之减少。但对于糖尿病肾病或肾脏淀粉样变的患者仍会有大量蛋白尿,且肾脏体积不缩小。

(3)肾小球病变可能会伴发肾小管或肾血管病变(如肾血流量减少引起的玻璃样变性)。

一般情况下,大多数的肾脏病伴有蛋白尿,但应除外以下情况:①某些新发的肾脏病,需通过肾组织活检确诊;②某些间质性肾病,特别是代谢原因引起的;③不伴有蛋白尿的肾衰竭需考虑流出道梗阻。

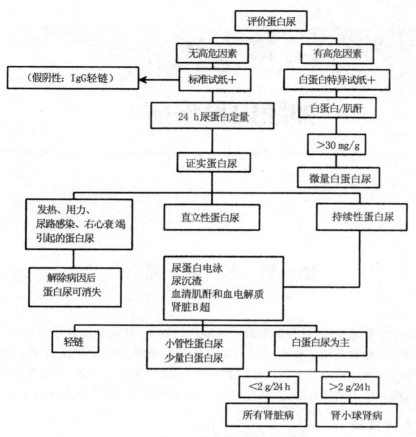

图 2-1 蛋白尿的诊断思路

（周晓铃）

# 第三章

# 神经内科疾病

## 第一节 脑 栓 塞

脑栓塞以前称栓塞性脑梗死,是指来自身体各部位的栓子,经颈动脉或椎动脉进入颅内,阻塞脑部血管,中断血流,导致该动脉供血区域的脑组织缺血缺氧而软化坏死及相应的脑功能障碍。临床表现出相应的神经系统功能缺损症状和体征,如急骤起病的偏瘫、偏身感觉障碍和偏盲等。大面积脑梗死还有颅内高压症状,严重时可发生昏迷和脑疝。脑栓塞约占脑梗死的15%。

### 一、病因与发病机制

#### (一)病因
脑栓塞按其栓子来源不同,可分为心源性脑栓塞、非心源性脑栓塞及来源不明的脑栓塞。心源性栓子占脑栓塞的60%～75%。

1.心源性脑栓塞

风湿性心脏病引起的脑栓塞,占整个脑栓塞的50%以上。二尖瓣狭窄或二尖瓣狭窄合并闭锁不全者最易发生脑栓塞,因二尖瓣狭窄时,左心房扩张,血流缓慢瘀滞,又有涡流,易于形成附壁血栓,血流的不规则更易使之脱落成栓子,故心房颤动时更易发生脑栓塞。慢性心房颤动是脑栓塞形成最常见的原因。其他还有心肌梗死、心肌病的附壁血栓,以及细菌性心内膜炎时瓣膜上的炎性赘生物脱落、心脏黏液瘤和心脏手术等病因。

2.非心源性脑栓塞

主动脉及其发出的大血管粥样硬化斑块和附着物脱落引起的血栓栓塞也是脑栓塞的常见原因。另外,还有炎症的脓栓、骨折的脂肪栓、人工气胸和气腹的空气栓、癌栓、虫栓和异物栓等。还有来源不明的栓子等。

#### (二)发病机制
各个部位的栓子通过颈动脉系统或椎动脉系统时,栓子阻塞血管的某一分支,造成缺血、梗死和坏死,产生相应的临床表现;还有栓子造成远端的急性供血中断,该区脑组织发生缺血性变性、坏死及水肿;另外,由于栓子的刺激,该段动脉和周围小动脉反射性痉挛,结果不仅造成该栓塞的动脉供血区的缺血,同时因其周围的动脉痉挛,进一步加重脑缺血损害的范围。

## 二、病理

脑栓塞的病理改变与脑血栓形成基本相同。但是,有以下几点不同:①脑栓塞的栓子与动脉壁不粘连;而脑血栓形成是在动脉壁上形成的,所以栓子与动脉壁粘连不易分开。②脑栓塞的栓子可以向远端移行,而脑血栓形成的栓子不能。③脑栓塞所致的梗死灶,有60%以上合并出血性梗死;脑血栓形成所致的梗死灶合并出血性梗死较少。④脑栓塞往往为多发病灶;脑血栓形成常为一个病灶。另外,炎性栓子可见局灶性脑炎或脑脓肿,寄生虫栓子在栓塞处可发现虫体或虫卵。

## 三、临床表现

### (一)发病年龄
风湿性心脏病引起者以中青年为多,冠心病及大动脉病变引起者以中老年人为多。

### (二)发病情况
发病急骤,在数秒钟或数分钟之内达高峰,是所有脑卒中发病最快者,有少数患者因反复栓塞可在数天内呈阶梯式加重。一般发病无明显诱因,安静和活动时均可发病。

### (三)症状与体征
约有4/5的脑栓塞发生于前循环,特别是大脑中动脉,病变对侧出现偏瘫、偏身感觉障碍和偏盲,优势半球病变还有失语。癫痫发作很常见,因大血管栓塞,常引起脑血管痉挛,有部分性发作或全面性发作。椎-基底动脉栓塞约占1/5,起病有眩晕、呕吐、复视、交叉性瘫痪、共济失调、构音障碍和吞咽困难等。栓子进入一侧或两侧大脑后动脉有同向性偏盲或皮质盲。基底动脉主干栓塞会导致昏迷、四肢瘫痪,可引起闭锁综合征及基底动脉尖综合征。

心源性栓塞患者有心悸、胸闷、心律不齐和呼吸困难等。

## 四、辅助检查

### (一)胸部 X 线检查
可发现心脏肥大。

### (二)心电图检查
可发现陈旧或新鲜心肌梗死、心律失常等。

### (三)超声心动图检查
超声心动图检查是评价心源性脑栓塞的重要依据之一,能够显示心脏立体解剖结构,包括瓣膜反流和运动、心室壁的功能和心腔内的肿块。

### (四)多普勒超声检查
有助于测量血流通过狭窄瓣膜的压力梯度及狭窄的严重程度。彩色多普勒超声血流图可检测瓣膜反流程度并可研究与血管造影的相关性。

### (五)经颅多普勒超声(TCD)
TCD 可检测颅内血流情况,评价血管狭窄的程度及闭塞血管的部位,也可检测动脉粥样硬化的斑块及微栓子的部位。

### (六)神经影像学检查

头颅 CT 和 MRI 检查可显示缺血性梗死和出血性梗死改变。合并出血性梗死高度支持脑栓塞的诊断，许多患者继发出血性梗死临床症状并未加重，发病 3～5 d 复查 CT 可早期发现继发性梗死后出血。早期脑梗死 CT 难于发现，常规 MRI 假阳性率较高，MRI 弥散成像（DWI）和灌注成像（PWI）可以发现超急性期脑梗死。磁共振血管成像（MRA）是一种无创伤性显示脑血管狭窄或阻塞的方法，造影特异性较高。数字减影血管造影（DSA）可更好地显示脑血管狭窄的部位、范围和程度。

### (七)腰椎穿刺脑脊液检查

脑栓塞引起的大面积脑梗死可有压力增高和蛋白含量增高。出血性脑梗死时可见红细胞。

## 五、诊断与鉴别诊断

### (一)诊断

(1)多为急骤发病。

(2)多数无前驱症状。

(3)一般意识清楚或有短暂意识障碍。

(4)有颈内动脉系统或椎-基底动脉系统症状和体征。

(5)腰椎穿刺脑脊液检查一般不应含血，若有红细胞可考虑出血性脑栓塞。

(6)栓子的来源可为心源性或非心源性，也可同时伴有脏器栓塞症状。

(7)头颅 CT 和 MRI 检查有梗死灶或出血性梗死灶。

### (二)鉴别诊断

**1.血栓形成性脑梗死**

均为急性起病的偏瘫、偏身感觉障碍，但血栓形成性脑梗死发病较慢，短期内症状可逐渐进展，一般无心房颤动等心脏病症状，头颅 CT 很少有出血性梗死灶，以资鉴别。

**2.脑出血**

均为急骤起病的偏瘫，但脑出血多数有高血压、头痛、呕吐和意识障碍，头颅 CT 为高密度灶可以鉴别。

## 六、治疗

### (一)抗凝治疗

对抗凝治疗预防心源性脑栓塞复发的利弊，仍存在争议。有的学者认为脑栓塞容易发生出血性脑梗死和大面积脑梗死，可有明显的脑水肿，所以在急性期不主张应用较强的抗凝药物，以免引起出血性梗死，或并发脑出血及加重脑水肿。也有学者认为，抗凝治疗是预防随后再发栓塞性脑卒中的重要手段。心房颤动或有再栓塞风险的心源性病因、动脉夹层或动脉高度狭窄的患者，可应用抗凝药物预防再栓塞。栓塞复发的高风险可完全抵消发生出血的风险。常用的抗凝药物有以下几种。

**1.肝素**

有妨碍凝血活酶的形成作用；能增强抗凝血酶、中和活性凝血因子及纤溶酶；还有消除血小板的凝集作用，通过抑制透明质酸酶的活性而发挥抗凝作用。肝素每次 12 500～25 000 U（100～200 mg）加入 5％葡萄糖注射液或 0.9％氯化钠注射液 1 000 mL 中，缓慢静脉滴注或微泵注入,以每分钟 10~20 滴为宜,维持 48 h,同时第 1 d 开始口服抗凝药。

有颅内出血、严重高血压、肝肾功能障碍、消化道溃疡、急性细菌性心内膜炎和出血倾向者禁用。根据部分凝血活酶时间(APTT)调整剂量,维持治疗前 APTT 值的 1.5~2.5 倍,及时检测凝血活酶时间及活动度。用量过大,可导致严重自发性出血。

**2.那曲肝素钙**

又名低分子肝素钙,是一种由普通肝素通过硝酸分解纯化而得到的低分子肝素钙盐,其平均分子量为 4500。目前认为低分子肝素钙是通过抑制凝血酶的生长而发挥作用。另外,还可溶解血栓和改善血流动力学。对血小板的功能影响明显小于肝素,很少引起出血并发症。因此,那曲肝素钙是一种比较安全的抗凝药。每次 4 000~5 000 U(WHO 单位),腹部脐下外侧皮下垂直注射,每天 1~2 次,连用 7~10 d,注意不能用于肌内注射。可能引起注射部位出血性瘀斑、皮下瘀血、血尿和过敏性皮疹。

**3.华法林**

为香豆素衍生物钠盐,通过拮抗维生素 K 的作用,使凝血因子 II、VII、IX 和 X 的前体物质不能活化,在体内发挥竞争性的抑制作用,为一种间接性的中效抗凝剂。第 1 d 给予 5~10 mg 口服,第 2 d 半量;第 3 d 根据复查的凝血酶原时间及活动度结果调整剂量,凝血酶原活动度维持在 25%~40% 给予维持剂量,一般维持量为每天 2.5~5 mg,可用 3~6 个月。不良反应可有牙龈出血、血尿、发热、恶心、呕吐、腹泻等。

**(二)脱水降颅内压药物**

脑栓塞患者常为大面积脑梗死、出血性脑梗死,常有明显脑水肿,甚至发生脑疝的危险,对此必须立即应用降颅内压药物。心源性脑栓塞应用甘露醇可增加心脏负荷,有引起急性肺水肿的风险。20% 甘露醇每次只能给 125 mL 静脉滴注,每天 4~6 次。为增强甘露醇的脱水力度,同时必须加用呋塞米,每次 40 mg 静脉注射,每天 2 次,可减轻心脏负荷,达到保护心脏的作用,保证甘露醇的脱水治疗;甘油果糖每次 250~500 mL 缓慢静脉滴注,每天 2 次。

**(三)扩张血管药物**

**1.丁苯酞**

每次 200 mg,每天 3 次,口服。

**2.葛根素注射液**

每次 500 mg 加入 5% 葡萄糖注射液或 0.9% 氯化钠注射液 250 mL 中静脉滴注,每天 1 次,可连用 10~14 d。

**3.复方丹参注射液**

每次 2 支(4 mL)加入 5% 葡萄糖注射液或 0.9% 氯化钠注射液 250 mL 中静脉滴注,每天 1 次,可连用 10~14 d。

**4.川芎嗪注射液**

每次 100 mg 加入 5% 葡萄糖注射液或 0.9% 氯化钠注射液 250 mL 中静脉滴注,每天 1 次,可连用 10~15 d,有脑水肿和出血倾向者忌用。

**(四)抗血小板聚集药物**

早期暂不应用,特别是已有出血性梗死者急性期不宜应用。当急性期过后,为预防血栓栓塞的复发,可较长期应用阿司匹林或氯吡格雷。

### (五)原发病治疗

对感染性心内膜炎(亚急性细菌性心内膜炎),在病原菌未培养出来时,给予青霉素每次 $(3.2\sim4)\times10^6$ U 加入 5% 葡萄糖注射液或 0.9% 氯化钠注射液 250 mL 中静脉滴注,每天 4~6 次;已知病原微生物,对青霉素敏感的首选青霉素,对青霉素不敏感者选用头孢曲松钠,每次 2 g 加入 5% 葡萄糖注射液 250~500 mL 中静脉滴注,12 h 滴完,每天 2 次。对青霉素过敏和过敏体质者慎用,对头孢菌素类药物过敏者禁用。对青霉素和头孢菌素类抗生素不敏感者可应用去甲万古霉素,30 mg/(kg·d),分 2 次静脉滴注,每 0.8 g 药物至少加 200 mL 液体,在 1 h 以上时间内缓慢滴入,可用 4~6 周,24 h 内最大剂量不超过 2 g,此药有明显的耳毒性和肾毒性。

## 七、预后与预防

### (一)预后

脑栓塞急性期病死率为 5%~15%,多死于严重脑水肿、脑疝。心肌梗死引起的脑栓塞预后较差,多遗留严重的后遗症。如栓子来源不消除,半数以上患者可能复发,约 2/3 在 1 年内复发,复发的病死率更高。10%~20% 的脑栓塞患者可能在病后 10 d 内发生第 2 次栓塞,病死率极高。栓子较小、症状较轻、及时治疗的患者,神经功能障碍可以部分或完全缓解。

### (二)预防

最重要的是预防脑栓塞的复发。目前认为对于心房颤动、心肌梗死、二尖瓣脱垂患者可首选华法林作为二级预防的药物,阿司匹林也有效,但效果低于华法林。华法林的剂量一般为每天 2.5~3.0 mg,老年人每天 1.5~2.5 mg,并可采用国际标准化比值(INR)为标准进行治疗,既可获效,又可减少出血的危险性。

关于脑栓塞发生后何时开始应用抗凝剂仍有不同看法。有的学者认为过早应用可增加出血的危险性,因此建议发病后数周再开始应用抗凝剂比较安全。据临床研究结果表明,高血压是引起出血的主要危险因素,如能严格控制高血压,华法林的剂量强度控制在 INR2.0~3.0,则其出血发生率可以降低。因此,目前认为华法林可以作为某些心源性脑栓塞的预防药物。

(孟云霞)

# 第二节　动脉粥样硬化性脑梗死

动脉粥样硬化性脑梗死是脑梗死中最常见的类型。在脑动脉粥样硬化等原因引起的血管壁病变的基础上,管腔狭窄、闭塞或有血栓形成,造成局部脑组织因血液供应中断而发生缺血缺氧性坏死,引起相应的神经系统症状和体征。

## 一、病因与发病机制

最常见的病因是动脉粥样硬化,其次为高血压、糖尿病和血脂异常等。脑动脉粥样硬化性闭塞或有血栓形成,是造成动脉粥样硬化性脑梗死的核心环节。脑动脉粥样硬化性闭塞是在脑动脉粥样硬化血管狭窄的基础上,由于动脉壁粥样斑块内新生的血管破裂形成血肿,血肿使斑块进一步隆起,甚至完全闭塞管腔,导致急性供血中断;或因斑块表面的纤维帽破裂,粥样物自裂口逸入血流,遗留粥瘤样溃疡,排入血流的坏死物质和脂质形成胆固醇栓子,引起动脉管腔闭塞。脑动脉血栓形成是动脉粥样硬化性脑梗死最常见的发病机制,斑块破裂形成溃疡后,由于胶原暴露,可促进血栓形成,血栓形成通常发生在血管内皮损伤(如动脉粥样斑块)或血流产生漩涡(如血管分支处)的部位,血管内皮损伤和血液"湍流"是动脉血栓形成的主要原因,血小板激活并在损伤的动脉壁上黏附和聚集是动脉血栓形成的基础。

实验证明,神经细胞在完全缺血、缺氧后十几秒即出现电位变化,$20 \sim 30$ s 后大脑皮质的生物电活动消失,$30 \sim 90$ s 后小脑及延髓的生物电活动也消失。脑动脉血流中断持续 5 min,神经细胞就会发生不可逆性损害,出现脑梗死。上述变化是一个复杂的过程,称为缺血性级联反应。严重缺血的脑组织能量很快耗竭,能量依赖性神经细胞膜的泵功能衰竭,脑缺血引起膜去极化和突触前兴奋性递质(主要是谷氨酸和天门冬氨酸)的大量释放,细胞外液中的 $Ca^{2+}$ 通过电压门控通道和(NMDA)受体门控通道进入细胞内,细胞内还由于 ATP 供应不足和乳酸酸中毒,使细胞内的结合钙大量释放,细胞内 $Ca^{2+}$ 稳态失调在神经细胞缺血损害中起重要作用,称为细胞内钙超载。受 $Ca^{2+}$ 调节的多种酶类被激活,导致膜磷脂分解和细胞骨架破坏,大量自由基的生成,细胞产生不可逆性损伤。在上述过程中,还包括有转录因子的合成及炎性介质的产生等参与。造成缺血性损伤的另一种机制是细胞凋亡。到目前为止,缺血性级联反应的很多机制尚未完全阐明,有待于进一步研究。

急性脑梗死病灶是由缺血中心区及其周围的缺血性半暗带组成。缺血中心区的脑血流阈值为 10 mL/(100 g·min),神经细胞膜离子泵和细胞能量代谢衰竭,脑组织发生不可逆性损害。缺血性半暗带的脑血流处于电衰竭[约为 20 mL/(100 g·min)]与能量衰竭[约为 10 mL/(100 g·min)]之间,局部脑组织存在大动脉残留血流和/或侧支循环,尚有大量存活的神经元,如能在短时间内迅速恢复缺血性半暗带的血流,该区脑组织功能是可逆的,神经细胞可存活并恢复功能。缺血中心区和缺血性半暗带是一个动态的病理生理过程,随着缺血程度的加重和时间的延长,中心坏死区逐渐扩大,缺血性半暗带逐渐缩小。因此尽早恢复缺血性半暗带的血液供应和应用有效的脑保护药物对减少脑卒中的致残率是非常重要的,但这些措施必须在一个限定的时间内进行,这个时间段即为治疗时间窗(TTW)。它包括再灌注时间窗(RTW)和神经细胞保护时间窗(CTW),前者指脑缺血后,若血液供应在一定时间内恢复,脑功能可恢复正常;后者指在时间窗内应用神经保护药物,可防止或减轻脑损伤,改善预后。缺血性半暗带的存在受 TTW 影响之外,还受到脑血管闭塞的部位、侧支循环、组织对缺血的耐受性及体温等诸多因素的影响,因此不同的患者 TTW 存在着差异。一般认为 RTW 为发病后的 $3 \sim 4$ h 内,不超过 6 h,在进展性脑卒中可以相应地延长。CTW 包含部分或全部 RTW,包括所有神经保护疗法所对应的时间窗,时间可以延长至发病数小时后,甚至数天。

## 二、病理

颈内动脉系统脑梗死占 80%,椎-基底动脉系统脑梗死占 20%。闭塞好发的血管依次为颈内动脉、大脑中动脉、大脑后动脉、大脑前动脉及椎-基底动脉等。闭塞血管内可见动脉粥样硬化改变、血栓形成或栓子。局部血液供应中断引起的脑梗死多为白色梗死(即贫血性梗死)。如果闭塞的血管再开通,再灌流的血液可经已损害的血管壁大量渗出,使白色梗死转变成红色梗死(即出血性梗死)。

脑梗死首先表现为凝固性坏死,然后是坏死组织液化,最后有可能形成囊腔。脑细胞死亡有坏死性细胞死亡和细胞凋亡(程序性细胞死亡)两种方式。最早的形态学改变发生在细胞死亡12～24 h后,其典型神经元凝固性坏死的形态学改变为神经元核裂解,细胞质嗜伊红,称红色神经元。与凋亡性细胞死亡不同,缺血坏死性细胞死亡与细胞质和线粒体肿胀相关联,并在随后出现细胞膜的分解。这两种细胞死亡方式可以并存,通常坏死性细胞死亡主要发生在脑梗死发病数小时内,而凋亡在发病数周内都可出现。脑梗死 1 d 后,梗死灶开始出现边界模糊水肿区,并出现大量炎性细胞浸润。梗死 1～2 d 后,大量毛细血管和内皮细胞增生,中性粒细胞被巨噬细胞替代。脑梗死 3～5 d 脑水肿达高峰,大面积梗死时脑组织高度肿胀,可向对侧移位,导致脑疝形成。在脑梗死发生的数天内,巨噬细胞数量迅速增加,吞噬大量细胞和组织碎片,并最终返回血液循环。7～14 d 脑梗死的坏死组织转变为液化的蜂窝状囊腔。3～4 周后,小病灶形成胶质瘢痕,大病灶可形成中风囊。

### 三、临床表现

中老年患者多见,病前有脑梗死的危险因素,如高血压、糖尿病、冠心病及血脂异常等。常在安静状态下或睡眠中起病,部分病例在发病前可有 TIA 发作。临床表现决定于梗死灶的大小和部位,主要为局灶性神经功能缺损的症状和体征。如偏瘫、偏身感觉障碍、失语、共济失调等,部分可有头痛、呕吐、昏迷等全脑症状。患者一般意识清楚,在发生基底动脉血栓或大面积脑梗死时,病情严重,出现意识障碍,甚至有脑疝形成,最终导致死亡。下面介绍一下不同部位脑梗死的临床表现。

#### (一)颈内动脉系统(前循环)脑梗死

**1.颈内动脉血栓形成**

颈内动脉闭塞的临床表现复杂多样。如果侧支循环代偿良好,可以全无症状。若侧支循环不良,可引起 TIA,也可表现为大脑中动脉和/或大脑前动脉缺血症状,或分水岭梗死(位于大脑前、中动脉或大脑中、后动脉之间)。临床表现可有同侧 Horner 征,对侧偏瘫、偏身感觉障碍、双眼对侧同向性偏盲,优势半球受累可出现失语,非优势半球受累可有体象障碍。当眼动脉受累时,可有单眼一过性失明,偶尔成为永久性视力丧失。颈部触诊发现颈内动脉搏动减弱或消失,听诊可闻及血管杂音。

**2.大脑中动脉血栓形成**

大脑中动脉主干闭塞可出现对侧偏瘫、偏身感觉障碍和同向性偏盲,可伴有双眼向病灶侧凝视,优势半球受累可出现失语,非优势半球病变可有体象障碍。由于主干闭塞引起大面积的脑梗死,患者多有不同程度的意识障碍,脑水肿严重时可导致脑疝形成,甚至死亡。皮层支闭塞引起的偏瘫及偏身感觉障碍,以面部和上肢为重,下肢和足部受累较轻,累及优势半球可有失语,意识水平不受影响。深穿支闭塞更为常见,表现为对侧偏瘫,肢体、面和舌的受累程度均等,对侧偏身感觉障碍,可伴有偏盲、失语等。

**3.大脑前动脉血栓形成**

大脑前动脉近段阻塞时由于前交通动脉的代偿,可全无症状。非近段闭塞时,对侧偏瘫,下肢重于上肢,有轻度感觉障碍,主侧半球病变可有 Broca 失语,可伴有尿失禁(旁中央小叶受损)及对侧强握反射等。深穿支闭塞,出现对侧面、舌瘫及上肢轻瘫(内囊膝部及部分内囊前肢)。双侧大脑前动脉闭塞时,可出现淡漠、欣快等精神症状,双下肢瘫痪,尿潴留或尿失禁,及强握等原始反射。

**（二）椎-基底动脉系统（后循环）脑梗死**

**1.大脑后动脉血栓形成**

大脑后动脉闭塞引起的临床症状变异很大，动脉的闭塞位置和 Willis 环的代偿功能在很大程度上决定了脑梗死的范围和严重程度。

（1）主干闭塞表现为对侧偏盲、偏瘫及偏身感觉障碍，丘脑综合征，优势半球受累可伴有失读。

（2）皮质支闭塞出现双眼对侧视野同向偏盲（但有黄斑回避），偶为象限盲，可伴有视幻觉、视物变形和视觉失认等，优势半球受累可表现为失读、命名性失语等症状，非优势半球受累可有体象障碍。基底动脉上端闭塞，尤其是双侧后交通动脉异常细小时，会引起双侧大脑后动脉皮层支闭塞，表现为双眼全盲（黄斑回避），光反射存在，有时可伴有不成形的幻视发作；累及颞叶的下内侧时，会出现严重的记忆力损害。

（3）深穿支闭塞的表现。①丘脑膝状体动脉闭塞出现丘脑综合征：表现为对侧偏身感觉障碍，以深感觉障碍为主，自发性疼痛，感觉过度，轻偏瘫，共济失调，舞蹈-手足徐动。②丘脑穿动脉闭塞出现红核丘脑综合征：表现为病灶侧舞蹈样不自主运动、意向性震颤、小脑性共济失调，对侧偏身感觉障碍。③中脑脚间支闭塞出现 Weber 综合征（表现为同侧动眼神经麻痹，对侧偏瘫）或 Benedikt 综合征（表现为同侧动眼神经麻痹，对侧不自主运动）。

**2.椎动脉血栓形成**

若两侧椎动脉的粗细差别不大，当一侧闭塞时，通过对侧椎动脉的代偿作用，可以无明显的症状。约 10％的患者一侧椎动脉细小，脑干仅由另一侧椎动脉供血，此时供血动脉闭塞引起的病变范围，等同于基底动脉或双侧椎动脉阻塞后的梗死区域，症状较为严重。

延髓背外侧综合征：在小脑后下动脉，或椎动脉供应延髓外侧的分支闭塞时发生。临床表现为眩晕、恶心、呕吐和眼球震颤（前庭神经核受损）；声音嘶哑、吞咽困难及饮水呛咳（舌咽、迷走神经，疑核受累）；病灶侧小脑性共济失调（绳状体或小脑损伤）；交叉性感觉障碍：即病灶同侧面部痛、温觉减退或消失（三叉神经脊束核受损），病灶对侧偏身痛、温觉减退或消失（对侧交叉的脊髓丘脑束受损）；病灶同侧 Horner 征（交感神经下行纤维损伤）。由于小脑后下动脉的解剖变异很大，除上述症状外，还可能有一些不典型的临床表现，需仔细识别。

**3.基底动脉血栓形成**

基底动脉主干闭塞，表现为眩晕、恶心、呕吐及眼球震颤、复视、构音障碍、吞咽困难及共济失调等，病情进展迅速而出现延髓性麻痹、四肢瘫、昏迷、中枢性高热、应激性溃疡，常导致死亡。

基底动脉分支的闭塞会引起脑干和小脑的梗死，表现为各种临床综合征，下面介绍几种常见的类型。

（1）脑桥前下部综合征：Millard-Gubler 综合征是基底动脉的短旋支闭塞，表现为同侧面神经和展神经麻痹，对侧偏瘫；Foville 综合征是基底动脉的旁正中支闭塞，表现为两眼不能向病灶侧同向运动，病灶侧面神经和展神经麻痹，对侧偏瘫。

（2）闭锁综合征：脑桥基底部双侧梗死，表现为双侧面瘫、延髓性麻痹、四肢瘫、不能讲话，但因脑干网状结构未受累，患者意识清楚，能随意睁闭眼，可通过睁闭眼或眼球垂直运动来表达自己的意愿。

（3）基底动脉尖综合征：基底动脉尖端分出两对动脉，大脑后动脉和小脑上动脉，供血区域包括中脑、丘脑、小脑上部颞叶内侧和枕叶。临床表现为眼球运动障碍，瞳孔异常，觉醒和行为障碍,可伴有记忆力丧失,病灶对侧偏盲或皮质盲,少数患者可出现大脑脚幻觉。

## 四、辅助检查

### (一)血液化验及心电图

血液化验包括血常规、血流变、肾功能、离子或电解质、血糖及血脂。这些检查有利于发现脑梗死的危险因素。

### (二)头颅CT

对于急性卒中患者,头颅CT平扫是最常用的检查,它对于发病早期脑梗死与脑出血的识别很重要。脑梗死发病后的24 h内,一般无影像学改变,在24 h后,梗死区出现低密度病灶。在脑梗死的超早期阶段(发病6 h内),CT可以发现一些轻微的改变:大脑中动脉高密度征;皮质边缘(尤其是岛叶)以及豆状核区灰白质分界不清楚;脑沟消失等。这些改变的出现提示梗死灶较大,预后较差,选择溶栓治疗应慎重。发病后2周左右,脑梗死病灶处因水肿减轻和吞噬细胞浸润可与周围正常脑组织等密度,CT上难以分辨,称为“模糊效应”。通常平扫为临床上提供的信息已经足够,但由于对超早期缺血性病变和皮质或皮质下小的梗死灶不敏感,特别是后颅窝的脑干和小脑梗死更难检出。进行CT血管成像、灌注成像,或要排除肿瘤、炎症等则需注射造影剂增强显像。灌注CT可区别可逆性与不可逆性缺血,因此可识别缺血性半暗带,但其在指导急性脑梗死治疗方面的作用尚未肯定。

### (三)MRI检查

脑梗死发病数小时后,即可显示$T_1$低信号,$T_2$高信号的病变区域。与CT相比,MRI可以发现脑干、小脑梗死及小灶梗死。功能性MRI,如弥散加权成像(DWI)和灌注加权成像(PWI),可以在发病后的数分钟内检测到缺血性改变,DWI与PWI显示的病变范围相同区域,为不可逆性损伤部位,DWI与PWI的不一致区,为缺血性半暗带。功能性MRI对超早期溶栓治疗提供了科学依据。DWI可以早期显示缺血组织的大小、部位,甚至可显示皮质下、脑干和小脑的小梗死灶。早期梗死的诊断敏感性达到88%～100%,特异性达到95%～100%。PWI是静脉注射顺磁性造影剂后显示脑组织相对血流动力学改变的成像。灌注加权改变的区域较弥散加权改变范围大,目前认为弥散-灌注不匹配区域为半暗带。MRI的最大缺陷是诊断急性脑出血不如CT灵敏,需应用梯度回波技术(GRE)和平面回波敏感加权技术观察急性脑实质出血。标准的MRI序列($T_1$、$T_2$和质子相)对发病几个小时内的脑梗死不敏感。

### (四)血管造影数字减影

血管造影(DSA)、CT血管造影(CTA)和磁共振动脉成像(MRA)可以显示脑部大动脉的狭窄、闭塞和其他血管病变,如血管炎、纤维肌性发育不良、颈动脉或椎动脉壁分离及烟雾病等。作为无创性检查,MRA的应用非常广泛,但对于小血管显影不清,尚不能替代DSA及CTA。

### (五)颅脑彩色多普勒超声检查(TCD)

对评估颅内外血管狭窄、闭塞、血管痉挛或者侧支循环建立的程度有帮助。应用于溶栓治疗监测,对预后判断有参考意义。

### (六)SPECT和PET

能在发病后数分钟显示脑梗死的部位和局部脑血流的变化。通过对脑血流量(CBF)的测定,可以识别缺血性半暗带,指导溶栓治疗,并判定预后。

## （七）脑脊液（CSF）检查

CSF一般正常，当有出血性脑梗死时，CSF中可见红细胞。在大面积脑梗死时，CSF压力可升高，细胞数和蛋白可增加。目前已不再广泛用于诊断一般的脑卒中。怀疑蛛网膜下腔出血而CT未显示或怀疑卒中继发于感染性疾病可行腰椎穿刺检查。

## 五、诊断及鉴别诊断

### （一）诊断

第一步，需明确是否为卒中。中年以上的患者，急性起病，迅速出现局灶性脑损害的症状和体征，并能用某一动脉供血区功能损伤解释，排除非血管性病因，临床应考虑急性脑卒中。第二步，明确是缺血性还是出血性脑卒中。CT或MRI检查可排除脑出血和其他病变，帮助进行鉴别诊断。当影像学检查发现责任梗死灶时，即可明确诊断。当缺乏影像学责任病灶时，如果症状或体征持续24 h以上，也可诊断急性脑梗死。第三步，需明确是否适合溶栓治疗。卒中患者首先应了解发病时间及溶栓治疗的可能性。若在溶栓治疗时间窗内，应迅速进行溶栓适应证筛查，对有指征者实施紧急血管再灌注治疗。此外，还应评估卒中的严重程度（如NIHSS卒中量表），了解脑梗死发病是否存在低灌注及其病理生理机制，并进行脑梗死病因分型。

动脉粥样硬化性脑梗死的分型诊断标准：①血管影像学检查证实有与脑梗死神经功能缺损相对应的颅内或颅外大动脉狭窄超过50%或闭塞，且血管病变符合动脉粥样硬化改变；或存在颅内或颅外大动脉狭窄超过50%或闭塞的间接证据，如影像学（CT或MRI）显示大脑皮质、脑干、小脑或皮质下梗死灶的直径大于1.5 cm，临床表现主要为皮质损害体征，如失语、意识改变、体象障碍等，或有脑干、小脑损害体征。②有至少一个动脉粥样硬化卒中危险因素（如高龄、高血压、高血脂、糖尿病、吸烟等）或系统性动脉粥样硬化（如斑块、冠心病等）证据。③排除心源性栓塞所致脑梗死。

### （二）鉴别诊断

主要需与以下疾病相鉴别。

1.脑出血

脑梗死有时与脑出血的临床表现相似，但活动中起病、病情进展快、发病当时血压明显升高常提示脑出血，CT检查发现出血灶可明确诊断（表3-1）。

表3-1　脑梗死与脑出血的鉴别要点

| | 脑梗死 | 脑出血 |
| --- | --- | --- |
| 发病年龄 | 多为60岁以上 | 多为60岁以下 |
| 起病状态 | 安静或睡眠中 | 动态起病（活动中或情绪激动） |
| 起病速度 | 10余小时或1～2 d症状达到高峰 | 10 min至数小时症状达到高峰 |
| 全脑症状 | 轻或无 | 头痛、呕吐、嗜睡、打哈欠等颅内压高症状 |
| 意识障碍 | 无或较轻 | 多见且较重 |
| 神经体征 | 多为非均等性偏瘫（大脑中动脉主干或皮质支） | 多为均等性偏瘫（基底核区） |
| CT检查 | 脑实质内低密度病灶 | 脑实质内高密度病灶 |
| 脑脊液 | 无色透明 | 可有血性 |

2.脑栓塞

起病急骤,局灶性体征在数秒至数分钟达到高峰,常有栓子来源的基础疾病,如心源性(心房颤动、风湿性心脏病、冠心病、心肌梗死、亚急性细菌性心内膜炎等)、非心源性(颅内外动脉粥样硬化斑块脱落、空气脂肪滴等)。大脑中动脉栓塞最常见。

3.颅内占位病变

颅内肿瘤、硬膜下血肿和脑脓肿可呈卒中样发病,出现偏瘫等局灶性体征,颅内压增高征象不明显时易与脑梗死混淆,须提高警惕,CT 或 MRI 检查有助于确诊。

# 六、治疗

挽救缺血性半暗带,避免或减轻原发性脑损伤,是急性脑梗死治疗的最根本目标。"时间就是大脑",对有指征的患者,应力争尽早实施再灌注治疗。临床医师应重视卒中指南的指导作用,根据患者发病时间、病因、发病机制、卒中类型、病情严重程度、伴发的基础疾病、脑血流储备功能和侧支循环状态等具体情况,制定适合患者的最佳个体化治疗方案。

## (一)一般处理

### 1.吸氧和通气支持

必要时可给予吸氧,以维持氧饱和度 94% 以上。对脑干梗死和大面积脑梗死等病情危重患者或有气道受累者,需要气道支持和辅助通气。轻症、无低氧血症的卒中患者无须常规吸氧。

### 2.心脏监测和心脏病变处理

脑梗死后 24 h 内应常规进行心电图检查,有条件者可根据病情进行 24 h 或更长时间的心电监护,以便早期发现阵发性心房纤颤或严重心律失常等心脏病变;避免或慎用增加心脏负担的药物。

### 3.体温控制

对体温超过 38 ℃的患者应给予退热措施。发热主要源于下丘脑体温调节中枢受损、并发感染或吸收热、脱水等情况。体温升高可以增加脑代谢耗氧及自由基产生,从而增加卒中患者死亡率及致残率。对中枢性发热患者,应以物理降温为主(冰帽、冰毯或乙醇擦浴),必要时予以人工亚冬眠治疗,如存在感染应给予抗生素治疗。

### 4.血压控制

约 70% 脑梗死患者急性期血压升高,主要原因有病前存在高血压、疼痛、恶心呕吐、颅内压增高、尿潴留、焦虑、卒中后应激状态等。多数患者在卒中后 24 h 内血压自发降低。病情稳定而无颅内高压或其他严重并发症的患者,24 h 后血压水平基本可反映其病前水平。

急性脑梗死血压的调控应遵循个体化、慎重、适度原则:①准备溶栓者,血压应控制在收缩压 <24.0 kPa(180 mmHg)、舒张压 <13.3 kPa(100 mmHg)。②发病 72 h 内,通常收缩压 ≥26.7 kPa(200 mmHg)或舒张压≥14.7 kPa(110 mmHg),或伴有急性冠脉综合征、急性心力衰竭、主动脉夹层、先兆子痫/子痫等其他需要治疗的合并症,才可缓慢降压治疗,且在卒中发病最初 24 h 内降压一般不应超过原有血压水平的 15%。可选用拉贝洛尔、尼卡地平等静脉药物,避免使用引起血压急剧下降和不易调控血压的药物,如舌下含服短效硝苯地平。③卒中后若病情稳定,持续血压≥18.7/12.0 kPa(140/90 mmHg),可于发病数天后恢复发病前使用的降压药物或开始启动降压治疗。④对卒中后低血压和低血容量,应积极寻找和处理原因,必要时采用扩容升压措施,可静脉输注 0.9% 氯化钠溶液纠正低血容量,纠正可能引起心排血量减少的心律失常。

**5.血糖**

脑卒中急性期高血糖较常见,可以是原有糖尿病的表现或应激反应。血糖超过 10 mmol/L 时应给予胰岛素治疗,并加强血糖监测,注意避免低血糖,血糖值可控制在 7.7~10 mmol/L。发生低血糖(<3.36 mmol/L)时,可用 10%~20% 的葡萄糖口服或静脉注射纠正。

**6.营养支持**

卒中后呕吐、吞咽困难等可引起脱水及营养不良,导致神经功能恢复减慢。应重视卒中后液体及营养状况评估。急性脑卒中入院 7 d 内应开始肠内营养,对营养不良或有营养不良风险的患者可使用营养补充剂。不能正常经口进食者可鼻饲,持续时间长者(2~3 周)可行经皮内镜下胃造口术(PEC)管饲补充营养。

### (二)特异性治疗

指针对缺血损伤病理生理机制中某一特定环节进行的干预。

**1.静脉溶栓**

静脉溶栓是目前最主要的恢复血流措施,rtPA 和尿激酶是我国目前使用的主要溶栓药。

(1)rtPA 静脉溶栓:发病 3 h 内或 3~4.5 h,应按照适应证和禁忌证严格筛选患者,尽快给予 rtPA 静脉溶栓治疗。使用方法:rtPA 0.9 mg/kg(最大剂量 90 mg)静脉滴注,其中 10% 在最初 1 min 内静脉推注,其余持续滴注 1 h。溶栓药用药期间及用药 24 h 内应严密监护患者,定期进行血压和神经功能检查。如出现严重头痛、高血压、恶心和呕吐或神经系统症状体征明显恶化,考虑合并脑出血时,应立即停用溶栓药物并行颅脑 CT 检查。

迄今为止,发病 3 h 内 rtPA 标准静脉溶栓疗法是唯一被严格的临床科学试验证实具有显著疗效并被批准应用于临床的急性脑梗死药物治疗方法。每溶栓治疗 100 例急性脑梗死,就有 32 例在发病 3 个月时临床完全或基本恢复正常,溶栓较安慰剂增加了 13 例完全恢复,但同时也增加了 3 例症状性脑出血,净获益 29 例。①适应证:有急性脑梗死导致的神经功能缺损症状;症状出现<3 h;年龄≥18 岁;患者或家属签署知情同意书。②禁忌证:既往有颅内出血史;近 3 个月有重大头颅外伤史或卒中史;可疑蛛网膜下腔出血;已知颅内肿瘤、动静脉畸形、动脉瘤;近 1 周内有在不易压迫止血部位的动脉穿刺或近期颅内、椎管内手术史;血压升高[收缩压 ≥24.0 kPa(180 mmHg)或舒张压≥13.3 kPa(100mmHg)];活动性内出血;急性出血倾向,包括血小板计数低于 $100×10^9/L$ 或其他情况,如 48 h 内接受过肝素治疗(APTT 超出正常范围上限)、已口服抗凝药且 INR>1.7 或 PT>15 s、目前正在使用凝血酶抑制剂或Ⅹa 因子抑制剂、各种敏感的实验室检查异常(如 APTT、INR、血小板计数、ECT、TT 或恰当的Ⅹa 因子活性测定等);血糖<2.7 mmol/L;QCT 提示多脑叶梗死(低密度影>1/3 大脑半球)。③相对禁忌证:轻型卒中或症状快速改善的卒中;妊娠;痫性发作后出现的神经功能损害症状;近 2 周内有大型外科手术或严重外伤;近 3 周内有胃肠或泌尿系统出血;近 3 个月内有心肌梗死史。

国内外卒中指南对发病 3~4.5 h rtPA 标准静脉溶栓疗法均给予了最高推荐,但目前循证医学的证据还不够充分。因时间延长,其疗效只有 3 h 内 rtPA 标准静脉溶栓疗法的一半;因入选溶栓的标准更严格,其症状性脑出血发生率相似。①适应证:有急性脑梗死导致的神经功能缺损症状;症状持续时间在发病 3~4.5 h;年龄 18~80 岁;患者或家属签署知情同意书。②禁忌证同 3 h 内 rtPA 静脉溶栓。③相对禁忌证:年龄>80 岁;严重卒中(NIHSS>25);口服抗凝药(不考虑 INR 水平);有糖尿病和缺血性卒中病史。

(2)尿激酶静脉溶栓:我国"九五"攻关课题研究结果表明,尿激酶静脉溶栓治疗发病 6 h 内急性脑梗死相对安全、有效。如没有条件使用 rtPA，且发病在 6 h 内，对符合适应证和禁忌证的患者，可考虑静脉给予尿激酶。①使用方法：尿激酶（1～1.5）×$10^6$ U，溶于生理盐水 100～200 mL，持续静脉滴注 30 min。②适应证：有急性脑梗死导致的神经功能缺损症状；症状出现<6 h；年龄 18～80 岁；意识清楚或嗜睡；脑 CT 无明显早期脑梗死低密度改变；患者或家属签署知情同意书。③禁忌证同 3 h 内 rtPA 静脉溶栓。

2.血管内介入治疗

血管内介入治疗包括动脉溶栓、桥接、机械取栓、血管成形和支架术等。

采用 rtPA 标准静脉溶栓治疗，大血管闭塞的血管再通率较低（ICA<10%，MCA<30%），疗效欠佳。对 rtPA 标准静脉溶栓治疗无效的大血管闭塞患者，在发病 6 h 内给予补救机械取栓，每治疗 3～7 个患者，就可多 1 个临床良好结局。对非致残性卒中患者（改良 Rankin 量表评分 0～2），如果有颈动脉血运重建的二级预防指征，且没有早期血运重建的禁忌证时，应在发病48 h 到 7 d 进行颈动脉内膜切除术（CEA）或颈动脉血管成形和支架植入术（CAS），而不是延迟治疗。

3.抗血小板治疗

常用的抗血小板聚集剂包括阿司匹林和氯吡格雷。未行溶栓的急性脑梗死患者应在 48 h之内尽早服用阿司匹林（150～325 mg/d），但在阿司匹林过敏或不能使用时，可用氯吡格雷替代。一般 2 周后按二级预防方案选择抗栓治疗药物和剂量。如果发病 24 h 内，患者 NIHSS 评分≤3，应尽早给予阿司匹林联合氯吡格雷治疗 21 d，以预防卒中的早期复发。由于目前安全性还没有确定，通常动脉粥样硬化性脑梗死急性期不建议阿司匹林联合氯吡格雷治疗，在溶栓后24 h 内也不推荐抗血小板或抗凝治疗，以免增加脑出血风险。合并不稳定型心绞痛和冠状动脉支架置入是特殊情况，可能需要双重抗血小板治疗，甚至联合抗凝治疗。

4.抗凝治疗

一般不推荐急性期应用抗凝药来预防卒中复发、阻止病情恶化或改善预后。但对于合并高凝状态、有形成深静脉血栓和肺栓塞风险的高危患者，可以使用预防剂量的抗凝治疗。对于大多数合并房颤的急性缺血性脑卒中患者，可在发病后 4～14 d 开始口服抗凝治疗，进行卒中二级预防。

5.脑保护治疗

脑保护剂包括自由基清除剂、阿片受体阻断剂、电压门控性钙通道阻滞剂、兴奋性氨基酸受体阻断剂、镁离子和他汀类药物等，可通过降低脑代谢、干预缺血引发细胞毒性机制减轻缺血性脑损伤。大多数脑保护剂在动物实验中显示有效，但目前还没有一种脑保护剂被多中心、随机双盲的临床试验研究证实有明确的疗效。他汀类药物在内皮功能脑血流、炎症等方面发挥神经保护作用，近来研究提示脑梗死急性期短期停用他汀与病死率和致残率增高相关。推荐急性脑梗死病前已服用他汀的患者，继续使用他汀。

6.扩容治疗

纠正低灌注，适用于血流动力学机制所致的脑梗死。

7.降纤治疗

疗效尚不明确。可选药物有巴曲酶、降纤酶等，使用中应注意出血并发症。

**（三）急性期并发症处理**

1.脑水肿和颅内压增高

治疗目标是降低颅内压、维持足够脑灌注［脑灌注压超过 9.3 kPa（70 mmHg）］和预防脑疝发生。推荐床头抬高 20°～45°,避免和处理引起颅内压增高的因素,如头颈部过度扭曲、激动、用力、发热、癫痫、呼吸道不通畅、咳嗽、便秘等。可使用 20％甘露醇每次 125～250 mL 静脉滴注,每6～8 h 1 次;对心、肾功能不全患者可改用呋塞米 20～40 mg 静脉注射,每6～8 h 1 次;可酌情同时应用甘油果糖每次 250～500 mL 静脉滴注,1～2 次/天;还可用注射用七叶皂苷钠和白蛋白辅助治疗。

对于发病 48 h 内、60 岁以下的恶性大脑中动脉梗死伴严重颅内压增高患者,施行去骨瓣减压术是有效挽救生命的措施。60 岁以上患者手术减压可降低死亡和严重残疾,但独立生活能力并未显著改善。对具有占位效应的小脑梗死患者施行去骨瓣减压术可有效防治脑疝和脑干受压。去骨瓣减压术的最佳时机尚不明确,一般将脑水肿引起的意识水平降低作为选择手术的标准。

**2.梗死后出血**

脑梗死出血转化发生率为 8.5％～30％,其中有症状的为 1.5％～5％。症状性出血转化应停用抗栓治疗等致出血药物,无症状性脑出血转化一般抗栓治疗可以继续使用。需抗栓治疗时,应权衡利弊,一般可于症状性出血病情稳定后数天或数周后开始抗血小板治疗;对于再发血栓风险相对较低或全身情况较差者,可用抗血小板药物代替华法林。除非合并心脏机械瓣膜,症状性脑出血后至少 4 周内应避免抗凝治疗。

**3.癫痫**

不推荐预防性应用抗癫痫药物。孤立发作一次者或急性期痫性发作控制后,不建议长期使用抗癫痫药物。卒中后 2～3 个月再发的癫痫,按常规进行抗癫痫长期药物治疗。

**4.感染**

脑卒中患者(尤其存在意识障碍者)急性期容易发生呼吸道、泌尿系统等感染,感染是导致病情加重的重要原因。应实施口腔卫生护理以降低卒中后肺炎的风险。患者采用适当的体位,经常翻身叩背及防止误吸是预防肺炎的重要措施。肺炎的治疗主要包括呼吸支持(如氧疗)和抗生素治疗;尿路感染主要继发于尿失禁和留置导尿,尽可能避免插管和留置导尿,间歇导尿和酸化尿液可减少尿路感染。一旦发生感染应及时根据细菌培养和药敏试验应用敏感抗生素。

**5.上消化道出血**

高龄和重症脑卒中患者急性期容易发生应激性溃疡,建议常规应用静脉抗溃疡药;对已发生消化道出血患者,应进行冰盐水洗胃、局部应用止血药(如口服或鼻饲云南白药、凝血酶等);出血量多引起休克者,必要时输注新鲜全血或红细胞成分输血,及进行胃镜下止血或手术止血。

**6.深静脉血栓形成(DVT)和肺栓塞(PE)**

高龄、严重瘫痪和房颤均增加 DVT 风险,DVT 增加 PE 风险。应鼓励患者尽早活动,下肢抬高,避免下肢静脉输液(尤其是瘫痪侧)。对发生 DVT 和 PE 风险高的患者可给予较低剂量的抗凝药物进行预防性抗凝治疗,如低分子肝素 4 000 U 左右,皮下注射,1 次/天。

**7.吞咽困难**

约 50％的卒中患者入院时存在吞咽困难。为防治卒中后肺炎与营养不良,应重视吞咽困难的评估与处理。患者开始进食、饮水或口服药物之前应筛查吞咽困难,识别高危误吸患者。对怀疑误吸的患者,可进行造影、光纤内镜等检查来确定误吸是否存在,并明确其病理生理学机制,从而指导吞咽困难的治疗。

**8.心脏损伤**

脑卒中合并的心脏损伤是脑心综合征的表现之一,主要包括急性心肌缺血、心肌梗死、心律失常及心力衰竭。应密切观察心脏情况,必要时进行动态心电监测和心肌酶谱检查,及时发现心脏损伤,并及时治疗。治疗措施包括减轻心脏负荷,慎用增加心脏负担的药物,注意输液速度及输液量,对高龄患者或原有心脏病患者甘露醇用量减半或改用其他脱水剂,积极处理心脏损伤。

### (四)早期康复治疗

应制定短期和长期康复治疗计划,分阶段、因地制宜地选择治疗方法。卒中发病 24 h 内不应进行早期、大量的运动。在病情稳定的情况下应尽早开始坐、站、走等活动。卧床者注意良肢位摆放,尽量减少皮肤摩擦和皮肤受压,保持良好的皮肤卫生,防止皮肤皲裂,使用特定的床垫、轮椅坐垫和座椅,直到恢复行走能力。应重视语言、运动和心理等多方面的康复训练,常规进行卒中后抑郁的筛查,并对无禁忌证的卒中后抑郁患者进行抗抑郁治疗,目的是尽量恢复患者日常生活自理能力。

### (五)早期开始二级预防

不同病情患者卒中急性期长短有所不同,通常规定卒中发病 2 周后即进入恢复期。对于病情稳定的急性卒中患者,应尽可能早期安全启动卒中的二级预防,并向患者进行健康教育。

## 七、预后

本病发病 30 d 内的病死率为 5%~15%,致残率达 50% 以上。存活者中 40% 以上复发,且复发次数越多病死率和致残率越高。预后受年龄、伴发基础疾病、是否出现并发症等多种因素影响。

近来研究表明,NIHSS 基线评分是早期死亡风险最强的预测指标之一。NIHSS 基线评分在 0~7、8~13、14~21、22~42 不同区间时,其急性脑梗死 30 d 病死率分别为 4.2%、13.9%、31.6% 和 53.5%。溶栓治疗前,如果 NIHSS 基线评分>20,溶栓并发症状性脑出血的发生率高达 17%,如果基线颅脑 CT 显示早期脑梗死低密度改变大于 1/3 大脑中动脉分布区,症状性脑出血的发生率则高达 31%。大动脉粥样硬化型脑梗死复发风险与其血管狭窄程度直接相关。如果症状性颅内动脉狭窄超过 70%,其年卒中发生率为 18%,而动脉狭窄 70% 以下者,仅为 6%。一般症状性颅内动脉狭窄患者卒中复发风险高于颈动脉狭窄患者。

(陈方方)

# 第三节　腔隙性脑梗死

腔隙性脑梗死是指大脑半球深部白质和脑干等中线部位,由直径为 100~400 μm 的穿支动脉血管闭塞导致的脑梗死。所引起的病灶为 0.5~15.0 mm³ 的梗死灶。大多由大脑前动脉、大脑中动脉、前脉络膜动脉和基底动脉的穿支动脉闭塞所引起。脑深部穿动脉闭塞导致相应灌注区脑组织缺血、坏死、液化,由吞噬细胞将该处组织移走而形成小腔隙。好发于基底节、丘脑、内囊、脑桥的大脑皮质贯通动脉供血区。反复发生多个腔隙性脑梗死,称多发性腔隙性脑梗死。临床引起相应的综合征,常见的有纯运动性轻偏瘫、纯感觉性卒中、构音障碍-手笨拙综合征、共济失调性轻偏瘫和感觉运动性卒中。高血压和糖尿病是主要原因,特别是高血压尤为重要。腔隙性脑梗死占脑梗死的 20%~30%。

### 一、病因与发病机制

**(一)病因**

真正的病因和发病机制尚未完全清楚,但与下列因素有关。

1.高血压

长期高血压作用于小动脉及微小动脉壁,致脂质透明变性,管腔闭塞,产生腔隙性病变。舒张压增高是多发性腔隙性脑梗死的常见原因。

2.糖尿病

糖尿病时血浆低密度脂蛋白及极低密度脂蛋白的浓度增高,引起脂质代谢障碍,促进胆固醇合成,从而加速、加重动脉硬化的形成。

3.微栓子(无动脉病变)

各种类型小栓子阻塞小动脉导致腔隙性脑梗死,如胆固醇、红细胞增多症、纤维蛋白等。

4.血液成分异常

如红细胞增多症、血小板增多症和高凝状态,也可导致发病。

**(二)发病机制**

腔隙性脑梗死的发病机制还不完全清楚。微小动脉粥样硬化被认为是症状性腔隙性脑梗死常见的发病机制。在慢性高血压患者中,在粥样硬化斑为 $100\sim400~\mu m$ 的小动脉中,也能发现动脉狭窄和闭塞。颈动脉粥样斑块,尤其是多发性斑块,可能会导致腔隙性脑梗死;脑深部穿动脉闭塞,导致相应灌注区脑组织缺血、坏死,由吞噬细胞将该处脑组织移走,遗留小腔,因而导致该部位神经功能缺损。

### 二、病理

腔隙性脑梗死灶呈不规则圆形、卵圆形或狭长形。累及管径在 $100\sim400~\mu m$ 的穿动脉,梗死部位主要在基底节(特别是壳核和丘脑)、内囊和脑桥的白质。大多数腔隙性脑梗死位于豆纹动脉分支、大脑后动脉的丘脑深穿支、基底动脉的旁中央支供血区。阻塞常发生在深穿支的前半部分,因而梗死灶均较小,大多数直径为 $0.2\sim15~mm$。病变血管可见透明变性、玻璃样脂肪变、玻璃样小动脉坏死、血管壁坏死和小动脉硬化等。

### 三、临床表现

本病常见于 40 岁以上的中老年人。腔隙性脑梗死患者中高血压的发病率约为 75%,糖尿病的发病率为 25%～35%,有 TIA 史者约有 20%。

**(一)症状和体征**

临床症状一般较轻,体征单一,一般无头痛、颅内高压症状和意识障碍。由于病灶小,又常位于脑的静区,故许多腔隙性脑梗死在临床上无症状。

**(二)临床综合征**

Fisher 根据病因、病理和临床表现,归纳为 21 种综合征,常见的有以下几种。

1.纯运动性轻偏瘫(pure motor hemiparesis,PMH)

最常见,约占 60%,有病灶对侧轻偏瘫,而不伴失语、感觉障碍和视野缺损,病灶多在内囊和脑干。

2.纯感觉性卒中(pure sensory stroke,PSS)

约占 10%,表现为病灶对侧偏身感觉障碍,也可伴有感觉异常,如麻木、烧灼和刺痛感。病灶在丘脑腹后外侧核或内囊后肢。

3.构音障碍-手笨拙综合征(dysarthric-clumsy hand syndrome,DCHS)

约占 20%,表现为构音障碍、吞咽困难,病灶对侧轻度中枢性面、舌瘫,手的精细运动欠灵活,指鼻试验欠稳。病灶在脑桥基底部或内囊前肢及膝部。

4.共济失调性轻偏瘫(ataxic-hemiparesis,AH)

病灶同侧共济失调和病灶对侧轻偏瘫,下肢重于上肢,伴有锥体束征。病灶多在放射冠汇集至内囊处,或脑桥基底部皮质脑桥束受损所致。

5.感觉运动性卒中(sensorimotor stroke,SMS)

少见,以偏身感觉障碍起病,再出现轻偏瘫,病灶位于丘脑腹后核及邻近内囊后肢。

6.腔隙状态

由 Marie 提出,由于多次腔隙性脑梗死后,有进行性加重的偏瘫、严重的精神障碍、痴呆、平衡障碍、二便失禁、假性延髓性麻痹、双侧锥体束征和类帕金森综合征等。近年由于有效控制血压及治疗的进步,现在已很少见。

## 四、辅助检查

### (一)神经影像学检查

1.颅脑 CT

非增强 CT 扫描显示为基底节区或丘脑呈卵圆形低密度灶,边界清楚,直径为 10~15 mm。由于病灶小,占位效应轻微,一般仅为相邻脑室局部受压,多无中线移位,梗死密度随时间逐渐减低,4 周后接近脑脊液密度,并出现萎缩性改变。增强扫描于梗死后 3 d 至 1 个月可能发生均一或斑块性强化,以 2~3 周明显,待达到脑脊液密度时,则不再强化。

2.颅脑 MRI

MRI 显示比 CT 优越,尤其是对脑桥的腔隙性脑梗死和新旧腔隙性脑梗死的鉴别有意义,增强后能提高阳性率。颅脑 MRI 检查在 $T_2WI$ 像上显示高信号,是小动脉阻塞后新的或陈旧的病灶。$T_1WI$ 和 $T_2WI$ 分别表现为低信号和高信号斑点状或斑片状病灶,呈圆形、椭圆形或裂隙形,最大直径常为数毫米,一般不超过 1 cm。急性期 $T_1WI$ 的低信号和 $T_2WI$ 的高信号,常不及慢性期明显,由于水肿的存在,使病灶看起来常大于实际梗死灶。注射造影剂后,$T_1WI$ 急性期、亚急性期和慢性期病灶显示增强,呈椭圆形、圆形,也可呈环形。

3.CT 血管成像(CTA)、磁共振血管成像(MRA)

了解颈内动脉有无狭窄及闭塞程度。

### (二)超声检查

经颅多普勒超声(TCD)了解颈内动脉狭窄及闭塞程度。三维B超检查,了解颈内动脉粥样硬化斑块的大小和厚度。

### (三)血液学检查

了解有无糖尿病和高脂血症等。

### 五、诊断与鉴别诊断

#### (一)诊断

(1)中老年人发病,多数患者有高血压病史,部分患者有糖尿病史或 TIA 史。

(2)急性或亚急性起病,症状比较轻,体征比较单一。

(3)临床表现符合 Fisher 描述的常见综合征之一。

(4)颅脑 CT 或 MRI 发现与临床神经功能缺损一致的病灶。

(5)预后较好,恢复较快,大多数患者不遗留后遗症状和体征。

#### (二)鉴别诊断

**1.小量脑出血**

均为中老年发病,有高血压和急起的偏瘫和偏身感觉障碍。但小量脑出血头颅 CT 显示高密度灶即可鉴别。

**2.脑囊虫病**

CT 均表现为低信号病灶。但是,脑囊虫病 CT 呈多灶性、小灶性和混合灶性病灶,临床表现常有头痛和癫痫发作,血和脑脊液囊虫抗体阳性,可供鉴别。

### 六、治疗

#### (一)抗血小板聚集药物

抗血小板聚集药物是预防和治疗腔隙性脑梗死的有效药物。

**1.肠溶阿司匹林(或拜阿司匹林)**

每次 100 mg,每天 1 次,口服,可连用 6～12 个月。

**2.氯吡格雷**

每次 50～75 mg,每天 1 次,口服,可连用半年。

**3.西洛他唑**

每次 50～100 mg,每天 2 次,口服。

**4.曲克芦丁**

每次 200 mg,每天 3 次,口服;或每次 400～600 mg 加入 5％葡萄糖注射液或 0.9％氯化钠注射液500 mL 中静脉滴注,每天 1 次,可连用 20 d。

#### (二)钙通道阻滞剂

**1.氟桂利嗪**

每次 5～10 mg,睡前口服。

**2.尼莫地平**

每次 20～30 mg,每天 3 次,口服。

**3.尼卡地平**

每次 20 mg,每天 3 次,口服。

#### (三)血管扩张药

**1.丁苯酞**

每次 200 mg,每天 3 次,口服。偶见恶心、腹部不适,有严重出血倾向者忌用。

2.丁咯地尔

每次 200 mg 加入 5% 葡萄糖注射液或 0.9% 氯化钠注射液 250 mL 中静脉滴注,每天 1 次,连用 10～14 d;或每次 200 mg,每天 3 次,口服。可有头痛、头晕、恶心等不良反应。

3.倍他司汀

每次 6～12 mg,每天 3 次,口服。可有恶心、呕吐等不良反应。

**(四)内科病的处理**

有效控制高血压、糖尿病、高脂血症等,坚持药物治疗,定期检查血压、血糖、血脂、心电图和有关血液流变学指标。

## 七、预后与预防

**(一)预后**

Marie 和 Fisher 认为腔隙性脑梗死一般预后良好,下述几种情况影响本病的预后。

(1)梗死灶的部位和大小,如腔隙性脑梗死发生在脑的重要部位——脑桥和丘脑,以及大的和多发性腔隙性脑梗死者预后不良。

(2)有反复 TIA 发作,有高血压、糖尿病和严重心脏病(缺血性心脏病、心房颤动、心脏瓣膜病等),症状没有得到很好控制者预后不良。据报道,1 年内腔隙性脑梗死的复发率为 10%～18%;腔隙性脑梗死,特别是多发性腔隙性脑梗死半年后约有 23% 的患者发展为血管性痴呆。

**(二)预防**

控制高血压、防治糖尿病和 TIA 是预防腔隙性脑梗死发生和复发的关键。

(1)积极处理危险因素。①血压的调控:长期高血压是腔隙性脑梗死主要的危险因素之一。在降血压药物方面无统一规定应用的药物。选用降血压药物的原则是既要有效和持久的降低血压,又不至于影响重要器官的血流量。可选用钙通道阻滞剂,如硝苯地平缓释片,每次 20 mg,每天 2 次,口服;或尼莫地平,每次 30 mg,每天 1 次,口服。也可选用血管紧张素转换酶抑制剂(ACEI),如卡托普利,每次 12.5～25 mg,每天 3 次,口服;或贝拉普利,每次 5～10 mg,每天 1 次,口服。②调控血糖:糖尿病也是腔隙性脑梗死主要的危险因素之一。③调控高血脂:可选用辛伐他汀(Simvastatin,或舒降之),每次 10～20 mg,每天 1 次,口服;或洛伐他汀(Lovastatin,又名美降之),每次 20～40 mg,每天 1～2 次,口服。④积极防治心脏病:要减轻心脏负荷,避免或慎用增加心脏负荷的药物,注意补液速度及补液量;对有心肌缺血、心肌梗死者应在心血管内科医师的协助下进行药物治疗。

(2)可以较长时期应用抗血小板聚集药物,如阿司匹林、氯吡格雷。

(3)生活规律,心情舒畅,饮食清淡,适宜的体育锻炼。

(陈方方)

# 第四节　蛛网膜下腔出血

蛛网膜下腔出血(subarachnoid hemorrhage,SAH)是指脑表面或脑底部的血管自发破裂,血液流入蛛网膜下腔,伴或不伴颅内其他部位出血的一种急性脑血管疾病。本病可分为原发性、继发性和外伤性。原发性 SAH 是指脑表面或脑底部的血管破裂出血,血液直接或基本直接流入蛛网膜下腔所致,称特发性 SAH 或自发性 SAH(idiopathic subarachnoid hemorrhage,ISAH),约占急性脑血管疾病的 15%,是神经科常见急症之一;继发性 SAH 则为脑实质内、脑室、硬脑膜外或硬脑膜下的血管破裂出血,血液穿破脑组织进入脑室或蛛网膜下腔者;外伤引起的称外伤性 SAH,常伴发于脑挫裂伤。

## 一、病因与发病机制

### (一)病因

SAH 的病因很多,以动脉瘤为最常见,包括先天性动脉瘤、高血压动脉硬化性动脉瘤、夹层动脉瘤和感染性动脉瘤等,其他如脑血管畸形、脑底异常血管网、结缔组织病、脑血管炎等。75%~85% 的非外伤性 SAH 患者为颅内动脉瘤破裂出血,其中,先天性动脉瘤发病多见于中青年;高血压动脉硬化性动脉瘤为梭形动脉瘤,约占 13%,多见于老年人。脑血管畸形占第 2 位,以动静脉畸形最常见,约占 15%,常见于青壮年。其他如烟雾病、感染性动脉瘤、颅内肿瘤、结缔组织病、垂体卒中、脑血管炎、血液病及凝血障碍性疾病、妊娠并发症等均可引起 SAH。近年发现约 15% 的 ISAH 患者病因不清,即使 DSA 检查也未能发现 SAH 的病因。

#### 1.动脉瘤

近年来,对先天性动脉瘤与分子遗传学的多个研究支持 I 型胶原蛋白 $\alpha_2$ 链基因(COLIA$_2$)和弹力蛋白基因(FLN)是先天性动脉瘤最大的候补基因。颅内动脉瘤好发于 Willis 环及其主要分支的血管分叉处,其中位于前循环颈内动脉系统者约占 85%,位于后循环基底动脉系统者约占 15%。对此类动脉瘤的研究证实,血管壁的最大压力来自沿血流方向上的血管分叉处的尖部。随着年龄增长,在血压增高、动脉瘤增大,更由于血流涡流冲击和各种危险因素的综合因素作用下,出血的可能性也随之增大。颅内动脉瘤体积的大小与有无蛛网膜下腔出血相关,直径 <3 mm 的动脉瘤,SAH 的风险小;直径 >7 mm 的动脉瘤,SAH 的风险高。对于未破裂的动脉瘤,每年发生动脉瘤破裂出血的危险性介于 1%~2%。曾经破裂过的动脉瘤有更高的再出血率。

#### 2.脑血管畸形

以动静脉畸形最常见,且 90% 以上位于小脑幕上。脑血管畸形是胚胎发育异常形成的畸形血管团,血管壁薄,在有危险因素的条件下易诱发出血。

#### 3.高血压动脉硬化性动脉瘤

长期高血压动脉粥样硬化导致脑血管弯曲多,侧支循环多,管径粗细不均,且脑内动脉缺乏外弹力层,在血压增高、血流涡流冲击等因素影响下,管壁薄弱的部分逐渐向外膨胀形成囊状动脉瘤,极易破裂出血。

#### 4.其他病因

动脉炎或颅内炎症可引起血管破裂出血,肿瘤可直接侵袭血管导致出血。脑底异常血管网形成后可并发动脉瘤,一旦破裂出血可导致反复发生的脑实质内出血或 SAH。

### (二)发病机制

蛛网膜下腔出血后,血液流入蛛网膜下腔淤积在血管破裂相应的脑沟和脑池中,并可下流至脊髓蛛网膜下腔,甚至逆流至第四脑室和侧脑室,引起一系列变化,主要包括以下几种。

1.颅内容积增加

血液流入蛛网膜下腔使颅内容积增加,引起颅内压增高,血液流入量大者可诱发脑疝。

2.化学性脑膜炎

血液流入蛛网膜下腔后直接刺激血管,使白细胞崩解释放各种炎症介质。

3.血管活性物质释放

血液流入蛛网膜下腔后,血细胞破坏产生各种血管活性物质(氧合血红蛋白、5-羟色胺、血栓烷 $A_2$、肾上腺素、去甲肾上腺素)刺激血管和脑膜,使脑血管发生痉挛和蛛网膜颗粒粘连。

4.脑积水

血液流入蛛网膜下腔在颅底或逆流入脑室发生凝固,造成脑脊液回流受阻引起急性阻塞性脑积水和颅内压增高;部分红细胞随脑脊液流入蛛网膜颗粒并溶解,使其阻塞,引起脑脊液吸收减慢,最后产生交通性脑积水。

5.下丘脑功能紊乱

血液及其代谢产物直接刺激下丘脑引起神经内分泌紊乱,引起发热、血糖含量增高、应激性溃疡、肺水肿等。

6.脑-心综合征

急性高颅内压或血液直接刺激下丘脑、脑干,导致自主神经功能亢进,引起急性心肌缺血、心律失常等。

## 二、病理

肉眼可见脑表面呈紫红色,覆盖有薄层血凝块;脑底部的脑池、脑桥小脑三角及小脑延髓池等处可见更明显的血块沉积,甚至可将颅底的血管、神经埋没。血液可穿破脑底面进入第三脑室和侧脑室。脑底大量积血或脑室内积血可影响脑脊液循环出现脑积水,约 5% 的患者,由于部分红细胞随脑脊液流入蛛网膜颗粒并使其堵塞,引起脑脊液吸收减慢而产生交通性脑积水。蛛网膜及软膜增厚、色素沉着,脑组织与神经、血管间发生粘连。脑脊液呈血性。血液在蛛网膜下腔的分布,以出血量和范围分为弥散型和局限型。前者出血量较多,穹隆面与基底面蛛网膜下腔均有血液沉积;后者血液则仅存于脑底池。40%～60% 的脑标本并发脑内出血。出血的次数越多,并发脑内出血的比例越大。出血部位随动脉瘤的部位而定。动脉瘤好发于 Willis 环的血管上,尤其是动脉分叉处,可单发或多发。

## 三、临床表现

SAH 发生于任何年龄,发病高峰多在 30～60 岁;50 岁后,ISAH 的危险性有随年龄的增加而升高的趋势。男女在不同的年龄段发病不同,10 岁前男性的发病率较高,男女比为 4：1;40～50 岁时,男女发病相等;70～80 岁时,男女发病率之比高达 1：10。临床主要表现为剧烈头痛、脑膜刺激征阳性、血性脑脊液。在严重病例中,患者可出现意识障碍,从嗜睡至昏迷不等。

### (一)症状与体征

1.先兆及诱因

先兆通常是不典型头痛或颈部僵硬,部分患者有病侧眼眶痛、轻微头痛、动眼神经麻痹等表现,主要由少量出血造成;70% 的患者存在上述症状数天或数周后出现严重出血,但绝大部分患者起病急骤,无明显先兆。常见诱因有过量饮酒、情绪激动、精神紧张、剧烈活动、用力状态等,这些诱因均能增加 ISAH 的风险性。

2.一般表现

出血量大者，当日体温即可升高，可能与下丘脑受影响有关；多数患者于 2～3 d 后体温升高，多属于吸收热；SAH 后患者血压增高，1～2 周病情趋于稳定后逐渐恢复病前血压。

3.神经系统表现

绝大部分患者有突发持续性剧烈头痛。头痛位于前额、枕部或全头，可扩散至颈部、腰背部；常伴有恶心、呕吐。呕吐可反复出现，是由颅内压急骤升高和血液直接刺激呕吐中枢所致。如呕吐物为咖啡色样胃内容物则提示上消化道出血，预后不良。头痛部位各异，轻重不等，部分患者类似眼肌麻痹型偏头痛。有 48%～81% 的患者可出现不同程度的意识障碍，轻者嗜睡，重者昏迷，多逐渐加深。意识障碍的程度、持续时间及意识恢复的可能性均与出血量、出血部位及有无再出血有关。

部分患者以精神症状为首发或主要的临床症状，常表现为兴奋、躁动不安、定向障碍，甚至谵妄和错乱；少数可出现迟钝、淡漠、抗拒等。精神症状可由大脑前动脉或前交通动脉附近的动脉瘤破裂引起，大多在病后 1～5 d 出现，但多数在数周内自行恢复。癫痫发作较少见，多发生在出血时或出血后的急性期，国外发生率为 6%～26.1%，国内资料为 10%～18.3%。在一项 SAH 的大宗病例报道中，大约有 15% 的动脉瘤性 SAH 表现为癫痫。癫痫可为局限性抽搐或全身强直-阵挛性发作，多见于脑血管畸形引起者，出血部位多在天幕上，多由血液刺激大脑皮质所致，患者有反复发作倾向。部分患者由于血液流入脊髓蛛网膜下腔可出现神经根刺激症状，如腰背痛。

4.神经系统体征

(1)脑膜刺激征：SAH 的特征性体征，包括头痛、颈强直、Kernig 征和 Brudzinski 征阳性。常于起病后数小时至 6 d 内出现，持续 3～4 周。颈强直发生率最高（6%～100%）。另外，应当注意临床上有少数患者可无脑膜刺激征，如老年患者，可能因蛛网膜下腔扩大等老年性改变和痛觉不敏感等因素，往往使脑膜刺激征不明显，但意识障碍仍可较明显，老年人的意识障碍可达 90%。

(2)脑神经损害：以第 Ⅱ、Ⅲ 对脑神经最常见，其次为第 Ⅴ、Ⅵ、Ⅶ、Ⅷ 对脑神经，主要由于未破裂的动脉瘤压迫或破裂后的渗血、颅内压增高等直接或间接损害引起。少数患者有一过性肢体单瘫、偏瘫、失语，早期出现者多由出血破入脑实质和脑水肿所致；晚期多由于迟发性脑血管痉挛引起。

(3)眼症状：SAH 的患者中，17% 有玻璃体膜下出血，7%～35% 有视盘水肿。视网膜下出血及玻璃体下出血是诊断 SAH 有特征性的体征。

(4)局灶性神经功能缺失：如有局灶性神经功能缺失有助于判断病变部位，如突发头痛伴眼睑下垂者，应考虑载瘤动脉可能是后交通动脉或小脑上动脉。

(二)SAH 并发症

1.再出血

在脑血管疾病中，最易发生再出血的疾病是 SAH，国内文献报道再出血率为 24% 左右。再出血临床表现严重，病死率远远高于第 1 次出血，一般发生在第 1 次出血后 10～14 d，2 周内再发生率占再发病例的 54%～80%。近期再出血病死率为 41%～46%，甚至更高。再发出血多因动脉瘤破裂所致，通常在病情稳定的情况下，突然头痛加剧、呕吐、癫痫发作，并迅速陷入深昏迷，瞳孔散大，对光反射消失，呼吸困难甚至停止。神经定位体征加重或脑膜刺激征明显加重。

### 2.脑血管痉挛

脑血管痉挛（CVS）是 SAH 发生后出现的迟发性大、小动脉的痉挛狭窄，以后者更多见。典型的血管痉挛发生在出血后 3～5 d，于 5～10 d 达高峰，2～3 周逐渐缓解。在大多数研究中，血管痉挛发生率在 25%～30%。早期可逆性 CVS 多在蛛网膜下腔出血后 30 min 内发生，表现为短暂的意识障碍和神经功能缺失。70% 的 CVS 在蛛网膜下腔出血后 1～2 周内发生，尽管及时干预治疗，但仍有约 50% 有症状的 CVS 患者将会进一步发展为脑梗死。因此，CVS 的治疗关键在预防。血管痉挛发作的临床表现通常是头痛加重或意识状态下降，除发热和脑膜刺激征外，也可表现局灶性的神经功能损害体征，但不常见。尽管导致血管痉挛的许多潜在危险因素已经确定，但 CT 扫描所见的蛛网膜下腔出血的数量和部位是最主要的危险因素。基底池内有厚层血块的患者比仅有少量出血的患者更容易发展为血管痉挛。虽然国内外均有大量的临床观察和实验数据，但是 CVS 的机制仍不确定。蛛网膜下腔出血本身或其降解产物中的一种或多种成分可能是导致 CVS 的原因。

CVS 的检查常选择经颅多普勒超声（TCD）和数字减影血管造影（DSA）检查。TCD 有助于血管痉挛的诊断。TCD 血液流速峰值大于 200 cm/s 和/或平均流速大于 120 cm/s 时能很好地与血管造影显示的严重血管痉挛相符。值得提出的是，TCD 只能测定颅内血管系统中特定深度的血管段。测得数值的准确性在一定程度上依赖于超声检查者的经验。动脉插管血管造影诊断CVS 较 TCD 更为敏感。CVS 患者行血管造影的价值不仅用于诊断，更重要的目的是血管内治疗。动脉插管血管造影为有创检查，价格较昂贵。

### 3.脑积水

大约 25% 的动脉瘤性蛛网膜下腔出血患者由于出血量大、速度快，血液大量涌入第三脑室、第四脑室并凝固，使第四脑室的外侧孔和正中孔受阻，可引起急性梗阻性脑积水，导致颅内压急剧升高，甚至出现脑疝而死亡。急性脑积水常发生于起病数小时至 2 周内，多数患者在 1～2 d 内意识障碍呈进行性加重，神经症状迅速恶化，生命体征不稳定，瞳孔散大。颅脑 CT 检查可发现阻塞上方的脑室明显扩大等脑室系统有梗阻表现，此类患者应迅速进行脑室引流术。慢性脑积水是 SAH 后 3 周至 1 年内发生的脑积水，原因可能为蛛网膜下腔出血刺激脑膜，引起无菌性炎症反应形成粘连，阻塞蛛网膜下腔及蛛网膜绒毛而影响脑脊液的吸收与回流，以脑脊液吸收障碍为主，病理切片可见蛛网膜增厚纤维变性，室管膜破坏及脑室周围脱髓鞘改变。Johnston 认为脑脊液的吸收与蛛网膜下腔和上矢状窦的压力差以及蛛网膜绒毛颗粒的阻力有关。当脑外伤后颅内压增高时，上矢状窦的压力随之升高，使蛛网膜下腔和上矢状窦的压差变小，从而使蛛网膜绒毛微小管系统受压甚至关闭，直接影响脑脊液的吸收。由于脑脊液的积蓄造成脑室内静水压升高，致使脑室进行性扩大。因此，慢性脑积水的初期，患者的颅内压是高于正常的，及至脑室扩大到一定程度之后，由于加大了吸收面，才渐使颅内压下降至正常范围，故临床上称之为正常颅内压脑积水。但由于脑脊液的静水压已超过脑室壁所能承受的压力，使脑室不断继续扩大、脑萎缩加重而致进行性痴呆。

### 4.自主神经及内脏功能障碍

常因下丘脑受出血、脑血管痉挛和颅内压增高的损伤所致，临床可并发心肌缺血或心肌梗死、急性肺水肿、应激性溃疡。这些并发症被认为是由于交感神经过度活跃或迷走神经张力过高所致。

### 5.低钠血症

尤其是重症 SAH 常影响下丘脑功能，而导致有关水盐代谢激素的分泌异常。目前，关于低钠血症发生的病因有两种机制,即血管升压素分泌异常综合征和脑性耗盐综合征(CSWS)。

血管升压素分泌异常综合征理论是 1957 年由 Bartter 等提出的,该理论认为,低钠血症产生的原因是各种创伤性刺激作用于下丘脑,引起血管升压素(ADH)分泌过多,或血管升压素渗透性调节异常,丧失了低渗对 ADH 分泌的抑制作用,而出现持续性 ADH 分泌。肾脏远曲小管和集合管重吸收水分的作用增强,引起水潴留、血钠被稀释及细胞外液增加等一系列病理生理变化。同时,促肾上腺皮质激素(ACTH)相对分泌不足,血浆 ACTH 降低,醛固酮分泌减少,肾小管排钾保钠功能下降,尿钠排出增多。细胞外液增加和尿钠丢失的后果是血浆渗透压下降和稀释性低血钠,尿渗透压高于血渗透压,低钠而无脱水,中心静脉压增高的一种综合征。若进一步发展,将导致水分从细胞外向细胞内转移、细胞水肿及代谢功能异常。当血钠<120 mmol/L 时,可出现恶心、呕吐、头痛;当血钠<110 mmol/L 时可发生嗜睡、躁动、谵语、肌张力低下、腱反射减弱或消失甚至昏迷。

但 20 世纪 70 年代末以来,越来越多的学者发现,发生低钠血症时,患者多伴有尿量增多和尿钠排泄量增多,而血中 ADH 并无明显增加。这使得脑性耗盐综合征的概念逐渐被接受。SAH 时,脑性耗盐综合征的发生可能与脑钠肽(BNP)的作用有关。下丘脑受损时可释放出 BNP,脑血管痉挛也可使 BNP 升高。BNP 的生物效应类似心房钠尿肽(ANP),有较强的利钠和利尿反应。脑性耗盐综合征时可出现厌食、恶心、呕吐、无力、直立性低血压、皮肤无弹性、眼球内陷、心率增快等表现。诊断依据:细胞外液减少,负钠平衡,水摄入与排出率<1,肺动脉楔压<1.1 kPa(8 mmHg),中心静脉压<0.8 kPa(6 mmHg),体质量减轻。有学者提出,每天对脑性耗盐综合征患者定时测体质量和中心静脉压是诊断脑性耗盐综合征和鉴别血管升压素分泌异常综合征最简单和实用的方法。

## 四、辅助检查

### (一)脑脊液检查

目前,脑脊液(CSF)检查尚不能被 CT 检查所完全取代。由于腰椎穿刺(LP)有诱发再出血和脑疝的风险,在无条件行 CT 检查和病情允许的情况下,或颅脑 CT 所见可疑时才可考虑谨慎施行 LP 检查。均匀一致的血性脑脊液是诊断 SAH 的金标准,脑脊液压力增高,蛋白含量增高,糖和氯化物水平正常。起初脑脊液中红、白细胞比例与外周血基本一致(700:1),12 h 后脑脊液开始变黄,2~3 d 后因出现无菌性炎症反应,白细胞计数可增加,初为中性粒细胞,后为单核细胞和淋巴细胞。LP 阳性结果与穿刺损伤出血的鉴别很重要。通常是通过连续观察试管内红细胞计数逐渐减少的三管试验来证实,但采用脑脊液离心检查上清液黄变及匿血反应是更灵敏的诊断方法。脑脊液细胞学检查可见巨噬细胞内吞噬红细胞及碎片,有助于鉴别。

### (二)颅脑 CT 检查

CT 检查是诊断蛛网膜下腔出血的首选常规检查方法。急性期颅脑 CT 检查快速、敏感,不但可早期确诊,还可判定出血部位、出血量、血液分布范围及动态观察病情进展和有无再出血迹象。急性期 CT 表现为脑池、脑沟及蛛网膜下腔呈高密度改变,尤其以脑池局部积血有定位价值,但确定出血动脉及病变性质仍需借助于数字减影血管造影(DSA)检查。发病距 CT 检查的时间越短,显示蛛网膜下腔出血病灶部位的积血越清楚。Adams 观察发病当日 CT 检查显示阳性率为 95%,1 d 后降至 90%,5 d 后降至 80%,7 d 后降至 50%。CT 显示蛛网膜下腔高密度出血征象,多见于大脑外侧裂池、前纵裂池、后纵裂池、鞍上池和环池等。CT 增强扫描可能显示大的动脉瘤和血管畸形。须注意 CT 阴性并不能绝对排除 SAH。

部分学者依据 CT 扫描并结合动脉瘤好发部位推测动脉瘤的发生部位,如蛛网膜下腔出血以鞍上池为中心呈不对称向外扩展,提示颈内动脉瘤;外侧裂池基底部积血提示大脑中动脉瘤;前纵裂池基底部积血提示前交通动脉瘤;出血以脚间池为中心向前纵裂池和后纵裂池基底部扩散,提示基底动脉瘤。CT 显示弥漫性出血或局限于前部的出血发生再出血的风险较大,应尽早行 DSA 检查确定动脉瘤部位并早期手术。MRA 作为初筛工具具有无创、无风险的特点,但敏感性不如 DSA 检查高。

### (三)数字减影血管造影

确诊 SAH 后应尽早行数字减影血管造影(DSA)检查,以确定动脉瘤的部位、大小、形状、数量、侧支循环和脑血管痉挛等情况,并可协助除外其他病因如动静脉畸形、烟雾病和炎性血管瘤等。大且不规则、分成小腔(为责任动脉瘤典型的特点)的动脉瘤可能是出血的动脉瘤。如发病之初脑血管造影未发现病灶,应在发病 1 个月后复查脑血管造影,可能会有新发现。DSA 可显示 80% 的动脉瘤及几乎 100% 的血管畸形,而且对发现继发性脑血管痉挛有帮助。脑动脉瘤大多数在 2～3 周内再次破裂出血,尤其以病后 6～8 d 为高峰,因此对动脉瘤应早检查、早期手术治疗,如在发病后 2～3 d 内,脑水肿尚未达到高峰时进行手术则手术并发症少。

### (四)MRI 检查

MRI 对蛛网膜下腔出血的敏感性不及 CT。急性期 MRI 检查还可能诱发再出血。但 MRI 可检出脑干隐匿性血管畸形;对直径 3～5 mm 的动脉瘤检出率可达 84%～100%,而由于空间分辨率较差,不能清晰显示动脉瘤颈和载瘤动脉,仍需行 DSA 检查。

### (五)其他检查

心电图可显示 T 波倒置、QT 间期延长、出现高大 U 波等异常;血常规、凝血功能和肝功能检查可排除凝血功能异常方面的出血原因。

## 五、诊断与鉴别诊断

### (一)诊断

根据以下临床特点,诊断 SAH 一般并不困难,如突然起病,主要症状为剧烈头痛,伴呕吐;可有不同程度的意识障碍和精神症状,脑膜刺激征明显,少数伴有脑神经及轻偏瘫等局灶症状;辅助检查 LP 为血性脑脊液,脑 CT 所显示的出血部位有助于判断动脉瘤。

临床分级:一般采用 Hunt-Hess 分级法(表 3-2)或世界神经外科联盟(WFNS)分级。前者主要用于动脉瘤引起 SAH 的手术适应证及预后判断的参考,Ⅰ～Ⅲ级应尽早行 DSA,积极术前准备,争取尽早手术;对Ⅳ～Ⅴ级先行血块清除术,待症状改善后再行动脉瘤手术。后者根据格拉斯哥昏迷评分和有无运动障碍进行分级(表 3-3),即Ⅰ级的 SAH 患者很少发生局灶性神经功能缺损;GCS≤12 分(Ⅳ～Ⅴ级)的患者,不论是否存在局灶神经功能缺损,并不影响其预后判断;对于 GCS 13～14 分(Ⅱ～Ⅲ级)的患者,局灶神经功能缺损是判断预后的补充条件。

### (二)鉴别诊断

1.脑出血

脑出血深昏迷时与 SAH 不易鉴别,但脑出血多有局灶性神经功能缺失体征,如偏瘫、失语等,患者多有高血压病史。仔细的神经系统检查及脑 CT 检查有助于鉴别诊断。

**表 3-2　Hunt-Hess 分级法**

| 分级 | 标准 |
| --- | --- |
| 0 级 | 未破裂动脉瘤 |
| Ⅰ 级 | 无症状或轻微头痛 |
| Ⅱ 级 | 中-重度头痛、脑膜刺激征、脑神经麻痹 |
| Ⅲ 级 | 嗜睡、意识混浊、轻度局灶性神经体征 |
| Ⅳ 级 | 昏迷、中或重度偏瘫，有早期去大脑强直或自主神经功能紊乱 |
| Ⅴ 级 | 深昏迷、去大脑强直，濒死状态 |

注:凡有高血压、糖尿病、高度动脉粥样硬化、慢性肺部疾病等全身性疾病，或 DSA 呈现高度脑血管痉挛的病例，则向恶化阶段提高 1 级。

**表 3-3　WFNS 的 SAH 分级**

| 分级 | GCS | 运动障碍 |
| --- | --- | --- |
| Ⅰ 级 | 15 | 无 |
| Ⅱ 级 | 14～13 | 无 |
| Ⅲ 级 | 14～13 | 有局灶性体征 |
| Ⅳ 级 | 12～7 | 有或无 |
| Ⅴ 级 | 6～3 | 有或无 |

注:GCS 为格拉斯哥昏迷评分。

**2.颅内感染**

发病较 SAH 缓慢。各类脑膜炎起病初均先有高热，脑脊液呈炎性改变而有别于 SAH。进一步脑影像学检查，脑沟、脑池无密度增高影改变。脑炎临床表现为发热、精神症状、抽搐和意识障碍，且脑脊液多正常或只有轻度白细胞数增高，只有脑膜出血时才表现为血性脑脊液;脑 CT 检查有助于鉴别诊断。

**3.瘤卒中**

依靠详细病史(如有慢性头痛、恶心、呕吐等)、体征和脑 CT 检查可以鉴别。

## 六、治疗

主要治疗原则:①控制继续出血，预防及解除血管痉挛，去除病因，防治再出血，尽早采取措施预防、控制各种并发症;②掌握时机尽早行 DSA 检查，如发现动脉瘤及动静脉畸形，应尽早行血管介入、手术治疗。

### (一)一般处理

绝对卧床护理 4～6 周，避免情绪激动和用力排便，防治剧烈咳嗽，烦躁不安时适当应用止咳剂、镇静剂;稳定血压，控制癫痫发作。对于血性脑脊液伴脑室扩大者，必要时可行脑室穿刺和体外引流，但应掌握引流速度要缓慢。发病后应密切观察 GCS 评分，注意心电图变化，动态观察局灶性神经体征变化和进行脑功能监测。

### (二)防止再出血

二次出血是本病的常见现象，故积极进行药物干预对防治再出血十分必要。蛛网膜下腔出血急性期脑脊液纤维素溶解系统活性增高，第 2 周开始下降，第 3 周后恢复正常。因此，选用抗纤维蛋白溶解药物抑制纤溶酶原的形成,具有防治再出血的作用。

1.6-氨基己酸

为纤维蛋白溶解抑制剂,可阻止动脉瘤破裂处凝血块的溶解,又可预防再破裂和缓解脑血管痉挛。每次 8~12 g 加入 10％葡萄糖盐水 500 mL 中静脉滴注,每天 2 次。

2.氨甲苯酸

又称抗血纤溶芳酸,能抑制纤溶酶原的激活因子,每次200~400 mg,溶于葡萄糖注射液或0.9％氯化钠注射液 20 mL 中缓慢静脉注射,每天 2 次。

3.氨甲环酸

为氨甲苯酸的衍化物,抗血纤维蛋白溶酶的效价强于前两种药物,每次 250~500 mg 加入5％葡萄糖注射液 250~500 mL 中静脉滴注,每天 1~2 次。

但近年的一些研究显示抗纤溶药虽有一定的防止再出血作用,但同时增加了缺血事件的发生,因此不推荐常规使用此类药物,除非存在凝血障碍所致出血时可考虑应用。

### (三)降颅内压治疗

蛛网膜下腔出血可引起颅内压升高、脑水肿,严重者可出现脑疝,应积极进行脱水降颅内压治疗,主要选用 20％甘露醇静脉滴注,每次 125~250 mL,2~4 次/天;呋塞米入小壶,每次 20~80 mg,2~4 次/天;清蛋白 10~20 g/d,静脉滴注。药物治疗效果不佳或疑有早期脑疝时,可考虑脑室引流或颞肌下减压术。

### (四)防治脑血管痉挛及迟发性缺血性神经功能缺损

目前认为脑血管痉挛引起迟发性缺血性神经功能缺损(delayed ischemic neurologic deficit,DIND)是动脉瘤性 SAH 最常见的死亡和致残原因。钙通道阻滞剂可选择性作用于脑血管平滑肌,减轻脑血管痉挛和 DIND。常用尼莫地平,每天 10 mg(50 mL),以每小时 2.5~5.0 mL 速度泵入或缓慢静脉滴注,5~14 d 为 1 个疗程;也可选择尼莫地平,每次 40 mg,每天 3 次,口服。国外报道高血压-高血容量-血液稀释(hypertension-hypervolemia-hemodilution,"3H")疗法可使大约 70％的患者临床症状得到改善。有数个报道认为与以往相比,"3H"疗法能够明显改善患者预后。增加循环血容量,提高平均动脉压(MAP),降低血细胞比容(HCT)至 30％~50％,被认为能够使脑灌注达到最优化。3H 疗法必须排除已存在脑梗死、高颅内压,并已夹闭动脉瘤后才能应用。

### (五)防治急性脑积水

急性脑积水常发生于病后 1 周内,发生率为 9％~27％。急性阻塞性脑积水患者脑 CT 显示脑室急速进行性扩大,意识障碍加重,有效的疗法是行脑室穿刺引流和冲洗。但应注意防止脑脊液引流过度,维持颅内压在 2.0~4.0 kPa(15~30 mmHg),因过度引流会突然发生再出血。长期脑室引流要注意继发感染(脑炎、脑膜炎),感染率为 5％~10％。同时常规应用抗生素防治感染。

### (六)低钠血症的治疗

SIADH 的治疗原则主要是纠正低血钠和防止体液容量过多。可限制液体摄入量,1 d 摄入500~1 000 mL,使体内水分处于负平衡以减少体液过多与尿钠丢失。注意应用利尿剂和高渗盐水,纠正低血钠与低渗血症。当血浆渗透压恢复,可给予 5％葡萄糖注射液维持,也可用抑制ADH 药物,地美环素 1~2 g/d,口服。

CSWS 的治疗主要是维持正常水盐平衡,给予补液治疗。可静脉或口服等渗或高渗盐液,根据低钠血症的严重程度和患者耐受程度单独或联合应用。高渗盐液补液速度以每小时 0.7 mmol/L,24 h<20 mmol/L 为宜。如果纠正低钠血症速度过快可导致脑桥脱髓鞘病,应予特别注意。

### (七)外科治疗

经造影证实有动脉瘤或动静脉畸形者,应争取手术或介入治疗,根除病因防止再出血。

#### 1.显微外科

夹闭颅内破裂的动脉瘤是消除病变并防止再出血的最好方法,而且动脉瘤被夹闭,继发性血管痉挛就能得到积极有效的治疗。一般认为 Hunt-Hess 分级 Ⅰ～Ⅱ 级的患者应在发病后 48～72 h 内早期手术。应用现代技术,早期手术已经不再难以克服。一些神经血管中心富有经验的医师已经建议给低评分的患者早期手术,只要患者的血流动力学稳定,颅内压得以控制即可。对于神经状况分级很差和/或伴有其他内科情况,手术应该延期。对于病情不太稳定、不能承受早期手术的患者,可选择血管内治疗。

#### 2.血管内治疗

选择适合的患者行血管内放置 Guglielmi 可脱式弹簧圈,已经被证实是一种安全的治疗手段。近年来,一般认为治疗指征为手术风险大或手术治疗困难的动脉瘤。

## 七、预后与预防

### (一)预后

临床常采用 Hunt 分级方案,对预后判断有帮助。Ⅰ～Ⅱ级患者预后佳,Ⅳ～Ⅴ级患者预后差,Ⅲ级患者介于两者之间。

首次蛛网膜下腔出血的死亡率为 10%～25%。死亡率随着再出血递增。再出血和脑血管痉挛是导致死亡和致残的主要原因。蛛网膜下腔出血的预后与病因、年龄、动脉瘤的部位、瘤体大小、出血量、有无并发症、手术时机选择及处置是否及时、得当有关。

### (二)预防

蛛网膜下腔出血病情常较危重,死亡率较高,尽管不能从根本上达到预防目的,但对已知的病因应及早积极对因治疗,如控制血压、戒烟、限酒,以及尽量避免剧烈运动、情绪激动、过劳、用力排便、剧烈咳嗽等;情志因素常为本病的诱发因素,对于已经存在脑动脉瘤、动脉血管夹层或烟雾病的患者,保持情绪稳定至关重要。

不少尸检材料证实,患者生前曾患动脉瘤但未曾破裂出血,说明存在危险因素并不一定完全会出血,预防动脉瘤破裂有着非常重要的意义。应当强调的是,蛛网膜下腔出血常在首次出血后 2 周再次发生出血且常常危及生命,故对已出血患者积极采取有效措施进行整体调节并及时给予恰当的对症治疗,对预防再次出血至关重要。

(陈方方)

# 第五节　血管性痴呆

血管性痴呆(vascular dementia,VD)是指由脑血管病变引起的认知功能障碍综合征。血管性痴呆是老年期痴呆最常见的类型之一,仅次于阿尔茨海默病。临床上通常表现为波动性病程及阶梯式进展,早期认知功能缺损呈"斑块"状分布。

## 一、流行病学

65 岁以上人群痴呆患病率约为 5%,血管性痴呆患病率为 2%~3%。随年龄增长,血管性痴呆的发病率呈指数增长。卒中后痴呆患病率为 12%~31%。欧美老年期痴呆中血管性痴呆占 20%~30%。目前认为,血管性痴呆是我国老年期痴呆的主要组成部分。

## 二、危险因素

血管性痴呆的危险因素包括年龄、吸烟、酗酒、文化程度低、高血压、动脉粥样硬化、糖尿病、心肌梗死、心房颤动、白质损害、脂代谢紊乱、高同型半胱氨酸血症等。负性生活事件、脑卒中家族史、高脂饮食等是血管性痴呆发病相关因素。apoEε4 会增加血管性痴呆的危险性。

高血压是血管性痴呆最重要的危险因素。有效控制高血压,尤其是收缩压,可明显降低血管性痴呆的发生。年龄是比较明确的危险因素。吸烟及酗酒能增加脑卒中和痴呆的危险性。文化程度与血管性痴呆的发病率成负相关。文化程度越高,血管性痴呆发病率越低。

## 三、病因

病因包括全身性疾病如动脉粥样硬化、高血压、低血压、心脏疾病(瓣膜病、心律失常、附壁血栓、黏液瘤等)、血液系统疾病(镰状细胞贫血、血黏度增高、血小板增多)及炎性血管病,也可以由颅内病变如腔隙性梗死、Binswanger 病、白质疏松、皮质下层状梗死、多发性梗死、出血(外伤性、自发性、蛛网膜淀粉样血管病)、颅内动脉病、炎症性(肉芽肿性动脉炎、巨细胞性动脉炎)、非炎症性(淀粉样血管病、烟雾病)所致。

## 四、发病机制

### (一)分子机制

神经递质功能异常。

1.胆碱能通路受损

胆碱能神经元对缺血不耐受。基底前脑胆碱能神经元接受穿通动脉供血,而后者易受高血压影响而发生动脉硬化。缺血性卒中容易损伤胆碱能纤维投射,导致脑内胆碱不足。

2.兴奋性氨基酸的神经毒性作用

细胞内过量谷氨酸受体激活,继发钙超载,导致大量氧自由基产生,造成线粒体与 DNA 损伤。

3.局部脑血流改变

慢性脑内低灌注引起海马区锥体细胞凋亡及神经元丧失,导致记忆功能障碍。血管性痴呆与脑缺血关系密切:缺血性半暗带细胞内钙超载、兴奋性氨基酸、自由基以及缺血后的基因表达、细胞凋亡、迟发性神经元坏死等。

### (二)遗传机制

伴皮质下梗死和白质脑病的常染色体显性遗传性脑动脉病缺陷基因 Notch 3 基因定位于19q12。apoE 基因多态性与血管性痴呆关系密切。apoEε4 等位基因增加了血管性痴呆的患病危险。

## 五、病理

血管性痴呆主要病理改变为脑微血管病变,包括脑卒中后严重的筛状变及白质病变。主要累及皮质、海马、丘脑、下丘脑、纹状体、脑白质等,导致纹状体-苍白球-丘脑-皮质通路破坏。

## 六、临床表现

临床表现与卒中发生的部位、大小及次数有关。

### (一)认知功能损害

突然起病,病情呈阶梯性进展。早期表现为斑片状认知功能损害,最后出现全面性认知功能障碍。病变部位不同,引起的认知功能障碍领域不同,可表现为皮质、皮质下或两者兼而有之,或仅表现为某一重要部位的功能缺失。左侧大脑半球(优势半球)病变可能出现失语、失用、失读、失写及失算等症状;右侧大脑半球皮质病变可能有视空间障碍。皮质下神经核团及其传导束病变可能出现强哭、强笑等症。有时还可出现幻觉、自言自语、木僵、缄默、淡漠等精神行为学异常。通常首先累及言语回忆和与视空间技能损害有关的执行功能,记忆障碍较轻。因此,血管性痴呆筛查量表不应以记忆障碍作为筛查和评估的主要标准,应改为存在两种以上认知领域损害,可以包括或不包括记忆损害。

### (二)精神行为学异常

病程不同阶段出现精神行为学异常,如表情呆滞、强哭、强笑、抑郁、焦虑、情绪不稳和人格改变等。典型的抑郁发作更为常见。

### (三)局灶性神经功能缺损症状和体征

多数患者有卒中史或短暂脑缺血发作史,有局灶性神经功能缺损的症状、体征以及相应的神经影像学异常。优势半球病变可出现失语、失用、失读、失算等症;大脑右半球皮质病变可出现视空间技能障碍;皮质下神经核团及传导束病变可出现运动、感觉及锥体外系症状,也可出现强哭、强笑等假性延髓性麻痹症状。影像学检查可见多发腔隙性软化灶或大面积脑软化灶,可伴有脑萎缩、脑室扩大及白质脱髓鞘改变。

### (四)辅助检查

血液流变学异常。颅内多普勒超声检查可见颅内外动脉狭窄或闭塞。事件相关电位(P300)可辅助判断某些器质性或功能性认知功能障碍。脑电图可见脑血栓形成区域局限性异常。头颅 CT 或 MRI 可见新旧不等的脑室旁、半卵圆中心、基底节区低密度病灶并存的特点。

## 七、临床类型

### (一)多发梗死性痴呆

为最常见的类型,常有一次或多次卒中史,病变可累及皮质、皮质下白质及基底节区。当梗死脑组织容量累积达 80～150 mL 时即可出现痴呆。常有高血压、动脉硬化和反复发作的卒中史。典型病程为突然发作、阶梯式进展和波动性认知功能障碍。每次发作遗留不同程度的认知功能损害和精神行为学异常,最终发展为全面性认知功能减退。临床上主要表现为局灶性神经功能缺损症状和体征(如偏瘫、失语、偏盲、假性延髓性麻痹)和突发的认知功能损害。神经影像学可见脑内多发低密度影和脑萎缩。

### （二）大面积脑梗死性痴呆

为单次脑动脉主干闭塞引起的痴呆。大面积脑梗死患者常死于急性期，少数存活者遗留不同程度的认知功能障碍。

### （三）关键部位梗死性痴呆

关键部位梗死性痴呆是指与脑高级皮质功能相关的特殊部位梗死所致的痴呆，包括皮质（海马与角回）或皮质下（丘脑、尾状核、壳核及苍白球）。

### （四）皮质下血管性痴呆

皮质下血管性痴呆包括多发腔隙性梗死性痴呆、腔隙状态、Binswanger 病、伴皮质下梗死和白质脑病的常染色体显性遗传性脑动脉病、脑淀粉样血管病导致的痴呆，与小血管病变有关。主要表现为皮质下痴呆综合征，即执行功能障碍为主，记忆损害较轻，早期出现精神行为学异常。

### （五）分水岭区梗死性痴呆/低灌注性痴呆

急性脑血流动力学改变（如心搏骤停、脱水、低血压）后分水岭梗死所致痴呆。

### （六）出血性痴呆

出血性痴呆指脑出血及慢性硬膜下血肿造成的痴呆。蛛网膜下腔出血以及正常颅内压脑积水导致的痴呆是否包括在内尚有争议。

### （七）其他病因引起的痴呆

其他病因引起的痴呆包括原因不明和罕见的脑血管病引起的痴呆，如烟雾病和先天性血管异常等合并的痴呆。

## 八、诊断标准

### （一）临床很可能血管性痴呆

1.痴呆符合美国《精神障碍诊断与统计手册》第 4 版诊断标准

主要表现为认知功能明显下降，尤其是自身前后对比。神经心理学检查证实有两个以上认知领域的功能障碍（如记忆、定向、注意、计算、言语、视空间技能以及执行功能），其严重程度已干扰日常生活，并经神经心理学测查证实。同时排除意识障碍、神经症、严重失语以及脑变性疾病（额颞叶痴呆、路易体痴呆以及帕金森痴呆等）或全身性疾病所引起的痴呆。

2.脑血管疾病的诊断

临床表现有脑血管疾病引起的局灶性神经功能缺损症状和体征，如偏瘫、中枢性面舌瘫、感觉障碍、偏盲及言语障碍等，符合头颅 CT 或 MRI 上相应病灶，可有或无卒中史。Hachinski 缺血评分≥7 分。影像学检查（头颅 CT 或 MRI）有相应的脑血管病证据，如多发脑梗死、多个腔隙性脑梗死、大血管梗死、重要部位单个梗死（如丘脑、基底前脑）或广泛的脑室周围白质病变。

3.痴呆与脑血管疾病密切相关

卒中前无认知功能障碍。痴呆发生在脑卒中后的 3 个月内，并持续 3 个月以上或认知功能障碍突然加重、波动或呈阶梯样逐渐进展。支持血管性痴呆诊断：早期认知功能损害不均匀（斑块状分布）；人格相对完整；病程波动，多次脑卒中史；可呈现步态障碍、假性延髓性球麻痹等体征；存在脑血管病的危险因素；Hachinski 缺血量表≥7 分。

### （二）可能为血管性痴呆

（1）符合痴呆诊断。

（2）有脑血管病和局灶性神经系统体征。

（3）痴呆和脑血管病可能有关，但在时间或影像学方面证据不足。

### （三）确诊血管性痴呆

（1）临床诊断为很可能或可能的血管性痴呆。

（2）尸检或活检证实不含超过年龄相关的神经元纤维缠结（NFTS）和老年斑（SP）以及其他变性疾病组织学特征。

当血管性痴呆合并其他原因所致的痴呆时，建议用并列诊断，而不用"混合性痴呆"的诊断。

## 九、鉴别诊断

### （一）阿尔茨海默病

阿尔茨海默病患者的认知功能障碍以记忆障碍为主，呈进行性下降。血管性痴呆患者早期表现为斑片状认知功能损害，主要表现为执行功能受损。病程呈波动性进展或阶梯样加重。脑血管病史、神经影像学改变以及 Hachinski 缺血量表有助于鉴别血管性痴呆与阿尔茨海默病。评分≥7 分者为血管性痴呆；5～6 分者为混合性痴呆；≤4 分者为阿尔茨海默病。

### （二）谵妄

谵妄是以意识障碍为特征的急性脑功能障碍综合征。除意识障碍外，还有丰富的视幻觉及听幻觉，症状在短时间（数小时或数天）内出现，并且 1 d 中有波动趋势（表 3-4）。

表 3-4　谵妄与痴呆的鉴别诊断

| 症状 | 谵妄 | 痴呆 |
| --- | --- | --- |
| 发病形式 | 急 | 不恒定 |
| 进展情况 | 快 | 缓慢 |
| 自诉能力减退 | 不经常 | 经常 |
| 注意力 | 佳 | 差 |
| 定向力 | 完全丧失 | 选择性失定向 |
| 记忆力 | 完全性记忆障碍 | 远期比近期好 |
| 语言 | 持续而不连贯 | 单调或失语 |
| 睡眠障碍 | 有 | 不定 |

### （三）正常颅内压性脑积水

当血管性痴呆患者出现脑萎缩或脑室扩大时，需要与本病鉴别。后者主要表现为进行性认知功能损害、共济失调步态和尿失禁三大主征。隐匿起病，无明确的脑卒中史，影像学无脑梗死的证据。

### （四）某些精神症状

卒中累及额颞叶可能出现某些精神症状，如淡漠、欣快、易激惹，甚至出现幻觉。优势半球顶叶损害可出现 Gerstmann 综合征（失写、失算、左右分辨障碍及手指失认）及体象障碍等，容易误诊为痴呆。但上述症状与脑血管病同时发生，随病情加重而加重，随病情好转而好转，甚至消失。症状单一，持续时间短暂，不能认为是痴呆。

### （五）去皮质状态

多由于严重或多次卒中所致双侧大脑半球广泛的损害。患者无思维能力，但保留脑干的生理功能，视、听反射正常。肢体可出现无意识动作。可以进食，但不能理解语言，不能执行简单的命令。而痴呆患者能听懂别人的叙述，执行简单的命令，保留一定的劳动与生活能力。

### （六）各型失语

患者不能言语或者不能理解他人的言语，但患者一般能有条不紊地处理自己的日常生活和工作。行为合理，情绪正常。也可以借助某种表情或动作与他人进行简单的信息交流。痴呆患者早期一般无明显言语障碍。有自发言语，也能听懂别人的语言。

### （七）麻痹性痴呆

属于三期脑实质性梅毒。主要表现为进行性认知功能损害，常合并有某些神经系统体征如瞳孔异常、腱反射减低及共济失调步态等，有特异性血清学及脑脊液免疫学阳性结果。

### （八）皮质-纹状体-脊髓变性

通常表现为迅速进展的痴呆，伴小脑性共济失调、肌阵挛。

## 十、治疗

血管性痴呆的治疗分为预防性治疗和对症治疗。预防性治疗着眼于血管性危险因素的控制，即卒中的一级和二级预防。对症治疗即三级预防，主要包括痴呆的治疗。

### （一）一级预防

主要是控制血管性痴呆危险因素如高血压、糖尿病、脂代谢紊乱、肥胖、高盐高脂饮食、高凝状态、脑卒中复发、心脏病、吸烟、睡眠呼吸暂停综合征及高同型半胱氨酸血症等。积极治疗卒中急性期的心律失常、充血性心力衰竭、癫痫及肺部感染有助于血管性痴呆预防。颅内外血管狭窄者进行介入治疗、球囊扩张术、颈动脉支架成形术改善脑血供。有高血压、脑动脉硬化及卒中史者，定期进行认知功能测查。一旦发现认知功能减退，应积极给予治疗。重点预防卒中复发。低灌注引起者应增加脑灌注，禁用降压治疗。

### （二）二级预防

主要是指脑血管病的处理，包括脑卒中急性期与康复期治疗及脑卒中复发的防治。积极改善脑循环、脑细胞供氧，预防新血栓与再梗死等。脑卒中急性期积极治疗脑卒中，防治各种并发症，改善脑功能，避免缺血脑细胞受到进一步损害。

### （三）支持治疗

维持良好的心肺功能，保持水、电解质和酸碱平衡；警惕心律失常、心肌梗死和心力衰竭的发生；保证营养摄入，必要时可采取鼻饲或静脉营养。

### （四）血压的管理

合理缓慢降压对防治脑卒中极为重要。卒中急性期除非血压过高，一般不主张降压治疗，以免血压过低导致脑灌注锐减而使梗死加重。治疗收缩型高血压[收缩压高于 21.3 kPa(160 mmHg)，舒张压低于 12.7 kPa(95 mmHg)]比收缩-舒张型高血压[收缩压高于 21.3 kPa(160 mmHg)，舒张压高于12.7 kPa(95 mmHg)]更为重要。可口服卡托普利，或静脉注射拉贝洛尔；对血压降低后血容量不足者可给予多巴胺等升压药物。

### （五）溶栓及抗凝药物的使用

早期识别急性脑血管病，防止缺血半暗进一步扩大并促使其恢复；预防脑卒中复发；消除或控制卒中后痴呆的危险因素；积极治疗并发症均可预防血管性痴呆的发生与发展。

### （六）高压氧治疗

增加血氧含量、提高血氧分压、加大血氧弥散距离、改善脑组织病变部位血液供应，保护缺血半，促进神经组织的恢复与再生，减轻缺血再灌流脑损伤，减少自由基损伤，以改善血管性痴呆患者的认知功能及精神行为学异常。

### (七)三级预防

主要指对认知功能障碍的处理,主要包括胆碱酯酶抑制药、神经营养和神经保护药、N-甲基-D-天冬氨酸(N-methyl-D-aspartate,NMDA)受体阻断剂、抗氧化药、改善微循环、益智药、激素替代治疗和抗感染治疗等。目前血管性痴呆的治疗分为作用于胆碱能及非胆碱能系统两大类。

**1.作用于胆碱能的药物**

胆碱酯酶抑制剂,如乙酰胆碱酯酶抑制剂(acetylcholinesterase inhibitor,AchEI)已开始用于轻中度血管性痴呆治疗。代表药物有盐酸多奈哌齐、重酒石酸卡巴拉汀和加兰他敏等。

(1)多奈哌齐(Donepezil,安理申):每天5～10 mg口服能改善轻中度血管性痴呆和混合性痴呆患者的认知功能。不良反应有恶心、呕吐、腹泻、疲劳和肌肉痉挛;但在继续治疗中会消失。无肝毒性。

(2)重酒石酸卡巴拉汀(Rivastigmine,艾斯能):丁酰胆碱酯酶和乙酰胆碱酯酶双重抑制剂。口服吸收好,易通过血-脑屏障,对中枢神经系统的胆碱酯酶具有高度选择性,改善皮质下血管性痴呆患者的注意力、执行功能、日常生活能力和精神行为学异常。

(3)加兰他敏(Galantamine):具有抑制胆碱酯酶和调节烟碱型胆碱受体而增加胆碱能神经传导的双重调节作用。能明显改善血管性痴呆及轻中度阿尔茨海默病伴CVD患者的认知功能、整体功能、日常生活活动能力和精神行为学异常。

(4)石杉碱甲(Huperzia A):我国科技人员从中药千层塔中分离得到的一种选择性、可逆性AChEI,可选择性降解中枢神经系统的乙酰胆碱,增加神经细胞突触间隙乙酰胆碱浓度,适用于轻中度血管性痴呆患者。

**2.非胆碱能药物**

(1)脑代谢活化剂:代表药物有吡拉西坦(脑复康)、奥拉西坦、胞磷胆碱、都可喜、脑活素、双氢麦角碱等。吡拉西坦诱导钙内流,改善再记忆过程,还可提高脑葡萄糖利用率和能量储备,促进磷脂吸收以及RNA与蛋白质合成,具有激活、保护和修复神经细胞的作用。都可喜可加强肺泡气体交换,增加动脉血氧分压和血氧饱和度,有抗缺氧及改善脑代谢和微循环的作用,尚可通过其本身的神经递质作用促进脑组织新陈代谢。双氢麦角碱能改善脑循环,促进脑代谢,直接作用于中枢神经系统多巴胺和5-羟色胺受体,有增强突触前神经末梢释放递质与刺激突触后受体的作用;改善神经传递功能;抑制ATP酶、腺苷酸环化酶的活性,减少ATP分解,从而改善细胞能量平衡,使神经元电活动增加。甲氯芬酯(氯酯醒)可抑制体内某些氧化酶,促进神经元氧化还原作用,增加葡萄糖的利用,兴奋中枢神经系统。改善学习和记忆。另外,胞磷胆碱、脑活素、细胞色素c、ATP、辅酶A等亦可增强脑代谢。

(2)脑循环促进剂:减少脑血管阻力,增加脑血流量或改善血液黏滞度,提高氧利用度,但不影响正常血压。常用的有麦角衍生物,代表药物双氢麦角碱和尼麦角林,能阻断α受体,扩张脑血管,改善脑细胞代谢。

(3)脑血管扩张药:代表药物钙通道阻滞剂尼莫地平,属于二氢吡啶类钙通道阻滞剂,作用于L型钙通道,具有良好的扩张血管平滑肌的作用,增加容量依赖性脑血流量,减轻缺血性半暗带钙超载。每天口服90 mg,连续12周,可改善卒中后皮质下血管性痴呆的认知功能障碍。对小血管病特别有效,对皮质下血管性痴呆有一定益处。

(4)自由基清除剂,如维生素E、维生素C以及银杏叶制剂。早期给予银杏叶制剂可以改善脑血液循环、清除自由基,保护脑细胞,起到改善痴呆症状及延缓痴呆进展的作用。

(5)丙戊茶碱(Propentofylline):抑制神经元腺苷重摄取、cAMP 分解酶,还可通过抑制过度活跃的小胶质细胞和降低氧自由基水平而具有神经保护作用,能改善血管性痴呆患者的认知功能和整体功能。

(6)N-甲基-D-天冬氨酸(NMDA)受体阻断剂:代表药物有美金刚,被认为是治疗血管性痴呆最有前途的神经保护剂,能与 AChEI 联合应用。

(7)精神行为学异常的治疗:抗精神障碍药物用量应较成年人低。抑郁状态宜采用毒性较小的药物,如选择性 5-羟色胺再摄取抑制剂和 NE 再摄取抑制剂。还可配合应用情绪稳定剂如丙戊酸钠等。

(陈方方)

# 第六节　阿尔茨海默病

阿尔茨海默病(AD)或阿尔茨海默病性痴呆是 Alosis Alzheimer 于 1907 年首先描述,是最常见和最重要的脑变性病。

## 一、病因及发病机制

迄今对 Alzheimer 病的病因已做了大量的研究,病因仍不清楚。提出多种假说,包括遗传、慢病毒感染,免疫功能改变、铝中毒、神经递质障碍、细胞骨架改变以及其他危险因素。

### (一)遗传因素

1932 年 Schettky 首先报道 Alzheimer 病的家族倾向,以后的流行病学调查发现 Alzheimer 病患者的一级亲属有极大的患病危险性,约 10％Alzheimer 病患者有明确的家族史。近代分子生物学技术的应用及神经病理学对 Alzheimer 病的遗传研究取得很大的进展。迄今研究表明,与 Alzheimer 病有联系的基因至少有 5 个,分别位于第 14、19、21、1、12 号染色体上。第 21 号染色体上的类淀粉蛋白前体(APP)基因、第 14 号染色体上的早老素 1(PS1)基因和第 1 号染色体上的早老素 2(PS2)基因突变与早发的家族性 Alzheimer 病有关。位于第 19 号染色体上的载脂蛋白 E(apoE)等位基因 $apoE\epsilon4$ 与晚发家族性和散发的 Alzheimer 病的形成有联系。位于 12 号染色体上低密度脂蛋白受体相关蛋白基因可能增加患 Alzheimer 病的风险。神经病理证明,Alzheimer 病患者脑中神经元纤维缠结和老年斑以及部分脑血管壁有淀粉样沉积物,即 β-淀粉样蛋白(Aβ),并证明它是由淀粉样前体蛋白裂解产生。大量 β-淀粉样蛋白及前体蛋白具有神经毒性反应,以上基因可能通过增加生成与积聚 Aβ,产生神经毒性反应,导致神经元坏死。

### (二)神经递质障碍

研究发现 Alzheimer 病患者大脑中存在广泛的递质系统障碍,与 Alzheimer 病相关较为肯定的有乙酰胆碱系统、单胺系统、氨基酸类及神经肽类。而这些递质系统与学习和记忆等认知功能有密切关系。Alzheimer 病患者海马和新皮质胆碱乙酰转移酶(ChAT)及乙酰胆碱(Ach)显著减少引起皮层胆碱能神经元递质功能紊乱,被认为是记忆障碍和其他认知障碍的原因之一;Alzheimer 病患者除有大脑皮层病变外还有皮层下神经元变性和神经元脱失,以 Meynert 基底核最明显,而 Meynert 基底核是胆碱能神经元的主要所在地。Alzheimer 病早期此区胆碱能神经元即减少,由于 Ach 合成明显不足,ChAT 减少与痴呆的严重性,老年斑及神经元纤维缠结数量增多有关。其他递质如去甲肾上腺素、5-羟色胺、谷氨酸、生长抑制素等改变是 Alzheimer 病的原因还是继发尚不清楚。

### (三)细胞骨架改变

近年研究表明 Alzheimer 病的神经元纤维缠结是细胞骨架的异常改变,以成对螺旋丝为特征,而 tua 蛋白是成对螺旋丝的主要成分。tua 蛋白是一种功能蛋白,在正常细胞内形成细胞骨架,参与微管组装与稳定。而 Alzheimer 病脑中的 tua 蛋白被异常磷酸化,成为无功能的 tua 蛋白,从而降低了微管组装的能力。随之损害轴浆流动,致使递质及一些不被迅速降解的神经元成分聚集在受累神经元内,导致神经功能减低、丧失,直至神经细胞破坏。认为这是 Alzheimer 病临床症状的发病机制。

尽管在 Alzheimer 病的发病机制研究上已取得显著成绩,但无一个假说得到充分验证,能完满解释 Alzheimer 病的病因,目前大多研究支持 Alzheimer 病的遗传假说。有关 Alzheimer 病危险因素的研究中,唯一能证实的是年龄。

## 二、病理变化

Alzheimer 病患者大脑萎缩明显,以颞、顶及前额叶为主,重量常低于 1 000 g。组织学上其病理特征包括老年斑、神经元纤维缠结、神经元减少及轴索和突触异常、颗粒空泡变性、星形细胞和小胶质细胞增生和血管淀粉样改变。

神经元纤维缠结由扭曲、增厚、凝聚成奇特三角形和襻形的神经元纤维组成,是由异常细胞骨架组成的神经元内结构,为磷酸化 tua 蛋白的变异型,是微管相关蛋白的一种主要成分。神经元纤维缠结也可见于正常老年人和其他神经系统变性病中,但在 Alzheimer 病中神经元纤维缠结不仅数量上多于正常老年人,而且与神经元死亡及临床症状有关。在正常老年人神经元纤维缠结多见于颞叶,而 Alzheimer 病则遍及整个大脑,最常见于海马、杏仁核和新皮层的锥体细胞。

老年斑是 Alzheimer 病的特征性病理改变,呈不规则球形,直径 50~200 μm,可以银深染。典型的老年斑有 3 层结构。核心由类淀粉前体蛋白组成,中层为肿胀的轴索和树状突,外层为变性的神经突起。电子显微镜观察,老年斑的组成为增厚的轴索、异常的树状突,和呈节状隆起的异常终端,以及充满增厚神经元纤维的神经元突起和围绕淀粉样纤维中心区的致密层状体。整个老年斑中突触显著减少。组化上,在老年斑区域内早期有氧化酶活性增加,随后至晚期酶活性和线粒体内含物减少。在老年斑内,突触的连结性和功能改变损害了细胞间传送,破坏了突触在学习、记忆和认知上的主要作用。

颗粒空泡变性是细胞质内的一种空泡结构,由一个或多个直径 3.5 μm 的空泡组成,每个空泡的中心都有一个致密颗粒。在 Alzheimer 病中颗粒空泡变性高度选择地见于海马的锥体细胞。神经元的丢失主要是表浅皮层较大的胆碱能神经元,发病早的患者明显且往往伴有神经胶质细胞增生。Alzheimer 病神经元突触较正常人减少 36%~46%,多发生于老年斑部位,神经元和突触丢失与临床表现关系密切。

除以上的病理变化外,淀粉样血管病与 Alzheimer 病的关系不容忽视,淀粉样血管病又称嗜刚果或斑样血管病。继发于血管的梗死或脑内出血可与 Alzheimer 病的病理变化同时发生。也就是说Alzheimer病的患者常有淀粉样血管病的病理改变。Alzheimer 病与淀粉样血管病的主要病理改变,即淀粉样血管病、老年斑和神经元纤维缠结中有同一种 β-淀粉样蛋白,又常并存于老年人,故认为两者的关系密切。

Alzheimer 病的病理组织改变有特殊的分布,颗粒空泡变性均发生于海马。神经元纤维缠结和老年斑也选择性累及皮质,以颞顶枕结合区最严重,且主要累及颞叶边缘区和扣带回部。

### 三、临床表现

多发生于 50 岁之后,65 岁左右多见,其临床特征为起病隐匿,持续进行性的智能衰退而无缓解。记忆障碍是本病的首发症状,判断力下降,患者不能对问题进行推理。工作和家务漫不经心,空间和时间定向障碍、情感淡漠和多疑较早出现,继之失语、失用和失认及其他认知缺陷同时出现。偶有尿失禁。最后所有智能都受损,出现明显的运动不能,以至瘫痪。

#### (一)记忆障碍

通常是家人和同事发现的最早的症状,当天发生的事不能回忆,常常忘记物品放在何处,刚刚说过的话或做过的事不记得,常用"丢三落四""说完就忘"来描述。但患者的记忆障碍常被认为是健康老年人的健忘而被忽视。Alzheimer 病的早期也可有远期记忆障碍,但程度较轻,至中期,远记忆也明显受损。

#### (二)视空间技能损害

早期即有患者不能准确地判断物品的位置,常伸手取物而抓空;放物时不能正确判断应放的位置;在熟悉的环境中常常迷路或不认家门。至中期,甚至在家中找不到自己的房间或床,不能临摹几何图形。中期后连简单的平面图也难以画出。在日常生活中穿衣困难,甚至判断不出上衣和裤子。

#### (三)语言障碍

语言障碍的特殊模式及变化过程有助于诊断本病(表 3-5)。在自发言语中,明显的找词困难是首先表现的语言障碍,由于口语中缺乏实质词,而成为不能表达意思的空话或过多的解释而成赘语。表现为流利型失语口语特点。患者言语的发音、语调及语法相对保留至晚期,而语义方面进行性受损。早期物品的命名可能正常,至少可接受选词提示,列名受损则是 Alzheimer 病早期的敏感指标,随着病情的发展,语言的实用内容逐渐减少,命名不能亦愈明显,同时出现错语、新语等。与此同时,听理解能力明显地进行性下降,答非所问,交谈能力下降。阅读和书写障碍,中期后甚至不认识和不会写自己的名字。复述在早期可相对保留,至中期出现模仿语言,至晚期除模仿语言外不可能交谈,进一步恶化,发音不清楚,最终哑口无言。

表 3-5　Alzheimer 病患者语言障碍发展过程

| 阶段 | 表现 |
| --- | --- |
| Ⅰ | 因找词困难,自发语言空洞、冗赘 |
| Ⅱ | 列名困难 |
| | 轻度命名障碍 |
| | 命名不能 |
| | 错语 |
| | 听理解障碍 |
| | 交谈困难 |

续表

| 阶段 | 表现 |
| --- | --- |
| Ⅲ | 错语与字靶无关 |
| | 模仿语言,重语症 |
| | 构音障碍 |
| | 缄默 |

### (四)认知功能损害

认知功能损害是 Alzheimer 病的特征性改变,判断力差,概括能力丧失,注意力分散,意志不集中均可在早期出现。尽管有患者可继续工作,多是很熟悉的工作,或简单的重复,当向其提出新要求时,工作能力降低才表现出来。随病情的进展,主动性和解决问题的能力、逻辑和推理的能力进行性受损。计算障碍常在中期明显,但早期也可表现出来。如购物不会算账,付错钱,严重者连简单的加、减法也不会,甚至不认识数字和算术符号。Alzheimer 病的失用主要为观念性失用和意想运动性失用。常见于中期,表现为丧失已熟练的技能,严重者不会使用任何工具,甚至不能执筷或用勺吃饭。但仍保留运动的肌力和协调。

### (五)精神异常

早期出现,并常是患者就医的原因,包括情感淡漠、抑郁、躁狂、幻觉、妄想、性格改变及行为异常。白天自言自语或大声说话,恐惧独居,有的怀疑自己年老的配偶有外遇;怀疑子女偷他的钱物,把不值钱的东西藏起来。多数患者有失眠或夜间谵妄。

### (六)运动系统表现

本病早期运动系统常正常。至中期表现为过度活动不安,如无目的地在室内来回走动,或半夜起床摸东西等。早期与中期神经系统检查可无局部阳性体征,但原始轴反射可较早出现。晚期可出现运动障碍,锥体外系症状多见,主要为肌张力的增高,以后逐渐出现锥体系统症状和体征,或原有锥体外系体征加重,最后呈现强直性或屈曲性四肢瘫痪。

此外,Alzheimer 病患者伴发淀粉样脑血管病者可高达 27%~89%,临床上可并发脑出血或皮质下白质脑病,则产生相应的局灶神经系统体征。

Alzheimer 病患者视力、视野相对完整。无感觉障碍,少数患者晚期有癫痫发作。肌阵挛性抽跳并非少见。

## 四、实验室及其他检查

(1)目前尚无确诊 Alzheimer 病的实验室检查方法。血、尿常规及血清检查正常。脑脊液常规检查正常或仅有轻度蛋白增高。已开展对神经递质及一系列生物化学物质、放射免疫、微量元素的研究,试图从脑脊液检查中找出支持 Alzheimer 病的特异生物标志,至今未获得有诊断价值的标记物。脑脊液 β-淀粉样蛋白及其前体蛋白、tua 蛋白,尚处研究阶段。

(2)脑电图大多异常,早期仅有波幅下降或 α 节律变慢。随病情发展,背景脑电图为低和中波幅不规则活动。慢活动不对称也常见。在额叶逐渐重叠有明显的 θ 活动,快活动消失。

(3)CT 和 MRI 检查可见侧脑室扩大和脑沟增宽,额颞叶明显。随病情发展有明显加重的趋势。脑室扩大较皮层萎缩更具有临床意义、因早期 CT 也可能正常,或一部分正常老年人 CT 也可表现脑室扩大和脑沟增宽,因此,CT 对本病的诊断必须与临床结合。MRI 能清楚显示海马,测量海马体积或海马体积与全脑体积的比值,发现 Alzheimer 病患者小于对照组。虽然 MRI 优于 CT 但确诊仍需结合临床。

(4)SPECT(单电子发射计算机断层)显示,脑血流降低,且双颞叶后部和颞顶区血流减少明显,其减少程度与痴呆的严重性成正比,至中晚期则呈弥漫性对称性血流减少。PET(正电子发射断层扫描)证明 Alzheimer 病患者的脑代谢活动降低。脑代谢普遍降低,且联合皮质下降显著;初级运动、感觉和视皮质以及大部分皮质下结构的代谢活动正常,或轻度下降。95%患者的葡萄糖代谢下降与其痴呆严重度一致。

(5)神经心理学检查有助于痴呆的诊断与鉴别诊断,但无助于痴呆的病因诊断。常用的痴呆量表有简易精神状态量表(MMSE)、长谷川痴呆量表(HDS)、韦氏成人智力量表(WAIS-RC)、临床痴呆评定量表(CDR)、Blessed 行为量表(BBS)及 Hachinski 缺血积分量表(HIS)等。

## 五、诊断与鉴别诊断

### (一)诊断

1.ICD-10 提出的诊断要点

Alzheimer 病的诊断主要根据详尽的病史、临床症状的演变过程,结合神经心理学检查及有关辅助检查等。最终确诊靠病理。国际疾病分类诊断标准第 10 次修订(ICD-10)提出 Alzheimer 病的诊断要点如下。

(1)存在痴呆。

(2)隐袭起病,缓慢进展,通常难以指明起病的时间,但他人会突然察觉到症状的存在,疾病进展过程中会出现明显的高台期。

(3)无临床依据或特殊检查的结果能够提示精神障碍是由其他可引起痴呆的全身性疾病或脑的疾病所致(例如,甲状腺功能减退症、高血钙、维生素 $B_{12}$ 缺乏、烟酸缺乏、神经梅毒、正常压力脑积水或硬膜下血肿)。

(4)缺乏突然性、卒中样发作,在疾病早期无局灶性神经系统损害的体征,如轻瘫、感觉丧失、视野缺损及运动协调不良(但这些症状会在疾病晚期出现)。

以上对 Alzheimer 病诊断虽较明确,但临床诊断仍很困难。

2.NINCDS-ADRDA 的诊断标准

目前多采用 NINCDS-ADRDA 的诊断标准,其诊断正确率为 80%~100%,NINCDS-ADRDA 专题工作组将 Alzheimer 病分为很可能、可能和确诊三种。很可能的诊断标准如下。

(1)根据临床确诊痴呆,用 MMSE 及 Blessed 痴呆量表等神经心理测试验证。

(2)认知功能有两方面或更多的缺损。

(3)记忆和其他认知功能进行性衰退。

(4)无意识障碍,可有精神异常。

(5)发病年龄 40~90 岁,多在 65 岁以后。

(6)排除可导致记忆和认知功能进行性衰退的躯体疾病或其他脑部疾病。

确诊的标准,除符合以上标准外,并有活检或尸检的病理学依据。CT、MRI、SPECT、PET 等检查有助于诊断。

### (二)Alzheimer 病的鉴别诊断

(1)正常老年人的健忘、抑郁症及神经官能症的鉴别。

（2）皮克病：与 Alzheimer 病有许多共同点，常难以鉴别。皮克病是以早期人格改变，自知力差和社会行为衰退为主，而遗忘出现较晚，空间定位和认知障碍也出现较晚。CT 显示额和（或）颞叶萎缩与 Alzheimer 病的弥漫性萎缩不同。

（3）脑血管性痴呆：有明确的卒中史、高血压及动脉粥样硬化；急性起病，神经系统有局灶受损的体征；头颅 CT 有局部病灶等可鉴别。

（4）皮质下痴呆：如帕金森病性痴呆、亨廷顿病性痴呆等。这类痴呆的记忆障碍主要是健忘（回忆障碍）而非遗忘。认知功能障碍与思维活动慢有关。无语言障碍但可有构音障碍。最具特点的是早期即出现运动系统不正常，不自主运动、步态不正常等。

## 六、治疗

本病无特效疗法，以对症治疗为主。

### （一）改善脑循环和脑代谢的药物

SPECT 和 PET 已证实 Alzheimer 病患者有脑血流减少和糖代谢减退，使用扩张血管药物增加脑血流及脑细胞代谢的药物可能改善早期症状或延缓疾病的进展。常用的药物有银杏叶提取物、双氢麦角碱、脑通、吡拉西坦、茴拉西坦、γ-氨酪酸、胞磷胆碱、脑活素、都可喜等。Alzheimer 病脑血流的减少是因神经细胞退变的结果，故疗效有限。

### （二）改善递质障碍有关的药物

Alzheimer 病患者存在递质系统障碍，近年来对胆碱能系统缺陷的治疗研究较多。常用的药物如下。

1.增强乙酰胆碱合成和释放的突触前用药

如胆碱和卵磷脂。疗效不肯定。

2.限制乙酰胆碱降解以提高其活性的药物

（1）毒扁豆碱：临床一般每次 6 mg，每天 1 次，逐渐加量，显效范围每天 10～24 mg，分 4～6 次服用，对学习、记忆、行为似有改善，但使用时间延长疗效降低，不良反应增加。

（2）四氢氨基吖啶或他克林：开始给药每天 40 mg，每 6 周每天增加 40 mg，第 19 周起每天 160 mg，不良反应有恶心、呕吐及肝脏毒性，治疗中应查肝功能。

（3）石杉碱甲：从中药千层塔中提取的胆碱酶抑制剂，临床观察可改善 Alzheimer 病患者的记忆障碍，每天 50～100 μg，不良反应少。

3.突触后用药即胆碱能激动剂

氯贝胆碱可显著提高乙酰胆碱系统的活性，但不能通过血-脑屏障，需通过导管脑室给药。治疗后认知、行为和生活能力有改善。不良反应有恶心，少有抑郁。

### （三）基因治疗

利用基因重组技术将正常基因替换有缺陷的基因，以达到根治目的，目前尚处研究阶段。

### （四）对症治疗

针对 Alzheimer 病患者不同的神经、精神障碍选择药物。行为障碍：合并抑郁者可选抗抑郁药，应选无抗胆碱不良反应的，可用苯环丙胺 10 mg，每天 2 次，或苯乙肼 15 mg，每天 2 次；对有精神运动兴奋、焦虑、激动、攻击行为者，可选用小剂量强安定剂如氯普噻吨、氯丙嗪等，但注意血压的下降，以防脑血流下降加重认知损害。

**（五）康复治疗**

应尽量鼓励患者参与社会和日常活动,包括脑力和体力活动。早期患者多下地活动,维持生活的能力,延缓衰退的速度。加强家庭和社会对患者的照顾、帮助及必要的训练。有视空间功能障碍者,应避免单独外出,以防意外。

## 七、预后

目前尚无有效抑制 Alzheimer 病进行性发展的方法。Alzheimer 病的病程 5～10 年,多死于并发症。

（陈方方）

# 第七节 帕 金 森 病

帕金森病(PD)又名震颤麻痹,由英国的帕金森于 1817 年描述而得名。PD 是中老年常见的神经系统变性疾病,以黑质多巴胺(DA)能神经元变性缺失和路易小体形成为特征,以静止性震颤、运动迟缓、肌强直和姿势步态异常为主要临床表现。一般在 50～65 岁开始发病,发病率随年龄增长而逐渐增加,60 岁发病率约为 1‰,70 岁发病率达 3‰～5‰。随着人口的老龄化,其发病率呈逐年上升趋势,给家庭和社会都造成了负面影响。

## 一、病因和发病机制

### （一）病因

迄今为止,帕金森病的病因仍不完全清楚。目前的研究倾向于与年龄老化、遗传和环境毒素因素等综合因素有关。

1.年龄老化

PD 主要发生于中老年人,40 岁以前发病少见,提示老龄与发病有关。随年龄增长,每 10 年纹状体的多巴胺量可减少 5%～13%;当黑质内多巴胺能神经元损害达 80% 以上以及纹状体的多巴胺量下降 80% 时则可引发本病。

2.遗传性

绝大多数 PD 患者为散发性,约 10% 有家族史,呈不完全外显的常染色体显性内科学性遗传或隐性遗传。

3.环境因素

流行病学调查结果发现,PD 的患病率存在地区差异,与长期接触杀虫剂、除草剂或某些工业化学品等有毒物质相关。

此外,感染、中毒、药物、脑动脉硬化等原因均可产生与帕金森病类似的临床症状或病理改变,这些情况统称为继发性帕金森综合征或震颤麻痹综合征。

### （二）发病机制

目前普遍认为,遗传因素可使患病易感性增加,只有在环境因素及衰老的相互作用下,通过氧化应激、线粒体功能衰竭、钙超载、兴奋性氨基酸毒性作用、细胞凋亡、免疫异常等机制才导致黑质 DA 能神经元大量变性丢失而发病。

帕金森病的主要病变是在脑部的黑质及纹状体。黑质为制造并贮存纹状体所需要的神经递质——多巴胺的场所,并经黑质-纹状体环路向纹状体输送多巴胺。多巴胺为纹状体的抑制性神经递质,乙酰胆碱为纹状体的兴奋性递质。功能相互拮抗,维持两者平衡,对基底节环路活动起重要的调节作用。PD 患者黑质 DA 能神经元变性丢失、黑质-纹状体 DA 通路变性,纹状体 DA 含量显著降低($>80\%$),造成 ACh 系统功能相对亢进,产生临床上的诸多症状。

## 二、病理

主要是黑质致密区含黑色素的神经元严重缺失,残余细胞发生变形,细胞质内出现同心形 Lewy 包涵体。此小体为圆形,分层状,可用 HE 染色法染出。组织化学方面发现纹状体中的多巴胺和其代谢产物高香草酸明显减少,5-羟色胺和去甲肾上腺素亦稍有减少等变化,类似的改变也可见于蓝斑、迷走神经背核、脊髓侧角以及交感神经节中。

## 三、临床表现

PD 起病隐匿,缓慢进展。临床症状主要表现如下。

### (一)震颤

典型的震颤以肢体远端部分为著,通常从一侧上肢的远端,随着病情的发展,对侧的肢体、口唇、下颌以及舌部也可以出现。患肢的震颤主要是由拮抗的肌群出现 4～8 次/秒有节律的收缩与松弛所引起。手的掌指关节和拇指震颤最为明显,呈"搓丸样"动作。震颤为静止性震颤,具有静止时发生、随意运动时减轻、入睡后消失、情绪激动时加重的特征。

### (二)肌肉强直

伸肌和屈肌肌张力均增高,屈肌更为明显。如伸屈关节所受到的阻力比较均匀一致,称"铅管样强直";若患者合并有震颤成分,在被动屈伸关节时感到阻力不均匀,不是一种流畅地运行,有断续的停顿感,称为"齿轮样强直";肌张力增高常出现在四肢、颈区及面部的肌肉,表现为面部表情呆板,很少瞬目,称为"面具脸";吞咽肌强直,表现为吞咽困难和流涎;与言语相关肌肉的强直,表现为言语单调而缓慢、声小及重复。

### (三)运动迟缓

患者日常生活中的各种主动运动,如穿衣、扣纽扣、刷牙、洗脸、系鞋带等动作缓慢、减少。书写时越写越小,称为"写字过小"征。行走时两步之间的距离缩小,呈小碎步。讲话语音低沉,语言单调,后期可有吞咽困难,进食呛咳。

### (四)姿势步态异常

由于四肢、躯干及颈区肌肉强直,患者出现特殊的姿势,站立时头颈与躯干前倾,膝关节微屈;上肢连带运动消失,患者越走越快,呈前冲姿势而不能突然停下来,称"慌张步态"。

### (五)其他症状

可有大小便困难、出汗多、皮脂溢出和直立性低血压等自主神经失调症状;还可有情绪低落、性欲低下,智力和情感反应大多数正常,但偶有痴呆或精神异常。

## 四、并发症

病情晚期因患者生活不能自理,常出现肺部感染、压疮、骨折、关节固定而致功能丧失。

## 五、实验室和其他检查

### (一)基因检测

在少数家族性 PD 患者,采用 DNA 印迹技术、PCR、DNA 序列分析等可能发现基因突变。

### (二)CT 和 MRI 检查

可以排除某些病变,有助于鉴别诊断及进一步确定临床诊断。

### (三)脑脊液和尿中的高香草酸(HVA)检查

HVA 是多巴胺的代谢产物,PD 患者脑脊液和尿中的 HVA 含量降低。

## 六、诊断和鉴别诊断

PD 多中老年发病,缓慢进行性病程,具有震颤、肌强直、运动迟缓、姿势步态异常等临床表现,结合相应的辅助检查可做出诊断。需要与以下疾病相鉴别。

### (一)特发性震颤

多在早年起病,属显性遗传病,表现为头、下颌、肢体不自主震颤,震颤频率可高可低,高频率者甚似甲状腺功能亢进症;低频者甚似帕金森震颤。本病无运动减少、肌张力增高及姿势反射障碍,饮酒后或服普萘洛尔治疗有效。

### (二)继发性帕金森综合征

有明确病因可寻,如脑外伤、脑卒中、病毒性脑炎、药物[神经安定药、利血平、甲氧氯普胺(胃复安)、甲基多巴、锂、氟桂利嗪(氟桂嗪)等]、金属及一氧化碳中毒等。

### (三)帕金森叠加综合征

又称症状性帕金森综合征,在神经科临床上是指具有帕金森病的基本表现,但病因、发病机制和临床特征有所不同的一组锥体外系病变。常见的有:①进行性核上性麻痹,常出现双眼球的上下活动障碍。②直立性低血压综合征,于直立体位时可出现血压明显下降。③肝豆状核变性,可查到眼角膜色素环以及血清铜氧化酶减少。④橄榄-脑桥-小脑萎缩症,在脑 MRI 影像学上表现为明显的脑干、小脑萎缩等,可以协助鉴别诊断。

## 七、治疗

本病的病程长,常需终身服药。一般从小剂量开始,缓慢加量,以最合适剂量,达到最佳疗效,并注意治疗方案的个体化。对于症状轻微的早期 PD 患者,如果没有影响到功能,可以先不服用药物,以加强功能锻炼为主,必要时服用一些神经保护药,如维生素 E、泛癸利酮(辅酶 $Q_{10}$)、单胺氧化酶抑制药等。

### (一)药物治疗

目标是延缓疾病进展、控制症状,并尽可能延长症状控制的年限,同时尽量减少药物的不良反应和并发症。目前应用的药物如下。

#### 1.抗胆碱药物

通过抑制乙酰胆碱的作用,纠正 DA 和乙酰胆碱的失调而缓解病情,对震颤的改善效果较好,用于早期和轻症患者。主要不良反应为口干、头晕、便秘、排尿困难、视力减退等。前列腺肥大、青光眼患者禁用。此类药可影响记忆和认知功能,所以对 70 岁以上 PD 患者应慎用。常用药物有苯海索（安坦片）2 mg，2～3 次/天；丙环定（开马君）2.5 mg，3 次/天，可逐渐增加至20 mg/d。

**2.金刚烷胺**

对少动、强直、震颤均有改善作用，对伴异动症患者可能有帮助。用法 50～100 mg，每天总剂量不超过 300 mg，2～3 次/天。肾功能不全、严重胃溃疡、肝病患者慎用，哺乳期妇女禁用。

**3.左旋多巴**

左旋多巴是目前治疗帕金森病最有效的药物，其有效率可达 75% 或更高，适用于运动障碍较为严重的患者。常用剂量为 2.5～6 g/d，分 3 次饭后服。一般从小剂量开始，逐渐增量，至显效后改为维持量。

**4.其他药物**

（1）DA 受体激动药：溴隐亭可直接激活多巴胺受体，疗效迅速，作用持续时间较长，一般与左旋多巴类药物联合应用，以增加疗效。从小剂量开始，治疗剂量 7.5～15 mg/d。不良反应有头痛、失眠、鼻塞、复视、呕吐、腹泻等。

（2）单胺氧化酶 β 抑制药：司来吉兰（丙炔苯丙胺）能阻断 DA 降解，增加脑内 DA 的含量，与维生素 E合用，治疗早期患者，保护神经元，延缓疾病进展。用法为 2.5～5 mg，2 次/天。不良反应有失眠、口干、直立性低血压等。

**（二）外科治疗**

早期药物治疗显效，而长期治疗疗效明显减退，同时出现异动症者并药物治疗难以改善者可考虑手术治疗。主要有神经核团细胞毁损手术与电刺激手术两种方式，原理都是为了抑制脑细胞的异常活动，达到改善症状的目的。前者是在异常活跃的神经核团上制造一个直径约 3 mm的毁损灶，后者则是埋植刺激器通过高频电刺激达到类似毁损的效果。手术对肢体震颤和/或肌强直有较好疗效，但对躯体性中轴症状，如姿势步态异常、平衡障碍无明显疗效。

**（三）康复治疗**

针对患者采用放松和呼吸锻炼，面部、头颈部、躯干、腹肌、手部、下肢、步态锻炼，平衡运动的锻炼，语言障碍的训练等康复治疗，可改善生活质量。

**（四）心理治疗**

心理因素在疾病治疗和康复过程中有着重要作用，心理治疗应该贯穿整个治疗过程之中。为患者创造良好的治疗和休养环境，给予充分的关心和爱护，帮助认识疾病的原因、表现、治疗和规律，树立战胜疾病的信心。

## 八、健康指导

**（一）注意膳食和营养**

饮食宜清淡、少盐，禁烟酒及刺激性食品。膳食中注意满足糖、蛋白质的供应，以植物油为主，少进动物脂肪。无机盐、维生素、膳食纤维供给应充足。多吃新鲜蔬菜和水果，能够提供多种维生素，并能促进肠蠕动，防治大便秘结。

**（二）生活中的指导和帮助**

疾病早期，应指导患者尽量参与各种形式的活动，坚持四肢各关节的功能锻炼。随着病情的发展，宜注意患者在活动中的安全问题。

**（三）加强肢体功能锻炼**

主动进行肢体功能锻炼，四肢各关节做最大范围的屈伸、旋转等活动，以预防肢体挛缩、关节僵直的发生；晚期患者做被动肢体活动和肌肉、关节的按摩，以促进肢体的血液循环。

**（四）预防并发症**

预防感冒。卧床患者要按时翻身，做好皮肤护理，防止尿便浸渍和压疮的发生。被动活动肢体，加强肌肉、关节按摩，对防止和延缓骨关节的并发症有意义。加强口腔护理，定时翻身、叩背，以预防吸入性肺炎和坠积性肺炎。

## 九、预后

PD 是一种慢性神经系统变性性疾病，进展较缓慢，目前尚无根治方法。据统计，在应用左旋多巴治疗以前的年代，PD 能减少患者的预期寿命，病死率为普通人群的 3 倍；应用左旋多巴替代治疗以后，PD 患者与普通人的病死率大致持平。大多数患者药物治疗获得良好的症状控制的时间可维持 4～5 年，一般 5～8 年会逐渐药效减退，10～12 年出现生活自理能力的下降。目前认为帕金森病本身不会明显缩短患者的寿命，但疾病严重限制患者的活动能力，影响其生活质量，给患者造成极大痛苦，也给家庭和社会造成沉重负担。

（孟云霞）

# 第四章

# 呼吸内科疾病

## 第一节 流行性感冒

流行性感冒(简称流感)是由流行性感冒病毒引起的急性呼吸道传染病,是人类面临的主要公共健康问题之一。

### 一、病原学与致病性

流感病毒呈多形性,其中球形直径为 $80 \sim 120$ nm,有囊膜。流感病毒属正黏病毒科,流感病毒属,基因组为分节段、单股、负链 RNA。根据病毒颗粒核蛋白(NP)和基质蛋白($M_1$)抗原及其基因特性的不同,流感病毒分为甲、乙、丙 3 型。

甲型流感病毒基因组由 8 个节段的单链 RNA 组成,负责编码病毒所有结构蛋白和非结构蛋白。甲型流感病毒囊膜上有 3 种突起:H、N 和 $M_2$ 蛋白,血凝素(H)和神经氨酸酶(N)为 2 种穿膜糖蛋白,它们突出于脂质包膜表面,分别与病毒吸附于敏感细胞和从受染细胞释放有关。第 3 种穿膜蛋白是 $M_2$ 蛋白,这是一种离子通道蛋白,为病毒进入细胞后脱衣壳所必需。根据其表面 H 和 N 抗原的不同,甲型流感病毒又分成许多亚型。甲型流感病毒的血凝素共有 16 个亚型($H_{1 \sim 16}$)。神经氨酸酶则有 9 个亚型($N_{1 \sim 9}$)。所有 16 个亚型的血凝素和 9 个亚型的神经氨酸酶都在禽类中检测出,但只有 $H_1$、$H_2$、$H_3$、$H_5$、$H_7$、$H_9$、$N_1$、$N_2$、$N_3$、$N_7$,可能还有 $N_8$ 亚型引起人类流感流行。

流感病毒表面抗原特别是 H 抗原具有高度易变性,以此逃脱机体免疫系统对它的记忆、识别和清除。流感病毒抗原性变异形式有抗原性飘移和抗原性转变。抗原性飘移主要是由于编码 H 或 N 蛋白基因点突变导致 H 或 N 蛋白分子上抗原位点氨基酸的替换,并由于人群选择压力使得小变异逐步积累。抗原性转变只发生于甲型流感病毒,当 2 种不同的甲型流感病毒同时感染同一宿主细胞时,其基因组的各节段可能会重新分配或组合,导致新的血凝素和/或神经氨酸酶的出现,或者是 H、N 之间新的组合,从而产生一种新的甲型流感的亚型。

流感病毒在进入宿主细胞之后,其血凝素蛋白需先经宿主细胞的蛋白酶消化,成为 2 个由二硫键相连的多肽,这一过程与病毒的致病性密切相关。在人类呼吸道和禽类胃肠道中有一种胰

77

酶样的蛋白酶能够酶切流感病毒的血凝素,因此流感病毒往往引起人类呼吸道感染和禽类胃肠道感染。宿主细胞表面对病毒血凝素的受体在人和禽类之间是不同的,因此通常多数禽流感病毒不感染人类,但是已经有越来越多的证据表明,某些禽流感病毒可越过种属界限而感染人类。当两种分别来源于人和禽的流感同时感染同一例患者时,或另一种可能的中间宿主猪(因为猪对禽流感和人流感都敏感,而且与禽类和人都可能有密切接触),2 种病毒就有可能在复制自身的过程中发生基因成分的交换,产生新的"杂交"病毒。由于人类对其缺乏免疫力,因此患者往往病情严重,死亡率极高。

## 二、流行病学

流感传染源主要为流感患者和隐性感染者。人禽流感主要是患禽流感或携带禽流感病毒的鸡、鸭、鹅等家禽及其排泄物,特别是鸡传播。流感病毒主要是通过空气飞沫和直接接触传播。人禽流感是否还可通过消化道或伤口传播,至今尚缺乏证据。人对流感病毒普遍易感,新生儿对流感及其病毒的敏感性与成年人相同。青少年发病率高,儿童病情较重。流感流行具有一定的季节性。我国北方常发生于冬季,而南方多发生在冬夏两季,然而流感大流行可发生在任何季节。

根据发生特点不同,流感发生可分为散发、暴发、流行和大流行。散发一般在非流行期间,病例在人群中呈散在零星分布,各病例在发病时间及地点上没有明显的联系。暴发是指一个集体或小地区在相当短时间内突然发生很多流感病例。流行是指在较大地区内流感发病率明显超出当地同期发病率水平,流感流行时发病率一般为 5%～20%。大流行的发生是由于新亚型毒株出现,人群普遍缺乏免疫力,疾病传播迅速,流行范围超出国界和洲界,发病率可超过 50%。世界性流感大流行间隔 10 年左右,常有 2～3 个波,通常第一波持续时间短,发病率高,第二波持续时间长,发病率低,有时还有第三波,第一波主要发生在城市和交通便利的地方,第二波主要发生在农村及交通闭塞地区。

## 三、临床表现

流感的潜伏期一般为 1～3 d。起病多急骤,症状变化较多,主要以全身中毒症状为主,呼吸道症状轻微或不明显。季节性流感多发于青少年,临床表现和轻重程度差异颇大,病死率通常不高,一般恢复快,不留后遗症,死者多为年迈体衰、年幼体弱或合并有慢性疾病的患者。在亚洲国家发生的人感染 $H_5N_1$ 禽流感病毒有别于常见的季节性流感。感染后的临床症状往往比较严重,死亡率高达 50%,并且常常累及多种器官。流感根据临床表现可分为单纯型、肺炎型、中毒型、胃肠型。

### (一)单纯型

最为常见,先有畏寒或寒战,发热,继之全身不适,腰背发酸、四肢疼痛,头昏、头痛。大部分患者有轻重不同的打喷嚏、鼻塞、流涕、咽痛、干咳或伴有少量黏液痰,有时有胸骨后烧灼感、紧压感或疼痛。发热可高达 39 ℃～40 ℃,一般持续 2～3 d 渐降。部分患者可出现食欲缺乏、恶心、便秘等消化道症状。年老体弱的患者,症状消失后体力恢复慢,常感软弱无力、多汗,咳嗽可持续1～2 周或更长。体格检查:患者可呈重病容,衰弱无力,面部潮红,皮肤上偶有类似麻疹、猩红热、荨麻疹样皮疹,软腭上有时有点状红斑,鼻咽部充血水肿。本型中较轻者病情似一般感冒,全身和呼吸道症状均不显著,病程仅 1～2 d,单从临床表现难以确诊。

### （二）肺炎型

本型常发生在 2 岁以下的小儿，或原有慢性基础疾病，如二尖瓣狭窄、肺源性心脏病、免疫力低下以及孕妇、年老体弱者。其特点是：在发病后 24 h 内可出现高热、烦躁、呼吸困难、咳血痰和明显发绀。全肺可有呼吸音减低、湿啰音或哮鸣音，但无肺实变体征。胸部 X 线可见双肺广泛小结节性浸润，近肺门较多，肺周围较少。上述症状可进行性加重，抗生素无效。病程 1 周至 2 月余，大部分患者可逐渐恢复，也可因呼吸循环衰竭在 5～10 d 内死亡。

### （三）中毒型

较少见。肺部体征不明显，具有全身血管系统和神经系统损害，有时可有脑炎或脑膜炎表现。临床表现为高热不退，神志昏迷，成人常有谵妄，儿童可发生抽搐。少数患者由于血管神经系统紊乱或肾上腺出血，导致血压下降或休克。

### （四）胃肠型

主要表现为恶心、呕吐和严重腹泻，病程 2～3 d，恢复迅速。

## 四、诊断

流感的诊断主要依据流行病学资料，并结合典型临床表现确定，但在流行初期，散发或轻型的病例诊断比较困难，确诊往往需要实验室检查。流感常用以下辅助检查。

### （一）一般辅助检查

1.外周血常规

白细胞计数不高或偏低，淋巴细胞相对增加，重症患者多有白细胞计数及淋巴细胞下降。

2.胸部影像学检查

单纯型患者胸部 X 线检查可正常，但重症尤其肺炎型患者胸部 X 线检查可显示单侧或双侧肺炎，少数可伴有胸腔积液等。

### （二）流感病毒病原学检测及分型

流感病毒病原学检测及分型对确诊流感及与其他疾病如严重急性呼吸综合征（SARS）等鉴别十分重要，常用病毒学检测方法主要有以下几种。

1.病毒培养分离

病毒培养分离是诊断流感最常用和最可靠的方法之一。目前分离流感病毒主要应用马达犬肾细胞（Madin-Darby canine kidney，MDCK）为宿主系统。培养过程中观察细胞病变效应，并可应用血清学实验来进行鉴定和分型。传统的培养方法对于流感病毒的检测因需要时间较长（一般需要 4～5 d），不利于早期诊断和治疗。近年来新出现了一种快速流感病毒实验室培养技术——离心培养技术（shell vial culure，SVC），在流感病毒的快速培养分离上发挥了很大作用。离心培养法是在标本接种后进行长时间的低速离心，使标本中含病毒的颗粒在外力作用下被挤压吸附于培养细胞上，从而大大缩短了培养时间。

2.血清学诊断

血清学诊断主要是检测患者血清中的抗体水平，即用已知的流感病毒抗原来检测血清中的抗体，此法简便易行、结果可信。血清标本应包括急性期和恢复期双份血清。急性期血样应在发病后 7 d 内采集，恢复期血样应在发病后 2～4 周采集。双份血清进行抗体测定，恢复期抗体滴度较急性期有 4 倍或以上升高，有助于确诊和回顾性诊断，单份血清一般不能用作诊断。

3.病毒抗原检测

对于病毒抗原的检测方法主要有直接荧光抗体检测(direct fluorescent antibody test,DFA)和快速酶(光)免法。DFA用抗流感病毒的单克隆抗体直接检测临床标本中的病毒抗原,应用亚型特异性的单抗能够快速和直接地检测标本中的病毒抗原,并且可以进一步进行病毒的分型,不仅可用于诊断,还可以用于流行病学的调查。

4.病毒核酸检测

以聚合酶链反应(polymerase chainreaction,PCR)技术为基础发展出了各种各样的病毒核酸检测方法,在流感病毒鉴定和分型方面发挥着越来越大的作用,不仅可以快速诊断流感,并且可以根据所分离病毒核酸序列的不同对病毒进行准确分型。常用的方法有核酸杂交、逆转录-聚合酶链反应、多重逆转录-聚合酶链反应、酶联免疫PCR、实时定量PCR、依赖性核酸序列扩增、荧光PCR等方法。

以上述各种检测方法为基础,很多生物制品公司开发出多种试剂盒供临床快速检测应用。近年来,应用基因芯片对流感病毒进行检测和分型是研究的一大热点,基因芯片灵敏度极高,并且可以同时检测多种病毒,尤其适用于流感多亚型、易变异的特点。目前多种基因芯片技术已应用到流感病毒的检测和分型中。

## 五、鉴别诊断

主要与除流感病毒的多种病毒、细菌等病原体引起的流感样疾病(influenza like illness,ILI)相鉴别。确诊需依据实验室检查,如病原体分离、血清学检查和核酸检测。

### (一)普通感冒

普通感冒可由多种呼吸道病毒感染引起。除注意收集流行病学资料以外,通常流感全身症状比普通感冒重,而普通感冒呼吸道局部症状更突出。

### (二)严重急性呼吸综合征(SARS)

SARS是由SARS冠状病毒引起的一种具有明显传染性,可累及多个脏器、系统的特殊肺炎,临床上以发热、乏力、头痛、肌肉关节疼痛等全身症状和干咳、胸闷、呼吸困难等呼吸道症状为主要表现。临床表现类似肺炎型流感。根据流行病学史,临床症状和体征,一般实验室检查,胸部X线影像学变化,配合SARS病原学检测阳性,排除其他疾病,可作出SARS的诊断。

### (三)肺炎支原体感染

发热、头痛、肌肉疼痛等全身症状较流感轻,呛咳症状较明显,或伴少量黏痰。胸部X线检查可见两肺纹理增深,并发肺炎时可见肺部斑片状阴影等间质肺炎表现。痰及咽拭子标本分离肺炎支原体可确诊。血清学检查对诊断有一定帮助,核酸探针或PCR有助于早期快速诊断。

### (四)衣原体感染

发热、头痛、肌肉疼痛等全身症状较流感轻,可引起鼻旁窦炎、咽喉炎、中耳炎、气管-支气管炎和肺炎。实验室检查可帮助鉴别诊断,包括病原体分离、血清学检查和PCR检测。

### (五)嗜肺军团菌感染

夏秋季发病较多,并常与空调系统及水源污染有关。起病较急,畏寒、发热、头痛等,全身症状较明显,呼吸道症状表现为咳嗽、黏痰、痰血、胸闷、气促,少数可发展为ARDS;呼吸道以外的症状也常见,如腹泻、精神症状以及心功能和肾功能障碍,胸部X线检查示炎症浸润影。呼吸道分泌物、痰、血培养阳性可确定诊断,但检出率低。对呼吸道分泌物用直接荧光抗体法(DFA)检测抗原或用 PCR 检查核酸,对早期诊断有帮助。血清、尿间接免疫荧光抗体测定也具诊断意义。

## 六、治疗

隔离患者,流行期间对公共场所加强通风和空气消毒,避免传染他人。

合理应用对症治疗药物,可对症应用解热药、缓解鼻黏膜充血药物、止咳祛痰药物等。

尽早应用抗流感病毒药物治疗:抗流感病毒药物治疗只有早期(起病 1～2 d 内)使用才能取得最佳疗效。抗流感病毒化学治疗药物现有离子通道 $M_2$ 阻滞剂(表 4-1)和神经氨酸酶抑制剂两类,前者包括金刚烷胺和金刚乙胺;后者包括奥司他韦和扎那米韦。

表 4-1　金刚烷胺和金刚乙胺用法和剂量

| 药名 | 年龄(岁) | | | |
| --- | --- | --- | --- | --- |
| | 1～9 | 10～12 | 13～16 | ≥65 |
| 金刚烷胺 | 5 mg/(kg·d)<br>(最高 150 mg/d)分 2 次 | 100 mg 每天 2 次 | 100 mg 每天 2 次 | ≤100 mg/d |
| 金刚乙胺 | 不推荐使用 | 不推荐使用 | 100 mg 每天 2 次 | 100 mg 或 200 mg/d |

### (一)离子通道 $M_2$ 阻滞剂

金刚烷胺和金刚乙胺。对甲型流感病毒有活性,抑制其在细胞内的复制。在发病 24～48 h 内使用,可减轻发热和全身症状,减少病毒排出,防止病毒扩散。金刚烷胺在肌酐清除率 ≤50 mL/min 时酌情减少用量,并密切观察其不良反应,必要时停药。血透对金刚烷胺清除的影响不大。肌酐清除率<10 mL/min 时金刚乙胺应减为 100 mg/d;对老年和肾功能减退患者应监测不良反应。不良反应主要有中枢神经系统反应,有神经质、焦虑、注意力不集中和轻微头痛等,其发生率金刚烷胺高于金刚乙胺;胃肠道反应主要表现为恶心和呕吐。这些不良反应一般较轻,停药后大多可迅速消失。

### (二)神经氨酸酶抑制剂

神经氨酸酶抑制剂对甲、乙两型流感病毒都是有效的,目前有 2 个品种,即奥司他韦和扎那米韦,我国临床目前只有奥司他韦。

1.用法和剂量

奥司他韦为成人 75 mg,每天 2 次,连服 5 d,应在症状出现 2 d 内开始用药。儿童用法见表 4-2,1 岁以内不推荐使用。扎那米韦为 6 岁以上儿童及成人剂量均为每次吸入 10 mg,每天 2 次,连用 5 d,应在症状出现 2 d 内开始用药。6 岁以下儿童不推荐使用。

表 4-2　儿童奥司他韦用量

| 药名 | 体质量(kg) | | | |
| --- | --- | --- | --- | --- |
| | ≤15 | 16～23 | 24～40 | >40 |
| 奥司他韦(mg) | 30 | 45 | 60 | 75 |

2.不良反应

奥司他韦不良反应少,一般为恶心、呕吐等消化道症状,也有腹痛、头痛、头晕、失眠、咳嗽、乏力等不良反应的报道。扎那米韦吸入后最常见的不良反应有头痛、恶心、咽部不适、眩晕、鼻出血等。个别哮喘和慢性阻塞性肺疾病(COPD)患者使用后可出现支气管痉挛和肺功能恶化。

3.其他

肾功能不全的患者无须调整扎那米韦的吸入剂量。对肌酐清除率<30 mL/min的患者,奥司他韦减量至 75 mg,每天 1 次。

需要注意的是,因神经氨酸酶抑制剂对甲、乙两型流感病毒均有效且耐药发生率低,不会引起支气管痉挛,而 $M_2$ 阻滞剂都只对甲型流感病毒有效且在美国耐药率较高,因此美国目前推荐使用抗流感病毒药物仅有奥司他韦和扎那米韦,只有有证据表明流行的流感病毒对金刚烷胺或金刚乙胺敏感才用于治疗和预防流感。对于那些非卧床的流感患者,早期吸入扎那米韦或口服奥司他韦能够降低发生下呼吸道并发症的可能性。另外自 2004 年以来,绝大多数 $H_5N_1$ 病毒株对神经氨酸酶抑制剂敏感,而对金刚烷胺类耐药,因此确诊为 $H_5N_1$ 禽流感病毒感染的患者或疑似患者推荐用奥司他韦治疗。

### (三)并发症治疗

肺炎型流感常见并且最重要的并发症为细菌的二重感染,尤其是细菌性肺炎。肺炎型流感尤其重症患者往往有严重呼吸窘迫、缺氧,严重者可发生急性呼吸窘迫综合征(ARDS),应给予患者氧疗,必要时行无创或有创机械通气治疗。对于中毒型或胃肠型流感患者,应注意纠正患者水电解质平衡,维持血流动力学稳定。

## 七、预防

(1)隔离患者,流行期间对公共场所加强通风和空气消毒,切断传染链,终止流感流行。流行期间减少大型集会及集体活动,接触者应戴口罩。

(2)接种流感病毒疫苗是当今预防流感疾病发生、流行的最有效手段。当疫苗和流行病毒抗原匹配良好时,流感疫苗在年龄<65 岁的健康人群中可预防 70%～90%的疾病发生。由于免疫系统对接种疫苗需要 6～8 周才起反应,所以疫苗必须在流感季节到来之前接种,最佳时间为10月中旬至 11 月中旬。由于流感病毒抗原性变异较快,所以人类无法获得持久的免疫力,进行流感疫苗接种后人体可产生免疫力,但对新的变异病毒株无保护作用。因此,在每年流感疫苗生产之前,都要根据当时所流行病毒的抗原变化来调整疫苗的组成,以求最大的保护效果。

流感疫苗包括减毒活疫苗和灭活疫苗。至今对于病毒快速有效的减毒方法和准确的减毒标准仍存在许多不确定因素,因此减毒疫苗仍不能广泛应用。现在世界范围内广泛使用的流感病毒疫苗以纯化、多价的灭活疫苗为主。

美国疾病预防控制中心制订的流感疫苗和抗病毒剂使用指南推荐,每年接受一次流感疫苗接种的人员包括学龄儿童;6 个月至 4 岁的儿童;50 岁以上的老年人;6 个月至 18 岁的高危 Reye综合征(因长期使用阿司匹林治疗)患者;将在流感季节怀孕的妇女;慢性肺炎(包括哮喘)患者;心脏血管(高血压除外)疾病患者;肾、肝、血液或代谢疾病(包括糖尿病)患者;免疫抑制人员;在某些条件下危及呼吸功能人员;居住在养老院的人员和其他慢性疾病患者的护理人员;卫生保健人员;接触年龄<5 岁和年龄>50 岁人群的健康人员和爱心志愿者(特别是接触小于 6 个月婴儿的人员);感染流感可引发严重并发症的人员。

流感疫苗接种的不良反应主要为注射部位疼痛,偶见发热和全身不适,大多可自行恢复。

(3)应用抗流感病毒药物。明确或怀疑某部门流感暴发时,对所有非流感者和未进行疫苗接种的医务人员可给予金刚烷胺、金刚乙胺或奥司他韦进行预防性治疗,时间持续 2 周或流感暴发结束后 1 周。

(韩坤博)

# 第二节　急性上呼吸道感染

急性上呼吸道感染(acute upper respiratory tract infection,AURTI)简称上感,是鼻腔、咽或喉部急性炎症的总称。常见病原体为病毒,仅少数由细菌引起。本病患者不分年龄、性别、职业和地区,某些病种具有传染性,有时可引起严重的并发症。

## 一、流行病学

本病全年均可发病,但冬春季节好发。主要通过含有病毒的飞沫传播,也可通过被污染的手和用具传染。多数为散发性,在气候突然变化时可引起局部或大范围的流行。由于病毒表面抗原易于发生变异,产生新的亚型,不同亚型之间无交叉免疫,因此不仅同一个人可在1年内多次罹患本病,而且间隔数年后易于引起较大范围的流行。

## 二、病因和发病机制

### (一)病因

急性上呼吸道感染有70％～80％由病毒引起。其中主要包括流感病毒(甲、乙、丙)、副流感病毒、呼吸道合胞病毒、腺病毒、鼻病毒、埃可病毒、柯萨奇病毒、麻疹病毒和风疹病毒等。细菌感染占20％～30％,以溶血性链球菌最为多见,其次为流感嗜血杆菌、肺炎链球菌和葡萄球菌等,偶见革兰阴性杆菌。

### (二)诱因

各种可导致全身或呼吸道局部防御功能降低的原因,如受凉、淋雨、过度紧张或疲劳等均可诱发本病。

### (三)发病机制

当机体或呼吸道局部防御功能降低时,原先存在于上呼吸道或从外界侵入的病毒和细菌迅速繁殖,引起本病。年老体弱者和儿童易患本病。

## 三、病理

可无明显病理学改变,也可出现上皮细胞破坏和少量单核细胞浸润。鼻腔和咽黏膜充血、水肿,有较多浆液性及黏液性炎性渗出。继发细菌感染后,有中性粒细胞浸润和脓性分泌物。

## 四、临床表现

### (一)普通感冒(common cold)

俗称"伤风",又称急性鼻炎,以鼻咽部卡他症状为主要临床表现。成人多数由鼻病毒引起,也可由副流感病毒、呼吸道合胞病毒、埃可病毒、柯萨奇病毒等引起。

本病起病较急,初期有咽部干、痒或烧灼感,可有打喷嚏、鼻塞、流清水样鼻涕等症状。2～3 d后,鼻涕变稠,常伴咽痛、流泪、听力减退、味觉迟钝、咳嗽、声音嘶哑和呼吸不畅等上呼吸道症状。通常无全身症状和发热,有时可出现低热、轻度畏寒和头痛。体检时可见鼻黏膜充血、水肿,有分泌物,咽部轻度充血等。

### (二)急性病毒性咽炎、喉炎

1.急性病毒性咽炎

多数由鼻病毒、腺病毒、流感病毒、副流感病毒、肠病毒或呼吸道合胞病毒等引起。临床主要表现为咽部发痒和灼热感,咳嗽少见。流感病毒和腺病毒感染时可有发热和乏力,咽部明显充血、水肿,颌下淋巴结肿痛;腺病毒感染时常常合并眼结膜炎;当有吞咽疼痛时,提示链球菌感染。

2.急性病毒性喉炎

常由鼻病毒、甲型流感病毒、副流感病毒或腺病毒等引起。临床特征为声音嘶哑、说话困难、咳嗽伴咽喉疼痛及发热等。体检时可见喉部水肿、充血、局部淋巴结轻度肿大伴触痛,有时可闻及喘鸣音。

### (三)疱疹性咽峡炎

主要由柯萨奇病毒引起。临床表现为明显咽痛、发热,体检时可见咽部充血,软腭、悬雍垂、咽部和扁桃体表面有灰白色疱疹和浅表溃疡,周围有红晕。病程为1周左右。夏季好发,儿童多见,偶见于成人。

### (四)咽结膜热

主要由腺病毒和柯萨奇病毒等引起。临床表现为发热、咽痛、畏光、流泪等;体检时可见咽部和结膜充血明显。病程为4~6 d。夏季好发,儿童多见,游泳者中易于传播。

### (五)细菌性咽-扁桃体炎

主要由溶血性链球菌引起,也可由流感嗜血杆菌、肺炎链球菌、葡萄球菌等致病菌引起。临床特点为起病急、咽痛明显、畏寒、发热(体温可达39 ℃以上)等。体检时可见咽部充血明显,扁桃体肿大、充血、表面有脓性分泌物,颌下淋巴结肿大、压痛,肺部检查无异常发现。

## 五、并发症

本病如不及时治疗,易于并发急性鼻窦炎、中耳炎、气管-支气管炎或肺炎。少数患者可并发风湿病、肾小球肾炎和病毒性心肌炎等。

## 六、实验室和辅助检查

### (一)外周血常规

病毒性感染时白细胞计数正常或偏低,淋巴细胞比例升高;细菌性感染时,白细胞计数和中性粒细胞比例增多,出现核左移现象。

### (二)病原学检查

一般情况下可不做。必要时可用免疫荧光法、酶联免疫吸附检测法、血清学诊断法或病毒分离和鉴定方法确定病毒的类型;细菌培养和药物敏感试验有助于细菌感染的诊断和治疗。

## 七、诊断和鉴别诊断

### (一)诊断

1.临床诊断

根据患者的病史、流行情况、鼻咽部的卡他和炎症症状以及体征,结合外周血常规和胸部

X线检查结果等,可作出本病的临床诊断。

2.病因学诊断

借助于病毒分离、细菌培养,或病毒血清学检查、免疫荧光法、酶联免疫吸附检测法和血凝抑制试验等,可确定病因学诊断。

**(二)鉴别诊断**

本病应与下列疾病相鉴别。

1.过敏性鼻炎

临床症状与本病相似,易于混淆。过敏性鼻炎与本病不同之处包括:①起病急骤,可在数分钟内突然发生,亦可在数分钟至2 h内症状消失;②鼻腔发痒、频繁打喷嚏、流出大量清水样鼻涕;③发作与气温突变或与接触周围环境中的变应原有关;④鼻腔黏膜苍白、水肿,鼻分泌物涂片可见大量嗜酸性粒细胞。

2.流行性感冒

患者可有上呼吸道感染表现,但具有下列特点:①传染性强,常有较大范围的流行;②起病急,全身症状较重,有高热、全身酸痛和眼结膜炎;③鼻咽部炎症症状和体征较轻;④致病原是流感病毒,患者鼻洗液中黏膜上皮细胞的涂片标本,经过荧光标记的流感病毒免疫血清染色检查、核酸或病毒分离等可明确诊断。

3.急性传染病

麻疹、脊髓灰质炎、脑炎等急性传染病的早期常有上呼吸道症状,易与本病混淆。为了防止误诊和漏诊,对于在上述传染病流行季节和流行地区有上呼吸道感染症状的患者,应密切观察,进行必要的实验室检查。

# 八、治疗

对于呼吸道病毒感染目前尚无特效抗病毒药物,故本病的治疗以对症治疗为主。

**(一)对症治疗**

1.休息

发热、病情较重或年老体弱的患者应卧床休息,多饮水,保持室内空气流通,防止受寒。

2.解热镇痛

有头痛、发热、周身肌肉酸痛症状者,可酌情应用解热镇痛药,如对乙酰氨基酚、阿司匹林、布洛芬等。

3.抗鼻塞

有鼻塞,鼻黏膜充血、水肿,咽痛等症状者,可应用盐酸伪麻黄碱等选择性收缩上呼吸道黏膜血管的药物,也可用1%麻黄碱滴鼻。

4.抗过敏

有频繁打喷嚏、大量流涕等症状的患者,可酌情选用马来酸氯苯那敏或苯海拉明等抗过敏药物。为了减轻这类药物引起的头晕、嗜睡等不良反应,宜在临睡前服用。

5.镇咳

对于咳嗽症状较为明显者,可给予右美沙芬、喷托维林等镇咳药。

鉴于本病患者常常同时存在上述多种症状,有人主张应用由上述数种药物组成的复方制剂,以方便服用,还可抵消其中有些药物的不良反应。为了避免抗过敏药物引起的嗜睡作用对白天工作和学习的影响,有一些复方抗感冒药物分为白片和夜片,仅在夜片中加入抗过敏药。

### (二)病因治疗

**1.抗病毒感染**

有一定的疗效。金刚烷胺及其衍生物甲基金刚烷胺可用于预防和治疗甲型流感病毒;吗啉胍(Moroxidine,ABOB)对流感病毒、腺病毒和鼻病毒等有一定的疗效;广谱抗病毒药利巴韦林和奥司他韦对流感病毒、副流感病毒、呼吸道合胞病毒等 RNA 病毒和 DNA 病毒均有较强的抑制作用,主张早期使用可缩短病程。

**2.抗细菌感染**

如有细菌感染,可酌情选用适当的抗感染药物,如青霉素类、头孢菌素类、大环内酯类,在高水平青霉素耐药肺炎链球菌感染时可使用氟喹诺酮类(左氧氟沙星、莫西沙星、吉米沙星)等。对于单纯病毒感染者不应用抗菌药物。

## 九、预后和预防

### (一)预后

多数上呼吸道感染的患者预后良好,但极少数年老体弱、有严重并发症的患者预后不良。

### (二)预防

增强机体抵抗力是预防本病的主要方法。

**1.避免发病诱因**

避免发病诱因包括避免与感冒患者的接触;避免受凉、淋雨;避免过度疲劳等。

**2.增强体质**

坚持有规律的、适度的运动;坚持耐寒锻炼等。

**3.免疫调节药物和疫苗**

对于经常、反复发生上呼吸道感染的患者,可酌情应用卡介苗或黄芪口服液,有适应证者可注射呼吸道多价菌苗。

(韩坤博)

# 第三节　慢性支气管炎

慢性支气管炎是由感染或非感染因素引起气管、支气管黏膜及其周围组织的慢性非特异性炎症。临床上以慢性咳嗽、咳痰或气喘为主要症状。疾病不断进展,可并发阻塞性肺气肿、肺源性心脏病,严重影响劳动和健康。

## 一、病因和发病机制

病因尚未完全清楚,一般认为是多种因素长期相互作用的结果,这些因素可分为外因和内因两个方面。

### (一)吸烟

大量研究证明吸烟与慢性支气管炎的发生有密切关系。吸烟时间越长,量越多,患病率也越高。戒烟可使症状减轻或消失,病情缓解,甚至痊愈。

### (二)理化因素

理化因素包括刺激性烟雾、粉尘、大气污染(如二氧化硫、二氧化氮、氯气、臭氧等)的慢性刺激。这些有害气体的接触者慢性支气管炎患病率远较不接触者为高。

### (三)感染因素

感染是慢性支气管炎发生、发展的重要因素,病毒感染以鼻病毒、黏液病毒、腺病毒和呼吸道合胞病毒为多见。细菌感染常继发于病毒感染之后,如肺炎链球菌、流感嗜血杆菌等。这些感染因素造成气管、支气管黏膜的损伤和慢性炎症。感染虽与慢性支气管炎的发病有密切关系,但目前尚无足够证据说明为首发病因。只认为是慢性支气管炎的继发感染和加剧病变发展的重要因素。

### (四)气候

慢性支气管炎发病及急性加重常见于冬天寒冷季节,尤其是在气候突然变化时。寒冷空气可以刺激腺体,增加黏液分泌,使纤毛运动减弱,黏膜血管收缩,容易继发感染。

### (五)过敏因素

主要与喘息性支气管炎的发生有关。在患者痰液中嗜酸性粒细胞数量与组胺含量都有增高倾向,说明部分患者与过敏因素有关。尘埃、尘螨、细菌、真菌、寄生虫、花粉及化学气体等,都可以成为过敏因素而致病。

### (六)呼吸道局部免疫功能减低及自主神经功能失调

为慢性支气管炎发病提供内在的条件。老年人常因呼吸道的免疫功能减退,免疫球蛋白的减少,呼吸道防御功能退化等导致患病率较高。副交感神经反应增高时,微弱刺激即可引起支气管收缩痉挛,分泌物增多,而产生咳嗽、咳痰、气喘等症状。

综上所述,当机体抵抗力减弱时,呼吸道在不同程度易感性的基础上,有一种或多种外因的存在,长期反复作用,可发展成为慢性支气管炎。如长期吸烟损害呼吸道黏膜,加上微生物的反复感染,可发生慢性支气管炎。

## 二、病理

由于炎症反复发作,引起上皮细胞变性、坏死和鳞状上皮化生,纤毛变短、参差不齐或稀疏脱落。黏液腺泡明显增多,腺管扩张,杯状细胞也明显增生。支气管壁有各种炎性细胞浸润、充血、水肿和纤维增生。支气管黏膜发生溃疡,肉芽组织增生,严重者支气管平滑肌和弹性纤维也遭破坏以致机化,引起管腔狭窄。

## 三、临床表现

### (一)症状

起病缓慢,病程长,常反复急性发作而逐渐加重。主要表现为慢性咳嗽、咳痰、喘息。开始症状轻微,气候变冷或感冒时,则引起急性发作,这时患者咳嗽、咳痰、喘息等症状加重。

1.咳嗽

主要由支气管黏膜充血、水肿或分泌物积聚于支气管腔内而引起咳嗽。咳嗽严重程度视病情而定,一般晨间和晚间睡前咳嗽较重,有阵咳或排痰,白天则较轻。

2.咳痰

痰液一般为白色黏液或浆液泡沫性,偶可带血。起床后或体位变动可刺激排痰,因此,常以清晨排痰较多。急性发作伴有细菌感染时,则变为黏液脓性,咳嗽和痰量也随之增加。

3.喘息或气急

喘息性慢性支气管炎可有喘息,常伴有哮鸣音。早期无气急。反复发作数年,并发阻塞性肺气肿时,可伴有轻重程度不等的气急,严重时生活难以自理。

**(二)体征**

早期可无任何异常体征。急性发作期可有散在的干、湿性啰音,多在背部及肺底部,咳嗽后可减少或消失。喘息型可听到哮鸣音及呼气延长,而且不易完全消失。并发肺气肿时有肺气肿体征。

## 四、实验室和其他检查

**(一)X 线检查**

早期可无异常;病变反复发作,可见两肺纹理增粗、紊乱,呈网状或条索状、斑点状阴影,以下肺野较明显。

**(二)呼吸功能检查**

早期常无异常;如有小呼吸道阻塞时,最大呼气流速-容积曲线在 75% 和 50% 肺容量时,流量明显降低,它比第 1 s 用力呼气容积更为敏感。发展到呼吸道狭窄或有阻塞时,常有阻塞性通气功能障碍的肺功能表现,如第 1 s 用力呼气量占用力肺活量的比值减少(<70%),最大通气量减少(低于预计值的 80%);流速-容量曲线减低更为明显。

**(三)血液检查**

慢支急性发作期或并发肺部感染时,可见白细胞计数及中性粒细胞增多。喘息型者嗜酸性粒细胞可增多。缓解期多无变化。

**(四)痰液检查**

涂片或培养可见致病菌。涂片中可见大量中性粒细胞、已破坏的杯状细胞,喘息型者常见较多的嗜酸性粒细胞。

## 五、诊断和鉴别诊断

**(一)诊断标准**

根据咳嗽、咳痰或伴喘息,每年发病持续 3 个月,连续 2 年或以上,并排除其他引起慢性咳嗽的心、肺疾病,可作出诊断。如每年发病持续不足 3 个月,而有明确的客观检查依据(如 X 线片、呼吸功能等)也可诊断。

**(二)分型、分期**

1.分型

可分为单纯型和喘息型两型。单纯型的主要表现为咳嗽、咳痰;喘息型者除有咳嗽、咳痰外尚有喘息,伴有哮鸣音,喘鸣在阵咳时加剧,睡眠时明显。

2.分期

按病情进展可分为 3 期。

(1)急性发作期是指"咳""痰""喘"等症状任何一项明显加剧,痰量明显增加并出现脓性或黏液脓性痰,或伴有发热等炎症表现 1 周之内。

(2)慢性迁延期是指有不同程度的"咳""痰""喘"症状迁延 1 个月以上者。

（3）临床缓解期是指经治疗或临床缓解，症状基本消失或偶有轻微咳嗽少量痰液，保持 2 个月以上者。

### （三）鉴别诊断

慢性支气管炎需与下列疾病相鉴别。

**1.支气管哮喘**

常于幼年或青年突然起病，一般无慢性咳嗽、咳痰史，以发作性、呼气性呼吸困难为特征。发作时两肺布满哮鸣音，缓解后可无症状。常有个人或家族过敏性疾病史。喘息型慢性支气管炎多见于中、老年，一般以咳嗽、咳痰伴发喘息及哮鸣音为主要症状，感染控制后症状多可缓解，但肺部可听到哮鸣音。典型病例不难区别，但哮喘并发慢性支气管炎和/或肺气肿则难以区别。

**2.咳嗽变异性哮喘**

以刺激性咳嗽为特征，常由受到灰尘、油烟、冷空气等刺激而诱发，多有家族史或过敏史。抗生素治疗无效，支气管激发试验阳性。

**3.支气管扩张**

具有咳嗽、咳痰反复发作的特点，合并感染时有大量脓痰，或反复咯血。肺部以湿啰音为主，可有杵状指（趾）。X 线检查常见下肺纹理粗乱或呈卷发状。支气管造影或 CT 检查可以鉴别。

**4.肺结核**

多有发热、乏力、盗汗、消瘦等结核中毒症状，咳嗽、咯血等以及局部症状。经 X 线检查和痰结核菌检查可以明确诊断。

**5.肺癌**

患者年龄常在 40 岁以上，特别是有多年吸烟史，发生刺激性咳嗽，常有反复发生或持续的血痰，或者慢性咳嗽性质发生改变。X 线检查可发现有块状阴影或结节状影或阻塞性肺炎。用抗生素治疗，未能完全消散，应考虑肺癌的可能，痰脱落细胞检查或经纤维支镜活检一般可明确诊断。

**6.肺尘埃沉着病（尘肺）**

有粉尘等职业接触史。X 线检查肺部可见硅结节，肺门阴影扩大及网状纹理增多，可作出诊断。

## 六、治疗

在急性发作期和慢性迁延期应以控制感染和祛痰、镇咳为主。伴发喘息时，应予解痉平喘治疗。对临床缓解期宜加强锻炼，增强体质，提高机体抵抗力，预防复发为主。

### （一）急性发作期的治疗

**1.控制感染**

根据致病菌和感染严重程度或药敏试验选择抗生素。轻者可口服，较重患者用肌内注射或静脉滴注抗生素。常用的有喹诺酮类、头孢菌素类、大环内酯类、β 内酰胺类或磺胺类口服，如左氧氟沙星 0.4 g，1 次/天；罗红霉素 0.3 g，2 次/天；阿莫西林 2～4 g/d，分 2～4 次口服；头孢呋辛 1.0 g/d，分 2 次口服；复方磺胺甲噁唑 2 片，2 次/天。能单独应用窄谱抗生素应尽量避免使用广谱抗生素，以免二重感染或产生耐药菌株。

**2.祛痰、镇咳**

可改善患者症状，迁延期仍应坚持用药。可选用氯化铵合剂 10 mL，3 次/天；也可加用溴己新8～16 mg,3 次/天;盐酸氨溴索 30 mg,3 次/天。干咳则可选用镇咳药,如右美沙芬、那可丁等。中成药镇咳也有一定效果。对年老体弱无力咳痰者或痰量较多者,更应以祛痰为主,协助排痰,畅通呼吸道。应避免应用强的镇咳药,如可卡因等,以免抑制中枢,加重呼吸道阻塞和炎症,导致病情恶化。

3.解痉、平喘

主要用于喘息明显的患者,常选用氨茶碱 0.1 g,3 次/天,或用茶碱控释药;也可用特布他林、沙丁胺醇等 $\beta_2$ 受体激动药加糖皮质激素吸入。

4.气雾疗法

对于痰液黏稠不易咳出的患者,雾化吸入可稀释气管内的分泌物,有利排痰。目前主要用超声雾化吸入,吸入液中可加入抗生素及痰液稀释药。

**(二)缓解期治疗**

(1)加强锻炼,增强体质,提高免疫功能,注意个人卫生,注意预防呼吸道感染,如感冒流行季节避免到拥挤的公共场所,出门戴口罩等。

(2)避免各种诱发因素的接触和吸入,如戒烟、脱离接触有害气体的工作岗位等。

(3)反复呼吸道感染者可试用免疫调节药,如卡介苗、多糖核酸、胸腺素等。

(韩坤博)

# 第四节　支气管扩张症

支气管扩张症是支气管慢性异常扩张的疾病,直径大于 2 mm 中等大小近端支气管及其周围组织慢性炎症及支气管阻塞,引起支气管组织结构较严重的病理性破坏所致。儿童及青少年多见,常继发于麻疹、百日咳后的支气管炎,迁延不愈的支气管肺炎等。主要症状为慢性咳嗽、咳大量脓痰和/或反复咯血。

## 一、病因和发病机制

### (一)支气管-肺组织感染

婴幼儿时期支气管肺组织感染是支气管扩张最常见的病因。由于婴幼儿支气管较细,且支气管壁发育尚未完善,管壁薄弱,易于阻塞和遭受破坏。反复感染破坏支气管壁各层组织,尤其是肌层组织及弹性组织的破坏,减弱了对管壁的支撑作用。支气管炎使支气管黏膜充血、水肿、分泌物堵塞引流不畅,从而加重感染。左下叶支气管细长且位置低,受心脏影响,感染后引流不畅,故发病率高。左舌叶支气管开口与左下叶背段支气管开口相邻,易被左下叶背段感染累及,因此两叶支气管同时扩张亦常见。

支气管内膜结核引起管腔狭窄、阻塞、引流不畅,导致支气管扩张。肺结核纤维组织增生、牵拉收缩,亦导致支气管变形扩张,因肺结核多发于上叶,引流好,痰量不多或无痰,所以称之为干性支气管扩张。其他如吸入腐蚀性气体、支气管曲霉菌感染、胸膜粘连等可损伤或牵拉支气管壁,反复继发感染,引起支气管扩张。

### (二)支气管阻塞

肿瘤、支气管异物和感染均引起支气管腔内阻塞,支气管周围肿大淋巴结或肿瘤的外压可致支气管阻塞。支气管阻塞导致肺不张,失去肺泡弹性组织缓冲,胸腔负压直接牵拉支气管壁引起支气管扩张。右肺中叶支气管细长,有3组淋巴结围绕,因非特异性或结核性淋巴结炎而肿大,从而压迫支气管,引起右肺中叶肺不张和反复感染,又称"中叶综合征"。

### (三)支气管先天性发育障碍和遗传因素

支气管先天发育障碍如巨大气管-支气管症,可能是先天性结缔组织异常、管壁薄弱所致的扩张。因软骨发育不全或弹性纤维不足,导致局部管壁薄弱或弹性较差所致支气管扩张,常伴有鼻窦炎及内脏转位(右位心),称为 Kartagener 综合征。与遗传因素有关的肺囊性纤维化,由于支气管黏液腺分泌大量黏稠黏液,分泌物潴留在支气管内引起阻塞、肺不张和反复继发感染,可发生支气管扩张。遗传性 $\alpha_1$-抗胰蛋白酶缺乏症亦伴有支气管扩张。

### (四)全身性疾病

近年来发现类风湿关节炎、克罗恩病、溃疡性结肠炎、系统性红斑狼疮、支气管哮喘和泛细支气管炎等疾病可同时伴有支气管扩张。一些不明原因的支气管扩张,其体液和细胞免疫功能有不同程度的异常,提示支气管扩张可能与机体免疫功能失调有关。

## 二、病理

发生支气管扩张症的主要原因是炎症。支气管壁弹力组织、肌层及软骨均遭到破坏,由纤维组织取代,使管腔逐渐扩张。支气管扩张的形状可为柱状或囊状,亦常混合存在呈囊柱状。典型的病理改变为支气管壁全层均有破坏,黏膜表面常有溃疡及急、慢性炎症,纤毛柱状上皮细胞鳞状化生、萎缩,杯状细胞和黏液腺增生,管腔变形、扭曲、扩张,腔内含有多量分泌物。常伴毛细血管扩张,或支气管动脉和肺动脉的终末支扩张与吻合,进而形成血管瘤,破裂可出现反复大量咯血。支气管扩张发生反复感染,病变范围扩大蔓延,逐渐发展影响肺通气功能及肺弥散功能,导致肺动脉高压,引起肺心病、右心衰竭。

## 三、临床表现

本病多起病于小儿或青年,呈慢性经过,多数患者在童年期有麻疹、百日咳或支气管肺炎迁延不愈的病史。早期常无症状,随病情发展可出现典型临床症状。

### (一)症状

#### 1.慢性咳嗽、大量脓痰

与体位改变有关,每天痰量可达 $100\sim400$ mL,支气管扩张分泌物积留,体位变动时分泌物刺激支气管黏膜,引起咳嗽和排痰。痰液静置后分为 3 层:上层为泡沫,中层为黏液或脓性黏液,底层为坏死组织沉淀物。合并厌氧菌混合感染时,则痰有臭味,常见病原体为铜绿假单胞菌、金黄色葡萄球菌、流感嗜血杆菌、肺炎链球菌和卡他莫拉菌。

#### 2.反复咯血

$50\%\sim70\%$ 的患者有不同程度的咯血史,从痰中带血至大量咯血,咯血量与病情严重程度、病变范围不一定成比例。部分患者以反复咯血为唯一症状,平时无咳嗽、咳脓痰等症状,称为干性支气管扩张,病变多位于引流良好的上叶支气管。

3.反复肺部感染

特点为同一肺段反复发生肺炎并迁延不愈,此由于扩张的支气管清除分泌物的功能丧失,引流差,易于反复发生感染。

4.慢性感染中毒症状

反复感染可引起发热、乏力、头痛、食欲缺乏等,病程较长者可有消瘦、贫血,儿童可影响生长发育。

### (二)体征

早期或干性支气管扩张可无异常肺部体征。典型者在下胸部、背部可闻及固定、持久的局限性粗湿啰音,有时可闻及哮鸣音。部分慢性患者伴有杵状指(趾),病程长者可有贫血和营养不良,出现肺炎、肺脓肿、肺气肿、肺心病等并发症时可有相应体征。

## 四、实验室检查及辅助检查

### (一)实验室检查

血常规白细胞计数与分类一般正常,急性感染时白细胞计数及中性粒细胞比例可增高,贫血患者血红蛋白下降,红细胞沉降率(血沉)可增快。

### (二)X线检查

早期轻症患者胸部平片可无特殊发现,典型X线表现为一侧或双侧下肺纹理增粗紊乱,其中有多个不规则的透亮阴影,或沿支气管分布的蜂窝状、卷发状阴影,急性感染时阴影内可出现小液平面。柱状支气管扩张的X线表现是"轨道"征,是增厚的支气管壁影。胸部CT检查显示支气管管壁增厚的柱状扩张,并延伸至肺周边,或成串、成簇的囊状改变,可含气液平面。支气管造影可确诊此病,并明确支气管扩张的部位、形态、范围和病变严重程度,为手术治疗提供资料。高分辨CT检查较常规CT检查具有更高的空间和密度分辨力,能够显示以次级肺小叶为基本单位的肺内细微结构,已基本取代支气管造影(图4-1)。

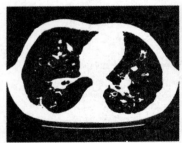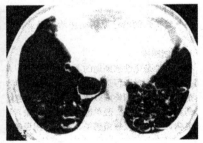

图 4-1 胸部 CT

### (三)支气管镜检

支气管镜检可发现出血、扩张或阻塞部位及原因,可进行局部灌洗、清除阻塞,局部止血,取灌洗液行细菌学、细胞学检查,有助于诊断、鉴别诊断与治疗。

## 五、诊断

根据慢性咳嗽、咳大量脓痰、反复咯血和肺同一肺段反复感染等病史,查体于下胸部及背部可闻及固定而持久的粗湿啰音、结合童年期有诱发支气管扩张的呼吸道感染病史,X线显示局部肺纹理增粗、紊乱或呈蜂窝状、卷发状阴影,可做出初步临床诊断,支气管造影或高分辨 CT 检查可明确诊断。

## 六、鉴别诊断

### (一)慢性支气管炎

慢性支气管炎多发生于中老年吸烟者,于气候多变的冬春季节咳嗽、咳痰明显,多为白色黏液痰,感染急性发作时出现脓性痰,反复咯血症状不多见,两肺底散在的干湿啰音,咳嗽后可消失。胸片肺纹理紊乱,或有肺气肿改变。

### (二)肺脓肿

起病急,全身中毒症状重,有高热、咳嗽、大量脓臭痰,X 线检查可见局部浓密炎症阴影,其中有空洞伴气液平面,有效抗生素治疗炎症可完全吸收。慢性肺脓肿则以往有急性肺脓肿的病史。支气管扩张和肺脓肿可以并存。

### (三)肺结核

肺结核常有低热、盗汗、乏力等结核中毒症状,干、湿啰音多位于上肺部,X 线胸片和痰结核菌检查可做出诊断。肺结核可合并支气管扩张,部位多见于双肺上叶及下叶背段支气管。

### (四)先天性肺囊肿

先天性肺囊肿是一种先天性疾病,无感染时可无症状,X 线检查可见多个薄壁的圆形或椭圆形阴影,边界纤细,周围肺组织无炎症浸润,胸部 CT 检查和支气管造影有助于诊断。

### (五)弥漫性泛细支气管炎

慢性咳嗽、咳痰,活动时呼吸困难,合并慢性鼻窦炎,胸片与胸 CT 有弥漫分布的边界不太清楚的小结节影。类风湿因子、抗核抗体、冷凝集试验可呈阳性,需病理学确诊。大环内酯类的抗生素治疗 2 个月以上有效。

## 七、治疗

支气管扩张症的治疗原则是防治呼吸道反复感染,保持呼吸道引流通畅,必要时手术治疗。

### (一)控制感染

控制感染是急性感染期的主要治疗措施。应根据病情参考细菌培养及药物敏感试验结果选用抗菌药物。轻者可选用氨苄西林或阿莫西林 0.5 g,每天 4 次,或用第一、第二代头孢菌素;也可用氟喹诺酮类或磺胺类药物。重症患者需静脉联合用药,如三代头孢菌素加氨基糖苷类药物有协同作用。假单胞菌属细菌感染者可选用头孢他啶、头孢吡肟和亚胺培南等。若痰有臭味,多伴有厌氧菌感染,则可加用甲硝唑 0.5 g 静脉滴注,每天 2~3 次;或替硝唑 0.4~0.8 g 静脉滴注,每天 2 次。其他抗菌药物如大环内酯类、四环素类可酌情应用。经治疗后如体温正常,脓痰明显减少,则 1 周左右考虑停药。缓解期不必常规使用抗菌药物,应适当锻炼,增强体质。

### (二)清除痰液

清除痰液是控制感染和减轻全身中毒症状的关键。

(1)祛痰剂:口服氯化铵 0.3~0.6 g,或溴已新 8~16 mg,每天 3 次。

(2)支气管舒张剂:由于支气管痉挛,部分患者痰液排出困难,在无咳血的情况下,可口服氨茶碱 0.1~0.2 g,每天 3~4 次或其他缓解气道痉挛的药物,也可加用 $\beta_2$ 受体激动剂或异丙托溴铵吸入。

（3）体位引流：根据病变部位采取不同的体位，原则上使患处处于高位，引流支气管的开口朝下，以利于痰液排入大气道咳出，对于痰量多、不易咳出者更重要。每天 2～4 次，每次 15～30 min。引流前可行雾化吸入，体位引流时轻拍病变部位以提高引流效果。

（4）纤维支气管镜吸痰：若体位引流痰液难以排出，可行纤维支气管镜吸痰，清除阻塞。可用生理盐水冲洗稀释痰液，并局部应用抗生素治疗，效果明显。

### （三）咯血的处理

大咯血最重要的环节是防止窒息。若经内科治疗未能控制，可行支气管动脉造影，对出血的小动脉定位后注入吸入性明胶海绵或聚乙烯醇栓，或导入钢圈进行栓塞止血。

### （四）手术治疗

手术治疗适用于心肺功能良好，反复呼吸道感染或大咯血内科治疗无效，病变范围局限于一叶或一侧肺组织者。危及生命的大咯血，明确出血部位时部分病患需急诊手术。

## 八、预防及预后

积极防治婴幼儿麻疹、百日咳、支气管肺炎及肺结核等慢性呼吸道疾病，增强机体免疫及抗病能力，防止异物及尘埃误吸，预防呼吸道感染。

病变较轻者及病灶局限内科治疗无效手术切除者预后好；病灶广泛，后期并发肺心病者预后差。

（韩坤博）

# 第五节　支气管哮喘

支气管哮喘是由嗜酸性粒细胞、肥大细胞和 T 细胞等多种炎症细胞参与的气道慢性炎症。这种炎症使易感者产生气道高反应性和气道缩窄。临床上表现为发作性的带有哮鸣音的呼气性呼吸困难、胸闷或咳嗽。本病可发生于任何年龄，但半数以上在 12 岁前发病。约 40% 的患者有家族史。

## 一、病因和发病机制

### （一）病因

哮喘的病因目前还不十分清楚，大多认为与多基因遗传及环境因素有关。

1.遗传因素

许多调查资料表明，哮喘患者亲属发病率高于群体发病率，亲缘关系越近发病率越高。一些学者认为气道高反应性、IgE 调节和特异性反应相关的基因在哮喘发病中起着重要作用。

2.激发因素

尘螨、花粉、真菌、动物毛屑、二氧化硫、氨气等特异和非特异吸入物，细菌、病毒、支原体等的感染，食用鱼虾、鸡蛋、奶制品等异种蛋白，阿司匹林、青霉素等药物，气候变化、运动、妇女的月经期、妊娠等都可能是哮喘的激发因素。

### （二）发病机制

哮喘的发病机制目前仍不完全清楚，多数人认为哮喘与变态反应、气道炎症、气道反应性增高及神经等因素相互作用有关。

### 1.变态反应

当有过敏体质的人接触到某种变应原后,可刺激机体通过 T 细胞的传递,由 B 细胞合成特异性 IgE,后者结合于肥大细胞和嗜碱性粒细胞上,当变应原再次进入体内,抗原抗体相结合,使该细胞合成并释放多种活性物质如组胺、缓激肽、嗜酸性粒细胞趋化因子、慢反应物质等,导致支气管平滑肌收缩、黏液分泌增加、血管通透性增高和炎细胞浸润等。

接触变应原后立即发生哮喘称为速发型哮喘。而更常见的是接触变应原后数小时乃至数十小时后发作的哮喘,称为迟发型哮喘。现在认为迟发型哮喘是由于多种炎症细胞相互作用,许多介质和细胞因子参与的一种慢性炎症反应。

### 2.气道炎症

目前认为哮喘与气道的慢性炎症有密切的关系,气道内多种炎症细胞如肥大细胞、嗜酸性粒细胞、巨噬细胞、中性粒细胞等浸润、聚集和相互作用,分泌出大量炎症介质和细胞因子,如白三烯(LT)、前列腺素(PG)、血小板活化因子(PAF)、血栓素(TX)等,引起气道反应性增高,气道收缩,腺体分泌增加,微血管通透性增加。

### 3.气道高反应性(AHR)

AHR 表现为气道对物理、化学、生物等各种刺激因子出现过强、过早的收缩反应,是哮喘发生发展的一个重要因素。目前普遍认为气道炎症是导致气道高反应性的重要原因,当气道受到变应原或其他刺激后,由于多种炎症细胞、炎症介质和细胞因子的参与,气道上皮和上皮内神经的损害均可导致气道高反应性。

### 4.神经因素

支气管受自主神经支配,除了胆碱能神经、肾上腺素能神经,目前研究还有非肾上腺素能非胆碱能(NANC)神经。β肾上腺素受体功能低下和迷走神经功能亢进可导致支气管哮喘。NANC 能释放舒张支气管平滑肌的神经递质如血管活性肠肽(VIP)、一氧化氮(NO)及收缩支气管平滑肌的递质如 P 物质、神经激肽,两者平衡失调,则可引起支气管平滑肌收缩。

## 二、病理

肺膨胀,支气管及细支气管内有大量黏稠痰液及黏液栓。组织学检查见支气管平滑肌肥厚、黏膜及黏膜下血管增生、血管扩张和微血管渗漏、黏膜水肿、上皮脱落、基底膜显著增厚,支气管壁有嗜酸性粒细胞、中性粒细胞和淋巴细胞浸润。

## 三、临床表现

### (一)症状

发作性的伴有哮鸣音的呼气性呼吸困难或发作性胸闷和咳嗽,有时咳嗽可为唯一的症状(咳嗽变异性哮喘)。严重者被迫采取端坐位,口唇发绀,大汗淋漓。发作持续数小时至数天,可自行缓解或用支气管舒张药缓解。在夜间及凌晨发作和加重是哮喘的特征之一。缓解期无任何症状或异常体征。

### (二)体征

哮喘发作时,患者胸廓饱满呈吸气状态,呼吸动度减弱,两肺有广泛哮鸣音。但在严重哮喘时,也可听不到哮鸣音。在严重哮喘时还可出现奇脉、胸腹反常运动、发绀等。

### 四、并发症

哮喘发作时可并发气胸、纵隔气肿等。长期反复发作和感染易并发慢性支气管炎、肺气肿、肺心病。

### 五、实验室及其他辅助检查

血液检查嗜酸性粒细胞增高,合并感染时,白细胞计数及中性粒细胞增多。

#### (一)痰液检查

痰液中可见较多嗜酸性粒细胞,还可见到夏科雷登结晶及库什曼螺旋体。如合并呼吸道感染痰涂片镜检,细菌培养及药敏试验有助于指导治疗。

#### (二)胸部 X 线检查

检查哮喘发作时,两肺透光度增强,肋间隙增宽,膈平坦。缓解期可无异常。如合并感染可有肺纹理增强或炎性浸润阴影。同时要注意肺不张、气胸或纵隔气肿等并发症的存在。

#### (三)肺功能检查

哮喘发作时呼气流速各项指标均显著下降:第 1 s 用力呼气量($FEV_1$)、第 1 s 用力呼气量占用力肺活量比值($FEV_1/FVC\%$)、最大呼气中期流速(MMER)、25% 与 50% 肺活量时的最大呼气流量($MEF_{25\%}$ 与 $MEF_{50\%}$)以及呼气流量峰值(PEF)均减少。在缓解期或使用支气管扩张剂后上述指标可好转。

#### (四)血气分析

哮喘发作时,如有缺氧可有 $PaO_2$ 降低,由于过度通气可使 $PaCO_2$ 下降,pH 上升,表现呼吸性碱中毒。重症哮喘时,气道阻塞严重,可使二氧化碳潴留,$PaCO_2$ 上升,表现呼吸性酸中毒。如缺氧明显,可合并代谢性酸中毒。

#### (五)特异性变应原检测

可用放射性变应原吸附试验(RAST)测定特异性 IgE,过敏性哮喘患者血清 IgE 可较正常人高 2~6 倍。在缓解期用来判断变应原,但应防止发生变态反应。也可做皮肤变应原测试,需根据病史和当地生活环境选择可疑的变应原通过皮肤点刺等方法进行,皮试阳性提示患者对该变应原过敏。

### 六、诊断

#### (一)诊断标准

(1)反复发作性喘息、呼吸困难、胸闷或咳嗽,多与接触变应原、冷空气、物理、化学性刺激、病毒性上呼吸道感染、运动有关。

(2)发作时在双肺可闻及散在或弥漫性以呼气相为主的哮鸣音,呼气相延长。

(3)上述症状可经治疗缓解或自行缓解。

(4)除外其他疾病引起的喘息、胸闷、咳嗽,如慢性支气管炎、阻塞性肺气肿、支气管扩张、肺间质纤维化、急性左心衰竭等。

(5)症状不典型者(如无明显喘息或体征)至少以下一项试验阳性:支气管舒张试验阳性($FEV_1$ 增加 15% 以上);支气管激发试验或运动试验阳性;PEF 日内变异率或昼夜波动率≥20%。

符合(1)～(4)条或(4)、(5)条者,即可诊断为支气管哮喘。

**(二)哮喘控制水平评估**

为了指导临床治疗,世界各国哮喘防治专家共同起草,并不断更新了《全球哮喘防治创议》(GINA)。2006 版《GINA》建议根据哮喘的临床控制情况对其严重程度进行分级(表 4-3、表 4-4)。

表 4-3 哮喘控制水平分级

| 临床特征 | 控制(满足以下所有表现) | 部分控制(任意 1 周出现以下 1 种表现) | 未控制 |
|---|---|---|---|
| 白天症状 | 无(或≤2 次/周) | >2 次/周 | 任意 1 周出现部分控制表现≥3 项 |
| 活动受限 | 无 | 任何 1 次 | |
| 夜间症状和/或憋醒 | 无 | 任何 1 次 | |
| 需接受缓解药物治疗和/或急救治疗 | 无(或≤2 次/周) | >2 次/周 | |
| 肺功能(PEE 和 $FEV_1$) | 正常 | <80%预计值或个人最佳值(若已知) | |
| 急性加重 | 没有 | ≥1 次/年 | 任意 1 周出现 1 次 |

表 4-4 哮喘发作严重程度的评价

| 临床特点 | 轻度 | 中度 | 重度 | 危重 |
|---|---|---|---|---|
| 气短 | 步行、上楼时 | 稍事活动 | 休息时 | |
| 体位 | 可平卧 | 多为坐位 | 端坐呼吸 | |
| 讲话方式 | 连续成句 | 常有中断 | 单字 | 不能讲话 |
| 精神状态 | 尚安静 | 时有焦虑或烦躁 | 常焦虑、烦躁 | 意识障碍 |
| 出汗 | 无 | 有 | 大汗淋漓 | |
| 呼吸频率 | 轻度增加 | 增加 | 常>30 次/分钟 | |
| 三凹征 | 无 | 可有 | 常有 | 胸腹矛盾运动 |
| 哮鸣音 | 散在 | 弥漫 | 弥漫 | 可无 |
| 脉率 | <100 次/分钟 | 100～120 次/分钟 | >120 次/分钟 | 缓慢 |
| 奇脉 | 无 | 可有 | 常有 | |
| 使用 $\beta_2$ 肾上腺素受体激动剂后 PEF 占正常预计或本人平素最高值% | >80% | 60%～80% | <60% | |
| $PaO_2$ | 正常 | 8.0～10.7 kPa | <8.0 kPa | |
| $PaCO_2$ | <6.0 kPa | ≤6.0 kPa | >6.0 kPa | |
| $SaO_2$ | >95% | 91%～95% | ≤90% | |
| pH | | | 降低 | |

推荐用于哮喘临床控制水平评估的工具包括哮喘控制测试（ACT）、哮喘控制问卷（ACQ）、哮喘疗效评估问卷（ATAQ）和哮喘控制记分系统。这些工具有助于改善哮喘的控制，逐周或逐月提供可重复的客观指标，改善医护人员和患者之间的交流与沟通。

## 七、鉴别诊断

### （一）心源性哮喘

心源性哮喘常见于左心衰竭，发作时的症状与哮喘相似，但心源性哮喘常有高血压、冠心病、风心病等病史，常有阵发性咳嗽、咳大量粉红色泡沫痰，两肺布满湿啰音及哮鸣音，心界扩大，心尖部可闻及奔马律，胸部 X 线检查可见心脏增大，肺淤血征。

### （二）慢性喘息型支气管炎

现认为是慢性支气管炎合并哮喘，多见于老年人，有慢性咳嗽、咳痰病史，多于冬季加重，两肺可闻及湿啰音。

### （三）支气管肺癌

中央型肺癌导致支气管狭窄或伴有感染或有类癌综合征时，可出现喘鸣或类似哮喘样呼吸困难，肺部可闻及哮鸣音。但肺癌常有咯血，呼吸困难及哮鸣症状常进行性加重，用支气管扩张剂效果差。胸部 X 线、CT 或纤维支气管镜检查有助于诊断。

### （四）变态反应性肺浸润

致病原因为寄生虫、原虫、花粉、化学药品、职业粉尘等，多有接触史，症状轻，多有发热，胸部 X 线表现为多发的此起彼伏的淡片状浸润阴影，可自行消失或再发。

## 八、治疗

哮喘的防治原则是消除病因、控制发作、防止复发。根据病情，因人而异采取相应综合措施。

### （一）去除病因

尽量避免或消除引起哮喘发作的各种诱发因素。

### （二）药物治疗

治疗哮喘的药物主要分两类：支气管舒张药和抗炎药。

1.支气管舒张药

（1）$\beta_2$ 肾上腺素受体激动剂（简称 $\beta_2$ 受体激动剂）：目前常用的支气管扩张剂，主要是通过激动呼吸道的 $\beta_2$ 受体，激活腺苷酸环化酶，使细胞内环磷酸腺苷（cAMP）含量增高，从而松弛支气管平滑肌。常用药物有沙丁胺醇、特布他林、非诺特罗等，属短效 $\beta_2$ 受体激动剂，作用时间为 4~6 h。新一代长效 $\beta_2$ 受体激动剂如福莫特罗、丙卡特罗、沙美特罗、班布特罗等，作用时间达 12~24 h。

$\beta_2$ 受体激动剂的用药方法可采用吸入、口服或静脉注射。首选吸入法，因药物吸入气道直接作用于呼吸道，局部浓度高且作用迅速，全身不良反应少。使用方法为沙丁胺醇或特布他林气雾剂，每天 3~4 次，每次 1~2 喷，长效 $\beta_2$ 受体激动剂如福莫特罗 4.5 μg，每天 2 次，每次 1 喷。沙丁胺醇或特布他林一般口服用法为 2.4~2.5 mg，每天 3 次。注射用药多用于重症哮喘。

（2）茶碱类：也是临床常用的平喘药物之一。除了抑制磷酸二酯酶，提高平滑肌细胞内的 cAMP 浓度外，还具有拮抗腺苷受体、刺激肾上腺分泌肾上腺素、增强呼吸肌收缩、增强气道纤毛消除功能和抗炎作用。

轻度哮喘可口服给药,氨茶碱每次 0.1～0.2 g,每天 3 次,茶碱控释片 200～600 mg/d。中度以上哮喘静脉给药,静脉注射首次剂量 4～6 mg/kg。缓慢注射,静脉滴注维持量为 0.8～1.0 mg/kg,每天总量不超过 1.0 g。也可选用喘定 0.25 g 肌内注射,或 0.5～1.0 g 加入 5% 葡萄糖注射液静脉滴注。

氨茶碱的不良反应有胃肠道症状(恶心、呕吐),心血管反应(心动过速、心律失常、血压下降),严重者可引起抽搐甚至死亡。故老年人、妊娠、有心、肝肾功能障碍、甲亢患者应慎用,合用西咪替丁、大环内酯类、喹诺酮类等药物可影响茶碱代谢而使其排泄减慢,最好进行血药浓度监测。

(3)抗胆碱药:可减少 cGMP 浓度,从而减少活性物质的释放,使支气管平滑肌松弛。由于全身用药不良反应大,现多用吸入抗胆碱药如异丙托溴铵,每次 20～80 $\mu$g,每天 3～4 次。

2.抗炎药

主要治疗哮喘的气道炎症。

(1)糖皮质激素:由于气道慢性非特异性炎症是哮喘的病理基础,糖皮质激素是治疗哮喘最有效的药物。其作用机制是抑制炎症细胞的迁移和活化;抑制细胞因子的生成;抑制炎症介质的释放;增强平滑肌细胞 $\beta_2$ 受体的反应性,可吸入、口服和静脉使用。

吸入剂是目前推荐长期抗感染治疗哮喘的最常用药,具有用量小、局部高效、不良反应少等优点。目前常用的有倍氯米松、布地奈德、氟替卡松等,根据病情,吸入剂量 200～1 000 $\mu$g/d。不良反应为口咽部念珠菌感染、声音嘶哑或呼吸道不适,喷药后用清水漱口可减轻局部反应和胃肠吸收。与长效 $\beta_2$ 受体激动剂合用增加其抗炎作用,减少吸入激素用量。

常用的口服剂有泼尼松和泼尼松龙。用于吸入糖皮质激素无效或需要短期加强的患者。30～40 mg/d,症状缓解后逐渐减量,然后停用或改用吸入剂。

重度及危重哮喘发作应静脉给药,如氢化可的松 100～400 mg/d,或地塞米松 10～30 mg/d,或甲泼尼龙 80～160 mg/d,症状缓解后逐渐减量,然后改为口服或吸入维持。

(2)色苷酸钠:能抑制肥大细胞释放递质,还能直接抑制神经反射性支气管痉挛。主要用于预防哮喘发作,雾化吸入 3.5～7 mg,或干粉吸入 20 mg,每天 3～4 次。

(3)酮替酚:$H_1$ 受体拮抗剂,具有抑制肥大细胞和嗜碱性粒细胞释放生物活性物质的作用。对过敏性、运动性哮喘均有效。每次 1 mg,日服 2 次。也可选用新一代 $H_1$ 受体拮抗剂如阿司咪唑、曲尼斯特、氯雷他定等。不良反应可有倦怠、胃肠道反应、嗜睡、眩晕等。

(4)白三烯拮抗剂:白三烯在气道炎症中起重要作用,它不仅能使气道平滑肌收缩,还能促进嗜酸性粒细胞积聚,使黏液分泌增加,气道血浆渗出。白三烯拮抗剂可减少哮喘的发作,减少支气管扩张剂的应用,与糖皮质激素合用具有协同抗炎效应。临床常用的有扎鲁司特 20 mg,每天 2 次,或孟鲁司特 10 mg,每天 1 次。

**(三)重度及危重哮喘的处理**

哮喘不能控制,进行性加重往往有下列因素存在:如变应原持续存在、呼吸道感染未能控制、痰栓阻塞气道、酸碱平衡失调和电解质紊乱,并发肺不张或自发性气胸等,应详细分析分别对症处理,同时采取综合治疗措施。

(1)氧疗注意气道湿化。

(2)迅速解除支气管痉挛,静脉滴注氨茶碱、糖皮质激素,雾化吸入 $\beta_2$ 受体激动剂,也可配合雾化吸入抗胆碱药,口服白三烯拮抗剂。

(3)积极控制感染,选用有效抗菌药物。

(4)补液、纠正酸碱失衡及电解质紊乱。

(5)上述措施仍不能纠正缺氧加重时,进行机械通气。

**(四)缓解期治疗**

制止哮喘发作最好的办法就是预防,因此在缓解期应根据病情程度制定长期控制计划。

(1)间歇性哮喘患者在运动前或暴露于变应原前吸入 $\beta_2$ 受体激动剂或色苷酸钠,或者用吸入型抗胆碱能药物或短效茶碱作为吸入型短效 $\beta_2$ 受体激动剂的替代药物。

(2)轻度哮喘患者需长期每天用药。基本的治疗是抗感染治疗。每天定量吸入小剂量糖皮质激素($\leqslant 500\ \mu g/d$),也可加用缓释茶碱或 $\beta_2$ 受体激动剂。

(3)中度哮喘患者吸入型糖皮质激素量应该每天 $500 \sim 1\ 000\ \mu g$,同时加用缓释茶碱、长效 $\beta_2$ 受体激动剂。效果不佳时可改为口服糖皮质激素,哮喘控制后改为吸入。

(4)重度哮喘发作患者治疗需要每天使用多种长期预防药物。糖皮质激素每天 $>1\ 000\ \mu g$,联合吸入长效口服 $\beta_2$ 受体激动剂、茶碱缓释片、白三烯拮抗剂或吸入型抗胆碱药。症状不能控制者加用糖皮质激素片剂。

以上方案为基本原则,还应根据每个地区和个人不同情况制定治疗方案。每 $3 \sim 6$ 个月对病情进行一次评估,然后再根据病情调整治疗方案,或升级或降级治疗。

## 九、哮喘的教育与管理

实践表明哮喘患者的教育和管理是哮喘防治工作中十分重要的组成部分。通过哮喘教育可以显著地提高哮喘患者对于疾病的认识,更好地配合治疗和预防,提高患者防治依从性,达到减少哮喘发作,维持长期稳定,提高生活质量,并减少医疗经费开支的目的。通过教育使患者了解或掌握以下内容:①相信通过长期、规范的治疗,可以有效地控制哮喘;②了解诱发哮喘的各种因素,结合每位患者的具体情况,找出具体的促(诱)发因素以及避免诱因的方法,如减少变应原吸入,避免剧烈运动,忌用可以诱发哮喘的药物等;③初步了解哮喘的本质和发病机制;④熟悉哮喘发作先兆表现及相应处理办法;⑤了解峰流速仪的测定和记录方法,并鼓励记录哮喘日记;⑥学会在哮喘发作时进行简单的紧急自我处理办法;⑦初步了解常用的治疗哮喘药物的作用特点、正确用法,并了解各种药物的不良反应及如何减少、避免这些不良反应;⑧正确掌握使用各种定量雾化吸入器的技术;⑨根据病情程度医患双方联合制订初步治疗方案;⑩认识哮喘加重恶化的征象以及知道此时应采取的相应行动;⑪知道什么情况下应去医院就诊或看急诊;⑫了解心理因素在哮喘发病和治疗中的作用,掌握必要的心理调适技术。

在此基础上采取一切必要措施对患者进行长期系统管理,定期强化有关哮喘规范治疗的内容,提高哮喘患者对哮喘的认识水平和防治哮喘的技能,重点是定量气雾剂吸入技术以及落实环境控制措施,定期评估病情和治疗效果。提高哮喘患者对医护人员的信任度,改善哮喘患者防治疾病的依从性。

根据 2006 版《GINA 指南》,成功的哮喘管理目标是:①达到并维持哮喘症状的控制;②保持正常活动,包括运动;③保持肺功能尽可能接近正常水平;④预防哮喘急性发作;⑤避免药物不良反应;⑥预防哮喘导致的死亡。

(韩坤博)

# 第六节　肺　脓　肿

肺脓肿是由化脓性病原体引起肺组织坏死和化脓,导致肺实质局部区域破坏的化脓性感染。通常早期呈肺实质炎症,后期出现坏死和化脓。如病变区和支气管交通则有空洞形成(通常直径大于 2 cm),内含由微生物感染引致的坏死碎片或液体,其外周环绕炎症肺组织。和一般肺炎相比,其特点是引致的微生物负荷量多(如急性吸入),局部清除微生物能力下降(如气道阻塞),以及受肺部邻近器官感染的侵及。如肺内形成多发的较小脓肿(直径小于 2 cm)则称为坏死性肺炎。肺脓肿和坏死性肺炎病理机制相同,其分界是人为的。

肺脓肿通常由厌氧、需氧和兼性厌氧菌引起,也可由非细菌性病原体,如真菌、寄生虫等所致。应注意类似的影像学表现也可由其他病理改变产生,如肺肿瘤坏死后空洞形成或肺囊肿内感染等。

在抗生素出现前,肺脓肿自然病程常表现为进行性恶化,死亡率曾达 50%,患者存活后也往往遗留明显的临床症状,需要手术治疗,预后不理想。自有效抗生素应用后,肺脓肿的疾病过程得到显著改善。但近年来随着肾上腺皮质激素、免疫抑制药以及化疗药物的应用增加,造成口咽部内环境的改变,条件致病的肺脓肿发病率又有增多的趋势。

## 一、病因和发病机制

化脓性病原体进入肺内可有几种途径,最主要的途径是口咽部内容物的误吸。

### (一)呼吸道误吸

口腔、鼻腔、口咽和鼻咽部隐匿着复杂的菌群,形成口咽微生态环境。健康人唾液中的细菌含量约 $10^8/mL$,半数为厌氧菌。在患有牙病或牙周病的人群中厌氧菌可增加 1 000 倍,易感个体中还可有多种需氧菌株定植。采用放射活性物质技术显示,45% 健康人睡眠时可有少量唾液吸入气道。在各种因素引起的不同程度神智改变的人群中,约 75% 在睡眠时会有唾液吸入。

临床上特别易于吸入口咽分泌物的因素有全身麻醉、过度饮酒或使用镇静药物、头部损伤、脑血管意外、癫痫、咽部神经功能障碍、糖尿病昏迷或其他重症疾病,包括使用机械通气者。呼吸机治疗时,虽然人工气道上有气囊保护,但在气囊上方的积液库内容物常有机会吸入到下呼吸道。当患者神智状态进一步受到影响时,胃内容物也可吸入,酸性液体可引起化学性肺炎,促进细菌性感染。

牙周脓肿和牙龈炎时,因有高浓度的厌氧菌进入唾液可增加吸入性肺炎和肺脓肿的发病。相反,仅 10%～15% 厌氧菌肺脓肿可无明显的牙周疾病或其他促使吸入的因素。没有吸入因素者常需排除肺部肿瘤的可能性。

误吸后肺脓肿形成的可能性取决于吸入量、细菌数量、吸入物的 pH 和患者的防御机制。

### (二)血液循环途径

通常由在体内其他部位的感染灶,经血液循环播散到肺内,如腹腔或盆腔以及牙周脓肿的厌氧菌感染可通过血液循环播散到肺。

感染栓子也可起自于下肢和盆腔的深静脉的血栓性静脉炎或表皮蜂窝织炎,或感染的静脉内导管,吸毒者静脉用药也可引起。感染性栓子可含金黄色葡萄球菌、化脓性链球菌或厌氧菌。

### (三)其他途径

其他途径比较少见。

(1)慢性肺部疾病者,可在下呼吸道有化脓性病原菌定植,如支气管扩张、囊性纤维化,而并发肺脓肿。

(2)在肺内原有空洞基础上(肿胀或陈旧性结核空洞)合并感染,不需要有组织的坏死,空洞壁可由再生上皮覆盖。局部阻塞可在周围肺组织产生支扩或肺脓肿。

(3)邻近器官播散,如胃肠道。

(4)污染的呼吸道装置,如雾化器有可能携带化脓性病原体进入易感染的肺内。

(5)先天性肺异常的继发感染,如肺隔离症、支气管囊肿。

## 二、病原学

肺脓肿可由多种病原菌引起,多为混合感染,厌氧菌和需氧菌混合感染占90%。社区获得性感染和院内获得性感染的细菌出现频率不同。社区获得性感染中,厌氧菌为70%,而在院内获得性感染中,厌氧菌和铜绿假单胞菌起重要作用。

### (一)厌氧菌

厌氧菌是正常菌群的主要组成部分,但可引起身体任何器官和组织感染。近年来由于厌氧菌培养技术的改进,可以及时得到分离和鉴定。在肺脓肿感染时,厌氧菌是常见的病原体。

引起肺脓肿感染的致病性厌氧菌主要指专性厌氧菌。专性厌氧菌只能在无氧或低于正常大气氧分压条件下才能生存或生长。厌氧菌分为 $G^+$ 厌氧球菌、$G^-$ 厌氧球菌、$G^+$ 厌氧杆菌、$G^-$ 厌氧杆菌。其中 $G^-$ 厌氧杆菌包括类杆菌属和梭杆菌属,类杆菌属是最主要的病原菌,以脆弱类杆菌和产黑素类杆菌最常见。$G^+$ 厌氧球菌主要为消化球菌属和消化链球菌属。$G^-$ 厌氧球菌主要为产碱韦荣球菌。$G^+$ 厌氧杆菌中产芽孢的有梭状芽孢杆菌属和产气荚膜杆菌;不产芽孢的为放线菌属、真杆菌属、丙酸杆菌属、乳酸杆菌属和双歧杆菌属。外源性厌氧菌肺炎较少见。

### (二)需氧菌

需氧菌常形成坏死性肺炎,部分区域发展成肺脓肿,因而其在影像学上比典型的厌氧菌引起的肺脓肿病变分布弥散。

金黄色葡萄球菌是引起肺脓肿的主要 $G^+$ 需氧菌,是社区获得的呼吸道病原菌之一。通常健康人在流感后可引起严重的金黄色葡萄球菌肺炎,导致肺脓肿形成,并伴薄壁囊性气腔和肺大疱,后者多见于儿童。金黄色葡萄球菌是儿童肺脓肿的主要原因,也是老年人在基础疾病上并发院内获得性感染的主要病原菌。金黄色葡萄球菌也可由体内其他部位的感染灶经血液循环播散,在肺内引起多个病灶,形成血源性肺脓肿,有时很像是肿瘤转移。其他可引起肺脓肿的$G^+$菌是化脓性链球菌(甲型链球菌,乙型 B 溶血性链球菌)。

最常引起坏死性肺炎伴肺脓肿的 $G^-$ 需氧菌为肺炎克雷伯杆菌,这种肺炎形成一到多个脓肿者占 25%,同时常伴菌血症。但需注意有时痰培养结果可能是口咽定植菌,该病病死率高,多见于老年人和化疗患者,肾上腺皮质激素应用者,糖尿病患者也多见。铜绿假单胞菌也影响类似的人群,如免疫功能低下患者、有严重并发症者。铜绿假单胞菌在坏死性过程中形成多发小脓肿。

其他由流感嗜血杆菌、大肠埃希菌、鲍曼不动杆菌、变形杆菌、军团菌等所致坏死性肺炎引起脓肿则少见。

## 三、病理

肺脓肿时,细支气管受感染物阻塞,病原菌在相应区域形成肺组织化脓性炎症,局部小血管炎性血栓形成、血供障碍,在实变肺中出现小区域散在坏死,中心逐渐液化,坏死的白细胞及死亡细菌积聚,形成脓液,并融合形成1个或多个脓肿。当液化坏死物质通过支气管排出,形成空洞、形成有液平的脓腔,空洞壁表面残留坏死组织。当脓肿腔直径达到2 cm,则称为肺脓肿。炎症累及胸膜可发生局限性胸膜炎。如果在早期及时给予适当抗生素治疗,空洞可完全愈合,胸X线片可不留下破坏残余或纤维条索影。但如治疗不恰当,引流不畅,炎症进展,则进入慢性阶段。脓肿腔有肉芽组织和纤维组织形成,空洞壁可有血管瘤。脓肿外周细支气管变形和扩张。

## 四、分类

肺脓肿可按病程分为急性和慢性,或按发生途径分为原发性和继发性。急性肺脓肿通常少于4周,病程迁延3个月以上则为慢性肺脓肿。大多数肺脓肿是原发性,通常有促使误吸的因素,或由正常宿主肺炎感染后在肺实质炎症的坏死过程演变而来。而继发性肺脓肿则为原有局部病灶基础上出现的并发症,如支气管内肿瘤、异物或全身性疾病引起免疫功能低下所致。细菌性栓子通过血液循环引致的肺脓肿也为继发性。膈下感染经横膈直接通过淋巴管或膈缺陷进入胸腔或肺实质,也可引起肺脓肿。

## 五、临床表现

肺脓肿患者的临床表现差异较大。由需氧菌(金黄色葡萄球菌或肺炎克雷伯菌)所致的坏死性肺炎形成的肺脓肿病情急骤、严重,患者有寒战、高热、咳嗽、胸痛等症状。儿童在金黄色葡萄球菌肺炎后发生的肺脓肿也多呈急性过程。一般原发性肺脓肿患者首先表现吸入性肺炎症状,有间歇发热、畏寒、咳嗽、咳痰、胸痛、体质量减轻、全身乏力、夜间盗汗等,和一般细菌性肺炎相似,但病程相对慢性化、症状较轻,可能和其吸入物质所含病原体致病力较弱有关。甚至有的起病隐匿,到病程后期多发性肺坏死、脓肿形成,与支气管相交通,则可出现大量脓性痰,如为厌氧菌感染则伴有臭味。但痰无臭味并不能完全排除厌氧菌感染的可能性,因为有些厌氧菌并不产生导致臭味的代谢终端产物,也可能是病灶尚未和气管支气管交通。咯血常见,偶尔可为致死性的。

继发性肺脓肿先有肺外感染症状(如菌血症、心内膜炎、感染性血栓静脉炎、膈下感染),然后出现肺部症状。在原有慢性气道疾病和支气管扩张的患者则可见痰量显著改变。

体格检查无特异性,阳性体征出现与脓肿大小和部位有关。如脓肿较大或接近肺的表面,则可有叩诊浊音、呼吸音降低等实变体征,如涉及胸膜则可闻胸膜摩擦音或胸腔积液体征。

## 六、诊断

肺脓肿诊断的确立有赖于特征性临床表现及影像学和细菌学检查结果。

### (一)病史

原发性肺脓肿有促使误吸因素或口咽部炎症和鼻窦炎的相关病史。继发性肺脓肿则有肺内原发病变或其他部位感染病史。

### (二)症状与体征

由需氧菌等引起的原发性肺脓肿呈急性起病,如以厌氧菌感染为主者则呈亚急性或慢性化过程,脓肿破溃与支气管相交通后则痰量增多,出现脓痰或脓性痰,可有臭味,此时临床诊断可成立。体征则无特异性。

### (三)实验室检查

**1.血常规检查**

血白细胞和中性粒细胞升高,慢性肺脓肿可有血红蛋白和红细胞减少。

**2.胸部影像学检查**

影像学异常开始表现为肺大片密度增深、边界模糊的浸润影,随后产生1个或多个比较均匀低密度阴影的圆形区。当与支气管交通时,出现空腔,并有气液交界面(液平),形成典型的肺脓肿。有时仅在肺炎症渗出区出现多个小的低密度区,表现为坏死性肺炎。需氧菌引起的肺脓肿周围常有较多的浓密炎性浸润影,而以厌氧菌为主的肺脓肿外周肺组织则较少见浸润影。

病变多位于肺的低垂部位和发病时的体位有关,侧位胸X线片可帮助定位。在平卧位时吸入者75%病变见于下中叶背段及后基底段,侧卧位时则位于上叶后外段(由上叶前段和后段分支形成,又称腋段)。右肺多于左肺,这是受重力影响吸入物最易进入的部位。在涉及的肺叶中,病变多分布于近肺胸膜处,室间隔鼓出常是肺炎克雷伯杆菌感染的特征。病变也可引起胸膜反应、脓胸或气胸。

当肺脓肿愈合时,肺炎性渗出影开始吸收,同时脓腔壁变薄,脓腔逐渐缩小,最后消失。在71例肺脓肿系列观察中,经适当抗生素治疗,13%脓腔在2周消失,44%为4周,59%为6周,3个月内脓腔消失可达70%,当有广泛纤维化发生时,可遗留纤维条索影。慢性肺脓肿脓腔周围有纤维组织增生,脓腔壁增厚,周围细支气管受累,继发变形或扩张。

血源性肺脓肿则见两肺多发炎性阴影,边缘较清晰,有时类似转移性肿瘤,其中可见透亮区和空洞形成。

胸部CT检查对病变定位,坏死性肺炎时对肺实质的坏死、液化的判断,特别是对引起继发性肺脓肿的病因诊断均有很大的帮助。

**3.微生物学监测**

微生物学监测的标本包括痰液、气管吸引物、经皮肺穿刺吸引物和血液等。

(1)痰液及气管分泌物培养:在肺脓肿感染中,需氧菌所占比例正在逐渐增加,特别是在院内感染中。虽然有口咽菌污染的机会,但重复培养对确认致病菌还是有意义的。由于口咽部厌氧菌内环境,痰液培养厌氧菌无意义,但脓肿性痰标本培养阳性,而革兰染色却见到大量细菌,且形态较一致,则可能提示厌氧菌感染。

(2)应用防污染技术对下呼吸道分泌物标本采集:推荐方法,必要时可采用。厌氧菌培养标本不能接触空气,接种后应放入厌氧培养装置和仪器以维持厌氧环境。气相色谱法检查厌氧菌的挥发脂肪酸,迅速简便,可用于临床用药选择的初步参考。

(3)血液标本培养:因为在血源性肺脓肿时常可有阳性结果,需要进行血培养,但厌氧菌血培养阳性率仅5%。

**4.其他**

(1)CT引导下经胸壁脓肿穿刺吸引物厌氧菌及需氧菌培养,以及其他无菌体腔标本采集及培养。

（2）纤维支气管镜检查,除通过支气管镜进行下呼吸道标本采集外,也可用于鉴别诊断,排除支气管肺癌、异物等。

## 七、鉴别诊断

### （一）细菌性肺炎

肺脓肿早期表现和细菌性肺炎相似,但除由一些需氧菌所致的肺脓肿外,症状相对较轻,病程相对慢性化。后期脓肿破溃与支气管相交通后则痰量增多,出现脓痰或脓性痰,可有臭味,此时临床诊断则可成立。胸部影像学检查,特别是 CT 检查,容易发现在肺炎症渗出区出现多个小的低密度区。当与支气管交通时,出现空腔,肝有气液交界面（液平）,形成典型的肺脓肿。

### （二）支气管肺癌

在 50 岁以上男性出现肺空洞性病变时,肺癌（通常为鳞癌）和肺脓肿的鉴别常需考虑。由支气管肺癌引起的空洞性病变（癌性空洞）,无吸入病史,其病灶也不一定发生在肺的低垂部位。而肺脓肿则常伴有发热、全身不适、脓性痰、血白细胞和中性粒细胞升高,对抗生素治疗反应好。影像学上显示偏心空洞,空洞壁厚,内壁不规则,则常提示恶性病变。痰液或支气管吸引物的细胞学检查以及微生物学涂片和培养对鉴别诊断也有帮助。如对于病灶的诊断持续存在疑问,情况允许时,也可考虑手术切除病灶及相应肺叶。其他肺内恶性病变,包括转移性肺癌和淋巴瘤也可形成空洞病变。

需注意的是肺癌和肺脓肿可能共存,特别在老年人中。因为支气管肿瘤可使其远端引流不畅,分泌物潴留,引起阻塞性肺炎和肺脓肿。一般病程较长,有反复感染史,脓痰量较少。纤维支气管镜检查对确定诊断很有帮助。

### （三）肺结核

肺结核常伴空洞形成,空洞继发感染需与肺脓肿鉴别。胸部 X 线检查空洞壁较厚,病灶周围有密度不等的散在结节病灶。合并感染时空洞内可有少量液平,临床出现黄痰,但整个病程长,起病缓慢,常有午后低热、乏力、盗汗、慢性咳嗽、食欲缺乏等慢性症状,经治疗后痰中常可找到结核杆菌。

### （四）局限性脓胸

局限性脓胸常伴支气管胸膜漏和肺脓肿有时在影像学上不易区别。典型的脓胸在侧位胸片呈"D"字阴影,从后胸壁向前方鼓出。CT 对疑难病例有帮助,可显示脓肿壁有不同厚度,内壁边缘和外表面不规则;而脓胸腔壁则非常光滑,液性密度将增厚的壁层胸膜和受压肺组织下的脏层胸膜分开。

### （五）大疱内感染

患者全身症状较胸 X 线片显示状态要轻。在平片和 CT 上常可见细而光滑的大疱边缘,和肺脓肿相比其周围肺组织清晰。以往胸片将有助于诊断。大疱内感染后有时可引起大疱消失,但很少见。

### （六）先天性肺病变继发感染

支气管脓肿及其他先天性肺囊肿可能无法和肺脓肿鉴别,除非有以往胸 X 线片进行比较。支气管囊肿未感染时,也不和气管支气管交通,但囊肿最后会出现感染,形成和气管支气管的交通,气体进入囊肿,形成含气囊肿,可呈单发或多发含气空腔,壁薄而均一;合并感染时,其中可见气液平面。如果患者一开始就表现为感染性支气管囊肿,通常清晰的边界就会被周围肺实质炎症和实变所遮掩。囊肿的真正本质只有在周围炎症或渗血消散吸收后才能显示出来。

先天性肺隔离症感染也会同样出现鉴别诊断困难,可通过其所在部位(多位于下叶)及胸部CT扫描和磁共振成像(MRI)及造影剂增强帮助诊断,并可确定异常血管供应来源,对手术治疗有帮助。

### (七)肺挫伤血肿和肺撕裂

胸部刺伤或挤压伤后,影像学可出现空洞样改变,临床无典型肺脓肿表现,有类似的创伤病史常提示此诊断。

### (八)膈疝

通常在后前位胸X线片可显示"双重心影",在侧位片上心影后可见典型的胃泡,并常有液平。如有疑问可进行钡剂及胃镜检查。

### (九)包囊肿和其他肺寄生虫病

包囊肿可穿破,引起复合感染,曾在羊群牧羊分布的区域居住者需考虑此诊断。乳胶凝聚试验,补体结合和酶联免疫吸附试验,也可检测血清抗体,帮助诊断。寄生虫中如肺吸虫也可有类似症状。

### (十)真菌和放线菌感染

肺脓肿并不全由厌氧菌和需氧菌所致,真菌、放线菌也可引起肺脓肿。临床鉴别诊断时也需考虑。

### (十一)其他

易和肺脓肿混淆的还有空洞型肺栓塞、Wegener肉芽肿、结节病等,偶尔也会形成空洞。

## 八、治疗

肺脓肿的治疗应根据感染的微生物种类以及促使产生感染的有关基础或伴随疾病而确定。

### (一)抗感染治疗

抗生素应用已有半个世纪,肺脓肿在有效抗生素合理应用下,加上脓液通过和支气管交通向体外排出,因而大多数对抗感染治疗有效。

近年来,某些厌氧菌已产生 β-内酰胺酶,在体外或临床上对青霉素耐药,故应结合细菌培养及药敏结果,及时合理选择药物。但由于肺脓肿患者很难及时得到微生物学的阳性结果,故可根据临床表现,感染部位和涂片染色结果分析可能性最大的致病菌种类,进行经验治疗。由于大多数和误吸相关,厌氧菌感染起重要作用,因而青霉素仍是主要治疗药物,但近年来情况已有改变,特别是院内获得感染的肺脓肿,常为多种病原菌的混合感染,故应联合应用对需氧菌有效的药物。

1.青霉素G

(1)青霉素G为首选药物,对厌氧菌等需氧菌有效。

(2)用法:$2.4 \times 10^6$ U/d肌内注射或静脉滴注;严重病例可加量至 $10 \times 10^6$ U/d静脉滴注,分次使用。

2.克林霉素

(1)克林霉素是林可霉素的半合成衍生物,但优于林可霉素,对大多数厌氧菌有效,如消化球菌、消化链球菌、类杆菌梭形杆菌、放线菌等。目前有 10%~20% 脆弱类杆菌及某些梭形杆菌对克林霉素耐药。主要不良反应是假膜性肠炎。

（2）用法：0.6～1.8 g/d，分 2～3 次静脉滴注，然后序贯改口服。

3.甲硝唑（灭滴灵）

（1）该药是杀菌药，对厌氧菌，如脆弱类杆菌有作用。多为联合应用，不单独使用。通常和青霉素、克林霉素联合用于厌氧菌感染。

（2）对微需氧菌及部分链球菌如密勒链球菌效果不佳。

（3）用法：根据病情，一般 6～12 g/d，可加量到 24 g/d。

4.β-内酰胺类抗生素

（1）某些厌氧菌如脆弱类杆菌可产生 β-内酰胺酶，故青霉素、羧苄西林、三代头孢中的头孢噻肟、头孢哌酮效果不佳。对其活性强的药物有碳青霉烯类、替卡西林克拉维酸、头孢西丁等，加酶联合制剂作用也强，如阿莫西林克拉维酸或联合舒巴坦等。

（2）院内获得性感染形成的肺脓肿，多数为需氧菌，并有耐药菌株出现，故需选用 β-内酰胺类抗生素的第二代、第三代头孢菌素，必要时联合氨基糖苷类。

（3）血源性肺脓肿致病菌多为金黄色葡萄球菌，且多数对青霉素耐药，应选用耐青霉素酶的半合成青霉素的药物，对耐甲氧西林的金黄色葡萄球菌（MRSA），则应选用糖肽类及利奈唑胺等。

（4）给药途径及疗程尚未有大规模的循证医学证据，但一般先以静脉途径给药。

（5）和非化脓性肺炎相比，其发热呈逐渐下降，7 d 达到正常。如 1 周未能控制体温，则需重新评估。影像学改变时间长，有时达数周，并有残余纤维化改变。

（6）治疗成功率与治疗开始时症状、存在的时间以及空洞大小有关。对治疗反应不好者，还需注意有无恶性病变存在。总的疗程要 4～6 周，可能需要 3 个月，以防止反复。

**（二）引流**

（1）痰液引流对于治疗肺脓肿非常重要，体位引流有助于痰液排出。纤维支气管镜除作为诊断手段，确定继发性脓肿原因外，还可用来经气道内吸引及冲洗，促进引流，利于愈合。有时脓肿大、脓液量多时，需要硬质支气管镜进行引流，以便于保证气道通畅。

（2）合并脓胸时，除全身使用抗生素外，应局部胸腔抽脓或肋间置入导管水封并引流。

**（三）外科手术处理**

内科治疗无效或疑及有肿瘤者为外科手术适应证，包括治疗 4～6 周后脓肿不关闭、大出血、合并气胸、支气管胸膜瘘。在免疫功能低下、脓肿进行性扩大时也需考虑手术处理。有效抗生素应用后，目前需外科处理病例已减少，小于 10%，手术时要防止脓液进入对侧，麻醉时要置入双腔导管，否则可引起对侧肺脓肿和 ARDS。

# 九、预后

预后取决于基础病变或继发的病理改变，治疗及时、恰当者，预后良好。厌氧菌和革兰杆菌引起的坏死性肺炎，多表现为脓腔大（直径＞6 cm），多发性脓肿，临床多发于有免疫功能缺陷、年龄大的患者。并发症主要为脓胸、脑脓肿、大咯血等。

# 十、预防

应注意加强个人卫生，保持口咽内环境稳定，预防各种促使误吸的因素。

（韩坤博）

# 第七节　急性呼吸窘迫综合征

## 一、病因及发病机制

急性呼吸窘迫综合征(acute respiratory distress syndrome,ARDS)是患者原来心肺功能正常,由肺外或肺内造成的急性肺损伤(acute lung injury,ALI)引起的以急性呼吸窘迫和严重低氧血症为主要表现的一种急性呼吸衰竭,是至今发病率、病死率均极高的危重症,共同的病理变化有肺血管内皮和肺泡的损害、透明膜形成、顺应性降低、肺微血管阻塞和栓塞、肺间质水肿及后继其他病变。ALI 为一个急性发作的炎症综合征,ARDS 是病程中最严重的阶段,所有 ARDS 的患者均有 ALI,但 ALI 的患者就不一定是 ARDS。本病发病急骤,发展迅猛,病情进展后可危及患者生命,病死率高达 50% 以上,常死于多脏器功能衰竭(MOF),故必须及时处理。

本病的诱发因素很多,发病机制尚未充分了解。

### (一)病因

**1.严重感染**

严重感染包括肺部及肺外的细菌、病毒、真菌等所致的感染,感染灶所产生的各种有害物质,如内毒素、5-羟色胺、溶酶体、凝血酶及激肽系统的激活产物直接破坏毛细血管壁或形成微血栓等,造成肺组织破坏。

**2.严重创伤**

(1)肺内损伤:如肺挫伤、呼吸道烧伤、侵蚀性烟尘有毒气体的吸入、胃内容物的误吸、溺水、肺冲击伤、放射性肺炎、氧中毒等。

(2)肺外损伤:大面积烧伤或创伤,特别是并发休克和/或感染者可诱发 ARDS。

(3)大手术后:如体外循环术后、大血管手术或其他大手术后可发生 ARDS。

**3.休克**

休克时由于肺循环血量不足、酸中毒及产生的血管活性物质,如组织胺、5-羟色胺、缓激肽、儿茶酚胺、细菌毒素等作用于血管壁,可增加其通透性,损伤肺泡Ⅱ型细胞,影响肺泡表面活性物质的形成,从而导致肺顺应性减退、肺泡萎缩和肺不张。

**4.肺循环栓塞**

输血中微小凝块、库血中变性血小板、蛋白质沉淀物等易沉积于肺毛细血管中,形成肺栓塞。骨折后易发生肺循环脂肪栓塞,及 DIC 时均可造成肺血管微血栓形成及组织细胞的损伤。

**5.输液过快过量**

正常的细胞间质与血浆的水含量之比为 4:1,大量快速补液在血浆被稀释后促使血管内液外渗,产生肺间质水肿。

**6.氧中毒**

氧在细胞内代谢产生一种超氧化物阴离子(即氧自由基),氧自由基具有很强的毒性,与过氧化氢合成羟基(OH·即羟自由基),则毒性更甚,它们能破坏细胞膜、改变蛋白质和 DNA 的结构,从而损害细胞,特别是较长时间吸入高浓度氧更易发生。

7.吸入有毒气体

如吸入 $NO_2$、$NH_3$、$Cl_2$、$SO_2$、烟雾等;氮氧化物、有机氟、镉等中毒均可导致 ARDS。

8.误吸

误吸胃内容物、淡水、海水、糖水等,约 1/3 发生 ARDS。

9.药物过量

巴比妥类、水杨酸、氢氯噻嗪(双氢克尿噻)、秋水仙碱、利托君、阿糖胞苷、海洛因、美沙酮、丙氧酚、硫酸镁、间羟沙丁胺醇、链激酶、荧光素等应用过量。

10.代谢紊乱

肝功能衰竭、尿毒症、糖尿病酮症酸中毒、急性胰腺炎。

11.血液系统疾病

大量输血、体外循环、DIC 等。

12.其他

子痫早期、隐球菌血症、颅内压增高、淋巴瘤、空气或羊水栓塞、肠梗阻。

### (二)发病机制

ARDS 的共同基础是肺泡—毛细血管的急性损伤。其机制迄今未完全阐明,常与多种因素有关,且错综复杂,互为影响。其途径可为通过吸入有害气体或酸性胃内容物(pH$<$2.5)直接损害肺泡和毛细血管,使血管通透性增加;严重肺挫伤可使肺泡和肺脏小血管破裂,肺间质和肺内出血;因长骨骨折,脂肪栓塞于肺毛细血管,被肺脂肪蛋白酶转化为游离脂肪酸,可破坏血管内膜,灭活肺表面活性物质。

近年来的研究表明,机体发生创伤、感染、组织坏死和组织缺血灌注时,被激活的效应细胞如巨噬细胞(MΦ)、多核白细胞等一经启动,便失去控制,对细胞因子和炎症介质呈失控性释放,引发全身炎症反应综合征(SIRS),继而并发多器官功能障碍(MOD),ARDS 即是多器官功能障碍在肺部的具体体现。ARDS 的发生和发展,与繁多的炎症介质的综合作用密切相关。

1.前炎症反应细胞因子(PIC)与巨噬细胞(MΦ)

目前认为 PIC 包括 TNF-α、IL-1、IL-2、血小板活化因子(PAF)、IFN-γ 和 $PLA_2$ 等,其中主要为 TNF-α。TNF-α 在感染性休克、多器官功能障碍综合征(MODS)发病机制中起重要的作用,内毒素是诱导 TNF-α 产生的最强烈的激动剂。MΦ 为多功能细胞,主要来自骨髓内单核细胞,在机体的防御中起重要作用。多种炎症介质与 MΦ 作用,损伤肺泡毛细血管膜,使其通透性增加,发生渗透性肺水肿。

2.二次打击学说与瀑布效应

1985 年 Deitch 提出严重创伤、烧伤、严重感染、大手术、脓毒败血症休克、肠道细菌移位、失血后再灌注、大量输血、输液等均可构成第 1 次打击,使机体免疫细胞处于被激活状态,如再出现第 2 次打击,即使程度并不严重,也可引起失控的过度炎症反应。首先 MΦ 的被激活,并大量释放 PIC,然后又激活 MΦ、PMN 等效应细胞,并释放大量炎症介质,再激活补体、凝血和纤溶系统,产生瀑布效应,形成恶性循环,引发 ARDS,此时机体处于高代谢状态、高动力循环状态及失控的过度炎症反应状态。氧自由基是重要的炎症介质之一,MΦ 和 PMN 等细胞被激活后,可释放大量氧自由基,而氧自由基又可使 MΦ 和 PMN 在炎症区聚集、激活,并释放溶酶体酶等,损伤血管内皮细胞,形成恶性循环。PAF 是一种与花生四烯酸(AA)代谢密切相关的脂质性介质,可激活 PMN 并释放氧自由基和溶酶体酶等炎症介质,并呈逐级放大效应,出现瀑布样连锁反应,引发 MODS 和 ARDS。

3.氧供（$DO_2$）与氧耗（$VO_2$）

$DO_2$ 表示代谢增强或灌注不足时血液循环的代偿能力，$VO_2$ 表示组织摄取的氧量，是检测患者高代谢率最可靠的指标。生理条件下，氧动力学呈氧供非依赖性 $VO_2$，即血液通过组织时依靠增加氧的摄取以代偿之。但在病理条件下，如严重休克、感染、创伤等，由于血液的再分配，病区的血流量锐减，出现氧供依赖性 $VO_2$，由于失代偿而出现组织摄氧障碍发生缺氧，ARDS 患者的微循环和细胞线粒体功能损伤，$DO_2$ 与 $VO_2$ 必然发生障碍；ARDS 发生高代谢状态时，$VO_2$ 随 $DO_2$ 的升高而升高，$DO_2$ 不能满足需要，导致组织灌注不足、氧运输和氧摄取障碍，此时即使 $DO_2$ 正常或增加，仍然发生氧供依赖性 $VO_2$。

4.肠黏膜屏障衰竭与细菌移位

胃肠黏膜的完整性是分隔机体内外环境，使免受细胞和毒素侵袭的天然免疫学屏障。创伤、休克、应激、缺血再灌注和禁食等均可导致胃肠黏膜损伤，引起炎症反应，形成持续性刺激，造成胃肠黏膜屏障衰竭与细菌移位。其结果内毒素吸收，激活效应细胞与释放大量的炎症介质，引发全身炎症反应综合征和 ARDS。

5.肺表面活性物质减少

高浓度氧、光气、氮氧化物、细菌内毒素及游离脂肪酸等，可直接损伤肺泡 Ⅱ 型细胞，另肺微栓塞使合成肺表面活性物质（PS）的前体物质和能量供应不足，合成 PS 减少，大量血浆成分渗入肺泡腔，可使 PS 乳化，形成不溶性钙皂而失去活性，多种血浆蛋白可抑制 PS 功能，大量炎症细胞释放糖脂抑制 PS 功能，弹性蛋白酶与磷脂酶 $A_2$ 破坏 PS，故 PS 明显减少，且失去活性，致使肺泡陷闭、大量血浆渗入肺泡内，出现肺泡水肿和透明膜形成。

## 二、临床表现

当肺刚受损的数小时内，患者仅有原发病表现而无呼吸系统症状，随后突感气促、呼吸频数并呈进行性加快，呼吸频率大于 30 次/分钟，危重者 60 次/分钟，缺氧症状明显，患者烦躁不安、心率增快、口唇指甲发绀。由于明显低氧血症，引起过度通气，导致呼吸性碱中毒。缺氧症状用一般氧疗难以改善，亦不能用其他原发心肺疾病解释。伴有肺部感染时，可出现畏寒发热、胸膜反应及少量胸腔积液。早期可无肺部体征，后期可闻及哮鸣音、水泡音或管状呼吸音。病情继续恶化、呼吸肌疲劳导致通气不足、二氧化碳潴留，产生混合性酸中毒，患者出现极度呼吸困难和严重发绀，伴有神经精神症状，如嗜睡、谵妄、昏迷等。最终发生循环障碍、肾功能不全、心脏停搏。

## 三、辅助检查

### （一）血气分析

（1）$PaO_2$ 呈进行性下降，当吸入氧浓度达 60% 时，$PaO_2 < 8.0$ kPa（60 mmHg）。

（2）$PaO_2$ 增大，其参考值：$PaO_2 < 2.0$ kPa（15 mmHg）、年长者 $< 4.0$ kPa（30 mmHg）、吸入氧浓度为 30% 时 $< 9.3$ kPa（70 mmHg）、吸纯氧 $< 13.3$ kPa（100 mmHg）。

（3）$PaO_2/FiO_2 < 26.7$ kPa（200 mmHg）。

（4）发病早期 $PaCO_2$ 常减低，晚期 $PaCO_2$ 升高。

### （二）胸部 X 线检查

肺部的 X 线征象较临床症状出现晚。已有明显的呼吸急促和发绀时，胸片仍常无异常发现,发病 12～24 h 后,双肺可见斑片状阴影、边缘模糊。随着病情进展,融合为大片状实变影像,其中可见支气管充气征。疾病后期,X 线表现为双肺弥漫性阴影,呈白肺改变或有小脓肿影,有时伴气胸或纵隔气肿。应用高分辨率 CT 检查,可早期发现淡的肺野浓度增加、点状影、不规则血管影等。病情的严重程度与肺部 X 线所见不平行为其重要特征之一。

### (三)肺功能检查

动态测定肺容量和肺活量、残气、功能残气,随病情加重均减少,肺顺应性降低。

### (四)放射性核素检查

以放射性核素标记,计算血浆蛋白积聚指数,ARDS 患者明显增高(达 $1.5 \times 10^{-3}$ 次/分钟),对早期预报有意义。

### (五)血流动力学监测

通过置入四腔漂浮导管,测定并计算出平均肺动脉压增高>2.7 kPa,肺动脉压与肺毛细血管楔嵌压差(PAP-PCWP)增加>0.7 kPa。

### (六)支气管肺泡灌洗液检查

肺表面活性物质明显降低、花生四烯酸代谢产物如白三烯 B4、C4 及 PAF 等增高。

## 四、诊断及鉴别诊断

### (一)诊断主要依据

(1)具有可引发 ARDS 的原发疾病:创伤、休克、肺内或肺外严重感染、窒息、误吸、栓塞、库血的大量输入、DIC、肺挫伤、急性重症胰腺炎等。

(2)在基础疾病过程中突然发生进行性呼吸窘迫,呼吸频率多于 35 次/分钟,鼻导管(或鼻塞)给氧不能缓解。

(3)不易纠正的低氧血症,动脉血气检测对 ARDS 的诊断和病情判断有重要意义。$PaO_2$<8.0 kPa(60 mmHg),早期 $PaCO_2$ 可正常,后期可升高,提示病情加重,鼻导管给氧不能使 $PaO_2$ 纠正至 10.7 kPa(80 mmHg)以上,氧合指数 $PaO_2/FiO_2$<200。

(4)肺部后前位 X 线胸片征象为两肺纹理增多,边缘模糊,呈毛玻璃状等肺间质或肺泡性病理性改变,并迅速扩展、融合,形成大片实变。

(5)肺动脉楔压(PAWP)<2.4 kPa(18 mmHg),或临床提示以往无肺部疾病,并排除急性左心衰竭。

### (二)鉴别诊断

最近有人提出因肺内病变引起者为"原发性 ARDS",而肺外病变引起者为"继发性 ARDS"。ARDS 主要的临床表现是呼吸困难、肺水肿及呼吸衰竭,故需与下述疾病鉴别。

1.心源性肺水肿

该病发病较急、发绀较轻、不能平卧、咳粉红色泡沫样痰,严重时咳稀血水样痰,两肺广泛哮鸣音及湿啰音,呈混合性呼吸困难,而 ARDS 发病进程相对缓慢、发绀明显、缺氧严重,但较安静,可以平卧,呈急性进行性吸气型呼吸困难,咳血痰及稀血水样痰,可有管状呼吸音,湿啰音相对较少;心源性肺水肿经强心、利尿、扩血管、吸氧治疗后可明显迅速改善症状,而 ARDS 治疗即刻疗效不明显;心源性肺水肿 X 线表现为肺小叶间隔水肿增宽,形成小叶间隔线,即 KerleryB 线和 A 线,而 ARDS 患者胸部 X 线早期无改变,中晚期呈斑片状阴影并融合,晚期呈"白肺"改变,可见支气管充气征;ARDS 呈进行性低氧血症,难以纠正,而心源性肺水肿者低氧血症较轻,一般氧疗后即可纠正。心源性肺水肿患者PAWP≥2.6 kPa(20 mmHg)，与 ARDS 可资鉴别。

2.其他非心源性肺水肿

大量快速输液或胸腔抽液速度过快均可引起肺水肿，但均有相应的病史及体征，血气分析一般无进行性低氧血症，一般氧疗症状可明显改善。

3.气胸

主要的临床表现为呼吸困难，尤其是张力性气胸更为突出，但及时行胸部 X 线检查，即可作出诊断。若为严重的创伤所致气胸，要注意血气变化，警惕 ARDS 的发生。

4.特发性肺纤维化

晚期特发性肺纤维化患者肺心功能衰竭时应与 ARDS 鉴别。特发性肺纤维化为原因未明的肺间质性疾病，起病隐袭，呼吸困难进行性加重、干咳、肺底可听见吸气期 Velcro 啰音，出现杵状指等临床表现。胸部 X 线检查有肺间质病变影，以限制性通气功能障碍为主的肺功能改变可供鉴别。

## 五、急救处理

### (一)祛除病因

ARDS 常继发于各种急性原发伤病，及时有效地祛除原发病、阻断致病环节是防治 ARDS 的根本性策略，尤其抗休克、抗感染、抗炎症反应等尤为重要。

### (二)监护与护理

严密监测体温、脉搏、呼吸、血压等，特别随时观察患者的神志、呼吸状态，鼓励患者咳嗽排痰，维持水、电解质及酸碱平衡，重视患者的营养支持。

### (三)纠正低氧血症

克服进行性肺泡萎缩是抢救成功的关键。随着对 ARDS 病理生理特征的认识，导致近年来 ARDS 通气的重大改变，提出了肺保护与肺复张通气策略。

1.ARDS 的保护性通气策略

在保证基本组织氧合的同时，保护肺组织以尽量减轻肺损伤是 ARDS 患者的通气目标。

(1)"允许性高碳酸血症(PHC)"和小潮气量通气:PHC 是采用小潮气量(4~7 mL/kg)，允许动脉血二氧化碳分压一定程度增高，最好控制在 9.3~10.7 kPa(70~80 mmHg)以内。一般认为，如果二氧化碳潴留是逐渐产生的，pH>7.20 时，可通过肾脏部分代偿，患者能较好耐受。当 pH 低于 7.20 时，为避免酸中毒引起的严重不良反应，主张适当补充碳酸氢钠。

PHC 的治疗作用:ARDS 患者实施 PHC 时，血流动力学改变主要表现为心排血量和氧输送量显著增加，体循环血管阻力显著降低，肺循环血管阻力降低或不变，肺动脉嵌顿压和中心静脉压增加或无明显改变。心排血量增加是 PHC 最显著的血流动力学特征，因为:①高碳酸血症引起外周血管扩张，使左室后负荷降低;②潮气量降低使胸膜腔内压降低，二氧化碳增加使儿茶酚胺释放增加，引起容量血管收缩，均使静脉回流增加，右心室前负荷增加;③潮气量降低使吸气末肺容积降低，可引起肺血管阻力降低，右心室后负荷降低和心排血量增加。PHC 能降低 ARDS 患者的气道峰值压力、平均气道压、分钟通气量及吸气末平台压，避免肺泡过度膨胀，具有肺保护作用。气压伤的本质是容积伤，与肺泡跨壁压过高有关。

PHC 的禁忌证:高碳酸血症的主要危害是脑水肿、抑制心肌收缩力、舒张血管、增加交感活性和诱发心律失常等。因此，颅内压增高、缺血性心脏病或严重的左心功能不全患者应慎用。

（2）应用最佳 PEEP 和高、低拐点，机械通气时的吸气正压使肺泡扩张，增加肺泡通气量和换气面积，呼气末正压通气（PEEP）可防止肺泡的萎陷，亦可使部分萎陷的肺泡复张，使整个呼吸全过程的气道内压力均为正压，减少动、静脉分流，改善缺氧。

需用多大剂量的 PEEP？ 理论上讲，足够量的正压（$2.94 \sim 3.4$ kPa，$30 \sim 35$ cmH$_2$O）可使所有萎陷的肺泡复张，但正压对脆弱的肺组织结构（如 ARDS 等）可造成破坏，有研究表明当气道内平均压超过 2.0 kPa（20 cmH$_2$O）时，循环中促炎介质可增加数 10 倍，且直接干扰循环，一般讲，患者肺能较好地耐受 $1.47 \sim 2.0$ kPa（$15 \sim 20$ cmH$_2$O）的 PEEP，再高则是危险的。

（3）压力限制或压力支持通气，动物实验表明，气道峰值压力过高会导致急性肺损伤，表现为肺透明膜形成、粒细胞浸润、肺-毛细血管屏障受损，通透性增加。使用压力限制通气易于人—机同步，提供的吸气流量为减速波形，有利于气体交换和增加氧合，更重要的是可精确调节肺膨胀所需的压力和吸气时间，控制气道峰值压力，保护 ARDS 患者的气道压不会超过设定的吸气压力，避免高位转折点的出现。最近一组随机前瞻性试验表明，压力限制通气组比容量控制通气组更能增进肺顺应性改善，降低病死率。

（4）肺保护性通气策略的局限性：肺保护性通气策略的提出反映了 ARDS 机械通气的重大变革。但它仍存在不可避免的局限性。Thorens 等在研究中发现，当 ARDS 患者的通气量由（$13.5 \pm 6.1$）L/min 降至（$8.2 \pm 4.1$）L/min 时，动脉血氧饱和度低于 90%，低氧血症明显恶化，二氧化碳分压和肺内分流增加。可见，肺保护性通气策略不利于改善患者的氧合，其主要原因是采用小潮气量和较低压力通气时，塌陷的肺泡难以复张，导致动脉血和肺泡内二氧化碳分压升高和氧分压降低，影响了肺内气体交换，低氧血症加重。因此，要采用有效的方法促进塌陷肺泡复张，增加能参与通气的肺泡数量。

2.ARDS 的肺复张策略

肺复张策略是一种使塌陷肺泡最大限度复张并保持其开放，以增加肺容积，改善氧合和肺顺应性，它是肺保护性通气策略必要的补充。主要有以下几种。

（1）叹息：即为正常生理情况下的深呼吸，有利于促进塌陷的肺泡复张。机械通气时，早期叹息设置为双倍的潮气量和吸气时间，对于 ARDS 患者，可间断地采用叹息，使气道平台压达到 4.4 kPa（45 cmH$_2$O），使患者的动脉血氧分压显著增加，二氧化碳分压和肺内分流率显著降低，呼气末肺容积增加。因此，叹息可有效短暂促进塌陷肺泡复张，改善患者的低氧血症。

（2）间断应用高水平 PEEP：在容量控制通气时，间断应用高水平 PEEP 使气道平台压增加，也能促进肺泡复张。有学者在机械通气治疗 ARDS 患者时，每间隔 30 s 应用高水平 PEEP 通气 2 次，可以增加患者的动脉血氧分压，降低肺内分流率。间断应用高水平 PEEP 虽然能使塌陷的肺泡复张，改善患者的氧合，但不能保持肺泡的稳定状态，作用也不持久。

（3）控制性肺膨胀（SI）：一种促使不张的肺复张和增加肺容积的新方法，由叹息发展而来。即在呼气开始时，给予足够压力（$2.94 \sim 4.4$ kPa，$30 \sim 45$ cmH$_2$O），让塌陷肺泡充分开放，并持续一定时间（$20 \sim 30$ s），使病变程度不一的肺泡之间达到平衡，气道压力保持在 SI 的压力水平。SI 结束后，恢复到 SI 应用前的通气模式，通过 SI 复张的塌陷肺泡，在相当时间内能够继续维持复张状态，SI 导致的氧合改善也就能够维持较长时间。改善氧合是 SI 对 ARDS 患者最突出的治疗作用。研究表明，给予一次 SI，其疗效可保持 4 h 以上。SI 能显著增加肺容积，改善肺顺应性，减少气压伤的发生。目前的动物实验及临床研究表明，在 SI 的屏气过程中，患者会出现一过性血压和心率下降或增高，中心静脉压和肺动脉嵌顿压增高，心排血量降低，动脉血氧饱和度轻度降低。因此,在实施 SI 时,应充分注意到 SI 可能导致患者血流动力学和低氧血症一过性恶化,对危重患者有可能造成不良影响。

(4)俯卧位通气:传统通气方式为仰卧位,此时肺静水压沿腹至背侧垂直轴逐渐增加,使基底部肺区带发生压迫性不张,另心脏的重力作用,腹腔内脏对膈肌的压迫也加重基底部肺区带的不张,1976 年发现俯卧位通气能改善 ALI 患者的氧合。此法最近用于临床,俯卧位通气是利用翻身床、翻身器或人工徒手操作,使患者在俯卧位进行机械通气。

俯卧位通气的禁忌证:血流动力学不稳定,颅内压增高,急性出血,脊柱损伤,骨科手术,近期腹部手术,妊娠等不宜采用俯卧位通气。

综上,肺保护与肺复张通气策略联合应用,能改善 ARDS 患者的氧合,提高肺顺应性,对ARDS 的治疗有重要意义。但需根据患者的具体情况,采用合适的方法,在改善氧合的同时尽量减少肺损伤。

**(四)改善微循环,降低肺动脉高压,维护心功能**

如出现血管痉挛、微血栓、DIC 等情况时,可选用如下药物。

**1.糖皮质激素**

宜采用早期、大剂量、短疗程(小于 1 周)疗法,这类药有以下积极作用。①抗炎,加速肺水肿的吸收;②缓解支气管痉挛;③减轻脂肪栓塞或吸入性肺炎的局部反应;④休克时,防止白细胞附着于肺毛细血管床,防止释放溶蛋白酶,保护肺组织;⑤增加肺表面活性物质的分泌,保持肺泡的稳定性;⑥抑制后期的肺纤维化等。早期大量使用可减少毛细血管膜的损伤,疗程宜短,可用甲泼尼龙,起始量800～1 500 mg,或地塞米松,起始量 60～100 mg,分次静脉注射,连续应用48～72 h。

**2.肝素**

用于治疗有高凝倾向、血流缓慢的病例,可减轻和防止肺微循环内微血栓的形成,以预防DIC 的发生,对改善局部及全身循环有益,对有出血倾向的病例,包括创伤后 ARDS 应慎重考虑。用药前后应监测血小板和凝血功能等。

**3.血管扩张药**

如山莨菪碱、东莨菪碱等的应用可改善周围循环,提高氧的输送及弥散,有利于纠正或减轻组织缺氧,疗效较好。

**(五)消除肺间质水肿,限制入水量,控制输液量**

由于输液不当,液体可继续渗漏入肺间质、肺泡内,易使肺水肿加重,但需维持体液平衡,保证血容量足够,血压基本稳定,在 ARDS 早期补液应以晶体液为主,每天输液量以不超过1 500 mL为宜。利尿剂的应用可提高动脉血氧分压,减轻肺间质水肿。在病情后期,对于伴有低蛋白血症的患者,利尿后血浆容量不足时可酌情输注血浆清蛋白或血浆,以提高血浆渗透压。

**(六)控制感染**

脓毒血症是 ARDS 的常见病因,且 ARDS 发生后又易并发肺、泌尿系统等部位的感染,故抗菌治疗是必需的,严重感染时应选用广谱抗生素,根据病情选用强效抗生素。

**(七)肺泡表面活性物质(PS)**

外源性 PS 治疗新生儿呼吸窘迫综合征已取得较好疗效,用于成人 ARDS 疗效不一,有一定不良反应,鉴于 PS 价格昂贵,目前临床广泛应用有一定困难。超氧化物歧化酶(SOD)、前列腺素 E2、γ-干扰素等临床应用尚在探索中。

### (八)其他

预防各种并发症及院内感染的发生。近年开展一氧化氮(NO)、液体通气治疗,已取得较好疗效。对体外膜肺(ECMO)、血管腔内氧合器(IVOX)等方法正在进行探索改进。

(李中强)

# 第八节 呼 吸 衰 竭

## 一、急性呼吸衰竭

### (一)病因和发病机制

急性呼吸衰竭(acute respiratory failure,ARF)简称急性呼衰,是指患者既往无呼吸系统疾病,由于突发因素,在数秒或数小时内迅速发生呼吸抑制或呼吸功能突然衰竭,在海平面大气压、静息状态下下呼吸空气时,由于通气和/或换气功能障碍,导致缺氧伴或不伴二氧化碳潴留,产生一系列病理生理改变的紧急综合征。

病情危重时,因机体难以得到代偿,如不及时诊断,尽早抢救,会发生多器官功能损害,乃至危及生命。必须注意在实际临床工作中,经常会遇到在慢性呼吸衰竭的基础上,由于某些诱发因素而发生急性呼吸衰竭。

1.急性呼吸衰竭分类

一般呼吸衰竭分为通气和换气功能衰竭两大类,亦有人分为三类,即再加上一个混合型呼吸衰竭。其标准如下。

(1)换气功能衰竭(Ⅰ型呼吸衰竭)以低氧血症为主,$PaO_2 < 8.0$ kPa(60 mmHg),$PaCO_2 < 6.7$ kPa(50 mmHg),$P(A-a)O_2 > 3.3$ kPa(25 mmHg),$PaO_2/PAO_2 < 0.6$。

(2)通气功能衰竭(Ⅱ型呼吸衰竭)以高碳酸血症为主,$PaCO_2 > 6.7$ kPa(50 mmHg),$PaO_2$ 正常,$P(A-a)O_2 < 3.3$ kPa(25 mmHg),$PaO_2/PAO_2 > 0.6$。

(3)混合性呼吸衰竭(Ⅲ型呼吸衰竭):$PaO_2 < 8.0$ kPa(60 mmHg),$PaCO_2 > 6.7$ kPa(50 mmHg),$P(A-a)O_2 > 3.3$ kPa(25 mmHg)。

急性肺损伤和急性呼吸窘迫综合征属于Ⅰ型呼吸衰竭。

2.急性呼吸衰竭的病因

可以引起急性呼吸衰竭的疾病很多,多数是呼吸系统的疾病。

(1)各种导致气道阻塞的疾病:急性病毒或细菌性感染,或烧伤等物理化学性因子所引起的黏膜充血、水肿,造成上气道(指隆突以上至鼻的呼吸道)急性梗阻。异物阻塞也可以引起急性呼吸衰竭。

(2)引起肺实质病变的疾病:感染性因子引起的肺炎为此类常见疾病,误吸胃内容物,淹溺或化学毒性物质以及某些药物、高浓度长时间吸氧也可引起吸入性肺损伤而发生急性呼吸衰竭。

(3)肺水肿:①各种严重心脏病、心力衰竭引起的心源性肺水肿;②非心源性肺水肿,有人称之为通透性肺水肿,如急性高山病、复张性肺水肿。急性呼吸窘迫综合征(ARDS)为此种肺水肿的代表。此类疾病可造成严重低氧血症。

(4)肺血管疾病:肺血栓栓塞是可引起急性呼吸衰竭的一种重要病因,还包括脂肪栓塞、气体栓塞等。

(5)胸部疾病:如胸壁外伤、连枷胸、自发性气胸或创伤性气胸、大量胸腔积液等影响胸廓运动,从而导致通气减少或吸入气体分布不均,均有可能引起急性呼吸衰竭。

(6)脑损伤:镇静药和对脑有毒性的药物、电解质平衡紊乱及酸、碱中毒、脑和脑膜感染、脑肿瘤、脑外伤等均可导致急性呼吸衰竭。

(7)神经肌肉系统疾病:即便是进行气体交换的肺本身并无病变,因神经或肌肉系统疾病造成肺泡通气不足也可发生呼吸衰竭。如安眠药物或一氧化碳、有机磷等中毒,颈椎骨折损伤脊髓等直接或间接抑制呼吸中枢。也可因多发性神经炎、脊髓灰质炎等周围神经性病变,多发性肌炎、重症肌无力等肌肉系统疾病,造成肺泡通气不足而呼吸衰竭。

(8)睡眠呼吸障碍:睡眠呼吸障碍表现为睡眠中呼吸暂停,频繁发生并且暂停时间显著延长,可引起肺泡通气量降低,导致乏氧和二氧化碳潴留。

### (二)病理生理

1.肺泡通气不足

正常成人在静息时有效通气量约为 4 L/min,若单位时间内到达肺泡的新鲜空气量减少到正常值以下,则为肺泡通气不足。

由于每分钟肺泡通气量(VA)的下降,引起缺氧和二氧化碳潴留,$PaO_2$ 下降,$PaCO_2$ 升高。同时,根据肺泡气公式:$PAO_2 = (PB - PH_2O) \cdot FiO_2 - PaCO_2/R$($PAO_2$,PB 和 $PH_2O$ 分别表示肺泡气氧分压、大气压和水蒸气压力,$FiO_2$ 代表吸入气氧浓度,R 代表呼吸商),由已测得的 $PaCO_2$ 值,就可推算出肺泡气氧分压理论值。如 $PaCO_2$ 为 9.3 kPa(70 mmHg),PB 为101.1 kPa(760 mmHg),37 ℃时 $PH_2O$ 为6.3 kPa(47 mmHg),R 一般为 0.8,则 $PAO_2$ 理论值为 7.2 kPa(54 mmHg)。假若 $PaCO_2$ 的升高单纯因 VA 下降引起,不存在影响气体交换肺实质病变的因素,则说明肺泡气与动脉血的氧分压差[$P(A-a)O_2$]应该在正常范围,一般为 0.4~0.7 kPa(3~5 mmHg),均在 1.3 kPa(10 mmHg)以内。所以,当 $PaCO_2$ 为 9.3 kPa(70 mmHg)时,$PAO_2$ 为 7.2 kPa(54 mmHg),动脉血氧分压($PaO_2$)应当在 6.7 kPa(50 mmHg)左右,则为高碳酸血症型的呼吸衰竭。

通气功能障碍分为阻塞性和限制性功能障碍。阻塞性通气功能障碍多由气道炎症、黏膜充血水肿等因素引起的气道狭窄导致。由于气道阻力与管径大小呈负相关,故管径越小,阻力越大,肺泡通气量越小,此为阻塞性通气功能障碍缺氧和二氧化碳潴留的主要机制。而限制性通气功能障碍主要机制则是胸廓或肺的顺应性降低导致的肺泡通气量不足,进而导致缺氧或合并二氧化碳潴留。

2.通气/血流灌流(V/Q)失调

肺泡的通气与其灌注周围的毛细血管血流的比例必须协调,才能保证有效的气体交换。正常肺泡每分通气量为 4 L,肺毛细血管血流量是 5 L,两者之比是 0.8。如肺泡通气量与血流量的比率>0.8,示肺泡灌注不足,形成无效腔,此种无效腔效应多见于肺泡通气功能正常或增加,而肺血流减少的疾病(如换气功能障碍或肺血管疾病等),临床以缺氧为主。肺泡通气量与血流量的比率<0.8,使肺动脉的混合静脉血未经充分氧合进入肺静脉,则形成肺内静脉样分流,多见于

通气功能障碍,肺泡通气不足,临床以缺氧或伴二氧化碳潴留为主。通气/血流比例失调,是引起低氧血症最常见的病理生理学改变。

3.肺内分流量增加(右到左的肺内分流)

在肺部疾病如肺水肿、急性呼吸窘迫综合征(ARDS)中,肺泡内无氧气所致肺毛细血管混合静脉血未经气体交换,流入肺静脉引起右至左的分流增加。动-静脉分流使静脉血失去在肺泡内进行气体交换的机会,故 $PaO_2$ 可明显降低,但不伴有 $PaCO_2$ 的升高,甚至因过度通气反而降低,至病程晚期才出现二氧化碳蓄积。另外,用提高吸入氧气浓度的办法(氧疗)不能有效地纠正此种低氧血症。

4.弥散功能障碍

肺在肺泡-毛细血管膜完成气体交换。它由六层组织构成,由内向外依次为肺泡表面活性物质、肺泡上皮细胞、肺泡上皮细胞基膜、肺间质、毛细血管内皮细胞基膜和毛细血管内皮细胞。弥散面积减少(肺气肿、肺实变、肺不张)和弥散膜增厚(肺间质纤维化、肺水肿)是引起弥散量降低的最常见原因。因 $O_2$ 的弥散能力仅为 $CO_2$ 的 $1/20$,故弥散功能障碍只产生单纯缺氧。由于正常人肺泡毛细血管膜的面积大约为 $70\ m^2$,相当于人体表面积的 40 倍,故人体弥散功能的储备巨大,虽是发生呼吸衰竭病理生理改变的原因之一,但常需与其他三种主要的病理生理学变化同时发生、参与作用才致使低氧血症出现。吸氧可使 $PaO_2$ 升高,提高肺泡膜两侧的氧分压时,弥散量随之增加,可以改善低氧血症。

5.氧耗量增加

氧耗量增加是加重缺氧的原因之一,发热、寒战、呼吸困难和抽搐均将增加氧耗量。寒战耗氧量可达 $500\ mL$,健康者耗氧量为 $250\ mL/min$。氧耗量增加,肺泡氧分压下降,健康者借助增加肺泡通气量代偿缺氧。氧耗量增加的通气功能障碍患者,肺泡氧分压得不到提高,故缺氧也难以缓解。

总之,不同的疾病发生呼吸衰竭的途径不全相同,经常是一种以上的病理生理学改变的综合作用。

6.缺 $O_2$、二氧化碳潴留对机体的影响

(1)对中枢神经的影响:脑组织耗氧量占全身耗量的 $1/5\sim1/4$。中枢神经元细胞对缺氧最为敏感,缺 $O_2$ 程度和发生的急缓对中枢神经的影响也不同。如突然中断供 $O_2$,改吸纯氮 20 s 可出现深昏迷和全身抽搐。逐渐降低吸 $O_2$ 的浓度,症状出现缓慢,轻度缺 $O_2$ 可引起注意力不集中、智力减退、定向障碍;随缺 $O_2$ 加重,$PaO_2$ 低于 $6.7\ kPa(50\ mmHg)$可致烦躁不安、意识恍惚、谵妄;低于 $4.0\ kPa(30\ mmHg)$时,会使意识消失、昏迷;低于 $2.7\ kPa(20\ mmHg)$则会发生不可逆转的脑细胞损伤。

二氧化碳潴留使脑脊液氢离子浓度增加,影响脑细胞代谢,降低脑细胞兴奋性,抑制皮质活动;随着 $CO_2$ 的增加,对皮质下层刺激加强,引起皮质兴奋;若 $CO_2$ 继续升高,皮质下层受抑制,使中枢神经处于麻醉状态。在出现麻醉前的患者,往往有失眠、精神兴奋、烦躁不安的先兆兴奋症状。

缺 $O_2$ 和二氧化碳潴留均会使脑血管扩张,血流阻力减小,血流量增加以代偿之。严重缺 $O_2$ 会发生脑细胞内水肿,血管通透性增加,引起脑间质水肿,导致颅内压增高,挤压脑组织,压迫血管,进而加重脑组织缺 $O_2$,形成恶性循环。

(2)对心脏、循环的影响:缺 $O_2$ 可刺激心脏,使心率加快和心搏量增加,血压上升。冠状动

脉血流量在缺 $O_2$ 时明显增加,心脏的血流量远超过脑和其他脏器。心肌对缺 $O_2$ 非常敏感,早期轻度缺 $O_2$ 即在心电图上有变化,急性严重缺 $O_2$ 可导致心室颤动或心搏骤停。缺 $O_2$ 和二氧化碳潴留均能引起肺动脉小血管收缩而增加肺循环阻力,导致肺动脉高压和增加右心负荷。

吸入气中 $CO_2$ 浓度增加,可使心率加快,心搏量增加,使脑、冠状血管舒张,皮下浅表毛细血管和静脉扩张,而使脾和肌肉的血管收缩,再加心搏量增加,故血压仍升高。

(3)对呼吸影响:缺 $O_2$ 对呼吸的影响远较二氧化碳潴留的影响为小。缺 $O_2$ 主要通过颈动脉窦和主动脉体化学感受器的反射作用刺激通气,如缺 $O_2$ 程度逐渐加重,这种反射迟钝。

$CO_2$ 是强有力的呼吸中枢兴奋剂,吸入 $CO_2$ 浓度增加,通气量成倍增加,急性二氧化碳潴留出现深大快速的呼吸;但当吸入 $CO_2$ 浓度超过 12% 时,通气量不再增加,呼吸中枢处于被抑制状态。而慢性高碳酸血症,并无通气量相应增加,反而有所下降,这与呼吸中枢反应性迟钝有关;通过肾脏对碳酸氢盐再吸收和 $H^+$ 排出,使血 pH 无明显下降;还与患者气道阻力增加、肺组织损害严重、胸廓运动的通气功能减退有关。

(4)对肝、肾和造血系统的影响:缺 $O_2$ 可直接或间接损害肝功能使谷丙转氨酶上升,但随着缺 $O_2$ 的纠正,肝功能逐渐恢复正常。动脉血氧降低时,肾血流量、肾小球滤过量、尿排出量和钠的排出量均有增加;但当 $PaO_2 < 5.3$ kPa(40 mmHg)时,肾血流量减少,肾功能受到抑制。

组织低氧分压可增加促红细胞生成素促使红细胞增生。肾脏和肝脏产生一种酶,将血液中非活性促红细胞生成素的前身物质激活成生成素,刺激骨髓引起继发性红细胞增多。有利于增加血液携氧量,但亦增加血液黏稠度,加重肺循环和右心负担。

轻度二氧化碳潴留会扩张肾血管,增加肾血流量,尿量增加;当 $PaCO_2$ 超过 8.7 kPa(65 mmHg),血 pH 明显下降,则肾血管痉挛,血流减少,$HCO_3^-$ 和 $Na^+$ 再吸收增加,尿量减少。

(5)对酸碱平衡和电解质的影响:严重缺 $O_2$ 可抑制细胞能量代谢的中间过程,如三羧酸循环、氧化磷酸化作用和有关酶的活动。这不但降低产生能量效率,还因产生乳酸和无机磷引起代谢性酸中毒。由于能量不足,体内离子转运的钠泵遭损害,使细胞内钾离子转移至血液,而 $Na^+$ 和 $H^+$ 进入细胞内,造成细胞内酸中毒和高钾血症。代谢性酸中毒产生的固定酸与缓冲系统中碳酸氢盐起作用,产生碳酸,使组织二氧化碳分压增高。

pH 取决于碳酸氢盐与碳酸的比值,前者靠肾脏调节(1~3 d),而碳酸调节靠肺(数小时)。健康人每天由肺排出碳酸达 15 000 mmol 之多,故急性呼吸衰竭二氧化碳潴留对 pH 影响十分迅速,往往与代谢性酸中毒同时存在时,因严重酸中毒引起血压下降,心律失常,乃至心脏停搏。而慢性呼吸衰竭因二氧化碳潴留发展缓慢,肾碳酸氢根排出减少,不致使 pH 明显降低。因血中主要阴离子 $HCO_3^-$ 和 $Cl^-$ 之和为一常数,当 $HCO_3^-$ 增加,则 $Cl^-$ 相应降低,产生低氯血症。

**(三)临床表现**

因低氧血症和高碳酸血症所引起的症状和体征是急性呼吸衰竭时最主要的临床表现。由于造成呼吸衰竭的基础病因不同,各种基础疾病的临床表现自然十分重要,需要注意。

1.呼吸困难

呼吸困难是呼吸衰竭最早出现的症状。可表现为频率、节律和幅度的改变。早期表现为呼吸困难,呼吸频率可增加,深大呼吸、鼻翼翕动,进而辅助呼吸肌肉运动增强(三凹征),呼吸节律紊乱,失去正常规则的节律。呼吸频率增加(30~40 次/分钟)。中枢性呼吸衰竭,可使呼吸频率改变,如陈-施呼吸等。

2.低氧血症

当动脉血氧饱和度低于 90%,$PaO_2$ 低于 6.7 kPa(50 mmHg)时,可在口唇或指甲出现发绀,这是缺氧的典型表现。但患者的发绀程度与体内血红蛋白含量、皮肤色素和心脏功能相关,所以发绀是一项可靠但不特异的诊断体征。因神经与心肌组织对缺氧均十分敏感,在机体出现低氧血症时常出现中枢神经系统和心血管系统功能异常的临床征象。如判断力障碍、运动功能失常、烦躁不安等中枢神经系统症状。缺氧严重时,可表现为谵妄、癫痫样抽搐、意识丧失以致昏迷、死亡。肺泡缺氧时,肺血管收缩,肺动脉压升高,使肺循环阻力增加,右心负荷增加,乃是低氧血症时血流动力学的一项重要变化。在心、血管方面常表现为心率增快、血压升高。缺氧严重时则可出现各种类型的心律失常,进而心率减慢,周围循环衰竭,甚至心搏停止。

3.高碳酸血症

由于急性呼吸衰竭时,二氧化碳蓄积进展很快,因此产生严重的中枢神经系统和心血管功能障碍。高碳酸血症出现中枢抑制之前的兴奋状态,如失眠,躁动,但禁忌给予镇静或安眠药。严重者可出现肺性脑病("$CO_2$ 麻醉"),临床表现为头痛、反应迟钝、嗜睡以至神志不清、昏迷。急性高碳酸血症主要通过降低脑脊液 pH 而抑制中枢神经系统的活动。扑翼样震颤也是二氧化碳蓄积的一项体征。二氧化碳蓄积引起的心血管系统的临床表现因血管扩张或收缩程度而异。如多汗,球结膜充血水肿,颈静脉充盈,周围血压下降等。

4.其他重要脏器的功能障碍

严重的缺氧和二氧化碳蓄积损伤肝肾功能,出现血清转氨酶增高,碳酸酐酶活性增加,胃壁细胞分泌增多,出现消化道溃疡、出血。当 $PaO_2 < 5.3$(40 mmHg)时,肾血流减少,肾功能抑制,尿中可出现蛋白、血细胞或管型,血液中尿素氮、肌酐含量增高。

5.水、电解质和酸碱平衡的失调

严重低氧血症和高碳酸血症常有酸碱平衡的失调,如缺氧而通气过度可发生急性呼吸性碱中毒;急性二氧化碳潴留可表现为呼吸性酸中毒。严重缺氧时无氧代谢引起乳酸堆积,肾脏功能障碍使酸性物质不能排出体外,二者均可导致代谢性酸中毒。代谢性和呼吸性酸碱失衡又可同时存在,表现为混合性酸碱失衡。

酸碱平衡失调的同时,将会发生体液和电解质的代谢障碍。酸中毒时钾从细胞内逸出,导致高血钾,pH 每降低 0.1 血清钾大约升高 0.7 mmol/L。酸中毒时发生高血钾,如同时伴有肾衰竭(代谢性酸中毒),易发生致命性高钾血症。在诊断和处理急性呼吸衰竭时均应予以足够的重视。

又如当测得的 $PaO_2$ 的下降明显超过理论上因肺泡通气不足所引起的结果时,则应考虑存着除肺泡通气不足以外的其他病理生理学变化,因在实际临床工作中,单纯因肺泡通气不足引起呼吸衰竭并不多见。

(四)诊断

一般说来,根据急慢性呼吸衰竭基础病史,如胸部外伤或手术后、严重肺部感染或重症革兰阴性杆菌败血症等,结合其呼吸、循环和中枢神经系统的有关体征,及时作出呼吸衰竭的诊断是可能的。但对某些急性呼吸衰竭早期的患者或缺氧、二氧化碳蓄积程度不十分严重时,单依据上述临床表现作出诊断有一定困难。动脉血气分析的结果直接提供动脉血氧和二氧化碳分压水平,可作为诊断呼吸衰竭的直接依据。而且,它还有助于我们了解呼吸衰竭的性质和程度,指导氧疗,呼吸兴奋剂和机械通气的参数调节,以及纠正电解质、酸碱平衡失调有重要价值故血气分析在呼吸衰竭诊断和治疗上具有重要地位。

急性呼吸衰竭患者，只要动脉血气证实 $PaO_2 < 8.0\ kPa(60\ mmHg)$，常伴 $PaCO_2$ 正常或 $< 4.7\ kPa(35\ mmHg)$，则诊断为 I 型呼吸衰竭；若伴 $PaCO_2 > 6.7\ kPa(50\ mmHg)$，即可诊断为 II 型呼吸衰竭。若缺氧程度超过肺泡通气不足所致的高碳酸血症，则诊断为混合型或 III 型呼吸衰竭。

应当强调的是不但要诊断呼吸衰竭的存在与否，尚需要判断呼吸衰竭的性质，是急性呼吸衰竭还是慢性呼吸衰竭基础上的急性加重，更应当判别产生呼吸衰竭的病理生理学过程，明确为 I 型或 II 型呼吸衰竭，以利采取恰当的抢救措施。

此外还应注意在诊治过程中，应当尽快去除产生呼吸衰竭的基础病因，否则患者经氧疗或机械通气后因得到足够的通气量维持氧和二氧化碳分压在相对正常的水平后可再次发生呼吸衰竭。

### (五)治疗

急性呼吸衰竭是需要抢救的急症。对它的处理要求迅速、果断。数小时或更短时间的犹豫、观望或拖延，可以造成脑、肾、心、肝等重要脏器因严重缺氧发生不可逆性的损害。同时及时、合宜的抢救和处置才有可能为去除或治疗诱发呼吸衰竭的基础病因争取到必要的时间。治疗措施集中于立即纠正低氧血症，急诊插管或辅助通气、足够的循环支持。

#### 1.氧疗

通过鼻导管或面罩吸氧，提高肺泡氧分压，增加肺泡膜两侧氧分压差，增加氧弥散能力，以提高动脉氧分压和血氧饱和度，是纠正低氧血症的一种有效措施。氧疗作为一种治疗手段使用时，要选择适宜的吸入氧流量，应以脉搏血氧饱和度 $> 90\%$ 为标准，并了解机体对氧的摄取与代谢以及它在体内的分布，注意可能产生的氧毒性作用。

由于高浓度 $(FiO_2 > 21\%)$ 氧的吸入可以使肺泡气氧分压提高。若因 $PaO_2$ 降低造成低氧血症或主因通气/血流比例失调引起的 $PaO_2$ 下降，氧疗可以改善。氧疗可以治疗低氧血症，降低呼吸功和减少心血管系统低氧血症。

根据肺泡通气和 $PaO_2$ 的关系曲线，在低肺泡通气量时，吸入低浓度的氧气，即可显著提高 $PaO_2$，纠正缺氧。所以通气与血流比例失调的患者吸低浓度氧气就能纠正缺氧。

弥散功能障碍患者，因二氧化碳的弥散能力为氧的弥散能力 20 倍，需要更大的肺泡膜分压差才足以增强氧的弥散能力，所以应吸入更高浓度的氧 $(35\% \sim 45\%)$ 才能改善缺氧。

由肺内静脉分流增加的疾病导致的缺氧，因肺泡内充满水肿液，肺萎陷，尤在肺炎症血流增多的患者，肺内分流更多，所以需要增加外源性呼气末正压(PEEP)，才可使萎陷肺泡复张，增加功能残气量和气体交换面积，提高 $PaO_2$，$SaO_2$，改善低氧血症。

#### 2.保持呼吸道通畅

进行各种呼吸支持治疗的首要条件是通畅呼吸道。呼吸道黏膜水肿、充血，以及胃内容物误吸或异物吸入都可使呼吸道梗阻。保证呼吸道的畅通才能保证正常通气，所以是急性呼吸衰竭处理的第一步。

(1)开放呼吸道：首先要注意清除口咽部分泌物或胃内反流物，预防呕吐物反流至气管，使呼吸衰竭加重。口咽部护理和鼓励患者咳痰很重要，可用多孔导管经鼻孔或经口腔负压吸引法，清除口咽部潴留物。吸引前短时间给患者吸高浓度氧，吸引后立即重新通气。无论是直接吸引或是经人工气道吸引均需注意操作技术，管径应适当选择，尽量避免损伤气管黏膜，在气道内一次负压吸引时间不宜超过10～15 s,以免引起低氧血症、心律失常或肺不张等因负压吸引造成的并发症。此法亦能刺激咳嗽,有利于气道内痰液的咳出。对于痰多、黏稠难咳出者,要经常鼓励患者咳痰。多翻身拍背,协助痰液排出;给予祛痰药使痰液稀释。对于有严重排痰障碍者可考虑用纤支镜吸痰。同时应重视无菌操作,使用一次性吸引管,或更换灭菌后的吸引管。吸痰时可同时作深部痰培养以分离病原菌。

(2)建立人工气道:当以上措施仍不能使呼吸道通畅时,则需建立人工气道。所谓人工气道就是进行气管插管,于是吸入气体就可通过导管直接抵达下呼吸道,进入肺泡。其目的是为了解除上呼吸道梗阻,保护无正常咽喉反射患者不致误吸,和进行充分有效的气管内吸引,以及为了提供机械通气时必要的通道。临床上常用的人工气道为气管插管和气管造口术后置入气管导管两种。

气管插管有经口和经鼻插管两种。前者借喉镜直视下经声门插入气管,容易成功,较为安全。后者分盲插或借喉镜、纤维支气管镜等的帮助,经鼻沿后鼻道插入气管。与经口插管比较需要一定的技巧,但经鼻插管容易固定,负压吸引较为满意,与机械通气等装置衔接比较可靠,给患者带来的不适也较经口者轻,神志清醒患者常也能耐受。唯需注意勿压伤鼻翼组织或堵塞咽鼓管、鼻窦开口等,造成急性中耳炎或鼻窦炎等并发症。

近年来已有许多组织相容性较理想的高分子材料制成的导管与插管,为密封气道用的气囊也有低压、大容量的气囊问世,鼻插管可保留的时间也在延长。具体对人工气道方法的选择,各单位常有不同意见,应当根据病情的需要,手术医师和护理条件的可能,以及人工气道的材料性能来考虑。肯定在 3 d(72 h)以内可以拔管时,应选用鼻或口插管,需要超过 3 周时当行气管造口置入气管导管,3～21 d 的情况则当酌情灵活掌握。

使用人工气道后,气道的正常防御机制被破坏,细菌可直接进入下呼吸道;声门由于插管或因气流根本不通过声门而影响咳嗽动作的完成,不能正常排痰,必须依赖气管负压吸引来清除气道内的分泌物;由于不能发音,失去语言交流的功能,影响患者的心理精神状态;再加上人工气道本身存在着可能发生的并发症。因此人工气道的建立常是抢救急性呼吸衰竭所不可少的,但必须充分认识其弊端,慎重选择,尽力避免可能的并发症,及时撤管。

(3)气道湿化:无论是经过患者自身气道或通过人工气道进行氧化治疗或机械通气,均必须充分注意到呼吸道黏膜的湿化。因为过分干燥的气体长期吸入将损伤呼吸道上皮细胞和支气管表面的黏液层,使黏膜纤毛清除能力下降,痰液不易咳出,肺不张,容易发生呼吸道或肺部感染。

保证患者足够液体摄入是保持呼吸道湿化最有效的措施。目前已有多种提供气道湿化用的湿化器或雾化器装置,可以直接使用或与机械通气机连接应用。

湿化是否充分最好的标志,就是观察痰液是否容易咳出或吸出。应用湿化装置后应当记录每天通过湿化器消耗的液体量,以免湿化过量。

3.改善 $CO_2$ 的潴留

高碳酸血症主要是由于肺泡通气不足引起,只有增加通气量才能更好地排出二氧化碳,改善高碳酸血症。现多采用呼吸兴奋剂和机械通气支持,以改善通气功能。

(1)呼吸兴奋剂的合理应用:呼吸兴奋剂能刺激呼吸中枢或周围化学感受器,增加呼吸驱动、呼吸频率、潮气量,改善通气,同时氧耗量和二氧化碳的产出也随之增加。故临床上应用呼吸兴奋剂时要严格掌握适应证。

常用的药物有尼可刹米(可拉明)和洛贝林,用量过大可引起不良反应,近年来在西方国家几乎被淘汰。取而代之的有多沙普仑(Doxapram),对末梢化学感受器和延髓呼吸中枢均有作用,增加呼吸驱动和通气,对原发性肺泡低通气、肥胖低通气综合征有良好疗效,可防止 COPD 呼吸衰竭氧疗不当所致的 $CO_2$ 麻醉。其治疗量和中毒量有较大差距故安全性大,一般用 $0.5\sim2$ mg/kg 静脉滴注,开始滴速 1.5 mg/min,以后酌情加快,其可致心律失常,长期用有肝毒性及并发消化性溃疡。都可喜通过刺激颈动脉体和主动脉体的化学感受器兴奋呼吸,无中枢兴奋作用,对肺泡通气不良部位的血流重新分配而改善 $PaO_2$。都可喜不用于哺乳、孕妇和严重肝病,也不主张长期应用以防止发生外周神经病变。

COPD 并意识障碍的呼吸衰竭患者:临床常见大多数 COPD 患者的呼吸衰竭与意识障碍程度呈正相关,患者意识障碍后自主翻身、咳痰动作、对呼吸兴奋剂的反应均迟钝,并易于吸入感染,对此种病情,可明显改善通气外,并有改善中枢神经兴奋和神志作用,因而患者的防御功能增强,呼吸衰竭的病情亦随之好转。

间质性肺疾病、肺水肿、ARDS 等疾病:无气道阻塞但有呼吸中枢驱动增强,这种患者 $PaO_2$、$PaCO_2$ 常均降低,由于患者呼吸功能已增强,故无应用呼吸兴奋剂的指征,且呼吸兴奋剂可加重呼吸性碱中毒的程度而影响组织获氧,故主要应给予氧疗。

COPD 并膈肌疲劳、无心功能不全、无心律失常,心率≤100 次/分钟的呼吸衰竭 可选用氨茶碱,其有舒张支气管、改善小气道通气、减少闭合气量,抑制炎性介质和增强膈肌、提高潮气量作用,已观察到血药浓度达 13 mg/L 时对膈神经刺激则膈肌力量明显增强,且可加速膈肌疲劳的恢复。以上的茶碱综合作用使呼吸功减少、呼吸困难程度减轻,同时由于呼吸肌能力的提高对咳嗽、排痰等气道清除功能加强,还有助于药物吸入治疗,以及对呼吸机撤离的辅助作用;剂量以 5 mg/kg 于 30 min 静脉滴注使达有效血浓度,继以 $0.5\sim0.6$ mg/(kg·h)静脉滴注维持有效剂量,在应用中注意对心率、心律的影响,及时酌情减量和停用。

COPD、肺源性心脏病呼吸衰竭合并左心功能不全、肺水肿的患者,应先用强心利尿剂使肺水肿消退以改善肺顺应性,用抗生素控制感染以改善气道阻力,再使用呼吸兴奋剂才可取得改善呼吸功能的较好疗效。否则,呼吸兴奋剂虽可兴奋呼吸,但增加 $PaO_2$ 有限,且呼吸功耗氧和生成 $CO_2$ 量增多,反使呼吸衰竭加重。此种患者亦应不使用增加心率和影响心律的茶碱类和较大剂量的都可喜,小剂量都可喜(<1.5 mg/kg)静脉滴注后即可达血药峰值,增强通气不良部位的缺氧性肺血管收缩,和增加通气良好的部位肺血流,从而改善换气使 $PaO_2$ 增高,且此种剂量很少发生不良反应,但剂量大于 1.5 mg/kg 可致全部肺血管收缩,且使肺动脉压增高、右心负荷增大。

不宜使用呼吸兴奋剂的情况:①使用肌肉松弛剂维持机械通气者,如破伤风肌强直时、有意识打掉自主呼吸者;②周围性呼吸肌麻痹者,多发性神经根神经炎、严重重症肌无力、高颈髓损伤所致呼吸肌无力、全脊髓麻痹等;③自主呼吸频率>20 次/分钟,而潮气量不足者,呼吸频率能够增快,说明呼吸中枢对缺 $O_2$ 或二氧化碳潴留的反应性较强,若使用呼吸兴奋剂不但效果不佳,而且加速呼吸肌疲劳;④中枢性呼吸衰竭的早期,如安眠药中毒早期;⑤精神兴奋、癫痫频发患者;⑥呼吸兴奋剂慎用于缺血性心脏病、哮喘状态、严重高血压及甲亢患者。

(2)机械通气:符合下述条件应实施机械通气。①经积极治疗后病情仍继续恶化。②意识障碍。③呼吸形式严重异常,如呼吸频率超过 $35\sim40$ 次/分钟或<6 次/分钟,或呼吸节律异常,或自主呼吸微弱或消失。④血气分析提示严重通气和/或氧合障碍:$PaO_2 < 6.7$ kPa(50 mmHg),

尤其是充分氧疗后仍<6.7 kPa(50 mmHg)。⑤$PaCO_2$ 进行性升高,pH 动态下降。

机械通气初始阶段,可给高 $FiO_2$(100%)以迅速纠正严重缺氧,然后依据目标 $PaO_2$、PEEP 水平、平均动脉压水平和血流动力学状态,酌情降低 $FiO_2$ 至 50% 以下。设法维持 $SaO_2$>90%, 若不能达到上述目标,即可加用 PEEP、增加平均气道压,应用镇静剂或肌松剂。若适当 PEEP 和平均动脉压可以使 $SaO_2$>90%,应保持最低的 $FiO_2$。

正压通气相关的并发症包括呼吸机相关肺损伤、呼吸机相关肺炎、氧中毒和呼吸机相关的膈肌功能不全。

**4.抗感染治疗**

呼吸道感染是呼吸衰竭最常见的诱因。建立人工气道机械通气和免疫功能低下的患者易反复发生感染。如呼吸道分泌物引流通畅,可根据痰细菌培养和药物敏感实验结果,选择有效的抗生素进行治疗。

**5.营养支持**

呼吸衰竭患者因摄入能量不足、呼吸做功增加、发热等因素,机体处于负代谢,出现低蛋白血症,降低机体的免疫功能,使感染不宜控制,呼吸肌易疲劳不易恢复。可常规给予高蛋白、高脂肪和低糖类,以及多种维生素和微量元素,必要时静脉内高营养治疗。

## 二、慢性呼吸衰竭

### (一)病因

慢性呼吸衰竭最常见的病因是支气管、肺疾病,如 COPD、重症肺结核、肺间质纤维化等, 此外还有胸廓、神经肌肉病变及肺血管疾病,如胸廓、脊椎畸形,广泛胸膜肥大粘连、肺血管炎等。

### (二)发病机制和病理生理

**1.缺氧和二氧化碳潴留的发生机制**

(1)肺通气不足:在 COPD 时,细支气管慢性炎症所致管腔狭窄的基础上,感染使气道炎性分泌物增多,阻塞呼吸道造成阻塞性通气不足,肺泡通气量减少,肺泡氧分压下降,二氧化碳排出障碍,最终导致 $PaO_2$ 下降,$PaCO_2$ 升高。

(2)通气/血流比例失调:正常情况下肺泡通气量为 4 L/min,肺血流量 5 L/min,通气/血流比值为0.8。病理状态下,如慢性阻塞性肺气肿,由于肺内病变分布不均,有些区域有通气,但无血流或血流量不足,使通气/血流>0.8,吸入的气体不能与血液进行有效的交换,形成无效腔效应。在另一部分区域,虽有血流灌注,但因气道阻塞,肺泡通气不足,使通气/血流<0.8,静脉血不能充分氧合,形成动脉-静脉样分流。通气/血流比例失调的结果主要是缺氧,而不伴二氧化碳潴留。

(3)弥散障碍:由于氧和二氧化碳通透肺泡膜的能力相差很大,氧的弥散力仅为二氧化碳的 1/20。病理状态下,弥散障碍主要影响氧交换产生以缺氧为主的呼吸衰竭。

(4)氧耗量增加:发热、寒战、呼吸困难和抽搐等均增加氧耗,正常人此时借助增加通气量以防止缺氧的发生。而 COPD 患者在通气功能障碍基础上,如出现氧耗量增加的因素时,则可出现严重的缺氧。

**2.缺氧对机体的影响**

(1)对中枢神经系统的影响:缺氧对中枢神经系统影响的程度随缺氧的程度和急缓而不同。

轻度缺氧仅有注意力不集中、智力减退、定向力障碍等。随着缺氧的加重可出现烦躁不安、神志恍惚、谵妄,甚至昏迷。各部分脑组织对缺氧的敏感性不一样,以皮质神经元最为敏感,因此临床上缺氧的最早期表现是精神症状。严重缺氧可使血管通透性增加,引起脑间质和脑细胞水肿,颅内压急剧升高,进而加重脑组织缺氧,形成恶性循环。

(2)对心脏、循环的影响:缺氧可使心率增加,血压升高,冠状动脉血流量增加以维持心肌活动所必需的氧。心肌对缺氧十分敏感,早期轻度缺氧心电图即有变化,急性严重缺氧可导致心室颤动或心搏骤停。长期慢性缺氧可使心肌纤维化、硬化。肺小动脉可因缺氧收缩而增加肺循环阻力,引起肺动脉高压、右心肥大,最终导致肺源性心脏病、右心衰竭。

(3)对呼吸的影响:轻度缺氧可通过颈动脉窦和主动脉体化学感受器的反射作用刺激通气。但缺氧程度缓慢加重时,这种反射变得迟钝。

(4)缺氧对肝肾功能和造血系统的影响:缺氧直接或间接损害肝细胞,使丙氨酸氨基转移酶升高,缺氧纠正后肝功能可恢复正常。缺氧可使肾血流量减少,肾功能受到抑制。慢性缺氧可引起继发性红细胞增多,在有利于增加血液携氧量的同时,亦增加了血液黏稠度,甚至可加重肺循环阻力和右心负荷。

(5)对细胞代谢、酸碱平衡和电解质的影响:严重缺氧使细胞能量代谢的中间过程受到抑制,同时产生大量乳酸和无机磷的积蓄引起代谢性酸中毒。因能量的不足,体内离子转运钠泵受到损害,使钾离子由细胞内转移到血液和组织间液,钠和氢离子进入细胞内,造成细胞内酸中毒及高钾血症。

3.二氧化碳潴留对人体的影响

(1)对中枢神经的影响:轻度二氧化碳潴留,可间接兴奋皮质,引起失眠、精神兴奋、烦躁不安等兴奋症状;随着二氧化碳潴留的加重,皮质下层受到抑制,使中枢神经处于麻醉状态,表现为嗜睡、昏睡,甚至昏迷。二氧化碳潴留可扩张脑血管,严重时引起脑水肿。

(2)对心脏和循环的影响:二氧化碳潴留可使心率加快,心排血量增加,脑血管、冠状动脉、皮下浅表毛细血管及静脉扩张,而部分内脏血管收缩,早期引起血压升高,严重时导致血压下降。

(3)对呼吸的影响:二氧化碳是强有力的呼吸中枢兴奋剂,随着吸入二氧化碳浓度的增加,通气量逐渐增加。但当其浓度持续升高至12%时通气量不再增加,呼吸中枢处于抑制状态。临床上Ⅱ型呼吸衰竭患者并无通气量的增加,原因在于存在气道阻力增高、肺组织严重损害和胸廓运动受限等多种因素。

(4)对肾脏的影响:轻度二氧化碳潴留可使肾血管扩张,肾血流量增加,尿量增加。严重二氧化碳潴留时,由于pH的下降,使肾血管痉挛,血流量减少,尿量随之减少。

(5)对酸碱平衡的影响:二氧化碳潴留可导致呼吸性酸中毒,血pH取决于碳酸氢盐和碳酸的比值,碳酸排出量的调节靠呼吸,故呼吸在维持酸碱平衡中起着十分重要的作用。慢性呼吸衰竭二氧化碳潴留发展较慢,由于肾脏的调节使血pH维持正常称为代偿性呼吸性酸中毒。急性呼吸衰竭或慢性呼吸衰竭的失代偿期,肾脏尚未发生代偿或代偿不完全,使pH下降称为失代偿性呼吸性酸中毒。若同时有缺氧、摄入不足、感染性休克和肾功能不全等因素使酸性代谢产物增加,pH下降,则与代谢性酸中毒同时存在,即呼吸性酸中毒合并代谢性酸中毒。如在呼吸性酸中毒的基础上大量应用利尿剂,而氯化钾补充不足,则导致低钾低氯性碱中毒,即呼吸性酸中毒合并代谢性碱中毒,此型在呼吸衰竭中很常见。

## （三）临床表现

除引起慢性呼吸衰竭原发病的症状体征外，主要是缺氧和二氧化碳潴留引起的呼吸衰竭和多脏器功能紊乱的表现。

### 1.呼吸困难

呼吸困难是临床最早出现的症状，主要表现在呼吸节律、频率和幅度的改变。COPD所致的呼吸衰竭，开始只表现为呼吸费力伴呼气延长，严重时则为浅快呼吸，因辅助呼吸肌的参与可表现为点头或提肩样呼吸。并发肺性脑病，二氧化碳麻醉时，则出现呼吸浅表、缓慢甚至呼吸停止。

### 2.发绀

发绀是缺氧的典型症状。由于缺氧使血红蛋白不能充分氧合，当动脉血氧饱和度<90%时，可在口唇、指端、耳垂、口腔黏膜等血流量较大的部位出现发绀。但因发绀主要取决于血液中还原血红蛋白的含量，故贫血患者即使血氧饱和度明显降低，也可无发绀表现，而COPD患者由于继发红细胞增多，即使血氧饱和度轻度减低也会有发绀出现。此外，发绀还受皮肤色素及心功能的影响。

### 3.神经精神症状

缺氧和二氧化碳潴留均可引起精神症状。但因缺氧及二氧化碳潴留的程度、发生急缓及机体代偿能力的不同而表现不同。慢性缺氧多表现为记忆力减退，智力或定向力的障碍。急性严重缺氧可出现精神错乱、躁狂、昏迷、抽搐等症状。轻度二氧化碳潴留可表现为兴奋症状，如失眠、烦躁、夜间失眠而白天嗜睡，即昼睡夜醒；严重二氧化碳潴留可导致肺性脑病的发生，表现为神志淡漠、肌肉震颤、抽搐、昏睡甚至昏迷。肺性脑病是典型二氧化碳潴留的表现，在肺性脑病前期，即发生二氧化碳麻醉状态之前，切忌使用镇静、催眠药，以免加重二氧化碳潴留，诱发肺性脑病。

### 4.血液循环系统

严重缺氧、酸中毒可引起心律失常、心肌损害、周围循环衰竭、血压下降。二氧化碳潴留可使外周浅表静脉充盈、皮肤红润、潮湿、多汗、血压升高，因脑血管扩张可产生搏动性头痛。COPD因长期缺氧、二氧化碳潴留，可导致肺动脉高压、右心衰竭。严重缺氧可导致循环淤滞，诱发弥散性血管内凝血（DIC）。

### 5.消化和泌尿系统

由于缺氧使胃肠道黏膜充血水肿、糜烂渗血，严重者可发生应激性溃疡引起上消化道出血。严重呼吸衰竭可引起肝肾功能异常，出现丙氨酸氨基转移酶、血尿素氮升高。

## （四）诊断

根据患者有慢性肺部疾病史或其他导致呼吸功能障碍的疾病，如COPD、严重肺结核等，新近呼吸道感染史以及缺氧、二氧化碳潴留的临床表现，结合动脉血气分析，不难作出诊断。

血气分析在呼吸衰竭的诊断及治疗中是必不可少的检查项目，不仅可以明确呼吸衰竭的诊断，并有助于了解呼吸衰竭的性质、程度，判断治疗效果，对指导氧疗、机械通气各种参数的调节，纠正酸碱失衡和电解质紊乱均有重要意义。常用血气分析指标如下。

### 1.动脉血氧分压（$PaO_2$）

动脉血氧分压（$PaO_2$）是物理溶解于血液中的氧分子所产生的分压力，是决定血氧饱和度的重要因素，反映机体氧合状态的重要指标。正常值 12.7～13.3 kPa（95～100 mmHg）。随着年

龄增长 $PaO_2$ 逐渐降低。当 $PaO_2 < 8.0$ kPa(60 mmHg)可诊断为呼吸衰竭。

2.动脉血氧饱和度($SaO_2$)

动脉血氧饱和度($SaO_2$)是动脉血中血红蛋白实际结合的氧量与所能结合的最大氧量之比,即血红蛋白含氧的百分数,正常值为 96%±3%。$SaO_2$ 作为缺氧指标不如 $PaO_2$ 灵敏。

3.pH

pH 是反映体液氢离子浓度的指标。动脉血 pH 是酸碱平衡中最重要的指标,它可反映血液的酸碱度,正常值 7.35~7.45。pH 低于 7.35 为失代偿性酸中毒,大于 7.45 为失代偿性碱中毒。但 pH 的异常并不能说明酸碱失衡的性质,即是代谢性还是呼吸性;pH 在正常范围,不能说明没有酸碱失衡。

4.动脉血二氧化碳分压($PaCO_2$)

动脉血二氧化碳分压是物理溶解于血液中的二氧化碳气体的分压力。它是判断呼吸性酸碱失衡的重要指标,亦是衡量肺泡通气的可靠指标。正常值为 4.7~6.0 kPa(35~45 mmHg),平均 5.3 kPa(40 mmHg)。$PaCO_2 > 6.0$ kPa(45 mmHg),提示通气不足。如是原发性的,为呼吸性酸中毒;如是继发性的,可以是由于代偿代谢性碱中毒而引起的改变。如 $PaCO_2 < 4.7$ kPa(35 mmHg),提示通气过度,可以是原发性呼吸性碱中毒,也可以是为了代偿代谢性酸中毒而引起的继发性改变。当 $PaCO_2 > 6.7$ kPa(50 mmHg)时,可结合 $PaO_2 < 8.0$ kPa(60 mmHg)诊断为呼吸衰竭(Ⅱ型呼吸衰竭)。

5.碳酸氢离子($HCO_3^-$)

$HCO_3^-$ 是反映代谢方面的指标,但也受呼吸因素的影响,$PaCO_2$ 增加时 $HCO_3^-$ 也略有增加。正常值 22~27 mmol/L,平均值 24 mmol/L。

6.剩余碱(BE)

只反映代谢的改变,不受呼吸因素影响。正常值为 -3~+3 mmol/L。血液偏碱时为正值,偏酸时为负值,BE>+3 mmol/L 为代谢性碱中毒,BE<-3 mmol/L 为代谢性酸中毒。

7.缓冲碱(BB)

指 1 L 全血(以 BBb 表示)或 1 L 血浆(以 BBp 表示)中所有具缓冲作用的阴离子总和,正常值:42(40~44) mmol/L。

**(五)治疗**

1.保持气道通畅

保持气道通畅是纠正呼吸衰竭的重要措施。

(1)清除气道分泌物:鼓励患者咳嗽,对于无力咳痰或意识障碍者应加强呼吸道护理,帮助翻身拍背。

(2)稀释痰液、化痰祛痰:痰液黏稠不易咳出者给予口服化痰祛痰药(如羧甲司坦片 1.0 mg 每天 3 次或盐酸氨溴索30 mg每天 3 次,必要时用)或雾化吸入药物治疗。

(3)解痉平喘:对有气道痉挛者,可雾化吸入 $\beta_2$ 受体激动剂或溴化异丙托品,口服氨茶碱(或静脉滴注)、沙丁胺醇、特布他林等。

(4)建立人工气道:经以上处理无效或病情危重者,应采用气管插管或气管切开,并给予机械通气辅助呼吸。机械通气的适应证:①意识障碍,呼吸不规则;②气道分泌物多而黏稠,不易排出;③严重低氧血症和/或二氧化碳潴留,危及生命[如 $PaO_2 \leq 6.0$ kPa(45 mmHg),$PaCO_2 \geq 9.3$ kPa(70 mmHg)];④合并多器官功能障碍。在机械通气治疗过程中应密切观察病情,监测血压、心率,加强护理,随时吸痰,根据血气分析结果随时调整呼吸机治疗参数,预防并发症的发生。

2.氧疗

吸氧是治疗呼吸衰竭必需的措施。

(1)吸氧浓度:对于Ⅰ型呼吸衰竭,以缺氧为主,不伴有二氧化碳潴留,应吸入较高浓度(>35%)的氧,使 $PaO_2$ 提高到8.0 kPa(60 mmHg)或 $SaO_2$ 在90%以上。对于既有缺氧又有二氧化碳潴留的Ⅱ型呼吸衰竭,则应持续低浓度吸氧(小于35%)。因慢性呼吸衰竭失代偿者缺氧伴二氧化碳潴留是由通气不足所造成,由于二氧化碳潴留,其呼吸中枢化学感受器对二氧化碳反应性差,呼吸的维持主要靠低氧血症对颈动脉窦、主动脉体化学感受器的驱动作用。若吸入高浓度氧,首先 $PaO_2$ 迅速上升,使外周化学感受器丧失低氧血症的刺激,解除了低氧性呼吸驱动从而抑制呼吸中枢。患者的呼吸变浅变慢, $PaCO_2$ 随之上升,严重时可陷入二氧化碳麻醉状态。

(2)吸氧的装置:一般使用双腔鼻管、鼻导管或鼻塞吸氧,吸氧浓度%=21+4×吸入氧流量(L/min)。对于慢性Ⅱ型呼吸衰竭患者,长期家庭氧疗(1～2 L/min,每天16 h以上),有利于降低肺动脉压,改善呼吸困难和睡眠,增强活动能力和耐力,提高生活质量,延长患者的寿命。

3.增加通气量、减少二氧化碳潴留

除治疗原发病、积极控制感染、通畅气道等治疗外,增加肺泡通气量是有效排出 $CO_2$ 的关键。根据患者的具体情况,若有明显嗜睡,可给予呼吸兴奋剂,常用药物有尼可刹米与洛贝林[如5%或10%葡萄糖液300 mL+尼可刹米0.375×(3～5)支,静脉滴注,每天1～2次]。通过刺激呼吸中枢和外周化学感受器,增加呼吸频率和潮气量以改善通气。需注意必须在气道通畅的基础上应用,且患者的呼吸肌功能基本正常,否则治疗无效且增加氧耗量和呼吸功,对脑缺氧、脑水肿、有频繁抽搐者慎用。主要适用于以中枢抑制为主、通气量不足引起的呼吸衰竭,对以肺炎、弥散性肺病变等以肺换气障碍为主的呼吸衰竭患者不宜应用。近年来尼可刹米与洛贝林这两种药物在西方国家几乎被多沙普仑取代,此药对镇静催眠药过量引起的呼吸抑制和COPD并发急性呼吸衰竭有显著的呼吸兴奋作用,对于慢性呼吸衰竭患者可口服呼吸兴奋剂,都可喜50～100 mg,每天2次,该药通过刺激颈动脉体和主动脉体的化学感受器而兴奋呼吸中枢,从而增加通气量。

4.水电解质紊乱和酸碱失衡的处理

多种因素均可导致慢性呼吸衰竭患者发生水、电解质紊乱和酸碱失衡。

(1)应根据患者心功能状态酌情补液。

(2)未经治疗的慢性呼吸衰竭失代偿的患者,常表现为单纯性呼酸或呼酸合并代谢性酸中毒,此时治疗的关键是改善通气,增加通气量,促进 $CO_2$ 的排出,同时积极治疗代酸的病因,补碱不必太积极。如pH过低,可适当补碱,先一次给予5%碳酸氢钠100～150 mL静脉滴注,使pH升至7.25左右即可。因补碱过量有可能加重二氧化碳潴留。

(3)如经利尿剂、糖皮质激素等药物治疗,又未及时补钾、补氯,则易发生呼酸合并代谢性碱中毒,此时除积极改善通气外,应注意补氯化钾,必要时(血pH明显增高)可补盐酸精氨酸(10%葡萄糖液500 mL+盐酸精氨酸10～20 g),并根据血气分析结果决定是否重复应用。

5.治疗原发病

呼吸道感染是呼吸衰竭最常见的诱因,故病因治疗首先是根据敏感致病菌选用有效抗生素,积极控制感染。

**(六)预防**

首先应加强慢性胸肺疾病的防治,防止肺功能逐渐恶化和呼吸衰竭的发生。已有慢性呼吸衰竭的患者应注意预防呼吸道感染。

**(七)预后**

取决于慢性呼吸衰竭患者原发病的严重程度及肺功能状态。

（李中强）

# 第五章

# 心血管内科疾病

## 第一节 原发性高血压

高血压是一种以体循环动脉压升高为主要表现的临床综合征,是最常见的心血管疾病。可分为原发性及继发性两大类。在绝大多数患者中,高血压的病因不明,称之为原发性高血压,又称高血压病,占总高血压患者的95%以上;在不足5%的患者中,血压升高是某些疾病的一种临床表现,本身有明确而独立的病因,称之为继发性高血压。

我国人群高血压的患病率仍呈升高趋势。高血压流行有两个比较显著的特点:从南方到北方,高血压患病率递增;不同民族之间高血压患病率存在差异。

我国高血压患者的知晓率、治疗率和控制率(粗率)近年来有明显提高,但总体仍处于较低的水平。据2015年调查显示,18岁以上人群高血压的知晓率、治疗率和控制率分别为51.6%、45.8%和16.8%,较1991年和2002年明显增高。

### 一、病因和发病机制

原发性高血压的病因尚未完全阐明,目前认为是在一定的遗传背景下由于多种后天环境因素作用使正常血压调节机制失代偿所致。

#### (一)遗传和基因因素

高血压病有明显的遗传倾向,据估计人群中至少20%~40%的血压变异是由遗传决定的。流行病学研究提示高血压发病有明显的家族聚集性。双亲无高血压、一方有高血压或双亲均有高血压,其子女高血压发生率分别为3%、28%和46%。单卵双生的同胞血压一致性较双卵双生同胞更为明显。

#### (二)环境因素

高血压可能是遗传易感性和环境因素相互影响的结果。高钠和低钾膳食、超重和肥胖、过量饮酒、长期精神紧张及其他危险因素(如年龄、高血压家族史、缺乏体力活动,以及糖尿病、血脂异常等)是与高血压发病密切相关的重要危险因素。

国人平均体质量指数(BMI)中年男性和女性分别为 $21\sim24.5$ kg/m$^2$ 和 $21\sim25$ kg/m$^2$,近

10 年国人的 BMI 均值及超重率有增加的趋势。BMI 与血压呈显著相关,前瞻性研究表明,基线 BMI 每增加 1 kg/m² ,高血压的发生危险 5 年内增加 9%。每天饮酒量与血压呈线性相关。

膳食中钠盐摄入量与人群血压水平和高血压病患病率呈显著相关性。每天为满足人体生理平衡仅需摄入 0.5 g 氯化钠。国人食盐量每天北方为 12~18 g,南方为 7~8 g,高于西方国家。每人每天食盐平均摄入量增加 2 g,收缩压和舒张压分别增高 0.3 kPa(2.3 mmHg)和 0.2 kPa(1.5 mmHg)。

近年来,大气污染也备受关注。研究显示,暴露于 PM2.5、PM10、$SO_2$ 和 $O_3$ 等污染物中均伴随高血压的发生风险和心血管疾病的死亡率增加。

### (三)交感神经活性亢进

交感神经活性亢进是高血压发病机制中的重要环节。动物实验表明,条件反射可形成狗的神经精神源性高血压。长期处于应激状态如从事驾驶员、飞行员、外科医师、会计师、电脑等职业者高血压的患病率明显增加。原发性高血压患者中约有 40% 循环血中儿茶酚胺水平升高。长期的精神紧张、焦虑、压抑等所致的反复应激状态及对应激的反应性增强,使大脑皮层下神经中枢功能紊乱,交感神经和副交感神经之间的平衡失调,交感神经兴奋性增加,其末梢释放儿茶酚胺增多。

### (四)肾素-血管紧张素-醛固酮系统(RAAS)

体内存在两种 RAAS,即循环 RAAS 和局部 RAAS。AngⅡ是循环血中 RAAS 的最重要成分,通过强有力的直接收缩小动脉或通过刺激肾上腺皮质球状带分泌醛固酮而扩大血容量,或通过促进肾上腺髓质和交感神经末梢释放儿茶酚胺,均可显著升高血压。此外,体内其他激素如糖皮质激素、生长激素、雌激素等升高血压的途径亦主要经 RAAS 而产生。近年来发现,很多组织,例如血管壁、心脏、中枢神经、肾脏肾上腺中均有 RAAS 各成分的 mRNA 表达,并有 AngⅡ受体和盐皮质激素受体存在。

引起 RAAS 激活的主要因素有肾灌注减低、肾小管内液钠浓度减少、血容量降低、低钾血症、利尿剂及精神紧张、寒冷、直立运动等。

目前认为,醛固酮在 RAAS 中占有不可缺少的重要地位。它具有依赖于 AngⅡ的一面,又有不完全依赖于 AngⅡ的独立作用,特别是在心肌和血管重塑方面。它除了受 AngⅡ的调节外,还受低钾、ACTH 等的调节。

### (五)血管重塑

血管重塑既是高血压所致的病理改变,也是高血压维持的结构基础。血管壁具有感受和整合急、慢性刺激并作出反应的能力,其结构处于持续的变化状态。高血压伴发的阻力血管重塑包括营养性重塑和肥厚性重塑两类。血压因素、血管活性物质和生长因子及遗传因素共同参与了高血压血管重塑的过程。

### (六)内皮细胞功能受损

血管管腔的表面均覆盖着内皮组织,其细胞总数几乎和肝脏相当,可看做人体内最大的脏器之一。内皮细胞不仅是一种屏障结构,而且具有调节血管舒缩功能、血流稳定性和血管重塑的重要作用。血压升高使血管壁剪切力和应力增加,去甲肾上腺素等血管活性物质增多,可明显损害内皮及其功能。内皮功能障碍可能是高血压导致靶器官损害及其并发症的重要原因。

### (七)胰岛素抵抗

高血压病患者中约有半数存在胰岛素抵抗现象。胰岛素抵抗指的是机体组织对胰岛素作用敏感性和/或反应性降低的一种病理生理反应,还使血管对体内升压物质反应增强,血中儿茶酚胺水平增加。高胰岛素血症可影响跨膜阳离子转运,使细胞内钙升高,加强缩血管作用。此外,还可影响糖、脂代谢。上述这些改变均能促使血压升高,诱发动脉粥样硬化病变。

## 二、病理解剖

高血压的主要病理改变是动脉的病变和左心室的肥厚。随着病程的进展,心、脑、肾等重要器官均可累及,其结构和功能因此发生不同程度的改变。

### (一)心脏

高血压病引起的心脏改变主要包括左心室肥厚和冠状动脉粥样硬化。血压升高和其他代谢内分泌因素引起心肌细胞体积增大和间质增生,使左心室体积和质量增加,从而导致左心室肥厚。血压升高和冠状动脉粥样硬化有密切的关系。冠状动脉粥样硬化病变的特点为动脉壁上出现纤维素性和纤维脂肪性斑块,并有血栓附着。随斑块的扩大和管腔狭窄的加重,可产生心肌缺血;斑块的破裂、出血及继发性血栓形成等可堵塞管腔造成心肌梗死。

### (二)脑

脑小动脉尤其颅底动脉环是高血压动脉粥样硬化的好发部位,可造成脑卒中,颈动脉的粥样硬化可导致同样的后果。近半数高血压病患者脑内小动脉有许多微小动脉瘤,这是导致脑出血的重要原因。

### (三)肾

高血压持续 5~10 年,即可引起肾脏小动脉硬化(弓状动脉硬化及小叶间动脉内膜增厚,入球小动脉玻璃样变),管壁增厚,管腔变窄,进而继发肾实质缺血性损害(肾小球缺血性皱缩、硬化,肾小管萎缩,肾间质炎性细胞浸润及纤维化),造成良性小动脉性肾硬化症。良性小动脉性肾硬化症发生后,由于部分肾单位被破坏,残存肾单位为代偿排泄废物,肾小球即会出现高压、高灌注及高滤过("三高"),而此"三高"又有两面性,若持续存在又会促使残存肾小球本身硬化,加速肾损害的进展,最终引起肾衰竭。

## 三、临床特点

### (一)血压变化

高血压病初期血压呈波动性,血压可暂时性升高,但仍可自行下降和恢复正常。血压升高与情绪激动、精神紧张、焦虑及体力活动有关,休息或去除诱因血压便下降。随病情迁延,尤其在并发靶器官损害或有合并症之后,血压逐渐呈稳定和持久升高,此时血压仍可波动,但多数时间血压处于正常水平以上,情绪和精神变化可使血压进一步升高,休息或去除诱因并不能使之满意下降和恢复正常。

### (二)症状

大多数患者起病隐袭,症状阙如或不明显,仅在体检或因其他疾病就医时才被发现。有的患者可出现头痛、心悸、后颈部或颞部搏动感,还有表现为神经官能症状如失眠、健忘或记忆力减退、注意力不集中、耳鸣、情绪易波动或发怒及神经质等。病程后期心脑肾等靶器官受损或有合并症时,可出现相应的症状。

### (三)并发症的表现

左心室肥厚的可靠体征为抬举性心尖搏动,表现为心尖搏动明显增强,搏动范围扩大及心尖搏动左移,提示左心室增大。主动脉瓣区第 2 心音可增加,带有金属音调。并发冠心病时可发生心绞痛,心肌梗死甚至猝死。晚期可发生心力衰竭。

脑血管并发症是我国高血压病最为常见的并发症,年发病率为(120~180)/10 万,是急性心肌梗死的 4~6 倍。早期可有一过性脑缺血发作(TIA),还可发生脑血栓形成、脑栓塞(包括腔隙性脑梗死)、高血压脑病及颅内出血等。长期持久血压升高可引起良性小动脉性肾硬化症,从而导致肾实质的损害,可出现蛋白尿、肾功能损害,严重者可出现肾衰竭。

眼底血管被累及可出现视力进行性减退,严重高血压可促使形成主动脉夹层并破裂,常可致命。

## 四、实验室和特殊检查

### (一)血压的测量

测量血压是诊断高血压和评估其严重程度的主要依据。目前评价血压水平的方法有以下 3 种。

1.诊室血压测量

诊室血压是我国目前诊断高血压、进行血压水平分级,以及观察降压疗效的常用方法。

测量步骤包括:①要求受试者安静休息至少 5 分钟后开始测量坐位上臂血压,上臂应置于心脏水平。推荐使用经过验证的上臂式医用电子血压计,水银柱血压计将逐步被淘汰。②使用标准规格的袖带(气囊长 22~26 cm、宽 12 cm),肥胖者或臂围大者(>32 cm)应使用大规格气囊袖带。③首诊时应测量两上臂血压,以血压读数较高的一侧作为测量的上臂。测量血压时,应至少测量 2 次,间隔 1~2 分钟,若差别≤0.7 kPa(5 mmHg),则取 2 次测量的平均值;若差别>0.7 kPa(5 mmHg),应再次测量,取 3 次读数的平均值记录。老年人、糖尿病患者及出现直立性低血压情况者,应该加测站立位血压。站立位血压在卧位改为站立位后 1 分钟和 3 分钟时测量。在测量血压的同时,应测定脉率。

2.自测血压

采用无创半自动或全自动电子血压计在家中或其他环境中患者给自己或家属给患者测量血压,称为自测血压,它是偶测血压的重要补充,在诊断单纯性诊所高血压,评价降压治疗的效果,改善治疗的依从性等方面均极其有益。

3.动态血压监测

一般监测的时间为 24 小时,测压时间间隔白天为 30 分钟,夜间为 60 分钟。动态血压监测提供 24 小时,白天和夜间各时间段血压的平均值和离散度,可较为客观和敏感地反映患者的实际血压水平,且可了解血压的变异性和昼夜变化的节律性,估计靶器官损害与预后,比偶测血压更为准确。

动态血压监测的参考标准正常值:24 小时平均收缩压/舒张压≤17.3/10.7 kPa(130/80 mmHg),白天平均收缩压/舒张压≤18.0/11.3 kPa(135/85 mmHg),夜间平均收缩压/舒张压≤15.0/9.3 kPa(120/70 mmHg)。夜间血压均值一般较白天均值低10%~20%。正常血压波动曲线形状如长柄勺,夜间 2~3 时处于低谷,凌晨迅速上升,上午6~8 时和下午 4~6 时出现两个高峰,尔后缓慢下降。早期高血压患者的动态血压曲线波动幅度较大,晚期患者波动幅度较小。

### (二)尿液检查

肉眼观察尿的透明度、颜色,有无血尿;测比重、pH、蛋白和糖含量,并做镜检。尿比重降低(<1.010)提示肾小管浓缩功能障碍。正常尿液 pH 在 5.0～7.0。某些肾脏疾病如慢性肾小球肾炎并发的高血压可在血糖正常的情况下出现糖尿,是由近端肾小管重吸收障碍引起。尿微量蛋白可采用放免法或酶联免疫法测定,其升高程度,与高血压病程及并发的肾功能损害有密切关系。尿转铁蛋白排泄率更为敏感。

### (三)血液生化检查

测定血钾、肌酐、尿酸、空腹血糖、血脂。

### (四)心电图

体表心电图对诊断高血压患者是否并发左心室肥厚、左心房负荷过重和心律失常有一定帮助。心电图诊断左心室肥厚的敏感性不如超声心动图,但对评估预后有帮助。

### (五)超声心动图(UCG)

UCG 能可靠地诊断左心室肥厚,其敏感性较心电图高 7～10 倍。左心室质量指数(LVMI)是一项反映左心肥厚及其程度较为准确的指标,与病理解剖的符合率和相关性较高。UCG 还可评价高血压患者的心脏功能,包括收缩功能、舒张功能。如疑有颈动脉、外周动脉和主动脉病变,应做血管超声检查;疑有肾脏疾病的患者,应做肾脏 B 超。

### (六)眼底检查

可发现眼底的血管病变和视网膜病变。血管病变包括变细、扭曲、反光增强、交叉压迫等。视网膜病变包括出血、渗出、视乳突水肿等。高血压眼底改变可分为 4 级。

Ⅰ级:视网膜小动脉出现轻度狭窄、硬化、痉挛和变细。

Ⅱ级:小动脉呈中度硬化和狭窄,出现动脉交叉压迫征,视网膜静脉阻塞。

Ⅲ级:动脉中度以上狭窄伴局部收缩,视网膜有棉絮状渗出、出血和水肿。

Ⅳ级:视神经乳突水肿并有Ⅲ级眼底的各种表现。

高血压眼底改变与病情的严重程度和预后相关。Ⅲ和Ⅳ级眼底,是急进型和恶性高血压诊断的重要依据。

## 五、诊断和鉴别诊断

高血压患者应进行全面的临床评估。评估的方法是详细询问病史、做体格检查和实验室检查,必要时还要进行一些特殊的器械检查。

### (一)诊断标准和分类

如表 5-1 所示,18 岁以上成年人高血压定义:在未服抗高血压药物的情况下收缩压≥18.7 kPa(140 mmHg)和/或舒张压≥12.0 kPa(90 mmHg)。患者既往有高血压史,目前正服用抗高血压药物,血压虽已低于 18.7/12.0 kPa(140/90 mmHg),也应诊断为高血压;患者收缩压与舒张压属于不同的级别时,应按两者中较高的级别分类。

### (二)高血压的危险分层

高血压是脑卒中和冠心病的独立危险因素。高血压病患者的预后和治疗决策不仅要考虑血压水平,还要考虑到心血管疾病的危险因素、靶器官损害和相关的临床状况,并可根据某几项因素合并存在时对心血管事件绝对危险的影响,作出危险分层的评估,即将心血管事件的绝对危险性分为 4 类:低危、中危、高危和极高危。在随后的 10 年中发生一种主要心血管事件的危险性低危组、中危组、高危组和极高危组分别为低于 15％、15％～20％、20％～30％ 和高于 30％（表 5-2）。

表 5-1 血压水平的分类

| 分类 | 收缩压(mmHg) | 舒张压(mmHg) |
| --- | --- | --- |
| 正常血压 | ＜120 和 | ＜80 |
| 正常高值 | 120～139 和/或 | 80～89 |
| 高血压 | ≥140 和/或 | ≥90 |
| 1 级高血压(轻度) | 140～159 和/或 | 90～99 |
| 2 级高血压(中度) | 160～179 和/或 | 100～109 |
| 3 级高血压(重度) | ≥180 和/或 | ≥110 |
| 单纯收缩期高血压 | ≥140 和 | ＜90 |

注：当收缩压和舒张压分属于不同级别时，以较高的分级为准。

表 5-2 影响高血压患者预后的重要因素

| 心血管危险因素 | 靶器官损害 | 伴临床疾病 |
| --- | --- | --- |
| 高血压(1～3 级)<br>男性＞55 岁；女性＞65 岁<br>吸烟或被动吸烟<br>糖耐量受损(2 小时血糖 7.8～11.0 mmol/L)和/或空腹血糖异常(6.1～6.9 mmol/L)<br>血脂异常：TC≥5.2 mmol/L(200 mg/dL)或 LDL-C＞3.4 mmol/L(130 mg/dL)或 HDL-C＜1.0 mmol/L(40 mg/dL)<br>早发心血管病家族史(一级亲属发病年龄＜50 岁)<br>腹型肥胖(腰围：男性≥90 cm，女性≥85 cm)或肥胖(BMI≥28 kg/m²)<br>高同型半胱氨酸血症(≥15 $\mu$mol/L) | 左心室肥厚：心电图：$SV_1+RV_3$＞38 mm，超声心动图 LVMI：男≥115 g/m²，女≥95 g/m²<br>颈动脉超声 IMT≥0.9 mm 或动脉粥样斑块<br>颈-股动脉脉搏波速度≥12 m/s(选择使用)<br>踝/臂血压指数＜0.9(选择使用)<br>估算的肾小球滤过率降低[eGFR 30～59 mL/(min·1.73 m²)]或血清肌酐轻度升高：男性 115～133 $\mu$mol/L(1.3～1.5 mg/dL)，女性 107～124 $\mu$mol/L(1.2～1.4 mg/dL)<br>微量白蛋白尿：0～300 mg/24 h 或白蛋白/肌酐比：≥30 mg/g(3.5 mg/mmol) | 脑血管病：脑出血、缺血性脑卒中、短暂性脑缺血发作<br>心脏疾病：心肌梗死史、心绞痛、冠状动脉运重建、慢性心力衰竭、心房颤动<br>肾脏疾病：糖尿病肾病肾功能受损包括 eGFR＜30 mL/(min·1.73 m²)，血肌酐升高：男性≥133 $\mu$mol/L(1.5mg/dL)女性≥124 $\mu$mol/L(1.4 mg/dL)，蛋白尿(≥300 mg/24 h)<br>外周血管疾病<br>视网膜病变出血或渗出，视盘水肿<br>糖尿病：新诊断，空腹血糖≥7.0 mmol/L(126 mg/dL)，餐后血糖≥11.1 mmol/L(200 mg/dL)；已治疗但未控制：糖化血红蛋白(HbA1c)≥6.5％ |

高血压危险分层的主要根据是弗明翰研究中心的平均年龄 60 岁(45～80 岁)患者随访10 年心血管疾病死亡、非致死性脑卒中和心肌梗死的资料。但西方国家高血压人群中并发的脑卒中发病率相对较低，而心力衰竭或肾脏疾病较常见，故这一危险性分层仅供我们参考(表 5-3)。

**(三)鉴别诊断**

在确诊高血压病之前应排除各种类型的继发性高血压，因为有些继发性高血压的病因可消除，其原发疾病治愈后，血压即可恢复正常。常见的继发性高血压有下列几种类型。

表 5-3 高血压病的危险分层

| 其他危险因素和疾病史 | 血压（mmHg） | | | |
|---|---|---|---|---|
| | 收缩压 130~139 和/或舒张压 85~89 | 收缩压 140~159 和/或舒张压 90~99 | 收缩压 160~179 和/或舒张压 100~109 | 收缩压≥180 和/或舒张压 110 |
| 无其他危险因素 | / | 低危 | 中危 | 高危 |
| 1~2 个其他危险因素 | 低危 | 中危 | 中/高危 | 很高危 |
| ≥3 个其他危险因素，靶器官损害，CKD 3 期，无并发症的糖尿病 | 中/高危 | 高危 | 高危 | 很高危 |
| 有症状的 CVD，CKD 分期≥4 期或有并发症的糖尿病 | 高/很高危 | 很高危 | 很高危 | 很高危 |

**1.肾实质性疾病**

慢性肾小球肾炎、慢性肾盂肾炎、多囊肾和糖尿病肾病等均可引起高血压。这些疾病早期均有明显的肾脏病变的临床表现,在病程的中后期出现高血压,至终末期肾病阶段高血压几乎都和肾功能不全相伴发。因此,根据病史、尿常规和尿沉渣细胞计数不难与原发性高血压的肾脏损害相鉴别。肾穿刺病理检查有助于诊断慢性肾小球肾炎;多次尿细菌培养和静脉肾盂造影对诊断慢性肾盂肾炎有价值。糖尿病肾病者均有多年糖尿病史。

**2.肾血管性高血压**

单侧或双侧肾动脉主干或分支病变可导致高血压。肾动脉病变可为先天性或后天性。先天性肾动脉狭窄主要为肾动脉肌纤维发育不良所致;后天性狭窄由大动脉炎、肾动脉粥样硬化、动脉内膜纤维组织增生等病变所致,此外,肾动脉周围粘连或肾蒂扭曲也可导致肾动脉狭窄。此病在成人高血压中不足 1%,但在骤发的重度高血压和临床上有可疑诊断线索的患者中则有较高的发病率。如有骤发的高血压并迅速进展至急进性高血压、中青年尤其是 30 岁以下的高血压且无其他原因、腹部或肋脊角闻及血管杂音,提示肾血管性高血压的可能。可疑病例可做肾动脉多普勒超声、口服卡托普利激发后做同位素肾图和肾素测定、肾动脉造影,数字减影血管造影术(DSA),有助于作出诊断。

**3.嗜铬细胞瘤**

嗜铬细胞瘤 90%位于肾上腺髓质,右侧多于左侧。交感神经节和体内其他部位的嗜铬组织也可发生此病。肿瘤释放出大量儿茶酚胺,引起血压升高和代谢紊乱。高血压可为持续性,亦可呈阵发性。阵发性高血压发作的持续时间从十多分钟至数天,间歇期亦长短不等。发作频繁者一天可数次。发作时除血压骤然升高外,还有头痛、心悸、恶心、多汗、四肢冰冷和麻木感、视力减退、上腹或胸骨后疼痛等。典型的发作可由于情绪改变如兴奋、恐惧、发怒而诱发。年轻人难以控制的高血压,应注意与此病相鉴别。此病如表现为持续性高血压则难与原发性高血压相鉴别。血和尿儿茶酚胺及其代谢产物香草基杏仁酸(VMA)的测定、酚妥拉明试验、胰高血糖素激发试验、可乐宁抑制试验、灭吐灵试验有助于作出诊断。超声、放射性核素及电子计算机 X 线体层显像(CT)、磁共振显像可显示肿瘤的部位。

**4.原发性醛固酮增多症**

病因为肾上腺肿瘤或增生所致的醛固酮分泌过多,典型的症状和体征见以下三个方面。

(1)轻至中度高血压。

(2)多尿尤其夜尿增多、口渴、尿比重下降、碱性尿和蛋白尿。

(3)发作性肌无力或瘫痪、肌痛、抽搐或手足麻木感等。

凡高血压者合并上述 3 项临床表现,并有低钾血症、高血钠性碱中毒而无其他原因可解释的,应考虑此病之可能。实验室检查可发现血和尿醛固酮升高,血浆肾素降低、尿醛固酮排泄增多等。

**5.皮质醇增多症**

皮质醇增多症是肾上腺皮质肿瘤或增生分泌糖皮质激素过多所致。除高血压外,有向心性肥胖、满月脸、水牛背、皮肤紫纹、毛发增多、血糖增高等特征,诊断一般并不困难。24 小时尿中 17-羟及 17-酮类固醇增多,地塞米松抑制试验及肾上腺皮质激素兴奋试验阳性有助于诊断。颅内蝶鞍 X 线检查、肾上腺 CT 扫描及放射性碘化胆固醇肾上腺扫描可用于病变定位。

**6.主动脉缩窄**

多数为先天性血管畸形,少数为多发性大动脉炎所引起。特点为上肢血压增高而下肢血压不高或降低,呈上肢血压高于下肢血压的反常现象。肩胛间区、胸骨旁、腋部可有侧支循环动脉的搏动和杂音或腹部听诊有血管杂音。胸部 X 线摄影可显示肋骨受侧支动脉侵蚀引起的切迹。主动脉造影可确定诊断。

## 六、治疗

### (一)高血压患者的评估和监测程序

如图 5-1 所示,确诊高血压病的患者应根据其危险因素、靶器官损害及相关的临床情况作出危险分层。高危和很高危患者应立即开始用药物治疗。中危和低危患者则先监测血压和其他危险因素,而后再根据血压状况决定是否开始药物治疗。

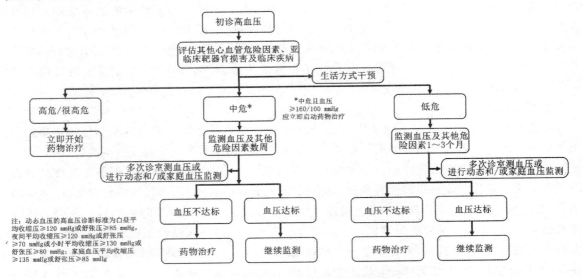

图 5-1 初诊高血压患者的评估及监测程序

### (二)降压的目标

根据新指南的精神,中青年高血压患者血压应降至 17.3/11.3 kPa(130/85 mmHg)以下。HOT 研究表明,舒张压达到较低目标血压组的糖尿病患者,其心血管病危险明显降低,故伴糖尿病者应把血压降至 17.3/10.7 kPa(130/80 mmHg)以下;高血压合并肾功能不全、尿蛋白超过 1 g/24 h,至少应将血压降至 17.3/10.7 kPa(130/80 mmHg),甚至 16.7/10.0 kPa(125/75 mmHg)以下;老年高血压患者的血压应控制在 18.7/12.0 kPa(140/90 mmHg)以下,且尤应重视降低收缩压。

### (三)非药物治疗

高血压应采取综合措施治疗,任何治疗方案都应以非药物疗法为基础。积极有效的非药物治疗可通过多种途径干扰高血压的发病机制,起到一定的降压作用,并有助于减少靶器官损害的发生。非药物治疗的具体内容包括以下几项。

1.戒烟

吸烟所致的加压效应使高血压并发症如脑卒中、心肌梗死和猝死的危险性显著增加,并降低或抵消降压治疗的疗效,加重脂质代谢紊乱,降低胰岛素敏感性,减弱内皮细胞依赖性血管扩张效应和增加左心室肥厚的倾向。戒烟对心血管的良好益处,任何年龄组在戒烟 1 年后即可显示出来。

2.戒酒或限制饮酒

戒酒和减少饮酒可使血压显著降低。

3.减轻和控制体质量

体质量减轻 10%,收缩压可降低 0.8 kPa(6.6 mmHg)。超重 10% 以上的高血压患者体质量减少 5 kg,血压便明显降低,且有助于改善伴发的危险因素如糖尿病、高脂血症、胰岛素抵抗和左心室肥厚。新指南中建议体质指数(kg/m²)应控制在 24 以下。

4.合理膳食

按 WHO 的建议,钠摄入每天应少于 2.4 g(相当于氯化钠 6 g)。通过食用含钾丰富的水果(如香蕉、橘子)和蔬菜(如油菜、苋菜、香菇、大枣等),增加钾的摄入。要减少膳食中的脂肪,适量补充优质蛋白质。

5.增加体力活动

根据新指南提供的参考标准,常用运动强度指标可用运动时的最大心率达到 180 或 170 次/分钟减去年龄,如要求精确则采用最大心率的 60%~85% 作为运动适宜心率。运动频度一般要求每周 3~5 次,每次持续 20~60 分钟即可。中老年高血压患者可选择步行、慢跑、上楼梯、骑自行车等。

6.减轻精神压力,保持心理平衡

长期精神压力和情绪忧郁既是导致高血压,又是降压治疗效果欠佳的重要原因。应对患者作耐心的劝导和心理疏导,鼓励其参加体育/文化和社交活动,鼓励高血压患者保持宽松、平和、乐观的健康心态。

### (四)初始降压治疗药物的选择

高血压病的治疗应采取个体化的原则。应根据高血压危险因素、靶器官损害及合并疾病等情况选择初始降压药物。

**（五）高血压病的药物治疗**

1.降压药应用基本原则

（1）起始剂量：一般患者采用常规剂量；老年人及高龄老年人初始治疗时通常应采用较小的有效治疗剂量。根据需要，可考虑逐渐增加至足剂量。

（2）长效降压药物：优先使用长效降压药物，以有效控制24小时血压，更有效预防心脑血管并发症发生。如使用中、短效制剂，则需每天2～3次给药，以达到平稳控制血压。

（3）联合治疗：对血压≥21.3/13.3 kPa（160/100 mmHg）、高于目标血压2.7/1.3 kPa（20/10 mmHg）的高危患者，或单药治疗未达标的高血压患者应进行联合降压治疗，包括自由联合或单片复方制剂。对血压≥18.7/12.0 kPa（140/90 mmHg）的患者，也可起始小剂量联合治疗。

（4）个体化治疗：根据患者合并症的不同和药物疗效及耐受性，以及患者个人意愿或长期承受能力，选择适合患者个体的降压药物。

（5）药物经济学：高血压需终身治疗，需要考虑治疗成本/效益。

2.降压药物的选择

目前临床常用的降压药物有许多种类。无论选用何种药物，其治疗目的均是将血压控制在理想范围，预防或减轻靶器官损害。新指南强调，降压药物的选用应根据治疗对象的个体情况、药物的作用、代谢、不良反应和药物的相互作用确定。

3.临床常用的降压药物

临床常用的药物主要有六大类：利尿剂、α受体阻滞剂、钙通道阻滞剂、血管紧张素转换酶抑制剂（ACEI）、β受体阻滞剂及血管紧张素Ⅱ受体阻滞剂。降压药物的疗效和不良反应情况个体间差异很大，临床应用时要充分注意。具体选用哪一种或几种药物应参照前述的用药原则全面考虑。

（1）利尿剂。

作用机制：此类药物可减少细胞外液容量、降低心排血量，并通过利钠作用降低血压。降压作用较弱，起作用较缓慢，但与其他降压药物联合应用时常有相加或协同作用，常可作为高血压的基础治疗。螺内酯不仅可以降压，而且能抑制心肌及血管的纤维化。

种类和应用方法：有噻嗪类、保钾利尿剂和襻利尿剂三类。降压治疗中比较常用的利尿剂有下列几种：氢氯噻嗪12.5～25 mg，每天1次；阿米洛利5～10 mg，每天1次；吲达帕胺1.25～2.5 mg，每天1次；氯噻酮12.5～25 mg，每天1次；螺内酯20 mg，每天1次；氨苯蝶啶25～50 mg，每天1次。在少数情况下用速尿20～40 mg，每天2次。

主要适应证：利尿剂可作为无并发症高血压患者的首选药物，主要适用于轻中度高血压，尤其是老年高血压包括老年单纯性收缩期高血压、肥胖及并发心力衰竭患者。襻利尿剂作用迅速，肾功能不全时应用较多。

注意事项：利尿剂应用可降低血钾，尤以噻嗪类和呋塞米为明显，长期应用者应适量补钾（每天1～3 g），并鼓励多吃水果和富含钾的绿色蔬菜。此外，噻嗪类药物可干扰糖、脂和尿酸代谢，故应慎用于糖尿病和血脂代谢失调者，禁用于痛风患者。保钾利尿剂因可升高血钾，应尽量避免与ACEI合用，禁用于肾功能不全者。利尿剂的不良反应与剂量密切相关，故宜采用小剂量。

（2）β受体阻滞剂。

作用机制：通过减慢心率、减低心肌收缩力、降低心排血量、减低血浆肾素活性等多种机制发挥降压作用。其降压作用较弱,起效时间较长(1～2周)。

主要适应证:主要适用于轻中度高血压,尤其在静息时心率较快(＞80次/分钟)的中青年患者,也适用于高肾素活性的高血压、伴心绞痛或心肌梗死后及伴室上性快速心律失常者。

种类和应用方法:常用于降压治疗的 $\beta_1$ 受体阻滞剂有美托洛尔 25～50 mg,每天 1～2 次;阿替洛尔 25 mg,每天 1～2 次;比索洛尔 2.5～10 mg,每天 1 次。选择性 $\alpha_1$ 和非选择性 β 受体阻滞剂有:拉贝洛尔每次 0.1 g,每天 3～4 次,以后按需增至 0.6～0.8 g,重症高血压可达每天 1.2～2.4 g;卡维地洛 6.25～12.5 mg,每天 2 次。拉贝洛尔和美托洛尔均有静脉制剂,可用于重症高血压或高血压危象而需要较迅速降压治疗的患者。

注意事项:常见的不良反应有疲乏和肢体冷感,可出现躁动不安、胃肠功能不良等。还可能影响糖代谢、脂代谢,因此伴有心脏传导阻滞、哮喘、慢性阻塞性肺部疾病及周围血管疾病患者应列为禁忌;此类药可掩盖低血糖反应,因此应慎用于胰岛素依赖性糖尿病患者。长期应用者突然停药可发生反跳现象,即原有的症状加重、恶化或出现新的表现,较常见有血压反跳性升高,伴头痛、焦虑、震颤、出汗等,称之为撤药综合征。

(3)钙通道阻滞剂(CCB)。

作用机制:主要通过阻滞细胞浆膜的钙离子通道、松弛周围动脉血管的平滑肌,使外周血管阻力下降而发挥降压作用。

主要适应证:可用于各种程度的高血压,尤其是老年高血压、伴冠心病心绞痛、周围血管病、糖尿病或糖耐量异常妊娠期高血压及合并有肾脏损害的患者。

种类和应用方法:应优先考虑使用长效制剂如非洛地平缓释片 2.5～5 mg,每天 1 次;硝苯地平控释片 30 mg,每天 1 次;氨氯地平 5 mg,每天 1 次;拉西地平 4 mg,每天 1～2 次;维拉帕米缓释片 120～240 mg,每天 1 次;地尔硫䓬缓释片 90～180 mg,每天 1 次。由于有诱发猝死之嫌,速效二氢吡啶类钙通道阻滞剂的临床使用正在逐渐减少,而提倡应用长效制剂。其价格一般较低廉,在经济条件落后的农村及边远地区速效制剂仍不失为一种可供选择的抗高血压药物,可使用硝苯地平或尼群地平普通片剂 10 mg,每天 2～3 次。

注意事项:主要不良反应为血管扩张所致的头痛、颜面潮红和踝部水肿,发生率在 10% 以下,需要停药的只占极少数。踝部水肿是由毛细血管前血管扩张而非水、钠潴留所致。硝苯地平的不良反应较明显且可引起反射性心率加快,但若从小剂量开始逐渐加大剂量,可明显减轻或减少这些不良反应。非二氢吡啶类对传导功能及心肌收缩力有负性影响,因此禁用于心脏传导阻滞和心力衰竭时。

(4)血管紧张素转换酶抑制剂(ACEI)。

作用机制:通过抑制血管紧张素转换酶使血管紧张素 Ⅱ 生成减少,并抑制缓激肽,使缓激肽降解。这类药物可抑制循环和组织的 RAAS,减少神经末梢释放去甲肾上腺素和血管内皮形成内皮素;还可作用于缓激肽系统,抑制缓激肽降解,增加缓激肽和扩张血管的前列腺素的形成。这些作用不仅能有效降低血压,而且具有靶器官保护的功能。

ACEI 对糖代谢和脂代谢无影响,血浆尿酸可能降低。即使合用利尿剂亦可维持血钾稳定,因此 ACEI 可防止利尿剂所致的继发性高醛固酮血症。此外,ACEI 在产生降压作用时不会引起反射性心动过速。

种类和应用方法:常用的 ACEI 有卡托普利 25～50 mg,每天 2～3 次;依那普利 5～10 mg,每天 1～2 次;苯那普利 5～20 mg,雷米普利 2.5～5 mg,培哚普利 4～8 mg,西那普利

2.5～10 mg，福辛普利10～20 mg，均每天1次。

主要适应证：ACEI可用来治疗轻中度或严重高血压，尤其适用于伴左心室肥厚、左心室功能不全或心力衰竭、糖尿病并有微量蛋白尿、肾脏损害（血肌酐＜265 $\mu$mol/L）并有蛋白尿等患者。本药还可安全地使用于伴有慢性阻塞性肺部疾病或哮喘、周围血管疾病或雷诺现象、抑郁症及胰岛素依赖性糖尿病患者。

注意事项：最常见不良反应为持续性干咳，发生率为3％～22％。多见于用药早期（数天至几周），亦可出现于治疗的后期，其机制可能由于ACEI抑制了激肽酶Ⅱ，使缓激肽的作用增强和前列腺素形成。症状不重应坚持服药，半数可在2～3月内咳嗽消失。改用其他ACEI，咳嗽可能不出现。福辛普利和西拉普利引起干咳少见。其他可能发生不良反应有低血压、高钾血症、血管神经性水肿（偶尔可致喉痉挛、喉或声带水肿）、皮疹及味觉障碍。

双侧肾动脉狭窄或单侧肾动脉严重狭窄、合并高钾血症或严重肾衰竭等患者ACEI应列为禁忌。因有致畸危险也不能用于合并妊娠的妇女。

（5）血管紧张素Ⅱ受体阻滞剂（ARB）。

作用机制：这类药物可选择性阻断AngⅡ的Ⅰ型受体而起作用，具有ACEI相似的血流动力学效应。从理论上讲，其比ACEI存在如下优点：①作用不受ACE基因多态性的影响；②还能抑制非ACE催化产生的AngⅡ的致病作用；③促进AngⅡ与$AT_2$结合发挥"有益"效应。这三项优点结合起来将可能使ARB的降血压及对靶器官保护作用更有效，但需要大规模的临床试验进一步证实，目前尚无循证医学的证据表明ARB的疗效优于或等同于ACEI。

种类和应用方法：目前在国内上市的ARB有三类，第一、二、三代分别为氯沙坦、缬沙坦、依贝沙坦。氯沙坦50～100 mg，每天1次，氯沙坦和小剂量氢氯噻嗪（25 mg/d）合用，可明显增强降压效应；缬沙坦80～160 mg，每天1次；依贝沙坦150 mg，每天1次；替米沙坦80 mg，每天1次；坎地沙坦1 mg，每天1次。

主要适应证：适用对象与ACEI相同。目前主要用于ACEI治疗后发生干咳等不良反应且不能耐受的患者。氯沙坦有降低血尿酸作用，尤其适用于伴高尿酸血症或痛风的高血压患者。

注意事项：此类药物的不良反应轻微而短暂，因不良反应需中止治疗者极少。不良反应为头晕、与剂量有关的直立性低血压、皮疹、血管神经性水肿、腹泻、肝功能异常、肌痛和偏头痛等。禁用对象与ACEI相同。

（6）$\alpha_1$受体阻滞剂。

作用机制：这类药可选择性阻滞血管平滑肌突触后膜$\alpha_1$受体，使小动脉和静脉扩张，外周阻力降低。长期应用对糖代谢并无不良影响，且可改善脂代谢，升高HDL-C水平，还能减轻前列腺增生患者的排尿困难，缓解症状。降压作用较可靠，但是否与利尿剂、β受体阻滞剂一样具有降低病死率的效益，尚不清楚。

种类和应用方法：常用制剂有哌唑嗪1 mg，每天1次；多沙唑嗪1～6 mg，每天1次；特拉唑嗪1～8 mg，每天1次；苯哌地尔25～50 mg，每天2次。

适应证：目前一般用于轻中度高血压，尤其适用于伴高脂血症或前列腺肥大患者。

注意事项：主要不良反应为"首剂现象"，多见于首次给药后30～90分钟，表现为严重的直立性低血压、眩晕、晕厥、心悸等，是由于内脏交感神经的收缩血管作用被阻滞后，静脉舒张使回心血量减少。首剂现象以哌唑嗪较多见，特拉唑嗪较少见。合用β受体阻滞剂、低钠饮食或曾用过利尿剂者较易发生。防治方法是首剂量减半，临睡前服用，服用后平卧或半卧休息60～90分钟，并在给药前至少一天停用利尿剂。其他不良反应有头痛、嗜睡、口干、心悸、鼻塞、乏力、性功能障碍等，常可在连续用药过程中自行减轻或缓解。有研究表明哌唑嗪能增加高血压患者的死亡率，因此现在临床上已很少应用。

### （六）降压药物的联合应用

降压药物的联合应用已公认为是较好和合理的治疗方案。

1.联合用药的意义

研究表明，单药治疗使高血压患者血压达标[<18.7/120 kPa(140/90 mmHg)]比率仅为 40%～50%，而两种药物的合用可使 70%～80% 的患者血压达标。HOT 试验结果表明，达到预定血压目标水平的患者中，采用单一药物、两药合用或三药合用的患者分别占 30%～40%、40%～50% 和少于 10%，处于联合用药状态约占 68%。

联合用药可减少单一药物剂量，提高患者的耐受性和依从性。单药治疗如效果欠佳，只能加大剂量，这就增加不良反应发生的危险性，且有的药物随剂量增加，不良反应增大的危险性超过了降压作用增加的效益，亦即药物的危险/效益比转向不利的一面。联合用药可避免此种两难局面。

联合用药还可使不同的药物互相取长补短，有可能减轻或抵消某些不良反应。任何药物在长期治疗中均难以完全避免其不良反应，如 β 受体阻滞剂的减慢心率作用，CCB 可引起踝部水肿和心率加快。这些不良反应如能选择适当的合并用药就有可能被矫正或消除。

2.利尿剂为基础的两种药物联合应用

大型临床试验表明，噻嗪类利尿剂可与其他降压药有效地合用，故在需要合并用药时利尿剂可作为基础药物。常采用下列合用方法。

（1）利尿剂加 ACEI 或血管紧张素 Ⅱ 受体阻滞剂：利尿剂的不良反应是激活 RAAS，造成一系列不利于降低血压的负面作用。然而，这反而增强了 ACEI 或血管紧张素 Ⅱ 受体阻滞剂对 RAAS 的阻断作用，亦即这两种药物通过利尿剂对 RAAS 的激活，可产生更强有力的降压效果。此外，ACEI 和血管紧张素 Ⅱ 受体阻滞剂由于可使血钾水平稍上升，从而能防止利尿剂长期应用所致的电解质紊乱，尤其是低血钾等不良反应。

（2）利尿剂加 β 受体阻滞剂或 $\alpha_1$ 受体阻滞剂：β 受体阻滞剂可抵消利尿剂所致的交感神经兴奋和心率增快作用，而噻嗪类利尿剂又可消除 β 受体阻滞剂或 $\alpha_1$ 受体阻滞剂的促肾滞钠作用。此外，在对血管的舒缩作用上噻嗪类利尿剂可加强 $\alpha_1$ 受体阻滞剂的扩血管效应，而抵消 β 受体阻滞剂的缩血管作用。

3.CCB 为基础的两药合用

我国临床上初治药物中仍以 CCB 最为常用。国人对此类药一般均有良好反应，CCB 为基础的联合用药在我国有广泛的基础。

（1）CCB 加 ACEI：前者具有直接扩张动脉的作用，后者通过阻断 RAAS 和降低交感活性，既扩张动脉，又扩张静脉，故两药在扩张血管上有协同降压作用。二氢吡啶类 CCB 产生的踝部水肿可被 ACEI 消除。两药在心肾和血管保护上，在抗增殖和减少蛋白尿上亦均有协同作用。此外，ACEI 可阻断 CCB 所致反射性交感神经张力增加和心率加快的不良反应。

（2）二氢吡啶类 CCB 加 β 受体阻滞剂：前者具有的扩张血管和轻度增加心排血量的作用，正好抵消 β 受体阻滞剂的缩血管及降低心排血量作用。两药对心率的相反作用可使患者心率不受影响。

4.其他的联合应用方法

如两药合用仍不能奏效，可考虑采用 3 种药物合用，例如噻嗪类利尿剂加 ACEI 加水溶性

β 受体阻滞剂(阿替洛尔),或噻嗪类利尿剂加 ACEI 加 CCB,以及利尿剂加 β 受体阻滞剂加其他血管扩张剂(肼屈嗪)。

## 七、高血压危象

### (一)定义和分类

已经有许多不同的名词被用于血压重度急性升高的情况。但多数研究者将高血压急症定义为收缩压或舒张压急剧增高[如舒张压增高到 16.0~17.3 kPa(120~130 mmHg 以上)],同时伴有中枢神经系统、心脏或肾脏等靶器官损伤。高血压急症较少见,此类患者需要在严密监测下通过静脉给药的方法使血压立即降低。与高血压急症不同,如果患者的血压重度增高,但无急性靶器官损害的证据,则定义为高血压次急症。对此类患者,需在 24~48 小时内使血压逐渐下降。两者统称为高血压危象(表 5-4)。

表 5-4　高血压危象的分类

| 高血压急症 | 高血压次急症 |
|---|---|
| 高血压脑病 | 急性恶性高血压 |
| 颅内出血 | 循环中儿茶酚胺水平过高 |
| 动脉硬化栓塞性脑梗死 | 降压药物的撤药综合征 |
| 急性肺水肿 | 服用拟交感神经药物 |
| 急性冠脉综合征 | 食物或药物与单胺氧化酶抑制剂相互作用 |
| 急性主动脉夹层 | 围术期高血压 |
| 急性肾衰竭 | |
| 肾上腺素能危象 | |
| 子痫 | |

### (二)临床表现

高血压危象的症状和体征的轻重往往因人而异。一般症状可有出汗、潮红、苍白、眩晕、濒死感、耳鸣、鼻出血;心脏症状可有心悸、心律失常、胸痛、呼吸困难、肺水肿;脑部症状可有头痛、头晕、恶心、眩目、局部症状、痛性痉挛、昏迷等;肾脏症状有少尿、血尿、蛋白尿、电解质紊乱、氮质血症、尿毒症;眼部症状有闪光、点状视觉、视力模糊、视觉缺陷、复视、失明。

### (三)高血压危象的治疗

1.治疗的一般原则

对高血压急症患者,需在 ICU 中严密监测(必要时进行动脉内血压监测),通过静脉给药迅速控制血压(但并非降至正常水平)。对高血压次急症患者,应在 24~48 小时内逐渐降低血压(通常给予口服降压药)。

静脉用药控制血压的即刻目标是在 30~60 分钟内将舒张压降低 10%~15%,或降到 14.7 kPa(110 mmHg)左右。对急性主动脉夹层患者,应 15~30 分钟内达到这一目标。以后用口服降压药维持。

2.高血压急症的治疗

导致高血压急症的疾病基础很多。目前有多种静脉用药可作降压之用(表 5-5)。

表 5-5 高血压急症静脉用药的选择

| | 药物选择 |
| --- | --- |
| 急性肺水肿 | 硝普钠或乌拉地尔，与硝酸甘油和一种襻利尿剂合用 |
| 急性心肌缺血 | 柳氨苄心定或美托洛尔，与硝酸甘油合用。如血压控制不满意，可加用尼卡地平或 Fenoldopam |
| 脑卒中 | 柳氨苄心定、尼卡地平或 Fenoldopam |
| 急性主动脉夹层 | 柳氨苄心定，或硝普钠加美托洛尔 |
| 子痫 | 肼苯哒嗪，亦可选用柳氨苄心定或尼卡地平 |
| 急性肾衰竭/微血管性贫血 | Fenoldopam 或尼卡地平 |
| 儿茶酚胺危象 | 尼卡地平、维拉帕米或 Fenoldopam |

(1)高血压脑病：高血压脑病的首选治疗包括静脉注射硝普钠、柳氨苄心定、乌拉地尔或尼卡地平。

(2)脑血管意外：对任何种类的急性脑卒中患者给予紧急降压治疗所能得到的益处目前还都是推测性的，还缺少充分的临床和实验研究证据。①颅内出血：血压小于 24.0/14.0 kPa(180/105 mmHg)无须降压。血压大于 30.7/16.0 kPa(230/120 mmHg)可静脉给予柳胺苄心定、拉贝洛尔、硝普钠、乌拉地尔。血压在 24.0～30.7/16.0～20.0 kPa(180～230/120～150 mmHg)之间可静脉给药，也可口服给药。②急性缺血性中风：参照颅内出血的治疗方案。

(3)急性主动脉夹层：一旦确定为主动脉夹层的诊断，即应力图在 15～30 分钟内使血压降至最低可以耐受的水平(即保持足够的器官灌注)。最初的治疗应包括联合使用静脉硝普钠和一种静脉给予的 β 受体阻滞剂，其中美托洛尔最为常用。尼卡地平或 Fenoldopam 也可使用。柳氨苄心定兼有 α 和 β 受体阻滞作用，可作为硝普钠和 β 受体阻滞剂联合方案的替代。另外，地尔硫草静脉滴注也可用于主动脉夹层。

(4)急性左心室衰竭和肺水肿：严重高血压可诱发急性左心室衰竭。在这种情况下，可给予扩血管药如硝普钠直接减轻心脏后负荷。也可选用硝酸甘油。

(5)心绞痛和急性心肌梗死：静脉给予硝酸甘油是这种高血压危象时的首选药物。次选药为柳氨苄心定，静脉给予。如血压控制不满意，可加用尼卡地平或 Fenoldopam。

(6)围术期高血压：降压药物的选用应根据患者的背景情况，在密切观察下可选用乌拉地尔、柳氨苄心定、硝普钠和硝酸甘油等。

(7)子痫：近年来，在舒张压超过 15.3 kPa(115 mmHg)或发生子痫时，传统上采用肼苯达嗪静脉注射，此药能有效降低血压而不减少胎盘血流。现今在有重症监护的条件下，静脉给予柳氨苄心定和尼卡地平被认为更安全有效。如惊厥出现或迫近，可注射硫酸镁。

3.高血压次急症的治疗

对高血压次急症患者，过快降压会影响心脏和脑的血液供应(尤其是老年人)，引起严重的不良反应。如果血压暂时升高的原因是容易识别的，如疼痛或急性焦虑，则合适的治疗是止痛药或抗焦虑药。如果血压增高的原因不明，可给予各种口服降压药(表 5-6)。降压治疗的目的是使增高的血压在 24～48 小时内逐渐降低，这种治疗方法需要在发病后头几天对患者进行密切的随访。

在目前缺少任何对各种高血压药物长期疗效进行比较的资料的情况下，药物品种的选择应根据其作用机制、疗效和安全性资料确定。

**表 5-6　治疗高血压次急症常用的口服药**

| 药名 | 作用机制 | 剂量（mg） | 说明 |
|---|---|---|---|
| 卡托普利 | ACE 抑制剂 | 25～50 | 口服或舌下给药。最大作用见于给药后 30～90 分钟内。在体液容量不足者，易有血压过度下降。肾动脉狭窄患者禁用 |
| 硝酸甘油 | 血管扩张剂 | 1.25～2.5 | 舌下给药，最大作用见于 15～30 分钟内。推荐用于冠心病患者 |
| 尼卡地平 | 钙通道阻滞剂 | 30 | 口服或舌下给药。仅有少量心率增快。比硝苯地平起效慢而降压时间更长。可致低血压的潮红 |
| 柳氨苄心定 | α 和 β 受体阻滞剂 | 200～1 200 | 口服给药。禁用于慢性阻塞性肺病、充血性心力衰竭恶化、心动过缓的患者。可引起低血压、眩晕、头痛、呕吐、潮红 |
| 可乐宁 | α 激动剂 | 0.1，每 20 分钟 1 次 | 口服后 30 分钟至 2 小时起效，最大作用见于 1～4 小时内，作用维持 6～8 小时。不良反应为嗜睡、眩晕、口干和和停药后血压反跳 |
| 速尿 | 襻利尿剂 | 40～80 | 口服给药。可继其他抗高血压措施之后给药 |

　　硝苯地平和卡托普利加快心率，可乐宁和柳氨苄心定则减慢心率。这对于冠心病患者特别重要。其他应注意的问题包括柳氨苄心定慎用于支气管痉挛和心动过缓及二度以上房室传导阻滞患者；卡托普利不可用于双侧肾动脉狭窄患者。在血容量不足的患者，抗高血压药的使用均应小心。

（霍连营）

# 第二节　扩张型心肌病

　　扩张型心肌病（DCM）是以一侧或双侧心腔扩大，收缩性心力衰竭为主要特征的一组疾病。病因不明者称为原发性扩张型心肌病，由于主要表现为充血性心力衰竭，以往又被称为充血性心肌病，该病常伴有心律失常，5 年存活率低于 50%，发病率为（5～10）/10 万，近年来有增高的趋势，男性多于女性，男女发病比例为 2.5:1。

## 一、病因

### （一）遗传因素

　　遗传因素包括单基因遗传和基因多态性。前者包括显性和隐性两种，根据基因所在的染色体进一步分为常染色体和性染色体遗传。致病基因已经清楚者归为家族性心肌病，未清楚而又有希望的基因是编码 *dystrophin* 和 *cardiotrophin-1* 的基因。基因多态性目前以 ACE 的 DD 型研究较多，但与原发性扩张型心肌病的关系尚有待进一步证实。

### （二）病毒感染

　　主要是柯萨奇病毒，此外尚有巨细胞病毒、腺病毒（小儿多见）和埃柯病毒等。以柯萨奇病毒研究较多。病毒除直接引起心肌细胞损伤外,尚可通过免疫反应,包括细胞因子和抗体损伤心肌细胞。

### (三)免疫障碍

免疫障碍分两大部分:一是引起机体抵抗力下降,机体易于感染,尤其是嗜心肌病毒如柯萨奇病毒感染;二是以心肌为攻击靶位的自身免疫损伤,目前已知的有抗 β-受体抗体,抗 M-受体抗体,抗线粒体抗体,抗心肌细胞膜抗体,抗 ADP/ATP 载体蛋白抗体等。有些抗体具强烈干扰心肌细胞功能作用,如抗 β-受体抗体的儿茶酚胺样作用较去甲肾上腺素强 100 倍以上,抗 ADP/ATP 抗体严重干扰心肌能量代谢等。

### (四)其他

某些营养物质、毒物的作用或叠加作用应注意。

## 二、病理及病理生理

### (一)大体解剖

心腔大、室壁相对较薄、附壁血栓,瓣膜及冠状动脉正常,随着病情发展,心腔逐渐变为球形。

### (二)组织病理

心肌细胞肥大、变长、变性坏死、间质纤维化。组化染色(抗淋巴细胞抗体)淋巴细胞计数增多,约 46% 符合 Dallas 心肌炎诊断标准。

### (三)细胞病理(超微结构)

(1)收缩单位变少,排列紊乱。

(2)线粒体增多变性,细胞化学染色示线粒体嵴排列紊乱、脱失及融合;线粒体分布异常,膜下及核周分布增多,而肌纤维间分布减少。

(3)脂褐素增多。

(4)严重者心肌细胞空泡变性,脂滴增加。

在上述病理改变的基础上,原发扩张型心肌病的病理生理特点可用一句话概括:收缩功能障碍为主,继发舒张功能障碍。扩张型心肌病的可能发生机制如图 5-2 所示。

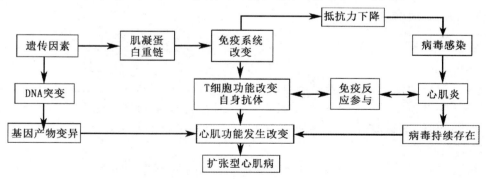

图 5-2　扩张型心肌病发病机制

## 三、临床表现

(1)充血性心力衰竭的临床表现。

(2)心律失常:快速、缓慢心律失常及各种传导阻滞。

（3）栓塞：以肺栓塞多见。绝大部分是细小动脉多次反复栓塞，表现为少量咯血或痰中带血，肺动脉高压等。周围动脉栓塞在国内较少见，可表现为脑、脾、肾、肠系膜动脉及肢体动脉栓塞。有栓塞者预后一般较差。

## 四、辅助检查

### （一）超声心动图检查

房室腔内径扩大，瓣膜正常，室壁搏动减弱、呈"大腔小口"样改变是其特点。早期仅左室和左房大，晚期全心大。可伴二、三尖瓣功能性反流，很少见附壁血栓。

### （二）ECG 检查

QRS 可表现为电压正常、增高（心室大）和减低。有室内阻滞者 QRS 增宽。可见病理性 Q 波，多见于侧壁和高侧壁。左室极度扩大者，胸前导联 R 波呈马鞍形改变，即 $R_{V5} > R_{V4} > R_{V3}$。可见继发 ST-T 改变。有各种心律失常，常见的有室性期前收缩、室性心动过速、房室传导阻滞、室内传导阻滞、心房颤动、心房扑动等。

### （三）X 线检查

普大心影，早期肺淤血明显，晚期由于肺动脉高压和/或右心衰竭，肺野透亮度可增加，肺淤血不明显，左、右室同时衰竭者肺淤血也可不明显。伴有心力衰竭者常有胸腔积液，以右侧或双侧多见，单左侧胸腔积液十分少见。

### （四）SPECT 检查

核素心血池显像示左室舒张末容积（EDV）扩大，严重者可达 800 mL，EF 下降，为 EF<40%，严重者仅3%～5%，心肌显像左室大或左、右室均大，左室壁显影稀疏不均，呈花斑样。

### （五）心肌损伤标志

CK-MB、cTnT、cTnI 可增高。心肌损伤标志阳性者往往提示近期疾病活动、心力衰竭加重，也提示有病毒及免疫因素参加心肌损伤。

### （六）其他检查

包括肝肾功能、血常规、电解质、红细胞沉降率（血沉）异常等。

## 五、诊断及鉴别诊断

原发性扩张型心肌病目前尚无公认的诊断标准。可采用下列顺序：①心脏大，心率快，奔马律等心力衰竭表现；②EF<40%（UCG、SPECT、LVG）；③超声心动图表现为"大腔小口"样改变，左室舒张末内径指数≥27 mm/m²，瓣膜正常；④SPECT 示 EDV 增大，心肌显像呈花斑样改变；⑤以上表现用其他原因不能解释，即除外继发性心脏损伤。在临床上遇到难以解释的充血性心力衰竭首先应想到本病，通过病史询问、查体及上述检查符合①～④，且仍未找到可解释的原因即可诊断本病。

鉴别诊断：①应与所有引起心脏普大的原因鉴别；②ECG 有病理性 Q 波者应与陈旧性心梗鉴别。

## 六、治疗

与心力衰竭治疗基本相同，但强调的是，β 受体阻滞剂及保护心肌药物（如辅酶 $Q_{10}$、B 族维生素）的应用见心力衰竭。

（刘　良）

# 第三节 肥厚型心肌病

肥厚型心肌病是指心室壁明显肥厚而又不能用血流动力学负荷解释,或无引起心室肥厚原因的一组疾病。肥厚可发生在心室壁的任何部位,可以是对称性,也可以是非对称性,室间隔、左室游离壁及心尖部较多见,右室壁罕见。根据有无左室内梗阻,可分为梗阻性和非梗阻性。根据梗阻部位又可分为左心室中部梗阻和左室流出道梗阻,后者又称为特发性肥厚型主动脉瓣下狭窄,以室间隔明显肥厚、左室流出道梗阻为其特点,此种类型约占肥厚型心肌病的1/4。

## 一、病因

本病30%～40%有明确家族史,余为散发。梗阻性肥厚型心肌病有家族史者更多见,可高达60%左右。目前认为系常染色体显性遗传疾病,收缩蛋白基因突变是主要的致病因素。儿茶酚胺代谢异常、高血压和高强度体力活动可能是本病的促进因素。

## 二、病理生理

收缩功能正常乃至增强,舒张功能障碍为其共同特点。梗阻性肥厚型心肌病在心室和主动脉之间可出现压力阶差,在心室容量和外周阻力减小、心脏收缩加强时压力阶差增大。

## 三、临床表现

与发病年龄有关,发病年龄越早,临床表现越严重。部分可无任何临床表现,仅在体检或尸检时才发现。心悸、劳力性呼吸困难、心绞痛、劳力性晕厥、猝死是常见的临床表现。目前认为,晕厥及猝死的主要原因是室性心律失常,剧烈活动是其常见诱因。心脏查体可见心界轻度扩大,有病理性第四心音。晚期由于心房扩大,可发生心房颤动。也有少数演变为扩张型心肌病者,出现相应的体征。梗阻性肥厚型心肌病可在胸骨左缘3～4肋间和心尖区听到粗糙混合性杂音,该杂音既具有喷射性杂音的性质,又有反流性杂音的特点。目前认为,该杂音是不对称肥厚的室间隔造成左室流出道梗阻,血液高速流过狭窄的左室流出道,由于Venturi效应(流体的流速越快,压力越低)将二尖瓣前叶吸引至室间隔,加重梗阻,同时造成二尖瓣关闭不全所造成的。该杂音受心肌收缩力、左心室容量和外周阻力影响明显。凡能增加心肌收缩力、减少左心室容量和外周阻力的因素均可使杂音加强,反之则减弱。如含服硝酸甘油片或体力活动使左室容量减少或增加心肌收缩力,均可使杂音增强,使用β受体阻滞剂或下蹲位,使心肌收缩力减弱或左室容量增加,则均可使杂音减弱。

## 四、辅助检查

### (一)心电图检查

最常见的表现为左心室肥大和继发性ST-T改变,病理性Q波亦较常见,多出现在Ⅱ、Ⅲ、aVF、aVL、$V_5$、$V_6$导联,偶有$R_{V1}$增高。上述改变可出现在超声心动图发现室壁肥厚之前,其机制不清。此外,尚有室内阻滞、心房颤动及期前收缩等表现。

### (二)超声心动图检查

对本病具诊断意义,且可以确定肥厚的部位。梗阻性肥厚型心肌病室间隔厚度与左室后壁之比≥1.3(图 5-3A、B、D);室间隔肥厚部分向左室流出道突出,二尖瓣前叶在收缩期前向运动(SAM)(图 5-3C)。主动脉瓣在收缩期呈半开放状态。二尖瓣多普勒超声血流图示 A 峰>E 峰,提示舒张功能低下。

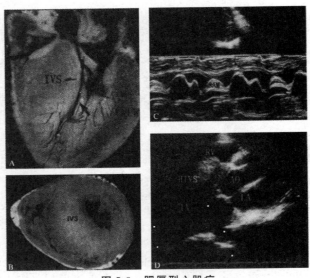

**图 5-3　肥厚型心肌病**

A.心脏纵切面观,室间隔厚度与左室后壁之比>1.3;B.梗阻性肥厚心肌病横断面;C.梗阻性肥厚心肌病 M 超声心动图 SAM 征;D.左室游离壁梗阻性肥厚心肌病B型超声心动图HIVS征象,HIVS:室间隔肥厚,RV:右心室,LV:左心室,IVS:室间隔,AO:主动脉,LVPW:左室后壁,SAM:收缩期前向运动

### (三)心导管检查和心血管造影

左室舒张末压升高,左室腔与左室流出道压力阶差>2.7 kPa(20 mmHg)者则可诊断梗阻存在。Brockenbrough 现象为梗阻性肥厚型心肌病的特异性表现。该现象是指具完全代偿期间的室性期前收缩后心搏增强、心室内压增高而主动脉内压降低的反常现象。这是由心搏增强加重左室流出道梗阻造成。心室造影显示左室腔变形,呈香蕉状(室间隔肥厚)、舌状或黑桃状(心尖肥厚)。冠状动脉造影多为正常,供血肥厚区域的冠状动脉分支常较粗大。

### (四)同位素心肌显像

可显示肥厚的心室壁及室壁显影稀疏,提示心肌代谢异常。此与心脏淀粉样变性心室壁厚而显影密度增高相鉴别。

### (五)心肌 MRI

可显示心室壁肥厚和心腔变形。

### (六)心内膜心肌活检(病理改变)

心肌细胞肥大、畸形、排列紊乱。

## 五、诊断及鉴别诊断

临床症状、体征及心电图可提供重要的诊断线索。诊断主要依靠超声心动图、同位素心肌显像、心脏 MRI 等影像学检查,心导管检查对梗阻性肥厚型心肌病亦具诊断意义,而 X 线心脏拍片对肥厚型心肌病诊断帮助不大。心绞痛及心电图 ST-T 改变需与冠心病鉴别。心室壁肥厚需与负荷过重引起的室壁肥厚及心脏淀粉样变性室壁肥厚鉴别。冠心病缺乏肥厚型心肌病心室壁肥厚的影像特征,通过冠状动脉造影可显示冠状动脉狭窄。后负荷过重引起的心室壁肥厚可查出后负荷过重疾病,如高血压、主动脉瓣狭窄、主动脉缩窄等;心脏淀粉样变性心室壁肥厚时,心电图表现为低电压,可资鉴别。

## 六、治疗及预后

基本治疗原则为改善舒张功能,防止心律失常的发生。可用 β 受体阻滞剂及主要作用于心脏的钙通道阻滞剂。对重症梗阻性肥厚型心肌病[左室腔与左室流出道压力阶差≥8.0 kPa(60 mmHg)]患者可安装 DDD 型起搏器,室间隔化学消融及手术切除肥厚的室间隔心肌等方法治疗。本病的预后因人而异。一般而言,发病年龄越早,预后越差。成人多死于猝死,小儿多死于心力衰竭,其次是猝死。家族史阳性者猝死率较高。应指导患者避免剧烈运动、持重及屏气,以减少猝死的发生。

(刘 良)

# 第四节 限制型心肌病

限制型心肌病(restrictive cardiomyopathy,RCM)以一侧或双侧心室充盈受限和舒张期容量降低为特征,收缩功能和室壁厚度正常或接近正常,可见间质纤维化。其病因为特发性、心肌淀粉样变性、心内膜病变伴或不伴嗜酸性粒细胞增多症。无论在西方国家或我国,RCM 都是少见的。男女之比为 3:1,发病年龄多在 15～50 岁。

## 一、病因

RCM 的病因目前仍未阐明,可能与非化脓性感染、体液免疫反应异常、变态反应和营养代谢不良等有关。最近报道本病可以呈家族性发病,可伴有骨骼肌疾病和房室传导阻滞。心肌淀粉样变性是继发性限制型心肌病的常见原因。

## 二、病理

在疾病早期阶段,心肌活检可见心内膜增厚,内膜下心肌细胞排列紊乱、间质纤维化。随着病情的进展,患者的心内膜明显增厚,外观呈珍珠样白色,质地较硬,致使心室壁轻度增厚。这种损害首先累及心尖部,继而向心室流出道蔓延,可伴有心室内附壁血栓形成。患者心脏的心室腔可无增大,心房增大与心室顺应性减低有关。冠状动脉很少受累。在病变发展到严重阶段,心内膜增厚和间质纤维化显著,组织学变化为非特异性。

## 三、临床表现

临床表现可分为左心室型、右心室型和混合型,以左心室型最常见。在早期阶段,患者可无症状,随着病情进展出现运动耐量降低、倦怠、乏力、劳力性呼吸困难和胸痛等症状,这主要是由于 RCM 患者心排血量不能随着心率加快而增加所致。左心室型早期可出现左心功能不全的表现,如易疲劳、呼吸困难、咳嗽及肺部湿性啰音等。右心室型及混合型则以右心功能不全为主,如颈静脉曲张、吸气时颈静脉压增高(Kussmaul 征)、肝大、腹水、下肢或全身水肿。心脏可闻及第三心音奔马律。当二尖瓣或三尖瓣受累时,可出现相应部位的收缩期反流性杂音,心房压力增高和心房扩大可导致心房颤动。发生栓塞者并非少见。此外,血压常偏低,脉压小。除有心力衰竭和栓塞表现外,可发生猝死。

## 四、辅助检查

### (一)心电图

ST 段及 T 波非特异性改变。部分患者可见 QRS 波群低电压、病理性 Q 波、束支传导阻滞、心房颤动和病窦综合征等心律失常。

### (二)X 线胸片

心影正常或轻中度增大,可有肺淤血表现,偶见心内膜钙化影。

### (三)超声心动图

心室壁增厚和重量增加,心室腔大致正常,心房扩大。约 1/3 的病例有少量心包积液。较严重的病例可有附壁血栓形成。Doppler 心动图的典型表现是舒张期快速充盈随之突然终止。

### (四)心导管检查

心房压力曲线出现右心房压升高和快速的 Y 下陷;左心充盈压高于右心充盈压;心室压力曲线上表现为舒张早期下降和中晚期高原波;肺动脉高压。

### (五)心内膜心肌活检

右心室活检可证实嗜酸性粒细胞增多症患者的心内膜心肌损害,对心内膜弹力纤维增生症和原发性限制型心肌病的组织学诊断具有重要价值。

## 五、诊断和鉴别诊断

RCM 临床诊断比较困难。对于出现倦怠、乏力、劳力性呼吸困难、胸痛、腹水、水肿等症状,心室没有明显扩大而心房扩大的患者,应考虑本病。心内膜心肌活检有助于确定限制型心肌病,属原发性或继发性。本病主要与缩窄性心包炎鉴别诊断。

## 六、治疗

限制型心肌病缺乏特异性治疗方法,其治疗原则包括缓解临床症状、改善心脏舒张功能、纠正心力衰竭、针对原发病的治疗。

### (一)对症治疗

1.改善心室舒张功能

钙通道阻滞剂可以防止心肌细胞钙超负荷引起的细胞僵直,改善心室舒张期顺应性,降低心室舒张末压,从而改善心室舒张功能。可试用地尔硫草 30 mg,每天 3 次;或氨氯地平 5 mg,每天 1 次;或尼群地平 10 mg,每天 2 次。

β受体阻滞药能减慢心率,延长心室充盈时间,减少心肌耗氧量,降低室壁张力,从而有利于改善心室舒张功能。美托洛尔从小剂量开始(6.25 mg,每天 2 次),酌情逐渐增加剂量。

ACEI 可以常规应用,如卡托普利 12.5 mg,每天 2 次;培哚普利 4 mg,每天 1 次;或贝那普利5～10 mg,每天 1 次。

利尿药能有效地降低心脏前负荷,减轻肺循环和体循环淤血,降低心室充盈压,改善患者气急和易疲乏等症状。

2.洋地黄类药物

对于伴有快速性房颤或心力衰竭的患者,可选用洋地黄制剂,使用时必须小剂量和谨慎观察。

3.抗心律失常治疗

发生房颤者较常见,可选用胺碘酮转复和维持心律。对于严重的缓慢性心律失常患者,可置入永久性心脏起搏器。

4.抗凝治疗

为防止血栓形成,应给予阿司匹林抗血小板药物治疗。心腔内附壁血栓形成者,应尽早给予华法林或肝素治疗。

**（二）特殊治疗**

对嗜酸性粒细胞增多症及其引起的心内膜心肌病变,皮质激素（泼尼松）或其他细胞毒性药物,能有效地减少嗜酸性粒细胞,阻止内膜心肌纤维化进展。最近报道,联合应用左旋苯丙氨酸氮芥、泼尼松和秋水仙碱对淀粉样变性有一定疗效,心、肾功能损害较小。

**（三）手术治疗**

对严重的内膜心肌纤维化可行心内膜剥脱术,切除纤维性心内膜。伴有瓣膜反流者,可行人工瓣膜置换术。对于附壁血栓者,行血栓切除术。

## 七、预后

本病预后不良。有报道认为,手术后难治性心力衰竭可显著好转,术后随访 2～7 年未见纤维化病变复发。

（霍连营）

# 第五节　急性病毒性心肌炎

急性病毒性心肌炎是指嗜心肌性病毒感染引起的,以心肌非特异性间质性炎症为主,伴有心肌细胞变性、溶解或坏死病变的心肌炎。病变可累及心脏传导和起搏系统,亦可累及心包膜。临床上以肠道病毒（如柯萨奇病毒 B 组 2、4 两型最多见,其次为 5、3、1 型及 A 组的 1、4、9、16、23 型,脊髓灰质炎病毒等）和流感病毒较为常见。此外,麻疹、腮腺炎、乙型脑炎、肝炎和巨细胞病毒等也可引起心肌炎。

## 一、发病机制

病毒如何引起心肌损伤的机制迄今尚未阐明,可能途径包括以下 2 条。

### (一)病毒直接侵犯心肌

病毒感染后可引起病毒血症,经血流直接侵犯心肌,导致心肌纤维溶解、坏死、水肿及炎性细胞浸润。有人认为,急性暴发性病毒性心肌炎和病毒感染后 1～4 周内猝死者,病毒直接侵犯心肌可能是主要的发病机制。

### (二)免疫变态反应

对于大多数病毒性心肌炎,尤其是慢性心肌炎,目前认为主要是通过免疫变态反应而致病。参与免疫反应可能是病毒本身,也可能是病毒-心肌抗体复合物。既有体液免疫参与,又有细胞免疫参与。此外,患者免疫功能低下在发病中也起重要作用。

## 二、诊断

### (一)临床表现特点

(1)起病前 1～3 周内常有上呼吸道或消化道感染史。

(2)心脏受累表现:心悸、气促、心前区疼痛等。体检:轻者心浊音界不扩大,重者心浊音界扩大,心率增快且与体温升高不相称,可出现舒张期奔马律,心律失常以频发期前收缩多见,亦可表现为房室传导阻滞,以至出现心动过缓、心尖区第一心音低钝。可闻及收缩期吹风样杂音。重症患者可短期内出现心力衰竭或心源性休克,少数因严重心律失常而猝死。

(3)老幼均可发病,但以儿童和年轻人较易发病。

### (二)实验室检查及其他辅助检查特点

(1)心电图常有各种心律失常表现,以心室性期前收缩最常见,其次为房室传导阻滞、束支及室内阻滞、心动过速等。心肌损害可表现为 ST 段降低、T 波低平或倒置、Q-T 间期延长等。暴发性病毒性心肌炎可有异常 Q 波、阵发性室性心动过速、高度房室传导阻滞,甚至心室颤动等。心电图改变对心肌炎的诊断并无特异性。

(2)血清酶学检查可有 CK 及其同工酶(CK-MB)、AST 或 LDH 及其同工酶(LDH1)增高。

(3)X 线、超声心动图检查示心脏轻至中度增大,搏动减弱,有时可伴有心包积液,此时称心肌心包炎。

(4)血白细胞可轻至中度增多,红细胞沉降率(血沉)加速。

(5)从咽拭、尿、粪、血液及心包穿刺液中分离出病毒,且在恢复期血清中同型病毒抗体滴度较初期或急性期(第一份)血清升高或下降 4 倍以上,可认为是新近有病毒感染。

诊断病毒性心肌炎必须排除可能引起心肌损害的其他疾病,如风湿性心肌炎、中毒性心肌炎、结缔组织和代谢性疾病、原发性心肌病等。

## 三、治疗

目前,对急性病毒性心肌炎尚缺乏特异性治疗方法,但多数患者经过一段时间休息及对症治疗后能自行痊愈,少数可演变为慢性心肌炎或遗留不同程度心律失常表现,个别暴发型重症病例可导致死亡。本病主要治疗措施如下。

### (一)充分休息,防止过劳

本病一旦确诊,应卧床休息,进食易消化和富含维生素、蛋白质的食物。充分休息在急性期应列为主要治疗措施之一。早期不重视卧床休息,可能会导致心脏进行性增大和带来较多的后遗症,一般需休息 3 个月左右。心脏已经扩大或曾出现过心功能不全者应延长至半年,直至心脏不再缩小、心功能不全症状消失后,在密切观察下逐渐增加活动量,恢复期仍应适当限制活动3～6个月。

### (二)酌情应用改善心肌细胞营养与代谢的药物

辅酶 A 50～100 U 或肌苷 200～400 mg,每天 1～2 次,肌内注射或静脉注射;细胞色素 C 15～30 mg,每天1～2次,静脉注射,该药应先皮试,无过敏者才能注射。ATP 或三磷酸胞苷(CTP)20～40 mg,每天 1～2 次,肌内注射,前者尚有口服或静脉制剂,剂量相同。辅酶 $Q_{10}$,每天 30～60 mg,口服;或 10 mg,每天 2 次,肌内注射及静脉注射。FDP 5～10 g,每天 1～2 次,静脉滴注,对重症病毒性心肌炎可能有效。一般情况下,上述药物视病情可适当搭配或联合应用 2 或 3 种即可,10～14 d 为 1 个疗程。此外,极化液疗法:氯化钾 1.0～1.5 g,普通胰岛素 8～12 U,加入 10％葡萄糖液 500 mL 内,每天 1 次,静脉滴注,尤适用于频发室性期前收缩者。在极化液基础上再加入 25％硫酸镁 5～10 mL,对快速型心律失常疗效更佳,7～14 d 为 1 个疗程。大剂量维生素 C,每天5～10 g静脉滴注及丹参酮注射液40～80 mg,分 2 次加入 50％葡萄糖液 20 mL内静脉注射或稀释后静脉滴注,连用 2 周,也有一定疗效。

### (三)肾上腺皮质激素

激素有抑制炎性反应、降低血管通透性、减轻组织水肿及抗过敏作用,但可抑制免疫反应和干扰素的合成、促进病毒繁殖和炎症扩散、加重心肌损害,因此应用激素有利有弊。为此,多数学者主张病毒性心肌炎急性期,尤其是最初 2 周内,病情并非危重者不用激素。但短期内心脏急剧增大、高热不退、急性心力衰竭、严重心律失常、休克、全身中毒症状严重合并多脏器损害或高度房室传导阻滞者,可使用地塞米松,每天 10～30 mg,分次静脉注射,或用氢化可的松,每天200～300 mg,静脉滴注,连用 3～7 d,待病情改善后改口服,并迅速减量至停用,一般疗程不宜超过 2 周。若用药 1 周仍无效,则停用。激素对重症病毒性心肌炎有效,其可能原因与抑制了心肌炎症、水肿,消除过度、强烈的免疫反应和减轻毒素作用有关。

### (四)抗生素

急性病毒性心肌炎可使用广谱抗生素,如氨苄西林、头孢菌素等,以防止继发性细菌感染,因后者常是诱发病毒感染的条件,特别是流感、柯萨奇及腮腺炎病毒感染,且可加重病毒性心肌炎的病情。

### (五)抗病毒药物

疗效不肯定,因为病毒性心肌炎主要是免疫反应的结果。即使是由于病毒直接侵犯所致,但抗病毒药物能否进入心肌细胞内杀灭病毒也尚有疑问。流感病毒所致心肌炎可试用吗啉胍(ABOB)100～200 mg,每天 3 次;金刚烷胺 100 mg,每天 2 次。疱疹病毒性心肌炎可试用阿糖胞苷和利巴韦林(三氮唑核苷),前者剂量为每天 50～100 mg,静脉滴注,连用 1 周;后者为 100 mg,每天 3 次,视病情连用数天至 1 周,必要时亦可静脉滴注,剂量为每天 300 mg。此外,中草药如板蓝根、连翘、大青叶、黄连、黄芩、虎杖等也具抗病毒作用。

### (六)免疫调节剂

(1)人白细胞干扰素(1.5～2.5)×$10^6$ U,每天 1 次,肌内注射,7～10 d 为 1 个疗程,间隔 2～3 d,视病情可再用 1～2 个疗程。

(2)应用基因工程制成的干扰素 1×$10^6$ U,每天 1 次,肌内注射,2 周为 1 个疗程。

(3)聚肌胞每天 1～2 mg,每 2～3 d 1 次,肌内注射,2～3 个月为 1 个疗程。

(4)简化胸腺素 10 mg,每天肌内注射 1 次,共 3 个月,以后改为 10 mg,隔天肌内注射 1 次,共半年。

(5)免疫核糖核酸(IRNA)3 mg,每 2 周 1 次,皮下注射或肌内注射,共 3 个月,以后每月肌内注射3 mg,连续6~12 个月。

(6)转移因子(TF)1 mg,加盐水 2 mL,每周 1~2 次,于上臂内侧或两侧腋部皮下或臀部肌内注射。

(7)黄芪有抗病毒及调节免疫功能,对干扰素系统有激活作用,在淋巴细胞中可诱生 γ 干扰素,还能改善内皮细胞生长及正性肌力作用,可口服、肌内注射或静脉内给药。用量为黄芪口服液(每支含生黄芪 15 g)1 支,每天 2 次,口服;或黄芪注射液(每支含生黄芪 4 g/2 mL)2 支,每天 1~2 次,肌内注射;或在 5%葡萄糖液 500 mL 内加黄芪注射液 4~5 支静脉滴注,每天 1 次,3 周为 1 个疗程。

### (七)纠正心律失常

基本上按一般心律失常治疗。对于室性期前收缩、快速型心房颤动可用胺碘酮 0.2 g,每天 3 次,1~2 周后或有效后改为每天 0.1~0.2 g 维持。阵发性室性心动过速、心室扑动或颤动,应尽早采用直流电电击复律,亦可迅速静脉注射利多卡因 50~100 mg,必要时隔 5~10 min 后再注,有效后静脉滴注维持24~72 h。心动过缓可用阿托品治疗,也可加用激素。对于莫氏 Ⅱ 型和三度房室传导阻滞,尤其有脑供血不足表现或有阿-斯综合征发作者,应及时安置人工心脏起搏器。

### (八)心力衰竭和休克的防治

重症急性病毒性心肌炎可并发心力衰竭或休克。有心力衰竭者应给予低盐饮食、供氧,视病情缓急可选用口服或静脉注射洋地黄类制剂,但剂量应控制在常规负荷量的 1/2~2/3,必要时可并用利尿剂、血管扩张剂和非洋地黄类正性肌力药物,同时注意水、电解质平衡。

(霍连营)

# 第六节  感染性心内膜炎

感染性心内膜炎(IE)为心脏内膜表面微生物感染导致的炎症反应。感染性心内膜炎最常累及的部位是心脏瓣膜,包括自体瓣膜和人工瓣膜,也可累及心房或心室的内膜面。近年来随着诊断及治疗技术的进步,感染性心内膜炎的致死率和致残率显著下降,但诊断或治疗不及时的患者,病死率仍然很高。

## 一、流行病学

由于疾病自身的特点及诊断的特殊性,很难对感染性心内膜炎进行注册或前瞻性研究,没有准确的患病率数字。每年的发病率为(1.9~6.2)/10 万。近年来,随着人口老龄化、抗生素滥用、先天性心脏病存活年龄延长以及心导管和外科手术患者的增多,感染性心内膜炎的发病率呈增加的趋势。

## 二、病因与诱因

### （一）患者因素

**1.瓣膜性心脏病**

瓣膜性心脏病是感染性心内膜炎最常见的基础病。近年来,随着风湿性心脏病发病率的下降,风湿性心脏瓣膜病在感染性心内膜炎基础病中所占的比例已明显下降,占 6%～23%。与此对应,随着人口老龄化,退行性心脏瓣膜病所占的比例日益升高,尤其是主动脉瓣和二尖瓣关闭不全。

**2.先天性心脏病**

由于介入封堵和外科手术技术的进步,成人先天性心脏病患者越来越多,在此基础上发生的感染性心内膜炎也较前增加,室间隔缺损、法洛四联症和主动脉缩窄是最常见的原因。主动脉瓣二叶钙化也是诱发感染性心内膜炎的重要危险因素。

**3.人工瓣膜**

人工瓣膜置换者发生感染性心内膜炎的危险是自体瓣膜的 5～10 倍,术后 6 个月内危险性最高,之后在较低的水平维持。

**4.既往感染性心内膜炎病史**

既往感染性心内膜炎病史是再次感染的明确危险因素。

**5.近期接受可能引起菌血症的诊疗操作**

各种经口腔(如拔牙)、气管、食管、胆管、尿道或阴道的诊疗操作及血液透析等,均是感染性心内膜炎的诱发因素。

**6.体内存在促非细菌性血栓性赘生物形成的因素**

如白血病、肝硬化、癌症、炎性肠病和系统性红斑狼疮等可导致血液高凝状态的疾病,也可增加感染性心内膜炎的危险。

**7.自身免疫缺陷**

自身免疫缺陷包括体液免疫缺陷和细胞免疫缺陷,如 HIV。

**8.静脉药物滥用**

静脉药物滥用者发生感染性心内膜炎的危险可升高 12 倍。赘生物常位于血流从高压腔经病变瓣口或先天缺损至低压腔产生高速射流和湍流的下游,如二尖瓣关闭不全的瓣叶心房面、主动脉瓣关闭不全的瓣叶心室面和室间隔缺损的间隔右心室侧,可能与这些部位的压力下降及内膜灌注减少,有利于微生物沉积和生长有关。高速射流冲击心脏或大血管内膜可致局部损伤,如二尖瓣反流面对的左心房壁、主动脉瓣反流面对的二尖瓣前叶腱索和乳头肌及动脉导管未闭射流面对的肺动脉壁,也容易发生感染性心内膜炎。在压差较小的部位,如房间隔缺损、大室间隔缺损、血流缓慢(如心房颤动或心力衰竭)及瓣膜狭窄的患者,则较少发生感染性心内膜炎。

### （二）病原微生物

近年来,导致感染性心内膜炎的病原微生物谱也发生了很大变化。金黄色葡萄球菌感染明显增多,同时也是静脉药物滥用患者的主要致病菌;而草绿色链球菌感染明显减少。凝固酶阴性的葡萄球菌以往是自体瓣膜心内膜炎的次要致病菌,现在是人工瓣膜心内膜炎和院内感染性心内膜炎的重要致病菌。此外,铜绿假单胞菌、革兰阴性杆菌及真菌等以往较少见的病原微生物,也日渐增多。

### 三、病理

感染性心内膜炎特征性的病理表现是在病变处形成赘生物,由血小板、纤维蛋白、病原微生物、炎性细胞和少量坏死组织构成,病原微生物常包裹在赘生物内部。

#### (一)心脏局部表现

1.赘生物本身的影响

大的赘生物可造成瓣口机械性狭窄,赘生物还可导致瓣膜或瓣周结构破坏,如瓣叶破损、穿孔或腱索断裂,引起瓣膜关闭不全,急性者最终可发生猝死或心力衰竭。人工瓣膜患者还可导致瓣周漏和瓣膜功能不全。

2.感染灶局部扩散

产生瓣环或心肌脓肿、传导组织破坏、乳头肌断裂、室间隔穿孔和化脓性心包炎等。

#### (二)赘生物脱落造成栓塞

1.右心感染性心内膜炎

右心赘生物脱落可造成肺动脉栓塞、肺炎或肺脓肿。

2.左心感染性心内膜炎

左心赘生物脱落可造成体循环动脉栓塞,如脑动脉、肾动脉、脾动脉、冠状动脉及肠系膜动脉等,导致相应组织的缺血坏死和/或脓肿;还可能导致局部动脉管壁破坏,形成动脉瘤。

#### (三)菌血症

感染灶持续存在或赘生物内的病原微生物释放入血,形成菌血症或败血症,导致全身感染。

#### (四)自身免疫反应

病原菌长期释放抗原入血,可激活自身免疫反应,形成免疫复合物,沉积在不同部位导致相应组织的病变,如肾小球肾炎(免疫复合物沉积在肾小球基膜)、关节炎、皮肤或黏膜出血(小血管炎,发生漏出性出血)等。

### 四、分类

既往习惯按病程分类,目前更倾向于按疾病的活动状态、诊断类型、瓣膜类型、解剖部位和病原微生物进行分类。

#### (一)按病程分类

分为急性感染性心内膜炎(病程<6周)和亚急性感染性心内膜炎(病程>6周)。急性感染性心内膜炎多发生在正常心瓣膜,起病急骤,病情凶险,预后不佳,有发生猝死的危险;病原微生物以金黄色葡萄球菌为主,细菌毒力强,菌血症症状明显,赘生物容易碎裂或脱落。亚急性感染性心内膜炎多发生在有基础病的心瓣膜,起病隐匿,经积极治疗预后较好;病原微生物主要是条件性致病菌,如溶血性链球菌、凝固酶阴性的葡萄球菌及革兰阴性杆菌等,这些病原微生物毒力相对较弱,菌血症症状不明显,赘生物碎裂或脱落的比例较急性感染性心内膜炎低。

#### (二)按疾病的活动状态分类

分为活动期和愈合期,这种分类对外科手术治疗非常重要。活动期包括术前血培养阳性及发热,术中取血培养阳性,术中发现病变组织形态呈炎症活动状态,或在抗生素疗程完成之前进行手术。术后1年以上再次出现感染性心内膜炎,通常认为是复发。

### （三）按诊断类型分类

按诊断类型分类分为明确诊断、疑似诊断和可能诊断。

### （四）按瓣膜类型分类

按瓣膜类型分类分为自体瓣膜感染性心内膜炎和人工瓣膜感染性心内膜炎。

### （五）按解剖部位分类

按解剖部位分类分为二尖瓣感染性心内膜炎、主动脉瓣感染性心内膜炎及室壁感染性心内膜炎等。

### （六）按病原微生物分类

按照病原微生物血培养结果分为金黄色葡萄球菌性感染性心内膜炎、溶血性链球菌性感染性心内膜炎、真菌性感染性心内膜炎等。

## 五、临床表现

### （一）全身感染中毒表现

发热是 IE 最常见的症状，除有些老年或心、肾衰竭的重症患者外，几乎均有发热，与病原微生物释放入血有关。亚急性者起病隐匿，体温一般＜39 ℃，午后和晚上高，可伴有全身不适、肌痛/关节痛、乏力、食欲缺乏或体质量减轻等非特异性症状。急性者起病急骤，呈暴发性败血症过程，通常高热伴有寒战。其他全身感染中毒表现还包括脾大、贫血和杵状指，主要见于亚急性者。

### （二）心脏表现

心脏的表现主要为新出现杂音或杂音性质、强度较前改变，瓣膜损害导致的新的或增强的杂音通常为关闭不全的杂音，尤以主动脉瓣关闭不全多见。但新出现杂音或杂音改变不是感染性心内膜炎的必备表现。

### （三）血管栓塞表现

血管栓塞表现为相应组织的缺血坏死和/或脓肿。

### （四）自身免疫反应的表现

自身免疫反应主要表现为肾小球肾炎、关节炎、皮肤或黏膜出血等，非特异性，不常见。皮肤或黏膜的表现具有提示性，包括：①瘀点，可见于任何部位；②指/趾甲下线状出血；③Roth 斑，为视网膜的卵圆形出血斑，中心呈白色，多见于亚急性者；④Osler 结节，为指/趾垫出现的豌豆大小红色或紫色痛性结节，多见于亚急性者；⑤Janeway 损害，为手掌或足底处直径 1～4 mm 无痛性出血性红斑，多见于急性者。

## 六、辅助检查

### （一）血培养

血培养是明确致病菌最主要的实验室方法，并为抗生素的选择提供可靠的依据。为了提高血培养的阳性率，应注意以下几个环节。

1.取血频次

多次血培养有助于提高阳性率，建议至少送检 3 次，每次采血时间间隔至少1 h。

2.取血量

每次取血 5～10 mL，已使用抗生素的患者取血量不宜过多，否则血液中的抗生素不能被培养液稀释。

**3.取血时间**

有人建议取血时间以寒战或体温骤升时为佳，但感染性心内膜炎的菌血症是持续的，研究发现，体温与血培养阳性率之间没有显著相关性，因此不需要专门在发热时取血。高热时大部分细菌被吞噬细胞吞噬，反而影响了培养效果。

**4.取血部位**

前瞻性研究表明，无论病原微生物是哪一种，静脉血培养阳性率均显著高于动脉血。因此，静脉血培养阴性的患者没有必要再采集动脉血培养。每次取血应更换穿刺部位，皮肤应严格消毒。

**5.培养和分离技术**

所有怀疑感染性心内膜炎的患者，应同时做需氧菌培养和厌氧菌培养；人工瓣膜置换术后、长时间留置静脉导管或导尿管及静脉药物滥用患者，应加做真菌培养。结果阴性时应延长培养时间，并使用特殊分离技术。

**6.取血之前已使用抗生素患者的处理**

如果临床高度怀疑感染性心内膜炎而患者已使用了抗生素治疗，应谨慎评估，病情允许时可以暂停用药数天后再次培养。

### (二)超声心动图

所有临床上怀疑感染性心内膜炎的患者均应接受超声心动图检查，首选经胸超声心动图(TTE)；如果 TTE 结果阴性，而临床高度怀疑感染性心内膜炎，应加做经食管超声心动图(TEE)；TEE 结果阴性，而仍高度怀疑，2～7 d 后应重复 TEE 检查。如果是有经验的超声医师，且超声机器性能良好，多次 TEE 检查结果阴性基本可以排除感染性心内膜炎诊断。

超声心动图诊断感染性心内膜炎的主要证据包括赘生物，附着于瓣膜、心腔内膜面或心内植入物的致密回声团块影，可活动，用其他解剖学因素无法解释；脓肿或瘘；新出现的人工瓣膜部分裂开。

临床怀疑感染性心内膜炎的患者，其中约 50% 经 TTE 可检出赘生物。在人工瓣膜，TTE 的诊断价值通常不大。TEE 有效弥补了这一不足，其诊断赘生物的敏感度为 88%～100%，特异度达91%～100%。

### (三)其他检查

感染性心内膜炎患者可出现血白细胞计数升高，核左移；红细胞沉降率(血沉)及 C 反应蛋白升高；高丙种球蛋白血症，循环中出现免疫复合物，类风湿因子升高，血清补体降低；贫血，血清铁及血清铁结合力下降；尿中出现蛋白和红细胞等。心电图和胸片也可能有相应的变化，但均不具有特异性。

## 七、诊断和鉴别诊断

### (一)诊断

首先应根据患者的临床表现筛选出疑似病例。

**1.高度怀疑**

(1)新出现杂音或杂音性质、强度较前改变。

(2)来源不明的栓塞事件。

(3)感染源不明的败血症。

（4）血尿、肾小球肾炎或怀疑肾梗死。

（5）发热伴以下任何一项：①心内有植入物；②有感染性心内膜炎的易患因素；③新出现的室性心律失常或传导障碍；④首次出现充血性心力衰竭的临床表现；⑤血培养阳性（为感染性心内膜炎的典型病原微生物）；⑥皮肤或黏膜表现；⑦多发或多变的浸润性肺感染；⑧感染源不明的外周（肾、脾和脊柱）脓肿。

2.低度怀疑

发热，不伴有以上任何一项。对于疑似病例应立即进行超声心动图和血培养检查。

1994 年 Durack 及其同事提出了 Duke 标准，给感染性心内膜炎的诊断提供了重要参考。后来经不断完善形成了目前的 Duke 标准修订版，包括 2 项主要标准和 6 项次要标准。具备 2 项主要标准，或 1 项主要标准＋3 项次要标准，或 5 项次要标准为明确诊断；具备 1 项主要标准＋1 项次要标准，或 3 项次要标准为疑似诊断。

（1）主要标准包括：①血培养阳性，2 次血培养结果一致，均为典型的感染性心内膜炎病原微生物如溶血性链球菌、牛链球菌、HACEK 菌、无原发灶的社区获得性金黄色葡萄球菌或肠球菌。连续多次血培养阳性，且为同一病原微生物，这种情况包括至少 2 次血培养阳性，且间隔时间 ＞12 h；3 次血培养均阳性或≥4 次血培养中的多数均阳性，且首次与末次血培养间隔时间至少 1 h。②心内膜受累证据，超声心动图阳性发现赘生物：附着于瓣膜、心腔内膜面或心内植入物的致密回声团块影，可活动，用其他解剖学因素无法解释；脓肿或瘘；新出现的人工瓣膜部分裂开。

（2）次要标准包括：①存在易患因素，如基础心脏病或静脉药物滥用。②发热，体温＞38 ℃。③血管栓塞表现，主要动脉栓塞，感染性肺梗死，真菌性动脉瘤，颅内出血，结膜出血及 Janeway 损害。④自身免疫反应的表现，肾小球肾炎、Osler 结节、Roth 斑及类风湿因子阳性。⑤病原微生物证据，血培养阳性，但不符合主要标准；或有感染性心内膜炎病原微生物的血清学证据。⑥超声心动图证据，超声心动图符合感染性心内膜炎表现，但不符合主要标准。

**（二）鉴别诊断**

感染性心内膜炎需要和以下疾病鉴别，包括心脏肿瘤、系统性红斑狼疮、Marantic 心内膜炎、抗磷脂综合征、类癌综合征、血栓性血小板减少性紫癜及败血症等。

# 八、治疗

**（一）治疗原则**

（1）早期应用：连续采集 3～5 次血培养后即可开始经验性治疗，不必等待血培养结果。对于病情平稳的患者可延迟治疗 24～48 h，对预后没有影响。

（2）充分用药：使用杀菌性而非抑菌性抗生素，大剂量，长疗程，旨在完全杀灭包裹在赘生物内的病原微生物。

（3）静脉给药为主：保持较高的血药浓度。

（4）病原微生物不明确的经验性治疗：急性者首选对金黄色葡萄球菌、链球菌和革兰阴性杆菌均有效的广谱抗生素，亚急性者首选对大多数链球菌（包括肠球菌）有效的广谱抗生素。

（5）病原微生物明确的针对性治疗：应根据药物敏感试验的结果选择针对性的抗生素，有条件时应测定最小抑菌浓度（MIC）以判定病原微生物对抗生素的敏感程度。

（6）部分患者需要外科手术治疗。

### (二)病原微生物不明确的经验性治疗

治疗应基于临床及病原学证据。病原微生物未明确的患者,如果病情平稳,可在血培养 3~5 次后立即开始经验性治疗;如果过去的 8 d 内患者已使用了抗生素治疗,可在病情允许的情况下延迟 24~48 h 再进行血培养,然后采取经验性治疗。2004 年欧洲心脏协会(ESC)指南推荐的方案以万古霉素和庆大霉素为基础(表 5-7)。我国庆大霉素的耐药率较高,而且庆大霉素的肾毒性大,多选用阿米卡星(丁胺卡那霉素)替代庆大霉素,0.4~0.6 g 分次静脉给药或肌内注射。万古霉素费用较高,也可选用青霉素类,如青霉素(3.2~4)×$10^6$ U 静脉给药,每 4~6 h 1 次;或萘夫西林 2 g 肌内注射或静脉给药,每 4 h 1 次。

病原微生物未明确的治疗流程图如图 5-4 所示,经验性治疗方案见表 5-7。

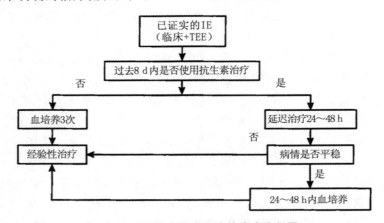

图 5-4  病原微生物未明确的治疗流程图

表 5-7  经验性治疗方案

| 病种 | 药名 | 剂量 | 疗程 |
|---|---|---|---|
| 自体瓣膜感染性心内膜炎 | 万古霉素 | 15 mg/kg 静脉给药,每 12 h 1 次 | 4~6 周 |
|  | *庆大霉素 | 1 mg/kg 静脉给药,每 8 h 1 次 | 2 周 |
| 人工瓣膜感染性心内膜炎 | 万古霉素 | 15 mg/kg 静脉给药,每 12 h 1 次 | 4~6 周 |
|  | *利福平 | 300~450 mg 口服,每 8 h 1 次 | 4~6 周 |
|  | *庆大霉素 | 1 mg/kg 静脉给药,每 8 h 1 次 | 2 周 |

注:* 每天最大剂量 2 g,需要监测血药物浓度,必要时可加用氨苄西林。

### (三)病原微生物明确的针对性治疗

**1.链球菌感染性心内膜炎**

根据药物的敏感性程度选用青霉素、头孢曲松钠、万古霉素或替考拉宁。

(1)自体瓣膜感染性心内膜炎且对青霉素完全敏感的链球菌感染(MIC≤0.1 mg/L):年龄≤65 岁,血清肌酐正常的患者,给予青霉素(1.2~2)×$10^7$ U/24 h,分 4~6 次静脉给药,疗程 4 周;加庆大霉素 30 mg/(kg·24 h)(最大剂量 240 mg/24 h),分 2~3 次静脉给药,疗程 2 周。年龄>65 岁,或血清肌酐升高的患者,根据肾功能调整青霉素的剂量,或使用头孢曲松钠 2 g/24 h,每天 1 次静脉给药,疗程均为 4 周。对青霉素和头孢菌素过敏的患者使用万古霉素 30 mg/(kg·24 h),每天 2 次静脉给药,疗程 4 周。

（2）自体瓣膜感染性心内膜炎且对青霉素部分敏感的链球菌感染（MIC 0.1～0.5 mg/L）或人工瓣膜感染性心内膜炎：青霉素（2～2.4）×$10^7$ U/24 h，分 4～6 次静脉给药，或使用头孢曲松钠 2 g/24 h，每天 1 次静脉给药，疗程均为 4 周；加庆大霉素 30 mg/(kg·24 h)，分 2～3 次静脉给药，疗程 2 周；之后继续使用头孢曲松钠 2 g/24 h，每天 1 次静脉给药，疗程 2 周。对这类患者也可单独选用万古霉素，30 mg/(kg·24 h)，每天 2 次静脉给药，疗程 4 周。

（3）对青霉素耐药的链球菌感染（MIC＞0.5 mg/L）：治疗同肠球菌。

（4）替考拉宁可作为万古霉素的替代选择，推荐用法为 10 mg/kg 静脉给药，每天 2 次，9 次以后改为每天 1 次，疗程 4 周。

2.葡萄球菌感染性心内膜炎

葡萄球菌感染性心内膜炎约占所有感染性心内膜炎患者的 1/3，病情危重，有致死危险。90％的致病菌为金黄色葡萄球菌，其余 10％为凝固酶阴性的葡萄球菌。

（1）自体瓣膜感染性心内膜炎的治疗方案有以下几种。①对甲氧西林（新青霉素）敏感的金黄色葡萄球菌（MSSA）感染：苯唑西林 8～12 g/24 h，分 4 次静脉给药，疗程 4 周（静脉药物滥用患者用药 2 周）；加庆大霉素 3 mg/(kg·24 h)（最大剂量 240 mg/24 h），分 3 次静脉给药，疗程 3～5 d。②对青霉素过敏患者 MSSA 感染：万古霉素 30 mg/(kg·24 h)，每天 2 次静脉给药，疗程 4～6 周；加庆大霉素 3 mg/(kg·24 h)（最大剂量 240 mg/24 h），分 3 次静脉给药，疗程 3～5 d。③对甲氧西林耐药的金黄色葡萄球菌（MRSA）感染：万古霉素 30 mg/(kg·24 h)，每天 2 次静脉给药，疗程 6 周。

（2）人工瓣膜感染性心内膜炎的治疗方案有以下几点。①MSSA 感染：苯唑西林 8～12 g/24 h，分 4 次静脉给药，加利福平 900 mg/24 h，分 3 次静脉给药，疗程均为 6～8 周；再加庆大霉素 3 mg/(kg·24 h)（最大剂量 240 mg/24 h），分 3 次静脉给药，疗程 2 周。②MRSA 及凝固酶阴性的葡萄球菌感染：万古霉素 30 mg/(kg·24 h)，每天 2 次静脉给药，疗程 6 周；加利福平 300 mg/24 h，分 3 次静脉给药，再加庆大霉素 3 mg/(kg·24 h)（最大剂量 240 mg/24 h），分 3 次静脉给药，疗程均为 6～8 周。

3.肠球菌及青霉素耐药的链球菌感染性心内膜炎

与一般的链球菌不同，多数肠球菌对包括青霉素、头孢菌素、克林霉素和大环内酯类抗生素在内的许多抗生素耐药。甲氧嘧啶-磺胺异噁唑及新一代喹诺酮类抗生素的疗效也不确定。

（1）青霉素 MIC≤8 mg/L，庆大霉素 MIC＜500 mg/L：青霉素（1.6～2）×$10^7$ U/24 h，分 4～6 次静脉给药，疗程 4 周；加庆大霉素 30 mg/(kg·24 h)（最大剂量 240 mg/24 h），分 2 次静脉给药，疗程 4 周。

（2）青霉素过敏或青霉素/庆大霉素部分敏感的肠球菌感染：万古霉素 30 mg/(kg·24 h)，每天 2 次静脉给药，加庆大霉素 3 mg/(kg·24 h)，分 2 次静脉给药，疗程均 6 周。

（3）青霉素耐药菌株（MIC＞8 mg/L）感染：万古霉素 30 mg/(kg·24 h)，每天 2 次静脉给药，加庆大霉素 3 mg/(kg·24 h)，分 2 次静脉给药，疗程均 6 周。

（4）万古霉素耐药或部分敏感菌株（MIC 4～16 mg/L）或庆大霉素高度耐药菌株感染：需要寻求微生物学家的帮助，如果抗生素治疗失败，应及早考虑瓣膜置换。

4.革兰阴性菌感染性心内膜炎

约 10％自体瓣膜感染性心内膜炎和 15％人工瓣膜感染性心内膜炎，尤其是瓣膜置换术后 1 年发生者多由革兰阴性菌感染所致。常用治疗方案为头孢曲松钠 2 g/24 h 静脉给药，每天

1次,自体瓣膜感染性心内膜炎疗程4周,人工瓣膜感染性心内膜炎疗程6周。也可选用氨苄西林12 g/24 h,分3~4次静脉给药,加庆大霉素3 mg/(kg·24 h),分2~3次静脉给药。

**5.立克次体感染性心内膜炎**

立克次体感染性心内膜炎可导致Q热,治疗选用多西环素100 mg静脉给药,每12 h 1次,加利福平。为预防复发,多数患者需要进行瓣膜置换。由于立克次体寄生在细胞内,因此术后抗生素治疗还需要至少1年,甚至终生。

**6.真菌感染性心内膜炎**

近年来,真菌感染性心内膜炎有增加趋势,尤其是念珠菌属感染。由于单独使用抗真菌药物死亡率较高,而手术的死亡率下降,因此真菌感染性心内膜炎首选外科手术治疗。药物治疗可选用两性霉素B或其脂质体,1 mg/kg,每天1次,连续静脉滴注有助减少不良反应。

**(四)外科手术治疗**

手术指征包括以下几点。

(1)急性瓣膜功能不全造成血流动力学不稳定或充血性心力衰竭。

(2)有瓣周感染扩散的证据。

(3)正确使用抗生素治疗7~10 d后,感染仍然持续。

(4)病原微生物对抗生素反应不佳,如真菌、立克次体、布鲁杆菌、对庆大霉素高度耐药的肠球菌、革兰阴性菌等。

(5)使用抗生素治疗前或治疗后1周内,超声心动图探测到赘生物直径>10 mm,可以活动。

(6)正确使用抗生素治疗后,仍有栓塞事件复发。

(7)赘生物造成血流机械性梗阻。

(8)早期人工瓣膜感染性心内膜炎。

## 九、预后

影响预后的因素不仅包括患者的自身情况及病原微生物的毒力,还与诊断和治疗是否正确、及时有关。总体而言,住院患者出院后的长期预后尚可(10年生存率81%),其中部分开始给予药物治疗的患者后期仍需要手术治疗。既往有感染性心内膜炎病史的患者,再次感染的风险较高。人工瓣膜感染性心内膜炎患者的长期预后较自体瓣膜感染性心内膜炎患者差。

(霍连营)

# 第七节　稳定型心绞痛

稳定型心绞痛是由于劳力引起心肌耗氧量增加,而病变的冠状动脉不能及时调整和增加血流量,从而引起可逆性心肌缺血,但不引起心肌坏死。这是由于心肌供氧与耗氧之间暂时失去平衡而发生心肌缺血的临床症状,是在一定条件下冠状动脉所供应的血液和氧不能满足心肌需要的结果。本病多见于男性,多数患者年龄在40岁以上,常合并高血压、吸烟、糖尿病、脂质代谢异常等心血管疾病危险因子。大多数为冠状动脉粥样硬化导致血管狭窄引起,还可由主动脉瓣病变、梅毒性主动脉炎、肥厚型心肌病、先天性冠状动脉畸形、风湿性冠状动脉炎、心肌桥等引起。

## 一、发病机制

心肌内没有躯体神经分布，因此机械性刺激并不引起疼痛。心肌缺血时产生痛觉的机制仍不明确。当冠状动脉的供氧与心肌的氧耗之间发生矛盾时，心肌急剧的、暂时的缺血、缺氧，导致心肌的代谢产物如乳酸、丙酮酸、磷酸等酸性物质以及一些类似激肽的多肽类物质在心肌内大量积聚，刺激心脏内自主神经传入纤维末梢，经1～5胸交感神经节和相应的脊髓段，传至大脑，产生疼痛感觉。因此，与心脏自主神经传入处于相同水平脊髓段的脊神经所分布的区域，如胸骨后、胸骨下段、上腹部、左肩、左上肢内侧等部位可以出现痛觉，这就是牵涉痛产生的可能原因。由于心绞痛并非躯体神经传入，所以常不是锐痛，不能准确定位。

心肌产生能量的过程需要大量的氧供，心肌耗氧量（$MVO_2$）的增加是引起稳定型心绞痛发作的主要原因之一。心肌耗氧量由心肌张力、心肌收缩强度和心率所决定，常用心率与收缩压的乘积作为评估心肌耗氧程度的指标。在正常情况下，冠状循环有强大的储备力量，在剧烈运动时，其血流量可增加到静息时的6～7倍，在缺氧状况下，正常的冠状动脉可以扩张，也能使血流量增加4～5倍。动脉粥样硬化而致冠状动脉狭窄或部分分支闭塞时，冠状动脉对应激状态下血流的调节能力明显减弱。在稳定型心绞痛患者，虽然冠状动脉狭窄，心肌的血液供应减少，但在静息状态下，仍然可以满足心脏的需要，故安静时患者无症状；当心脏负荷突然增加，如劳力、激动、寒冷刺激、饱食等，使心肌张力增加（心腔容积增加、心室舒张末期压力增高）、心肌收缩力增加（收缩压增高、心室压力曲线最大压力随时间变化率增加）或心率增快，均可引起心肌耗氧量增加，引起心绞痛的发作。

在其他情况下，如严重贫血、肥厚型心肌病、主动脉瓣狭窄/关闭不全等，由于血液携带氧的能力下降，或心肌肥厚致心肌氧耗增加，或心排血量过少/舒张压过低，均可以造成心肌氧供和氧耗之间的失平衡，心肌血液供给不足，遂引起心绞痛发作。在多数情况下，稳定型心绞痛常在同样的心肌耗氧量的情况下发生，即患者每次在某一固定运动强度的诱发下发生症状，因此症状的出现很具有规律性。当发作的规律性在短期内发生显著变化时（如诱发症状的运动强度明显减低），常提示患者出现了不稳定型心绞痛。

## 二、病理和病理生理

一般来说，至少1支冠状动脉狭窄程度＞70％才会导致心肌缺血。

### （一）心肌缺血、缺氧时的代谢与生化改变

在正常情况下，心肌主要通过脂肪氧化的途径获得能量，供能的效率比较高。但相对于对糖的利用供能来说，对脂肪的利用需要消耗更多的氧。

1.心肌的缺氧代谢及其对能量产生和心肌收缩力的影响

缺血、缺氧引起心肌代谢的异常改变。心肌在缺氧状态下无法进行正常的有氧代谢，从三磷酸腺苷（ATP）或肌酸磷酸（CP）产生的高能磷酸键减少，导致依赖能源的心肌收缩和膜内外离子平衡发生障碍。缺血时由于乳酸和丙酮酸不能进入三羧酸循环进行氧化，无氧糖酵解增强，乳酸在心肌内堆积，冠状静脉窦乳酸含量增高。由于无氧酵解供能效率较低，而且乳酸的堆积限制了无氧糖酵解的进行，心肌能量产生障碍以及乳酸积聚引起心肌内的乳酸性酸中毒，均可导致心肌收缩功能的下降。

**2.心肌细胞离子转运的改变对心肌收缩及舒张功能的影响**

正常心肌细胞受激动而除极时,细胞内钙离子浓度增高,钙离子与原肌凝蛋白上的肌钙蛋白C结合后,解除了肌钙蛋白Ⅰ的抑制作用,促使肌动蛋白和肌浆球蛋白合成肌动球蛋白,引起心肌收缩。当心肌细胞缺氧时,细胞膜对钠离子的渗透性异常增高,细胞内钠离子增多以及细胞内的酸中毒,使肌浆网内的钙离子流出障碍,细胞内钙离子浓度降低并妨碍钙离子与肌钙蛋白的结合,使心肌收缩功能发生障碍。缺氧也使心肌松弛发生障碍,可能因心肌高能磷酸键的储备降低,导致细胞膜上钠-钙离子交换系统功能的障碍以及肌浆网钙泵对钙离子的主动摄取减少,因此钙离子与肌钙蛋白的解离缓慢,心肌舒张功能下降,左心室顺应性减低,心室充盈的阻力增加。

**3.心肌缺氧对心肌电生理的影响**

心肌细胞受缺血性损伤时,钠离子在细胞内积聚而钾离子向细胞外漏出,使细胞膜在静止期处于部分除极化状态,当心肌细胞激动时,由于除极不完全,从而产生损伤电流。在心电图上表现为ST段的偏移。由于心腔内的压力,在冠状动脉血供不足的情况下,心内膜下的心肌更容易发生急性缺血。受急性缺血性损伤的心内膜下心肌,其静息电位较外层为高(部分除极化状态),而在心肌除极后其电位则较外层为低(除极不完全);因此,在左心室表面记录的心电图上出现ST段的压低。当心肌缺血发作时主要累及心外膜下心肌,则心电图可以表现为ST段抬高。

### (二)左心室功能及血流动力学改变

缺血部位心室壁的收缩功能,在心肌缺血发生时明显减弱甚至暂时完全丧失,而正常心肌区域代偿性收缩增强,可以表现为缺血部位收缩期膨出。但存在大面积的心肌缺血时,可影响整个左心室的收缩功能,心室舒张功能受损,充盈阻力增加。在稳定型心绞痛患者,各种心肌代谢和功能障碍是暂时性、可逆性的,心绞痛发作时患者自动停止活动,使缺血部位心肌的血液供应恢复平衡,从而减轻或缓解症状。

## 三、临床表现

稳定型心绞痛通常均为劳力性心绞痛,其发作的性质通常在3个月内并无改变,即每天和每周疼痛发作次数大致相同,诱发疼痛的劳力和情绪激动程度相同,每次发作疼痛的性质和部位无改变,用硝酸甘油后,也在相同时间内发生疗效。

### (一)症状

稳定型心绞痛的发作具有其较为特征性的临床表现,对临床的冠状动脉粥样硬化性心脏病(冠心病)诊断具有重要价值,可以通过仔细的病史询问获得这些有价值的信息。心绞痛以发作性胸痛为主要临床表现,疼痛的特点有以下几点。

**1.性质**

心绞痛发作时,患者常无明显的疼痛,而表现为压迫、发闷或紧缩感,也可有烧灼感,但不尖锐,非针刺样或刀割样痛,偶伴濒死、恐惧感。发作时,患者往往不自觉地停止活动,至症状缓解。

**2.部位**

主要位于心前区、胸骨体上段或胸骨后,界限不清楚,约有手掌大小。常放射至左肩、左上肢内侧达无名指和小指、颈、咽或下颌部,也可以放射至上腹部甚至下腹部。

**3.诱因**

常由体力劳动或情绪激动(如愤怒、焦急、过度兴奋等)、饱食、寒冷、吸烟、心动过速等诱发。

疼痛发生于劳力或激动的当时,而不是在劳累以后。典型的稳定型心绞痛常在类似活动强度的情况下发生。早晨和上午是心肌缺血的好发时段,可能与患者体内神经体液因素在此阶段的激活有关。

4.持续时间和缓解因素

心绞痛出现后常逐步加重,在患者停止活动后 3～5 min 逐渐消失。舌下含服硝酸甘油症状也能在2～3 min内缓解。如果患者在含服硝酸甘油后 10 min 内无法缓解症状,则认为硝酸甘油无效。

5.发作频率

稳定型心绞痛可数天或数星期发作一次,也可一天内发作多次。一般来说,发作频率固定,如短时间内发作频率较以前明显增加,应该考虑不稳定型心绞痛(恶化劳力型)。

### (二)体征

稳定型心绞痛患者在心绞痛发作时常见心率增快、血压升高。通常无其他特殊发现,但仔细的体格检查可以明确患者存在的心血管病危险因素。体格检查对鉴别诊断有很大的意义,如在胸骨左缘闻及粗糙的收缩期杂音应考虑主动脉瓣狭窄或肥厚梗阻型心肌病的可能。在胸痛发作期间,体格检查可能发现乳头肌缺血和功能失调引起的二尖瓣关闭不全的收缩期杂音;心肌缺血发作时可能出现左心室功能障碍,听诊时有时可闻及第四或第三心音奔马律、第二心音逆分裂或出现交替脉。

## 四、辅助检查

### (一)心电图检查

心电图是发现心肌缺血、诊断心绞痛最常用、最便宜的检查方法。

1.静息心电图检查

稳定型心绞痛患者静息心电图多数是正常的,所以静息心电图正常并不能除外冠心病。一些患者可以存在 ST-T 改变,包括 ST 段压低(水平型或下斜型),T 波低平或倒置,可伴有或不伴有陈旧性心肌梗死的表现。单纯、持续的 ST-T 改变对心绞痛并无显著的诊断价值,可以见于高血压、心室肥厚、束支传导阻滞、糖尿病、心肌病变、电解质紊乱、抗心律失常药物或化疗药物治疗、吸烟、心脏神经官能症患者。因此,单纯根据静息心电图诊断心肌缺血很不可靠。虽然冠心病患者可以出现静息心电图 ST-T 异常,并可能与冠状动脉病变的严重程度相关,但绝对不能仅根据心电图存在 ST-T 的异常即诊断冠心病。

心绞痛发作时特征性的心电图异常是 ST-T 较发作前发生明显改变,在发作以后恢复至发作前水平。由于心绞痛发作时心内膜下心肌缺血常见,心电图改变多表现为 ST 段压低(水平型或下斜型)0.1 mV以上,T 波低平或倒置,ST 段改变往往比 T 波改变更具特异性;少数患者在发作时原来低平、倒置的 T 波变为直立(假性正常化),也支持心肌缺血的诊断。虽然 T 波改变对心肌缺血诊断的特异性不如 ST 段改变,但如果发作时的心电图与发作之前比较有明显差别,发作后恢复,也具有一定的诊断意义。部分稳定型心绞痛患者可以表现为心脏传导系统功能异常,最常见的是左束支传导阻滞和左前分支传导阻滞。此外,心绞痛发作时还可以出现各种心律失常。

2.心电图负荷试验

心电图负荷试验是对疑有冠心病的患者,通过给心脏增加负荷(运动或药物)而激发心肌缺血来诊断冠心病。运动试验的阳性标准为运动中出现典型心绞痛,运动中或运动后出现 ST 段水平或下斜型下降≥1 mm(J 点后 60～80 ms),或运动中出现血压下降者。心电图负荷试验检查的指征:临床上怀疑冠心病,为进一步明确诊断;对稳定型心绞痛患者进行危险分层;冠状动脉搭桥及心脏介入治疗前后的评价;陈旧性心肌梗死患者对非梗死部位心肌缺血的监测。禁忌证包括急性心肌梗死;高危的不稳定型心绞痛;急性心肌、心包炎;严重高血压[收缩压≥26.7 kPa(200 mmHg)和/或舒张压≥14.7 kPa(110 mmHg)]心功能不全;严重主动脉瓣狭窄;肥厚型梗阻性心肌病;静息状态下有严重心律失常;主动脉夹层。负荷试验终止的指标为 ST-T 降低或抬高≥0.2 mV;心绞痛发作;收缩压超过 29.3 kPa(220 mmHg);血压较负荷前下降;室性心律失常(多源性、连续 3 个室性期前收缩和持续性室性心动过速)。

通常,运动负荷心电图的敏感性可达到约 70%,特异性为 70%～90%。有典型心绞痛并且负荷心电图阳性,诊断冠心病的准确率达 95% 以上。运动负荷试验为最常用的方法,运动方式主要为分级踏板或蹬车,其运动强度可逐步分期升级。目前,通常是以达到按年龄预计的最大心率(HRmax)或 85%～90% 的最大心率为目标心率,前者为极量运动试验,后者为次极量运动试验。运动中应持续监测心电图、血压的改变并记录,运动终止后即刻和此后每 2 min 均应重复心电图记录,直至心率恢复运动前水平。

Duke 活动平板评分是可以用来进行危险分层的指标。

Duke 评分=运动时间(min)－5×ST 段下降(mm)－(4×心绞痛指数)

心绞痛指数:0.运动中无心绞痛;1.运动中有心绞痛;2.因心绞痛需终止运动试验。

Duke 评分≥5 分低危,1 年病死率为 0.25%;－10～＋4 分中危,1 年病死率为 1.25%;≤－11 高危,1 年病死率为 5.25%。Duke 评分系统适用于 75 岁以下的冠心病患者。

3.心电图连续监测(动态心电图)

连续记录 24 h 的心电图,可从中发现心电图 ST-T 改变和各种心律失常,通过将 ST-T 改变出现的时间与患者症状的对照分析,从而确定患者症状与心电图改变的意义。心电图中显示缺血性 ST-T 改变而当时并无心绞痛发作者称为无痛性心肌缺血,诊断无痛性心肌缺血时,ST 段呈水平或下斜型压低≥0.1 mV,并持续 1 min 以上。进行 12 导联的动态心电图监测对心肌缺血的诊断价值较大。

**(二)超声心动图检查**

稳定型心绞痛患者的静息超声心动图检查大部分无异常表现,但在心绞痛发作时,如果同时进行超声心动图检查,可以发现节段性室壁运动异常,并可以出现一过性心室收缩与舒张功能障碍的表现。超声心动图负荷试验是诊断冠心病的手段之一,可以帮助识别心肌缺血的范围和程度,敏感性和特异性均高于心电图负荷试验。超声心动图负荷试验按负荷的性质可分为药物负荷试验(常用多巴酚丁胺)、运动负荷试验、心房调搏负荷试验等。根据负荷后室壁的运动情况,可将室壁运动异常分为运动减弱、运动消失、矛盾运动及室壁瘤。

**(三)放射性核素检查**

$^{201}$Tl(铊)静息和负荷心肌灌注显像:$^{201}$Tl(铊)随冠状动脉血流很快被正常心肌所摄取。静息时 $^{201}$Tl 显像所示灌注缺损主要见于心肌梗死后瘢痕部位;而负荷心肌灌注显像可以在运动诱发心肌缺血时,显示出冠状动脉供血不足导致的灌注缺损。不能运动的患者可做双嘧达莫试验,静脉注射双嘧达莫使正常或较正常的冠状动脉扩张,引起"冠状动脉窃血",产生狭窄血管供应的局部心肌缺血,可取得与运动试验相似的效果。近年,还用腺苷或多巴酚丁胺做药物负荷试验。

近年用$^{99m}$Tc-MIBI做心肌显像取得良好效果,并已推广,它在心肌内分布随时间变化相对固定,无明显再分布,显像检查可在数小时内进行。

### (四)多层 CT 或电子束 CT 平扫

多层 CT 或电子束 CT 平扫可检出冠状动脉钙化并进行积分。人群研究显示钙化与冠状动脉病变的高危人群相联系,但钙化程度与冠状动脉狭窄程度却并不一致。因此,不推荐将钙化积分常规用于心绞痛患者的诊断。

CT 冠状动脉造影(CTA)为显示冠状动脉病变及形态的无创检查方法,具有较高的阴性预测价值,若 CTA 未见狭窄病变,一般无须进行有创检查。但 CT 冠状动脉造影对狭窄部位病变程度的判断仍有一定局限性,特别当存在明显的钙化病变时,会显著影响狭窄程度的判断,而冠状动脉钙化在冠心病患者中相当普遍。因此,CTA 对冠状动脉狭窄程度的显示仅能作为参考。

### (五)左心导管检查

主要包括冠状动脉造影术和左心室造影术,是有创性检查方法,前者目前仍然是诊断冠心病的金标准。左心导管检查通常采用穿刺股动脉(Judkins 技术)、肱动脉(Sones 技术)或桡动脉的方法。选择性冠状动脉造影将导管插入左、右冠状动脉口,注射造影剂使冠状动脉主支及其分支显影,可以较准确地反映冠状动脉狭窄的程度和部位。左心室造影术是将导管送入左心室,用高压注射器将造影剂以 12～15 mL/s 的速度注入左心室以评价左心室整体收缩功能及局部室壁运动状况。心导管检查的风险与疾病的严重程度以及术者经验直接相关,并发症大约为 0.1%。根据冠状动脉的灌注范围,将冠状动脉分为左冠状动脉优势型、右冠状动脉优势型和均衡型。"优势型"是指哪一支冠状动脉供应左心室间隔和左心室后壁;85% 为右冠状动脉优势型,7% 为右冠状动脉和左冠的回旋支共同支配,即均衡型,8% 为左冠状动脉优势型。

## 五、危险分层

通过危险分层,定义出发生冠心病事件的高危患者,对采取个体化治疗,改善长期预后具有重要意义。根据以下各个方面对稳定型心绞痛患者进行危险分层。

### (一)临床评估

患者病史、症状、体格检查及实验室检查可为预后提供重要信息。冠状动脉病变严重、有外周血管疾病、心力衰竭者预后不良。心电图有陈旧性心肌梗死、完全性左束支传导阻滞、左心室肥厚、二至三度房室传导阻滞、心房颤动、分支阻滞者,发生心血管事件的危险性也增高。

### (二)负荷试验

Duke 活动平板评分可以用来进行危险分层。此外,运动早期出现阳性(ST 段压低 >1 mm)、试验过程中 ST 段压低 >2 mm、出现严重心律失常时,预示患者高危。超声心动图负荷试验有很好的阴性预测价值,其年死亡或心肌梗死发生率 <0.5%。而静息时室壁运动异常、运动引发更严重的室壁运动异常者高危。

核素检查显示运动时心肌灌注正常则预后良好,年心脏性猝死、心肌梗死的发生率 <1%,与正常人群相似;运动灌注明显异常提示有严重的冠状动脉病变,预示患者高危,应动员患者行冠状动脉造影及血运重建治疗。

### (三)左心室收缩功能

左心室射血分数(LVEF)<35% 的患者年病死率 >3%。男性稳定型心绞痛伴心功能不全者 5 年存活率仅 58%。

### (四)冠状动脉造影

冠状动脉造影显示的病变部位和范围决定患者预后。冠状动脉手术研究(CASS)注册登记资料显示正常冠状动脉 12 年的存活率为 91%,单支病变为 74%,双支病变为 59%,三支病变为 50%,左主干病变预后不良,左前降支近端病变也能降低存活率,但血运重建可以降低病死率。

## 六、诊断和鉴别诊断

### (一)诊断

根据典型的发作特点,结合年龄和存在的其他冠心病危险因素,除外其他疾病所致的胸痛,即可建立诊断。发作时典型的心电图改变为以 R 波为主的导联中,ST 段压低,T 波平坦或倒置,发作过后数分钟内逐渐恢复。心电图无改变的患者可考虑做心电图负荷试验。发作不典型者,诊断要依靠观察硝酸甘油的疗效和发作时心电图的变化,如仍不能确诊,可以考虑做心电图负荷试验或 24 h 的动态心电图连续监测。诊断困难者可考虑行超声心动图负荷试验、放射性核素检查和冠状动脉 CTA。考虑介入治疗或外科手术者必须行选择性冠状动脉造影。在有 CTA 设备的医院,单纯进行冠心病的诊断已经很少使用选择性冠状动脉造影检查。

### (二)鉴别诊断

稳定型心绞痛尤其需要与以下疾病进行鉴别。

**1.心脏神经症**

患者胸痛常为短暂(几秒钟)的刺痛或持久(几小时)的隐痛,胸痛部位多在左胸乳房下心尖部附近,部位常不固定。症状多在劳力之后出现,而不在劳力的当时发生。患者症状多在安静时出现,体力活动或注意力转移后症状反而缓解,常可以耐受较重的体力活动而不出现症状。含服硝酸甘油无效或在十多分钟后才"见效",常伴有心悸、疲乏及其他神经衰弱的症状,常喜欢叹息性呼吸。

**2.不稳定型心绞痛和急性心肌梗死不稳定型心绞痛**

不稳定型心绞痛和急性心肌梗死不稳定型心绞痛包括初发型心绞痛、恶化劳力型心绞痛、静息型心绞痛等。通常疼痛发作较频繁、持续时间延长、对药物治疗反应差,常伴随出汗、恶心呕吐、濒死感等症状。

**3.肋间神经痛**

本病疼痛常累及 1~2 个肋间,沿肋间神经走向,疼痛性质为刺痛或灼痛,持续性而非发作性,咳嗽、用力呼吸和身体转动可使疼痛加剧,局部有压痛。

**4.其他疾病**

其他疾病包括主动脉瓣严重狭窄或关闭不全、冠状动脉炎引起的冠状动脉口狭窄或闭塞、肥厚型心肌病、X 综合征等疾病均可引起心绞痛,要根据其他临床表现来鉴别。此外,还需与胃食管反流、食管动力障碍、食管裂孔疝等食管疾病以及消化性溃疡、颈椎病等鉴别。

## 七、治疗

治疗有两个主要目的:一是预防心肌梗死和猝死,改善预后;二是减轻症状,提高生活质量。

### (一)一般治疗

症状出现时立刻休息,在停止活动后 3~5 min 症状即可消除。应尽量避免各种确知的诱发因素,如过度的体力活动、情绪激动、饱餐等,冬天注意保暖。调节饮食,特别是一次进食不宜过饱,避免油腻饮食,禁绝烟酒。调整日常生活与工作量;减轻精神负担;同时治疗贫血、甲状腺功能亢进等相关疾病。

### (二)药物治疗

药物治疗的目的是预防心肌梗死和猝死,改善生存率;减轻症状和缺血发作,改善生活质量。在选择治疗药物时,应首先考虑预防心肌梗死和死亡。此外,应积极处理心血管病危险因素。

1.预防心肌梗死和死亡的药物治疗

(1)抗血小板治疗:冠状动脉内血栓形成是急性冠心病事件发生的主要特点,而血小板的激活和白色血栓的形成,是冠状动脉内血栓的最早期形式。因此,在冠心病患者,抑制血小板功能对于预防事件、降低心血管死亡具有重要意义。

阿司匹林:通过抑制血小板环氧化酶从而抑制血栓素 $A_2$(TXA$_2$)诱导的血小板聚集,防止血栓形成。研究表明,阿司匹林治疗能使稳定型心绞痛患者心血管不良事件的相对危险性降低33%,在所有缺血性心脏病的患者,无论有否症状,只要没有禁忌证,应常规、终身服用阿司匹林75～150 mg/d。阿司匹林不良反应主要是胃肠道症状,并与剂量有关。阿司匹林引起消化道出血的年发生率为1‰～2‰,其禁忌证包括过敏、严重未经治疗的高血压、活动性消化性溃疡、局部出血和出血体质。因胃肠道症状不能耐受阿司匹林的患者,在使用氯吡格雷代替阿司匹林的同时,应使用质子泵抑制剂(如奥美拉唑)。

二磷酸腺苷(ADP)受体阻滞剂:通过 ADP 受体抑制血小板内 $Ca^{2+}$ 活性,从而发挥抗血小板作用,主要抑制 ADP 诱导的血小板聚集。常用药物包括氯吡格雷和噻氯匹定,氯吡格雷的应用剂量为75 mg,每天1次;噻氯匹定为250 mg,1～2次/天。由于噻氯匹定可以引起白细胞计数、中性粒细胞和血小板计数减少,因此要定期做血常规检查,目前已经很少使用。在使用阿司匹林有禁忌证时可口服氯吡格雷。在稳定型心绞痛患者,目前尚无足够证据推荐联合使用阿司匹林和氯吡格雷。

(2)β受体阻滞剂:β受体阻滞剂对冠心病病死率影响的荟萃分析显示,心肌梗死后患者长期接受β受体阻滞剂治疗,可以使病死率降低24%。而具有内在拟交感活性的β受体阻滞剂心脏保护作用较差,故推荐使用无内在拟交感活性的β受体阻滞剂(如美托洛尔、比索洛尔、阿罗洛尔、普萘洛尔等)。β受体阻滞剂的使用剂量应个体化,从较小剂量开始,逐级增加剂量,以达到缓解症状、改善预后的目的。β受体阻滞剂治疗过程中,以清醒时静息心率不低于50次/分钟为宜。

β受体阻滞剂长期应用可以显著降低冠心病患者心血管事件的患病率和病死率,为冠心病二级预防的首选药物,应终身服用。如果必须停药时应逐步减量,突然停用可能引起症状反跳,甚至诱发急性心肌梗死。对慢性阻塞性肺部/支气管哮喘、心力衰竭、外周血管病患者,应谨慎使用β受体阻滞剂,对显著心动过缓(用药前清醒时心率<50次/分钟)或高度房室传导阻滞者不用为宜。

(3)HMG-CoA 还原酶抑制药(他汀类药物):他汀类药物通过抑制胆固醇合成,在治疗冠状动脉粥样硬化中起重要作用,大量临床研究和荟萃分析均证实,降低胆固醇(主要是低密度脂蛋白胆固醇,LDL-C)治疗与冠心病病死率和总病死率的降低有明显的相关性。他汀类药物还可以改善血管内皮细胞的功能、抑制炎症反应、稳定斑块、促使动脉粥样硬化斑块消退,从而发挥调脂以外的心血管保护作用。稳定型心绞痛的患者(高危)应长期接受他汀类治疗,建议将 LDL-C 降低至2.6 mmol/L（100 mg/dL）以下，对合并糖尿病者（极高危），应将 LDL-C 降低至2.1 mmol/L（80 mg/dL）以下。

（4）血管紧张素转换酶抑制药（ACEI）：ACEI 治疗在降低稳定型冠心病缺血性事件方面有重要作用。ACEI 能逆转左心室肥厚、血管壁增厚，延缓动脉粥样硬化进展，能减少斑块破裂和血栓形成，另外有利于心肌氧供/氧耗平衡和心脏血流动力学，并降低交感神经活性。推荐用于冠心病患者的二级预防，尤其是合并高血压、糖尿病和心功能不全的患者。HOPE、PEACE 和 EUROPA 研究的荟萃分析显示，ACEI 用于稳定型心绞痛患者，与安慰剂相比，可以使所有原因导致的死亡降低 14%、非致死性心肌梗死降低 18%、所有原因导致的卒中降低 23%。下述情况不应使用：收缩压<12.0 kPa（90 mmHg）、肾衰竭、双侧肾动脉狭窄和过敏者。其不良反应包括干咳、低血压和罕见的血管性水肿。

2.抗心绞痛和抗缺血治疗

（1）β受体阻滞剂：通过阻断儿茶酚胺对心率和心收缩力的刺激作用。减慢心率、降低血压、抑制心肌收缩力，从而降低心肌氧耗量，预防和缓解心绞痛的发作。由于心率减慢后心室射血时间和舒张期充盈时间均延长，舒张末心室容积（前负荷）增加，在一定程度上抵消了心率减慢引起的心肌耗氧量下降，因此与硝酸酯类药物联合可以减少舒张期静脉回流，而且β受体阻滞剂可以抑制硝酸酯给药后对交感神经系统的兴奋作用，获得药物协同作用。

（2）硝酸酯类药物：这类药物通过扩张容量血管、减少静脉回流、降低心室容量、心腔内压和心室壁张力，同时对动脉系统有轻度扩张作用，降低心脏后负荷，从而降低心肌耗氧量。此外，硝酸酯可以扩张冠状动脉，增加心肌供氧，从而改善心肌氧供和氧耗的失平衡，缓解心绞痛症状。近期研究发现，硝酸酯还具有抑制血小板聚集的作用，其临床意义有待于进一步证实。

硝酸甘油：为缓解心绞痛发作，可使用起效较快的硝酸甘油舌下含片，1~2 片（0.3~0.6 mg），舌下含化，通过口腔黏膜迅速吸收，给药后 1~2 min 即开始起作用，约 10 min 后作用消失。大部分患者在给药3 min内见效，如果用药后症状仍持续 10 min 以上，应考虑舌下硝酸甘油无效。延迟见效或无效时，应考虑药物是否过期或未溶解，或应质疑患者的症状是否为稳定型心绞痛。硝酸甘油口腔气雾剂也常用于缓解心绞痛发作，作用方式同舌下含片。用 2%硝酸甘油油膏或贴片（含 5~10 mg）涂或贴在胸前或上臂皮肤而缓慢吸收，适用于预防心绞痛发作。

二硝酸异山梨酯：二硝酸异山梨酯（消心痛）口服 3 次/天，每次 5~20 mg，服后半小时起作用，持续 3~5 h。本药舌下含化后 2~5 min 见效，作用维持 2~3 h，每次 5~10 mg。口服二硝酸异山梨酯肝脏首过效应明显，生物利用度仅 20%~30%。气雾剂通过黏膜直接吸收，起效迅速，生物利用度相对较高。

5-单硝酸异山梨酯：为二硝酸异山梨酯的两种代谢产物之一，半衰期长达 4~6 h，口服吸收完全，普通剂型每天给药 2 次，缓释剂型每天给药 1 次。

硝酸酯类药物持续应用的主要问题是产生耐药性，其机制尚未明确，可能与体内巯基过度消耗、肾素-血管紧张素-醛固酮（RAAS）系统激活等因素有关。防止发生耐药的最有效方法是偏心给药，保证每天足够长（8~10 h）的无硝酸酯期。硝酸酯药物的不良作用有头晕、头胀痛、头部跳动感、面红、心悸等，偶有血压下降（静脉给药时相对多见）。

（3）钙通道阻滞剂：本类药物抑制钙离子进入心肌内，抑制心肌细胞兴奋收缩耦联中钙离子的作用。因而抑制心肌收缩；扩张周围血管，降低动脉压，降低心脏后负荷，因此减少心肌耗氧量。钙通道阻滞剂可以扩张冠状动脉，解除冠状动脉痉挛，改善心内膜下心肌的供血；此外，实验研究发现钙通道阻滞剂还可以降低血黏度,抑制血小板聚集,改善心肌的微循环。常用制剂包括二氢吡啶类钙通道阻滞剂(氨氯地平、硝苯地平等)和非二氢吡啶类钙通道阻滞剂(硫氮䓬酮等)。

钙通道阻滞剂在减轻心肌缺血和缓解心绞痛方面,与β受体阻滞剂疗效相当。在单用β受体阻滞剂症状控制不满意时,二氢吡啶类钙通道阻滞剂可以与β受体阻滞剂合用,获得协同的抗心绞痛作用。与硝酸酯联合使用,也有助于缓解症状。应避免将非二氢吡啶类钙通道阻滞剂与β受体阻滞剂合用,以免两类药物的协同作用导致对心脏的过度抑制。

推荐使用控释、缓释或长效剂型,避免使用短效制剂,以免明显激活交感神经系统。常见的不良反应包括胫前水肿、便秘、头痛、面色潮红、嗜睡、心动过缓和房室传导阻滞等。

### (三)经皮冠状动脉介入治疗

经皮冠状动脉介入治疗(PCI)包括经皮冠状动脉球囊成形术(PTCA)、冠状动脉支架植入术和粥样斑块销蚀技术。自1977年首例PTCA应用于临床以来,PCI术成为冠心病治疗的重要手段之一。COURAGE研究显示,与单纯理想的药物治疗相比,PCI+理想药物治疗能减少血运重建的次数,提高患者的生活质量(活动耐量增加),但是心肌梗死的发生和病死率与单纯药物治疗无显著差异。随着新技术的出现,尤其是药物洗脱支架(DES)及新型抗血小板药物的应用,远期疗效明显提高。冠状动脉介入治疗不仅可以改善生活质量,而且可明显降低高危患者的心肌梗死发生率和病死率。

### (四)冠状动脉旁路手术

冠状动脉旁路手术(CABG)是使用患者自身的大隐静脉、内乳动脉或桡动脉作为旁路移植材料,一端吻合在主动脉,另一端吻合在有病变的冠状动脉段的远端,通过引流主动脉血流以改善病变冠状动脉所供血心肌区域的血液供应。CABG术前进行选择性冠状动脉造影,了解冠状动脉病变的程度和范围,以供制订手术计划(包括决定移植血管的根数)的参考。目前,在发达的国家和地区,CABG已成为最普通的择期心脏外科手术,对缓解心绞痛、改善冠心病长期预后有很好效果。随着动脉化旁路手术的开展,极大提高了移植血管桥的远期开通率;微创冠状动脉手术及非体外循环的CABG均在一定程度上减少创伤及围术期并发症的发生,患者能够很快恢复。目前,CABG总的手术病死率为1%~4%。

对于低危(年病死率<1%)的患者,CABG并不比药物治疗给患者更多的预后获益。因此,CABG的适应证主要包括:①冠状动脉多支血管病变,尤其是合并糖尿病的患者;②冠状动脉左主干病变;③不适合于行介入治疗的严重冠状血管病变患者;④心肌梗死后合并室壁瘤,需要进行室壁瘤切除的患者;⑤闭塞段的远段管腔通畅,血管供应区有存活心肌。

### (五)其他治疗措施

1.患者的教育

对患者进行疾病知识的教育,对长期保持病情稳定,改善预后具有重要意义。有效的教育可以使患者全身心参与治疗和预防,并减轻对病情的担心与焦虑,协调患者理解其治疗方案,更好地依从治疗方案和控制危险因素,从而改善和提高患者的生活质量,降低病死率。

2.戒烟

吸烟能使心血管病病死率增加50%,心血管死亡的风险与吸烟量直接相关。吸烟还与血栓形成、斑块不稳定及心律失常相关。资料显示,戒烟能降低心血管事件的风险。医务工作者应向患者讲明吸烟的危害,动员并协助患者完全戒烟,并且避免被动吸烟。一些行为及药物治疗措施,如尼古丁替代治疗等,可以协助患者戒烟。

**3.运动**

运动应与多重危险因素的干预结合起来,成为冠心病患者综合治疗的一部分。研究显示,适当运动能减少心绞痛发作次数、改善运动耐量。建议每天运动 30 min,每周运动不少于 5 d。运动强度以不引起心绞痛发作为度。

**4.控制血压**

目前高血压治疗指南推荐,冠心病患者的降压治疗目标应将血压控制在 17.3/10.7 kPa (130/80 mmHg)以下。选择降压药物时,应优先考虑 β 受体阻滞剂和 ACEI。

**5.糖尿病**

糖尿病合并稳定型心绞痛患者为极高危患者,应在改善生活方式的同时及时使用降糖药物治疗,使糖化血红蛋白($HbA_{1c}$)在正常范围($\leqslant 7\%$)。

**6.肥胖**

按照中国肥胖防治指南定义,体质指数(BMI)$24\sim27.9$ $kg/m^2$ 为超重,BMI$\geqslant 28$ $kg/m^2$ 为肥胖;腹形肥胖指男性腰围$\geqslant 90$ cm,女性$\geqslant 80$ cm。肥胖多伴随着其他冠心病发病的危险因素,如高血压、胰岛素抵抗、HDL-C 降低和 TG 升高等。减轻体质量(控制饮食、活动和锻炼、减少饮酒量)有利于控制其他多种危险因素,也是冠心病二级预防的重要组成部分。

## 八、预后

稳定型心绞痛患者在接受规律的冠心病二级预防后,大多数患者的冠状动脉粥样斑块能长期保持稳定,患者能够长期存活。决定稳定型心绞痛患者预后的主要因素包括冠状动脉病变的部位和范围、左心室功能、合并的心血管危险因子(如吸烟、糖尿病、高血压等)控制情况、是否坚持规律的冠心病二级预防治疗。一旦患者心绞痛发作在短期内变得频繁、程度严重、对药物治疗反应差,应考虑发生急性冠脉综合征,应采取更积极的药物治疗和血运重建治疗。

(霍连营)

# 第八节　急性心力衰竭

急性心力衰竭(AHF)是临床医师面临的最常见的心脏急症之一。许多国家随着人口老龄化及急性心肌梗死患者存活率的升高,慢性心力衰竭患者的数量快速增长,同时也增加了心功能失代偿患者的数量。AHF $60\%\sim70\%$ 是由冠心病所致,尤其是在老年人。在年轻患者,AHF 的原因更多见于扩张型心肌病、心律失常、先天性或瓣膜性心脏病、心肌炎等。

## 一、急性心力衰竭的临床表现

AHF 是指由于心脏功能异常而出现的急性临床发作。无论既往有无心脏病病史,均可发生。心功能异常可以是收缩功能异常,亦可为舒张功能异常,还可以是心律失常或心脏前负荷和后负荷失调。它通常是致命的,需要紧急治疗。

急性心力衰竭可以在既往没有心功能异常者首次发病,也可以是慢性心力衰竭(CHF)的急性失代偿。

**（一）基础心血管疾病的病史和表现**

大多数患者有各种心脏病的病史,存在引起急性心力衰竭的各种病因。老年人中的主要病因为冠心病、高血压和老年性退行性心瓣膜病,而在年轻人中多由风湿性心瓣膜病、扩张型心肌病、急性重症心肌炎等所致。

**（二）诱发因素**

常见的诱因有:①慢性心力衰竭药物治疗缺乏依从性;②心脏容量超负荷;③严重感染,尤其是肺炎和败血症;④严重颅脑损害或剧烈的精神心理紧张与波动;⑤大手术后;⑥肾功能减退;⑦急性心律失常如室性心动过速(室速)、心室颤动(室颤)、心房颤动(房颤)或心房扑动(房扑)伴快速心室率、室上性心动过速以及严重的心动过缓等;⑧支气管哮喘发作;⑨肺栓塞;⑩高心排血量综合征,如甲状腺功能亢进危象、严重贫血等;⑪应用负性肌力药物如维拉帕米、地尔硫草、β受体阻断药等;⑫应用非甾体抗炎药;⑬心肌缺血;⑭老年急性舒张功能减退;⑮吸毒;⑯酗酒;⑰嗜铬细胞瘤。这些诱因使心功能原来尚可代偿的患者骤发心力衰竭,或者使已有心力衰竭的患者病情加重。

**（三）早期表现**

原来心功能正常的患者出现急性失代偿的心力衰竭(首发或慢性心力衰竭急性失代偿)伴有急性心力衰竭的症状和体征,出现原因不明的疲乏或运动耐力明显降低以及心率增加 15～20 次/分钟,可能是左心功能降低的最早期征兆。继续发展可出现劳力性呼吸困难、夜间阵发性呼吸困难、睡觉需用枕头抬高头部等,检查可发现左心室增大、闻及舒张早期或中期奔马律、肺动脉第二音亢进、两肺尤其肺底部有细湿性啰音,还可有干性啰音和哮鸣音,提示已有左心功能障碍。

**（四）急性肺水肿**

起病急骤,病情可迅速发展至危重状态。突发的严重呼吸困难、端坐呼吸、喘息不止、烦躁不安并有恐惧感,呼吸频率可达 30～50 次/分钟;频繁咳嗽并咯出大量粉红色泡沫样血痰;听诊心率快,心尖部常可闻及奔马律;双肺满布湿性啰音和哮鸣音。

**（五）心源性休克**

主要表现如下。

(1)持续低血压,收缩压降至 12.0 kPa(90 mmHg)以下,或原有高血压的患者收缩压降幅≥8.0 kPa(60 mmHg),且持续 30 min 以上。

(2)组织低灌注状态,可有:①皮肤湿冷、苍白和发绀,出现紫色条纹。②心动过速>110 次/分钟。③尿量显著减少(<20 mL/h),甚至无尿。④意识障碍,常有烦躁不安、激动焦虑、恐惧和濒死感;收缩压低于70 mmHg,可出现抑制症状如神志恍惚、表情淡漠、反应迟钝,逐渐发展至意识模糊甚至昏迷。

(3)血流动力学障碍:肺毛细血管楔压(PCWP)≥2.4 kPa(18 mmHg),心排血指数(CI)≤36.7 mL/(s・m$^2$)[≤2.2 L/(min・m$^2$)]。

(4)低氧血症和代谢性酸中毒。

## 二、急性心力衰竭严重程度分级

主要分级有 Killip 法(表 5-8)、Forrester 法(表 5-9)和临床程度分级(表 5-10)三种。Killip 法主要用于急性心肌梗死患者,分级依据临床表现和胸部 X 线的结果。

表 5-8　急性心肌梗死的 Killip 法分级

| 分级 | 症状与体征 |
| --- | --- |
| Ⅰ 级 | 无心力衰竭 |
| Ⅱ 级 | 有心力衰竭,两肺中下部有湿啰音,占肺野下 1/2,可闻及奔马律。X 线胸片有肺淤血 |
| Ⅲ 级 | 严重心力衰竭,有肺水肿,细湿啰音遍布两肺(超过肺野下 1/2) |
| Ⅳ 级 | 心源性休克、低血压[收缩压<12.0 kPa(90 mmHg)]、发绀、出汗、少尿 |

表 5-9　急性心力衰竭的 Forrester 法分级

| 分级 | PCWP(mmHg) | CI[mL/(s·m²)] | 组织灌注状态 |
| --- | --- | --- | --- |
| Ⅰ 级 | ≤18 | >36.7 | 无肺淤血,无组织灌注不良 |
| Ⅱ 级 | >18 | >36.7 | 有肺淤血 |
| Ⅲ 级 | <18 | ≤36.7 | 无肺淤血,有组织灌注不良 |
| Ⅳ 级 | >18 | ≤36.7 | 有肺淤血,有组织灌注不良 |

注:PCWP,肺毛细血管楔压;CI,心排血指数,其法定单位[mL/(s·m²)]与旧制单位[L/(min·m²)]的换算因数为 16.67。1 mmHg≈0.133 kPa。

表 5-10　急性心力衰竭的临床程度分级

| 分级 | 皮肤 | 肺部啰音 |
| --- | --- | --- |
| Ⅰ 级 | 干、暖 | 无 |
| Ⅱ 级 | 湿、暖 | 有 |
| Ⅲ 级 | 干、冷 | 无/有 |
| Ⅳ 级 | 湿、冷 | 有 |

Forrester 分级依据临床表现和血流动力学指标,可用于急性心肌梗死后 AHF,最适用于首次发作的急性心力衰竭。临床程度的分级法适用于心肌病患者,它主要依据临床发现,最适用于慢性失代偿性心力衰竭。

## 三、急性心力衰竭的诊断

AHF 的诊断主要依据症状和临床表现,同时辅以相应的实验室检查。例如心电图(ECG)、胸片、生化标志物、多普勒超声心动图等,诊断的流程如图 5-5 所示。

在急性心力衰竭患者,需要系统地评估外周循环、静脉充盈、肢端体温。

在心力衰竭失代偿时,右心室充盈压通常可通过中心静脉压评估。AHF 时中心静脉压升高应谨慎分析,因为在静脉顺应性下降合并右室顺应性下降时,即便右室充盈压很低也会出现中心静脉压的升高。

左室充盈压可通过肺部听诊评估,肺部存在湿啰音常提示左室充盈压升高。进一步的确诊、严重程度的分级及随后可出现的肺淤血、胸腔积液应进行胸片检查。左室充盈压的临床评估常被迅速变化的临床征象所误导。应进行心脏的触诊和听诊,了解有无室性和房性奔马律($S_3$,$S_4$)。

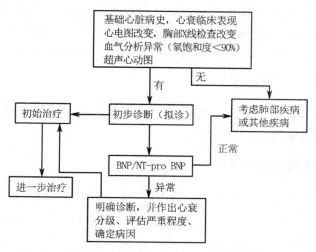

图 5-5　急性心力衰竭的诊断流程

## 四、实验室检查及辅助检查

### （一）ECG

急性心力衰竭时 ECG 多有异常改变。ECG 可以辨别节律，可以帮助确定 AHF 的病因及了解心室的负荷情况。这在急性冠脉综合征中尤为重要。ECG 还可了解左右心室/心房的劳损情况、有无心包炎以及既往存在的病变如左右心室的肥大。心律失常时应分析 12 导联心电图，同时应进行连续的 ECG 监测。

### （二）胸片及影像学检查

对于所有 AHF 的患者，胸片和其他影像学检查宜尽早完成，以便及时评估已经存在的肺部和心脏病变（心脏的大小及形状）及肺淤血的程度。它不但可以用于明确诊断，还可用于了解随后的治疗效果。胸片还可用作左心衰竭的鉴别诊断，除外肺部炎症或感染性疾病。胸部 CT 或放射性核素扫描可用于判断肺部疾病和诊断大的肺栓塞。CT、经食管超声心动图可用于诊断主动脉夹层。

### （三）实验室检查

AHF 时应进行一些实验室检查。动脉血气分析可以评估氧合情况（$PaO_2$）、通气情况（$PaCO_2$）、酸碱平衡（pH）和碱缺失，在所有严重 AHF 患者应进行此项检查。脉搏血氧测定及潮气末 $CO_2$ 测定等无创性检测方法可以替代动脉血气分析，但不适用于低心排血量及血管收缩性休克状态。静脉血氧饱和度（如颈静脉内）的测定对于评价全身的氧供需平衡很有价值。

血浆脑钠尿肽（B 型钠尿肽，BNP）是在心室室壁张力增加和容量负荷过重时由心室释放的，现在已用于急诊室呼吸困难的患者作为排除或确立心力衰竭诊断的指标。BNP 对于排除心力衰竭有着很高的阴性预测价值。如果心力衰竭的诊断已经明确，升高的血浆 BNP 和 N 末端脑钠尿肽前体（NT-pro BNP）可以预测预后。

### （四）超声心动图

超声心动图对于评价基础心脏病变及与 AHF 相关的心脏结构和功能改变是极其重要的，同时对急性冠脉综合征也有重要的评估值。

多普勒超声心动图应用于评估左右心室的局部或全心功能改变、瓣膜结构和功能、心包病变、急性心肌梗死的机械性并发症和比较少见的占位性病变。通过多普勒超声心动图测定主动脉或肺动脉的血流时速曲线可以估测心排血量。多普勒超声心动图还可估计肺动脉压力（三尖瓣反流射速），同时可监测左室前负荷。

### （五）其他检查

在涉及与冠状动脉相关的病变，如不稳定型心绞痛或心肌梗死时，血管造影是非常重要的，现已明确血运重建能够改善预后。

## 五、急性心力衰竭患者的监护

急性心力衰竭患者应在进入急诊室后就尽快地开始监护，同时给予相应的诊断性检查以明确基础病因。

### （一）无创性监护

在所有的危重患者，必须监测的项目有血压、体温、心率、呼吸、心电图。有些实验室检查应重复做，如电解质、肌酐、血糖及有关感染和代谢障碍的指标。必须纠正低钾或高钾血症。如果患者情况恶化，这些指标的监测频率也应增加。

1.心电监测

在急性失代偿阶段 ECG 的监测是必需的（监测心律失常和 ST 段变化），尤其是心肌缺血或心律失常是导致急性心力衰竭的主要原因时。

2.血压监测

开始治疗时维持正常的血压很重要，其后也应定时测量（如每 5 min 测量 1 次），直到血管活性药、利尿药、正性肌力药剂量稳定时。在并无强烈的血管收缩和不伴有极快心率时，无创性自动袖带血压测量是可靠的。

3.血氧饱和度监测

脉搏血氧计是测量动脉氧与血红蛋白结合饱和度的无创性装置（$SaO_2$）。通常从联合血氧计测得的 $SaO_2$ 的误差在 2% 之内，除非患者处于心源性休克状态。

4.心排血量和前负荷

可应用多普勒超声的方法监测。

### （二）有创性监测

1.动脉置管

置入动脉导管的指征是因血流动力学不稳定需要连续监测动脉血压或需进行多次动脉血气分析。

2.中心静脉置管

中心静脉置管联通了中心静脉循环，所以可用于输注液体和药物，也可监测中心静脉压（CVP）及静脉氧饱和度（$SvO_2$）（上腔静脉或右心房处），后者用以评估氧的运输情况。

在分析右房压力时应谨慎，避免过分注重右房压力，因为右房压力几乎与左房压力无关，因此也与 AHF 时的左室充盈压无关。CVP 也会受到重度三尖瓣关闭不全及呼气末正压通气（PEEP）的影响。

3.肺动脉导管

肺动脉导管（PAC）是一种漂浮导管，用于测量上腔静脉（SVC）、右房、右室、肺动脉压力、肺毛细血管楔压以及心排血量。现代导管能够半连续性地测量心排血量以及混合静脉血氧饱和度、右室舒张末容积和射血分数。

虽然置入肺动脉导管用于急性左心衰竭的诊断通常不是必需的,但对于伴有复杂心肺疾病的患者,它可以用来鉴别是心源性机制还是非心源性机制。对于二尖瓣狭窄、主动脉瓣关闭不全、高气道压或左室僵硬(如左室肥厚、糖尿病、纤维化、使用正性肌力药、肥胖、缺血)的患者,肺毛细血管楔压并不能真实反映左室舒张末压。

建议 PAC 用于对传统治疗未产生预期疗效的血流动力学不稳定的患者,以及合并淤血和低灌注的患者。在这些情况下,置入肺动脉导管以保证左室最恰当的液体负荷量,并指导血管活性药物和正性肌力药的使用。

## 六、急性心力衰竭的治疗

### (一)临床评估

对患者均应根据上述各种检查方法以及病情变化做出临床评估,包括:①基础心血管疾病;②急性心力衰竭发生的诱因;③病情的严重程度和分级,并估计预后;④治疗的效果。此种评估应多次和动态进行,以调整治疗方案。

### (二)治疗目标

(1)控制基础病因和矫治引起心力衰竭的诱因:应用静脉和/或口服降压药物以控制高血压;选择有效抗生素控制感染;积极治疗各种影响血流动力学的快速性或缓慢性心律失常;应用硝酸酯类药物改善心肌缺血。糖尿病伴血糖升高者应有效控制血糖水平,又要防止出现低血糖。对血红蛋白低于 60 g/L 的严重贫血者,可输注浓缩红细胞悬液或全血。

(2)缓解各种严重症状。①低氧血症和呼吸困难:采用不同方式的吸氧,包括鼻导管吸氧、面罩吸氧以及无创或气管插管的呼吸机辅助通气治疗。②胸痛和焦虑:应用吗啡。③呼吸道痉挛:应用支气管解痉药物。④淤血症状:利尿药有助于减轻肺淤血和肺水肿,也可缓解呼吸困难。

(3)稳定血流动力学状态,维持收缩压≥12.0 kPa(90 mmHg),纠正和防止低血压可应用各种正性肌力药物。血压过高者的降压治疗可选择血管扩张药物。

(4)纠正水、电解质紊乱和维持酸碱平衡。

(5)保护重要脏器,如肺、肾、肝和大脑,防止功能损害。

(6)降低死亡危险,改善近期和远期预后。

### (三)急性心力衰竭的处理流程

急性心力衰竭确诊后,即按图 5-6 的流程处理。初始治疗后症状未获明显改善或病情严重者应行进一步治疗。

1.急性心力衰竭的一般处理

(1)体位:静息时明显呼吸困难者应半卧位或端坐位,双腿下垂以减少回心血量,降低心脏前负荷。

(2)四肢交换加压:四肢轮流绑扎止血带或血压计袖带,通常同一时间只绑扎三肢,每隔15～20 min轮流放松一肢。血压计袖带的充气压力应较舒张压低 1.3 kPa(10 mmHg),使动脉血流仍可顺利通过,而静脉血回流受阻。此法可降低前负荷,减轻肺淤血和肺水肿。

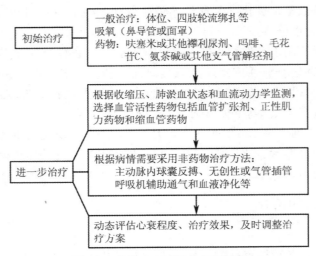

图 5-6　急性心力衰竭的处理流程

（3）吸氧：适用于低氧血症和呼吸困难明显（尤其指端血氧饱和度＜90％）的患者。应尽早采用，使患者 $SaO_2 \geq 95\%$（伴 COPD 者 $SaO_2 > 90\%$）。可采用不同的方式：①鼻导管吸氧，低氧流量（1～2 L/min）开始，如仅为低氧血症，动脉血气分析未见二氧化碳潴留，可采用高流量给氧6～8 L/min。酒精吸氧可使肺泡内的泡沫表面张力降低而破裂，改善肺泡的通气。方法是在氧气通过的湿化瓶中加 50％～70％乙醇或有机硅消泡剂，用于肺水肿患者。②面罩吸氧，适用于伴呼吸性碱中毒患者。必要时还可采用无创性或气管插管呼吸机辅助通气治疗。

（4）做好救治的准备工作：至少开放 2 条静脉通道，并保持通畅。必要时可采用深静脉穿刺置管，以随时满足用药的需要。血管活性药物一般应用微量泵泵入，以维持稳定的速度和正确的剂量。固定和维护好漂浮导管、深静脉置管、心电监护的电极和导联线、鼻导管或面罩、导尿管以及指端无创血氧仪测定电极等。保持室内适宜的温度、湿度，灯光柔和，环境幽静。

（5）饮食：进易消化食物，避免一次大量进食，在总量控制下，可少量多餐（6～8 次/天）。应用襻利尿药情况下不要过分限制钠盐摄入量，以避免低钠血症，导致低血压。利尿药应用时间较长的患者要补充多种维生素和微量元素。

（6）出入量管理：肺淤血、体循环淤血及水肿明显者应严格限制饮水量和静脉输液速度，对无明显低血容量因素（大出血、严重脱水、大汗淋漓等）者的每天摄入液体量一般宜在 1 500 mL 以内，不要超过 2 000 mL。保持液体出入量负平衡约 500 mL/d，严重肺水肿者的水负平衡为1 000～2 000 mL/d，甚至可达 3 000～5 000 mL/d，以减少水钠潴留和缓解症状。3～5 d 后，如淤血、水肿明显消退，应减少水负平衡量，逐渐过渡到出入水量大体平衡。在水负平衡下应注意防止发生低血容量、低血钾和低血钠等。

2.AHF 时吗啡及其类似物的使用

吗啡一般用于严重 AHF 的早期阶段，特别是患者不安和呼吸困难时。吗啡能够使静脉扩张，也能使动脉轻度扩张，并降低心率。应密切观察疗效和呼吸抑制的不良反应。伴明显和持续低血压、休克、意识障碍、COPD 等患者禁忌使用。老年患者慎用或减量。亦可应用哌替啶 50～100 mg 肌内注射。

3.AHF 治疗中血管扩张药的使用

对大多数 AHF 患者,血管扩张药常作为一线药,它可以用来开放外周循环,降低前和/或后负荷。

(1)硝酸酯类药物:急性心力衰竭时此类药在不减少每搏心排血量和不增加心肌氧耗情况下能减轻肺淤血,特别适用于急性冠状动脉综合征伴心力衰竭的患者。临床研究已证实,硝酸酯类静脉制剂与呋塞米合用治疗急性心力衰竭有效;应用大剂量硝酸酯类药物联合小剂量呋塞米的疗效优于单纯大剂量的利尿药。静脉应用硝酸酯类药物应十分小心滴定剂量,经常测量血压,防止血压过度下降。硝酸甘油静脉滴注起始剂量 5~10 $\mu g/min$,每 5~10 min 递增 5~10 $\mu g/min$,最大剂量 100~200 $\mu g/min$;亦可每 10~15 min 喷雾 1 次(400 $\mu g$),或每次舌下含服 0.3~0.6 mg。硝酸异山梨酯静脉滴注剂量 5~10 mg/h,亦可每次舌下含服 2.5 mg。

(2)硝普钠(SNP):适用于严重心力衰竭。临床应用宜从小剂量 10 $\mu g/min$ 开始,可酌情逐渐增加剂量至 50~250 $\mu g/min$。由于其强效降压作用,应用过程中要密切监测血压,根据血压调整合适的维持剂量。长期使用时其代谢产物(硫代氰化物和氰化物)会产生毒性反应,特别是在严重肝肾衰竭的患者应避免使用。减量时,硝普钠应该缓慢减量,并加用口服血管扩张药,以避免反跳。AHF 时硝普钠的使用尚缺乏对照试验,而且在 AMI 时使用,病死率增高。在急性冠脉综合征所致的心力衰竭患者,因为 SNP 可引起冠脉窃血,故在此类患者中硝酸酯类的使用优于硝普钠。

(3)奈西立肽:这是一类新的血管扩张药肽类,近期被用以治疗 AHF。它是人脑钠尿肽(BNP)的重组体,是一种内源性激素物质。它能够扩张静脉、动脉、冠状动脉,由此降低前负荷和后负荷,在无直接正性肌力的情况下增加心排血量。慢性心力衰竭患者输注奈西立肽对血流动力学产生有益的作用,可以增加钠排泄,抑制肾素-血管紧张素-醛固酮和交感神经系统。它和静脉使用硝酸甘油相比,能更有效地促进血流动力学改善,并且不良反应更少。该药临床试验的结果尚不一致。近期的两项研究(VMAC 和 PROACTION)表明,该药的应用可以带来临床和血流动力学的改善,推荐应用于急性失代偿性心力衰竭。国内一项Ⅱ期临床研究提示,该药较硝酸甘油静脉制剂能够更显著降低 PCWP,缓解患者的呼吸困难。应用方法:先给予负荷剂量 1.500 $\mu g/kg$,静脉缓慢推注,继以 0.007 5~0.015 0 $\mu g/(kg \cdot min)$ 静脉滴注;也可不用负荷剂量而直接静脉滴注。疗程一般 3 d,不建议超过 7 d。

(4)乌拉地尔:该药具有外周和中枢双重扩血管作用,可有效降低血管阻力,降低后负荷,增加心排血量,但不影响心率,从而减少心肌耗氧量。适用于高血压心脏病、缺血性心肌病(包括急性心肌梗死)和扩张型心肌病引起的急性心力衰竭;可用于 CO 降低、PCWP>2.4 kPa(18 mmHg)的患者。通常静脉滴注 100~400 $\mu g/min$,可逐渐增加剂量,并根据血压和临床状况予以调整。伴严重高血压者可缓慢静脉注射 12.5~25.0 mg。

应用血管扩张药的注意事项:下列情况下禁用血管扩张药物。①收缩压<12.0 kPa(90 mmHg),或持续低血压并伴症状尤其有肾功能不全的患者,以避免重要脏器灌注减少;②严重阻塞性心瓣膜疾病患者,如主动脉瓣狭窄、二尖瓣狭窄患者,有可能出现显著的低血压,应慎用;③梗阻性肥厚型心肌病。

4.急性心力衰竭时血管紧张素转化酶抑制剂(ACEI)的使用

ACEI 在急性心力衰竭中的应用仍存在诸多争议。急性心力衰竭的急性期、病情尚未稳定的患者不宜应用。急性心肌梗死后的急性心力衰竭可以试用,但须避免静脉应用,口服起始剂量宜小。在急性期病情稳定 48 h 后逐渐加量,疗程至少 6 周,不能耐受 ACEI 者可以应用 ARB。

在心排血量处于边缘状况时,ACEI 应谨慎使用,因为它可以明显降低肾小球滤过率。当联合使用非甾体抗炎药,以及出现双侧肾动脉狭窄时,不能耐受 ACEI 的风险增加。

5.利尿药

(1)适应证:AHF 和失代偿心力衰竭的急性发作,伴有液体潴留的情况是应用利尿药的指征。利尿药缓解症状的益处及其在临床上被广泛认可,无须再进行大规模的随机临床试验来评估。

(2)作用效应:静脉使用襻利尿药也有扩张血管效应,在使用呋塞米早期(5~30 min)降低肺阻抗的同时也降低右房压和肺毛细血管楔压。如果快速静脉注射大剂量(>1 mg/kg)时,就有反射性血管收缩的可能。它与慢性心力衰竭时使用利尿药不同,在严重失代偿性心力衰竭使用利尿药能使容量负荷恢复正常,可以在短期内减少神经内分泌系统的激活。特别是在急性冠脉综合征的患者,应使用低剂量的利尿药,最好已给予扩血管治疗。

(3)实际应用:静脉使用襻利尿药(呋塞米、托拉塞米),它有强效快速的利尿效果,在 AHF 患者优先考虑使用。在入院以前就可安全使用,应根据利尿效果和淤血症状的缓解情况来选择剂量。开始使用负荷剂量,然后继续静脉滴注呋塞米或托拉塞米,静脉滴注比一次性静脉注射更有效。噻嗪类和螺内酯可以联合襻利尿药使用,低剂量联合使用比高剂量使用一种药更有效,而且继发反应也更少。将襻利尿药和多巴酚丁胺、多巴胺或硝酸盐联合使用也是一种治疗方法,它比仅仅增加利尿药更有效,不良反应也更少。

(4)不良反应、药物的相互作用:虽然利尿药可安全地用于大多数患者,但它的不良反应也很常见,甚至可威胁生命。它们包括神经内分泌系统的激活,特别是肾素-血管紧张素-醛固酮系统和交感神经系统的激活;低血钾、低血镁和低氯性碱中毒可能导致严重的心律失常;可以产生肾毒性以及加剧肾衰竭。过度利尿可过分降低静脉压、肺毛细血管楔压以及舒张期灌注,由此导致每搏输出量和心排血量下降,特别见于严重心力衰竭和以舒张功能不全为主的心力衰竭或缺血所致的右室功能障碍。

6.β 受体阻断药

(1)适应证和基本原理:目前尚无应用 β 受体阻断药治疗 AHF、改善症状的研究。相反,在 AHF 时是禁止使用 β 受体阻断药的。急性心肌梗死后早期肺部啰音超过基底部的患者,以及低血压患者均被排除在应用 β 受体阻断药的临床试验之外。急性心肌梗死患者没有明显心力衰竭或低血压,使用 β 受体阻断药能限制心肌梗死范围,减少致命性心律失常,并缓解疼痛。

(2)当患者出现缺血性胸痛对阿片制剂无效、反复发生缺血、高血压、心动过速或心律失常时,可考虑静脉使用 β 受体阻断药。在 Gothenburg 美托洛尔研究中,急性心肌梗死后早期静脉使用美托洛尔或安慰剂,接着口服治疗 3 个月。美托洛尔组发展为心力衰竭的患者明显减少。如果患者有肺底部啰音的肺淤血征象,联合使用呋塞米,美托洛尔治疗可产生更好的疗效,降低病死率和并发症。

实际应用:当患者伴有明显急性心力衰竭,肺部啰音超过基底部时,应慎用 β 受体阻断药。对出现进行性心肌缺血和心动过速的患者,可以考虑静脉使用美托洛尔。

但是,对急性心肌梗死伴发急性心力衰竭患者,病情稳定后,应早期使用 β 受体阻断药。对于慢性心力衰竭患者,在急性发作稳定后(通常 4 d 后),应早期使用 β 受体阻断药。

在大规模临床试验中,比索洛尔、卡维地洛或美托洛尔的初始剂量很小,然后逐渐缓慢增加到目标剂量。应个体化增加剂量。β受体阻断药可能过度降低血压,减慢心率。一般原则是,在服用β受体阻断药的患者由于心力衰竭加重而住院,除非必须用正性肌力药物维持,否则应继续服用β受体阻断药。但如果疑为β受体阻断药剂量过大(如有心动过缓和低血压)时,可减量继续用药。

### 7.正性肌力药

此类药物适用于低心排血量综合征,如伴症状性低血压或心排血量(CO)降低伴有循环淤血的患者,可缓解组织低灌注所致的症状,保证重要脏器的血液供应。血压较低和对血管扩张药物及利尿药不耐受或反应不佳的患者尤其有效。使用正性肌力药有潜在的危害性,因为它能增加耗氧量、增加钙负荷,所以应谨慎使用。

对于失代偿的慢性心力衰竭患者,其症状、临床过程和预后很大程度上取决于血流动力学。所以,改善血流动力学参数成为治疗的目的。在这种情况下,正性肌力药可能有效,甚至挽救生命。但它改善血流动力学参数的益处,部分被它增加心律失常的危险抵消了。而且在某些病例,由于过度增加能量消耗引起心肌缺血和心力衰竭的慢性进展。但正性肌力药的利弊比率,不同的药并不相同。对于那些兴奋$\beta_1$受体的药物,可以增加心肌细胞内钙离子的浓度,可能有更高的危险性。有关正性肌力药用于急性心力衰竭治疗的对照试验研究较少,特别对预后的远期效应的评估更少。

(1)洋地黄类:此类药物能轻度增加CO和降低左心室充盈压;对急性心力衰竭患者的治疗有一定帮助。一般应用毛花苷C 0.2～0.4 mg缓慢静脉注射,经2～4 h可以再用0.2 mg,伴快速心室率的房颤患者可酌情适当增加剂量。

(2)多巴胺:小剂量<2 $\mu$g/(kg·min)的多巴胺仅作用于外周多巴胺受体,直接或间接降低外周阻力。在此剂量下,对于肾脏低灌注和肾衰竭的患者,它能增加肾血流量、肾小球滤过率、利尿和增加钠的排泄,并增强对利尿药的反应。大剂量>2 $\mu$g/(kg·min)的多巴胺直接或间接刺激β受体,增加心肌的收缩力和心排血量。当剂量>5 $\mu$g/(kg·min)时,作用于α受体,增加外周血管阻力。此时,虽然它对低血压患者很有效,但它对AHF患者可能有害,因为它增加左室后负荷,增加肺动脉压和肺阻力。多巴胺可以作为正性肌力药[>2 $\mu$g/(kg·min)]用于AHF伴有低血压的患者。当静脉滴注低剂量≤2 $\mu$g/(kg·min)时,它可以使失代偿性心力衰竭伴有低血压和尿量减少的患者增加肾血流量,增加尿量。但如果无反应,则应停止使用。

(3)多巴酚丁胺:多巴酚丁胺的主要作用在于通过刺激$\beta_1$受体和$\beta_2$受体产生剂量依赖性的正性变时、正性变力作用,并反射性地降低交感张力和血管阻力,其最终结果依个体而不同。小剂量时,多巴酚丁胺能产生轻度的血管扩张反应,通过降低后负荷而增加射血量。大剂量时,它可以引起血管收缩。心率通常呈剂量依赖性增加,但增加的程度弱于其他儿茶酚胺类药物。但在房颤的患者,心率可能增加到难以预料的水平,因为它可以加速房室传导。全身收缩压通常轻度增加,但也可能不变或降低。心力衰竭患者静脉滴注多巴酚丁胺后,观察到尿量增多,这可能是它提高心排血量而增加肾血流量的结果。多巴酚丁胺用于外周低灌注(低血压,肾功能下降)伴或不伴有淤血或肺水肿、使用最佳剂量的利尿药和扩血管剂无效时。多巴酚丁胺常用来增加心排血量。它的起始静脉滴注速度为2～3 $\mu$g/(kg·min),可以逐渐增加到20 $\mu$g/(kg·min)。无须负荷量。静脉滴注速度根据症状、尿量反应或血流动力学监测结果来调整。它的血流动力学作用和剂量成正比,在静脉滴注停止后,它的清除也很快。在接受β受体阻断药治疗的患者,需要增加多巴酚丁胺的剂量,才能恢复它的正性肌力作用。单从血流动力学看,多巴酚丁胺的正性肌力作用增加了磷酸二酯酶抑制剂(PDEI)作用。PDEI 和多巴酚丁胺的联合使用能产生比单一用药更强的正性肌力作用。长时间地持续静脉滴注多巴酚丁胺(48 h 以上)会出现耐药,部分血流动力学效应消失。长时间应用应逐渐减量。静脉滴注多巴酚丁胺常伴有心律失常发生率的增加,可来源于心室和心房。这种影响呈剂量依赖性,可能比使用 PDEI 时更明显。在使用利尿药时应及时补钾。心动过速时使用多巴酚丁胺要慎重,多巴酚丁胺静脉滴注可以促发冠心病患者的胸痛。现在还没有关于 AHF 患者使用多巴酚丁胺的对照试验,一些试验显示它增加不利的心血管事件。

(4)磷酸二酯酶抑制剂:米力农和依诺昔酮是两种临床上使用的Ⅲ型磷酸二酯酶抑制剂(PDEI)。在 AHF 时,它们能产生明显的正性肌力、松弛性以及外周扩血管效应,由此增加心排血量和搏出量,同时伴随有肺动脉压、肺毛细血管楔压的下降,全身和肺血管阻力下降。它在血流动力学方面,介于纯粹的扩血管剂(如硝普钠)和正性肌力药(如多巴酚丁胺)之间。因为它们的作用部位远离 β 受体,所以在使用 β 受体阻断药的同时,PDEI 仍能够保留其效应。Ⅲ型 PDEI 用于低灌注伴或不伴有淤血,使用最佳剂量的利尿药和扩血管剂无效时应用。当患者在使用 β 受体阻断药时,和/或对多巴酚丁胺没有足够的反应时,Ⅲ型 PDEIs 可能优于多巴酚丁胺。由于其过度的外周扩血管效应可引起的低血压,静脉推注较静脉滴注时更常见。有关 PDEI 治疗对 AHF 患者的远期疗效目前数据尚不充分,但人们已提高了对其安全性的重视,特别是在缺血性心脏病心力衰竭患者。

(5)左西孟旦:这是一种钙增敏剂,通过结合于心肌细胞上的肌钙蛋白 C 促进心肌收缩,还通过介导 ATP 敏感的钾通道而发挥血管舒张作用和轻度抑制磷酸二酯酶的效应。其正性肌力作用独立于 β 肾上腺素能刺激,可用于正接受 β 受体阻断药治疗的患者。左西孟旦的乙酰化代谢产物,仍然具有药理活性,半衰期约 80 h,停药后作用可持续 48 h。临床研究表明,急性心力衰竭患者应用本药静脉滴注可明显增加 CO 和每搏输出量,降低 PCWP、全身血管阻力和肺血管阻力;冠心病患者不会增加病死率。用法:首剂 12~24 $\mu g/kg$ 静脉注射(大于 10 min),继以 0.1 $\mu g/(kg \cdot min)$ 静脉滴注,可酌情减半或加倍。对于收缩压<13.3 kPa(100 mmHg)的患者,不需要负荷剂量,可直接用维持剂量,以防止发生低血压。在比较左西孟旦和多巴酚丁胺的随机对照试验中,已显示左西孟旦能改善呼吸困难和疲劳等症状,并产生很好的结果。不同于多巴酚丁胺的是,当联合使用 β 受体阻断药时,左西孟旦的血流动力学效应不会减弱,甚至会更强。在大剂量使用左西孟旦静脉滴注时,可能会出现心动过速、低血压,对收缩压低于 11.3 kPa(85 mmHg)的患者不推荐使用。在与其他安慰剂或多巴酚丁胺比较的对照试验中显示,左西孟旦并没有增加恶性心律失常的发生率。

8.非药物治疗

(1)IABP:临床研究表明,这是一种有效改善心肌灌注同时又降低心肌耗氧量和增加 CO 的治疗手段。

IABP 的适应证:①急性心肌梗死或严重心肌缺血并发心源性休克,且不能由药物治疗纠正;②伴血流动力学障碍的严重冠心病(如急性心肌梗死伴机械并发症);③心肌缺血伴顽固性肺水肿。

IABP 的禁忌证:①存在严重的外周血管疾病;②主动脉瘤;③主动脉瓣关闭不全;④活动性出血或其他抗凝禁忌证;⑤严重血小板缺乏。

(2)机械通气。急性心力衰竭者行机械通气的指征:①出现心跳呼吸骤停而进行心肺复苏时;②合并Ⅰ型或Ⅱ型呼吸衰竭。机械通气的方式有下列两种。

1)无创呼吸机辅助通气:这是一种无须气管插管、经口/鼻面罩给患者供氧、由患者自主呼吸触发的机械通气治疗。分为持续气道正压通气(CPAP)和双相间歇气道正压通气(BiPAP)两种模式。①作用机制:通过气道正压通气可改善患者的通气状况,减轻肺水肿,纠正缺氧和二氧化碳潴留,从而缓解Ⅰ型或Ⅱ型呼吸衰竭。②适用对象:Ⅰ型或Ⅱ型呼吸衰竭患者经常规吸氧和药物治疗仍不能纠正时应及早应用。主要用于呼吸频率≤25次/分钟、能配合呼吸机通气的早期呼吸衰竭患者。在下列情况下应用受限:不能耐受和合作的患者、有严重认知障碍和焦虑的患者、呼吸急促(频率>25次/分钟)、呼吸微弱和呼吸道分泌物多的患者。

2)气管插管和人工机械通气:应用指征为心肺复苏时、严重呼吸衰竭经常规治疗不能改善者,尤其是出现明显的呼吸性和代谢性酸中毒并影响到意识状态的患者。

(3)血液净化治疗。

1)机制:此法不仅可维持水、电解质和酸碱平衡,稳定内环境,还可清除尿毒症毒素(肌酐、尿素、尿酸等)、细胞因子、炎症递质以及心脏抑制因子等。治疗中的物质交换可通过血液滤过(超滤)、血液透析、连续血液净化和血液灌流等来完成。

2)适应证:本法对急性心力衰竭有益,但并非常规应用的手段。出现下列情况之一时可以考虑采用:①高容量负荷如肺水肿或严重的外周组织水肿,且对襻利尿药和噻嗪类利尿药抵抗;②低钠血症(血钠<110 mmol/L)且有相应的临床症状,如神志障碍、肌张力减退、腱反射减弱或消失、呕吐以及肺水肿等,在上述两种情况应用单纯血液滤过即可;③肾功能进行性减退,血肌酐>500 $\mu$mol/L或符合急性血液透析指征的其他情况。

3)不良反应和处理:建立体外循环的血液净化均存在与体外循环相关的不良反应,如生物不相容、出血、凝血、血管通路相关并发症、感染、机器相关并发症等。应避免出现新的内环境紊乱,连续血液净化治疗时应注意热量及蛋白的丢失。

(4)心室机械辅助装置:急性心力衰竭经常规药物治疗无明显改善时,有条件的可应用此种技术。此类装置有体外膜式氧合(ECMO)、心室辅助泵(如可置入式电动左心辅助泵、全人工心脏)。根据急性心力衰竭的不同类型,可选择应用心室辅助装置,在积极纠治基础心脏病的前提下,短期辅助心脏功能,可作为心脏移植或心肺移植的过渡。ECMO可以部分或全部代替心肺功能。临床研究表明,短期循环呼吸支持(如应用ECMO)可以明显改善预后。

(霍连营)

# 第九节 慢性心力衰竭

慢性原发性心肌病变和心室长期压力或容量负荷过重,可分别引起原发性或继发性心肌舒缩功能受损。在早期,通过代偿调节,尚能使心室每搏量和心排血量满足休息和活动时组织代谢的需要;在后期,即使通过充分代偿调节已不能维持足够的每搏量和心排血量。前者称为慢性心功能不全的代偿期,亦称潜在性、代偿性或无症状性心功能不全;后者称为慢性心功能不全的失代偿期,亦称为失代偿性心功能不全。由于慢性心功能不全的失代偿期大多有各器官阻塞性充血(或淤血)的表现,因而通常称为充血性心力衰竭,亦称有症状性心力衰竭。

## 一、病因

先天或获得性心肌、心瓣膜、心包或大血管、冠脉结构异常,导致血流动力功能不全是慢性心功能不全的基础病因。成人充血性心力衰竭的常见的病因为冠状动脉粥样硬化心脏病(冠心病)、高血压心脏病(高心病)、瓣膜病、心肌病和肺源性心脏病(肺心病)。其他较常见的病因有心肌炎、肾炎和先天性心脏病。较少见的易被忽视的病因有心包疾病、甲状腺功能亢进与减退症、贫血、维生素 $B_1$ 缺乏病、动静脉瘘、心房黏液瘤以及肿瘤、结缔组织疾病、高原病及少见的内分泌病等。

上述心力衰竭的基本原因,可通过下列机制影响心功能,引起心力衰竭。①原发性心肌收缩力受损:包括心肌梗死、心肌炎症、变性或坏死(如冠心病、肺心病、心肌病等)、心肌缺氧或纤维化(如冠心病、肺心病、心肌病等)、心肌的代谢、中毒性改变等,都使心肌收缩力减弱而导致心力衰竭。②心室的压力负荷(后负荷)过重:肺及体循环高压,左、右心室流出道狭窄,主动脉瓣或肺动脉瓣狭窄等,均能使心室收缩时阻力增高、后负荷加重,引起继发性心肌舒缩功能减弱而导致心力衰竭。③心室的容量负荷(前负荷)过重:瓣膜关闭不全、心内或大血管间左至右分流等,使心室舒张期容量增加,前负荷加重,也可引起继发性心肌收缩力减弱和心力衰竭。④高动力性循环状态:主要发生于贫血、体循环动静脉瘘、甲状腺功能亢进症、维生素 $B_1$ 缺乏性心脏病,由于周围血管阻力降低,心排血量增多,也能引起心室容量负荷加重,导致心力衰竭。⑤心室前负荷不足:二尖瓣狭窄,心脏压塞和限制型心肌病等,引起心室充盈受限,体、肺循环淤血。

心力衰竭的诱发因素常见有以下 9 种。①感染:呼吸道感染为最多,其次为风湿热。在儿童风湿热则占首位。女性患者中泌尿系统感染亦常见。亚急性感染性心内膜炎也常因损害心瓣膜和心肌而诱发心力衰竭。②过度体力活动和情绪激动。③钠盐摄入过多。④心律失常,特别是快速性心律失常,如伴有快速心室率的心房颤动(房颤)、心房扑动(房扑)。⑤妊娠和分娩。⑥输液(特别是含钠盐的液体)、输血过快和/或过多。⑦洋地黄过量或不足。⑧药物作用:使用抑制心肌收缩力的药物,如 β 受体阻滞药,体内儿茶酚胺的消耗药物(如利血平类),交感神经节阻滞药(如胍乙啶)和某些抗心律失常药物(如奎尼丁、普鲁卡因胺、维拉帕米等);水、钠潴留,激素和药物的应用,如肾上腺皮质激素等造成水、钠潴留。⑨其他:出血和贫血、肺栓塞、室壁瘤、心肌收缩不协调、乳头肌功能不全等。

## 二、临床表现和实验室检查

按心力衰竭开始发生于哪一侧和充血主要表现的部位,将心力衰竭分为左侧心力衰竭、右侧心力衰竭和全心衰竭。心力衰竭开始发生在左侧心脏,以肺淤血为主的称为左侧心力衰竭;开始发生在右侧心脏并以肝、肾等器官和周围静脉淤血为主的,称为右侧心力衰竭。两者同时存在的称全心衰竭。以左侧心力衰竭开始的情况较为多见,大多经过一段时间发展为肺动脉高压而引起右侧心力衰竭。单独的右侧心力衰竭较少见。

### (一)左侧心力衰竭

可分为左心室衰竭和左心房衰竭两种。左心室衰竭多见于高血压心脏病、冠心病、主动脉病变和二尖瓣关闭不全。急性肾小球肾炎和风湿性全心炎是儿童和少年患者左心室衰竭的常见病因。二尖瓣狭窄时,左心房压力明显增高,也有肺淤血表现,但非左心室衰竭引起,因而称为左心房衰竭。

1.症状

(1)呼吸困难:左侧心力衰竭的主要症状。不同情况下肺淤血的程度有差异,呼吸困难的表现有下列不同形式。①劳力性呼吸困难:开始仅在剧烈活动或体力劳动后出现呼吸急促,如登楼、上坡或平地快走等活动时出现气急。随肺淤血程度的加重,可逐渐发展到更轻的活动时或体力劳动后、甚至休息时,也发生呼吸困难。②端坐呼吸:一种由于平卧时极度呼吸困难而必须采取的高枕、半卧位或坐位以解除或减轻呼吸困难的状态。程度较轻的,高枕或半卧位时无呼吸困难;严重的必须端坐;最严重的即使端坐床边,两腿下垂,上身向前,双手紧握床边,仍不能缓解严重的呼吸困难。③阵发性夜间呼吸困难:又称心源性哮喘,是左心室衰竭早期的典型表现。呼吸困难可连续数夜,每夜发作或间断发作。典型发作在夜间熟睡 1~2 h 后,患者因气闷、气急而突然惊醒,被迫立即坐起,可伴阵咳、哮鸣性呼吸音或泡沫样痰。发作较轻的采取坐位后十余分钟至 1 h 呼吸困难自动消退,患者又能平卧入睡,次日白天无异常感觉。严重的可持续发作,阵发咳嗽,咳粉红色泡沫样痰,甚至发展成为急性肺水肿。由于早期呼吸困难多在夜间发作,开始常能自动消退,白天症状可不明显,因而并不引起患者注意。即使就医,也常因缺少心力衰竭的阳性体征而被忽视。发作时伴阵咳或哮鸣的可被误诊为支气管炎或哮喘。④急性肺水肿:急性肺水肿的表现与急性左心功能不全相同。

(2)体力下降:倦怠、乏力、运动耐力减弱。

2.体征

(1)原有心脏病的体征。

(2)陈-施呼吸:见于严重心力衰竭,预后不良。呼吸有节律地由暂停逐渐增快、加深,再逐渐减慢、变浅,直到再停,0.5~1 min 后呼吸再起,如此周而复始。脑缺氧严重的患者还可伴有嗜睡、烦躁、神志错乱等精神症状。

(3)左心室增大:心尖冲动向左下移位,心率增快,心尖区有舒张期奔马律,肺动脉瓣区第二心音亢进,其中舒张期奔马律最有诊断价值,在患者心率增快或卧位并做深呼气时更容易听到。左心室扩大还可形成相对性二尖瓣关闭不全,产生心尖区收缩期杂音。

(4)交替脉:脉搏强弱交替。轻度交替脉仅能在测血压时发现。

(5)肺部啰音:阵发性呼吸困难或急性肺水肿时可有粗大湿啰音,满布两肺,并可伴有哮鸣音。

(6)胸腔积液:左侧心力衰竭患者中的 25% 有胸腔积液。胸腔积液可局限于肺叶间,也可呈单侧或双侧胸腔积液,胸腔积液蛋白含量高,心力衰竭好转后消退。

3.早期 X 线检查

肺静脉充盈。左侧心力衰竭在 X 线检查时仅见肺上叶静脉扩张、下叶静脉较细,肺门血管阴影清晰。在肺间质水肿期可见肺门血管影增粗、模糊不清,肺血管分支扩张增粗,或肺叶间淋巴管扩张。在肺泡水肿阶段,开始可见密度增高的粟粒状阴影,继而发展为云雾状阴影。急性肺水肿时可见自肺门伸向肺野中部及周围的扇形云雾状阴影。此外,左侧心力衰竭有时还可见到局限性肺叶间、单侧或双侧胸腔积液;慢性左侧心力衰竭患者还可以有叶间胸膜增厚,心影可增大(左心室增大)。

**(二)右侧心力衰竭**

多由左侧心力衰竭引起。出现右侧心力衰竭后,由于右心室排血量减少,肺充血现象有所减轻,呼吸困难亦随之减轻。单纯右侧心力衰竭多由急性或慢性肺心病引起。

1.症状

主要由慢性持续淤血引起各脏器功能改变所致,如长期消化道淤血引起的食欲缺乏、恶心、呕吐等;肾脏淤血引起尿量减少、夜尿多、蛋白尿和肾功能减退;肝淤血引起上腹饱胀,甚至剧烈腹痛,长期肝淤血可引起黄疸、心源性肝硬化。

2.体征

(1)原有心脏病体征。

(2)心脏增大:以右心室增大为主者可伴有心前区抬举性搏动(胸骨左缘心脏冲动有力且持久)。心率增快,部分患者可在胸骨左缘相当于右心室表面处听到舒张早期奔马律。右心室明显扩大可形成功能性三尖瓣关闭不全,产生三尖瓣区收缩期杂音,吸气时杂音增强。

(3)静脉充盈:颈外静脉充盈为右侧心力衰竭的早期表现。半卧位或坐位时在锁骨上方见到颈外静脉充盈,或颈外静脉充盈最高点距离胸骨角水平 10 cm 以上,都表示静脉压增高,常在右侧较明显。严重右侧心力衰竭静脉压显著升高时,手背静脉和其他表浅静脉也充盈,并可见静脉搏动。

(4)肝大和压痛:出现也较早,大多发生于皮下水肿之前。肝大剑突下较肋下肋缘明显,质地较软,具有充实饱满感,边缘有时扪不清,叩诊剑突下有浊音区,且有压痛。压迫肝脏(或剑突下浊音区)时可见颈静脉充盈加剧(肝-颈静脉反流现象)。随心力衰竭的好转或恶化,肝大可在短时期内减轻或增剧。右侧心力衰竭突然加重时,肝脏急性淤血,肝小叶中央细胞坏死,引起肝脏急剧增大,可伴有右上腹与剑突下剧痛和明显压痛、黄疸,同时血清 ALT 常显著升高,少数人甚至达 1 000 U。一旦心力衰竭改善,肝大和黄疸消退,血清转氨酶也在 1~2 周内恢复正常。长期慢性右侧心力衰竭引起心源性肝硬化时,肝触诊质地较硬,压痛可不明显,常伴黄疸、腹水及慢性肝功能损害。

(5)下垂性水肿:早期右侧心力衰竭水肿常不明显,多在颈静脉充盈和肝大明显后才引起凹陷性水肿。水肿最早出现在身体的下垂部位,起床活动者以足、踝内侧和胫前较明显,仰卧者骶区水肿;侧卧者卧侧肢体水肿显著。病情严重可发展到全身水肿。

(6)胸腔积液和腹水:胸膜静脉回流至上腔静脉、支气管静脉和肺静脉,右侧心力衰竭时静脉压增高,可有双侧或单侧胸腔积液。双侧胸腔积液时,右侧量常较多,单侧胸腔积液也以右侧为多见,其原因不明。胸腔积液含蛋白量较高(2~3 g/100 mL),细胞数正常。大量腹水多见于三尖瓣狭窄、三尖瓣下移和缩窄性心包炎,亦可见于晚期心力衰竭和右心房球形血栓堵塞下腔静脉入口时。

(7)心包积液:少量心包积液在右侧心力衰竭或全心衰竭时不少见。

(8)发绀:长期右侧心力衰竭患者大多数有发绀,可表现为面部毛细血管扩张、青紫和色素沉着。

(9)其他:晚期患者可有明显营养不良、消瘦甚至恶病质。

3.实验室检查

(1)静脉压增高:肘静脉压超过 1.37 kPa(14 cmH$_2$O)或重压肝脏 0.5~1 min 后上升 0.098~0.196 kPa(1~2 cmH$_2$O),提示有右侧心力衰竭[我国 1 425 例正常成年人测定正常范围 0.29~1.37 kPa(3~14 cmH$_2$O),平均 0.97 kPa(9.9 cmH$_2$O)]。

(2)血液检查:血清胆红素和丙氨酸氨基转移酶(ALT)可略增高。

(3)尿的改变:可有轻度蛋白尿、尿中有少量透明或颗粒管型和少量红细胞,可有轻度氮质血症。

### (三)舒张性心力衰竭

正常心脏舒张期等容舒张阶段心室腔压力快速下降,持续至二尖瓣开放后,进入快速充盈阶段,再经过缓慢充盈和心房收缩阶段,心室充盈量在肺静脉平均压低于 1.6 kPa(12 mmHg)时足以提供适应机体需要的心排血量。舒张功能障碍时,心室舒张和/或充盈不良,充盈压增高,充盈量减少,左心房和肺静脉压相应增高。心室充盈量在肺静脉平均压等于 1.6 kPa(12 mmHg)条件下才能提供足以适应机体需要的心排血量。舒张性功能障碍的主要后果是心室充盈压增高,与其上游静脉压增高所致肺或体循环淤血。

舒张功能障碍可表现为舒张早期心室功能受损和/或心室顺应性减低,起始通过充盈压增高可能维持静息时每搏量正常,但常难以满足机体需要增高时的心排血量。心力衰竭患者大多有左室收缩功能障碍伴不同程度舒张功能障碍;部分患者以左室舒张功能障碍为主,静息时收缩功能正常或接近正常。心肌缺血、心肌肥厚和心肌纤维性变是舒张功能障碍常见的病理基础。最常见的病因包括冠心病、原发性高血压病、糖尿病、主动脉瓣狭窄、肥厚型心肌病、限制型心肌病等。心室顺应性降低也见于部分高龄正常人。

舒张性心力衰竭的临床表现可从无症状、运动耐力下降到气促、肺水肿。急性心肌缺血或高血压未满意控制的患者可出现急性舒张功能不全所致急性肺水肿。

超声心动图多普勒测定或核素心肌显影评估收缩和舒张功能是诊断收缩和/或舒张功能障碍的常用方法。目前大多数采用多普勒超声心动图二尖瓣血流频谱间接测定心室舒张功能。

### (四)心功能的判定和分级

心功能指心脏做功能力的限度。NYHA 心功能的限度美国纽约心脏病学会据患者自觉症状分级。①Ⅰ级:体力活动不受限,一般体力活动不引起过度的乏力、心悸、气促和心绞痛。②Ⅱ级:轻度体力活动受限,静息时无不适,但低于日常活动量即致乏力、心悸、气促或心绞痛。③Ⅲ级:体力活动明显受限,静息时无不适,但低于日常活动量即致乏力、心悸、气促或心绞痛。④Ⅳ级:不能无症状地进行任何体力活动,休息时可有心力衰竭或心绞痛症状,任何体力活动都加重不适。

1994 年 3 月上述分级方案修订时,增加了客观评价指标(包括心电图、负荷试验、X 线、超声心动图和核素显影检查结果)定为:A.无心血管疾病的客观依据;B.有轻度心血管疾病的客观依据;C.有中等程度心血管疾病的客观依据;D.严重心血管疾病的客观依据。轻、中、重心血管疾病的定义难以确切标明,由临床医师主观判断。

联合症状和客观指标分级可能弥补原有方案主观症状与客观指标分离,仅反映血流动力学的症状变化等不足。如客观检查示严重主动脉瓣狭窄或严重冠脉狭窄的患者,自觉症状不明显或极轻微,联合分级定为ⅠD。而客观检查示轻度主动脉瓣狭窄或轻度冠脉狭窄的无症状患者,则定为ⅠB。又如 LVEF 均<35% 的无症状左室收缩功能障碍者定为ⅠC,而有症状性心力衰竭者定为Ⅱ～ⅢC。

本分组简便易行,新修订的联合指标分级在对比不同临床试验入选对象的心功能状态、评价治疗效果以及分析不同亚组的治疗影响时,均很有帮助。

### 三、诊断

典型的心力衰竭诊断并不困难。左侧心力衰竭的诊断依据为原有心脏病的体征和体循环淤血的表现,且患者大多有左侧心力衰竭的病史。

值得注意的是心力衰竭的早期诊断。早期心力衰竭患者症状可不明显,常能自由活动,坚持工作,劳力性气促和阵发性夜间呼吸困难是左侧心力衰竭的早期症状,但常不引起注意,并常因白天就诊缺少阳性体征而被忽视,如不详细询问病史、不仔细检查、未发现舒张期奔马律及 X 线典型表现,易被漏诊。颈静脉充盈和肝大是右侧心力衰竭的早期症状,易被忽视。心力衰竭时肝大等也不一定都是心力衰竭所致。如劳力性气促可由阻塞性肺气肿、肺功能不全、肥胖或身体虚弱引起。夜间呼吸困难也可由支气管哮喘发作引起。肺底湿啰音可由慢性支气管炎、支气管扩张或肺炎引起。心力衰竭引起的湿啰音大多为两侧对称性的,偶见于单侧,或仅有哮鸣音。下肢水肿可由静脉曲张、静脉炎、肾脏或肝脏疾病、淋巴水肿等所致,还可在久坐或月经前后、妊娠后期发生;妇女原因不明性下肢水肿亦不少见。另外,心力衰竭时可因长期卧床液体积聚在腰骶部而不发生下肢水肿。肝大可由血吸虫病、肝炎、脂肪肝引起。颈静脉充盈可由肺气肿或纵隔肿瘤压迫上腔静脉引起。胸腔积液可由胸膜结核、肿瘤和肺梗死引起;腹水也可由肝硬化、低蛋白血症、腹膜结核、肿瘤引起。

心力衰竭时常伴心脏扩大,但正常大小的心脏也可发生心力衰竭,如急性心肌梗死。肺气肿时心脏扩大可被掩盖;心脏移位或心包积液又可被误认为心脏扩大。

X 线是确诊左心衰竭肺间质水肿期的主要依据,还有助于心力衰竭和肺部疾病的鉴别。超声心动图不能确诊心力衰竭,但是区分收缩或舒张功能不全的主要手段,还能评估心脏结构和功能,帮助确立心力衰竭病因。静脉压测定有助于确诊早期右侧心力衰竭。血流动力学监测不适用于慢性心力衰竭的诊断。心电图和血生化指标则对心力衰竭诊断无帮助。

## 四、并发症

血流迟缓和长期卧床可导致下肢静脉血栓形成,继而发生肺栓塞和肺梗死,此时有胸痛、咯血、黄疸、心力衰竭加重甚至休克等表现。左、右心腔内附壁血栓可分别引起体动脉和肺动脉栓塞;体动脉栓塞可致脑、肾、脾、肠系膜梗死及上、下肢坏死。有卵圆孔未闭者,体循环静脉血栓脱落形成的栓子,有可能在到达右心房穿过未闭的卵圆孔到达左房,再经左房进入体循环,形成所谓反常栓塞。长期卧床患者特别是有肺水肿者极易并发呼吸道感染,特别是支气管肺炎。

## 五、防治

近年来对心力衰竭的防治有重大进展。评价疗效的方法除根据症状、血流动力学效应、运动耐量和生活质量的改善外,还增加了长期治疗的安全性、病死率、生存期、神经激素系统激活程度等指标。治疗药物也在 ARB/ACEI、β 受体阻滞剂、醛固酮受体拮抗剂基础上,考虑血管紧张素受体-脑啡肽酶抑制剂——沙库巴曲缬沙坦治疗。

具体措施包括以下几方面。

### (一)病因防治

风湿性心瓣膜病在我国仍属慢性心力衰竭的常见病因。应用青霉素治疗链球菌感染,已使风湿热和风湿性心瓣膜病在发达国家基本绝迹。择期手术治疗心瓣膜病,有效地控制高血压以及积极防治冠脉病变与心肌缺血等病因治疗;消除心力衰竭的诱因如控制感染、避免体力过劳和精神刺激等,可预防心力衰竭的发生。

**（二）收缩性心力衰竭的治疗**

1.减轻心脏负荷

包括减少体力活动和精神刺激。严重者宜绝对卧床休息,在心功能逐步改善过程中,适当下床活动,以免卧床休息过久并发静脉血栓形成或肺炎。此外,应注意解除精神负担,必要时给予小量镇静药。

2.限制钠盐的摄入

适当限制日常饮食中的钠盐摄入量,食盐量日 2～5 g,忌盐腌制食物。应用利尿药引起大量利尿时,钠盐限制不宜过严,以免发生低钠血症。

3.利尿药的应用

利尿药通过抑制肾小管不同部位的 $Na^+$ 重吸收,或增加肾小球 $Na^+$ 的滤过,增进 $H_2O$、$Na^+$ 排出,从而降低心室充盈压,减轻肺循环和/或体循环淤血所致临床症状,其疗效肯定,但对心力衰竭整体过程的影响(如生存率等)不明,长期应用利尿药理论上可能产生以下不良反应:①降低心排血量,从而激活 RAAS,血浆肾素和醛固酮增高;②导致低钾血症;③降低糖耐量;④导致高尿酸血症;⑤导致高脂血症;⑥导致室性心律失常。目前利尿药为治疗心力衰竭伴水、钠潴留患者的一线药物,大多与其他心力衰竭的治疗药物(如地高辛、ACEI)联合应用,单纯舒张性心力衰竭利尿药宜慎用。

常用的利尿药:①噻嗪类利尿药,氢氯噻嗪 12.5～50 mg/d,氯噻酮 12.5～50 mg/d,美托拉宗 1～10 mg/d,氯噻嗪 250～1 000 mg/d;②襻利尿药,呋塞米口服 20～40 mg/d,布美他尼口服 0.5～1 mg/d,依他尼酸口服 25～50 mg/d;③保钾利尿药,螺内酯 25～75 mg/d,阿米洛利2.5～7.5 mg/d,氨苯蝶啶 50～100 mg/d。

合理应用利尿药:①利尿药适用于有左或右心室充盈压增高表现的患者,如颈静脉充盈伴静脉压增高,肝大伴肝颈静脉反流征阳性,劳力性或夜间阵发气促,肺淤血,肺水肿以及心源性水肿等。②急性心力衰竭伴肺水肿时,静脉推注襻利尿药(呋塞米)是首选治疗。其静脉扩张作用可在利尿作用出现前迅速减轻前负荷与症状。③轻度钠潴留患者应用噻嗪类利尿药常可获得满意疗效,中度以上钠潴留患者多需应用襻利尿药。起始先用小剂量间断治疗,如每周 2～3 次,利尿效果不满意时,再增加剂量和/或连续服用,病情减轻后再间断给药。定期测体质量可及时发现隐性水肿,以调节利尿药用量。连续利尿应注意预防低钾血症,可联用保钾利尿药。④重度心力衰竭或伴肾功能不全的患者,宜选用襻利尿药,也可联用襻利尿药和美托拉宗。注意大量利尿所致并发症。⑤顽固性水肿大多联合应用利尿药,如大剂量襻利尿药和噻嗪类、保钾利尿药联用,间断辅以静脉推注襻利尿药。噻嗪类或襻利尿药与 ACEI 联用,可减少利尿药引起低钾血症和RAAS 系统激活等不良反应,降低耐药性的发生率。联用时应密切观察血压、血容量、肾功能与血电解质改变。

**（三）正性肌力药物的应用**

由于慢性心力衰竭患者心肌收缩力减弱,改善心肌收缩功能曾被认为是心力衰竭的首要治疗。

正性肌力药物主要有以下几种。

1.洋地黄类

常用洋地黄类药物见表 5-11。

表 5-11　用于慢性心力衰竭的洋地黄类药物

| 制剂 | 给药途径 | 作用时间 | | | | 负荷量 | | 平均每天维持量 |
| --- | --- | --- | --- | --- | --- | --- | --- | --- |
| | | 开始 | 高峰 | 持续 | 消失 | 剂量 | 给药法 | |
| 洋地黄 | 口服 | 2～4 h | 8～12 h | 4～7 d | 2～3 周 | 0.7 g | 3 次/天,每次 0.1 g(首剂0.2 g)共 2 d | 0.05 g |
| 洋地黄毒苷 | 口服 | 2～4 h | 8～12 h | 4～7 d | 2～3 周 | 0.7 mg | 3 次/天,每次 0.1 mg(首剂0.2 mg)共 2 d | 0.05 mg |
| 地高辛 | 口服 | 1～2 h | 4～12 h | | | 1.5 mg | 3 次/天,每次 0.25 mg 共2 d | 0.25～0.375 mg |
| | 静脉 | 10 min | 第一峰 30～60 min 第二峰 4～6 h | 1～2 h | 3～6 d | 0.75 mg | 首剂 0.25～0.5 mg,4～6 h后可再注射0.25 mg | |
| 毛花苷 C | 静脉 | 10 min | 1～2 h | l～2 d | 3～6 d | 0.8 mg | 首剂 0.6 mg 或 0.4 mg,2～4 h后再注射0.2～0.4 mg | |
| 毒毛花苷 K | 静脉 | 5 min | 1 h | 1～2 d | 2～3 d | 0.25～0.375 mg | 首剂 0.25 mg,必要时可在 2 h后再注射0.125 mg | |

(1)禁忌证:①洋地黄过量或中毒,洋地黄过量或中毒的表现之一是心力衰竭症状加重,常被误诊为剂量不足而盲目增加洋地黄量,甚至因而致死。②肥厚性梗阻型心肌病并发心力衰竭的病理生理机制为心室舒张不全与收缩过度,因而属单纯舒张性心力衰竭。洋地黄不能改善心室舒张功能,其正性收缩作用可使流出道梗阻加重,因而除并发心房颤动或其他房性快速心律失常外,不宜用洋地黄治疗。③房室阻滞,部分或完全性房室阻滞都属于洋地黄应用的禁忌证。但如并发急性肺水肿,来不及置人工心脏起搏器治疗时,可在严密观察下试用快速作用的洋地黄制剂,并在病情许可时安置起搏器。起搏器安置后仍有心力衰竭表现的患者,可以加用洋地黄治疗。④室性期前收缩和室性心动过速(室速)曾被列为洋地黄应用的禁忌证。但由心力衰竭引起的室性期前收缩或室性心动过速以及因室性期前收缩或室性心动过速而加重的心力衰竭,而能排除洋地黄过量,则洋地黄治疗可中断上述的恶性循环。

(2)预防性用药:已证明尚能维持代偿功能。使用洋地黄也能提高心肌工作效率,因而有主张在特殊条件下用洋地黄预防心力衰竭者。如:①准备进行心内手术的患者,术前洋地黄预防治疗。为避免手术完毕直流电复律时并发严重室性快速心律失常,一般于术前 2 d 停用。②缩窄性心包炎、心包剥离术前用洋地黄可预防术后严重心力衰竭和心源性休克。

(3)给药方法:一般每天给予维持量即可。为使洋地黄制剂较早出现疗效,可选用毛花苷 C或地高辛,先给负荷量继以维持量,负荷量可分次给予。3 d 内用过地高辛的一般不用负荷量,但如病情需要,可小剂量分次给药,并密切观察疗效及毒副反应。对急性左侧心力衰竭和心室率快速的房性快速心律失常(伴或不伴心力衰竭)患者,宜将负荷量一次给予。急性心肌梗死、急性心肌炎、肺心病、黏液性水肿或贫血等引起的心力衰竭,负荷量不宜过大,并应分次给予。肾功能不全者禁用负荷量。

2.非洋地黄类正性肌力药

（1）肾上腺素能受体兴奋药：多巴胺是去甲肾上腺素的前体，其作用随应用剂量的大小而表现不同，较小剂量[2 μg/(kg·min)]表现为心肌收缩力增强，血管扩张，特别是肾小动脉扩张，心率加快不明显。这些都是治疗心力衰竭所需的作用。如果大剂量或更大剂量[5～10 μg/(kg·min)]则可出现对心力衰竭不利的相反作用。

此外，患者对多巴胺的反应个体差异较大，应由小剂量开始逐渐增量，以不引起心率加快及血压升高为度。

（2）磷酸二酯酶抑制药：氨力农用量为负荷量 0.75 mg/kg，稀释后静脉注入，再以5～10 μg/(kg·min)静脉滴注，每天总量 100 mg。

### （四）血管紧张素转换酶抑制药的应用

提早对心力衰竭治疗，从心脏尚处于代偿期而无明显症状时，即开始给予 ACE 抑制药的干预治疗是心力衰竭治疗方面的重要进展。通过 ACE 抑制药限制心肌、小血管重构，以达到维护心肌的功能，推迟充血性心力衰竭的到来，降低远期死亡率。

ACE 抑制药目前种类很多，在选择应用时主要考虑其半衰期的长短，确定用药剂量及每天次数。卡托普利为最早用于临床的含巯基的 ACE 抑制药，用量为 12.5～25 mg，每天 2 次；贝那普利半衰期较长并有 1/3 经肝脏排泄，对有早期肾功能损害者较适用，用量为 5～10 mg，每天1 次；培哚普利亦为长半衰期制剂，可每天用一次 2～4 mg。

### （五）β受体阻滞药的应用

从传统的观念看来β受体阻滞药以其负性肌力作用而禁用于心力衰竭。但现代观点认为心力衰竭时心脑的代偿机制虽然在早期能维持心脏排血功能，但在长期的发展过程中将对心肌产生有害的影响，加速患者的死亡。代偿机制中交感神经兴奋性的增强是一个重要的组成部分，而β受体阻滞药可对抗这一效应。为此 20 世纪 80 年代以来不少学者在严密观察下审慎地进行了β受体阻滞药治疗心力衰竭的临床验证，其中一项较大规模的试验应用美托洛尔治疗扩张型心肌病心力衰竭，与对照组相比其结果证实患者不仅可以耐受用药，还可以降低致残率、住院率，提高运动量。

进一步研究是β受体阻滞药的制剂选择问题，美托洛尔选择性阻滞 $β_1$ 受体而无血管扩张作用；卡维地洛作为新的非选择性并有扩张血管作用的β受体阻滞药，用于心力衰竭治疗，大规模临床试验其结果优于美托洛尔，可明显降低病死率、住院率以及提高患者的运动耐量。

由于β受体阻滞药确实具有负性肌力的作用，临床应用仍应十分慎重。待心力衰竭情况稳定后，首先从小剂量开始，逐渐增加剂量，适量维持。

### （六）舒张性心力衰竭的治疗

舒张性心力衰竭的治疗原则与收缩功能不全有所差别，主要措施如下。

（1）β受体阻滞药：改善心肌顺应性，使心室的容量-压力曲线下降，表明舒张功能改善。

（2）钙通道阻滞剂：降低心肌细胞内钙浓度，改善心脏主动舒张功能，主要用于肥厚型心肌病。

（3）ACE 抑滞药：有效控制高血压，从长远来看改善心肌及小血管重构，有利于改善舒张功能，最适用于高血压心脏病及冠心病。

（4）尽量维持窦性心律，保持房室顺序传导，保证心室舒张期充分容量。

（5）对肺淤血症状较明显者，可适量应用静脉扩张药（硝酸甘油制剂）或利尿药降低前负荷，但不宜过度,因过分地减少前负荷可使心排血量下降。

(6)在无收缩功能障碍的情况下,禁用正性肌力药物。

### (七)血管紧张素受体-脑啡肽酶抑制剂(ARNI)治疗

心力衰竭的神经内分泌发病机制是一个里程碑式的发现,针对交感神经激活的β受体阻滞剂和针对肾素-血管紧张素-醛固酮系统的血管紧张素转化酶抑制剂、血管紧张素Ⅱ受体阻滞剂、醛固酮拮抗剂能显著改善心力衰竭患者的预后,已成为心力衰竭治疗的基石。但即使给予了"最适治疗",心力衰竭的死亡率、致残率仍很高,新的治疗靶点研发紧迫。血管紧张素受体-脑啡肽酶抑制剂是近年来心力衰竭治疗上的重要发现。

脑啡肽酶抑制剂可通过抑制脑啡肽酶水平提高脑啡肽浓度,因此对心力衰竭有良好的治疗作用。但是,单独应用脑啡肽酶抑制剂会使肾上腺髓质素、缓激肽、血管紧张素Ⅱ和内皮素Ⅰ浓度升高,以致血管收缩和舒张效果互相抵消。沙库巴曲缬沙坦通过将血管紧张素Ⅱ受体阻滞剂(ARB)与脑啡肽酶抑制剂整合到一起解决了这一问题。

《舒张性心力衰竭诊断和治疗专家共识》指出,收缩性心力衰竭合并心室舒张功能障碍患者应用沙库巴曲缬沙坦可减少心力衰竭住院率和心血管死亡风险。

### (八)"顽固性心力衰竭"及不可逆心力衰竭的治疗

"顽固性心力衰竭"又称为难治性心力衰竭,是指经过各种治疗,心力衰竭不见好转,甚至还有进展者,但并非心脏情况已至终末期不可逆转者。对这类患者应努力寻找潜在的原因,并纠正,如风湿活动、感染性心内膜炎、贫血、甲状腺功能亢进症、电解质紊乱、洋地黄类过量、反复发生的小面积肺栓塞等。或者患者是否有与心脏无关的其他疾病如肿瘤等。同时调整心力衰竭用药,强效利尿药和血管扩张药及正性肌力药物联合应用等。对重度顽固性水肿也有试用血液超滤法。

对不可逆心力衰竭患者大多是病因无法纠正的,如扩张型心肌病、晚期缺血性心肌病患者,心肌情况已至终末状态不可逆转。其唯一的出路是心脏移植。从技术上看心脏移植成功率已很高,5年存活率已可达60%,但限于我国目前条件,尚无法普遍开展。

(霍连营)

# 第十节　急性心肌梗死并发心力衰竭

心力衰竭是急性心肌梗死的重要并发症之一。心力衰竭在急性心肌梗死早期和恢复期都可出现,85%发生在1周之内,其中半数以上在24 h以内。急性心肌梗死合并心力衰竭主要是左心衰竭,但随着左室重构的持续发展,迟早会影响右侧心脏,导致发生全心衰竭(也可发生室间隔穿孔、乳头肌断裂等而突然出现全心衰竭),右室梗死则主要表现为右室衰竭,部分患者过去有左心衰竭发作史,或有慢性心力衰竭,发生心肌梗死后,可表现为心力衰竭突然加重。

### 一、发病机制和血流动力学改变

#### (一)泵衰竭造成心排血量下降

急性心肌梗死后,血流动力学紊乱程度与梗死范围直接相关;梗死使左心室心肌丧失 20%以上时,则易并发心力衰竭;丧失 40%以上时,极易并发心源性休克。显然,心肌丧失越多,就越难维持其正常的排血功能。急性心肌梗死后,梗死周围缺血区心肌的收缩性亦可发生暂时性减弱,这也有碍于心脏射血。心脏排血减少后,血液蓄积于左心室,致使左心室容积和舒张末压力升高(心脏扩大)。这是一种代偿机制,可使尚有功能的心肌最大限度地利用 Frank-Starling 原理以维持足够的心排血量。测定表明,急性心肌梗死患者要维持正常的心排血量,最适宜的左心室舒张末压一般为 1.8~2.4 kPa(14~18 mmHg),有时可高达 2.7 kPa(20 mmHg)。当过度提高左心室充盈压也不能维持足够的心排血量,并且心脏指数低于 2.2 L/(min·m²)时,则会出现肺淤血和周围组织灌流不足的临床表现,即心源性休克,为心力衰竭的极重型表现。

#### (二)急性心肌梗死并发心源性休克

多数患者有严重的多支病变,急性心肌梗死后大量心肌坏死,坏死部分收缩期向外膨出,形成急性室壁瘤,使左室射血分数严重下降,之后坏死心肌水肿、僵硬,顺应性降低,心室舒张功能障碍,左室舒张末压升高。在急性心肌梗死时,往往同时存在上述两个过程,加重心功能损害。既往的多次陈旧心肌梗死或长期慢性缺血后的心肌纤维化,也都会加重心功能的损害,或在急性心肌梗死前已形成缺血性心肌病或已存在心力衰竭。当心肌损害的累积数量(新鲜+陈旧)超过左室功能性心肌的 40%时,即会发生严重的心力衰竭或心源性休克。

#### (三)其他因素

促发心力衰竭的因素包括急性心肌梗死时的机械性并发症:①乳头肌断裂致严重二尖瓣反流。②室间隔破裂致大量左向右分流。③心室游离壁破裂致急性心包压塞:左心室游离壁破裂的患者常迅速死亡;发生较缓者,称为亚急性心脏破裂,可存活数十分钟至数小时。④下壁心肌梗死伴右室梗死。右室梗死时因右心功能严重降低,左心室充盈压下降,使心室功能进一步降低。

心源性休克时(严重心力衰竭+休克),左心室舒张末压增高,使肺毛细血管压升高,肺间质或肺泡水肿;心排血量减低使器官和组织灌注减少,器官严重缺氧;肺泡水肿引起肺内右向左分流,使动脉氧分压下降,进一步加重组织缺氧,促发全身的无氧代谢和乳酸酸中毒。

#### (四)急性心肌梗死并发左心衰竭的主要因素

1.前负荷

前负荷是指左室收缩前所承受的负荷,可用左室舒张末容量、左室舒张末压力代表。前者可通过二维超声心动图测定左室舒张末期周边纤维长度或容量表示之。测定后者不太方便,当无二尖瓣狭窄、肺血管病变时,肺毛细血管压(肺动脉楔压)可代替左室舒张末压。临床上采用Swan-Ganz 导管在床旁经外周静脉在压力监测下送抵右心房、右室、肺动脉,气囊嵌顿在肺动脉分支内,通过连通器的原理,测得肺小动脉嵌顿压(肺毛细血管压),即可代表左室舒张末压。

2.后负荷

后负荷为左室射血后承受的负荷,取决于动脉压。

3.心肌收缩状态和左室壁的顺应性

急性心肌梗死后,左心室因心肌缺血、坏死,其收缩性及舒张期顺应性均降低,心排血量低于正常,可使血压下降,这样便刺激主动脉及颈动脉内压力感受器,使其发生冲动增强,通过交感-肾上腺素能神经系统及肾素-血管紧张素系统的作用,导致全身小动脉收缩,血流重新分布。这本来是反射性自身保护机制,以保证重要生命器官的供血。但对心功能障碍的患者,则使后负荷加大,心排血量进而减少。同时,也使左室舒张末容量和左室舒张末压增加,进而导致肺淤血和肺水肿。

急性心肌梗死后,多数患者是由于左室舒张末压增加或左室顺应性突然下降,其中左室舒张末压增加是更重要的机制。如果左室有大约20%的心肌无运动,则收缩末残留血量增多,射血分数降低,左室舒张末容量也会显著增多。射血分数是代表左室射血或收缩性能的指标,为每搏血量与舒张末容量的比值。梗死早期、坏死节段的顺应性增加,可使收缩期坏死节段延展和向外膨出,是产生上述血流动力学变化的重要因素。尔后,顺应性降低,则减低了整个左室的顺应性,并减少梗死节段的膨出,可有利于提高左室射血分数,使心力衰竭程度获得某些改善,但最终顺应性降低会使左室舒张末压增加,心力衰竭加重。

左室射血分数降低的重要决定因素是梗死面积的大小。若是左室心肌数量损失25%时,则表现为明显的心力衰竭。射血分数在梗死后24 h内变化较大,之后则相对恒定。若发生新的梗死(梗死扩大)、梗死区延展变薄(梗死伸展)或有新的缺血区增加时,可使射血分数进一步下降。

### (五)心肌顿抑和心肌冬眠

最近明确,缺血或梗死心肌发生心功能不全尚有另外的机制。此种情况包括心肌顿抑和心肌冬眠。心肌顿抑是指急性心肌梗死后,应用溶栓治疗、经皮冠状动脉内成形术,或心肌梗死后血栓溶解,自发再通,缺血心肌虽得到血流灌注,但可引起收缩功能不全及舒张功能不全,持续数天或数周。产生机制可能与心肌再灌注损伤后氧自由基、钙离子失衡、兴奋-收缩脱耦联有关。心肌冬眠是指由狭窄冠状动脉供血的心肌,虽有生命力,但收缩性长期受到抑制。这实际上是缺血心肌的一种保护性机制,可使供氧不足的心肌减低氧耗量,免受损害。因此,在梗死后心肌内可能存在"顿抑区"和"冬眠区",可能参与心肌梗死后心力衰竭的形成机制。左室舒张末压增加可增加心肌纤维的初长,即增加前负荷。可使梗死后尚存活的心肌充分利用 Frankstarling 机制,增加心排血量。用肺毛细血管压代替左室舒张末压,其临界高度为2.4 kPa(18 mmHg)。在此之前,随左室舒张末压增加,心排血量呈线性增加,以后则呈平台状并进而下降。一般从2.4~2.7 kPa(18~20 mmHg)开始有肺淤血表现;2.7~3.3 kPa(20~25 mmHg)为中度肺淤血;3.3~4.0 kPa(25~30 mmHg)为重度肺淤血;>4.0 kPa(30 mmHg)则发生肺水肿。

心源性休克是心力衰竭的极重型表现,左室功能性心肌损失超过40%。这时除肺毛细血管压高于2.4 kPa(18 mmHg)外,心脏指数会降至 2.2 L/(min·m²)以下。不但有明显的肺淤血表现,还表现出淡漠、衰竭、尿少、发绀、肢冷等周围循环衰竭表现。

## 二、心力衰竭的发病因素

### (一)梗阻时间和梗死面积

急性心肌梗死并发心力衰竭,与缺血区域大小及心肌丧失量密切相关。实验证明,冠状动脉梗阻1 min内,缺血中心就出现矛盾运动,缺血边缘区收缩力微弱。心肌坏死达20%~25%时,即有明显心力衰竭表现;当心肌丧失达40%时,往往导致心源性休克。

### (二)既往心肌受损情况

心力衰竭发生与既往心肌受损的情况密切相关。长期心肌缺血,可引起心肌纤维化,使心肌收缩力减弱,急性心肌梗死后即易于发生心力衰竭。既往有陈旧性心肌梗死或心力衰竭史的患者,心肌梗死后再次出现心力衰竭的可能性则相对较大。

### (三)并发症

有高血压史或梗死后血压持续增高者,心脏后负荷过重,易于发生心力衰竭。心肌梗死如并发乳头肌功能不全、室壁瘤、室间隔穿孔等,都可使心脏负荷加重,诱发心力衰竭和恶化心力衰竭。心力衰竭与心律失常并存,互相促进或加重。其他如输液速度过快、合并感染、用药不当或延误诊治、未及时休息等,均为心力衰竭的诱发因素。

在心肌梗死并发心力衰竭的患者中,前壁心肌梗死较多见,Q波梗死多见。一般Q波梗死多为冠状动脉内新鲜血栓形成所致,因心肌内多无侧支循环的保护,梗死面积较非Q波梗死大。通常前壁梗死较下壁梗死面积大,梗死伸展或室壁瘤出现的可能性较下壁梗死多见。因此,心力衰竭是前壁梗死的常见并发症。下壁梗死时射血分数最低者为前壁导联出现明显ST段压低的病例,提示前壁严重缺血受累。当患者出现下壁心肌梗死并发心力衰竭时,应考虑下述可能性:并发二尖瓣反流或室间隔穿孔;同时存在下壁和前壁远隔部位的梗死,新鲜梗死加陈旧梗死;或有冠心病以外致心力衰竭的病因或发病因素。

少数病例的肺水肿并非来自心肌梗死,而是来自较长时间持续的心肌缺血。在心肌缺血缓解后,复测左室射血分数正常或接近正常。这些患者有较高的死亡率。因此,应注意识别这些患者,早日行冠状动脉腔内成型术或冠状动脉旁路移植术。或者采用较大剂量的抗心肌缺血药物,对心肌缺血进行强化治疗。

## 三、心力衰竭的临床表现

急性心肌梗死并发心力衰竭以左心衰竭为主。由于前向衰竭,可出现重要脏器供血不足,表现为头晕、无力、气短、肢冷、发绀、尿少、烦躁、淡漠,甚至昏迷。后向衰竭可出现肺淤血的症状和体征。

### (一)左心衰竭

1.肺脏表现

呼吸困难是最主要的临床表现,患者感到呼吸费力、短促,需垫高枕头,采取半卧位或端坐呼吸,往往增加供氧亦不能缓解。肺部湿啰音是最主要体征,可表现为肺底湿啰音,或两肺满布湿性啰音或干性啰音(哮鸣音),甚至在急性肺水肿时,两肺可"状如煮粥"。胸片可依据心力衰竭程度不同,表现:①上肺野血管纹理粗重,下肺野纤细、模糊。②两肺野透光度减低。③出现Kerley A、B、C线:A线为肺野外围斜行引向肺门的线状阴影;B线多见于肋膈角区,长2~3 cm,宽1~3 cm,为水肿液潴留而增厚的小叶间隔与X线呈切线时的投影;C线为中下肺野的网格状阴影。④肺门周围阴影模糊、增大,出现蝶翼状阴影,两肺野出现边缘模糊的片状阴影。⑤出现叶间胸膜增厚、积液或少量胸膜积液。急性心肌梗死并发心力衰竭时,多数不能摄取常规胸片,床头片往往质量差,但可参考上述影像表现决定诊断与治疗。

2.心脏表现

急性心肌梗死后,左心衰竭主要表现为窦性心动过速、交替脉、第三心音或第四心音奔马律。第一心音往往低钝,第二心音可亢进或有逆分裂。急性心肌梗死后大约1/2可闻及心尖部收缩期杂音,随治疗或病程进展消失。若有乳头肌功能失调,可出现心前区向左腋部传导的收缩期杂音;室间隔穿孔的杂音往往在胸骨下端左缘3~5肋间,可向右侧传导。

心电图 $V_1$ 导联 P 波的终末电势($Ptf-V_1$)是判断左室功能的敏感指标。正常人 $Ptf-V_1$ 很少低于$-0.02$ mm/s,$<-0.04$ mm/s 者为心力衰竭。$Ptf-V_1$ 呈负值增大,与肺毛细血管压升高呈线性关系。

### (二)右心衰竭

急性心肌梗死后主要表现右心衰竭者,见于右室梗死。急性前壁心肌梗死一般不并发右室梗死,急性下壁心肌梗死并发右室梗死相当多见,占 17%~43%。梗死通常由左室后壁直接延伸至右室后游离壁,甚至前侧部分。在下壁心肌梗死患者中,右胸前导联 $V_{3R}$、$V_{4R}$ ST 段抬高伴病理性 Q 波,是诊断右室梗死颇为敏感和特异的指标。少数患者右室梗死面积大,ST 段抬高可出现在 $V_1$~$V_3$ 导联。右室梗死患者右室射血分数明显降低($<0.40$),右室扩张甚至超过左室,并压迫左室,使左室功能受损。大约半数患者有明显右心衰竭,出现肝大、颈静脉怒张和低垂部位水肿、低血压或休克。房室传导阻滞是常见并发症。

实验室检查发现,CPK 释放量与下壁心肌梗死面积不相称。超声心动图和放射性核素心室造影会发现右室扩张,甚至超过左室。右室射血分数明显降低,右室充盈压明显增高,而左室充盈压正常或仅轻度增高(RVFP/LVFP$>0.65$),说明有右室功能障碍,心房压力曲线有深的 X 和 Y 凹陷(后者$>$前者),并且吸气时右心房平均压增高,而肺毛细血管压正常或仅轻度增高,右心房平均压/肺毛细血管楔压$\geq0.86$。

### (三)心肌梗死后心脏功能的临床评价

急性心肌梗死后的心功能评价,要求简便易行,适合床边进行。因此,广泛应用 Killip 分型和 Forrester 血流动力学分类。

Killip 分型(表 5-12),其优点为主要根据临床资料分类,与病死率相结合,适合在心肌梗死的急性期应用。

表 5-12　Killip 分型与病死率的关系

| 分类 | 病死率(%) | |
| --- | --- | --- |
| | Killip | 日本国立循环疾病中心 |
| Ⅰ型:肺野无啰音,无 S3 及心功能不全症状 | 6 | 5 |
| Ⅱ型:肺部啰音占肺野 50% 以下,有第三心音 | 17 | 16 |
| Ⅲ型:湿啰音占肺野 50% 以上(肺水肿) | 38 | 21 |
| Ⅳ型:心源性休克 | 81 | 86 |

在床边插入 Swan-Ganz 导管,根据测定的血流动力学指标,进行分型并指导治疗。在心肌梗死的急性期,Suan-Ganz 导管血流动力学监测对于血流动力学不稳定或危重患者是十分必要的。可按 Forrester 的分型给予不同的治疗(表 5-13)。

表 5-13　Forrester 血流动力学分类

| PCWP kPa(mmHg) | CI(L/min·m²) | 治疗措施 |
| --- | --- | --- |
| Ⅰ型$\leq2.4$(18) | $>2.2$ | 吸氧、镇痛、镇静 |
| Ⅱ型$>2.4$(18) | $>2.2$ | 利尿剂、血管扩张剂 |
| Ⅲ型$\leq2.4$(18) | $\leq2.2$ | 输液、儿茶酚胺药物、起搏器 |
| Ⅳ型$>2.4$(18) | $\leq2.2$ | 儿茶酚胺类药物、血管扩张剂、利尿剂、主动脉内气囊泵 |

#### 四、心力衰竭的治疗

急性心肌梗死并发心力衰竭为 Killip 分型的 Ⅱ 型和 Ⅲ 型。若同时有低心排血量,则可能属于 Ⅳ 型,即心源性休克。因此,对患者除采用常规的吸氧、镇静、镇痛、采用半卧位的一般治疗措施外,最好在床边插入 Swan-Ganz 导管,确定血流动力学类型,以指导治疗。若病情危重,严重呼吸困难,血压不能测出,处于心源性休克状态,或无进行血流动力学监测的条件,可按 Killip 分型进行治疗。

##### (一)一般治疗

患者采用最舒适的体位,有呼吸困难者采用半卧位,头部抬高程度根据肺淤血程度决定,以使患者舒适为度。严重肺水肿患者,可能需前屈坐位,胸前重叠几个枕头,俯在上面。若处于休克时,则需抬高下肢,放低头部。

胸痛、呼吸困难、不安感强烈时,给予吗啡,每次 3~5 mg,每次 5~30 min,直至胸痛缓解。吗啡可缓解交感张力增高引起的动静脉收缩,减轻心脏前后负荷,减轻肺淤血和肺水肿程度。

吸氧应该>6 L/min,采用鼻导管或面罩给氧。患者患有严重肺水肿、心力衰竭,或有机械并发症时,单纯鼻导管给氧可能难以纠正低氧血症。经充分吸氧,若氧分压仍低于 6.7 kPa(50 mmHg)以下时,给予气管内插管和机械通气。

##### (二)药物治疗

**1.利尿剂**

心力衰竭时最常应用的利尿剂为呋塞米。呋塞米兼有利尿作用和静脉扩张作用,在改善肺淤血的同时,降低左室充盈压,减低心肌耗氧量。结果使心肌收缩状态得到改善,心排血量增加。根据心力衰竭程度可给予 20~40 mg 静脉注射,以心力衰竭缓解为度。强力利尿可致低钾血症和低血容量,而引起休克或降低心脏功能。

**2.血管扩张剂**

采用利尿剂使肺毛细血管压不能充分降低,或临床症状未得到充分改善时,应并用血管扩张剂。以肺淤血为主要表现者,主要应用扩张小静脉的硝酸酯制剂;以低心排血量为主要表现者,主要应用扩张小动脉制剂,减轻心脏后负荷。目前,单纯小动脉扩张剂如肼屈嗪、硝苯地平不宜用于急性心肌梗死,可考虑应用对动静脉均有扩张作用的血管紧张素转换酶抑制剂及硝普钠等。急性心肌梗死期间若伴有心室扩大或心力衰竭表现,则毫无例外地应该应用血管紧张素转移酶抑制剂。已证实该药能明显改善左室重构和心力衰竭患者的预后。

**3.硝酸酯**

为心肌缺血的主要治疗药物,改善心肌氧的供求平衡,增加缺血心肌的供血,并有利于侧支循环的建立。扩张全身小静脉,减轻心脏前负荷和肺淤血。急性心肌梗死常用硝酸甘油静脉注射,从 0.1 μg/(kg·min)开始,在监测血压和心率的同时,每隔 5~10 min 递增 1 次,递增 5~10 μg/min,最大剂量 200 μg/min。输注过程中应避光,并避免使用聚乙烯输液管道,因该管道大量吸收硝酸甘油。增剂量的终点应为临床症状控制;血压正常的患者平均压降低 10% 以内,高血压患者降低 30% 以内,但收缩压绝不能低于 12.0 kPa(90 mmHg);心率增加不超过 110 次/分钟。

**4.硝普钠**

对小动脉和小静脉有同等扩张作用,通过降低体循环动脉压,减轻前负荷和后负荷,减低心肌耗氧量,而增加心排血量,改善心脏功能。硝普钠作用很快,一旦达到有效剂量,在 2~5 min

即可出现治疗作用。停止滴注 5~15 min,其效应消失。口服无效。不能直接静脉注射,而是配成溶液静脉点滴,可溶于 5%~10% 葡萄糖或右旋糖苷-40 内,药液内不能加入其他药物。平均需要量 1 $\mu g/(min \cdot kg)$,一般输液速度在 20~200 $\mu g/min$,个别需要 300~500 $\mu g/min$。用药以 10 $\mu g/min$ 开始,以后每 5 min 以 5~10 $\mu g/min$ 的速度增加至所需剂量。治疗过程中应密切监测血压,如不能监测肺毛细血管压,则以体循环动脉压和其他体征为依据。收缩压在 14.7 kPa(110 mmHg)以上者,可以下降 15%~20%,一般不应低于 12.7 kPa(95 mmHg)。治疗达到效果后,维持输液 12~48 h。如病情改善,可以停药。因其起效快及作用短暂,停药后如有必要,可以随时恢复治疗,仍然有效。硝普钠应在给药前新鲜配制,输液瓶用黑纸包裹避光,配制药液如超过 8 h,应重新配制。硝普钠的不良反应有头痛、头晕,还可发生意识模糊、惊厥、肌肉抽搐、恶心、呕吐、不安、出汗等,这些不良反应多与治疗药物过量有关。对持续用药超过 72 h 者,应测血中硫氰酸盐含量,并以此作为判断中毒的指标,>12 ng/dL 为中毒水平,应予停药。本药在急性心肌梗死时应用,有学者报道可致缺血区供血减少,因此不利于侧支循环建立并挽救缺血心肌,应予注意。如有急性二尖瓣反流或室间隔穿孔时,本药通过减轻左室射血阻抗,可明显增加心排血量,并减少血流反流,有利于改善病情。

5.酚妥拉明

为 α-肾上腺素能受体阻滞剂,对 $\alpha_1$-和 $\alpha_2$-受体均有阻滞作用。以扩张小动脉为主,同时也扩张小静脉。因此,可减轻心脏前后负荷,减少心肌耗氧量,而增加心排血量。对急性心肌梗死并发心力衰竭、急性肺水肿及心源性休克均有明显的治疗作用。此外,它能解除心力衰竭时的胰岛素抑制,增加心肌对葡萄糖的利用。酚妥拉明静脉滴注后,80% 的心肌梗死患者发生心动过速,可能与该药阻滞 $\alpha_2$-受体,使儿茶酚胺递质释放增多有关。

用法:10 mg 溶于 10% 葡萄糖液 100~200 mL,静脉滴注,初始剂量 0.1~0.3 mg/min,效果不明显时,可每 5 min 递增 1 次 0.1~0.5 mg 的剂量,最高剂量可达 2 mg/min。起效时间 2~5 min,停药后 10~15 min 作用消失。

6.儿茶酚胺类药物

该类药物兴奋心肌 $\beta_1$ 受体,有正性变力作用。因此,急性心肌梗死时可能增加心肌耗氧量,并加重心肌缺血。若对以上治疗措施反应不佳时,可给予多巴胺和多巴酚丁胺静脉滴注治疗。根据我们的经验,急性心肌梗死时,由于对洋地黄的作用反应差,并易发生毒性反应,而儿茶酚胺类药物作为主要的增强心肌收缩力的药物,可与硝酸甘油同用,以减轻该类药物的某些不良作用,增加心排血量,降低肺毛细血管楔压、心肌耗氧量,以发挥更有效的抗心力衰竭作用。

多巴胺同时具有 α 受体和 β 受体刺激作用,因此,除具有正性变力作用外,尚具有血管收缩作用。以 2~5 $\mu g/(kg \cdot min)$ 给药,兴奋肾脏多巴胺受体,增加肾血流量,可有明显利尿作用。5~20 $\mu g/(kg \cdot min)$ 同时具有 α 受体和 β 受体兴奋作用,可用于维持血压和增加心排血量,>20 $\mu g/(kg \cdot min)$ 主要表现为 α 受体兴奋作用,增加左室射血阻力,对治疗心力衰竭不利。心源性休克时主要给予多巴胺,以增加血管收缩作用,维持血压。

多巴酚丁胺主要兴奋心肌的 $\beta_1$ 受体,增强心肌收缩力,而增加心率的作用弱,与多巴胺相比,末梢血管收缩作用小,可使左室充盈压降低,肺毛细血管压降低,肺淤血改善。一般用量为 2.5~10.0 $\mu g/(kg \cdot min)$,也可增至 15 $\mu g(kg \cdot min)$。

7.硝普钠+多巴胺或多巴酚丁胺

两者合用可使血流动力学和临床症状明显改善,部分垂危患者得到挽救。但两药合用时必须单独设立液路,并注意输液后血压不能降得过低。

8.洋地黄苷

洋地黄苷至今仍是治疗心力衰竭的重要药物,但近年来的研究及临床实践表明,使用洋地黄治疗急性心肌梗死并发心力衰竭时,需做特殊考虑。

洋地黄增加心肌收缩性,改善泵血功能和射血分数,可使左室舒张末容量减少、左室舒张末压降低,因此有利于减低心肌耗氧。洋地黄有一定的血管收缩作用,其增加心肌收缩力的结果,可增加心肌需氧。但随着心力衰竭的改善,可解除交感神经反射活动引起的血管收缩和心率增快。血管舒张作用常超过血管收缩作用,最终效应常呈血管普遍扩张,心脏后负荷得以减轻。上述情况表明,洋地黄治疗心力衰竭,在出现疗效前,首先通过增强心肌收缩力付出过多耗氧的代价,之后随心功能改善、前负荷及后负荷降低、心率减慢,才使耗氧减少。若心腔明显扩张,根据 Laplace 定律($T = Pr/h$。$P$:血管内压力;$r$:腔内半径;$h$:室壁厚度),室壁张力($T$)与心室内压和心室内径成正比。洋地黄可缩小心室内径,增加室壁厚度。因此使室壁张力明显下降,故可明显减低心肌耗氧。

急性心肌梗死时,使用洋地黄治疗的下列不利因素值得考虑:①急性心肌梗死早期治疗中需要解决迫切的是改善心肌氧的供求失衡,任何增加心肌耗氧量的措施,都将会扩大梗死范围;而洋地黄的正性肌力作用首先要付出增加心肌耗氧的代价,故早期使用有扩大梗死范围的危险。②急性心肌缺血,首先是膜的通透性改变,细胞内钾离子外溢,细胞内钾离子浓度降低,静息膜电位负值减小,趋向阈电位,是形成异位心律的重要病理基础。洋地黄抑制心肌细胞膜 $Na^+$-$K^+$-ATP 酶活性,使钾-钠离子泵使用减弱。心肌收缩过程中,由细胞内溢出的钾离子不能泵回,细胞外钾离子浓度进一步升高,加重细胞内外钾离子比例失调,更易促进心律失常。③梗死的心肌已丧失收缩功能,对洋地黄的正性肌力作用无反应;正常心肌或缺血心肌由于心脏交感神经的兴奋及血中内源性儿茶酚胺的浓度增高,早已处于收缩活动的顶峰。这时洋地黄的正性肌力作用将加剧左心室收缩失调的性质和范围。对于伴有心源性休克的患者,左心室坏死区太大,洋地黄难以发挥改善血流动力学的效应。

综上所述,对急性心肌梗死合并心力衰竭者使用洋地黄时,必须持慎重态度。目前认为,急性心肌梗死后 24 h 以内,应避免应用洋地黄。对于合并急性左心衰竭者,可选用血管扩张剂和利尿剂。24 h 以后,一般认为梗死过程多已完成,方可考虑应用,但应尽量推迟为宜。剂量应较通常减少 1/3～1/2,选用快速作用制剂毛花苷 C(西地兰)较好。如有不良反应,立即停药,其药效消失亦较快。最大剂量0.4 mg,加入10％～50％葡萄糖20～40 mL,缓慢静脉推注;或毒毛花苷 K 0.125～0.250 mg,按上述方法加入葡萄糖液中静脉推注。

实际上,急性心肌梗死时应用洋地黄仍有争议,某些研究提示应用后使病死率增加,而另一些研究提示对病死率无影响。近期研究证实,洋地黄对左室收缩功能障碍的患者可改善症状,并且对神经内分泌的作用良好。DIG(Digitalis Investigator Group)近期报道对 7 788 例充血性心力衰竭(70％是缺血性心脏病)伴窦性心律患者的研究,与安慰剂组比较,观察地高辛对各种病因病死率的影响,90％以上还给予转换酶抑制剂和/或利尿剂,第二指标是因心力衰竭住院、心血管死亡率和死于心力衰竭。该试验结果证实,使用地高辛不能降低总死亡率。但是地高辛治疗的患者心力衰竭病死率降低,与心力衰竭有关的死亡及住院减少。在地高辛治疗组观察到死于心律失常和/或心肌梗死有增加趋势。目前主张急性心肌梗死恢复期伴有室上速和/或转换酶抑制剂或利尿剂无效的心力衰竭患者使用洋地黄。

9.β受体阻滞剂

急性心肌梗死并发轻度心力衰竭时,仍可用应用β受体阻滞剂,若无禁忌证,可用美托洛尔 6.25 mg,每天 2～3 次,如能耐受可逐渐增加剂量,最大可用至 50～100 mg,每天 2～3 次。β受体阻滞剂应用过程中应密切监测病情变化,病情改善则继续用药,病情加重时则减药或停用。急性心肌梗死后病情稳定、心腔扩大和/或 LVEF 明显降低者,应用选择性 $β_1$ 受体阻滞剂,可降低心功能不全患者的病死率并改善预后。

### (三)右室梗死并发休克和心力衰竭的治疗

右室梗死,右心房和右室舒张压增高＞1.3 kPa(10 mmHg),心脏指数＜2.5 L/(min・m²),收缩压＜13.3 kPa(100 mmHg),左室充盈压正常或升高,是重要的值得充分认识的综合征。这些患者对利尿剂非常敏感,而对液体负荷疗法有良好反应。虽有明显的颈静脉怒张、肝大,也不能给予利尿剂或大剂量血管扩张剂。这些患者通常为下壁心肌梗死延及右室,左室功能障碍多数为轻至中度。治疗原则与左室梗死并发心力衰竭不同,必须迅速给予液体负荷,直至血压稳定,左室充盈压＞2.7 kPa(20 mmHg)或右心房压＞2.7 kPa(20 mmHg)。可以应用儿茶酚胺类药物,多巴酚丁胺优于多巴胺,因后者可增加肺血管阻力。如对上述措施仍反应不佳,可采用动脉内气囊泵治疗。右室梗死必须与心脏亚急性破裂时心包压塞相鉴别,后者可见于右室梗死后右室破裂或左室梗死后破孔较小且发生过程缓慢时。后者只需及时心包穿刺、心肌补片、手术缝补破孔,即可成功。亚急性心脏破裂通过手术可望获救。

### (四)主动脉内气囊泵治疗心力衰竭

主动脉内气囊泵导管现在可细至 9.5F,可经皮穿刺股动脉,插至胸降主动脉左锁骨下动脉开口以下。心室舒张期气囊膨胀以加强主动脉内压和冠状动脉灌流压,有利于心肌供氧;收缩期气囊收缩,以减少左室射血阻抗,以增加心排血量,并减少心肌氧耗量,改善心肌氧的供需平衡。本法对急性心肌梗死合并机械性并发症,如室间隔穿孔、乳头肌断裂等所致急性心力衰竭有明显改善病情、支持手术的疗效。对心源性休克、低心排血量综合征,也可望改善病情及预后。一般先用其他强心、利尿及血管扩张剂,若无明显疗效,可考虑使用主动脉内气囊泵。现在国内也积极使用该措施,已取得明显稳定病情的疗效。日本高野等认为,给予儿茶酚胺强心药 1 h 后,若每搏指数仍达不到 20 mL/m²,即有 70% 可能性死亡,这时即为主动脉内气囊泵的适应证。

### (五)急性心肌梗死溶栓治疗与冠状动脉腔内成形术(PTCA)

急性心肌梗死发病早期,使用尿激酶、链激酶或组织型纤溶酶原激活剂(t-PA),使血栓溶解,或者采用球囊将闭塞部位扩开,可使缺血和梗死部位得到血流再灌注,缩小梗死范围,改善或预防心力衰竭。PTCA 不受病程制约,急性心肌梗死患者入院后可直接进行 PTCA,也可在溶栓后仍发作缺血的病例做挽救性 PTCA。患者存在缺血心肌并且心力衰竭症状明显时,可行挽救性 PTCA 或择期 PTCA,以挽救缺血濒死心肌。实践证明,这两项措施对改善心功能有利。

此外,急性心肌梗死并发心力衰竭时应为抗凝治疗的适应证。在心力衰竭时,尤其老年患者,更易形成心腔内血栓和深静脉血栓。低分子肝素(50 mg,腹部皮下注射,每天 2～3 次)在急性心肌梗死发病后 12～18 h 开始应用,持续应用 5～7 d,可成功地减少静脉血栓的发生率,并发心力衰竭者可望获得明显益处。抗血小板聚集药物阿司匹林也应使用,可望减少冠状动脉血栓形成的发生率。可用小剂量(每天 50～150 mg)口服。

（张　岩）

# 第十一节　肺动脉高压

肺动脉高压(pulmonary hypertention,PH)是不同病因导致的,以肺动脉压力和肺血管阻力升高为特点的一组临床病理生理综合征,肺动脉高压可导致右心室负荷增加,最终右心衰竭。临床常见、多发且致残、致死率均很高。目前肺动脉高压的诊断标准采用美国国立卫生研究院规定的血流动力学标准,即右心导管测得的肺动脉平均压力在静息状态下≥3.3 kPa(25 mmHg),运动状态下≥4.0 kPa(30 mmHg)(高原地区除外)。

依据肺动脉高压的病理生理、临床表现及治疗策略的不同将肺动脉高压进行分类。最新的肺动脉高压的分类是2003年在意大利威尼斯举行的第三届世界肺动脉高压大会上制定的(表5-14)。

**表5-14　肺动脉高压分类(2003年,威尼斯)**

1.动脉型肺动脉高压(pulmonary arterial hypertention,PAH)

　(1)特发性肺动脉高压

　(2)家族性肺动脉高压

　(3)相关因素所致的肺动脉高压

　　结缔组织疾病

　　先天性体-肺分流

　　门静脉高压

　　HIV感染

　　药物/毒素

　　其他:甲状腺疾病,糖原蓄积症,遗传性出血性毛细血管扩张症,血红蛋白病,脾切除术,骨髓增生异常

　(4)肺静脉或毛细血管病变:肺静脉闭塞症,肺毛细血管瘤

　(5)新生儿持续性肺动脉高压

2.左心疾病相关性肺动脉高压

　(1)主要累及左心房或左心室性的心脏疾病

　(2)二尖瓣或主动脉瓣瓣膜疾病

3.呼吸系统疾病和/或低氧血症的相关性肺动脉高压

　(1)慢性阻塞性肺疾病

　(2)间质性肺疾病

　(3)睡眠呼吸障碍

　(4)肺泡低通气综合征

　(5)慢性高原病

　(6)肺发育异常

4.慢性血栓和/或栓塞性肺动脉高压

　(1)肺动脉近端血栓栓塞

　(2)肺动脉远端血栓栓塞

（3）非血栓性肺阻塞（肿瘤，寄生虫，异物）

5.混合性肺动脉高压

（1）结节病

（2）肺朗格汉斯细胞组织细胞增生症

（3）淋巴管肌瘤病

（4）肺血管受压（淋巴结肿大，肿瘤，纤维素性纵隔炎）

## 一、特发性肺动脉高压

### （一）定义

特发性肺动脉高压（idiopathic pulmonary arterial hypertension，IPAH）是指原因不明的肺血管阻力增加引起持续性肺动脉压力升高，肺动脉平均压力在静息状态下＞3.3 kPa（25 mmHg），在运动状态下＞4.0 kPa（30 mmHg），肺毛细血管嵌压＜2.0 kPa（15 mmHg），心排血量正常或降低，排除所有引起肺动脉高压的已知病因和相关因素所致。特发性肺动脉高压这个名词在2003年威尼斯第三届肺动脉高压会议上第一次提出。在此之前，特发性肺动脉高压曾与家族性肺动脉高压统称为原发性肺动脉高压（primary pulmonary hypertension，PPH）。

### （二）流行病学

目前国外的统计数据表明 PPH 的发病率为（15～35）/100 万。90％以上的患者为 IPAH。IPAH 患者一般在出现症状后 2～3 年死亡。老人及幼儿皆可发病，但是多见于中青年人，平均患病年龄为36 岁，女性多发，男女发病比例为 1：（2～3）。易感因素包括药物因素、病毒感染和其他因素及遗传因素。

### （三）病理与病理生理学

1.病理

主要累及肺动脉和右心，表现为右心室肥大，右心房扩张。肺动脉主干扩张，周围肺小动脉稀疏。特征性的改变为肺小动脉内皮细胞、平滑肌细胞增生肥大，血管内膜纤维化增大，中膜肥厚，管腔狭窄、闭塞，扭曲变形，呈丛样改变。

2.病理生理

其机制尚未完全清楚，目前认为与肺动脉内皮细胞功能失调（肺血管收缩和舒张功能异常、内皮细胞依赖性凝血和纤溶系统功能异常）、血管壁平滑肌细胞钾离子通道缺陷、肺动脉重构等多种因素引起血管收缩、血管重构和原位血栓形成有关。

### （四）临床表现

1.症状

患者早期无明显症状。最常见的症状为劳力性呼吸困难，其他常见症状包括胸痛、咯血、晕厥、下肢水肿。约 10％患者（几乎均为女性）呈现雷诺现象，提示预后较差。也可有声嘶。

2.体征

主要是肺动脉高压和右心功能不全的表现，具体表现取决于病情的严重程度。

（1）肺动脉高压的表现：最常见的是肺动脉瓣区第二心音亢进及时限不等的分裂，可闻及Graham-Steell 杂音。

（2）右心室肥大和右心功能不全的表现：右心室肥大严重者在胸骨左缘可触及搏动。右心衰竭时可见颈静脉怒张、三尖瓣反流杂音、右心第四心音、肝大搏动、心包积液（32％的患者可发生）、腹水、双下肢水肿等体征。

（3）其他体征：①20％的患者可出现发绀；②低血压、脉压变小及肢体末端皮温降低。

**（五）辅助检查**

确诊特发性肺动脉高压必须要排除各种原因引起的已知病因和相关因素所致肺动脉高压。

实验室检查需进行自身抗体的检查、肝功能与肝炎病毒标志物、HIV 抗体、甲状腺功能检查、血气分析、凝血酶原时间与活动度及心电图、胸部 X 线、超声心动图、肺功能测定、肺通气灌注扫描、肺部 CT、肺动脉造影术、多导睡眠监测以除外继发性因素引起。右心导管术是唯一准确测定肺血管血流动力学状态的方法，同时进行急性血管扩张试验能够估测肺血管反应性及药物的长期疗效。另外，还有胸腔镜肺活检及基因诊断等方法。

**（六）诊断及鉴别诊断**

不仅要确定 IPAH 诊断、明确严重程度和预后，还应对 IPAH 进行功能分级和运动耐力判断，对血管扩张药的急性反应情况等进行评价，以指导治疗。

1.诊断

由于 IPAH 患者早期无特异的临床症状，诊断有时颇为困难。早期肺动脉压轻度升高时多无自觉症状，随病情进展出现运动后呼吸困难、疲乏、胸痛、昏厥、咯血、水肿等症状。本病体征主要是由于肺动脉高压，右心房、右心室肥大进而右心衰竭引起。常见体征是颈静脉搏动，肺动脉瓣听诊区第二心音亢进、分裂，三尖瓣区反流性杂音，右心第四心音，肝大、腹水等。依靠右心导管及心血管造影检查确诊 IPAH。IPAH 诊断标准为肺动脉平均压在静息状态下≥3.3 kPa（25 mmHg），在活动状态下≥4.0 kPa（30 mmHg），而肺毛细血管压或左心房压力＜2.0 kPa（15 mmHg），心排血量正常或降低，并排除已知所有引起肺动脉压力升高的疾病。IPAH 确诊依靠右心导管及心血管造影检查。心导管检查不仅可以明确诊断，而且对估计预后有很大帮助。特发性肺动脉高压是一个排除性的诊断，要想确诊，必须将可能引起肺动脉高压的病因一一排除（图 5-7）。具体可参考肺动脉高压的鉴别诊断。

2.鉴别诊断

IPAH 是一个排除性的诊断，鉴别诊断很重要。主要是应与其他已知病因和相关因素所致肺动脉高压相鉴别。正确诊断 IPAH 必须首先熟悉可引起肺动脉高压的各种疾病的临床特点，掌握构成已知病因和相关因素所致肺动脉高压的疾病谱，熟悉肺动脉高压的病理生理，然后从病史采集、体格检查方面细致捕捉诊断线索，再合理安排实验室检查，一一排除。通过 X 线、心电图、超声心动图、肺功能测定及放射性核素肺通气/灌注扫描，排除肺实质性疾病、肺静脉高压性疾病、先天性心脏病及肺栓塞。血清学检查可明确有无胶原血管性疾病及 HIV 感染。

3.病情评估

（1）肺动脉高压分级：见表 5-15。

（2）运动耐量评价：6 min 步行试验简单易行，可用于肺动脉高压患者活动能力和预后的评价。

（3）急性血管扩张试验：检测患者对血管扩张药的急性反应情况。用于指导治疗，对 IPAH 患者进行血管扩张试验的首要目标是筛选可能对口服钙通道阻滞剂治疗有效的患者。血管扩张试验阳性标准：应用血管扩张药物后肺动脉平均压下降≥1.3 kPa（10 mmHg），且肺动脉平均压绝对值≤5.3 kPa（40 mmHg），心排血量不变或升高。

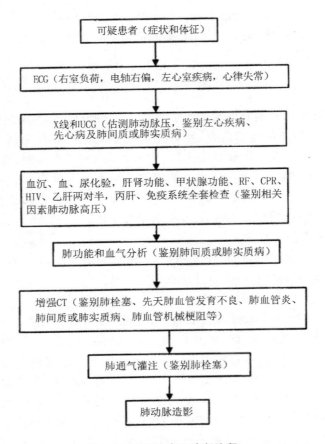

**图 5-7　肺动脉高压诊断流程**

**表 5-15　WHO 对肺动脉高压患者的心功能分级**

| 分级 | 描述 |
|---|---|
| Ⅰ | 日常体力活动不受限,一般体力活动不引起呼吸困难、乏力、胸痛或晕厥 |
| Ⅱ | 日常体力活动轻度受限,休息时无不适,但一般体力活动会引起呼吸困难、乏力、胸痛或晕厥 |
| Ⅲ | 日常体力活动明显受限,休息时无不适,但轻微体力活动就可引起呼吸困难、乏力、胸痛和晕厥 |
| Ⅳ | 不能进行体力活动,休息时就有呼吸困难、乏力,有右心衰竭表现 |

### (七)治疗

治疗原则:由于 IPAH 是一种进展性疾病,目前还没有根治方法。治疗主要应针对血管收缩、血管重构、血栓形成及心功能不全等方面进行,旨在降低肺血管阻力和压力,改善心功能,增加心排血量,提高生活质量,改善症状及预后。

1.一般治疗

(1)健康教育:包括加强 IPAH 的宣传教育及生活指导以增强患者战胜疾病的信心,平衡膳食,合理运动等。

(2)吸氧:氧疗可用于预防和治疗低氧血症,IPAH 患者的动脉血氧饱和度宜长期维持在90%以上。但氧疗的长期效应尚需进一步研究评估。

（3）抗凝：口服抗凝药可提高 IPAH 患者的生存率。IPAH 患者应用华法林治疗时，INR 目标值为 2.0～3.0。但是咯血或其他有出血倾向的患者应避免使用抗凝药。

2.针对肺动脉高压发病机制的药物治疗

确诊为 IPAH 后应对其进行功能分级和急性血管反应试验，根据功能分级和急性血管反应性试验制定肺动脉高压的阶梯治疗方案。急性血管反应试验阳性且心功能Ⅰ～Ⅱ级的患者可给予口服钙通道阻滞剂治疗。急性血管反应试验阴性且心功能Ⅱ级的患者可给予磷酸二酯酶-5 抑制药治疗；急性血管反应试验阴性且心功能Ⅲ级的患者给予磷酸二酯酶-5 抑制药、内皮素受体拮抗药或前列环素及其类似物；心功能Ⅳ级的患者应用前列环素及其类似物、磷酸二酯酶-5 抑制药或内皮素受体拮抗药，必要时予以联合治疗。如病情没有改善或恶化，考虑行外科手术治疗。

（1）钙通道阻滞剂（CCBs）：可用于治疗急性血管反应试验阳性且心功能Ⅰ～Ⅱ级的 IPAH 患者。CCBs 使肺动脉压下降，心排血量增加，肺血管阻力降低。心排血指数 >2.1 L/(min·m²)和/或混合静脉血氧饱和度>63%、右心房压力低于 1.3 kPa(10 mmHg)，而且对急性扩血管药物试验呈明显的阳性反应的患者，在密切监控下可开始用 CCBs 治疗，并应逐渐增加剂量至最大可耐受量且无不良反应表现。对于不满足上述标准的患者，不推荐使用 CCBs。最常用的 CCBs 包括地尔硫草、氨氯地平和长效硝苯地平。应避免选择有明显负性肌力作用的药物（如维拉帕米）。国内以应用地尔硫草和氨氯地平经验较多。应用 CCBs 需十分谨慎，从小剂量开始，逐渐摸索患者的耐受剂量，且要注意药物不良反应，主要不良反应包括低血压、急性肺水肿及负性肌力作用。

（2）前列环素及其类似物：前列环素是很强的肺血管舒张药和抗血小板聚集药，还具有细胞保护和抗增生的特性。在改善肺血管重塑方面，具有减轻内皮细胞损伤和减少血栓形成等作用。目前临床应用的前列环素制剂包括吸入制剂依洛前列环素、静脉用的依前列醇、皮下注射制剂曲前列环素、口服制剂贝前列环素。

依洛前列环素：依洛前列环素是一种更加稳定的前列环素类似物，可通过吸入方式给药。通过吸入方式给药不仅可充分扩张通气良好的肺血管，更好地改善通气/血流比值，而且可减少或避免全身不良反应，并发症也更少。治疗方法是每次雾化吸入 10～20 μg，每天吸入 6～9 次。主要不良反应是少数患者有呼吸道局部刺激症状等。已有大样本、随机双盲、安慰剂对照、多中心临床研究证实了依洛前列环素治疗心功能Ⅲ～Ⅳ级肺动脉高压患者的安全性和有效性。该药于 2006 年 4 月在我国上市。

其他前列环素类似物：①依前列醇。1995 年美国 FDA 已同意将该药物用于治疗 IPAH 的患者[纽约心脏协会（NYHA）心功能分级为Ⅲ和Ⅳ级]，是 FDA 批准第一种用于治疗 IPAH 的前列环素药物。依前列醇半衰期短，只有 1～2 min，故需连续静脉输入。主要不良反应有头痛、潮热、恶心、腹泻。其他的慢性不良反应包括血栓栓塞、体质量减轻、肢体疼痛、胃痛和水肿，但大多数症状较轻，可以耐受。依前列醇必须通过输液泵持续静脉输注需要长期置入静脉导管，临床应用有很大不便，并增加了感染机会，在治疗过程中短暂的中断也会导致肺动脉压的反弹，且往往是致命的。②曲前列环素。皮下注射制剂，其半衰期比前列环素长，为 2～4 h。常见的不良反应是用药局部疼痛。美国 FDA 已批准将曲前列环素用于治疗 NYHA 心功能分级为Ⅱ～Ⅳ级的肺动脉高压患者。③贝前列环素。口服制剂，贝前列环素在日本已用于治疗 IPAH。口服贝前列环素将可能成为临床表现更轻的肺动脉高压患者的一种治疗选择。

（3）内皮素受体拮抗药：内皮素-1（ET-1）是强烈的血管收缩药和血管平滑肌细胞增生的刺激药，参与了肺动脉高压的形成。在肺动脉高压患者的血浆和肺组织中 ET-1 表达水平和浓度都升高。波生坦是非选择性的 ET-A 和 ET-B 受体拮抗药，已有临床试验证实该药能改善 NYHA 心功能分级为Ⅲ和Ⅳ级的 IPAH 患者的运动能力和血流动力学指标。治疗方法是起始剂量每次62.5 mg，每天 2 次，治疗 4 周，第 5 周加量至 125 mg，每天 2 次。用药过程应严密监测患者的肝肾功能及其他不良反应。2006 年 10 月在我国上市。选择性内皮素受体拮抗药包括西他生坦和安贝生坦，目前在国内尚未上市。

（4）磷酸二酯酶-5 抑制药：磷酸二酯酶-5 抑制药（phospho diest erase inhibitors，PDEI）可抑制肺血管磷酸二酯酶-5 对环磷酸鸟苷（cyclic guanosine monophos phate，cGMP）的降解，提高 cGMP 浓度，通过一氧化氮通路舒张肺动脉血管，降低肺动脉压力，改善重构。在国外包括美国 FDA 批准上市治疗肺动脉高压的磷酸二酯酶-5 抑制药有西地那非。西地那非的推荐用量为每次 20～25 mg，每天 3 次，饭前30～60 min空腹服用。主要不良反应为头痛、面部潮红、消化不良、鼻塞、视觉异常等。

（5）一氧化氮：一氧化氮（nitric oxide，NO）由血管内皮细胞Ⅲ型一氧化氮合酶（nitric oxide synthase，NOS）分解精氨酸而生成，有舒张血管、抑制血管平滑肌增生和血小板黏附的重要生理作用。吸入一氧化氮已用于诊断性的急性肺血管扩张试验，也已用于治疗围术期的肺动脉高压，该方法治疗肺动脉高压选择性高，起效快，但应用于临床时最大缺点是不仅需要一个持续吸入的监测装置，而且吸入的一氧化氮氧化成二氧化氮还有潜在毒性。已发现通过外源给予 L-精氨酸可促进内源性一氧化氮的生成，目前国外已出现 L-精氨酸的片剂和针剂，临床试验研究尚在进行中。

3.心功能不全的治疗

IPAH 可引起右心室功能不全。然而，标准的治疗充血性心力衰竭的方法对严重肺动脉高压或右心室功能不全的患者却作用有限。

利尿药是治疗合并右心衰竭[如有外周水肿和/或腹水]IPAH 的适应证。一般认为应用利尿药使血容量维持在接近正常水平，谨慎限制水钠摄入对 IPAH 患者的长期治疗十分重要。但利尿药应慎重使用，以避免出现电解质平衡紊乱、心律失常、血容量不足。

洋地黄治疗能使 IPAH 患者循环中的去甲肾上腺素迅速减少，心排血量增加，但长期治疗的效果尚不肯定，可用于治疗难治性右心衰竭，右心功能障碍伴发房性心律失常或者右心功能障碍并发左心室功能衰竭的患者。应用过程中需密切监测患者的血药浓度，尤其对肾功能受损的患者更应警惕。

血管紧张素转化酶抑制药和血管紧张素受体拮抗药只推荐用于右心衰竭引起左心衰竭的患者，在多数肺动脉高压右心衰竭者不适用。

有研究表明，重症肺动脉高压患者改善心功能和微循环的血管活性药物首选多巴胺。

4.介入治疗

经皮球囊房间隔造口术（balloon atrial septostomy，BAS）是一种侵袭性的手术，是通过建立心房内缺损使产生心内从右到左的分流，达到减轻症状的目的。目前认为只适用于那些在接受最佳血管扩张药物治疗方案前提下仍出现发作性晕厥和/或有严重心力衰竭的患者。可作为肺移植治疗前的一种过渡治疗。

5.外科手术治疗

治疗肺动脉高压的新药开发及其令人乐观的初步临床结果,使得肺移植和心肺联合移植术仅在严重 IPAH 且内科治疗无效的患者中继续应用。

**(八)预后**

IPAH 进展迅速,若未及时诊断、积极干预,预后险恶。IPAH 是一种进行性血管病,晚期 IPAH 患者出现进行性右心功能障碍,血流动力学指标出现心排血量下降、右心房压力上升及右心室舒张末压力升高表现,最终导致心力衰竭和死亡。随着科学技术的发展,IPAH 患者的预后有望得到改善。

## 二、其他类型肺动脉高压

### (一)家族性肺动脉高压

家族中有两个或两个以上成员患肺动脉高压,并除外其他引起肺动脉高压的原因时可诊断为家族性肺动脉高压(familial pulmonary arterial hypertension,FPAH)。据统计,PPH 中有6%～10%是家族性的。目前认为多数患者与骨形成蛋白Ⅱ型受体(BMPR-Ⅱ)基因突变有关,以常染色体显性遗传,具有外显率不完全、女性发病率高和发病年龄变异的特点,大多数基因携带者并不发病。对怀疑有 FPAH 患者,应进行基因突变的遗传学筛查。治疗方法同 IPAH。

### (二)结缔组织病相关性肺动脉高压

结缔组织病是引起肺动脉高压的常见原因之一。肺动脉高压可以继发于任何一种结缔组织病,总体发生率约 2%,但是不同结缔组织病合并肺动脉高压的发生率不同,以硬皮病、混合性结缔组织病、系统性红斑狼疮多见。结缔组织病相关性肺动脉高压的发病机制尚不十分清楚,可能与肺的雷诺现象(肺血管痉挛)、自身免疫因素、肺间质病变和血栓栓塞或原位血栓有关。患者有一些特殊表现,如雷诺现象和自身抗体阳性。结缔组织病合并肺动脉高压对患者基础疾病的预后有较大影响,常常提示预后差。应定期对结缔组织病患者进行心脏超声检查。肺 CT 检查有助于明确有无肺栓塞或肺间质病变的存在。要积极治疗原发病,根据病情使用糖皮质激素和免疫抑制药治疗结缔组织病。前列环素类、西地那非、波生坦等药物对肺动脉高压的治疗均有一定效果。长期预后不如 IPAH 患者。由于此类患者常合并多系统病变,并使用过免疫抑制药治疗,肺移植治疗要慎重。

### (三)先天性体-肺循环分流疾病相关性肺动脉高压

当心脏和血管在胚胎发育时出现先天畸形和缺损,会发生体-肺循环分流,由于肺循环血容量增加、低氧血症、肺静脉回流受阻、肺血管收缩等因素导致肺动脉高压。疾病早中期以动力性因素为主,肺动脉高压可逆,晚期发展到肺血管结构重塑,肺动脉高压难以逆转。

各种不同体-肺循环分流先心病的临床表现不同,相应肺动脉高压出现的时间、轻重程度和进展速度也不同。根据病史、临床表现、心电图、胸部 X 线和心脏超声检查,大部分患者可明确诊断,少数复杂的先心病患者需要做 CT、磁共振。心导管检查和心血管造影是评价体-肺分流性肺动脉高压和血流动力学改变最准确的方法,并且也是原发疾病手术适应证选择的重要依据。早期治疗原发疾病先心病,避免肺动脉高压的发生是预防的关键。各种体-肺循环分流合并肺动脉高压的先心病患者,需要尽早外科手术和/或介入治疗以防止出现肺血管结构重塑。正确地评估患者的临床情况是决定治疗选择和预后的关键,一旦出现艾森曼格综合征就不能做原发先心病的矫正手术。此外,新型肺血管扩张药物前列环素类似物、磷酸二酯酶-5 抑制药、波生坦、一氧化氮对治疗先天性体-肺循环分流疾病相关性肺动脉高压有一定效果。此类患者的预后较IPAH好。

### (四)门静脉高压相关性肺动脉高压

慢性肝病和肝硬化门静脉高压患者中肺动脉高压的发生率为3%～5%。其发生机制可能是由于门静脉分流使肺循环血流增加和未经肝脏代谢的血管活性物质直接进入肺循环引起血管增生、血管收缩、原位血栓形成,从而引起肺动脉高压。超声心动图是筛查的首选无创检查,但仅肺动脉平均压力增加而肺血管阻力正常,不能诊断门静脉高压相关性肺动脉高压(portopulmonary hypertension,POPH),右心导管检查是确诊的"金标准"。对于POPH患者行急性血管扩张试验推荐使用依洛前列环素或依前列醇。钙通道阻滞剂可以使门静脉高压恶化。由于POPH患者有出血倾向,抗凝药使用应权衡利弊。降低POPH肺动脉压力药物主要为前列环素类、西地那非,在肝损患者中应注意波生坦的肝毒性。POPH预后较差。肝移植对POPH预后尚有争议。

### (五)HIV感染相关性肺动脉高压

HIV感染是肺动脉高压的明确致病因素,肺动脉高压在HIV感染患者中的年发病率约0.1%,至少较普通人群高500倍。其发生机制可能是HIV通过反转录病毒导致炎症因子和生长因子释放,诱导细胞增生和内皮细胞损伤,引起肺动脉高压。HIV感染相关性肺动脉高压(pulmonary arterial hypertension related to HIV infection,PAHRH)的病理改变和临床表现与IPAH相似。PAHRH的治疗包括抗反转录病毒治疗和对肺动脉高压的治疗。PAHRH的预后比IPAH还差,HIV感染者一旦出现肺动脉高压,肺动脉高压就成为其主要死亡原因。

### (六)食欲抑制药物相关性肺动脉高压

食欲抑制药物中阿米雷司、芬氟拉明、右芬氟拉明可以明确导致肺动脉高压,苯丙胺类药物可能会导致肺动脉高压,且停药后很少逆转。食欲抑制药物引起肺动脉高压的机制可能与5-羟色胺通道的影响有关,血游离增高的5-羟色胺使肺血管收缩和肺血管平滑肌细胞增生。食欲抑制药物相关性肺动脉高压在病理和临床与IPAH相似。

### (七)甲状腺疾病相关性肺动脉高压

国外文献报道,IPAH患者中各类甲状腺疾病的发病率高达49%,其中合并甲状腺功能减退症的发病率为10%～24%,因此应对所有IPAH患者进行甲状腺功能指标的筛查。发病机制可能与自身免疫反应和高循环血流动力学状态导致肺血管内皮损伤及功能紊乱等因素有关。对此类患者不仅应针对甲状腺功能紊乱进行治疗,同时也应针对肺动脉高压进行治疗。

### (八)肺静脉闭塞病和肺毛细血管瘤样增生症

这两种疾病是罕见的以肺动脉高压为表现的疾病,临床表现与IPAH相似。肺静脉闭塞病(pulmonary veno-occlusive disease,PVOD)主要影响肺毛细血管后静脉,病理表现为肺静脉内膜增厚、纤维化,严重的肺淤血和间质性纤维化形成的小病灶是其特征性改变。PVOD的胸部CT扫描显示肺部出现磨玻璃样变,伴或不伴边界不清的结节影,叶间胸膜增厚,纵隔肺门淋巴结肿大,这些征象对于IPAH鉴别有特征意义。肺毛细血管瘤样增生症(pulmonary capillary hemangioma,PCH)病理表现为大量灶状增生的薄壁毛细血管浸润肺泡组织,累及胸膜、支气管和血管壁,有特征的X线表现是弥漫分布的网状结节影。这两种疾病的确诊很困难,需要开胸肺活检。它们的治疗与IPAH不同,使用扩张肺动脉的药物会加重肺动脉高压,甚至导致严重的肺水肿和死亡。这两种疾病的预后差,肺移植是唯一有效的治疗方法。

### （九）左心疾病相关性肺动脉高压

各种左心疾病,如冠心病、心肌病、瓣膜病、缩窄性心包炎等会引起肺静脉压力增加,进而使肺动脉压力增高,又称肺静脉高压。肺静脉高压对呼吸功能的影响较明显,使肺的通气、换气、弥散功能下降。临床表现不仅有劳力性呼吸困难,而且有端坐呼吸和夜间阵发性呼吸困难。胸部X线检查显示左心衰竭征象。超声心动图检查对原发疾病有确诊价值。治疗主要针对原发疾病,瓣膜病、心包疾病患者适时手术治疗。内科药物治疗减低心脏负荷、改善心功能。

### （十）呼吸疾病和/或缺氧相关的肺动脉高压

患有各种慢性肺疾病的患者由于长期缺氧肺血管收缩、肺血管内皮功能失衡、肺血管结构破坏(管壁增厚)、血管内微小血栓形成及患者的遗传因素使之易发,这些最终造成各种慢性肺疾病的患者发生肺动脉高压。慢性肺部疾病引起的肺动脉高压有一些与其他类型肺动脉高压不同的特点:肺动脉高压的程度较轻,多为轻至中度增高,间质性肺病可为中度至重度增高;肺动脉高压的发展通常缓慢;在一些特殊情况下,如活动、肺部感染加重,肺动脉压力会突然增加;基础肺疾病好转后,肺动脉高压也会明显缓解。临床表现既有基础肺疾病又有肺动脉高压的症状和体征,肺部听诊有助于判断肺疾病的严重程度。肺功能检查和血气分析提示呼吸功能障碍和呼吸衰竭的类型和程度。肺动脉高压影响慢性肺疾病患者的预后。积极治疗基础肺疾病能够使肺动脉高压明显缓解,长程氧疗对降低肺动脉压力有益并能提高患者的生存率。新型肺血管扩张药对此类患者肺动脉高压的治疗价值有限。晚期患者可考虑肺移植。

### （十一）慢性血栓栓塞性肺动脉高压

肺动脉及其分支的血栓不能溶解或反复发生血栓栓塞,血栓机化,肺动脉内膜慢性增厚,肺动脉血流受阻;未栓塞的肺血管在长期高血流量的切应力等流体力学因素的作用下,血管内皮损伤,肺血管重构;上述两方面的因素使肺血管阻力增加,导致肺动脉高压。由于非特异的症状和缺乏静脉血栓栓塞症的病史,其发生率和患病率尚无准确的数据。以往的尸检报道表明慢性血栓栓塞性肺动脉高压(chronic thromboembolism pulmonary hypertension,CTEPH)的总发生率为 1%～3%,其中急性肺栓塞幸存者的发生率为 0.1%～0.5%。临床表现缺乏特异性,易漏诊和误诊。渐进性劳力性呼吸困难是最常见症状。心电图、胸部X线、血气分析、超声心动图是初筛检查,核素肺通气灌注显像、CT 肺动脉造影、右心导管和肺动脉造影可进一步明确诊断。核素肺通气灌注显像诊断亚段及以下的 CTEPH 有独到价值,但也可能低估血栓栓塞程度。多排螺旋 CT 与常规肺动脉造影相比,有较高的敏感性和特异性,但可能低估亚段及以下的 CTEPH。需要同时做下肢血管超声、下肢核素静脉显像确定有无下肢深静脉血栓形成。CTEPH 患者病死率很高,自然预后差,肺动脉平均压力＞5.3 kPa(40 mmHg),病死率为 70%;肺动脉平均压力＞6.7 kPa(50 mmHg),病死率为 90%。传统的内科治疗手段,如利尿、强心和抗凝治疗及新型扩张肺动脉的药物对 CTEPH 有一定效果。肺动脉血管内球囊扩张及支架置入术对部分CTEPH 患者也有一定效果。肺动脉血栓内膜剥脱术是治疗 CTEPH 的重要而有效方法,术后大多数患者肺动脉压力和肺血管阻力持续下降,心排血量和右心功能提高。手术死亡率为 5%～24%。对于不能做肺动脉血栓内膜剥脱术的患者,可考虑肺移植。

（张　岩）

# 第十二节　慢性肺源性心脏病

　　慢性肺源性心脏病(简称肺心病)是肺组织、胸廓或肺动脉的慢性病变致肺循环阻力增加,引起右心室肥厚,最终发展为右心功能代偿不全及呼吸衰竭的一种心脏病。本病在我国较常见,发病年龄多在40岁以上。急性发作以冬春季为主,心、肺衰竭常诱发于急性呼吸道感染。临床上以反复咳喘、咯痰、水肿、发绀等为主要特征。早期心肺功能尚能代偿,晚期出现呼吸循环衰竭,并伴有多种并发症。

　　引起肺心病的原因比较复杂,但基本可归纳为以下三类。

　　(1)肺、支气管疾病,如慢性支气管炎、支气管哮喘、肺结核、硅肺、支气管扩张、肺脓肿、先天性肺囊肿等病所并发的肺气肿或肺纤维化,其中以慢性支气管炎并发阻塞性肺气肿最为常见,占肺心病发患者数的80%～90%。

　　(2)胸廓运动障碍性疾病,如类风湿性脊柱炎、广泛胸膜粘连、胸廓及脊柱畸形等。

　　(3)肺血管疾病,如广泛或反复发生的多发性结节性肺动脉炎等。后两类原因均较少见。

　　上述各种原因均可导致肺动脉高压,逐渐产生右心室肥大,当肺与上呼吸道感染或其他原因促使肺动脉压力进一步增高而超过右心所能负担的能力时,则右心室在收缩终末期即存留过多的残余血量,使右心室舒张压增高,右心扩张而发生衰竭。病程后期,支气管阻塞加重,引起二氧化碳潴留,产生呼吸性酸中毒、呼吸衰竭,以至出现肺性脑病及其他严重并发症。

　　本病一般属于中医喘证、痰饮、心悸、水肿、肺胀等范畴。前人虽无"肺心病"之说,然对本病从病因病机至立法选方用药均有较详细的论述。如《素问·本脏篇》记载:"肺高则上气肩息";《藏气法时论》指出:"肺病者,喘咳逆气,肩背痛,汗出……虚则少气不能报息;肾病者,腹大胫肿,喘咳身重";《金匮要略·痰饮咳嗽病篇》亦云:"心下支满,咳逆倚息,短气不得卧,其形如肿",并提出了温阳利水、活血化瘀等治疗大法,对后世颇具影响。明清之际,诸医家认识到喘证"在肺为实,在肾为虚""喘因痰作",主张"实喘治肺,虚喘治肾""虚实兼杂,肺脾肾同治之""欲降肺气,莫如治痰""脉不通亦为喘,活血行血则喘平矣",颇有临床指导意义。

## 一、临床表现

　　本病除原有肺、胸疾病的各种症状外,主要是逐步出现心、肺衰竭以及其他器官受累的征象。临床一般分为以下两期。

### (一)功能代偿期(包括缓解期)

　　心功能代偿一般较好,肺功能处于部分代偿阶段。患者动则心悸,呼吸困难,乏力和劳动耐力下降,并可有心前区疼痛和不同程度的发绀(缺氧)现象。检查见明显的肺气肿征,常可闻及干、湿啰音;肺动脉和右心室增大常因肺气肿而不易叩出浊音界,但肺动脉瓣区第二心音亢进,提示有肺动脉高压,三尖瓣区出现收缩期杂音和剑下的心脏收缩期搏动,提示有右心室肥厚、扩大。

### (二)功能失代偿期(急性加重期)

　　急性呼吸道感染为常发诱因。主要表现为心、肺衰竭。

1.呼吸衰竭

主要为缺氧和二氧化碳潴留所引起的症状。当动脉血氧分压($PaO_2$)<5.3 kPa(40 mmHg)时,可出现明显发绀及气急、胸闷、烦躁、咳白黏痰(量多)或黄绿脓痰等。病变进一步发展,若发生低氧血症与高碳酸血症,出现各种精神神经症状,并排除其他原因引起者,即为"肺性脑病",表现为头痛、烦躁不安、恶心呕吐、语言障碍,并有幻觉、精神错乱、抽搐、双手扑翼样震颤等,重者可出现昏迷。检查时可见眼球结合膜充血水肿、瞳孔缩小、肢体温暖多汗、脉洪大有力等。

2.心力衰竭

以右心衰竭为主。患者心悸、呼吸困难明显,发绀,颈静脉怒张,肝大且压痛明显,肝颈静脉回流征阳性,并出现腹水及下肢水肿。心率常增快,可有相对性三尖瓣关闭不全,在三尖瓣区或剑突下可闻及收缩期吹风样杂音,严重者可出现舒张期奔马律。少数病例可发生急性肺水肿或全心衰竭。

**(三)急性加重期常见并发症**

心、肺功能不全除可引起肺性脑病外,还可导致严重酸碱失衡、电解质紊乱、消化道出血、肝功能受损、肾衰竭、心律失常、休克、弥漫性血管内凝血(DIC)等。

## 二、诊断要点

(1)主要根据慢性肺、胸疾病病史、体征,脉动脉高压、右心室肥厚,配合 X 线、心电图等检查而确定。如伴有心、肺功能不全则容易确诊。

(2)如有较长期的慢性支气管炎、支气管哮喘等病史和显著的肺气肿临床表现,体检发现剑突下收缩期搏动,肺动脉瓣区第二心音亢进,三尖瓣区心音较心尖部明显增强或出现收缩期杂音,均提示肺动脉高压或右心室肥厚,可作出早期诊断。

## 三、鉴别诊断

**(一)冠心病**

本病和冠心病均多见于中、老年,均可见心悸、呼吸困难、心脏扩大、心律失常和心力衰竭。但肺心病无典型心绞痛或心肌梗死的临床表现,且有慢性支气管炎、哮喘、肺气肿等病史及临床表现;心电图中 ST-T 波改变多不明显,虽有酷似陈旧性心肌梗死图形的QS波,但多发生于肺心病急性加重期和明显右心衰竭时,随着病情好转,这些图形可很快消失。

**(二)原发性充血性心肌病**

多为全心扩大,无慢性咳嗽、哮喘、咯痰病史,无肺气肿和肺动脉高压,心电图无电轴右偏和顺钟向转位,以心肌损害表现为主。

**(三)风心病**

一般通过详细询问有关慢性肺、胸疾病和病史,有肺气肿和右心室肥大的体征,结合 X 线、心电图、心向量图等表现,动脉血氧饱和度显著降低,$PaCO_2$ 高于正常等,可资鉴别。

此外,本病肺性脑病昏迷时,尚需与肝昏迷、尿毒症昏迷、中风昏迷等相鉴别。

## 四、病因病机

中医认为,肺心病的发生,常因先、后天诸因素致使机体正气不足,抗病能力低下,寒、热诸邪乘虚侵入肺系所致。病位首先在肺,进而侵及脾、肾、心等脏,致使病情复杂,变证峰起,经久不愈。

外邪侵入，首先犯肺，肺失宣降，则发咳喘、咯痰等候。肺病经久不愈，反复发作，形成宿疾，正气必衰，进而累及脾、肾、心等脏。脾主运化，脾失健运则水湿内停，酿湿生痰，甚则累及于肺而见痰清量多。肾主水，久病及肾，阳虚不能制水，水湿上泛则成水肿、痰饮。又因肺主呼吸，为气之主，肾主纳气，为气之根，肺肾俱虚，摄纳无权，则每见咳逆气促，不能平卧，动则喘甚，自汗易感冒等候。正如《景岳全书》所说："凡水肿等证，乃肺脾肾三脏相干之病。盖水为至阴，故其本在肾；水化于气，故其标在肺；水惟畏土，故其治在脾。今肺虚，则气不化水，脾虚则土不制水而反克；肾虚则水无所主而妄行"。《明医杂著》亦谓："肺受邪而上喘，则失下降之令，故小便渐短，以致水溢皮肤而生胀满焉。此则喘为本而面胀为标……。脾土恶湿，外主肌肉，土能克水，若脾土受伤不能制水，则水湿妄行，浸渍肌肉。水既上溢，则邪反侵肺，气不得降而生喘矣。此则胀为本而喘为标。"强调了本病乃虚实夹杂之证。

心主血脉，肺朝百脉而助心行血，肺病日久，气虚则无力推动血行，每致心血瘀阻，出现心悸、胸闷、发绀、舌暗；水气凌心可使心悸、气短加重；心血瘀阻又使水道进一步壅滞而发生水肿。所谓"肺伤日久，必及于心。盖心肺同居上焦，心主血脉；肺主气，朝百脉，辅心而行血脉。肺病血瘀，必损心气"（《脉因证治》），"肺胀而咳，或左或右不得眠，此痰挟瘀血碍气而病"（《丹溪心法·咳嗽》），即是谓此而言。

病久肺、脾、心、肾俱虚，更易为外邪所侵，外邪引动伏痰，反复发病，使正气虚上加虚，造成恶性循环。如病至晚期，痰浊蒙蔽清窍，可引起神昏谵语、烦躁不安等；痰热相兼，热极引动肝风可出现惊厥抽搐；如气滞血瘀，脉道不畅，或火热迫血妄行常引起出血；又如热毒炽盛而致气阴两伤，或出血量多而致气血衰微，或痰涎壅盛而致肺气闭塞者，均可导致阴绝阳脱，而出现大汗淋漓、四肢厥冷、脉微欲绝之危证。

由此可知，本病病因与外感六淫、痰湿、水饮、瘀血息息相关，病位主要在肺、脾、肾、心等脏。

## 五、防治措施

### （一）缓解期的防治

加强缓解期的防治是阻止肺心病发展的关键。原则上宜采用综合防治措施，以提高临床疗效。

1.一般措施

（1）积极预防呼吸道感染的发生，可酌情服用玉屏风散、艾灸足三里等。

（2）积极治疗慢性支气管炎、支气管哮喘、支气管扩张、肺结核等疾病，以阻止肺组织的进一步损害。

（3）改善环境卫生及防烟防尘，减少各类诱发因素。尤其应严格戒烟，因吸烟可减弱肺净化功能和纤毛活动，反射性地引起支气管痉挛，促使支气管分泌物增多，增加气道阻力，降低巨噬细胞的抗菌能力；过度吸烟者可出现肺间隔、肺小动脉壁的纤维增厚，弥散功能减退，也易发生呼吸道感染，加速肺心病的进程。

（4）注意休息，慎防劳累太过（尤其是反复发病者）；注意衣着及生活起居；居室应安静、清洁、舒适，既要保暖，又要保持空气流通；注意个人卫生。

（5）开展体育锻炼，如打太极拳、散步、做呼吸保健操等；从夏季开始，经常以冷水洗手、洗脸直至沐浴，提高耐寒能力（气温降低时可适当调整水温）；做膈式呼吸和缩拢口唇呼吸以改善肺脏通气等。

（6）必要时可选用痰咳净、椒目胶丸、蛇胆川贝液、定喘丸等以止咳、平喘、化痰、清热解毒。

2.辨证治疗

此期往往正气大伤（肺脾肾阳气阴液俱伤）与气滞血瘀（心血瘀阻）为主，并兼见余邪（痰湿）未尽，每见形倦乏力，面色无华，动则气喘，纳少便溏，不耐劳作，形寒肢冷，易感冒，舌紫暗，舌下静脉瘀曲，脉细涩或结代。本期治疗关键应抓住正虚、血瘀，选补益肺脾肾、活血化瘀兼祛余邪方药，使病情稳定于缓解阶段，并促使心、肺功能逆转。可以补气活血丸为基本方，并辨证加减：黄芪、丹参各 30 g，太子参、淫羊藿、巴戟天、白术、三七各 15 g，山楂、益母草各 24 g，枸杞、桃仁、黄芩、法半夏各 10 g。阴虚加沙参、生地各 15 g；阳虚甚加附片 10～15 g；痰热加鱼腥草、蒲公英各 15～30 g。本方功可益气温肾、活血化瘀兼清热化痰。按此比例制丸，每次服 10 g，每天 3 次，每年应服 6 个月左右。根据冬病夏治的原则，宜 5～7 月开始服用。或为汤剂，每天 1 剂，1 个月为 1 个疗程，停 10 d 再服，共服 3～5 个疗程，连服 3 年以上。急性发作时则按常规方法治疗。

3.专方专药

（1）肺心片：太子参、赤芍各 10 g，红花、补骨脂各 6 g，附片 3 g，黄芪、丹参、玉竹、淫羊藿各 15 g。按比例将上药醇提成糖衣片，每片 0.3 g，每次 6 片，每天 3 次，于缓解期服 6 个月，连服 3 年以上。本方适用于无明显痰热者。

（2）扶正活血方：五味子、首乌、熟地、枸杞子、菟丝子、补骨脂、黄柏、当归、丹参、赤芍、川芎各 9 g，肉桂 3 g，共制成 100 片，每天3次，每次 4 片。肺肾气阴两虚，于上方加黄芪、沙参、麦冬、生地、玄参、玉竹各 9 g，知母 3 g，共制成片。用法同上。本方适用于肾阴阳两虚明显者。

（3）补肺丸：党参、黄芪各 200 g，白术 150 g，防风 10 g，蛤蚧5 对，按比例共为蜜丸，每丸 6 g。每次 1 丸，每天服 2 次，于缓解期连服或间断服 3 个月。本方对肺脾肾气虚而易感冒者较适宜。

（4）益气活血汤：黄芪、川芎、丹参各 15 g，茯苓、黄芩、竹茹各 12 g，白术、防风、法半夏、桃仁各 9 g，甘草 3 g。兼痰热者适当加清热化痰药，并配合卡介苗皮肤划痕。水煎服，每周 4 剂。

各地报道均认为益气固本、活血化瘀方药治疗缓解期肺心病，对于预防本病的急性发作具有积极的作用。

**（二）急性加重期的治疗**

宜中西医结合治疗。

1.一般措施

包括加强护理及营养、支持疗法（如静脉补液使痰液稀释易于排出，可防止分泌物潴留影响通气与换气）；持续低流量给 $O_2$（0.5～2 L/min，使 $PaO_2$ 达 6.7～8 kPa，而 $PaCO_2$ 不过度上升）等。

2.辨证治疗

急性加重期大多本虚标实而以邪实为主，治疗重在祛邪（解毒活血）。

（1）寒饮射肺。

证候：恶寒发热，身痛，咳逆喘促，气逆不能平卧，痰稀白而量多。苔白滑或薄黄，脉细数或结代；严重者可出现面浮目脱，唇青舌紫。若兼有烦躁、口渴、口苦等症，则属"寒包热"之证。

治法：外散风寒，内化痰饮，兼清热活血。

方药：小青龙汤化裁。麻黄、法半夏各 10 g，细辛、干姜、桂枝各 6 g，丹参、红花、当归、桑白皮、苏子各 15 g，石膏 30 g，金银花、鱼腥草、黄芪各 24 g。

随证加减,每天 1~2 剂。本证多见于兼有上呼吸道感染等外感症状者。

(2)痰热壅肺。

证候:发热,喘促不能平卧,胸闷烦躁,痰黄黏稠不易咯出,口唇青紫,口苦、口干、口臭,饮水不多。舌红,苔黄腻,脉滑数。

治法:清热解毒,宣肺平喘,兼活血益气。

方药:清气化痰汤加减。法半夏、枳实、胆南星、红花各 10 g,黄芩、桑白皮、全瓜蒌、丹参各 15 g,金银花、蒲公英、苇茎、鱼腥草各 20 g,黄芪 24 g,大黄(后下)6~10 g。并随证加减,每天 1~2 剂。本证较为常见,多见于感染较重者。

加减:无论痰热邪毒是否炽盛,均宜加黄芪 24~30 g,旨在攻邪之时兼顾正气,托毒排痰,其疗效甚佳,未见恋邪之弊。若见有脾肾阳气亏虚之候,为了抓主要矛盾,一般不宜过早过多选用温补之品,待邪热大衰后再用(如选淫羊藿、巴戟天等)。

(3)阳虚邪留。

证候:病情经久不愈,脾肾阳虚较为突出,兼有痰饮邪热内停,每见面色灰暗,胸闷气促,咳喘不能平卧,动则喘甚,形寒肢冷,腰膝酸软,冷汗时出,身肿以下肢为甚,小便短少或清长,心悸不宁,咳痰清稀或黄稠。苔滑腻或黄,舌紫暗,脉沉滑或结代。

治法:温补脾肾,化痰清热平喘,兼以活血。

方药:金匮肾气丸、三子养亲汤合真武汤化裁。淫羊藿、巴戟天、白术、黄芩、瓜蒌各 15 g,桃仁、丹参、苏子、白芥子各 12 g,黄芪、茯苓、金银花各 30 g,附片 10~20 g。

加减:伴肺肾阴虚(见口干,手足心热等)者,去附子,加生地、天冬等;水肿明显加茯苓、泽泻;气虚欲脱加红参 10 g 另服。每天 1 剂。本证多见于感染及心力衰竭、呼衰经久不愈者,治疗时间一般较长。

另外,若痰培养为金黄色葡萄球菌、溶血性链球菌、肺炎双球菌者,即重用金银花、连翘及紫花地丁;若为大肠埃希菌、铜绿假单胞菌及变形杆菌生长时则重用黄柏、蒲公英、黄连、紫花地丁及连翘等。实验证明,清热解毒药是一类药理作用较广的药物。其抗感染作用并不全是对病原微生物的抑杀,而主要是加强机体抗病免疫力、中和细菌毒素、解毒及降低毛细血管通透性等。

(4)痰浊蒙心。

证候:此症多见于"肺性脑病"阶段,每见烦躁不安或意识朦胧,神昏谵语,甚至昏迷、抽搐,呼吸急促或伴痰鸣。舌质干绛,脉细滑数。

治法:涤痰开窍,平肝熄风,通下攻邪。

方药:羚角钩藤汤加减。羚羊角 1.5 g 磨粉分 3 次冲服(可用山羊角 30~60 g 代之),川贝、鲜生地、竹茹、胆南星各 10 g,石菖蒲、钩藤、僵蚕、生姜汁(兑服)、竹沥(兑服)各 12 g,石决明 20 g,大黄 12 g(后下),每天 1~2 剂。另用至宝丹 1 丸,凉开水化服,每天 2~3 次。

加减:若大便数天不解,神昏,舌红苔黄腻,即当泻热通便,用厚朴、枳实、大黄(后下)、鲜生地、菖蒲、玄明粉(冲服)各 15 g,金银花、蒲公英、连翘各 30 g,黄芩、鱼腥草各 20 g。每天 1~2 剂,便通为止。泻热通便可使肠源内毒素排出体外,有利于局部感染的控制。

近年来的"内因论"认为,感染不仅只是微生物的侵袭,更重要的是机体所产生的损伤性免疫反应。因而,对感染疾病已不再只单纯强调杀灭或抑制病原微生物,更重要的是调节机体的免疫反应。而在这方面中药可能发挥更有效的作用,它与抗生素合用(如青霉素、链霉素),可明显提高临床疗效(疗效明显优于单用中药或单用西药)。中药多选用金银花、连翘、黄芩、蒲公英、鱼腥草、大青叶、紫花地丁、败酱草以及红花、丹参、黄芪等。这些药物不仅具有抑制病原微生物的作用，而且还能改善微循环，提高机体的抗病能力等作用。

　　3.专方专药

　　急性加重期常反映为"炎症""咳喘""痰浊""瘀血"等征象。辨证施治方具有消炎、止咳平喘化痰、活血化瘀、强心利尿等作用。若在此基础上再针对不同情况采用相应的方法辅助治疗，常可增加辨证施治方的疗效。

　　(1)抗炎方。①鱼腥草注射液(有效成分为葵酰乙醛，已能人工合成)：肌内注射每次 8 mg(4 mL)，每天 2 次，对呼吸道炎症有较显著的疗效。②复方鱼腥草注射液：每次 30 mL(含生药鱼腥草60 g，金银花6 g，茜草 20 g，丹参8 g)加入 5％葡萄糖液 250 mL 中静脉滴注，每天 1 次。③炎平注射液：每次 60～80 mL(由艾叶油、黄芩苷、大蒜新素组成)加入 5％葡萄糖液 500 mL 中静脉滴注，每天 1 次。④四季青注射液：每次 20～40 mL(每 mL 相当于生药 2 g)加入 5％葡萄糖液 500 mL中静脉滴注，每天 1 次。⑤清肺解毒液：取鱼腥草 4 000 g，蒸馏水提取芳香水 500 mL；其药渣与蒲公英 4 000 g、葶苈子 1 500 g、赤芍 500 g 同煎两次，煎液浓缩醇沉过滤，回收乙醇，稀释至 9 500 mL，并与鱼腥草蒸馏液混匀，装入 100 mL 的盐水瓶中灭菌备用。每次取 100 mL 作直肠点滴，滴速 30 滴/分。药液温度30 ℃～40 ℃。每天 1～2 次。⑥复方鱼腥草合剂：鱼腥草、白毛夏枯草、野菊花各 500 g，加水后两次蒸馏，收集蒸馏液 1 000 mL，加入吐温 3 mL，微温摇匀，再加入氯化钠 8.5 g，然后过滤，分装封口。用超声雾化仪口腔雾化吸入治疗，每次用本品10 mL，10 次为 1 个疗程。本方可清热解毒，平喘止咳，长期使用无不良反应。口腔雾化吸入时，对支气管黏膜上皮的细菌有直接作用，因而疗效比口服或肌内注射快且好。

　　上药一般选取 1～2 种。其他如银黄注射液、醒脑静脉注射射液等，亦可视情选用。

　　(2)止咳化痰平喘方。①中药雾化剂：寒性咳喘用麻黄、桂枝、杏仁、甘草各 10 g，橘红 5 g；热性咳喘用麻黄 5 g，杏仁、黄芩各 10 g，石膏 30 g，桑白皮 15 g，金银花 20 g。两方分别水煎，共 2 次，混合，再浓缩并反复过滤，沉淀，取液 50 mL，装瓶，超声雾化口腔吸入，每次雾化时间 40 min。②成药：咳喘可选用咳特灵、咳灵、消咳喘、椒目胶丸、牡荆油胶丸；痰黄黏稠不易咯出者加用蛇胆川贝液、痰咳净、雪梨膏等；喘甚而正衰者，则选用肺宝、肺力宝、海珠定喘丸、人参蛤蚧丸、补肾防喘片等。必要时可选用支气管解痉剂如氨茶碱口服或静脉推注，或用喘定、沙丁胺醇(舒喘灵)等。

　　(3)纠正呼衰方。

　　针刺疗法：取足三里、素髎、人中、肺俞、会阴等穴。中强刺激，反复施针。一般认为有兴奋呼吸、解痉、平喘等作用。实验证明，针刺健康人足三里穴可使肺通气量比针前增加 6.6％，最大通气量增加 20％，耗氧量增加 22.8％；针刺动物的素髎、人中、会阴等穴均可引起呼吸运动的即时性加强，当呼吸暂停时，针刺可使之恢复。

　　穴位注射：选用呼吸兴奋剂穴位注射较单纯肌肉注射效果显著。常用药物及穴位如：①洛贝林 3 mg 注射于曲池，可根据病情，两侧交替注射。②二甲弗林(回苏灵)8 mg 注射于足三里或三阴交，两侧可多次交替注射。③醒脑静 1～2 mL 注射于膻中、曲池、中府、肺俞、足三里等，可每 20～30 min 交替穴位应用。④氨茶碱 0.5～1 mL 注射于列缺、中府、合谷等穴，可重复使用。⑤洛贝林3 mg 注射于膈俞穴(针尖向横膈面，进针约 1.5 cm，捻转)，于左右膈俞穴交替重复使用。临床证明，此法能明显改善横膈运动的幅度，提高患者的血氧饱和度，其作用原理是，针刺膈俞穴并注射药物后，使感觉冲动经过胸神经后支进入脊髓，沿上行感觉传导束到达延髓，再经此束发出的侧支,与延髓网状结构内的呼吸中枢发生联系,提高呼吸中枢的兴奋性而导致横膈运动的增强。

耳针疗法:取耳穴脑、交感、肺、皮质下、肾等。先可用毫针捻转数分钟,待病情缓解后再行单耳或双耳埋针 24~48 h,隔天更换。耳针对呼吸衰竭有一定的效果,作用缓慢而持久。

(4)强心利尿方:肺心病心力衰竭用西药强心剂疗效较差,且易中毒诱发心律失常,故选用中药有一定的优点。当右心衰竭加重时,可配合用参附汤、四逆汤等具有强心功效的方药频服。

温阳利水活血方:制附子、桂枝各 10~15 g,仙茅、白术、桃仁各 12 g,茯苓皮 30 g,丹参、炙甘草各 10 g,车前子 15 g,随证加减。每天 1 剂。

抗心力衰竭合剂:葶苈子 30~50 g,丹参、枳实各 10~15 g,每天 1 剂。曾对 30 例心力衰竭患者采用中药活血化瘀、温阳利水方代替西药强心、利尿剂,方用鸡血藤、茯苓、生姜、猪苓、泽泻、木通、车前子各 30 g,郁金 18 g,桂心、红花各 9 g,赤芍、丹参各 15 g,附子 24 g,白术 12 g,每天 1 剂;另有 50 例采用西药强心、利尿剂为对照组,结果:中药组显效率为 71.43%,无效率为 7.14%;西药对照组显效率为 44%,无效率为 20%。中药组不仅心率、呼吸、发绀、水肿、尿渗透压、尿量、$PaCO_2$ 均有显著改善,且无西药组之电解质紊乱、酸碱失衡、血浆渗透压改变等不良反应。

益气活血利水方:黄芪(或党参)、丹参(或赤芍)、葶苈子、车前子各 30 g。并随证加减。每天煎服 1~2 剂。药理研究表明,本方能显著增加心肌收缩力,有明显的正性肌力作用,且降低心肌氧耗,无毒副反应。

(5)活血化瘀方:瘀血证除表现为舌质紫暗,面色发绀等现象外,在肺心病患者的整个病变过程中均有不同程度的微循环障碍(如甲皱微循环、肺与手指血流图、舌腹面及舌尖血管网、血液流变学的改变等)存在。若用复方丹参液等治疗后,血液流变学等常有明显的改善,常可用下列方药。

水蛭粉:每次 1 g,每天 3 次。实验表现水蛭粉在扩张血管、增快血流、消除白色血栓方面与肝素同。虽作用时间短,但无不良反应。本方主要用于弥散性血管内凝血(Disseminated Intravascular Coagulation,DIC)。

丹参注射液:每天 20~30 mL 加入 5% 葡萄糖液中静脉滴注。

川芎嗪:每天 120 mg,用法同上。

其他如三七片、复方丹参片、大黄䗪虫丸、赤芍浸膏片等,均有良好的活血化瘀效果。

(6)通治方:即具有抗炎、强心利尿、止咳平喘、活血等多种功效方。

参芪葶苈桑白汤:黄芪 30~50 g,丹参、茯苓各 15 g,红参(另炖)、杏仁、麻黄、射干、五味子、制附子、桂枝、红花各 10 g,细辛、炙甘草各 5 g。水煎分 2 次服,每天 1 剂。本方功可益气补肾、温阳利水、活血化瘀、平喘止咳。

补肺逐瘀化痰汤:党参、杏仁各 12 g,五味子 10 g,麦冬、黄芩各 15 g,瓜蒌、丹参、葶苈子各 30 g,麻黄 8 g,桂枝、地龙各 20 g。水煎服,每天 1 剂。若配合抗生素、强心利尿西药则疗效更好。

### (三)急性加重期合并症的治疗

1.上消化道出血(热伤血络)

结合临床,患者多有口干、口苦、口臭、苔黄等症,辨证多属热伤血络,治宜凉血止血为主,可用大黄为主的制剂。

（1）生大黄粉 3～6 g,凉开水冲服,每天 3～4 次。若出血量大,止血效果又较差者,可用生大黄粉 5 g,兑水调成稀糊状,置于冰箱中冷冻(以不结冰为度)即冰冻糊剂,分 1～2 次口服,止血效果好。

（2）三黄泻心汤:生大黄(后下)、黄芩各 10 g,黄连 6 g。一般可加白及 20 g,三七粉 5 g(冲服),煎汤取汁 200 mL,置凉后频服。每天 1 剂。

**2.休克(阴绝阳脱)**

由于大出血、心力衰竭、中毒等因素,最后可出现面色苍白、四肢厥逆、冷汗淋漓、脉微欲绝、血压下降等阴绝阳脱之候。治以回阳救逆、益气复脉为法,拟用独参汤、生脉饮、参附汤、四逆汤等方救治。国内部分单位研制的参附针剂、生脉针剂、参麦针剂等,均具有较好的抗休克作用。必要时可选用西药血管活性药(如间羟胺、多巴胺)。

**3.弥漫性血管内凝血(血液凝滞)**

可见躯干、四肢、黏膜出血,亦可见呕血、便血、尿血等。在控制感染、纠正酸中毒、保持呼吸道通畅的同时,更重要的是改善微循环障碍,防止微血栓形成。中医认为此多属气虚与气滞而致血液瘀滞,可用川芎、当归、赤芍、黄芪、生地、桃仁、红花、水蛭、丹参、泽兰、蒲黄、菖蒲、玄参各 10～15 g,煎汤频服,以活血化瘀;或用丹参注射液或复方丹参注射液 20～30 mL 加入 5％葡萄糖液 250 mL 中静脉滴注;或用水蛭粉内服(见前)。西药可用右旋糖苷-40、肝素、双嘧达莫(潘生丁)等抗凝剂。

**4.肾衰竭(水毒内结)**

多选用以大黄为主的制剂内服或作保留灌肠。常取生大黄30～60 g(后下用 15～20 g),煅牡蛎、蒲公英、槐花各 30 g,熟附子10～30 g,煎取汁 300 mL,维持药温 37 ℃～38 ℃。取大号导尿管插入肛管 20～30 cm,将药汁缓慢注入,每天 1～2 次,保留10～30 min。

**5.其他**

若合并有心律失常、酸碱平衡失调及电解质紊乱,可选用有关中西药治疗。

（刘国庆）

# 第十三节　二尖瓣疾病

## 一、二尖瓣狭窄

青中年多见,多有风湿热史,发生病变时间多在风湿热首发后2年以上,基本病变为瓣膜炎症粘连、开放受限,造成狭窄。老年人多由二尖瓣瓣环及环下区钙化造成二尖瓣狭窄。其他罕见原因为先天性孤立性二尖瓣狭窄、结缔组织病、肠源性脂代谢异常、恶性类癌瘤、多发性骨髓瘤等。

### （一）诊断要点

（1）早期可无症状,左房衰竭期出现咳嗽、咯血及劳力性呼吸困难,重者可发生急性肺水肿。

（2）查体见二尖瓣面容,可扪及心尖部舒张期震颤,心尖区可听到局限、低调、隆隆性舒张中、晚期杂音。心尖部第一心音亢进,膈膜型者可闻二尖瓣开放拍击音,肺动脉高压时肺动脉瓣区第二心音亢进,可闻肺动脉瓣内舒张早期吹风样杂音(Graham-Steell 杂音)。

(3)X 线检查:见左心房增大,肺动脉段突出,右心室增大,主动脉弓缩小,心脏呈典型的梨形心改变(二尖瓣心型),并可有肺淤血改变。

(4)心电图检查:示二尖瓣型 P 波,右室肥大,部分有心房颤动。

(5)心脏超声检查:示左房内径增大,二尖瓣曲线呈"城墙样"改变,前后叶同向运动,瓣叶增厚,还可测定瓣口面积及心脏功能。

(6)风湿活跃时,红细胞沉降率(血沉)增快,抗"O"滴度增高,C 反应蛋白阳性。

以上要点中,心尖区舒张中晚期杂音及心尖区舒张期震颤具有诊断意义。1/3 患者可能无风湿热病史,心脏超声检查可确定诊断。

### (二)鉴别诊断

1.左房黏液瘤

杂音随体位改变,可有晕厥发生,超声可见二尖瓣前后叶间云团状肿块影像。

2.功能性二尖瓣狭窄

见于严重贫血、甲状腺功能亢进、左至右分流的先心病等。心尖区舒张期杂音不伴开瓣音,应用硝酸甘油可使杂音减轻,升压药能使杂音增强。

3.主动脉瓣关闭不全引起的 Austin-Flint 杂音

同时闻及主动脉瓣区舒张期哈气样杂音,心脏超声检查可资鉴别。

### (三)并发症诊断

1.充血性心力衰竭

本病后期出现右心衰竭,此为本病主要死因。

2.急性肺水肿

多发生在重度二尖瓣狭窄,常因劳累、激动、输液过快过多或心动过速诱发,病死率高。

3.心律失常

以心房颤动较常见。常由房性期前收缩、房性心动过速发展而来。早期呈阵发性房颤,以后多变为慢性房颤。

4.栓塞

左心房的附壁血栓脱落可发生脑、肾、四肢动脉等处栓塞。尤以慢性房颤者多见。

5.亚急性感染性心内膜炎

临床较少见。

### (四)辨证治疗

1.气滞血瘀证

临床表现:活动后有胸闷气短,时有胸骨后刺痛,甚则晕厥,性情急躁易怒。舌暗红,边有瘀点,脉结代或沉弦。

治则:疏肝理气,活血化瘀。

方药:血府逐瘀汤。

2.痰瘀互结证

临床表现:胸闷、心慌气促,活动后加重,有胸骨后刺痛,身体沉重,时感头晕,纳呆脘痞。舌暗,苔腻有瘀点,脉弦滑或涩。

治则:行气化痰祛瘀。

方药:温胆汤合丹参饮。

3.心肺气虚证

临床表现:心悸,气短,乏力,活动后加重,甚则下肢水肿,神疲乏力,面色苍白。舌质淡或边有齿痕,脉沉细或虚数。

治则:补气益肺。

方药:保元汤。

4.阴虚血瘀证

临床表现:心慌,胸闷气短,活动后加重,甚则咳嗽、胸骨后刺痛,夜间盗汗,渴不欲饮,五心烦热,夜寐不安。舌红少苔,有瘀点,脉细涩。

治则:养阴祛瘀。

方药:贯煎合丹参饮。

5.阳虚寒凝证

临床表现:心悸,气短,乏力,活动及遇冷加重,全身及胸后紧束沉重感,得暖觉舒,神疲乏力,畏寒肢冷。舌暗淡苔薄白,脉弦紧。

治则:温阳散寒通脉。

方药:乌头赤石脂丸合麻黄附子细辛汤。

6.心肾两亏证

临床表现:心悸,胸闷气短,活动后加重,全身乏力,腰膝酸软,畏寒肢冷,夜寐不安,健忘。舌淡苔薄白,脉沉细。

治则:补益心肾。

方药:金匮肾气丸合潜阳丹。

7.痰热郁阻证

临床表现:心悸,胸闷气短,气粗声高,恶热汗出,面红目赤,烦躁不安,喜冷,口中黏腻。舌红苔黄腻,脉滑数。

治则:清热化痰。

方药:黄连温胆汤。

## 二、二尖瓣关闭不全

按病程可分为慢性二尖瓣关闭不全和急性二尖瓣关闭不全。其中慢性二尖瓣关闭不全常由风湿性心瓣膜病、冠心病、二尖瓣脱垂、先天性畸形、二尖瓣环钙化、左心室扩大及其他原因如结缔组织病引起。急性二尖瓣关闭不全可见于感染性心内膜炎、急性心肌梗死、穿通性或闭合性胸外伤及自发性腱索断裂。

**(一)症状**

从初次风湿性心肌炎到出现明显症状可长达20年。轻度二尖瓣关闭不全者可无明显症状。严重二尖瓣关闭不全的常见症状有劳力性呼吸困难、疲乏、端坐呼吸等。晚期右心衰竭时有肝大、触痛、踝部水肿、胸腔积液或腹水。急性二尖瓣关闭不全者可很快发生急性左心衰竭或肺水肿。

**(二)体征**

1.心脏听诊

心尖区全收缩期吹风样杂音,响度在3/6级以上,多向左腋下传导,吸气时减弱,反流量小时音调高,瓣膜增厚者杂音粗糙。前叶损害为主者,杂音向左腋下或左肩胛下传导;后叶损害为主者,杂音向心底部传导。心尖区第一心音减弱或被杂音掩盖。由于左心室射血期缩短,主动脉瓣关闭提前,导致第二心音分裂。严重二尖瓣关闭不全者可出现低调的第三心音,或由于相对性二尖瓣关闭不全在心尖区可闻及低调、短促的收缩中期杂音。肺动脉高压时,肺动脉瓣区第二心音亢进。

2.其他体征

心界向左下扩大,心尖区触及局限性收缩期抬举样搏动,说明左心室肥厚和扩大。右心衰竭时,可有颈静脉怒张、肝脏肿大、下肢水肿。

**(三)辨证治疗**

1.气滞血瘀证

临床表现:活动后有胸闷气短,时有胸骨后刺痛,甚则晕厥,性情急躁易怒。舌暗红,边有瘀点,脉结代或沉弦。

治则:疏肝理气,活血化瘀。

方药:血府逐瘀汤。

2.痰瘀互结证

临床表现:胸闷、心慌气促,活动后加重,有胸骨后刺痛,身体沉重,时感头晕,纳呆脘痞。舌暗,苔腻有瘀点,脉弦滑或涩。

治则:行气化痰祛瘀。

方药:温胆汤合丹参饮。

3.寒闭心脉证

临床表现:胸闷、心慌气促,遇风冷加重,全身及胸后紧束感,沉重,甚则骨节酸痛,手足冰冷,口鼻冷气,脘腹冷痛。舌暗淡,苔薄白,脉弦紧。

治则:温阳散寒,活血通脉。

方药:乌头赤石脂丸合麻黄附子细辛汤。

4.心肺气虚证

临床表现:心悸,气短,乏力,活动后加重,甚则下肢水肿,神疲乏力,面色苍白。舌质淡或边有齿痕,脉沉细或虚数。

治则:补气益肺。

方药:保元汤。

5.气阴亏虚证

临床表现:活动后胸闷心慌、短气、乏力,呼吸困难,劳累后自觉胸骨后疼痛,汗出,口渴,喜卧少动,夜间盗汗。舌红少苔,脉沉细无力。

治则:益气养阴。

方药:生脉散。

6.脾肾阳虚证

临床表现:心慌、乏力气短,呼吸困难,活动后加重,畏寒肢冷,甚则水肿,天气变冷时症状加重,大便偏稀,小便频数。舌淡胖大,苔薄白,脉沉弱。

治则:温补脾肾。

方药:实脾饮合四神丸。

7.肝肾阴亏证

临床表现：心慌、胸闷气短，呼吸困难，心中悸动感，烦躁不安，五心烦热，潮热盗汗，腰膝酸软，甚则头晕。舌红瘦小，苔少，脉细数或浮大，沉取则无。

治则：补益肝肾。

方药：麦味地黄汤合一贯煎。

（刘国庆）

# 第六章

# 消化内科疾病

## 第一节　胃食管反流病

### 一、概说

胃食管反流病(gastroesophageal reflux disease,GERD)是指胃内容物反流入食管,引起不适症状和/或并发症的一种疾病。如酸(碱)反流导致的食管黏膜破损称为反流性食管炎(reflux esophagitis,RE)。常见症状有胸骨后疼痛或烧灼感、反酸、胃灼热、恶心、呕吐、咽下困难,甚至吐血等。

本病经常和慢性胃炎、消化性溃疡或食管裂孔疝等病并存,但也可单独存在。广义上讲,凡能引起胃食管反流的情况,如进行性系统性硬化症、妊娠呕吐,以及任何原因引起的呕吐,或长期放置胃管、三腔管等,均可导致胃食管反流,引起继发性反流性食管炎。长期反复不愈的食管炎可致食管瘢痕形成、食管狭窄或裂孔疝、慢性局限性穿透性溃疡,甚至发生癌变。

2006年中国胃食管反流病共识意见中提出 GERD 可分为非糜烂性反流病(non-erosive reflux disease,NERD)、糜烂性食管炎(erosive esophagitis,EE)和 Barrett 食管(Barrett's esopha-gus,BE)三种类型,也可称为 GERD 相关疾病。有人认为 GERD 的三种类型相对独立,相互之间不转化或很少转化,但有些学者则认为这三者之间可能有一定相关性。

NERD 是指存在反流相关的不适症状,但内镜下未见 BE 和食管黏膜破损。

EE 是指内镜下可见食管远段黏膜破损。

BE 是指食管远段的鳞状上皮被柱状上皮所取代。

在 GERD 的三种疾病形式中,NERD 最为常见,EE 可合并食管狭窄、溃疡和消化道出血,BE 有可能发展为食管腺癌。这三种疾病形式之间相互关联和进展的关系需作进一步研究。

蒙特利尔共识意见对 GERD 进行了分类,将 GERD 的表现分为食管综合征和食管外综合征,食管外综合征再分为明确相关和可能相关。

食管综合征包括以下两种。①症状综合征:典型反流综合征,反流性胸痛综合征。②伴食管破损的综合征:反流性食管炎,反流性食管狭窄,Barrett食管,食管腺癌。

食管外综合征包括以下两种。①明确相关的:反流性咳嗽综合征,反流性喉炎综合征,反流性哮喘综合征,反流性牙侵蚀综合征。②可能相关的:咽炎,鼻窦炎,特发性肺纤维化,复发性中耳炎。广泛使用 GERD 蒙特利尔定义中公认的名词将会使 GERD 的研究更加全球化。

在正常情况下,食管下端与胃交界线上 3～5 cm 范围内,有一高压带(LES)构成一个压力屏障,能防止胃内容物反流入食管。当食管下端括约肌关闭不全时,或食管黏膜防御功能破坏时,不能防止胃十二指肠内容物反流到食管,以致胃酸、胃蛋白酶、胆盐和胰酶等损伤食管黏膜,均可促使发生胃食管反流病。其中尤以 LES 功能失调引起的反流性食管炎为主要机制。

## 二、诊断

### (一)临床表现
本病初起,可不出现症状,但有胃食管明显反流者,常出现下列自觉症状。

1.胸骨后烧灼感或疼痛

此为最早最常见的症状,表现为在胸骨后感到烧灼样不适,并向胸骨上切迹、肩胛部或颈部放射,在餐后一小时躺卧或增高腹内压时出现,严重者可使患者于夜间醒来,口服抗酸剂后迅速缓解,但一部分长期有反流症状的患者,亦可伴有挤压性疼痛,与体位或进食无关,抗酸剂不能使之缓解,进酸性或热性液体时,则反使疼痛加重。

但胸骨后灼热亦可在食管运动障碍或心、胆囊及胃十二指肠疾病中出现,确诊仍有赖于其他客观检查。

2.胃食管反流

表现为酸性或苦味液体反流到口腔,偶尔有食物从胃反流到口内,若严重者夜间出现反酸,可将液体或食物吸入肺内,引起阵发性咳嗽、呼吸困难及非季节性哮喘等。

3.咽下困难

初期多因炎症而有咽下轻度疼痛和阻塞不顺之感觉,进而食管痉挛,多有间歇性咽下梗阻,后期食管狭窄则咽下困难,甚至有进食后不能咽下的间断反吐现象,严重病例可呈间歇性咽下困难,伴有咽下疼痛,此时,不一定有食管狭窄,可能为食管远端的运动功能障碍,继发食管痉挛所致。

慢性患者由于持续的咽下困难,饮食减少,摄取营养不足,体质量明显下降。

4.出血

严重的活动性炎症,由于黏膜糜烂出血,可出现大便潜血阳性,或吐出物带血,或引起轻度缺铁性贫血,饮酒后,出血更重。

5.消化道外症状

Delahunty 综合征即发生慢性咽炎,慢性声带炎和气管炎等综合征。这是由于胃食管的经常性反流,对咽部和声带产生损伤性炎症,引起咽部灼酸苦辣感觉;还可以并发"唇烧灼"综合征,即发生口腔黏膜糜烂和舌、唇、口腔的烧灼感;反流性食管炎还可导致反复发作的咳嗽、哮喘、夜间呼吸暂停、心绞痛样胸痛。

反流性食管炎出现症状的轻重,与反流量、伴发裂孔疝的大小及内镜所见的组织病变程度均无明显的正相关,而与反流物质和食管黏膜接触时间有密切关系。症状严重者,反流时食管 pH 在 4.0 以下,而且酸清除时间明显延长。

### (二)辅助检查

**1.上消化道内镜检查**

上消化道内镜检查有助于确定有无反流性食管炎以及有无合并症和并发症,如食管裂孔疝、食管炎性狭窄、食管癌等,结合病理活检有利于明确病变性质。但内镜下的食管炎不一定均有反流所致,还有其他病因如吞服药物、真菌感染、腐蚀剂等需除外。一般来说,远端食管炎常常由反流引起。

**2.钡餐检查**

反流性食管炎患者的食管钡餐检查可显示下段食管黏膜皱襞增粗、不光滑,可见浅龛影或伴有狭窄等,食管蠕动可减弱。有时可显示食管裂孔疝,表现为贲门增宽,胃黏膜疝入食管内,尤其在头低位时,钡剂可向食管反流。卧位时如吞咽小剂量的硫酸钡,则显示多数 GERD 患者的食管体部和 LES 排钡延缓。一般来说,此项检查阳性率不高,有时难以判断病变性质。

**3.食管 pH 监测**

24 h 食管 pH 监测能详细显示酸反流、昼夜酸反流规律、酸反流与症状的关系以及患者对治疗的反应,使治疗个体化。其对 EE 的阳性率＞80%,对 NERD 的阳性率为 50%～75%。此项检查虽能显示过多的酸反流,也是迄今为止公认的"金标准",但也有假阴性。

**4.食管测压**

食管测压能显示 LESP 低下,一过性 LES 松弛情况。尤其是松弛后蠕动压低以及食管蠕动收缩波幅低下或消失,这些正是胃食管反流的运动病理基础。在 GERD 的诊断中,食管测压除帮助食管 pH 电极定位、术前评估食管功能和预测手术外,还能预测抗反流治疗的疗效和是否需长期维持治疗。

**5.食管胆汁反流监测**

其方法是将光纤导管的探头放置 LES 上缘之上 5 cm 处,以分光光度法监测食管反流物内的胆红素含量,并将结果输回光电子系统。胆汁是十二指肠内容物的重要成分。其中含有的胆红素是胆汁中的主要的色素成分,在 453 nm 处有特殊的吸收高峰,可间接表明食管暴露于十二指肠内容物的情况。此项检查虽能间接反映十二指肠胃食管的反流情况,但有其局限性,一是胆红素不是唯一的有害物质,二是反流物中的黏液、食物颗粒、血红蛋白等的影响可出现假阳性的结果。

**6.其他**

对食管黏膜超微结构的研究可了解反流存在的病理生理学基础;无线食管 pH 测定可提供更长时间的酸反流检测;腔内阻抗技术的应用可监测所有反流事件,明确反流物的性质(气体、液体或气体液体混合物),与食管 pH 监测联合应用可明确反流物为酸性或非酸性以及反流物与反流症状的关系。

## 三、临床诊断

### (一)GERD 诊断

1.临床诊断

(1)有典型的胸骨后灼热和反流症状,且无幽门梗阻或消化道梗阻的证据,临床上可考虑为 GERD。

(2)有食管外症状,又有反流症状,可考虑是反流相关或可能相关的食管外症状,如反流相关的咳嗽、哮喘。

（3）如仅有食管外症状，但无典型的胃胸骨后灼热和反流症状，尚不能诊断为 GERD。宜进一步了解食管外症状发生的时间、与进餐和体位的关系以及其他诱因。需注意有无重叠症状（如同时有 GERD 和肠易激综合征或功能性消化不良）、焦虑、抑郁状态、睡眠障碍等。

2.上消化道内镜检查

由于我国是胃癌、食管癌的高发国家，内镜检查已广泛开展，因此，对于拟诊患者一般先进行内镜检查，特别是症状发生频繁、程度严重，伴有报警征象或有肿瘤家族史或患者很希望内镜检查时。上消化道内镜检查有助于确定有无反流性食管炎及有无合并症和并发症，如食管裂孔疝、食管炎性狭窄以及食管癌等；有助于 NERD 的诊断；先行内镜检查比先行诊断性治疗，能够有效地缩短诊断时间。对食管黏膜破损者，可按 1994 年洛杉矶会议提出的分级标准，将内镜下食管病变严重程度分为 A～D 级。A 级：食管黏膜有一个或几个<5 mm 的黏膜损伤。B 级：同 A 级外，连续病变黏膜损伤>5 mm。C 级：非环形的超过两个皱襞以上的黏膜融合性损伤（范围<75％食管周径）。D 级：广泛黏膜损伤，病灶融合，损伤范围>75％食管周径或全周性损伤。

3.诊断性治疗

对拟诊患者或疑有反流相关食管外症状的患者，尤其是上消化道内镜检查阴性时，可采用诊断性治疗。

质子泵抑制剂（PPI）诊断性治疗（PPI 试验）已被证实是行之有效的方法。建议服用标准剂量 PPI 每天 2 次，疗程 1～2 周。服药后如症状明显改善，则支持酸相关 GERD 的诊断；如症状改善不明显，则可能有酸以外的因素参与或不支持诊断。

PPI 试验不仅有助于诊断 GERD，同时还启动了治疗。其本质在于 PPI 试验阳性与否充分强调了症状与酸之间的关系，是反流相关的检查。PPI 阴性有以下几种可能：①抑酸不充分；②存在酸以外因素诱发的症状；③症状不是反流引起的。

PPI 试验具有方便、可行、无创和敏感性高的优点，缺点是特异性较低。

**（二）NERD 诊断**

1.临床诊断

NERD 主要依赖症状学特点进行诊断，典型的症状为胸骨后灼热和反流。患者以胸骨后灼热症状为主诉时，如能排除可能引起胸骨后灼热症状的其他疾病，且内镜检查未见食管黏膜破损，可作出 NERD 的诊断。

2.相关检查

内镜检查对 NERD 的诊断价值在于可排除 EE 或 BE 以及其他上消化道疾病，如溃疡或胃癌。

3.诊断性治疗

PPI 试验是目前临床诊断 NERD 最为实用的方法。PPI 治疗后，胸骨后灼热等典型反流症状消失或明显缓解提示症状与酸反流相关，如内镜检查无食管黏膜破损的证据，临床可诊断为 NERD。

**（三）BE 诊断**

1.临床诊断

BE 本身通常不引起症状，临床主要表现为 GERD 的症状，如胸骨后灼热、反流、胸骨后疼痛、吞咽困难等。但约 25％的患者无 GERD 症状，因此在筛选 BE 时不应仅局限于有反流相关症状的人群,行常规胃镜检查时,对无反流症状的患者也应注意有无 BE 存在。

2.内镜诊断

BE 的诊断主要根据内镜检查和食管黏膜活检结果。如内镜检查发现食管远端有明显的柱状上皮化生并得到病理学检查证实时,即可诊断为 BE。其分型表现如下。①全周型:红色黏膜向食管延伸,累及全周,与胃黏膜无明显界限,游离缘距 LES 在 3 cm 以上。②岛型:齿状线1 cm 以上出现斑片状红色黏膜。③舌型:与齿状线相连,伸向食管呈火舌状。

按柱状上皮化生长度分为:①长段 BE,上皮化生累及食管全周,且长度≥3 cm。②短段 BE,柱状上皮化生未累及食管全周,或虽累及全周,但长度<3 cm。

内镜表现如下。①SCJ 内镜标志:食管鳞状上皮表现为淡粉色光滑上皮,胃柱状上皮表现为橘红色,鳞、柱状上皮交界处构成的齿状 Z 线,即为 SCJ。②EGJ 内镜标志:为管状食管与囊状胃的交界处,其内镜下定位的标志为最小充气状态下胃黏膜皱襞的近侧缘和/或食管下端纵行栅栏样血管末梢。③明确区分 SCJ 及 EGJ:这对于识别 BE 十分重要,因为在解剖学上 EGJ 与内镜观察到的 SCJ 并不一致,且反流性食管炎黏膜在外观上可与 BE 混淆,所以确诊 BE 需病理活检证实。④BE 内镜下典型表现:EGJ 近端出现橘红色柱状上皮,即 SCJ 与 EGJ 分离。BE 的长度测量应从 EGJ 开始向上至 SCJ。内镜下亚甲蓝染色有助于对灶状肠化生的定位,并能指导活检。

3.病理学诊断

(1)活检取材:推荐使用四象限活检法,即常规从 EGJ 开始向上以 2 cm 的间隔分别在 4 个象限取活检;对疑有 BE 癌变者应向上每隔 1 cm 在 4 个象限取活检;对有溃疡、糜烂、斑块、小结节狭窄和其他腔内异常者,均应取活检行病理学检查。

(2)组织分型:①贲门腺型,与贲门上皮相似,有胃小凹和黏液腺,但无主细胞和壁细胞;②胃底腺型,与胃底上皮相似,可见主细胞和壁细胞,但 BE 上皮萎缩较明显,腺体较少且短小,此型多分布于 BE 远端近贲门处;③特殊肠化生型,又称Ⅲ型肠化生或不完全小肠化生型,分布于鳞状细胞和柱状细胞交界处,化生的柱状上皮中可见杯状细胞为其特征性改变。

(3)BE 的异型增生:①低度异型增生(low grade dysplasia,LGD),由较多小而圆的腺管组成,腺上皮细胞拉长,细胞核染色质浓染,核呈假复层排列,黏液分泌很少或不分泌,增生的细胞可扩展至黏膜表面;②高度异型增生(high grade dysplasia,HGD),腺管形态不规则,呈分支或折叠状,有些区域失去极性。与 LGD 相比,HGD 细胞核更大、形态不规则且呈簇状排列,核膜增厚,核仁呈明显双嗜性,间质无浸润。

## 四、鉴别诊断

### (一)反流性食管炎

两病可合并存在,在临床上,两者均可出现反流性症状,如胸骨后灼热感、反酸、咽下困难及出血等。也可因腹内压或胃内压增高而加重症状。但反流性食管炎症状仅限于胃食管反流现象。而食管裂孔疝不但影响食管,也侵及附近神经,甚至影响心肺功能,故其反流症状较重,胸骨后可出现明显疼痛,也可出现咽部异物感和阵发性心律不齐。而在诊断上,食管裂孔疝主要依靠 X 线钡餐,而反流性食管炎主要依靠内镜。

### (二)食管贲门黏膜撕裂综合征

前者最典型的病史是先有干呕或呕吐正常胃内容物一次或多次,随后呕吐新鲜血液,诊断主要靠内镜。由于浅表的撕裂病损,在出血后48～72 h内多数已愈合,因此应及时作内镜检查。

### (三)食管贲门失弛缓症

这是一种食管的神经肌肉功能障碍性疾病,也可出现如反流性食管炎样的食物反流、吞咽困难及胸骨后疼痛等症状。但本症多见于20～40岁的年轻患者,发病常与情绪波动及冷饮有关。X线钡餐检查,可见鸟嘴状及钡液平面等特征性改变。食管压力测定可观察到食管下端2/3无蠕动,吞咽时LES压力比静止压升高1.3 kPa,并松弛不完全,必要时可做内镜检查,以排除其他疾病。

### (四)弥漫性食管痉挛

也可伴有吞咽困难和胸骨后疼痛,是一种食管下端2/3无蠕动而又强烈收缩的疾病,一般不常见,可发生在任何年龄。食管钡餐检查可见"螺旋状食管",即食管收缩时食管外观呈锯齿状。食管测压试验可观察到反复非蠕动性高幅度持久的食管收缩。

### (五)食管癌

以进行性咽下困难为典型症状,出现胃灼热和反酸的症状较少,但若由于癌瘤的糜烂及溃疡形成或伴有食管炎症,亦可见到胸骨后烧灼痛,一般进行食管X线钡餐检查或食管镜检查,不难与反流性食管炎作出鉴别。

## 五、并发症

### (一)食管并发症

1.反流性食管炎

反流性食管炎是内镜下可见远段食管黏膜的破损,甚至出现溃疡,是胃食管反流病食管损伤的最常见后果和表现。

2.Barrett食管

多发生于鳞状上皮与柱状上皮交界处。蒙特利尔定义认为,当内镜疑似食管化生活检发现柱状上皮时,应诊断为Barrett食管,并具体说明是否存在肠型化生。

3.食管狭窄和出血

反流性食管狭窄是严重反流性疾病的结果。长期食管炎症由于瘢痕形成而致食管狭窄,表现为吞咽困难,反胃和胸骨后疼痛,狭窄多发生于食管下段。GERD引起的出血罕见,主要见于食管溃疡者。

4.食管腺癌

蒙特利尔共识意见明确指出食管腺癌是GERD的并发症,食管腺癌的危险性与胸骨后灼热的频率和时间成正比,慢性GERD症状增加食管腺癌的危险性。长节段Barrett食管伴化生是食管腺癌最重要的、明确的危险因素。

### (二)食管外并发症

反流性食管炎由于反流的胃液侵袭咽部、声带和气管,引起慢性咽炎、声带炎和气管炎,甚至吸入性肺炎。

## 六、治疗

### (一)改变生活方式

抬高床头、睡前3 h不再进食、避免高脂肪食物、戒烟酒、减少摄入可以降低食管下段括约肌

(LES)压力的食物(如巧克力、薄荷、咖啡、洋葱、大蒜等)。减轻体质量可减少 GERD 患者反流症状。

### (二)抑制胃酸分泌

抑制胃酸的药物包括 $H_2$ 受体阻滞剂($H_2$-RA)和质子泵抑制剂(PPI)等。

**1.初始治疗的目的是尽快缓解症状,治愈食管炎**

(1)$H_2$-RA 仅适用于轻至中度 GERD 治疗。$H_2$-RA(西咪替丁、雷尼替丁、法莫替丁等)治疗反流性 GERD 的食管炎愈合率为 $50\%\sim60\%$,胸骨后灼热症状缓解率为 $50\%$。

(2)PPI 是 GERD 治疗中最常用的药物,伴有食管炎的 GERD 治疗首选。临床奥美拉唑、兰索拉唑、泮托拉唑、雷贝拉唑和埃索美拉唑可供选用。在标准剂量下,新一代 PPI 具有更强的抑酸作用。

PPI 治疗糜烂性食管炎的内镜下 4 周、8 周愈合率分别为 $80\%$ 和 $90\%$ 左右,PPI 推荐采用标准剂量,疗程 8 周。部分患者症状控制不满意时可加大剂量或换一种 PPI。

(3)非糜烂性反流病(NERD)治疗的主要药物是 PPI。由于 NERD 发病机制复杂,PPI 对其症状疗效不如糜烂性食管炎,但 PPI 是治疗 NERD 的主要药物,治疗的疗程应不少于 8 周。

**2.维持治疗是巩固疗效、预防复发的重要措施**

GERD 是一种慢性疾病,停药后半年的食管炎与症状复发率分别为 $80\%$ 和 $90\%$,故经初始治疗后,为控制症状、预防并发症,通常需采取维持治疗。

目前维持治疗的方法有 3 种:维持原剂量或减量、间歇用药、按需治疗。采取哪一种维持治疗方法,主要根据患者症状及食管炎分级来选择药物与剂量,通常严重的糜烂性食管炎(LAC-D 级)需足量维持治疗,NERD 可采用按需治疗。$H_2$-RA 长期使用会产生耐受性,一般不适合作为长期维持治疗的药物。

(1)原剂量或减量维持:维持原剂量或减量使用 PPI,每天 1 次,长期使用以维持症状持久缓解,预防食管炎复发。

(2)间歇治疗:PPI 剂量不变,但延长用药周期,最常用的是隔天疗法。3 d 1 次或周末疗法因间隔太长,不符合 PPI 的药代动力学,抑酸效果较差,不提倡使用。在维持治疗过程中,若症状出现反复,应增至足量 PPI 维持。

(3)按需治疗:按需治疗仅在出现症状时用药,症状缓解后即停药。按需治疗建议在医师指导下,由患者自己控制用药,没有固定的治疗时间,治疗费用低于维持治疗。

**3.Barrett 食管(BE)治疗**

虽有文献报道 PPI 能延缓 BE 的进展,尚无足够的循证依据证实其能逆转 BE。BE 伴有糜烂性食管炎及反流症状者,采用大剂量 PPI 治疗,并长期维持治疗。

**4.控制夜间酸突破(NAB)**

NAB 指在每天早、晚餐前服用 PPI 治疗的情况下,夜间胃内 $pH<4$ 持续时间$>1\ h$。控制 NAB 是治疗 GERD 的措施之一。治疗方法包括调整 PPI 用量、睡前加用 $H_2$-RA、应用血浆半衰期更长的 PPI 等。

### (三)对 GERD 可选择性使用促动力药物

在 GERD 的治疗中,抑酸药物治疗效果不佳时,考虑联合应用促动力药物,特别是对于伴有胃排空延迟的患者。

**(四)手术与内镜治疗应综合考虑,慎重决定**

GERD 手术与内镜治疗的目的是增强 LES 抗反流作用,缓解症状,减少抑酸剂的使用,提高患者的生活质量。

BE 伴高度不典型增生、食管严重狭窄等并发症,可考虑内镜或手术治疗。

(孟云霞)

# 第二节 食 管 癌

我国是食管癌的高发国家,又是食管癌病死率最高的国家。

## 一、病因学

### (一)烟和酒

长期吸烟和饮酒与食管癌的发病有关。有人研究,大量饮酒者比基本不饮酒者发病率要增加 50 余倍,吸烟量多者比基本不吸烟者高 7 倍;酗酒嗜烟者的发病率是既不饮酒又不吸烟者的 156 倍。一般认为饮烈性酒者患食管癌的危险性更大。根据日本一项研究,饮用威士忌和当地的 Shochu 土酒危险性最大,而啤酒最小。非洲特兰斯开地区,用烟斗吸自己种的烟叶的人食管癌发病率比吸纸烟者高。

### (二)食管的局部损伤

长期喜进烫的饮食也可能是致癌的因素之一。如新加坡华裔居民中讲福建方言的人群有喝烫饮料的习惯,其食管癌发病率比无此习惯的讲广东方言人群高得多。哈萨克族人爱嚼刺激性很强含有烟叶的"那司",可能和食管癌高发有一定关系。在日本,喜吃烫粥烫茶的人群发病率亦较高。

各种原因引起的经久不愈的食管炎,可能是食管癌的前期病变,尤其伴有间变细胞形成者癌变危险性更大。有学者报道,食管炎和食管癌关系十分密切,食管炎往往比食管癌早发 10 年左右。食管炎也好发于中胸段食管,在尸检中食管炎往往和癌同时存在。

### (三)亚硝胺

亚硝胺类化合物是一种很强的致癌物。中国科学院肿瘤研究所在人体内、外环境的亚硝胺致癌作用研究中发现,食管癌高发区林县居民食用的酸菜中和居民的胃液、尿液中,除有二甲基亚硝胺(NDMA)、二乙基亚硝胺(NDEA)外,还存在能诱发动物食管癌的甲基苄基亚硝胺(NMBZA)、亚硝基吡咯烷(NPYR)、亚硝基胍啶(NPIP)等,并证明食用的酸菜量与食管癌发病率成正比。最近报道用 NMBZA 诱导人胎儿食管癌获得成功,为亚硝胺病因提供了证据。汕头大学医学院报道,广东南澳县的生活用水、鱼露、虾酱、咸菜、萝卜干中,亚硝酸盐、硝酸盐、二级胺含量明显升高,这些居民常食用的副食品在腌制过程中常有真菌污染,霉菌能促使亚硝酸盐和食物中二级胺含量增加。

### (四)霉菌作用

河南医科大学从林县的粮食和食品中分离出互隔交链孢霉 261 株,它能使大肠埃希菌产生多种致突变性代谢产物,其产生的毒素能致染色体畸变,主要作用于细胞的 S 和 $G_2$ 期。湖北钟祥市的河南移民中食管癌病死率为本地居民的 5 倍,移民主食中真菌污染的检出率明显高于本地居民,移民食用的酸菜中以黄曲霉毒素检出率最高。用黄曲霉毒素、交链孢属和镰刀菌等喂养 Wistar 大鼠,能使大鼠食管乳头状瘤变和癌变已得到实验证实。

### (五)营养和微量元素

综观世界食管癌高发区,一般都在土地贫瘠、营养较差的贫困地区,膳食中缺乏维生素、蛋白质及必需脂肪酸。这些成分的缺乏,可以使食管黏膜增生、间变,进一步可引起癌变。有些地区如新疆哈萨克族,以肉食为主,很少吃新鲜蔬菜,米面粮食吃得很少,营养供给极不平衡,维生素明显缺乏,尤其是维生素 C 及维生素 $B_2$ 缺乏。瑞典在食管癌高发区粮食中补充了维生素 $B_2$ 后,明显降低了发病率。微量元素铁、钼、锌等的缺少也和食管癌发生有关。钼的缺少可使土壤中硝酸盐增多。调查发现河南林县水土中缺少钼,可能和食管癌的高发有关。文献报道,高发区人群中血清钼、发钼、尿钼及食管癌组织中的钼都低于正常水平。钼的抑癌作用已被美国等地学者们所证实。

### (六)遗传因素

人群的易感性与遗传和环境条件有关。食管癌具有比较显著的家族聚集现象,高发地区连续 3 代或 3 代以上出现食管癌患者的家族屡见不鲜。如伊朗北部高发区某一村庄中有 12 个家庭共 63 人,其中患食管癌者 14 人,而 13 人是一对夫妻的后裔。由高发区移居低发区的移民,即使长达百余年,也仍保持相对高发。

### (七)其他因素

进食过快、进食粗硬食物可能引起食管黏膜损伤,反复损伤可以造成黏膜增生间变,最后导致癌变。某些食管先天性疾病,如食管憩室、裂孔疝,或经常接触石棉、铅、硅等可能和食管癌的发病有一定联系。癌症经放射治疗数年后,在放射范围内又可诱发另一癌症的报道也不罕见。

## 二、诊断

### (一)临床表现

1.早期症状

在食管癌的始发期和发展早期,局部病灶处于相对早期阶段,出现症状可能是由于局部病灶刺激食管引起食管蠕动异常或痉挛,或因局部炎症、肿瘤浸润、食管黏膜糜烂、表浅溃疡所致。发生的症状一般比较轻微而且时间较为短暂,其间歇时间长短不一,常反复出现,时轻时重,间歇期间可无症状,可持续 1~2 年甚至更长时间。主要症状为胸骨后不适、烧灼感或疼痛,食物通过时局部有异物感或摩擦感,有时吞咽食物在某一部位有停滞或轻度梗阻感。下段食管癌还可引起剑突下或上腹不适、呃逆、嗳气。上述症状均非特异性,也可发生在食管炎症和其他食管疾病时,唯食管癌的症状常与吞咽食物有关,进食时症状加重,而食管炎患者在吞咽食物时这些症状反而减轻或消失。

2.中晚期症状

(1)吞咽困难:食管癌的典型症状。由于食管壁具有良好的弹性及扩张能力,一般出现明显吞咽困难时,肿瘤常已侵犯食管周径 2/3 以上,此时常已伴有食管周围组织的浸润和淋巴结转移。吞咽困难在开始时常是间歇性的,可以由于食物堵塞或局部炎症水肿而加重,也可以因肿瘤坏死脱落或炎症的水肿消退而减轻。但随着病情的发展,总的趋向是进行性加重且呈持续性,其发展一般比较迅速,多数患者如不治疗可在梗阻症状出现后 1 年内死亡。吞咽困难的程度与病理类型有关,缩窄型和髓质型病例较为严重,其他类型较轻。也有约 10%的患者就诊时并无明显吞咽困难。吞咽困难的严重程度与肿瘤大小、手术切除率和生存率等并无一定的关系。

（2）梗阻：严重者常伴有反流,持续吐黏液,这是食管癌的浸润和炎症反射性地引起食管腺和唾液腺分泌增加所致。黏液积存于食管内可以反流,引起呛咳甚至吸入性肺炎。

（3）疼痛：胸骨后或背部肩胛间区持续性钝痛常提示食管癌已有外侵,引起食管周围炎、纵隔炎,但也可以是肿瘤引起食管深层溃疡所致。下胸段或贲门部肿瘤引起的疼痛可以发生在上腹部。疼痛严重不能入睡或伴有发热者,不但手术切除的可能性较小,而且应注意肿瘤穿孔的可能。

（4）出血：食管癌患者有时也会因呕血或黑便而来院诊治。肿瘤可浸润大血管特别是胸主动脉而造成致死性出血。对于有穿透性溃疡的病例特别是 CT 检查显示肿瘤侵犯胸主动脉者,应注意出血的可能。

（5）声音嘶哑：常是肿瘤直接侵犯或转移淋巴结压迫喉返神经所引起,但有时也可以是吸入性炎症引起的喉炎所致,间接喉镜有助于鉴别。

（6）体质量减轻和厌食：因梗阻进食减少,营养情况日趋低下,消瘦、脱水常相继出现,但患者一般仍有食欲。患者在短期内体质量明显减轻或出现厌食症状常提示肿瘤有广泛转移。

3.终末期症状和并发症

（1）恶病质、脱水、衰竭：由食管阻塞致滴水难入和全身消耗所致,常同时伴有水、电解质紊乱。

（2）肿瘤浸润：穿透食管侵犯纵隔、气管、支气管、肺门、心包、大血管等,引起纵隔炎、脓肿、肺炎、肺脓肿、气管食管瘘、致死性大出血等。

（3）全身广泛转移引起的相应症状,如黄疸、腹水,气管压迫致呼吸困难、声带麻痹、昏迷等。

**（二）病理**

1.早期食管癌的大体病理分型

近年来对早期食管癌的研究,尤其是对早期食管癌切除标本的形态学研究,可将早期食管癌分成 4 个类型。

（1）隐伏型：在新鲜标本上,病变略显粗糙,色泽变深,无隆起和凹陷。标本固定后,病灶变得不明显,镜下为原位癌,是食管癌最早期阶段。

（2）糜烂型：病变黏膜轻度糜烂或略凹陷,边缘不规则呈地图样,与正常组织分界清楚,糜烂区内呈颗粒状,偶见残余正常黏膜小区。在外科切除的早期食管癌中较为常见。

（3）斑块型：病变黏膜局限性隆起呈灰白色斑块状,边界清楚,斑块最大直径＜2 cm。切面质地致密,厚度在 3 mm 以上,少数斑块表面可见有轻度糜烂,食管黏膜纵行皱襞中断。病理为早期浸润癌,肿瘤侵及黏膜肌层或黏膜下层。

（4）乳头型或隆起型：肿瘤呈外生结节状隆起,乳头状或息肉状突入管腔,基底有一窄蒂或宽蒂,肿瘤直径 1～3 cm,与周围正常黏膜分界清楚,表面有糜烂并有炎性渗出,切面灰白色均质状。这一类型在早期食管癌中较少见。

有学者对林县人民医院手术切除的 100 例早期食管癌标本做大体病理分型研究,早期食管癌除上述 4 个类型外,可增加 2 个亚型：①表浅糜烂型,为糜烂型的一个亚型,特点是糜烂面积小而表浅,一般不超过 2.5 cm,病变边缘无下陷,周围正常黏膜无隆起,表浅糜烂常多点出现,一个病灶内可见几个小片状糜烂近于融合,病理为原位癌或原位癌伴浸润或黏膜内癌。②表浅隆起型,是从斑块型中分出的一个亚型,特点是病变黏膜轻微增厚或表浅隆起,病变范围较大,周界模糊,隆起的黏膜粗糙,皱襞紊乱、增粗,表面似卵石样或伴小片浅表糜烂。病理为原位癌,少数为微小浸润癌。

2.中晚期食管癌的大体病理分型

(1)髓质型:肿瘤多累及食管周径的大部或全部,有一半病例超过5 cm。肿瘤累及的食管段明显增厚,向管腔及肌层深部浸润。肿瘤表面常有深浅不一的溃疡,瘤体切面灰白色,均匀致密。

(2)蕈伞型:肿瘤呈蘑菇状或卵圆形突入食管腔内,隆起或外翻,表面有浅溃疡。切面可见肿瘤已浸润食管壁深层。

(3)溃疡型:癌组织已浸润食管深肌层,有深溃疡形成。溃疡边缘稍有隆起,溃疡基部甚至穿透食管壁引起芽孔,溃疡表面有炎性渗出。

(4)缩窄型:病变浸润食管全周,呈环形狭窄或梗阻,肿瘤大小一般不超过5 cm。缩窄上段食管明显扩张。肿瘤切面结构致密,富于增生结缔组织。癌组织多浸润食管肌层,有时穿透食管全层。

(5)腔内型:肿瘤呈圆形或卵圆形向腔内突出,常有较宽的基底与食管壁相连,肿瘤表面有糜烂或不规则小溃疡。腔内型食管癌的切除率较高,但远期疗效并不佳。

3.分期

1987年,国际抗癌联盟(UICC)对食管癌的TNM分期进行了修订。首先对食管的分段进行了修改。以往食管的分段为颈段食管从食管入口(下咽部)到胸骨切迹,上胸段从胸骨切迹到主动脉弓上缘($T_6$下缘),中胸段从主动脉弓上缘到肺下静脉下缘($T_8$下缘),下胸段从肺下静脉下缘到贲门入口(包括膈下、腹段食管)。这一分段方法的缺点是X线片上不能辨认肺下静脉,主动脉弓随年龄老化屈曲延长而上移,使胸段食管分割不均等。新的分段方法是颈段食管分段如旧,上胸段食管以气管分叉为下缘标志,即从胸骨切迹至气管分叉为上胸段,气管分叉以下至贲门入口再一分为二,分成中胸段和下胸段。如此分段分割均等,易于在X线片上确定标志点。临床上,上胸段食管手术以经右胸为好,而中、下段食管癌大多可经左胸手术,因此更有实际意义。

UICC制定的TNM国际食管癌分期如下。

(1)原发肿瘤(T)分期。

$T_X$:原发肿瘤不能评估。

$T_0$:原发肿瘤大小、部位不详。

$T_{is}$:原位癌。

$T_1$:肿瘤浸润食管黏膜层或黏膜下层。

$T_2$:肿瘤浸润食管肌层。

$T_3$:肿瘤浸润食管外膜。

$T_4$:肿瘤侵犯食管邻近结构(器官)。

(2)区域淋巴结(N)分期。

$N_X$:区域淋巴结不能评估。

$N_0$:区域淋巴结无转移。

$N_1$:区域淋巴结有转移。

区域淋巴结的分布因肿瘤位于不同食管分段而异,对颈段食管癌,锁骨上淋巴结为区域淋巴结;对中、下胸段食管癌,锁骨上淋巴结为远隔淋巴结,如有肿瘤转移为远处淋巴结转移。同样对下胸段食管癌,贲门旁、胃左动脉旁淋巴结转移为区域淋巴结转移;对颈段食管癌,腹腔淋巴结均为远处转移。

(3)远处转移(M)分期。

$M_X$:远处转移情况不详。

$M_0$:无远处转移。

$M_1$:有远处转移。

(4)TNM 分期。

0 期:$T_{is}N_0M_0$。

Ⅰ期:$T_1N_0M_0$。

Ⅱa 期:$T_2N_0M_0$;$T_3N_0M_0$。

Ⅱb 期:$T_1N_1M_0$;$T_2N_1M_0$。

Ⅲ期:$T_3N_1M_0$;$T_4$,任何 N,$M_0$。

Ⅳ期:任何 T,任何 N,$M_1$。

**(三)实验室及其他检查**

1.食管功能的检查

食管功能检查分为食管运动功能检查和胃食管反流情况的测定两大类。此类检查在国外已开展30 多年,近年来国内亦相继开展,简单介绍如下。

(1)食管运动功能试验:①食管压力测定,本法适用于疑有食管运动失常的患者,即患者有吞咽困难或疼痛症状而 X 线钡餐检查未见器质性病变者,如贲门失弛缓症、食管痉挛和硬皮病等,还可对抗反流手术的效果作出评价或作为食管裂孔疝的辅助诊断。食管测压器可用腔内微型压力传感器或用连于体外传感器的腔内灌注导管系统。测定时像放置鼻胃管那样将测压器先置于胃内;若确定胃的压力曲线后,将导管往回撤,分别测定贲门部(高压带)、食管体部、食管上括约肌和咽部等处的压力曲线,分析这些压力曲线的改变即可了解食管压力的变化,对食管运动功能异常作出诊断。②酸清除试验,用于测定食管体部排除酸的蠕动效率,方法是测试者吞服一定浓度酸 15 mL 后,正常情况下经 10～12 次吞咽动作后即能将酸全部排入胃内;若需要更多的吞咽动作才能排除或根本没有将酸排除,则视为食管的蠕动无效,也就是说食管运动存在障碍。

(2)胃食管反流测定:胃食管反流的原因很多,如贲门的机械性缺陷、食管体部的推进动作不良、胃无张力、幽门功能失常、胃排空延滞等及食管癌手术后。胃内容物(特别是胃酸)反流食管使食管黏膜长期与胃内容物接触,引起食管黏膜损伤,患者常有胸骨后灼热、反呕、胸骨后疼痛等症状。下列试验有助于胃食管反流的测定。①食管的酸灌注试验:测试者取坐位,以每分钟6 mL 的速度交替将生理盐水和 0.1 mol/L 盐酸灌入食管中段,以测定食管对酸的敏感性。灌酸时患者出现胸骨后灼热、胸痛、咳嗽、反呕等症状,而灌生理盐水后症状消失为试验阳性。灌酸30 mL 不发生症状为试验阴性。②24 h 食管 pH 监测:将 pH 电极留置于下段食管高压带上方,连续监测 pH 24 h,以观察受试者日常情况下的反流情况。当 pH 降至 4 以下算是一次反流,pH升至7 以上为碱性反流。记录患者在各种不同体位、进食时的情况,就能对患者有无反流、反流的频度和食管清除反流物的时间作出诊断。③食管下括约肌测压试验:食管下括约肌在消化道生理活动中起着保证食物单方向输送的作用,即抗胃食管反流作用。食管下括约肌的功能如何,不仅取决于它在静止时的基础压力,也取决于胸、腹压力的影响及它对诸如胃扩张、吞咽、体位改变等不同生理因素的反应。另一决定食管下括约肌功能的因素是它在腹内的长度。可由鼻孔插入有换能器的导管至该部位进行测定。

2.X 线钡餐检查

该法是诊断食管及贲门部肿瘤的重要手段之一,由于其检查方法简便,患者痛苦小,不但可用于大规模普查和食管癌的临床诊断,而且可追踪观察早期食管癌的发展演变过程,为研究早期食管癌提供可靠资料。食管钡餐检查时应注意观察食管的蠕动状况、管壁的舒张度、食管黏膜改变、食管充盈缺损及梗阻程度。食管蠕动停顿或逆蠕动,食管壁局部僵硬不能充分扩张,食管黏膜紊乱、中断和破坏,食管管腔狭窄、不规则充盈缺损、溃疡或瘘管形成及食管轴向异常均为食管癌重要的 X 线征象。早期食管癌和食管管腔明显梗阻狭窄者,低张双重造影检查优于常规钡餐造影。X 线检查结合细胞学和食管内镜检查,可以提高食管癌诊断的准确性。

(1)早期食管癌 X 线改变:可分为扁平型、隆起型和凹陷型。①扁平型:肿瘤扁平无蒂,沿食管壁浸润,食管壁局限性僵硬,食管黏膜呈小颗粒状改变或紊乱的网状结构。②隆起型:肿瘤向食管腔内生长隆起,表现为斑块状或乳头状隆起,中央可有溃疡形成。③凹陷型:肿瘤区有糜烂、溃疡发生,呈现凹陷改变。侧位为锯齿状或不规则状,正位为不规则的钡池,内有颗粒状结节,呈地图样改变,边缘清楚。

(2)中晚期食管癌的 X 线表现:①髓质型,在食管片上显示为不规则的充盈缺损,上下缘与食管正常边界呈斜坡状,管腔狭窄。病变部位黏膜破坏,常见大小不等龛影。②蕈伞型,在食管片上显示明显充盈缺损,其上下缘呈弧形,边缘锐利,与正常食管分界清楚。病变部位黏膜纹中断,钡剂通过有部分梗阻现象。③溃疡型,在食管片上显示较大龛影,在切线位上见龛影深入食管壁内甚至突出于管腔轮廓之外。如溃疡边缘隆起,可见"半月"征。钡剂通过时梗阻不明显。④缩窄型,食管病变较短,常在 3 cm 以下,边缘较光滑,局部黏膜纹消失。钡剂通过时梗阻较严重,病变上端食管明显扩张,呈现环型或漏斗状狭窄。⑤腔内型,病变部位食管管腔增宽,常呈梭形扩张,内有不规则或息肉样充盈缺损,病变上下界边缘较清楚锐利,有时可见清晰的弧形边缘,钡剂通过尚可。中晚期食管癌分型以髓质型最为常见,蕈伞型次之,其余各型较少见。

3.食管癌 CT 检查

CT 扫描可以清晰显示食管与邻近纵隔器官的关系。正常食管与邻近器官分界清楚,食管壁厚度不超过 5 mm,如食管壁厚度增加,与周围器官分界模糊,则表示有食管病变存在。CT 扫描可以充分显示食管癌病灶大小、肿瘤外侵范围及程度,明显优于其他诊断方法。CT 扫描还可帮助外科医师决定手术方式,指导放疗医师确定放射治疗靶区,设计满意的放射治疗计划。1981 年,Moss 提出食管癌的 CT 分期:Ⅰ期肿瘤局限于食管腔内,食管壁厚度≤5 mm;Ⅱ期肿瘤伴食管壁厚度>5 mm;Ⅲ期食管壁增厚同时肿瘤向邻近器官扩展,如气管、支气管、主动脉或心房;Ⅳ期为任何一期伴有远处转移者。CT 扫描时,重点应观察食管壁厚度、肿瘤外侵的程度、范围及淋巴结有无转移。外侵在 CT 扫描上表现为食管与邻近器官间的脂肪层消失,器官间分界不清。颈胸段食管癌 CT 扫描显示肿块向前挤压气管,形成气管压迹。轻者可见气管后壁隆起,突向气管腔内;重者肿瘤可将气管推向一侧,气管受压变形,血管移位。中胸段食管癌 CT 扫描显示食管壁增厚,软组织向前侵犯,使食管与主动脉弓下、气管隆嵴下的脂肪间隙变窄甚至消失,其分界不清。尤其是在气管分叉水平,肿瘤组织的外侵挤压,造成气管成角改变,有时可见气管向前移位,重者可见气管壁受压而变弯形。肿瘤向右侵犯,CT 扫描显示食管壁增厚,奇静脉窝变浅甚至消失。向左后侵犯,CT 扫描显示食管与降主动脉间的界线模糊不清。下胸段食管癌由于肿瘤的外侵扩展,CT扫描显示左心房后壁出现明显压迹。CT扫描不能诊断正常大小转移淋巴结,难以诊断食管周围转移淋巴结,一方面是CT扫描难以区别原发灶浸润和淋巴结转移,另一方面是良性的炎症改变也可引起淋巴结肿大,特别是当肿瘤坏死时,易引起淋巴结炎症反应,因此CT扫描对食管癌淋巴结转移的诊断价值很有限。一般认为淋巴结直径<1.0 cm为正常大小,1.0~1.5 cm为可疑淋巴结,淋巴结直径>1.5 cm即为不正常。

CT扫描诊断食管癌的依据是食管壁的厚度、肿瘤外侵的范围及程度,但食管黏膜不能在CT扫描中显示,因此CT扫描难以发现早期食管癌。将CT与X线检查相结合,有助于食管癌的诊断和分期水平的提高。

4.食管脱落细胞学检查

食管脱落细胞学检查方法简便,操作方便、安全,患者痛苦小,其准确率在90%以上,为食管癌大规模普查的重要方法。食管脱落细胞学检查结合X线钡餐检查可作为食管癌的诊断依据,使大多数患者免受食管镜检查痛苦。但食管狭窄有梗阻时,脱落细胞采集器不能通过,应行食管镜检查。

食管脱落细胞学检查方法简便、安全,大多数患者均能耐受,但对食管癌有出血及出血倾向者或伴有食管静脉曲张者应禁忌作食管拉网细胞学检查;对食管癌X线片上见食管有深溃疡或合并高血压、心脏病及晚期妊娠者,应慎行食管拉网脱落细胞检查;对全身状况差,过于衰弱的患者应先改善患者一般状况后再做细胞学检查;合并上呼吸道及上消化道急性炎症者,应先控制感染再行细胞学检查。

5.食管镜检查

近年来,纤维食管镜被广泛应用于食管癌的诊断。纤维食管镜镜身柔软,可随意弯曲,光源在体外,插入比较容易,患者痛苦少。食管镜检查时可以在直视下观察患者肿瘤大小、形态和部位,为临床医师提供治疗的依据,同时也可在病变部位做活检或镜刷检查。食管镜检查与脱落细胞学检查相结合,是食管癌理想的诊断方法。

(1)适应证:①患者有症状,X线钡餐检查阳性,而细胞学诊断阴性时,应先重复做细胞学检查,如仍为阴性者应该做食管镜检查及活检以明确诊断,如X线钡餐检查见食管明显狭窄病例,预计脱落细胞学检查有困难者,应首先考虑食管镜检查;②患者有症状,细胞学诊断阳性,而X线钡餐检查阴性或X线片上仅见食管有可疑病变者,需做食管镜检查明确食管病变部位及范围;③患者有症状,细胞学诊断阳性,X线钡餐检查怀疑食管有双段病变时,为了帮助临床医师决定治疗方案的选择,需通过食管镜检查明确食管病变部位及范围;④食管癌普查中,细胞学检查阳性,而患者没有自觉症状,X线钡餐检查阴性,为了慎重起见,必须做食管镜检查,以便最后确诊。

(2)禁忌证:①严重心肺疾病、明显胸主动脉瘤、高血压未恢复正常、脑出血及无法耐受食管镜检查者;②巨大食管憩室,明显食管静脉曲张或高位食管病变伴高度脊柱弯曲畸形者;③口腔、咽喉、食管及呼吸道急性炎症者;④有严重出血倾向或严重贫血者。

(3)食管镜下表现:①病变处黏膜充血肿胀,微隆起,略高于正常黏膜,颜色较正常黏膜为深,与正常黏膜界线不清楚,镜管触及易出血,管壁舒张度良好。②病变处黏膜糜烂,颜色较正常黏膜为深,失去正常黏膜光泽,有散在小溃疡,表面附有黄白色或灰白色坏死组织,镜管触及易出血,管壁舒张度良好。③病变处黏膜有类似白斑样改变,微隆起,白斑周围黏膜颜色较深,黏膜中断,食管壁较硬,触及不易出血。进展期食管癌病灶直径一般在3 cm以上,在食管镜下可分为肿块型、溃疡型、肿块浸润型、溃疡浸润型及四周狭窄型等5种类型。

## 三、治疗

### (一)放疗

**1.适应证**

局部区域性食管癌,一般情况较好,无出血和穿孔倾向。

**2.禁忌证**

恶病质、食管穿孔、食管活动性出血或短期内曾有食管大出血者,同时合并有无法控制的严重内科疾病。

**3.放疗前的注意事项**

放疗前应注意控制局部炎症,纠正患者营养状况,治疗重要内科疾病。放疗中应保持患者的营养供给,防止食物梗阻,进食后应多喝水,防止食物在病灶处潴留,导致或加重局部炎症,影响放疗的敏感性。

**4.照射范围和靶区的确定**

(1)常规模拟定位:有条件者应在定位前用治疗计划系统优化,根据肿瘤实际侵犯范围设定照射野的角度和大小。胸段食管癌一般情况下多采用一前二后野的三野照射技术。根据 CT 和食管 X 线片所见肿瘤具体情况,前野宽 7～8 cm,二后斜野宽 6～7 cm,病灶上下端各放 3～4 cm。缩野时视野的宽度不变,上下界缩短到病灶上下各放 2 cm。如果肿瘤较大,也可以考虑先前后对穿照射,缩野时改为右前左后照射。颈段食管癌一般仅仅设二个正负 60°角的前野,每个野需采用 30°角的楔形滤片。

(2)三维适形放疗(3D-CRT):参照诊断 CT 和食管 X 线片,在定位 CT 上勾画肿瘤靶区(GTV)及危及器官(OAR),包括脊髓、两侧肺和心脏。GTV 勾画的标准为食管壁厚度大于 0.5 cm,临床靶区(CTV)为 GTV 前后左右均匀外扩 0.5 cm,上下外端外扩 2.0 cm。PTV 为 CTV 前后左右均匀外扩 0.5 cm,上下外扩 1.0 cm,纵隔转移淋巴结的 CTV 为其 GTV 均匀外扩 0.5 cm,PTV 为其 CTV 均匀外扩 0.5 cm。正常组织的限制剂量:肺(两肺为一个器官)$V_{20}$ <25%、Dmean<16 Gy;脊髓最大剂量<45 Gy;心脏平均剂量1/3<65 Gy,2/3<45 Gy,3/3 <30 Gy。(注:$V_{20}$ 为受到 20 Gy 或 20 Gy 以上剂量照射的肺体积占双肺总体积的百分比。Dmean 为双肺的平均照射剂量)。

**5.剂量和剂量分割**

(1)单纯常规分割放疗:每天照射 1 次,每次 1.8～2.0 Gy,每周照射 5～6 次,总剂量 (60～70 Gy)/(6～8 周)。

(2)后程加速超分割放疗:先大野常规分割放疗,每次 1.8 Gy,1 次/天,23 次总剂量 41.4 Gy;随后缩野照射,每次 1.5 Gy,2 次/天,间隔时间为 6 h 或 6 h 以上,总剂量 18 次27 Gy。肿瘤的总剂量为 44 d 41 次68.4 Gy。

(3)同期放化疗时的放疗:放疗为每次 1.8 Gy,1 次/天,38 d 28 次总剂量 50.4 Gy(在放疗的第 1 d 开始进行同期化疗),此剂量在欧美和西方国家多用。

**6.非手术治疗的疗效**

局部区域性食管癌行单纯的常规分割放疗的 5 年总生存率为 10%左右,5 年局控率为 20% 左右。后程加速超分割放疗的总生存率为 24%～34%,局控率为 55%左右。同期放化疗的生存率为25%～27%,局控率为 55%左右。当然,放疗或以放疗为主的综合治疗的生存率高低也与患者的早晚期有密切关系。早期患者的 5 年生存率可达到 80％以上。

### （二）化疗

化疗主要用于姑息治疗，或作为以手术和/或放疗为主的综合治疗的一种辅助方法。近来的研究表明，放疗同期联合化疗能显著提高放疗的疗效，而且随着新的药物（或新的联合方案）的发现，化疗在食管癌治疗中的地位越来越重要。

1.适应证及禁忌证

（1）适应证：对于早期患者，同手术或放疗联合应用；对于晚期患者，用于姑息治疗（最好同其他方法联合应用）；对小细胞癌，应同手术或放疗联合应用。

（2）禁忌证：骨髓再生障碍、恶病质及脑、心、肝、肾有严重病变且没有控制者。

2.常规用药

（1）紫杉醇＋顺铂（DDP）：第 1 d 紫杉醇 175 $mg/m^2$，静脉注射；第 2、3 d DDP 40 $mg/m^2$，静脉注射，3 周重复。

（2）TPE：紫杉醇 75 $mg/m^2$，静脉注射，第 1 d；DDP 20 $mg/m^2$，静脉注射，第 1～5 d；5-Fu 1 000 $mg/m^2$，静脉注射，第 1～5 d。3 周重复。

Son 等治疗 61 例食管癌，有效率 48％，中位缓解期 5.7 个月，中位生存期 10.8 个月，但毒副反应重，46％患者需减量化疗。

（3）奥沙利铂（L-OHP）＋亚叶酸钙（LV）＋氟尿嘧啶（5-FU）：L-OHP 85 $mg/m^2$，静脉注射，第 1 d；LV 500 $mg/m^2$ 或400 $mg/m^2$，静脉注射，第 1～2 d；5-FU 600 $mg/m^2$，静脉滴注（22 h持续），第 1～2 d。

Mauer 等报道，34 例食管癌的有效率为 40％，中位有效时间为 4.6 个月。中位生存时间为 7.1 个月，1 年生存率为 31％。主要毒性为白细胞计数下降，4 级 29％。1 例死于白细胞计数下降的脓毒血症。2～3 级周围神经损伤为 26％。

（4）伊立替康（CPT-11）＋5-FU＋氟达拉宾（FA）：CPT-1 1 180 $mg/m^2$，静脉注射，第 1 d；FA 500 $mg/m^2$，静脉注射，第 1 d；5-FU 2 000 $mg/m^2$，静脉滴注（22 h 持续），第 1 d。每周重复，共 6 周后休息 1 周。

Pozzo 等报道，该方案治疗了 59 例食管癌，有效率 42.4％，中位生存时间为 10.7 个月。3/4 级中性粒细胞下降为 27％，3/4 级腹泻 27％。

（5）多西紫杉醇＋CPT-11：CCPT-11 1 160 $mg/m^2$，静脉注射，第 1 d；多西紫杉醇 60 $mg/m^2$，静脉注射，第 1 d。3 周重复。

Govindan 等报道，该方案治疗初治晚期或复发的食管癌，有效率 30％。毒副反应包括 71％患者出现 4 度骨髓抑制，43％患者出现中性粒细胞减少性发热。

（6）吉西他滨（GEM）＋LV＋5-FU：GEM 1 000 $mg/m^2$，静脉注射，第 1、8、15 d；LV 25 $mg/m^2$，静脉注射，第 1、8、15 d；5-FU 600 $mg/m^2$，静脉注射，第 1、8、15 d。每 4 周重复。

该方案治疗了 35 例转移性或局部晚期食管癌，有效率 31.4％。中位生存时间 9.8 个月。1 年生存率 37.1％。3～4 级的白细胞下降 58％。

3.单一药物治疗

单一药物治疗食管癌，有效率不高，一般在 20％以内。较早的药物包括 5-FU、丝裂霉素（MMC）、顺铂（DDP）、博来霉素（BLM）、甲氨蝶呤（MTX）、米多恩醌、依立替康（CPT-11）、阿霉素（ADM）和长春地辛（VDS）。新的药物包括紫杉醇、多西他赛、长春瑞滨、吉西他滨、奥沙利铂和卡铂。5-FU和DDP的联合方案被广泛认可,有效率在20%～50%,是食管癌化疗的标准方案。紫杉醇联合5-FU和/或DDP被认为是一个对鳞癌和腺癌都有效的方案。另外,CPT-11和DDP的联合方案也对部分食管鳞癌有效。

4.食管癌联合化疗方案

(1)DDP＋5-FU:DDP100 mg/m²,静脉注射,第1 d;5-FU 1 000 mg/m²,静脉滴注(持续),第1～5 d。3～4周重复。

(2)ECF:表阿霉素 50 mg/m²,静脉注射,第1 d;DDP 60 mg/m²,静脉注射,第1 d;5-FU 200 mg/m²,静脉滴注(持续),第1～21 d。3周重复。

(3)吉西他滨＋5-FU:吉西他滨 1 000 mg/m²,静脉注射,第1、8、15 d;5-FU 500 mg/m²,静脉注射,第1、8、15 d。3周重复。

(4)DDP＋VDS＋CTX:CTX 200 mg/m²,静脉注射,第2、3、4 d;VDS 1.4 mg/m²,静脉注射,第1、2 d;DDP 90 mg/m²,静脉注射,第3 d。3周重复。

(5)DDP＋BLM＋VDS:DDP 120 mg/m²,静脉注射,第1 d;BLM 10 mg/m²,静脉注射,第3～6 d;VDS 3 mg/m²,静脉注射,第1、8、15 d。每4周重复。

(6)DDP＋ADM＋5-FU:DDP 75 mg/m²,静脉注射,第1 d;ADM 30 mg/m²,静脉注射,第1 d;5-FU 600 mg/m²,静脉注射,第1、8 d。3～4周重复

(7)BLM＋依托泊苷(VP-16)＋DDP:依托泊苷(VP-16) 100 mg/m²,静脉注射,第1、3、5 d;DDP 80 mg/m²,静脉注射,第1 d;BLM 10 mg/m²,静脉注射,第3～5 d。4周重复。

(8)DDP＋BLM:DDP 35 mg/m²,静脉注射,第1～3 d;BLM 15 mg/m²,静脉滴注(18 h持续),第1～3 d。3～4周重复。

(杨实华)

# 第三节　急性胃炎

急性胃炎是由多种不同的病因引起的急性胃黏膜炎症,包括急性单纯性胃炎、急性糜烂出血性胃炎和吞服腐蚀物引起的急性腐蚀性胃炎与胃壁细菌感染所致的急性化脓性胃炎。其中,临床意义最大和发病率最高的是以胃黏膜糜烂、出血为主要表现的急性糜烂出血性胃炎。

## 一、流行病学

迄今为止,目前国内外尚缺乏有关急性胃炎的流行病学调查。

## 二、病因

急性胃炎的病因众多,大致有外源性和内源性两大类,包括急性应激、化学性损伤(如药物、酒精、胆汁、胰液)和急性细菌感染等。

### (一)外源性因素

1.药物

各种非甾体抗炎药(NSAIDs),包括阿司匹林、吲哚美辛、吡罗昔康和多种含有该类成分复

方药物。另外,糖皮质激素和某些抗生素及氯化钾等均可导致胃黏膜损伤。

2.酒精

主要是大量酗酒可致急性黏膜糜烂甚至出血。

3.生物性因素

沙门菌、嗜盐菌和葡萄球菌等细菌或其毒素可使胃黏膜充血水肿和糜烂。Hp 感染可引起急、慢性胃炎,发病机制类似,将在慢性胃炎节中叙述。

4.其他

某些机械性损伤(包括胃内异物或胃柿石等)可损伤胃黏膜。放射疗法可致胃黏膜受损。偶可见因吞服腐蚀性化学物质(强酸或强碱或甲酚及氯化汞、砷、磷等)引起的腐蚀性胃炎。

### (二)内源性因素

1.应激因素

多种严重疾病如严重创伤、烧伤或大手术及颅脑病变和重要脏器功能衰竭等可导致胃黏膜缺血、缺氧而损伤。通常称为应激性胃炎,如果是脑血管病变、头颅部外伤和脑手术后引起的胃十二指肠急性溃疡称为 Cushing 溃疡,而大面积烧灼伤所致溃疡称为 Curling 溃疡。

2.局部血供缺乏

局部血供缺乏主要是腹腔动脉栓塞治疗后或少数因动脉硬化致胃动脉的血栓形成或栓塞引起供血不足。另外,还可见于肝硬化门静脉高压并发上消化道出血者。

3.急性蜂窝织炎或化脓性胃炎

此两者甚少见。

## 三、病理生理学和病理组织学

### (一)病理生理学

胃黏膜防御机制包括黏膜屏障、黏液屏障、黏膜上皮修复、黏膜和黏膜下层丰富的血流、前列腺素和肽类物质(表皮生长因子等)和自由基清除系统。上述结果破坏或保护因素减少,使胃腔中的 $H^+$ 逆弥散至胃壁,肥大细胞释放组胺,则血管充血甚或出血、黏膜水肿及间质液渗出,同时可刺激壁细胞分泌盐酸、主细胞分泌胃蛋白酶原。若致病因子损及腺颈部细胞,则胃黏膜修复延迟、更新受阻而出现糜烂。

严重创伤、大手术、大面积烧伤、脑血管意外和严重脏器功能衰竭及休克或者败血症等所致的急性应激的发生机制为急性应激→脑皮质-垂体前叶-肾上腺皮质轴活动亢进、交感-副交感神经系统失衡→机体的代偿功能不足→不能维持胃黏膜微循环的正常运行→黏膜缺血、缺氧→黏液和碳酸氢盐分泌减少及内源性前列腺素合成不足→黏膜屏障破坏和氢离子反弥散→降低黏膜内 pH→进一步损伤血管与黏膜→糜烂和出血。

NSAIDs 所引起者则为抑制环氧化酶(COX)致使前列腺素产生减少,黏膜缺血缺氧。氯化钾和某些抗生素或抗肿瘤药等则可直接刺激胃黏膜引起浅表损伤。

乙醇可致上皮细胞损伤和破坏,黏膜水肿、糜烂和出血。另外,幽门关闭不全、胃切除(主要是 Billroth Ⅱ式)术后可引起十二指肠-胃反流,则此时由胆汁和胰液等组成的碱性肠液中的胆盐、溶血磷脂酰胆碱、磷脂酶 A 和其他胰酶可破坏胃黏膜屏障,引起急性炎症。

门静脉高压可致胃黏膜毛细血管和小静脉扩张及黏膜水肿,组织学表现为只有轻度或无炎症细胞浸润,可有显性或非显性出血。

### (二)病理学改变

急性胃炎主要病理和组织学表现以胃黏膜充血、水肿,表面有片状渗出物或黏液覆盖为主。黏膜皱襞上可见局限性或弥漫性陈旧性或新鲜出血与糜烂,糜烂加深可累及胃腺体。

显微镜下则可见黏膜固有层多少不等的中性粒细胞、淋巴细胞、浆细胞和少量嗜酸性粒细胞浸润,可有水肿。表面的单层柱状上皮细胞和固有腺体细胞出现变性与坏死。重者黏膜下层亦有水肿和充血。

对于腐蚀性胃炎若接触了高浓度的腐蚀物质且长时间,则胃黏膜出现凝固性坏死、糜烂和溃疡,重者穿孔或出血甚至腹膜炎。

另外,少见的化脓性胃炎可表现为整个胃壁(主要是黏膜下层)炎性增厚,大量中性粒细胞浸润,黏膜坏死。可有胃壁脓性蜂窝织炎或胃壁脓肿。

## 四、临床表现

### (一)症状

部分患者可有上腹痛、腹胀、恶心、呕吐和嗳气及食欲缺乏等。如伴胃黏膜糜烂出血,则有呕血和/或黑便,大量出血可引起出血性休克。有时上腹胀气明显。细菌感染导致者可出现腹泻等。并有疼痛、吞咽困难和呼吸困难(由于喉头水肿)。腐蚀性胃炎可吐出血性黏液,严重者可发生食管或胃穿孔,引起胸膜炎或弥漫性腹膜炎。化脓性胃炎起病常较急,有上腹剧痛、恶心和呕吐、寒战和高热,血压可下降,出现中毒性休克。

### (二)体征

上腹部压痛是常见体征,尤其多见于严重疾病引起的急性胃炎出血者。腐蚀性胃炎因口腔黏膜、食管黏膜和胃黏膜都有损害,口腔、咽喉黏膜充血、水肿和糜烂。化脓性胃炎有时体征酷似急腹症。

## 五、辅助检查

急性糜烂出血性胃炎的确诊有赖于急诊胃镜检查,一般应在出血后 24～48 h 内进行,可见到以多发性糜烂、浅表溃疡和出血灶为特征的急性胃黏膜病损,黏液糊或者可有新鲜或陈旧血液。一般急性应激所致的胃黏膜病损以胃体、胃底部为主,而 NSAIDs 或酒精所致的则以胃窦部为主。注意 X 线钡剂检查并无诊断价值。出血者做呕吐物或大便隐血试验,血红细胞计数和血红蛋白测定。感染因素引起者,做血白细胞计数和分类检查、大便常规检查和培养。

## 六、诊断和鉴别诊断

主要据病史和症状作出拟诊,经胃镜检查可得以确诊。但吞服腐蚀性物质者禁忌胃镜检查。有长期服用 NSAIDs、酗酒及临床重危患者,均应想到急性胃炎的可能。对于鉴别诊断,腹痛为主者,应通过反复询问病史与急性胰腺炎、胆囊炎和急性阑尾炎等急腹症甚至急性心肌梗死相鉴别。

## 七、治疗

### （一）基础治疗

基础治疗包括给予镇静、禁食、补液、解痉、止吐等对症支持治疗。此后给予流质或半流质饮食。

### （二）针对病因治疗

针对病因治疗包括根除 Hp、去除 NSAIDs 或乙醇等诱因。

### （三）对症处理

表现为反酸、上腹隐痛、烧灼感和嘈杂者，给予 $H_2$ 受体拮抗药或质子泵抑制剂。以恶心、呕吐或上腹胀闷为主者可选用甲氧氯普胺、多潘立酮或莫沙必利等促动力药。以痉挛性疼痛为主者，可给予莨菪碱等药物进行对症处理。

有胃黏膜糜烂、出血者，可用抑制胃酸分泌的 $H_2$ 受体阻滞剂或质子泵抑制剂外，还可同时应用胃黏膜保护药如硫糖铝或铝碳酸镁等。

对于较大量的出血则应采取综合措施进行抢救。当并发大量出血时，可以冰水洗胃或在冰水中加去甲肾上腺素（每 200 mL 冰水中加 8 mL），或同管内滴注碳酸氢钠，浓度为 1 000 mmol/L，24 h 滴 1 L，使胃内 pH 保持在 5 以上。凝血酶是有效的局部止血药，并有促进创面愈合作用，大剂量时止血作用显著。常规的止血药，如卡巴克络、抗血纤溶芳酸和酚磺乙胺等可静脉应用，但效果一般。内镜下止血往往可收到较好效果。

其他具体的药物请参照"慢性胃炎"和"消化性溃疡"的部分章节。

## 八、并发症的诊断、预防和治疗

急性胃炎的并发症包括穿孔、腹膜炎、水、电解质紊乱和酸碱失衡等。为预防细菌性感染者选用抗生素治疗，因过度呕吐致脱水者及时补充水和电解质，并适时检测血气分析，必要时纠正酸碱平衡紊乱。对于穿孔或腹膜炎者，则必要时行外科治疗。

## 九、预后

病因去除后，急性胃炎多在短期内恢复正常。相反病因长期持续存在，则可转为慢性胃炎。由于绝大多数慢性胃炎的发生与 Hp 感染有关，而 Hp 自发清除少见，故慢性胃炎可持续存在，但多数患者无症状。流行病学研究显示，部分 Hp 相关性胃窦炎（＜20％）可发生十二指肠溃疡。

（张娜娜）

# 第四节　慢　性　胃　炎

慢性胃炎是由各种病因引起的胃黏膜慢性炎症。根据新悉尼胃炎系统和我国 2006 年颁布的《中国慢性胃炎共识意见》标准，由内镜及病理组织学变化，将慢性胃炎分为非萎缩性（浅表性）胃炎及萎缩性胃炎两大基本类型和一些特殊类型胃炎。

## 一、流行病学

幽门螺杆菌(Hp)感染为慢性非萎缩性胃炎的主要病因。大致上说来,慢性非萎缩性胃炎发病率与 Hp 感染情况相平行,慢性非萎缩性胃炎流行情况因不同国家、不同地区 Hp 感染情况而异。一般 Hp 感染率发展中国家高于发达国家,感染率随年龄增加而升高。我国属 Hp 高感染率国家,估计人群中 Hp 感染率为 40%～70%。慢性萎缩性胃炎是原因不明的慢性胃炎,在我国是一种常见病、多发病,在慢性胃炎中占 10%～20%。

## 二、病因

### (一)慢性非萎缩性胃炎的常见病因

1.Hp 感染

Hp 感染是慢性非萎缩性胃炎最主要的病因,两者的关系符合 Koch 提出的确定病原体为感染性疾病病因的 4 项基本要求,即该病原体存在于该病的患者中,病原体的分布与体内病变分布一致,清除病原体后疾病可好转,在动物模型中该病原体可诱发与人相似的疾病。

研究表明,80%～95%的慢性活动性胃炎患者胃黏膜中有 Hp 感染,5%～20%的 Hp 阴性率反映了慢性胃炎病因的多样性;Hp 相关胃炎者,Hp 胃内分布与炎症分布一致;根除 Hp 可使胃黏膜炎症消退,一般中性粒细胞消退较快,但淋巴细胞、浆细胞消退需要较长时间;志愿者和动物模型中已证实 Hp 感染可引起胃炎。

Hp 感染引起的慢性非萎缩性胃炎中胃窦为主全胃炎患者胃酸分泌可增加,十二指肠溃疡发生的危险度较高;而胃体为主全胃炎患者胃溃疡和胃癌发生的危险性增加。

2.胆汁和其他碱性肠液反流

幽门括约肌功能不全时含胆汁和胰液的十二指肠液反流入胃,可削弱胃黏膜屏障功能,使胃黏膜遭到消化液的刺激作用,产生炎症、糜烂、出血和上皮化生等病变。

3.其他外源性因素

酗酒、服用 NSAIDs 等药物、某些刺激性食物等均可反复损伤胃黏膜。这类因素均可各自或与 Hp 感染协同作用而引起或加重胃黏膜慢性炎症。

### (二)慢性萎缩性胃炎的主要病因

1973 年,Strickland 将慢性萎缩性胃炎分为 A、B 两型,A 型是胃体弥漫性萎缩,导致胃酸分泌下降,影响维生素 $B_{12}$ 及内因子的吸收,因此常合并恶性贫血,与自身免疫有关;B 型在胃窦部,少数人可发展成胃癌,与幽门螺杆菌、化学损伤(胆汁反流、非皮质激素消炎药、吸烟、酗酒等)有关,在我国,80%以上的属于第二类。

胃内攻击因子与防御修复因子失衡是慢性萎缩性胃炎发生的根本原因。具体病因与慢性非萎缩性胃炎相似,包括 Hp 感染;长期饮浓茶、烈酒、咖啡,食用过热、过冷、过于粗糙的食物,可导致胃黏膜的反复损伤;长期大量服用非甾体抗炎药如阿司匹林、吲哚美辛等可抑制胃黏膜前列腺素的合成,破坏黏膜屏障;烟草中的尼古丁不仅影响胃黏膜的血液循环,还可导致幽门括约肌功能紊乱,造成胆汁反流;各种原因的胆汁反流均可破坏黏膜屏障造成胃黏膜慢性炎症改变。比较特殊的是壁细胞抗原和抗体结合形成免疫复合体在补体参与下,破坏壁细胞;胃黏膜营养因子(如胃泌素、表皮生长因子等)缺乏;心力衰竭、动脉粥样硬化、肝硬化合并门静脉高压、糖尿病、甲状腺病、慢性肾上腺皮质功能减退、尿毒症、干燥综合征、胃血流量不足及精神因素等均可导致胃黏膜萎缩。

## 三、病理生理学和病理学

### (一)病理生理学

1.Hp 感染

Hp 感染途径为粪-口或口-口途径,其外壁靠黏附素而紧贴胃上皮细胞。

Hp 感染的持续存在,致使腺体破坏,最终发展成为萎缩性胃炎。而感染 Hp 后胃炎的严重程度则除了与细菌本身有关外,还决定于患者机体情况和外界环境。如带有空泡毒素(VacA)和细胞毒相关基因(CagA)者,胃黏膜损伤明显较重。患者的免疫应答反应强弱、其胃酸的分泌情况、血型、民族和年龄差异等也影响胃黏膜炎症程度。此外,患者饮食情况也有一定作用。

2.自身免疫机制

研究早已证明,以胃体萎缩为主的 A 型萎缩性胃炎患者血清中,存在壁细胞抗体(pariel cell antibody,PCA)和内因子抗体(intrinsic factor antibody,IFA)。前者的抗原是壁细胞分泌小管微绒毛膜上的质子泵 $H^+$,$K^+$-ATP 酶,它破坏壁细胞而使胃酸分泌减少。而 IFA 则对抗内因子(壁细胞分泌的一种糖蛋白),使食物中的维生素 $B_{12}$ 无法与后者结合被末端回肠吸收,最后引起维生素 $B_{12}$ 吸收不良,甚至导致恶性贫血。IFA 具有特异性,几乎仅见于胃萎缩伴恶性贫血者。

造成胃酸和内因子分泌减少或丧失,恶性贫血是 A 型萎缩性胃炎的终末阶段,是自身免疫性胃炎最严重的标志。当泌酸腺完全萎缩时称为胃萎缩。

另外,近年发现 Hp 感染者中也存在着自身免疫反应,其血清抗体能与宿主胃黏膜上皮及黏液起交叉反应,如菌体 LewisX 和 LewisY 抗原。

3.外源性损伤因素破坏胃黏膜屏障

碱性十二指肠液反流等,可减弱胃黏膜屏障功能。致使胃腔内 $H^+$ 通过损害的屏障,反弥散入胃黏膜内,使炎症不易消散。长期慢性炎症,又加重屏障功能的减退,如此恶性循环使慢性胃炎久治不愈。

4.生理因素和胃黏膜营养因子缺乏

萎缩性变化和肠化生等皆与衰老相关,而炎症细胞浸润程度与年龄关系不大。这主要是老龄者的退行性变-胃黏膜小血管扭曲,小动脉壁玻璃样变性,管腔狭窄导致黏膜营养不良、分泌功能下降引起的。

新近研究证明,某些胃黏膜营养因子(胃泌素、表皮生长因子等)缺乏或胃黏膜感觉神经终器对这些因子不敏感可引起胃黏膜萎缩。如手术后残胃炎原因之一是 G 细胞数量减少,而引起胃泌素营养作用减弱。

5.遗传因素

萎缩性胃炎、维生素 $B_{12}$ 吸收不良的患病率和 PCA、IFA 的阳性率很高,提示可能有遗传因素的影响。

### (二)病理学

慢性胃炎病理变化是由胃黏膜损伤和修复过程所引起。病理组织学的描述包括活动性慢性炎症、萎缩和化生及异型增生等。此外,在慢性炎症过程中,胃黏膜也有反应性增生变化,如胃小凹上皮过形成、黏膜肌增厚、淋巴滤泡形成、纤维组织和腺管增生等。

近几年对于慢性胃炎尤其是慢性萎缩性胃炎的病理组织学，有不少新的进展。以下结合2006年9月中华医学会消化病学分会的"全国第二届慢性胃炎共识会议"中制订的慢性胃炎诊治的共识意见，论述以下关键进展问题。

1.萎缩的定义

1996年，新悉尼系统把萎缩定义为"腺体的丧失"，这是模糊而易产生歧义的定义，反映了当时肠化是否属于萎缩，病理学家有不同认识。其后国际上一个病理学家的自由组织——萎缩联谊会（Atrophy Club 2000）进行了3次研讨会，并在2002年发表了对萎缩的新分类，12位学者中有8位也曾是悉尼系统的执笔者，故此意见可认为是悉尼系统的补充和发展，有很高的权威性。

萎缩联谊会把萎缩新定义为"萎缩是胃固有腺体的丧失"，将萎缩分为无萎缩、未确定萎缩和萎缩，进而将萎缩分为非化生性萎缩和化生性萎缩。前者特点是腺体丧失伴有黏膜固有层中的纤维化或纤维肌增生；后者是胃黏膜腺体被化生的腺体所替换。这两类萎缩的程度分级仍用最初悉尼系统标准和新悉尼系统的模拟评分图，分为无、轻度、中度和重度萎缩。国际的萎缩新定义对我国来说不是新的，我国学者早年就认为"肠化或假幽门腺化生不是胃固有腺体，因此尽管胃腺体数量未减少，但也属萎缩"，并在"全国第一届慢性胃炎共识会议"中做了说明。

对于上述第2个问题，答案显然是肯定的。这是因为多灶性萎缩性胃炎的胃黏膜萎缩呈灶状分布，即使活检块数少，只要病理活检发现有萎缩，就可诊断为萎缩性胃炎。在此次全国慢性胃炎共识意见中强调，需注意取材于糜烂或溃疡边缘的组织易存在萎缩，但不能简单地视为萎缩性胃炎。此外，活检组织太浅、组织包埋方向不当等因素均可影响萎缩的判断。

"未确定萎缩"是国际新提出的观点，认为黏膜层炎症很明显时，单核细胞密集浸润造成腺体被取代、移置或隐匿，以致难以判断这些"看来似乎丧失"的腺体是否真正丧失，此时暂先诊断为"未确定萎缩"，最后诊断延期到炎症明显消退（大部分在Hp根除治疗3～6个月后），再取活检时作出。对萎缩的诊断采取了比较谨慎的态度。

目前，我国共识意见并未采用此概念。因为：①炎症明显时腺体被破坏、数量减少，在这个时点上，病理按照萎缩的定义可以诊断为萎缩，非病理不能。②一般临床希望活检后有病理结论，病理如不做诊断，会出现临床难作出诊断、对治疗效果无法评价的情况。尤其是在临床研究上，设立此诊断项会使治疗前或后失去相当一部分统计资料。慢性胃炎是个动态过程，炎症可以有两个结局：完全修复和不完全修复（纤维化和肠化），炎症明显期病理无责任预言今后趋向哪个结局。可以预料对萎缩采用的诊断标准不一，治疗有效率也不一，采用"未确定萎缩"的研究课题，因为事先去除了一部分可逆的萎缩，萎缩的可逆性就低。

2.肠化分型的临床意义与价值

用AB-PAS和HID-AB黏液染色能区分肠化亚型，然而，肠化分型的意义并未明了。传统观念认为，肠化亚型中的小肠型和完全型肠化无明显癌前病变意义，而大肠型肠化的胃癌发生危险性增高，从而引起临床的重视。支持肠化分型有意义的学者认为化生是细胞表型的一种非肿瘤性改变，通常在长期不利环境作用下出现。这种表型改变可以是干细胞内出现体细胞突变的结果，或是表现遗传修饰的变化导致后代细胞向不同方向分化的结果。胃内肠化生部位发现很多遗传改变，这些改变甚至可出现在异型增生前。他们认为肠化生中不完全型结肠型者，具有大多数遗传学改变，有发生胃癌的危险性。但近年，越来越多的临床资料显示其预测胃癌价值有限而更强调重视肠化范围，肠化分布范围越广，其发生胃癌的危险性越高。10多年来罕有从大肠型肠化随访发展成癌的报道。另一方面，从病理检测的实际情况看，肠化以混合型多见，大肠型肠化的检出率与活检块数有密切关系,即活检块数越多,大肠型肠化检出率越高。客观地讲,该型肠化生的遗传学改变和胃不典型增生(上皮内瘤)的改变相似。因此,对肠化分型的临床意义和价值的争论仍未有定论。

3.关于异型增生

异型增生(上皮内瘤变)是重要的胃癌癌前病变,分为轻度和重度(或低级别和高级别)两级。异型增生和上皮内瘤变是同义词,后者是 WHO 国际癌症研究协会推荐使用的术语。

4.萎缩和肠化发生过程是否存在不可逆转点

胃黏膜萎缩的产生主要有两种途径:一是干细胞区室和/或腺体被破坏;二是选择性破坏特定的上皮细胞而保留干细胞。这两种途径在慢性 Hp 感染中均可发生。

萎缩与肠化的逆转报道已经不在少数,但是否所有病患均有逆转可能,是否在萎缩的发生与发展过程中存在某一不可逆转点。这一转折点是否可能为肠化生,已明确 Hp 感染可诱发慢性胃炎,经历慢性炎症→萎缩→肠化→异型增生等多个步骤最终发展至胃癌(Correa 模式)。可否通过根除 Hp 来降低胃癌发生危险性始终是近年来关注的热点。多数研究表明,根除 Hp 可防止胃黏膜萎缩和肠化的进一步发展,但萎缩、肠化是否能得到逆转尚待更多研究证实。

Mera 和 Correa 等最新报道了一项长达 12 年的大型前瞻性随机对照研究,纳入 795 例具有胃癌前病变的成人患者,随机给予他们抗 Hp 治疗和/或抗氧化治疗。他们观察到萎缩黏膜在 Hp 根除后持续保持阴性 12 年后可以完全消退,而肠化黏膜也有逐渐消退的趋向,但可能需要随访更长时间。他们认为通过抗 Hp 治疗来进行胃癌的化学预防是可行的策略。

但是,部分学者认为在考虑萎缩的可逆性时,需区分缺失腺体的恢复和腺体内特定细胞的再生。在后一种情况下,干细胞区室被保留,去除有害因素可使壁细胞和主细胞再生,并完全恢复腺体功能。当腺体及干细胞被完全破坏后,腺体的恢复只能由周围未被破坏的腺窝单元来完成。

当萎缩伴有肠化生时,逆转机会进一步减小。如果肠化生是对不利因素的适应性反应,而且不利因素可以被确定和去除,此时肠化生有可能逆转。但是,肠化生还有很多其他原因,如胆汁反流、高盐饮食、乙醇。这意味着即使在 Hp 感染个体,感染以外的其他因素亦可以引发或加速化生的发生。如果肠化生是稳定的干细胞内体细胞突变的结果,则改变黏膜的环境也许不能使肠化生逆转。

## 四、临床表现

流行病学研究表明,多数慢性非萎缩性胃炎患者无任何症状。少数患者可有上腹痛或不适、上腹胀、早饱、嗳气、恶心等非特异性消化不良症状。某些慢性萎缩性胃炎患者可有上腹部灼痛、胀痛、钝痛或胀闷且以餐后为著,食欲缺乏、恶心、嗳气、便秘或腹泻等症状。内镜检查和胃黏膜组织学检查结果与慢性胃炎患者症状的相关分析表明,患者的症状缺乏特异性,且症状之有无及严重程度与内镜所见及组织学分级并无肯定的相关性。

伴有胃黏膜糜烂者,可有少量或大量上消化道出血,长期少量出血可引起缺铁性贫血。胃体萎缩性胃炎可出现恶性贫血,常有全身衰弱、疲软、神情淡漠、隐性黄疸,消化道症状一般较少。

体征多不明显,有时上腹轻压痛,胃体胃炎严重时可有舌炎和贫血。

慢性萎缩性胃炎的临床表现不仅缺乏特异性,而且与病变程度并不完全一致。

### 五、辅助检查

#### (一)胃镜及活组织检查

**1.胃镜检查**

随着内镜器械的长足发展,内镜观察更加清晰。内镜下慢性非萎缩性胃炎可见红斑(点状、片状、条状),黏膜粗糙不平,出血点(斑),黏膜水肿及渗出等基本表现,尚可见糜烂及胆汁反流。萎缩性胃炎则主要表现为黏膜色泽白,不同程度的皱襞变平或消失。在不过度充气状态下,可透见血管纹,轻度萎缩时见到模糊的血管,重度时看到明显血管分支。内镜下肠化黏膜呈灰白色颗粒状小隆起,重者贴近观察有绒毛状变化。肠化也可以呈平坦或凹陷外观的。如果喷撒亚甲蓝色素,肠化区可能出现被染上蓝色,非肠化黏膜不着色。

胃黏膜血管脆性增加可致黏膜下出血,谓之壁内出血,表现为水肿或充血胃黏膜上见点状、斑状或线状出血,可多发、新鲜和陈旧性出血相混杂。如观察到黑色附着物常提示糜烂等致出血。

值得注意的是,少数 Hp 感染性胃炎可有胃体部皱襞肥厚,甚至宽度达到 5 mm 以上,且在适当充气后皱襞不能展平,用活检钳将黏膜提起时,可见帐篷征,这是和恶性浸润性病变鉴别点之一。

**2.病理组织学检查**

萎缩的确诊依赖于病理组织学检查。萎缩的肉眼与病理之符合率仅为 $38\%\sim78\%$,这与萎缩或肠化甚至 Hp 的分布都是非均匀的,或者说多灶性萎缩性胃炎的胃黏膜萎缩呈灶状分布有关。当然,只要病理活检发现有萎缩,就可诊断为萎缩性胃炎。但如果未能发现萎缩,却不能轻易排除之。如果不取足够多的标本或者内镜医师并未在病变最重部位(这也需要内镜医师的经验)活检,则势必可能遗漏病灶。反之,当在糜烂或溃疡边缘的组织活检时,即使病理发现了萎缩,却不能简单地视为萎缩性胃炎,这是因为活检组织太浅、组织包埋方向不当等因素均可影响萎缩的判断。还有,根除 Hp 可使胃黏膜活动性炎症消退,慢性炎症程度减轻。一些因素可影响结果的判断,如:①活检部位的差异。②Hp 感染时胃黏膜大量炎症细胞浸润,形如萎缩;但根除 Hp 后胃黏膜炎症细胞消退,黏膜萎缩、肠化可望恢复。然而在胃镜活检取材多少问题上,病理学家的要求与内镜医师出现了矛盾。从病理组织学观点来看,5 块或更多则有利于组织学的准确判断,然而,就内镜医师而言,考虑到患者的医疗费用,主张 2～3 块即可。

#### (二)Hp 检测

活组织病理学检查时可同时检测 Hp,并可在内镜检查时多取 1 块组织做快呋塞米素酶检查以增加诊断的可靠性。其他检查 Hp 的方法包括:①胃黏膜直接涂片或组织切片,然后以 Gram 或 Giemsa 或 Warthin-Starry 染色(经典方法),甚至 HE 染色,免疫组化染色则有助于检测球形 Hp。②细菌培养:为"金标准";需特殊培养基和微需氧环境,培养时间 3～7 d,阳性率可能不高但特异性高,且可做药物敏感试验。③血清 Hp 抗体测定:多在流行病学调查时用。④尿素呼吸试验:一种非侵入性诊断法,口服 $^{13}$C 或 $^{14}$C 标记的尿素后,检测患者呼气中的 $^{13}CO_2$ 或 $^{14}CO_2$ 量,结果准确。⑤聚合酶联反应法(PCR 法):能特异地检出不同来源标本中的 Hp。

根除 Hp 治疗后,可在胃镜复查时重复上述检查,亦可采用非侵入性检查手段,如 $^{13}$C 或 $^{14}$C 尿素呼气试验、粪便 Hp 抗原检测及血清学检查。应注意,近期使用抗生素、质子泵抑制剂、铋剂等药物,因有暂时抑制 Hp 作用,会使上述检查(血清学检查除外)呈假阴性。

## （三）X 线钡剂检查

主要是很好地显示胃黏膜相的气钡双重造影。对于萎缩性胃炎,常常可见胃皱襞相对平坦和减少。但依靠 X 线诊断慢性胃炎价值不如胃镜和病理组织学。

## （四）实验室检查

### 1.胃酸分泌功能测定

非萎缩性胃炎胃酸分泌常正常,有时可以增高。萎缩性胃炎病变局限于胃窦时,胃酸可正常或低酸,低酸是由于泌酸细胞数量减少和 $H^+$ 向胃壁逆弥散所致。测定基础胃液分泌量（BAO）及注射组胺或五肽胃泌素后测定最大泌酸量（MAO）和高峰泌酸量（PAO）以判断胃泌酸功能,有助于萎缩性胃炎的诊断及指导临床治疗。A 型慢性萎缩性胃炎患者多无酸或低酸,B 型慢性萎缩性胃炎患者可正常或低酸,往往在给予酸分泌刺激药后,亦不见胃液和胃酸分泌。

### 2.胃蛋白酶原（PG）测定

胃体黏膜萎缩时血清 PG I 水平及 PG I / II 比例下降,严重者可伴餐后血清 G-17 水平升高;胃窦黏膜萎缩时餐后血清 G-17 水平下降,严重者可伴 PG I 水平及 PG I / II 比例下降。然而,这主要是一种统计学上的差异。

日本学者发现无症状胃癌患者,本法 85% 阳性,PG I 或比值降低者,推荐进一步胃镜检查,以检出伴有萎缩性胃炎的胃癌。该试剂盒用于诊断萎缩性胃炎和判断胃癌倾向在欧洲国家应用要多于我国。

### 3.血清胃泌素测定

如果以放射免疫法检测血清胃泌素,则正常值应低于 100 pg/mL。慢性萎缩性胃炎胃体为主者,因壁细胞分泌胃酸缺乏、反馈性地 G 细胞分泌胃泌素增多,致胃泌素中度升高。特别是当伴有恶性贫血时,该值可达 1 000 pg/mL 或更高。注意此时要与胃泌素瘤相鉴别,后者是高胃酸分泌。慢性萎缩性胃炎以胃窦为主时,空腹血清胃泌素正常或降低。

### 4.自身抗体

血清 PCA 和 IFA 阳性对诊断慢性胃体萎缩性胃炎有帮助,尽管血清 IFA 阳性率较低,但胃液中 IFA 的阳性,则十分有助于恶性贫血的诊断。

### 5.血清维生素 $B_{12}$ 浓度和维生素 $B_{12}$ 吸收试验

慢性胃体萎缩性胃炎时,维生素 $B_{12}$ 缺乏,常低于 200 ng/L。维生素 $B_{12}$ 吸收试验（Schilling 试验）能检测维生素 $B_{12}$ 在末端回肠吸收情况且可与回盲部疾病和严重肾功能障碍相鉴别。同时服用 $^{58}$Co 和 $^{57}$Co（加有内因子）标记的氰钴素胶囊。此后收集 24 h 尿液。如两者排出率均 >10% 则正常,若尿中 $^{58}$Co 排出率低于 10%,而 $^{57}$Co 的排出率正常则常提示恶性贫血;而两者均降低的常常是回盲部疾病或者肾衰竭者。

## 六、诊断和鉴别诊断

### （一）诊断

鉴于多数慢性胃炎患者无任何症状,或即使有症状也缺乏特异性体征,因此根据症状和体征难以作出慢性胃炎的正确诊断。慢性胃炎的确诊主要依赖于内镜检查和胃黏膜活检组织学检查,尤其是后者的诊断价值更大。

按照悉尼胃炎标准要求,完整的诊断应包括病因、部位和形态学三方面。例如,诊断为"胃窦为主慢性活动性 Hp 胃炎"和"NSAIDs 相关性胃炎"。当胃窦和胃体炎症程度相差 2 级或以上时，加上"为主"修饰词，如"慢性（活动性）胃炎，胃窦显著"。当然这些诊断结论最好是在病理报道后给出，实际的临床工作中，胃镜医师可根据胃镜下表现给予初步诊断。病理诊断则主要依据新悉尼胃炎系统，如图 6-1 所示。

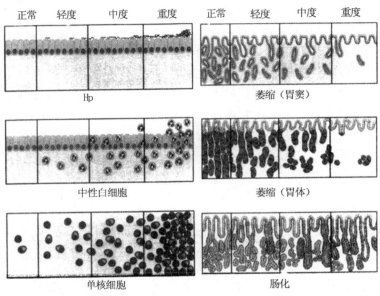

图 6-1　新悉尼胃炎系统

对于自身免疫性胃炎的诊断，要予以足够的重视。因为胃体活检者甚少或者很少开展 PCA 和 IFA 的检测，诊断该病者很少。为此，如果遇到以全身衰弱和贫血为主要表现，而上消化道症状往往不明显者，应做血清胃泌素测定和/或胃液分析，异常者进一步做维生素 $B_{12}$ 吸收试验，血清维生素 $B_{12}$ 浓度测定可获确诊。注意不能仅仅凭活检组织学诊断本病，特别标本数少时，这是因为 Hp 感染性胃炎后期，胃窦肠化，Hp 上移，胃体炎症变得显著，可与自身免疫性胃炎表现相重叠，但后者胃窦黏膜的变化很轻微。另外，淋巴细胞性胃炎也可出现类似情况，而其并无泌酸腺萎缩。

A 型、B 型萎缩性胃炎特点如表 6-1。

表 6-1　A 型和 B 型慢性萎缩性胃炎的鉴别

| 项　目 | | A 型慢性萎缩性胃炎 | B 型慢性萎缩性胃炎 |
|---|---|---|---|
| 部位 | 胃窦 | 正常 | 萎缩 |
| | 胃体 | 弥漫性萎缩 | 多样性 |
| 血清胃泌素 | | 明显升高 | 不定，可以降低或不变 |
| 胃酸分泌 | | 降低 | 降低或正常 |
| 自身免疫抗体（内因子抗体和壁细胞抗体）阳性率 | | 90% | 10% |
| 恶性贫血发生率 | | 90% | 10% |
| 可能的病因 | | 自身免疫，遗传因素 | 幽门螺杆菌、化学损伤 |

### （二）鉴别诊断

**1.功能性消化不良**

2006年,《中国慢性胃炎共识意见》将消化不良症状与慢性胃炎做了对比:一方面慢性胃炎患者可有消化不良的各种症状;另一方面,一部分有消化不良症状者如果胃镜和病理检查无明显阳性发现,可能仅仅为功能性消化不良。当然,少数功能性消化不良患者可同时伴有慢性胃炎。这样在慢性胃炎与消化不良症状功能性消化不良之间形成较为错综复杂的关系。但一般说来,消化不良症状的有无和严重程度与慢性胃炎的内镜所见或组织学分级并无明显相关性。

**2.早期胃癌和胃溃疡**

几种疾病的症状有重叠或类似,但胃镜及病理检查可鉴别。重要的是,如遇到黏膜糜烂,尤其是隆起性糜烂,要多取活检和及时复查,以排除早期胃癌。这是因为即使是病理组织学诊断,也有一定局限性。原因主要是:①胃黏膜组织学变化易受胃镜检查前夜的食物性质(如某些刺激性食物加重黏膜充血)、被检查者近日是否吸烟、胃镜操作者手法的熟练程度、患者恶心反应等诸种因素影响。②活检是点的调查,而慢性胃炎病变程度在整个黏膜面上并非一致,要多点活检才能作出全面估计,判断治疗效果时,尽量在黏膜病变较重的区域或部位活检,如是治疗前后比较,则应在相同或相近部位活检。③病理诊断易受病理医师主观经验的影响。

**3.慢性胆囊炎与胆石症**

其与慢性胃炎症状十分相似,同时并存者亦较多。对于中年女性诊断慢性胃炎时,要仔细询问病史,必要时行胆囊B超检查,以了解胆囊情况。

**4.其他**

慢性肝炎和慢性胰腺疾病等,也可出现与慢性胃炎类似症状,在详询病史后,行必要的影像学检查和特异的实验室检查。

# 七、治疗

慢性非萎缩性胃炎的治疗目的是缓解消化不良症状和改善胃黏膜炎症。治疗应尽可能针对病因,遵循个体化原则。消化不良症状的处理与功能性消化不良相同。无症状、Hp阴性的非萎缩性胃炎无须特殊治疗。

### （一）一般治疗

慢性萎缩性胃炎患者,不论其病因如何,均应戒烟、忌酒,避免使用损害胃黏膜的药物如NSAIDs等,及避免对胃黏膜有刺激性的食物和饮品,如过于酸、甜、咸、辛辣和过热、过冷食物,浓茶、咖啡等,饮食宜规律,少吃油炸、烟熏、腌制食物,不食腐烂变质的食物,多吃新鲜蔬菜和水果,所食食品要新鲜并富于营养,保证有足够的蛋白质、维生素(如维生素C和叶酸等)及铁质摄入,精神上乐观,生活要规律。

### （二）针对病因或发病机制的治疗

**1.根除Hp**

慢性非萎缩性胃炎的主要症状为消化不良,其症状应归属于功能性消化不良范畴。目前,国内外均推荐对Hp阳性的功能性消化不良行根除治疗。因此,有消化不良症状的Hp阳性慢性非萎缩性胃炎患者均应根除Hp。另外,如果伴有胃黏膜糜烂,也该根除Hp。大量研究结果表明,根除Hp可使胃黏膜组织学得到改善;对预防消化性溃疡和胃癌等有重要意义;对改善或消除消化不良症状具有费用-疗效比优势。

2.保护胃黏膜

关于胃黏膜屏障功能的研究由来已久。1964 年,美国密歇根大学 Horace Willard Davenport 博士首次提出"胃黏膜具有阻止 $H^+$ 自胃腔向黏膜内扩散的屏障作用"。1975 年,美国密歇根州 Upjohn 公司的 A.Robert 博士发现前列腺素可明显防止或减轻 NSAIDs 和应激等对胃黏膜的损伤,其效果呈剂量依赖性。从而提出细胞保护的概念。1996 年,加拿大的 Wallace 教授较全面阐述胃黏膜屏障,根据解剖和功能将胃黏膜的防御修复分为 5 个层次——黏液-$HCO_3^-$ 屏障、单层柱状上皮屏障、胃黏膜血流量、免疫细胞-炎症反应和修复重建因子作用等。

近年来,有关前列腺素和胃黏膜血流量等成为胃黏膜保护领域的研究热点。这与 NSAIDs 药物的广泛应用带来的不良反应日益引起学者的重视有关。美国加州大学戴维斯分校的 Tarnawski 教授的研究显示,前列腺素保护胃黏膜抵抗致溃疡及致坏死因素损害的机制不仅是抑制胃酸分泌。当然表皮生长因子(EGF)、成纤维生长因子(bFGF)和血管内皮生长因子(VEGF)及热休克蛋白等都是重要的黏膜保护因子,在抵御黏膜损害中起重要作用。

然而,当机体遇到有害因素强烈攻击时,仅依靠自身的防御修复能力是不够的,强化黏膜防卫能力,促进黏膜的修复是治疗胃黏膜损伤的重要环节之一。具有保护和增强胃黏膜防御功能或者防止胃黏膜屏障受到损害的一类药物统称为胃黏膜保护药。包括铝碳酸镁、硫糖铝、胶体铋剂、地诺前列酮(喜克溃)、替普瑞酮(又名施维舒)、吉法酯(又名惠加强-G)、谷氨酰胺类(麦滋林-S)、瑞巴派特(膜固思达)等药物。另外,吉法酯能增加胃黏膜更新,提高细胞再生能力,增强胃黏膜对胃酸的抵抗能力,达到保护胃黏膜作用。

3.抑制胆汁反流

促动力药如多潘立酮可防止或减少胆汁反流;胃黏膜保护药,特别是有结合胆酸作用的铝碳酸镁制剂,可增强胃黏膜屏障、结合胆酸,从而减轻或消除胆汁反流所致的胃黏膜损害。考来烯胺可络合反流至胃内的胆盐,防止胆汁酸破坏胃黏膜屏障,方法为每次 3~4 g,每天 3~4 次。

(三)对症处理

消化不良症状的治疗由于临床症状与慢性非萎缩性胃炎之间并不存在明确关系,因此症状治疗事实上属于功能性消化不良的经验性治疗。慢性胃炎伴胆汁反流者可应用促动力药(如多潘立酮)和/或有结合胆酸作用的胃黏膜保护药(如铝碳酸镁制剂)。

(1)有胃黏膜糜烂和/或以反酸、上腹痛等症状为主者,可根据病情或症状严重程度选用抗酸药、$H_2$ 受体拮抗药或质子泵抑制剂(PPI)。

(2)促动力药如多潘立酮、莫沙必利、盐酸伊托必利主要用于上腹饱胀、恶心或呕吐等为主要症状者。

(3)胃黏膜保护药如硫糖铝、瑞巴派特、替普瑞酮、吉法酯适用于有胆汁反流、胃黏膜损害和/或症状明显者。

(4)抗抑郁药或抗焦虑治疗:可用于有明显精神因素的慢性胃炎伴消化不良症状患者,同时应予耐心解释或心理治疗。

(5)助消化治疗:对于伴有腹胀、食欲缺乏等消化不良症状而无明显上述胃灼热、反酸、上腹饥饿痛症状者,可选用含有胃酶、胰酶和肠酶等复合酶制剂治疗。

(6)其他对症治疗:包括解痉止痛、止吐、改善贫血等。

(7)对于贫血,若为缺铁,应补充铁剂。大细胞贫血者根据维生素 $B_{12}$ 或叶酸缺乏分别给予补充。

### 八、预后

慢性萎缩性胃炎常合并肠上皮化生。慢性萎缩性胃炎绝大多数预后良好,少数可癌变,其癌变率为 $1\%\sim3\%$。目前认为慢性萎缩性胃炎若早期发现,及时积极治疗,病变部位萎缩的腺体是可以恢复的,其可转化为非萎缩性胃炎或被治愈,改变了以往人们对慢性萎缩性胃炎不可逆转的认识。根据萎缩性胃炎每年的癌变率为 $0.5\%\sim1\%$,那么,胃镜和病理检查的随访间期定位多长才既提高早期胃癌的诊断率,又方便患者和符合医药经济学要求。这也一直是不同地区和不同学者分歧较大的问题。在我国,城市和乡村有不同胃癌发生率和医疗条件差异。如果纯粹从疾病进展和预防角度考虑,一般认为,不伴有肠化和异型增生的萎缩性胃炎可 $1\sim2$ 年做内镜和病理随访 1 次;活检有中重度萎缩伴有肠化的萎缩性胃炎 1 年左右随访 1 次。伴有轻度异型增生并剔除活检病理取于癌旁者,根据内镜和临床情况缩短至 $6\sim12$ 个月随访 1 次;而重度异型增生者需立即复查胃镜和病理,必要时手术治疗或内镜下局部治疗。

(张娜娜)

# 第五节 消化性溃疡

消化性溃疡主要指发生在胃和十二指肠的慢性溃疡,即胃溃疡(gastric ulcer,GU)和十二指肠溃疡(duodenal ulcer,DU),因溃疡形成与胃酸/胃蛋白酶的消化作用有关而得名。溃疡的黏膜缺损超过黏膜肌层,不同于糜烂。

## 一、病因和发病机制

在正常生理情况下,胃十二指肠黏膜经常接触有强侵蚀力的胃酸和在酸性环境下被激活、能水解蛋白质的胃蛋白酶。此外,还经常受摄入的各种有害物质的侵袭,但却能抵御这些侵袭因素的损害,维持黏膜的完整性,这是因为胃十二指肠黏膜具有一系列防御和修复机制。目前认为,胃十二指肠黏膜的这一完善而有效的防御和修复机制,足以抵抗胃酸/胃蛋白酶的侵蚀。一般而言,只有当某些因素损害了这一机制才可能发生胃酸/胃蛋白酶侵蚀黏膜而导致溃疡形成。近年的研究已经明确,幽门螺杆菌和非甾体抗炎药是损害胃十二指肠黏膜屏障从而导致消化性溃疡发病的最常见病因。少见的特殊情况,当过度胃酸分泌远远超过黏膜的防御和修复作用也可能导致消化性溃疡发生。现将这些病因及其导致溃疡发生的机制分述如下。

### (一)幽门螺杆菌(Helicobacter pylori,*H.pylori*,Hp)

确认幽门螺杆菌为消化性溃疡的重要病因主要基于两方面的证据:①消化性溃疡患者的幽门螺杆菌检出率显著高于对照组的普通人群,在 DU 的检出率约为 $90\%$、GU 为 $70\%\sim80\%$(幽门螺杆菌阴性的消化性溃疡患者往往能找到 NSAIDs 服用史等其他原因);②大量临床研究肯定,成功根除幽门螺杆菌后溃疡复发率明显下降,用常规抑酸治疗后愈合的溃疡年复发率为 $50\%\sim70\%$,而根除幽门螺杆菌可使溃疡复发率降至 $5\%$ 以下,这就表明去除病因后消化性溃疡可获治愈。至于何以在感染幽门螺杆菌的人群中仅有少部分人(约 $15\%$)发生消化性溃疡,一般认为,这是幽门螺杆菌、宿主和环境因素三者相互作用的不同结果。

　　幽门螺杆菌感染导致消化性溃疡发病的确切机制尚未阐明。目前比较普遍接受的一种假说试图将幽门螺杆菌、宿主和环境三个因素在 DU 发病中的作用统一起来。该假说认为,胆酸对幽门螺杆菌生长具有强烈的抑制作用,因此正常情况下幽门螺杆菌无法在十二指肠生存,十二指肠球部酸负荷增加是 DU 发病的重要环节,因为酸可使结合胆酸沉淀,从而有利于幽门螺杆菌在十二指肠球部生长。幽门螺杆菌只能在胃上皮组织定植,因此在十二指肠球部存活的幽门螺杆菌只有当十二指肠球部发生胃上皮化生才能定植下来,而据认为十二指肠球部的胃上皮化生是十二指肠对酸负荷的一种代偿反应。十二指肠球部酸负荷增加的原因,一方面与幽门螺杆菌感染引起慢性胃窦炎有关,幽门螺杆菌感染直接或间接作用于胃窦 D、G 细胞,削弱了胃酸分泌的负反馈调节,从而导致餐后胃酸分泌增加;另一方面,吸烟、应激和遗传等因素均与胃酸分泌增加有关。定植在十二指肠球部的幽门螺杆菌引起十二指肠炎症,炎症削弱了十二指肠黏膜的防御和修复功能,在胃酸/胃蛋白酶的侵蚀下最终导致 DU 发生。十二指肠炎症同时导致十二指肠黏膜分泌碳酸氢盐减少,间接增加十二指肠的酸负荷,进一步促进 DU 的发生和发展过程。

　　对幽门螺杆菌引起 GU 的发病机制研究较少,一般认为是幽门螺杆菌感染引起的胃黏膜炎症削弱了胃黏膜的屏障功能,胃溃疡好发于非泌酸区与泌酸区交界处的非泌酸区侧,反映了胃酸对屏障受损的胃黏膜的侵蚀作用。

### (二)非甾体抗炎药(NSAIDs)

　　NSAIDs 是引起消化性溃疡的另一个常见病因。大量研究资料显示,服用 NSAIDs 患者发生消化性溃疡及其并发症的危险性显著高于普通人群。临床研究报道,在长期服用 NSAIDs 患者中 10%～25%可发现胃或十二指肠溃疡,有 1%～4%的患者发生出血、穿孔等溃疡并发症。NSAIDs 引起的溃疡以 GU 较 DU 多见。溃疡形成及其并发症发生的危险性除与服用 NSAIDs 种类、剂量、疗程有关外,尚与高龄、同时服用抗凝血药、糖皮质激素等因素有关。

　　NSAIDs 通过削弱黏膜的防御和修复功能而导致消化性溃疡发病,损害作用包括局部作用和系统作用两方面,系统作用是主要致溃疡机制,主要是通过抑制环氧化酶(COX)而起作用。COX 是花生四烯酸合成前列腺素的关键限速酶,COX 有两种异构体,即结构型 COX-1 和诱生型 COX-2。COX-1 在组织细胞中恒量表达,催化生理性前列腺素合成而参与机体生理功能调节;COX-2 主要在病理情况下由炎症刺激诱导产生,促进炎症部位前列腺素的合成。传统的 NSAIDs 如阿司匹林、吲哚美辛等旨在抑制 COX-2 而减轻炎症反应,但特异性差,同时抑制了 COX-1,导致胃肠黏膜生理性前列腺素 E 合成不足。后者通过增加黏液和碳酸氢盐分泌、促进黏膜血流增加、细胞保护等作用在维持黏膜防御和修复功能中起重要作用。

　　NSAIDs 和幽门螺杆菌是引起消化性溃疡发病的两个独立因素,至于两者是否有协同作用则尚无定论。

### (三)胃酸和胃蛋白酶

　　消化性溃疡的最终形成是由于胃酸/胃蛋白酶对黏膜自身消化所致。因胃蛋白酶活性是 pH 依赖性的,在 pH>4 时便失去活性,因此,在探讨消化性溃疡发病机制和治疗措施时主要考虑胃酸。无酸情况下罕有溃疡发生及抑制胃酸分泌药物能促进溃疡愈合的事实均确证胃酸在溃疡形成过程中的决定性作用,是溃疡形成的直接原因。胃酸的这一损害作用一般只有在正常黏膜防御和修复功能遭受破坏时才能发生。

　　DU 患者中约有 1/3 存在五肽胃泌素刺激的最大酸排量(MAO)增高,其余患者 MAO 多在正常高值,DU 患者胃酸分泌增高的可能因素及其在 DU 发病中的间接及直接作用已如前述。

GU 患者基础酸排量（BAO）及 MAO 多属正常或偏低。对此，可能解释为 GU 患者多伴多灶萎缩性胃炎，因而胃体壁细胞泌酸功能已受影响，而 DU 患者多为慢性胃窦炎，胃体黏膜未受损或受损轻微因而仍能保持旺盛的泌酸能力。少见的特殊情况如胃泌素瘤患者，极度增加的胃酸分泌的攻击作用远远超过黏膜的防御作用，而成为溃疡形成的起始因素。近年来，非幽门螺杆菌、非 NSAIDs（也非胃泌素瘤）相关的消化性溃疡报道有所增加，这类患者病因未明，是否与高酸分泌有关尚有待研究。

**（四）其他因素**

下列因素与消化性溃疡发病有不同程度的关系。

（1）吸烟：吸烟者消化性溃疡发生率比不吸烟者高，吸烟影响溃疡愈合和促进溃疡复发。其确切机制未明，可能与吸烟增加胃酸分泌、减少十二指肠及胰腺碳酸氢盐分泌、影响胃十二指肠协调运动、黏膜损害性氧自由基增加等因素有关。

（2）遗传：遗传因素曾一度被认为是消化性溃疡发病的重要因素，但随着幽门螺杆菌在消化性溃疡发病中的重要作用得到认识，遗传因素的重要性受到挑战。例如，消化性溃疡的家族史可能是幽门螺杆菌感染的"家庭聚集"现象；O 型血胃上皮细胞表面表达更多黏附受体而有利于幽门螺杆菌定植。因此，遗传因素的作用尚有待进一步研究。

（3）急性应激可引起应激性溃疡已是共识。但在慢性溃疡患者，情绪应激和心理障碍的致病作用却无定论。临床观察发现长期精神紧张、过劳，确实易使溃疡发作或加重，但这多在慢性溃疡已经存在时发生，因此情绪应激可能主要起诱因作用，可能通过神经内分泌途径影响胃十二指肠分泌、运动和黏膜血流的调节。

（4）胃十二指肠运动异常：研究发现部分 DU 患者胃排空增快，这可使十二指肠球部酸负荷增大；部分 GU 患者有胃排空延迟，这可增加十二指肠液反流入胃，加重胃黏膜屏障损害。但目前认为，胃肠运动障碍不大可能是原发病因，但可加重幽门螺杆菌或 NSAIDs 对黏膜的损害。

概言之，消化性溃疡是一种多因素疾病，其中幽门螺杆菌感染和服用 NSAIDs 是已知的主要病因，溃疡发生是黏膜侵袭因素和防御因素失平衡的结果，胃酸在溃疡形成中起关键作用。

## 二、病理

DU 发生在球部，前壁比较常见；GU 多在胃角和胃窦小弯。组织学上，GU 大多发生在幽门腺区（胃窦）与泌酸腺区（胃体）交界处的幽门腺区一侧。幽门腺区黏膜可随年龄增长而扩大［假幽门腺化生和/或肠化生］，使其与泌酸腺区之交界线上移，故老年患者 GU 的部位多较高。溃疡一般为单个，也可多个，呈圆形或椭圆形。DU 直径多＜10 mm，GU 要比 DU 稍大。亦可见到直径＞2 cm 的巨大溃疡。溃疡边缘光整、底部洁净，由肉芽组织构成，上面覆盖有灰白色或灰黄色纤维渗出物。活动性溃疡周围黏膜常有炎症水肿。溃疡浅者累及黏膜肌层，深者达肌层甚至浆膜层，溃破血管时引起出血，穿破浆膜层时引起穿孔。溃疡愈合时周围黏膜炎症、水肿消退，边缘上皮细胞增生覆盖溃疡面，其下的肉芽组织纤维转化，变为瘢痕，瘢痕收缩使周围黏膜皱襞向其集中。

## 三、临床表现

上腹痛是消化性溃疡的主要症状，但部分患者可无症状或症状较轻以致不为患者所注意，而以出血、穿孔等并发症为首发症状。典型的消化性溃疡有如下临床特点：①慢性过程，病史可达数年至数十年。②周期性发作,发作与自发缓解相交替,发作期可为数周或数月,缓解期亦长短不一,短者数周、长者数年;发作常有季节性,多在秋冬或冬春之交发病,可因精神情绪不良或过劳而诱发;③发作时上腹痛呈节律性,表现为空腹痛即餐后 2~4 h 和/或午夜痛,腹痛多为进食或服用抗酸药所缓解,典型节律性表现在 DU 多见。

### (一)症状

上腹痛为主要症状,性质多为灼痛,亦可为钝痛、胀痛、剧痛或饥饿样不适感。多位于中上腹,可偏右或偏左。一般为轻至中度持续性痛。疼痛常有典型的节律性如上述。腹痛多在进食或服用抗酸药后缓解。

部分患者无上述典型表现的疼痛,而仅表现为无规律性的上腹隐痛或不适。具或不具典型疼痛者均可伴有反酸、嗳气、上腹胀等症状。

### (二)体征

溃疡活动时上腹部可有局限性轻压痛,缓解期无明显体征。

## 四、特殊类型的消化性溃疡

### (一)复合溃疡

复合溃疡指胃和十二指肠同时发生的溃疡。DU 往往先于 GU 出现。幽门梗阻发生率较高。

### (二)幽门管溃疡

幽门管位于胃远端,与十二指肠交界,长约 2 cm。幽门管溃疡与 DU 相似,胃酸分泌一般较高。幽门管溃疡上腹痛的节律性不明显,对药物治疗反应较差,呕吐较多见,较易发生幽门梗阻、出血和穿孔等并发症。

### (三)球后溃疡

DU 大多发生在十二指肠球部,发生在球部远段十二指肠的溃疡称球后溃疡。多发生在十二指肠乳头的近端。具 DU 的临床特点,但午夜痛及背部放射痛多见,对药物治疗反应较差,较易并发出血。

### (四)巨大溃疡

巨大溃疡指直径>2 cm 的溃疡。对药物治疗反应较差、愈合时间较慢,易发生慢性穿透或穿孔。胃的巨大溃疡注意与恶性溃疡鉴别。

### (五)老年人消化性溃疡

近年,老年人发生消化性溃疡的报道增多。临床表现多不典型,GU 多位于胃体上部甚至胃底部,溃疡常较大,易误诊为胃癌。

### (六)无症状性溃疡

约 15% 消化性溃疡患者可无症状,而以出血、穿孔等并发症为首发症状。可见于任何年龄,以老年人较多见;NSAIDs 引起的溃疡近半数无症状。

## 五、实验室和其他检查

### (一)胃镜检查

胃镜检查是确诊消化性溃疡首选的检查方法。胃镜检查不仅可对胃十二指肠黏膜直接观察、摄像,还可在直视下取活组织作病理学检查及幽门螺杆菌检测,因此胃镜检查对消化性溃疡的诊断及胃良、恶性溃疡鉴别诊断的准确性高于 X 线钡餐检查。例如，在溃疡较小或较浅时钡餐检查有可能漏诊；钡餐检查发现十二指肠球部畸形可有多种解释；活动性上消化道出血是钡餐检查的禁忌证；胃的良、恶性溃疡鉴别必须由活组织检查来确定。

内镜下消化性溃疡多呈圆形或椭圆形，也有呈线形，边缘光整，底部覆有灰黄色或灰白色渗出物，周围黏膜可有充血、水肿，可见皱襞向溃疡集中。内镜下溃疡可分为活动期（A）、愈合期（H）和瘢痕期（S）3 个病期，其中每个病期又可分为 1 和 2 两个阶段。

### （二）X 线钡餐检查

X 线钡餐检查适用于对胃镜检查有禁忌或不愿接受胃镜检查者。溃疡的 X 线征象有直接和间接两种：龛影是直接征象，对溃疡有确诊价值；局部压痛、十二指肠球部激惹和球部畸形、胃大弯侧痉挛性切迹均为间接征象，仅提示可能有溃疡。

### （三）幽门螺杆菌检测

幽门螺杆菌检测应列为消化性溃疡诊断的常规检查项目，因为有无幽门螺杆菌感染决定治疗方案的选择。检测方法分为侵入性和非侵入性两大类。前者需通过胃镜检查取胃黏膜活组织进行检测，主要包括快呋塞米素酶试验、组织学检查和幽门螺杆菌培养；后者主要有 $^{13}$C 或 $^{14}$C 尿素呼气试验、粪便幽门螺杆菌抗原检测及血清学检查（定性检测血清抗幽门螺杆菌 IgG 抗体）。

快呋塞米素酶试验是侵入性检查的首选方法，操作简便、费用低。组织学检查可直接观察幽门螺杆菌，与快呋塞米素酶试验结合，可提高诊断准确率。幽门螺杆菌培养技术要求高，主要用于科研。$^{13}$C 或 $^{14}$C 尿素呼气试验检测幽门螺杆菌敏感性及特异性高而无须胃镜检查，可作为根除治疗后复查的首选方法。

应注意，近期应用抗生素、质子泵抑制剂、铋剂等药物，因有暂时抑制幽门螺杆菌作用，会使上述检查（血清学检查除外）呈假阴性。

### （四）胃液分析和血清胃泌素测定

一般仅在疑有胃泌素瘤时做鉴别诊断之用。

## 六、诊断和鉴别诊断

慢性病程、周期性发作的节律性上腹疼痛，且上腹痛可为进食或抗酸药所缓解的临床表现是诊断消化性溃疡的重要临床线索。但应注意，一方面有典型溃疡样上腹痛症状者不一定是消化性溃疡，另一方面部分消化性溃疡患者症状可不典型甚至无症状。因此，单纯依靠病史难以作出可靠诊断。确诊有赖胃镜检查。X 线钡餐检查发现龛影亦有确诊价值。

鉴别诊断本病主要临床表现为慢性上腹痛，当仅有病史和体检资料时，需与其他有上腹痛症状的疾病如肝、胆、胰、肠疾病和胃的其他疾病相鉴别。功能性消化不良临床常见且临床表现与消化性溃疡相似，应注意鉴别。如做胃镜检查，可确定有无胃十二指肠溃疡存在。

胃镜检查如见胃十二指肠溃疡，应注意与引起胃十二指肠溃疡的少见特殊病因或以溃疡为主要表现的胃十二指肠肿瘤鉴别。其中，与胃癌、胃泌素瘤的鉴别要点如下。

### （一）胃癌

内镜或 X 线检查见到胃的溃疡，必须进行良性溃疡（胃溃疡）与恶性溃疡（胃癌）的鉴别。Ⅲ型（溃疡型）早期胃癌单凭内镜所见与良性溃疡鉴别有困难，放大内镜和染色内镜对鉴别有帮助，但最终必须依靠直视下取活组织检查鉴别。恶性溃疡的内镜特点为：①溃疡形状不规则，一般较大；②底凹凸不平、苔污秽；③边缘呈结节状隆起；④周围皱襞中断；⑤胃壁僵硬、蠕动减弱

(X线钡餐检查亦可见上述相应的X线征)。活组织检查可以确诊,但必须强调,对于怀疑胃癌而一次活检阴性者,必须在短期内复查胃镜进行再次活检;即使内镜下诊断为良性溃疡且活检阴性,仍有漏诊胃癌的可能,因此对初诊为胃溃疡者,必须在完成正规治疗的疗程后进行胃镜复查,胃镜复查溃疡缩小或愈合不是鉴别良、恶性溃疡的最终依据,必须重复活检加以证实。

### (二)胃泌素瘤

胃泌素瘤亦称 Zollinger-Ellison 综合征,是胰腺非 β 细胞瘤分泌大量胃泌素所致。肿瘤往往很小(直径<1 cm),生长缓慢,半数为恶性。大量胃泌素可刺激壁细胞增生,分泌大量胃酸,使上消化道经常处于高酸环境,导致胃十二指肠球部和不典型部位(十二指肠降段、横段、甚或空肠近端)发生多发性溃疡。胃泌素瘤与普通消化性溃疡的鉴别要点是该病溃疡发生于不典型部位,具难治性特点,有过高胃酸分泌(BAO 和 MAO 均明显升高,且 BAO/MAO>60%)及高空腹血清胃泌素(>200 pg/mL,常>500 pg/mL)。

## 七、并发症

### (一)出血

溃疡侵蚀周围血管可引起出血。出血是消化性溃疡最常见的并发症,也是上消化道大出血最常见的病因(约占所有病因的50%)。

### (二)穿孔

溃疡病灶向深部发展穿透浆膜层则并发穿孔。溃疡穿孔临床上可分为急性、亚急性和慢性3种类型,以第一种常见。急性穿孔的溃疡常位于十二指肠前壁或胃前壁,发生穿孔后胃肠的内容物漏入腹腔而引起急性腹膜炎。十二指肠或胃后壁的溃疡深至浆膜层时已与邻近的组织或器官发生粘连,穿孔时胃肠内容物不流入腹腔,称为慢性穿孔,又称为穿透性溃疡。这种穿透性溃疡改变了腹痛规律,变得顽固而持续,疼痛常放射至背部。邻近后壁的穿孔或游离穿孔较小,只引起局限性腹膜炎时称亚急性穿孔,症状较急性穿孔轻而体征较局限,且易漏诊。

### (三)幽门梗阻

幽门梗阻主要是由 DU 或幽门管溃疡引起。溃疡急性发作时可因炎症水肿和幽门部痉挛而引起暂时性梗阻,可随炎症的好转而缓解;慢性梗阻主要由于瘢痕收缩而呈持久性。幽门梗阻临床表现为餐后上腹饱胀、上腹疼痛加重,伴有恶心、呕吐,大量呕吐后症状可以改善,呕吐物含发酵酸性宿食。严重呕吐可致失水和低氯低钾性碱中毒。可发生营养不良和体质量减轻。体检可见胃型和胃蠕动波,清晨空腹时检查胃内有振水声。进一步做胃镜或 X 线钡剂检查可确诊。

### (四)癌变

少数 GU 可发生癌变,DU 则否。GU 癌变发生于溃疡边缘,据报道癌变率在 1% 左右。长期慢性GU病史、年龄在 45 岁以上、溃疡顽固不愈者应提高警惕。对可疑癌变者,在胃镜下取多点活检做病理检查;在积极治疗后复查胃镜,直到溃疡完全愈合;必要时定期随访复查。

## 八、治疗

治疗的目的是消除病因、缓解症状、愈合溃疡、防止复发和防治并发症。针对病因的治疗如根除幽门螺杆菌,有可能彻底治愈溃疡病,是近年消化性溃疡治疗的一大进展。

### (一)一般治疗

生活要有规律,避免过度劳累和精神紧张。注意饮食规律,戒烟、酒。服用 NSAIDs 者尽可能停用,即使未用亦要告诫患者今后慎用。

### (二)治疗消化性溃疡的药物及其应用

治疗消化性溃疡的药物可分为抑制胃酸分泌的药物和保护胃黏膜的药物两大类,主要起缓解症状和促进溃疡愈合的作用,常与根除幽门螺杆菌治疗配合使用。现就这些药物的作用机制及临床应用分别简述如下。

#### 1.抑制胃酸药物

溃疡的愈合与抑酸治疗的强度和时间成正比。抗酸药具中和胃酸作用,可迅速缓解疼痛症状,但一般剂量难以促进溃疡愈合,故目前多作为加强止痛的辅助治疗。$H_2$ 受体阻滞剂 ($H_2RA$)可抑制基础及刺激的胃酸分泌,以前一作用为主,而后一作用不如 PPI 充分。使用推荐剂量各种 $H_2RA$ 溃疡愈合率相近,不良反应发生率均低。西咪替丁可通过血-脑屏障,偶有精神异常不良反应;与雄激素受体结合而影响性功能;经肝细胞色素 P450 代谢而延长华法林、苯妥英钠、茶碱等药物的肝内代谢。雷尼替丁、法莫替丁和尼扎替丁上述不良反应较少。已证明 $H_2RA$ 全日剂量于睡前顿服的疗效与 1 d 2 次分服相仿。由于该类药物价格较 PPI 便宜,临床上特别适用于根除幽门螺杆菌疗程完成后的后续治疗,及某些情况下预防溃疡复发的长程维持治疗。质子泵抑制剂(PPI)作用于壁细胞胃酸分泌终末步骤中的关键酶 $H^+$,$K^+$-ATP酶,使其不可逆失活,因此抑酸作用比 $H_2RA$ 更强且作用持久。与 $H_2RA$ 相比,PPI 促进溃疡愈合的速度较快、溃疡愈合率较高,因此特别适用于难治性溃疡或 NSAIDs 溃疡患者不能停用 NSAIDs 时的治疗。对根除幽门螺杆菌治疗,PPI 与抗生素的协同作用较 $H_2RA$ 好,因此是根除幽门螺杆菌治疗方案中最常用的基础药物。使用推荐剂量的各种 PPI,对消化性溃疡的疗效相仿,不良反应均少。

#### 2.保护胃黏膜药物

硫糖铝和胶体铋目前已少用作治疗消化性溃疡的一线药物。枸橼酸铋钾(胶体次枸橼酸铋)因兼有较强抑制幽门螺杆菌作用,可作为根除幽门螺杆菌联合治疗方案的组分,但要注意此药不能长期服用,因会过量蓄积而引起神经毒性。米索前列醇具有抑制胃酸分泌、增加胃十二指肠黏膜的黏液及碳酸氢盐分泌和增加黏膜血流等作用,主要用于 NSAIDs 溃疡的预防,腹泻是常见不良反应,因会引起子宫收缩,故孕妇忌服。

### (三)根除幽门螺杆菌治疗

对幽门螺杆菌感染引起的消化性溃疡,根除幽门螺杆菌不但可促进溃疡愈合,而且可预防溃疡复发,从而彻底治愈溃疡。因此,凡有幽门螺杆菌感染的消化性溃疡,无论初发或复发、活动或静止、有无并发症,均应予以根除幽门螺杆菌治疗。

#### 1.根除幽门螺杆菌的治疗方案

已证明在体内具有杀灭幽门螺杆菌作用的抗生素有克拉霉素、阿莫西林、甲硝唑(或替硝唑)、四环素、呋喃唑酮、某些喹诺酮类如左氧氟沙星等。PPI 及胶体铋体内能抑制幽门螺杆菌,与上述抗生素有协同杀菌作用。目前尚无单一药物可有效根除幽门螺杆菌,因此必须联合用药。应选择幽门螺杆菌根除率高的治疗方案力求一次根除成功。研究证明以 PPI 或胶体铋为基础加上两种抗生素的三联治疗方案有较高根除率。这些方案中,以 PPI 为基础的方案所含 PPI 能通过抑制胃酸分泌提高口服抗生素的抗菌活性从而提高根除率,再者 PPI 本身具有快速缓解症状和促进溃疡愈合作用,因此是临床中最常用的方案。而其中,又以 PPI 加克拉霉素再加阿莫西林或甲硝唑的方案根除率最高。幽门螺杆菌根除失败的主要原因是患者的服药依从性问题和幽门螺杆菌对治疗方案中抗生素的耐药性。因此,在选择治疗方案时要了解所在地区的耐药情况,近年世界不少国家和我国一些地区幽门螺杆菌对甲硝唑和克拉霉素的耐药率在增加,应引起注意。呋喃唑酮(200 mg/d,分 2 次)耐药性少见、价廉,国内报道用呋喃唑酮代替克拉霉素或甲硝唑的三联疗法亦可取得较高的根除率,但要注意呋喃唑酮引起的周围神经炎和溶血性贫血等不良反应。治疗失败后的再治疗比较困难,可换用另外两种抗生素(阿莫西林原发和继发耐药均极少见,可以不换)如 PPI 加左氧氟沙星(500 mg/d,每天 1 次)和阿莫西林,或采用 PPI 和胶体铋合用再加四环素(1 500 mg/d,每天 2 次)和甲硝唑的四联疗法。

2.根除幽门螺杆菌治疗结束后的抗溃疡治疗

在根除幽门螺杆菌疗程结束后,继续给予一个常规疗程的抗溃疡治疗(如 DU 患者予 PPI 常规剂量、每天 1 次,总疗程 2～4 周,或 $H_2RA$ 常规剂量、疗程 4～6 周;GU 患者 PPI 常规剂量、每天 1 次、总疗程 4～6 周,或 $H_2RA$ 常规剂量、疗程 6～8 周)是最理想的。这在有并发症或溃疡面积大的患者尤为必要,但对无并发症且根除治疗结束时症状已得到完全缓解者,也可考虑停药以节省药物费用。

3.根除幽门螺杆菌治疗后复查

治疗后应常规复查幽门螺杆菌是否已被根除,复查应在根除幽门螺杆菌治疗结束至少 4 周后进行,且在检查前停用 PPI 或铋剂 2 周,否则会出现假阴性。可采用非侵入性的 $^{13}$C 或 $^{14}$C 尿素呼气试验,也可通过胃镜在检查溃疡是否愈合的同时取活检做尿素酶和/或组织学检查。对未排除胃恶性溃疡或有并发症的消化性溃疡应常规进行胃镜复查。

**(四)NSAIDs 溃疡的治疗、复发预防及初始预防**

对服用 NSAIDs 后出现的溃疡,如情况允许应立即停用 NSAIDs,如病情不允许可换用对黏膜损伤少的 NSAIDs 如特异性 COX-2 抑制剂(如塞来昔布)。对停用 NSAIDs 者,可予常规剂量常规疗程的 $H_2RA$ 或 PPI 治疗;对不能停用 NSAIDs 者,应选用 PPI 治疗($H_2RA$ 疗效差)。因幽门螺杆菌和 NSAIDs 是引起溃疡的两个独立因素,因此应同时检测幽门螺杆菌,如有幽门螺杆菌感染应同时根除幽门螺杆菌。溃疡愈合后,如不能停用 NSAIDs,无论幽门螺杆菌阳性还是阴性都必须继续 PPI 或米索前列醇长程维持治疗以预防溃疡复发。对初始使用 NSAIDs 的患者是否应常规给药预防溃疡的发生仍有争论。已明确的是,对于发生 NSAIDs 溃疡并发症的高危患者,如既往有溃疡病史、高龄、同时应用抗凝血药(包括低剂量的阿司匹林)或糖皮质激素者,应常规予抗溃疡药物预防,目前认为 PPI 或米索前列醇预防效果较好。

**(五)溃疡复发的预防**

有效根除幽门螺杆菌及彻底停服 NSAIDs,可消除消化性溃疡的两大常见病因,因而能大大减少溃疡复发。对溃疡复发同时伴有幽门螺杆菌感染复发(再感染或复燃)者,可予根除幽门螺杆菌再治疗。下列情况则需用长程维持治疗来预防溃疡复发:①不能停用 NSAIDs 的溃疡患者,无论幽门螺杆菌阳性还是阴性(如前述);②幽门螺杆菌相关溃疡,幽门螺杆菌感染未能被根除;③幽门螺杆菌阴性的溃疡(非幽门螺杆菌、NSAIDs 溃疡);④幽门螺杆菌相关溃疡,幽门螺杆菌虽已被根除,但曾有严重并发症的高龄或有严重伴随病患者。长程维持治疗一般以 $H_2RA$ 或 PPI 常规剂量的半量维持,而 NSAIDs 溃疡复发的预防多用 PPI 或米索前列醇,已如前述。

**(六)外科手术指征**

由于内科治疗的进展,目前外科手术主要限于少数有并发症者,包括:①大量出血经内科治疗无效;②急性穿孔;③瘢痕性幽门梗阻;④胃溃疡癌变;⑤严格内科治疗无效的顽固性溃疡。

## 九、预后

由于内科有效治疗的发展,预后远较过去为佳,病死率显著下降。死亡主要见于高龄患者,死亡的主要原因是并发症,特别是大出血和急性穿孔。

（张娜娜）

# 第六节 胃 癌

胃癌是我国最常见的恶性肿瘤之一,病死率居恶性肿瘤首位。胃癌多见于男性,男女之比约为 2：1。平均死亡年龄为 61.6 岁。

## 一、病因

尚不十分清楚,与以下因素有关。

### (一)地域环境

地域环境不同,胃癌的发病率也大不相同,发病率最高的国家和最低的国家之间相差可达数十倍。在世界范围内,日本发病率最高,美国则很低。我国的西北部及东南沿海各省的胃癌发病率远高于南方和西南各省。生活在美国的第二、第三代日本移民由于地域环境的改变,发病率逐渐降低。而俄罗斯靠近日本海地区的居民胃癌的发病率则是俄罗斯中、西部的 2 倍之多。

### (二)饮食因素

饮食因素是胃癌发生的最主要原因。具体因素如下所述。

1.含有致癌物

如亚硝胺类化合物、真菌毒素、多环烃类等。

2.含有致癌物前体

如亚硝酸盐,经体内代谢后可转变成强致癌物亚硝胺。

3.含有促癌物

如长期高盐饮食破坏了胃黏膜的保护层,使致癌物直接与胃黏膜接触。

### (三)化学因素

1.亚硝胺类化合物

多种亚硝胺类化合物均致胃癌。亚硝胺类化合物在自然界存在的不多,但合成亚硝胺的前体物质亚硝酸盐和二级胺却广泛存在。亚硝酸盐及二级胺在 pH 1~3 或细菌的作用下可合成亚硝胺类化合物。

2.多环芳烃类化合物

最具代表性的致癌物质是 3,4-苯并芘。污染、烘烤及熏制的食品中 3,4-苯并芘含量增高。3,4-苯并芘经过细胞内粗面内质网的功能氧化酶活化成二氢二醇环氧化物,并与细胞的 DNA、RNA 及蛋白质等大分子结合,致基因突变而致癌。

### (四)Hp

1994 年 WHO 国际癌症研究机构得出"Hp 是一种致癌因子,在胃癌的发病中起病因作用"

的结论。Hp 感染率高的国家和地区常有较高的胃癌发病率,且随着 Hp 抗体滴度的升高胃癌的危险性也相应增加。Hp 感染后是否发生胃癌与年龄有关,儿童期感染 Hp 发生胃癌的危险性增加;而成年后感染多不足以发展成胃癌。Hp 致胃癌的机制有如下提法:①促进胃黏膜上皮细胞过度增生;②诱导胃黏膜细胞凋亡;③Hp 的代谢产物直接转化胃黏膜;④Hp 的 DNA 转换到胃黏膜细胞中致癌变;⑤Hp 诱发同种生物毒性炎症反应,这种慢性炎症过程促使细胞增生和增加自由基形成而致癌。

### (五)癌前疾病和癌前病变

这是两个不同的概念,胃的癌前疾病指的是一些发生胃癌危险性明显增加的临床情况,如慢性萎缩性胃炎、胃溃疡、胃息肉、胃黏膜巨大皱襞症、残胃等;胃的癌前病变指的是容易发生癌变的胃黏膜病理组织学变化,但其本身尚不具备恶性改变。现阶段得到公认的是不典型增生。不典型增生的病理组织学改变主要是细胞的过度增生和丧失了正常的分化,在结构和功能上部分地丧失了与原组织的相似性。不典型增生分为轻度、中度和重度三级。一般而言重度不典型增生易发生癌变。不典型增生是癌变过程中必经的一个阶段,这一过程是一个谱带式的连续过程,即正常→增生→不典型增生→原位癌→浸润癌。

此外,遗传因素、免疫监视机制失调、癌基因(如 *C-met*、*K-ras* 基因等)的过度表达和抑癌基因(如 *p53*、*APC*、*MCC* 基因等)突变、重排、缺失、甲基化等变化都与胃癌的发生有一定的关系。

## 二、病理

### (一)肿瘤位置

1.初发胃癌

将胃大弯、胃小弯各等分为 3 份,连接其对应点,可分为上 1/3(U)、中 1/3(M)和下 1/3(L)。每个原发病变都应记录其二维的最大值。如果一个以上的分区受累,所有的受累分区都要按受累的程度记录,肿瘤主体所在的部位列在最前如 LM 或 UML 等。如果肿瘤侵犯了食管或十二指肠,分别记为 E 或 D。胃癌一般以 L 区最为多见,约占半数,其次为 U 区,M 区较少,广泛分布者更少。

2.残胃癌

肿瘤在吻合口处(A)、胃缝合线处(S)、其他位置(O)、整个残胃(T)、扩散至食管(E)、十二指肠(D)、空肠(J)。

### (二)大体类型

1.早期胃癌

早期胃癌指病变仅限于黏膜和黏膜下层,而不论病变的范围和有无淋巴结转移。癌灶直径 10 mm 以下称小胃癌,5 mm 以下称微小胃癌。早期胃癌分为 3 型(图 6-2):Ⅰ型,隆起型。Ⅱ型,表浅型,包括 3 个亚型,Ⅱa 型,表浅隆起型;Ⅱb 型,表浅平坦型;Ⅱc 型,表浅凹陷型。Ⅲ型,凹陷型。如果合并两种以上亚型时,面积最大的一种写在最前面,其他依次排在后面。如Ⅱc＋Ⅲ。Ⅰ型和Ⅱa 型鉴别如下:Ⅰ型病变厚度超过正常黏膜的 2 倍,Ⅱa 型的病变厚度不到正常黏膜的 2 倍。

2.进展期胃癌

进展期胃癌指病变深度已超过黏膜下层的胃癌。按 Borrmann 分型法分为 4 型(图 6-3):Ⅰ型,息肉(肿块)型;Ⅱ型,无浸润溃疡型,癌灶与正常胃界限清楚;Ⅲ型,有浸润溃疡型,癌灶与正常胃界限不清楚;Ⅳ型,弥漫浸润型。

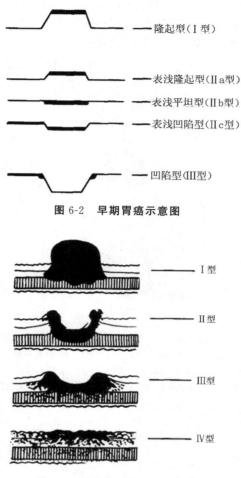

隆起型（Ⅰ型）

表浅隆起型（Ⅱa型）

表浅平坦型（Ⅱb型）

表浅凹陷型（Ⅱc型）

凹陷型（Ⅲ型）

**图 6-2 早期胃癌示意图**

Ⅰ型

Ⅱ型

Ⅲ型

Ⅳ型

**图 6-3 胃癌的 Borrmann 分型**

### （三）组织类型

（1）WHO（1990 年）将胃癌归类为上皮性肿瘤和类癌两种，其中前者又包括：①腺癌（包括乳头状腺癌、管状腺癌、低分化腺癌、黏液腺癌及印戒细胞癌）；②腺鳞癌；③鳞状细胞癌；④未分化癌；⑤不能分类的癌。

（2）日本胃癌研究会（1999 年）将胃癌分为以下 3 型：①普通型，包括乳头状腺癌、管状腺癌（高分化型、中分化型）、低分化性腺癌（实体型癌和非实体型癌）、印戒细胞癌和黏液细胞癌；②特殊型，包括腺鳞癌、鳞状细胞癌、未分化癌和不能分类的癌；③类癌。

### （四）转移扩散途径

#### 1.直接浸润

直接浸润是胃癌的主要扩散方式之一。当胃癌侵犯浆膜层时，可直接浸润腹膜、邻近器官或组织，主要有胰腺、肝脏、横结肠及其系膜等，也可借黏膜下层或浆膜下层向上浸润至食管下端、向下浸润至十二指肠。

#### 2.淋巴转移

淋巴转移是胃癌的主要转移途径，早期胃癌的淋巴转移率近 20%，进展期胃癌的淋巴转移率高达 70% 左右。一般情况下按淋巴流向转移，少数情况也有跳跃式转移。胃周淋巴结分为以下 23 组（图 6-4），具体如下：除了上述胃周淋巴结外，还有 2 处淋巴结在临床上很有意义，一是左锁骨上淋巴结，如触及肿大为癌细胞沿胸导管转移所致；二是脐周淋巴结，如肿大为癌细胞通过肝圆韧带淋巴管转移所致。淋巴结的转移率＝转移淋巴结数目/受检淋巴结数目。

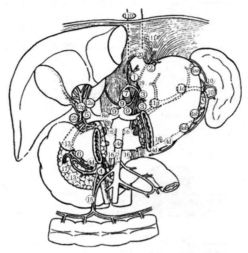

1.贲门右区；2.贲门左区；3.沿胃小弯；4sa.胃短血管旁；4sb.胃网膜左血管旁；4d.胃网膜右血管旁；5.幽门上区；6.幽门下区；7.胃左动脉旁；8a.肝总动脉前；8p.肝总动脉后；9.腹腔动脉旁；10.脾门；11p.近端脾动脉旁；11d.远端脾动脉旁；12a.肝动脉旁；12p.门静脉后；12b.胆总管旁；13.胰头后；14a.肠系膜上动脉旁；15.结肠中血管旁；16.腹主动脉旁(a1,膈肌主动脉裂孔至腹腔干上缘；a2,腹腔干上缘至左肾静脉下缘；b1,左肾静脉下缘至肠系膜下动脉上缘；b2,肠系膜下动脉上缘至腹主动脉分叉处)；17.胰头前；18.胰下缘；19.膈下；20.食管裂孔；110.胸下部食管旁；111.膈上

**图 6-4　胃周淋巴结分组**

**3.血行转移**

胃癌晚期癌细胞经门静脉或体循环向身体其他部位播散，常见的有肝、肺、骨、肾、脑等，其中以肝转移最为常见。

**4.种植转移**

当胃癌浸透浆膜后，癌细胞可自浆膜脱落并种植于腹膜、大网膜或其他脏器表面，形成转移性结节，黏液腺癌种植转移最为多见。若种植转移至直肠前凹，直肠指诊可能触到肿块。胃癌卵巢转移占全部卵巢转移癌的 50% 左右，其机制除以上所述外，也可能是经血行转移或淋巴逆流所致。

**5.胃癌微转移**

胃癌微转移是近几年提出的新概念，定义为治疗时已经存在但目前常规病理学诊断技术还不能确定的转移

**(五)临床病理分期**

国际抗癌联盟(UICC)1987 年公布了胃癌的临床病理分期，尔后经多年来的不断修改已日趋合理。

**1.肿瘤浸润深度**

用 T 来表示，可以分为以下几种情况：$T_1$，肿瘤侵及黏膜和/或黏膜肌(M)或黏膜下层(SM)，SM 又可分为 SM1 和 SM2，前者是指癌肿越过黏膜肌不足 0.5 mm，而后者则超过了

0.5 mm。$T_2$，肿瘤侵及肌层（MP）或浆膜下（SS）。$T_3$，肿瘤浸透浆膜（SE）。$T_4$，肿瘤侵犯邻近结构或经腔内扩展至食管、十二指肠。

2.淋巴结转移

无淋巴结转移用 $N_0$ 表示，其余根据肿瘤的所在部位，区域淋巴结分为 3 站，即 $N_1$、$N_2$、$N_3$。超出上述范围的淋巴结归为远隔转移（$M_1$），与此相应的淋巴结清除术分为 $D_0$、$D_1$、$D_2$ 和 $D_3$（表 6-2）。

表 6-2　肿瘤部位与淋巴结分站

| 肿瘤部位 | $N_1$ | $N_2$ | $N_3$ |
|---|---|---|---|
| L/LD | 3 4d 5 6 | 1 7 8a 9 11p 12a 14v | 4sb 8p 12b/p 13 $16a_2/b_1$ |
| LM/M/ML | 1 3 4sb 4d 5 6 | 7 8a 9 11p 12a | 2 4sa 8p 10 11d 12b/p 13 14v $16a_2/b_1$ |
| MU/UM | 1 2 3 4sa 4sb 4d 5 6 | 7 8a 9 10 11p 11d 12a | 8p 12b/p 14v $16a_2/b_1$ 19 20 |
| U | 1 2 3 4sa 4sb | 4d 7 8a 9 10 11p 11d | 5 6 8p 12a 12b/p $16a_2/b_1$ 19 20 |
| LMU/MUL/MLU/UML | 1 2 3 4sa 4sb 4d 5 6 | 7 8a 9 10 11p 11d 12a 14v | 8p 12b/p 13 $16a_2/b_1$ 19 20 |

表 6-2 中未注明的淋巴结均为 $M_1$，如肿瘤位于 L/LD 时 4sa 为 $M_1$。

考虑到淋巴结转移的个数与患者的 5 年生存率关系更为密切，UICC 在新 TNM 分期中（1997 年第 5 版），对淋巴结的分期强调转移的淋巴结数目而不考虑淋巴结所在的解剖位置，规定如下：$N_0$ 无淋巴结转移（受检淋巴结个数须 ≥15）；$N_1$ 转移的淋巴结数为 1～6 个；$N_2$ 转移的淋巴结数为 7～15 个；$N_3$ 转移的淋巴结数在 16 个以上。

3.远处转移

$M_0$ 表示无远处转移；$M_1$ 表示有远处转移。

4.胃癌分期

见表 6-3。

表 6-3　胃癌的分期

| | $N_0$ | $N_1$ | $N_2$ | $N_3$ |
|---|---|---|---|---|
| $T_1$ | ⅠA | ⅠB | Ⅱ | |
| $T_2$ | ⅠB | Ⅱ | ⅢA | |
| $T_3$ | Ⅱ | ⅢA | ⅢB | |
| $T_4$ | ⅢA | ⅢB | | |
| $H_1 P_1 CY_1 M_1$ | | | | Ⅳ |

表 6-3 中Ⅳ期胃癌包括如下几种情况：$N_3$ 淋巴结有转移、肝脏有转移（$H_1$）、腹膜有转移（$P_1$）、腹腔脱落细胞检查阳性（$CY_1$）和其他远隔转移（$M_1$），包括胃周以外的淋巴结、肺脏、胸膜、骨髓、骨、脑、脑脊膜、皮肤等。

## 三、临床表现

### （一）症状

早期患者多无症状，以后逐渐出现上消化道症状，包括上腹部不适、心窝部隐痛、食后饱胀感等。胃窦癌常引起十二指肠功能的改变，可以出现类似十二指肠溃疡的症状。如果上述症状未得到患者或医师的充分注意而按慢性胃炎或十二指肠溃疡病处理,患者可获得暂时性缓解。随着病情的进一步发展,患者可逐渐出现上腹部疼痛加重、食欲缺乏、消瘦、乏力等;若癌灶浸润胃周血管则引起消化道出血,根据患者出血速度的快慢和出血量的大小,可出现呕血或黑便;若幽门被部分或完全梗阻则可致恶心与呕吐,呕吐物多为隔宿食和胃液;贲门癌和高位小弯癌可有进食哽噎感。此时虽诊断容易但已属于晚期,治疗较为困难且效果不佳。因此,外科医师对有上述临床表现的患者,尤其是中年以上的患者应细加分析,合理检查以避免延误诊断。

### (二)体征

早期患者多无明显体征,上腹部深压痛可能是唯一值得注意的体征。晚期患者可能出现上腹部肿块、左锁骨上淋巴结肿大、直肠指诊在直肠前凹触到肿块、腹水等。

## 四、诊断

胃镜和 X 线钡餐检查仍是目前诊断胃癌的主要方法,胃液脱落细胞学检查现已较少应用。此外,利用连续病理切片、免疫组化、流式细胞分析、RT-PCR 等方法诊断胃癌微转移也取得了一些进展,本节也将做一简单介绍。

### (一)纤维胃镜

纤维胃镜优点在于可以直接观察病变部位,且可以对可疑病灶直接钳取小块组织做病理组织学检查。胃镜的观察范围较大,从食管到十二指肠都可以观察及取活检。检查中利用刚果红、亚甲蓝等进行活体染色可提高早期胃癌的检出率。若发现可疑病灶应进行活检,为避免漏诊,应在病灶的四周钳取 4～6 块组织,不要集中一点取材或取材过少。

### (二)X 线钡餐检查

X 线钡餐检查通过对胃的形态、黏膜变化、蠕动情况及排空时间的观察确立诊断,痛苦较小。近年随着数字化胃肠造影技术逐渐应用于临床使影像更加清晰,分辨率大为提高,因此 X 线钡餐检查仍是目前胃癌的主要诊断方法之一。其不足是不能取活检,且不如胃镜直观,对早期胃癌诊断较为困难。进展期胃癌 X 线钡餐检查所见与 Borrmann 分型一致,即表现为肿块(充盈缺损)、溃疡(龛影)或弥漫性浸润(胃壁僵硬、胃腔狭窄等)3 种影像。早期胃癌常需借助于气钡双重对比造影。

### (三)影像学检查

影像学检查常用的有腹部超声、超声内镜(EUS)、多层螺旋 CT(MSCT)等。这些影像学检查除了能了解胃腔内和胃壁本身(如超声内镜可将胃壁分为 5 层对浸润深度作出判断)的情况外,主要用于判断胃周淋巴结,胃周器官肝、胰及腹膜等部位有无转移或浸润,是目前胃癌术前 TNM 分期的首选方法。分期的准确性普通腹部超声为 50%,EUS 与 MSCT 相近,在 76% 左右,但 MSCT 在判断肝转移、腹膜转移和腹膜后淋巴结转移等方面优于 EUS。此外,MSCT 扫描三维立体质量建模拟内镜技术近年也开始用于胃癌的诊断与分期,但尚需进一步积累经验。

### (四)胃癌微转移的诊断

胃癌微转移的诊断主要采用连续病理切片、免疫组化、反转录聚合酶链反应(RT-PCR)、流式细胞术、细胞遗传学、免疫细胞化学等先进技术,检测淋巴结、骨髓、周围静脉血及腹腔内的微转移灶,阳性率显著高于普通病理检查。胃癌微转移的诊断可为医师判断预后、选择术式、确定淋巴结清扫范围、术后确定分期及建立个体化的化疗方案提供依据。

### 五、鉴别诊断

大多数胃癌患者经过外科医师初步诊断后,通过 X 线钡餐或胃镜检查都可获得正确诊断。在少数情况下,胃癌需与胃良性溃疡、胃肉瘤、胃良性肿瘤及慢性胃炎相鉴别。

#### (一)胃良性溃疡

胃良性溃疡与胃癌相比较,胃良性溃疡一般病程较长,曾有典型溃疡疼痛反复发作史,抗酸剂治疗有效,多不伴有食欲缺乏。除非合并出血、幽门梗阻等严重的并发症,多无明显体征,不会出现近期明显消瘦、贫血、腹部包块甚至左锁骨上窝淋巴结肿大等。更为重要的是,X 线钡餐和胃镜检查,良性溃疡常小于 2.5 cm,圆形或椭圆形龛影,边缘整齐,蠕动波可通过病灶;胃镜下可见黏膜基底平坦,有白色或黄白色苔覆盖,周围黏膜水肿、充血,黏膜皱襞向溃疡集中。而癌性溃疡与此有很大的不同,详细特征参见胃癌诊断部分。

#### (二)胃良性肿瘤

胃良性肿瘤多无明显临床表现,X 线钡餐为圆形或椭圆形的充盈缺损,而非龛影。胃镜则表现为黏膜下包块。

## 六、治疗

#### (一)手术治疗

手术治疗是胃癌最有效的治疗方法。胃癌根治术应遵循以下 3 点要求:①充分切除原发癌灶。②彻底清除胃周淋巴结。③完全消灭腹腔游离癌细胞和微小转移灶。胃癌的根治度分为 3 级,A 级:D>N,即手术切除的淋巴结站别大于已有转移的淋巴结站别;切除胃组织切缘 1 cm 内无癌细胞浸润;B 级:D=N,或切缘 1 cm 内有癌细胞浸润,也属于根治性手术;C 级:仅切除原发灶和部分转移灶,有肿瘤残余,属于非根治性手术。

1.早期胃癌

20 世纪 50~60 年代曾将胃癌标准根治术定为胃大部切除加 $D_2$ 淋巴结清除术,小于这一范围的手术不列入根治术。但是多年来经过多个国家的大宗病例的临床和病理反复实践与验证,发现这一原则有所欠缺,并由此提出对某些胃癌可行缩小手术,包括缩小胃的切除范围、缩小淋巴结的清除范围和保留一定的脏器功能。这样使患者既获得了根治又有效地减小了手术的侵袭、提高了手术的安全性和手术后的生存质量。常用的手术方式有以下几种。①内镜或腔镜下黏膜切除术:适用于黏膜分化型癌,隆起型<20 mm、凹陷型(无溃疡形成)<10 mm。该术式创伤小但切缘癌残留率较高,达 10%。②其他手术:根据病情可选择各种缩小手术,常用的有腹腔镜下或开腹胃部分切除术、保留幽门的胃切除术、保留迷走神经的胃部分切除术和 $D_1$ 手术等,病变范围较大的则应行 $D_2$ 手术。早期胃癌经合理治疗后黏膜癌的 5 年生存率为98.0%、黏膜下癌为 88.7%。

2.进展期胃癌

根治术后 5 年生存率一般在 40%左右。对局限性胃癌未侵犯浆膜或浆膜为反应型、胃周淋巴结无明显转移的患者,以 $D_2$ 手术为宜。局限型胃癌已侵犯浆膜、浆膜属于突出结节型,应行 $D_2$ 手术或 $D_3$ 手术。$N_2$ 阳性时,在不增加患者并发症的前提下,选择 $D_3$ 手术。一些学者认为扩大胃周淋巴结清除能够提高患者术后 5 年生存率,并且淋巴结的清除及病理学检查对术后的正确分期、正确判断预后、指导术后监测和选择术后治疗方案都有重要的价值。

**3.胃癌根治术**

胃癌根治术包括根治性远端或近端胃大部切除术和全胃切除术 3 种。根治性胃大部切除术的胃切断线依胃癌类型而定,Borrmann Ⅰ型和 Borrmann Ⅱ型可少一些、Borrmann Ⅲ型则应多一些,一般应距癌外缘 4～6 cm 并切除胃的 3/4～4/5;根治性近端胃大部切除术和全胃切除术应在贲门上 3～4 cm 切断食管;根治性远端胃大部切除术和全胃切除术应在幽门下 3～4 cm 切断十二指肠。以 L 区胃癌,$D_2$ 根治术为例说明远端胃癌根治术的切除范围:切除大网膜、小网膜、横结肠系膜前叶和胰腺被膜;清除 $N_1$ 淋巴结 3、4d、5、6 组;$N_2$ 淋巴结 1、7、8a、9、11p、12a、14v 组;幽门下3～4 cm处切断十二指肠;距癌边缘 4～6 cm 切断胃。根治性远端胃大部切除术后消化道重建与胃大部切除术后相同。根治性近端胃大部切除术后将残胃与食管直接吻合,要注意的是其远侧胃必须保留全胃的 1/3 以上,否则残胃将无功能。根治性全胃切除术后消化道重建的方法较多,常用的有(图 6-5):①食管空肠 Roux-en-Y 法:应用较广泛并在此基础上演变出多种变法。②食管空肠襻式吻合法:常用 Schlatter 法,也有多种演变方法。全胃切除术后的主要并发症有食管空肠吻合口瘘、食管空肠吻合口狭窄、反流性食管炎、排空障碍、营养性并发症等。

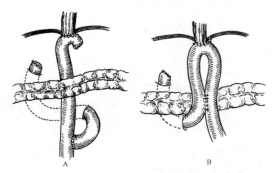

**图 6-5　全胃切除术后消化道重建的常用方法**

A.Roux-en-Y 法;B.Schlatter 法

**4.扩大胃癌根治术与联合脏器切除术**

扩大胃癌根治术是指包括胰体、胰尾及脾在内的根治性胃大部切除术或全胃切除术。联合脏器切除术是指联合肝或横结肠等脏器的切除术。联合脏器切除术损伤大、生理干扰重,故不应作为姑息性治疗的手段,也不宜用于年老体弱,心、肺、肝肾功能不全或营养、免疫状态差的患者。

**5.姑息手术**

其目的有 2 个:一是减轻患者的癌负荷;二是解除患者的症状,如幽门梗阻、消化道出血、疼痛或营养不良等。术式主要有以下几种:①姑息性切除,即切除主要癌灶的胃切除术。②旁路手术,如胃空肠吻合术。③营养造口,如空肠营养造口术。

**6.腹腔游离癌细胞和微小转移灶的处理**

术后腹膜转移是术后复发的主要形式之一。已浸出浆膜的进展期胃癌随着受侵面积的增大,癌细胞脱落的可能性也增加,为消灭脱落到腹腔的游离癌细胞,可采取如下措施。

(1)腹腔内化疗:可在门静脉内、肝脏内和腹腔内获得较高的药物浓度,而外周血中的药物浓度则较低,这样药物的毒副反应就随之减少。腹腔内化疗的方法主要有两种:①经皮腹腔内置管;②术中皮下放置植入式腹腔泵或 Tenckhoff 导管。

（2）腹腔内高温灌洗：在完成根治术后应用封闭的循环系统，以 42 ℃～45 ℃的蒸馏水恒温下行腹腔内高温灌洗，蒸馏水内可添加各种抗癌药物，如 ADM、DDP、MMC、醋酸氯己定等。一般用 4 000 mL 左右的液体，灌洗 3～10 min。早期胃癌无须灌洗。$T_2$ 期胃癌虽未穿透浆膜，但考虑到胃周淋巴结转移在 40%以上，转移癌可透过淋巴结被膜形成癌细胞的二次脱落、术中医源性脱落以及 $T_2$ 期胃癌患者死于腹膜转移的达 1.2%～1.8%，所以也主张行腹腔内高温灌洗。至于 $T_3$ 期与 $T_4$ 期胃癌，腹腔内高温灌洗则能提高患者的生存期。

### （二）化学治疗

胃癌对化疗药物有低度至中度的敏感性。胃癌的化疗可于术前、术中和术后进行，本节主要介绍常用的术后辅助化疗。术后化疗的意义在于在外科手术的基础上杀灭亚临床癌灶或脱落的癌细胞，以达到降低或避免术后复发、转移的目的。目前，对胃癌术后化疗的疗效仍存在较大的争议，一些荟萃分析显示术后化疗患者的生存获益较小。

1.适应证

（1）根治术后患者：早期胃癌根治术后原则上不必辅以化疗，但具有下列一项以上者应辅助化疗：癌灶面积>5 cm²、病理组织分化差、淋巴结有转移、多发癌灶或年龄<40 岁。进展期胃癌根治术后无论有无淋巴结转移，术后均需化疗。

（2）非根治术后患者：如姑息性切除术后、旁路术后、造瘘术后、开腹探查未切除以及有癌残留的患者。

（3）不能手术或再发的患者：要求患者全身状态较好、无重要脏器功能不全。4 周内进行过大手术、急性感染期、严重营养不良、胃肠道梗阻、重要脏器功能严重受损、血白细胞计数<3.5×10⁹/L、血小板计数<80×10⁹/L 等不宜化疗。化疗过程中如出现上述情况也应终止化疗。

2.常用化疗方案

已证实胃癌化疗联合用药优于单一用药。临床上常用的化疗方案及疗效如下。

（1）FAM 方案：由 5-FU（氟尿嘧啶）、ADM（多柔比星）和 MMC（丝裂霉素）3 药组成，用法：5-FU 600 mg/m²，静脉滴注，第 1、8、29、36 d；ADM 30 mg/m²，静脉注射，第 1、29 d；MMC 10 mg/m²，静脉注射，第 1 d。每 2 个月重复一次。有效率为 21%～42%。

（2）UFTM 方案：由 UFT（替加氟/尿嘧啶）和 MMC 组成，用法：UFT 600 mg/d，口服；MMC 6～8 mg，静脉注射，1 次/周。以上两药连用 8 周，有效率为 9%～67%。

（3）替吉奥（S-1）方案：由替加氟（FT）、吉莫斯特（CDHP）和奥替拉西钾三药按一定比例组成，前者为 5-FU 前体药物，后两者为生物调节剂。用法为：40 mg/m²，2 次/天，口服，6 周为 1 个疗程，其中用药 4 周，停药 2 周。有效率为 44.6%。

近年，胃癌化疗新药如紫杉醇类（多西他赛，Docetaxel）、拓扑异构酶 I 抑制药（伊立替康，Irinotecan）、口服氟化嘧啶类（卡培他滨，Capecitabine）、第三代铂类（奥沙利铂，Oxaliplatin）等备受关注，含新药的化疗方案呈逐年增高趋势，这些新药单药有效率>20%，联合用药疗效更好，可达 50%以上。此外，分子靶向药物联合化疗也在应用和总结经验中。

### （三）放射治疗

胃癌对放射线敏感性较低，因此多数学者不主张术前放疗。因胃癌复发多在癌床和邻近部位，故术中放疗有助于防止胃癌的复发。术中放疗的优点为：①术中单次大剂量（20～30 Gy）放射治疗的生物学效应明显高于手术前、后相同剂量的分次照射。②能更准确地照射到癌复发危险较大的部位,即肿瘤床。③术中可以对周围的正常组织加以保护,减少放射线的不良反应。术后放疗仅用于缓解由狭窄、癌浸润等所引起的疼痛以及对残癌处(非黏液细胞癌)银夹标志后的局部治疗。

### (四)免疫治疗

生物治疗在胃癌综合治疗中的地位越来越受到重视。主要包括:①非特异性免疫增强剂临床上应用较为广泛的主要有卡介苗、短小棒状杆菌、香菇多糖等。②过继性免疫制剂:属于此类的有淋巴因子激活的杀伤细胞(LAK)、细胞毒性 T 细胞(CTL)等以及一些细胞因子,如白细胞介素-2(IL-2)、肿瘤坏死因子(TNF)、干扰素(IFN)等。

### (五)基因治疗

基因治疗主要有抑癌基因治疗、自杀基因治疗、反义基因治疗、核酶基因转染治疗和基因免疫治疗等。虽然这些治疗方法目前多数还仅限于动物实验,但正逐步走向成熟,有望将来成为胃癌治疗的新方法。

(杨实华)

# 第七节　溃疡性结肠炎

## 一、病因和发病机制

### (一)病因

溃疡性结肠炎的病因尚不十分明确,可能与基因因素、心理因素、自身免疫因素、感染因素等有关。

### (二)发病机制

肠道菌群失调后,一些肠道有害菌或致病菌分泌的毒素、脂多糖等激活了肠黏膜免疫和肠道产酪酸菌减少,引起易感患者肠免疫功能紊乱造成肠黏膜损伤。

## 二、临床表现

### (一)临床症状

本病多发病缓慢,偶有急性发作者,病程多呈迁延发作与缓解期交替发作。

1.消化系统表现

腹泻、腹痛和便血为最常见症状。初期症状较轻,粪便表面有黏液,以后大便次数增多,粪中常混有脓血和黏液,可呈糊状软便。重者腹胀、食欲缺乏、恶心、呕吐,体检可发现左下腹压痛,可有腹肌紧张、反跳痛等。

2.全身表现

全身表现可有发热、贫血、消瘦和低蛋白血症、精神焦虑等。急性暴发型重症患者,出现发热,水、电解质失衡,维生素和蛋白质从肠道丢失,贫血,体质量下降等。

3.肠外表现

肠外表现可有关节炎、结节性红斑、口腔黏膜复发性溃疡、巩膜外层炎、前葡萄膜炎等。这些肠外表现在结肠炎控制或结肠切除后可以缓解和恢复;强直性脊柱炎、原发性硬化性胆管炎及少见的淀粉样变性等可与溃疡性结肠炎共存,但与溃疡性结肠炎本身的病情变化无关。

### (二)体征

轻型患者除左下腹有轻压痛外,无其他阳性体征。重症和暴发型患者,可有明显鼓肠、腹肌紧张、腹部压痛和反跳痛。有些患者可触及痉挛或肠壁增厚的乙状结肠和降结肠,肠鸣音亢进,肝脏可因脂肪浸润或并发慢性肝炎而肿大。直肠指检常有触痛,肛门括约肌常痉挛,但在急性中毒症状较重的患者可松弛,指套染血。

### (三)并发症

并发症主要包括中毒性巨结肠、大出血、穿孔、癌变等。

## 三、诊断要点

### (一)症状

有持续或反复发作的腹痛、腹泻,排黏液血便,伴里急后重,重者伴有恶心、呕吐等症状,病程多在4周以上。可有关节、皮肤、眼、口及肝胆等肠外表现。需再根据全身表现来综合判断。

### (二)体征

轻型患者常有左下腹或全腹压痛伴肠鸣音亢进。重型和暴发型患者可有腹肌紧张、反跳痛,或可触及痉挛或肠壁增厚的乙状结肠和降结肠。直肠指检常有压痛。

### (三)实验室检查

血常规示小细胞性贫血,中性粒细胞增高。红细胞沉降率(血沉)增快。血清蛋白降低,球蛋白升高。严重者可出现电解质紊乱,低血钾。大便外观有黏液脓血,镜下见红细胞、白细胞及脓细胞。

### (四)放射学钡剂检查

急性期一般不宜做钡剂检查。特别注意的是重度溃疡性结肠炎在做钡灌肠时,有诱发肠扩张与穿孔的可能性。钡灌肠对本病的诊断和鉴别诊断有重要价值,尤其是对克罗恩病、结肠恶变有意义。临床静止期可做钡灌肠检查,以判断近端结肠病变,排除克罗恩病者宜再做全消化道钡餐检查。钡剂灌肠检查可见黏膜粗糙水肿、多发性细小充盈缺损、肠管短缩、袋囊变浅或消失呈铅管状等。

### (五)内镜检查

临床上多数病变在直肠和乙状结肠,采用乙状结肠镜检查很有价值,对于慢性或疑为全结肠患者,宜行纤维结肠镜检查。内镜检查有确诊价值,通过直视下反复观察结肠的肉眼变化及组织学改变,既能了解炎症的性质和动态变化,又可早期发现恶变前病变,能在镜下准确地采集病变组织和分泌物以利排除特异性肠道感染性疾病。检查可见病变,病变多从直肠开始呈连续性、弥漫性分布,黏膜血管纹理模糊、紊乱或消失、充血、水肿、质脆、出血、脓性分泌物附着,亦常见黏膜粗糙,呈细颗粒状等炎症表现。病变明显处可见弥漫性、多发性糜烂或溃疡。重者有多发性糜烂或溃疡,缓解期患者结肠袋囊变浅或消失,可有假息肉或桥形黏膜等。肠镜图片见图6-6、图6-7。

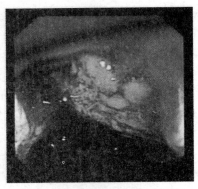

图 6-6 溃疡性结肠炎肠镜所见

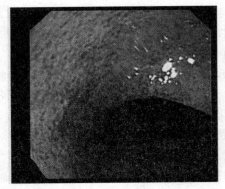

图 6-7 溃疡性结肠炎肠镜所见

**（六）黏膜活检和手术取标本**

1.黏膜组织学检查

本病活动期和缓解期有不同表现。

（1）活动期表现：①固有膜内有弥漫性慢性炎性细胞、中性粒细胞、嗜酸性粒细胞浸润；②隐窝有急性炎性细胞浸润，尤其是上皮细胞间有中性粒细胞浸润及隐窝炎，甚至形成隐窝脓肿，脓肿可溃入固有膜；③隐窝上皮增生，杯状细胞减少；④可见黏膜表层糜烂、溃疡形成和肉芽组织增生。

（2）缓解期表现：①中性粒细胞消失，慢性炎性细胞减少；②隐窝大小、形态不规则，排列紊乱；③腺上皮与黏膜肌层间隙增宽；④潘氏细胞化生。

2.手术切除标本病理检查

手术切除标本病理检查可根据黏膜组织学特点进行。

**（七）诊断方法**

在排除细菌性痢疾、阿米巴痢疾、慢性血吸虫病、肠结核等感染性结肠炎及结肠 CD、缺血性结肠炎、放射性结肠炎等疾病基础上，具体诊断方法如下。

（1）具有临床表现、肠镜检查及放射学钡剂检查三者之一者可拟诊。

（2）如果加上黏膜活检或手术取标本做病理者可确诊。

（3）初发病例、临床表现和结肠镜改变均不典型者，暂不诊断为 UC，但须随访 3～6 个月，观察发作情况。

（4）结肠镜检查发现的轻度慢性直、乙状结肠炎不能与 UC 等同，应观察病情变化，认真寻找病因。

## 四、治疗原则

UC 的治疗应掌握好分级、分期、分段治疗的原则。分级指按疾病的严重度，采用不同药物和不同治疗方法；分期指疾病分为活动期和缓解期，活动期以控制炎症及缓解症状为主要目标，缓解期应继续维持缓解，预防复发；分段治疗指确定病变范围以选择不同给药方法，远段结肠炎可采用局部治疗，广泛性结肠炎或有肠外症状者则以系统性治疗为主。溃疡性直肠炎治疗原则和方法与远段结肠炎相同，局部治疗更为重要，优于口服用药。

**（一）一般治疗**

休息，进柔软、易消化、富含营养的食物，补充多种维生素。贫血严重者可输血，腹泻严重者应补液,纠正电解质紊乱。

**(二)药物治疗**

1.活动期的治疗

(1)轻度 UC:可选用柳氮磺吡啶(SASP)制剂,每天 3～4 g,分次口服;或用相当剂量的 5-氨基水杨酸(5-ASA)制剂。病变分布于远端结肠者可酌用 SASP 栓剂 0.5～1.0 g,2 次/天。氢化可的松琥珀酸钠盐100～200 mg保留灌肠,每晚 1 次。亦可用中药保留灌肠治疗。

(2)中度 UC:可用上述剂量水杨酸类制剂治疗,疗效不佳者,适当加量或改口服类固醇皮质激素,常用泼尼松 30～40 mg/d,分次口服。

(3)重度 UC:①如患者尚未用过口服类固醇激素,可用口服泼尼松龙 40～60 mg/d,观察7～10 d;亦可直接静脉给药;已使用者应静脉滴注氢化可的松 300 mg/d 或甲泼尼龙 48 mg/d。②肠外应用广谱抗生素控制肠道继发感染,如氨苄西林、硝基咪唑及喹诺酮类制剂。③应嘱患者卧床休息,适当补液、补充电解质,防止电解质紊乱;便血量大者应考虑输血;营养不良病情较重者进要素饮食,必要时可给予肠外营养。④静脉类固醇激素使用 7～10 d 后无效者可考虑应用环孢素静脉滴注,每天 2～4 mg/kg;应注意监测血药浓度。⑤慎用解痉剂及止泻剂,避免诱发中毒性巨结肠。如上述药物治疗效果不佳时,应及时予内外科会诊,确定结肠切除手术的时机与方式。

综上,对于各类型 UC 的药物治疗方案可以总结见表 6-4。

**表 6-4 各类型溃疡性结肠炎药物治疗方案**

| 类型 | 药物治疗方案 |
|---|---|
| 轻度 UC | 柳氮磺吡啶片1.0 g,口服,1 次/天或相当 5-美沙拉泰(5-ASA) |
| 中度 UC | 柳氮磺吡啶片1.0 g,口服,1 次/天或相当 5-ASA 或醋酸泼尼松片 10 mg,口服,2 次/天 |
| 重度 UC | 甲泼尼龙 48 mg/d(或者氢化可的松 300 mg/d)静脉滴注广谱抗生素(喹诺酮或头孢类＋硝基咪唑类) |

2.缓解期的治疗

症状缓解后,维持治疗的时间至少 1 年,一般认为类固醇类无维持治疗效果,在症状缓解后逐渐减量,应尽可能过渡到用 SASP 维持治疗。维持治疗剂量一般为口服每天 1.0～3.0 g,亦可用相当剂量的 5-氨基水杨酸类药物。6-巯基嘌呤(6-MP)或硫唑嘌呤等用于对上述药物不能维持或对类固醇激素依赖者。

3.手术治疗

大出血、穿孔、明确的或高度怀疑癌变者;重度 UC 伴中毒性巨结肠,静脉用药无效者;内科治疗症状顽固、体能下降、对类固醇类药物耐药或依赖者应考虑手术治疗。

(孟云霞)

# 第八节 克罗恩病

克罗恩病(Crohn disease,CD)是一种贯穿肠壁各层的慢性增殖性、炎症性疾病,可累及从口腔至肛门的各段消化道,呈节段性或跳跃式分布,但好发于末端回肠、结肠及肛周。临床以腹痛、腹泻、腹部包块、瘘管形成和肠梗阻为主要特征,常伴有发热、营养障碍及关节、皮肤、眼、口腔黏膜、肝脏等的肠外表现。

本病病程迁延,有终身复发倾向,不易治愈。任何年龄均可发病,20～30 岁和 60～70 岁是 2 个高峰发病年龄段。无性别差异。

## 一、病因及发病机制

本病病因尚未明了,发病机制亦不甚清楚,推测是由肠道细菌和环境因素作用于遗传易感人群,导致肠黏膜免疫反应过高导致。

### (一)遗传因素

传统流行病学研究显示:①不同种族 CD 的发病率有很大的差异;②CD 有家族聚集现象,但不符合简单的孟德尔遗传方式;③单卵双生子中 CD 的同患率高于双卵双生子;④CD 患者亲属的发病率高于普通人群,而患者配偶的发病率几乎为零;⑤CD 与特纳综合征、海-普二氏综合征及糖原贮积病 Ⅰb 型等罕见的遗传综合征有密切的联系。

上述资料提示该病的发生可能与遗传因素有关。进一步的全基因组扫描结果显示易感区域分布在 1、3、4、5、6、7、10、12、14、16、19 号及 X 染色体上,其中 16、12、6、14、5、19 及 1 号染色体被分别命名为炎症性肠病 1-7(IBD1-7),候选基因包括 CARD15、DLG5、SLC22A4 和 SLC22A5、IL-23R 等。

目前,多数学者认为 CD 符合多基因病遗传规律,是许多对等位基因共同作用的结果。具有遗传易感性的个体在一定环境因素作用下发病。

### (二)环境因素

在过去的半个世纪里,CD 在世界范围内迅速增长,不仅发病率和流行情况发生了变化,患者群也逐渐呈现低龄化趋势,提示环境因素对 CD 易患性的影响越来越大。研究显示众多的环境因素与 CD 密切相关,有的是诱发因素,有的则起保护作用,如吸烟、药物、饮食、地理和社会状况、应激、微生物、肠道通透性和阑尾切除术。目前只有吸烟被肯定与 CD 病情的加重和复发有关。

### (三)微生物因素

肠道菌群是生命所必需,大量微生物和局部免疫系统间的平衡导致黏膜中存在大量的炎症细胞,形成"生理性炎症"现象,有助于机体免受到达肠腔的有害因素的损伤。这种免疫平衡有赖于生命早期免疫耐受的建立,遗传易感性等因素可致黏膜中树突状细胞、Toll 样受体(TLRs)、T 效应细胞等的改变而参与疾病的发生与发展。小肠腺隐窝潘氏细胞和其分泌产物(主要为防御素)对维持肠道的内环境的稳定起着重要作用,有研究指出 CD 是一种防御素缺乏综合征。

多项临床研究亦支持肠道菌群是 CD 的发病机制中的关键环节,如一项研究显示小肠病变的 CD 患者切除病变肠段后行近端粪便转流可预防复发,而将肠腔内容物再次灌入远端肠腔可诱发炎症。

### (四)免疫因素

肠道免疫系统是 CD 发病机制中的效应因素,介导对病原微生物反应的形式和结果。CD 患者的黏膜 T 细胞对肠道来源和非肠道来源的细菌抗原的反应增强,前炎症细胞因子和趋化因子的产生增多,如 IFN-7、IL-12、IL-18 等,而最重要的是免疫调节性细胞因子的变化。CD 是典型的 $Th_1$ 反应,黏膜 T 细胞的增殖和扩张程度远超过溃疡性结肠炎,而且对凋亡的抵抗力更强。

最近有证据表明 CD 不仅与上述继发免疫反应有关,也可能与天然免疫的严重缺陷有关。如携带 NOD2 变异的 CD 患者,其单核细胞对 MDP 和 TNF-α 的刺激所产生的 IL-1β 和 IL-8 显著减少。这些新发现表明 CD 患者由于系统性的缺陷导致了天然免疫反应的减弱,提示它们可能同时存在天然免疫和继发性免疫缺陷,但两者是否相互影响或如何影响仍不清楚。

## 二、诊断步骤

### (一)起病情况

大多数病例起病隐袭。在疾病早期症状多为不典型的消化道症状或发热、体质量下降等全身症状,从发病至确诊往往需数月至数年的时间。少数急性起病,可表现为急腹症,酷似急性阑尾炎或急性肠梗阻。

### (二)主要临床表现

克罗恩病以透壁性黏膜炎症为特点,常导致肠壁纤维化和肠梗阻,穿透浆膜层的窦道造成微小的穿孔和瘘管。

克罗恩病可累及从口至肛周的消化道的任一部位。近 80% 的患者小肠受累,通常是回肠远端,且1/3 的患者仅表现为回肠炎;近 50% 的患者为回结肠炎;近 20% 的患者仅累及结肠,尽管这一表型的临床表现与溃疡性结肠炎相似,但大致一半的患者无直肠受累;小部分患者累及口腔或胃十二指肠;个别患者可累及食管和近端小肠。

克罗恩病因其透壁性炎症及病变累及范围广泛的特点,临床表现较溃疡性结肠炎更加多样化。克罗恩病的临床特征包括疲乏、腹痛、慢性腹泻、体质量下降、发热、伴或不伴血便。约 10% 的患者可无腹泻症状。儿童克罗恩病患者常有生长发育障碍,而且可能先于其他各种症状。部分患者可伴有瘘管和腹块,症状取决于病变的部位和严重程度。

许多患者在诊断前多年即表现出各种各样的症状。研究显示,患者在诊断为克罗恩病前平均7.7 年即已出现类似于肠易激综合征的各种非特异性消化道症状,而病变局限于结肠者从出现症状到获得诊断的时间最长,平均 11.4 年。

1.回肠炎和结肠炎

腹泻、腹痛、体质量下降、发热是大多数回肠炎、回结肠炎和结肠型克罗恩病患者的典型的临床表现。腹泻可由多种原因引致,包括分泌过多、病变黏膜的吸收功能受损、回肠末端炎症或切除所致胆盐吸收障碍、回肠广泛病变或切除所致脂肪泻。小肠狭窄部位的细菌生长过度、小肠结肠瘘、广泛的空肠病变亦可导致脂肪泻。回肠炎患者常伴有小肠梗阻和右下腹包块;局限于左半结肠的克罗恩病患者可出现大量血便,症状类似溃疡性结肠炎。

2.腹痛

不论病变的部位何在,痉挛性腹痛是克罗恩病的常见症状。黏膜透壁性炎症所致纤维性缩窄导致小肠或结肠梗阻。病变局限于回肠远端的患者在肠腔狭窄并出现便秘、腹痛等早期梗阻征象前可无任何临床症状。

3.血便

尽管克罗恩病患者常有大便潜血阳性,但大量血便者少见。

4.穿孔和瘘管

透壁的炎症形成穿透浆膜层的窦道,致肠壁穿孔,常表现为急性、局限性腹膜炎,患者急起发热、腹痛、腹部压痛及腹块。肠壁的穿透亦可表现为无痛性的瘘管形成。瘘管的临床表现取决于病变肠管所在位置和所累及的邻近组织或器官。胃肠瘘常无症状或有腹部包块;肠膀胱瘘将导致反复的复杂的泌尿道感染,伴有气尿;通向后腹膜腔的瘘管可导致腰大肌脓肿和/或输尿管梗阻、肾盂积水;结肠阴道瘘表现为阴道排气和排便;另外,还可出现肠皮肤瘘管。

5.肛周疾病

约 1/3 的克罗恩病患者出现肛周病变,包括肛周疼痛、皮赘、肛裂、肛周脓肿及肛门直肠瘘。

6.其他部位的肠道炎症

临床表现随病变部位而异。如口腔的阿弗他溃疡或其他损伤致口腔和牙龈疼痛;极少数患者因食管受累而出现吞咽痛和吞咽困难;约 5% 的患者胃十二指肠受累,表现为溃疡样病损、上腹痛和幽门梗阻的症状;少数近端小肠病变的患者可出现类似口炎样腹泻的症状并伴有脂肪吸收障碍。

7.全身症状

疲乏、体质量下降和发热是主要的全身症状。体质量下降往往是由于患者害怕进食后的梗阻性疼痛而减少摄入所致,亦与吸收不良有关。克罗恩病患者常出现原因不明的发热,发热可能是由于炎症本身所致,亦可能是由穿孔后并发肠腔周围的感染导致。

8.并发症

克罗恩病的并发症包括局部并发症、肠外并发症及与吸收不良相关的并发症。

(1)局部并发症:与炎症活动性相关的并发症包括肠梗阻、大出血、急性穿孔、瘘管和脓肿的形成、中毒性巨结肠。CT 检查是检出和定位脓肿的主要手段,并可在 CT 的引导下对脓肿进行穿刺引流及抗生素的治疗。

(2)肠外并发症:包括眼葡萄膜炎和巩膜外层炎;皮肤结节性红斑和脓皮坏疽病;大关节炎和强直性脊柱炎;硬化性胆管炎;继发性淀粉样变,可导致肾衰竭;静脉和动脉血栓形成。

(3)吸收不良综合征:胆酸通过肠肝循环在远端回肠吸收,回肠严重病变或已切除将导致胆酸吸收障碍。胆酸吸收不良影响结肠对脂肪及水、电解质的吸收而产生脂肪泻或水样泻;小肠广泛切除后所致短肠综合征亦可引起腹泻。胆酸吸收不良致胆酸和胆固醇比例失调,胆汁更易形成胆石。脂肪泻可致严重的营养不良、凝血功能障碍、低血钙及抽搐、骨软化症、骨质疏松。

克罗恩病患者易发生骨折,且与疾病的严重度相关。骨质的丢失主要与激素的使用及体能活动减少、雌激素不足等所致维生素、钙的吸收不良有关。脂肪泻和腹泻可促进草酸钙和尿酸盐结石的形成。维生素 $B_{12}$ 在远端回肠吸收,严重的回肠病变或回肠广泛切除可导致维生素 $B_{12}$ 吸收不良产生恶性贫血。因此,应定期监测回肠型克罗恩病及回肠切除术后患者的血清维生素 $B_{12}$ 水平,根据维生素 $B_{12}$ 吸收试验的结果决定患者是否需要终身给予维生素 $B_{12}$ 的替代治疗。

(4)恶性肿瘤:与溃疡性结肠炎相似,病程较长的结肠型克罗恩病患者罹患结肠癌的风险增加。克罗恩病患者患小肠癌的概率亦高于普通人群。有报道称,克罗恩病患者肛门鳞状细胞癌、十二指肠肿瘤和淋巴瘤的概率增加,但是 IBD 患者予硫唑嘌呤或巯嘌呤(6-MP)治疗后罹患淋巴瘤的风险是否增加则尚无定论。

**(三)体格检查**

体格检查可能正常或呈现一些非特异性的症状,如面色苍白、体质量下降,抑或提示克罗恩病的特征性改变,如肛周皮赘、窦道、腹部压痛性包块。

**(四)辅助检查**

1.常规检查

全血细胞计数常提示贫血;活动期白细胞计数增高。血清蛋白常降低。粪便隐血试验常呈阳性。有吸收不良综合征者粪脂含量增加。

2.抗体检测

炎症性肠病患者的血清中可出现多种自身抗体。其中一些可用于克罗恩病的诊断和鉴别诊断。抗 OmpC 抗体阳性提示可能为穿孔型克罗恩病。抗中性粒细胞胞质抗体(P-ANCA)和抗酿酒酵母菌抗体(ASCA)的联合检测用于炎症性肠病的诊断,克罗恩病和溃疡性结肠炎的鉴别诊断。

3.C 反应蛋白(CRP)

克罗恩病患者的 CRP 水平通常升高,且高于溃疡性结肠炎的患者。CRP 的水平与克罗恩病的活动性有关,亦可作为评价炎症程度的指标。

CRP 的血清学水平有助于评价患者的复发风险,高水平的 CRP 提示疾病活动或合并细菌感染,CRP 水平可用于指导治疗和随访。

4.红细胞沉降率(血沉)(ESR)

ESR 通过血浆蛋白浓度和血细胞比容来反映克罗恩病肠道炎症,精确度较低。ESR 虽然可随疾病活动而升高,但缺乏特异性,不足以与 UC 和肠道感染鉴别。

5.回结肠镜检查

对于疑诊克罗恩病的患者,应进行回肠结肠镜检查和活检,观察回肠末端和每个结肠段,寻找镜下证据,是建立诊断的第一步。克罗恩病镜下最特异性的表现是节段性改变、肛周病变和卵石征。

6.肠黏膜活检

其目的通常是为进一步证实诊断而不是建立诊断。显微镜下特征为局灶的(不连续的)慢性的(淋巴细胞和浆细胞)炎症和斑片状的慢性炎症,局灶隐窝不规则(不连续的隐窝变形)和肉芽肿(与隐窝损伤无关)。回肠部位病变的病理特点除上述各项外还包括绒毛结构不规则。如果回肠炎和结肠炎是连续性的,诊断应慎重。"重度"定义为:溃疡深达肌层,或出现黏膜分离,或溃疡局限于黏膜下层,但溃疡面超过 1/3 结肠肠段(右半结肠,横结肠,左半结肠)。

近30%的克罗恩病患者可见特征性肉芽肿样改变,但肉芽肿样改变还可见于耶尔森菌属感染性肠炎、贝赫切特综合征、结核及淋巴瘤。因此,这一表现既不是诊断所必需也不能用于证实诊断是否成立。

7.胃肠道钡餐

胃肠道钡餐有助于全面了解病变在胃、肠道节段性分布的情况、狭窄的部位和长度。气钡双重造影虽然不能发现早期微小的病变,但可显示阿弗他样溃疡,了解病变的分布及范围、肠腔狭窄的程度,发现小的瘘道和穿孔。

典型的小肠克罗恩病的 X 线改变包括:结节样改变、溃疡、肠腔狭窄(肠腔严重狭窄或痉挛时可呈现"线样"征)、鹅卵石样改变、脓肿、瘘管、肠襻分离(透壁的炎症和肠壁增厚所致)。胃窦腔的狭窄及十二指肠节段性狭窄提示胃十二指肠克罗恩病。

8.胃十二指肠镜

常规的胃十二指肠镜检查仅在有上消化道症状的患者中推荐使用。累及上消化道的克罗恩病几乎总是伴有小肠和大肠的病变。当患者被诊断为"未定型大肠炎"时,胃黏膜活检可能有助于诊断,局部活动性胃炎可能是克罗恩病特点。

9.胶囊内镜

胶囊内镜为小肠的可视性检查提供了另一手段,可用于有临床症状、疑诊小肠克罗恩病、排除肠道狭窄、回肠末端内镜检查正常或不可行及胃肠道钡餐或 CT 未发现病变的患者。

禁忌证包括胃肠道梗阻、狭窄或瘘管形成、起搏器或其他植入性电子设备及吞咽困难者。

10.其他

当怀疑有肠壁外并发症时,包括瘘管或脓肿,可选用腹部超声、CT 和/或 MRI 进行检查。腹部超声检查是诊断肠壁外并发症的最简单易行的方法,但对于复杂的克罗恩病患者,CT 和MRI 检查的精确度更高,特别是对于瘘管、脓肿和蜂窝织炎的诊断。

## 三、诊断对策

### (一)诊断要点

克罗恩病的诊断主要根据临床、内镜、组织学、影像学和/或生化检查的综合分析来确立诊断。患者具备上述的临床表现,特别是阳性家族史时应注意是否患克罗恩病。

详细的病史应该包括关于症状始发时各项细节问题,包括近期的旅行、食物不耐受、与肠道疾病患者接触史、用药史(包括抗生素和非甾体抗炎药)、吸烟史、家族史及阑尾切除史;详细询问夜间症状、肠外表现(包括口、皮肤、眼睛、关节、肛周脓肿或肛裂)。

体格检查时应注意各项反映急性和/或慢性炎症反应、贫血、体液丢失、营养不良的体征,包括一般情况、脉搏、血压、体温、腹部压痛或腹胀、可触及的包块、会阴和口腔的检查及直肠指检。测量体质量,计算体质指数。

针对感染性腹泻的微生物学检查应包括艰难梭状芽孢杆菌。对有外出旅行史的患者可能要进行其他的粪便检查,而对于病史符合克罗恩病的患者,则不必再进行额外的临床和实验室检查。

完整的诊断应包括临床类型、病变分布范围及疾病行为、疾病严重程度、活动性及并发症。

### (二)鉴别诊断要点

克罗恩病因其病变部位多变及疾病的慢性过程,需与多种疾病进行鉴别。许多患者病程早期症状轻微且无特异性,常被误诊为乳糖不耐受或肠易激综合征。

1.结肠型克罗恩病需与溃疡性结肠炎鉴别

克罗恩病通常累及小肠而直肠免于受累,无大量血便,常见肛周病变、肉芽肿或瘘管形成。10%~15%炎症性肠病患者仅累及结肠,如果无法诊断是溃疡性结肠炎还是克罗恩病,可诊断为未定型结肠炎。

2.急性起病的新发病例

应排除志贺氏菌、沙门氏菌、弯曲杆菌、大肠埃希菌及阿米巴等感染性腹泻。近期有使用抗生素的患者应注意排除艰难梭状芽孢杆菌感染,而使用免疫抑制剂的患者则应排除巨细胞病毒感染。应留取患者新鲜大便标本进行致病菌的检查,使用免疫抑制剂的患者需进行内镜下黏膜活检。

3.其他

因克罗恩病有节段性病变的特点,阑尾炎、憩室炎、缺血性肠炎、合并有穿孔或梗阻的结肠癌均可出现与克罗恩病相似的症状。耶尔森菌属感染引起的急性回肠炎与克罗恩病急性回肠炎常常难以鉴别。

肠结核与回结肠型克罗恩病症状相似,常造成诊断上的困难,但以下特征可有助于鉴别。①肠结核多继发于开放性肺结核。②病变主要累及回盲部,有时累及邻近结肠,但病变分布为非节段性。③瘘管少见。④肛周及直肠病变少见。⑤结核菌素试验阳性等。对鉴别困难者,建议先行抗结核治疗并随访观察疗效。

淋巴瘤、慢性缺血性肠炎、子宫内膜异位症、类癌均可表现为与小肠克罗恩病难以分辨的症状及 X 线特征,小肠淋巴瘤通常进展较快,必要时手术探查可获病理确诊。

### (三)临床类型

新近颁布的蒙特利尔分型较为完整地描述了克罗恩病的年龄分布、病变部位及疾病行为。详见表 6-5。

表 6-5 克罗恩病蒙特利尔分型

| 诊断年龄(A) | | |
| --- | --- | --- |
| A1 16 岁或更早 | | |
| A2 17～40 岁 | | |
| A3 40 岁以上 | | |
| 病变部位(L) | 上消化道 | |
| L1 末端回肠 | L1＋L4 | 回肠＋上消化道 |
| L2 结肠 | L2＋L4 | 结肠＋上消化道 |
| L3 回结肠 | L3＋L4 | 回结肠＋上消化道 |
| L4 上消化道 | — | — |
| 疾病行为(B) | 肛周病变(P) | |
| B1 * 非狭窄,非穿透型 | B1p | 非狭窄,非穿透型＋肛周病变 |
| B2 狭窄型 | B2p | 狭窄型＋肛周病变 |
| B3 穿透型 | B3p | 穿透型＋肛周病变 |

注:＊B1 型应视为一种过渡的分型,直到诊断后再随访观察一段时期。这段时期的长短可能因研究不同而有所变化(如5～10 年),但应该被明确规定以便确定 B1 的分型。

### (四)CD 疾病临床活动性评估(《ACG 指南》,2001 年)

1.缓解期

无临床症状及炎症后遗症的 CD 患者,也包括内科治疗和外科治疗反应良好的患者;激素维持治疗下持续缓解的患者为激素依赖型缓解。

2.轻至中度

无脱水、全身中毒症状,无中度及中度以上腹痛或压痛,无腹部痛性包块,无肠梗阻,体质量下降不超过 10％。

3.中至重度

对诱导轻至中度疾病缓解的标准治疗(5-氨基水杨酸,布地奈德,或泼尼松)无反应,或至少满足下列一项者:中度及中度以上腹痛或压痛,间歇性轻度呕吐(不伴有肠梗阻),脱水/瘘管形成,体温高于37.5 ℃,体质量下降超过 10％或血红蛋白＜100 g/L。

4.重度至暴发

对标准剂量激素治疗呈现激素抵抗,症状持续无缓解者或至少满足下列一项者:腹部体征阳性,持续性呕吐,脓肿形成,高热,恶病质,或肠梗阻。

为便于对疾病活动性和治疗反应进行量化评估,临床上常采用较为简便实用的 Harvey 和 Bradshow 标准计算 CD 活动指数(CDAI)。见表 6-6。

表 6-6　简化 CDAI 计算法

| 1.一般情况 | 0:良好;1:稍差;2:差;3:不良;4:极差 |
| --- | --- |
| 2.腹痛 | 0:无;1:轻;2:中;3:重 |
| 3.腹泻稀便 | 每天 1 次记 1 分 |
| 4.腹块(医师认定) | 0:无;1:可疑;2:确定;3:伴触痛 |
| 5.并发症(关节痛、虹膜炎、结节性红斑、坏疽性脓皮病、阿弗他溃疡、新瘘管及脓肿等) | 每个 1 分 |

低于 4 分为缓解期;5～8 分为中度活动期;高于 9 分为重度活动期。

## 四、治疗对策

### (一)治疗原则

克罗恩病治疗方案选择取决于疾病严重程度、部位和并发症。尽管有总体治疗方针可循,但必须建立以患者对治疗的反应和耐受情况为基础的个体化治疗。治疗目标是诱导活动性病变缓解和维持缓解。外科手术在克罗恩病治疗中起着重要的作用,经常为药物治疗失败的患者带来持久和显著的效益。

### (二)药物选择

#### 1.糖皮质激素

迄今为止仍是控制病情活动最有效的药物,适用于活动期的治疗,使用时主张初始剂量要足、疗程偏长、减量过程个体化。常规初始剂量为泼尼松 40～60 mg/d,病情缓解后一般以每周 5 mg 的速度将剂量减少至停用。临床研究显示长期使用激素不能减少复发,且不良反应大,因此不主张应用皮质激素进行长期维持治疗。

回肠控释剂布地奈德口服后主要在肠道起局部作用,吸收后经肝脏首关效应迅速灭活,故全身不良反应较少。布地奈德剂量为每次 3 mg,每天 3 次,视病情严重程度及治疗反应逐渐减量,一般在治疗 8 周后考虑开始减量,全疗程一般不短于 3 个月。

建议布地奈德适用于轻、中度回结肠型克罗恩病,系统糖皮质激素适用于中重度克罗恩病或对相应治疗无效的轻、中度患者。对于病情严重者可予氢化可的松或地塞米松静脉给药;病变局限于左半结肠者可予糖皮质激素保留灌肠。

#### 2.氨基水杨酸制剂

氨基水杨酸制剂对控制轻、中型活动性克罗恩病患者的病情有一定的疗效。柳氮磺胺吡啶适用于病变局限于结肠者;美沙拉嗪对病变位于回肠和结肠者均有效,可作为缓解期的维持治疗。

#### 3.免疫抑制剂

硫唑嘌呤或巯嘌呤适用于对糖皮质激素治疗效果不佳或对糖皮质激素依赖的慢性活动性病例。加用该类药物后有助于逐渐减少激素的用量乃至停用,并可用于缓解期的维持治疗。剂量为硫唑嘌呤 2 mg/(kg·d)或巯嘌呤 1.5 mg/(kg·d),显效时间需 3～6 个月,维持用药一般 1～

4 年。严重的不良反应主要是血白细胞计数减少等骨髓抑制的表现,发生率约为 4%。

硫唑嘌呤或巯嘌呤无效时可选用甲氨蝶呤诱导克罗恩病缓解,有研究显示,甲氨蝶呤每周 25 mg 肌内注射治疗可降低复发率及减少激素用量。甲氨蝶呤的不良反应有恶心、肝酶异常、机会感染、骨髓抑制及间质性肺炎。长期使用甲氨蝶呤可引起肝损害,肥胖、糖尿病、饮酒是肝损害的危险因素。使用甲氨蝶呤期间必须戒酒。

研究显示静脉使用环孢素治疗克罗恩病疗效不肯定,口服环孢素无效。少数研究显示静脉使用环孢素对促进瘘管闭合有一定的作用。他可莫司和麦考酚吗乙酯在克罗恩病治疗中的疗效尚待进一步研究。

4.生物制剂

英夫利昔单抗是一种抗肿瘤坏死因子-α(TNF-α)的单克隆抗体,其用于治疗克罗恩病的适应证包括:①中、重度活动性克罗恩病患者经充分的传统治疗,即糖皮质激素及免疫抑制剂(硫唑嘌呤、巯嘌呤或氨甲蝶呤)治疗无效或不能耐受者;②克罗恩病合并肛瘘、皮瘘、直肠阴道瘘,经传统治疗(抗生素、免疫抑制剂及外科引流)无效者。

推荐以 5 mg/kg 剂量(静脉给药,滴注时间不短于 2 h)在第 0、2、6 周作为诱导缓解,随后每隔 8 周给予相同剂量以维持缓解。原来对治疗有反应随后又失去治疗反应者可将剂量增加至 10 mg/kg。

对初始的 3 个剂量治疗到第 14 周仍无效者不再予英夫利昔单抗治疗。治疗期间原来同时应用糖皮质激素者可在取得临床缓解后将激素减量至停用。已知对英夫利昔单抗过敏、活动性感染、神经脱髓鞘病、中至重度充血性心力衰竭及恶性肿瘤患者禁忌使用。药物的不良反应包括机会感染、输注反应、迟发型超敏反应、药物性红斑狼疮、淋巴瘤等。

其他生物疗法还有骨髓移植、血浆分离置换法等。

5.抗生素

某些抗菌药物,如甲硝唑、环丙沙星等对治疗克罗恩病有一定的疗效,甲硝唑对有肛周瘘管者疗效较好。长期大剂量应用甲硝唑会出现诸如恶心、呕吐、食欲缺乏、金属异味、继发多发性神经系统病变等不良反应,因此,仅用于不能应用或不能耐受糖皮质激素者、不愿使用激素治疗的结肠型或回结肠型克罗恩病患者。

6.益生菌

部分研究报道益生菌治疗可诱导活动性克罗恩病缓解并可用于维持缓解的治疗,但尚需更多设计严谨的临床试验予以证实。

**(三)治疗计划及治疗方案的选择**

由于克罗恩病病情个体差异很大,疾病过程中病情变化也很大,因此治疗方案必须视疾病的活动性、病变的部位、疾病行为及对治疗的反应及耐受性来制订。

1.营养疗法

高营养低渣饮食,适当给予叶酸、维生素 B_{12} 等多种维生素及微量元素。要素饮食在补充营养的同时还可控制病变的活动,特别适用于无局部并发症的小肠克罗恩病。完全胃肠外营养仅用于严重营养不良、肠瘘及短肠综合征的患者,且应用时间不宜过长。

2.活动性克罗恩病的治疗

(1)局限性回结肠型:轻、中度者首选布地奈德口服每次 3 mg,每天 3 次。轻度者可予美沙拉嗪,每天用量 3~4 g。症状很轻微者可考虑暂不予治疗。中、重度患者首选系统作用糖皮质激素治疗,重症病例可先予静脉用药。有建议对重症初发病例开始即用糖皮质激素加免疫抑制剂(如硫唑嘌呤)的治疗。

(2)结肠型:轻、中度者可选用氨基水杨酸制剂(包括柳氮磺胺吡啶)。中、重度必须予系统作用糖皮质激素治疗。

(3)存在广泛小肠病变:该类患者疾病活动性较强,对中、重度病例首选系统作用糖皮质激素治疗。常需同时加用免疫抑制剂。营养疗法是重要的辅助治疗手段。

(4)根据治疗反应调整治疗方案。轻、中度回结肠型病例对布地奈德无效,或轻、中度结肠型病例对氨基水杨酸制剂无效,应重新评估为中、重度病例,改用系统作用糖皮质激素治疗。激素治疗无效或依赖的病例,宜加用免疫抑制剂。

上述治疗依然无效或激素依赖,或对激素和/或免疫抑制剂不耐受者考虑予以英夫利昔单抗或手术治疗。

3.维持治疗

克罗恩病复发率很高,必须予以维持治疗。推荐方案有以下几点。

(1)所有患者必须戒烟。

(2)氨基水杨酸制剂可用于非激素诱导缓解者,剂量为治疗剂量,疗程一般为2年。

(3)由系统激素诱导的缓解宜采用免疫抑制剂作为维持治疗,疗程可达4年。

(4)由英夫利昔单抗诱导的缓解目前仍建议予英夫利昔单抗规则维持治疗。

4.外科手术

内科治疗无效或有并发症的病例应考虑手术治疗,但克罗恩病手术后复发率高,故手术的适应证主要针对其并发症,包括完全性纤维狭窄所致机械性肠梗阻、合并脓肿形成或内科治疗无效的瘘管、脓肿形成。

急诊手术指征为暴发性或重度性结肠炎、急性穿孔、大量的危及生命的出血。

5.术后复发的预防

克罗恩病术后复发率相当高,但目前缺乏有效的预防方法。预测术后复发的危险因素包括吸烟、结肠型克罗恩病、病变范围广泛(>100 cm)、因内科治疗无效而接受手术治疗的活动性病例、因穿孔或瘘而接受手术者、再次接受手术治疗者等。

对于术后易复发的高危病例的处理:术前已服用免疫抑制剂者术后继续治疗;术前未用免疫抑制剂者术后应予免疫抑制剂治疗;甲硝唑对预防术后复发可能有效,可以在术后与免疫抑制剂合用一段时间。对中、重度病变的复发病例,如有活动性症状应予糖皮质激素及免疫抑制剂治疗;对无症状者予免疫抑制剂维持治疗;对无病变或轻度病变者可予美沙拉嗪治疗。

## 五、预后评估

本病以慢性渐进型多见,虽然部分患者可经治疗后好转,部分患者亦可自行缓解,但多数患者反复发作,迁延不愈,相当一部分患者在其病程中因并发症而需进行1次以上的手术治疗,预后不佳。发病15年后约半数尚能生存。急性重症病例常伴有毒血症和并发症,近期病死率达3%～10%。近年来发现克罗恩病癌变的概率增高。

(孟云霞)

# 第九节 肠易激综合征

肠易激综合征(irritable bowel syndrome,IBS)是一种以腹痛或腹部不适伴排便习惯改变和/或粪便形状改变的功能性肠病,常呈慢性间歇发作或在一定时间内持续发作,缺乏形态学和生化学改变,经检查排除器质性疾病。

本病特征是肠的易激性,症状出现或加重常与精神因素或应激状态有关,患者常伴有疲乏、头痛、心悸、尿频、呼吸不畅等胃肠外表现。

## 一、诊断

临床上迄今无统一的 IBS 诊断标准,临床诊断 IBS 应重视病史采集和体格检查,并有针对性地进行排除器质性疾病的辅助实验室检查。

本病起病缓慢,症状呈间歇性发作,有缓解期。症状出现与精神因素、心理应激有关。

### (一)症状

1.腹痛

腹痛为主要症状,多诉中腹或下腹疼痛,常伴排便异常、腹胀。腹痛易在进食后出现,热敷、排便、排气或灌肠后缓解,不会在睡眠中发作。疼痛的特点是在某一具体患者疼痛常是固定不变的,不会进行性加重。

2.腹泻

粪量少,呈糊状,含较多黏液,可有经常或间歇性腹泻,可因进食而诱发,无夜间腹泻;可有腹泻和便秘交替现象。

3.便秘

大便如羊粪,质地坚硬,可带较多黏液,排便费力,排便未尽感明显,可为间歇性或持续性便秘,或间中与短期腹泻交替。

除上述症状外,部分尚有上腹不适、嗳气、恶心等消化不良症状,有的则还有心悸、胸闷、多汗、面红、多尿、尿频、尿急、痛经、性功能障碍、焦虑、失眠、抑郁及皮肤表现如瘙痒、神经性皮炎等胃肠外表现。胃肠外表现较器质性肠病多见。

### (二)体征

可触及乙状结肠并有压痛,或结肠广泛压痛,或肛门指诊感觉括约肌张力增高,痛感明显;某些患者可有心动过速、血压高、多汗等征象。

临床上常依据大便特点不同将本病分为三型:便秘为主型、腹泻为主型和腹泻便秘交替型三个亚型。

### (三)常见并发症

本病并发症较少,腹泻甚者可出现水、电解质平衡紊乱,病程长者可引起焦虑症。

### (四)实验室和其他辅助检查

1.血液检查

血常规、红细胞沉降率(血沉)无异常。

2.大便检查

粪便镜检大致正常,可含大量黏液或呈黏液管型;粪隐血、虫卵、细菌培养均呈阴性。

3.胰腺功能检查

疑有胰腺疾病时应作淀粉酶检测,还要做粪便脂肪定量,排除慢性胰腺炎。

4.X 线检查

胃肠 X 线检查示胃肠运动加速,结肠袋减少,袋形加深,张力增强,结肠痉挛显著时,降结肠以下呈线样阴影。

5.内镜检查

结肠镜下见结肠黏膜正常。镜检时易出现肠痉挛等激惹现象。疑有肠黏膜器质性病变时应作肠黏膜活检。本病患者肠黏膜活检无异常。

6.结肠动力学检查

结肠腔内动力学及平滑肌电活动检查示结肠腔内压力波形及肠平滑肌电波异常。

诊断主要包括三方面内容:①IBS 临床综合征;②可追溯的心理精神因素;③实验室及辅助检查无器质性疾病的依据。

诊断标准体现的重要原则:①诊断应建立在排除器质性疾病的基础上;②IBS属于肠道功能性疾病;③强调腹痛或腹部不适与排便的关系;④该诊断标准判断的时间为 6 个月,近 3 个月有症状,反映了本病慢性、反复发作的特点;⑤该诊断标准在必备条件中没有对排便频率和粪便性状作硬性规定,提高诊断的敏感性。

## 二、鉴别诊断

首先必须排除肠道器质性疾病,如细菌性痢疾、炎症性肠病、结肠癌、结肠息肉病、结肠憩室、小肠吸收不良综合征。其次必须排除全身性疾病所致的肠道表现,如胃及十二指肠溃疡、胆道及胰腺疾病、妇科病(尤其是盆腔炎)、血卟啉病,以及慢性铅中毒等。

### (一)慢性细菌性痢疾

二者均有不同程度的腹痛及黏液便等肠道症状。但慢性细菌性痢疾往往有急性细菌性痢疾病史,对粪便、直肠拭子或内镜检查时所取标本进行培养可分离出痢疾杆菌,必要时可进行诱发试验,即对有痢疾病史或类似症状者,口服泻剂导泻,然后检查大便常规及粪培养,阳性者为痢疾,肠易激综合征粪便常规检查及培养均正常。

### (二)溃疡性结肠炎

二者均具反复发作的腹痛、腹泻、黏液便症状。肠易激综合征虽反复发作,但一般不会影响全身情况;而溃疡性结肠炎往往伴有不同程度的消瘦、贫血等全身症状。结肠内镜检查,溃疡性结肠炎镜下可见结肠黏膜粗糙,接触易出血,有黏液血性分泌物附着,多发性糜烂、溃疡,或弥漫性黏膜充血、水肿,甚至形成息肉病。组织活检以黏膜炎性反应为主,同时有糜烂、隐窝脓肿及腺体排列异常和上皮的变化。X 线钡剂灌肠显示有肠管变窄、缩短、黏膜粗糙、肠袋消失和假性息肉等改变。而肠易激综合征镜下仅有轻度水肿,但无出血糜烂及溃疡等改变,黏膜活检正常。X 线钡剂灌肠无阳性发现,或结肠有激惹征象。

### (三)结肠癌

腹痛或腹泻是结肠癌的主要症状,直肠癌除腹痛、腹泻外,常伴有里急后重或排便不畅等症状,这些症状与肠易激综合征很相似。但结肠癌常伴有便血,后期恶性消耗症状明显。肛指检查及内镜检查有助诊断。

### (四)慢性胆道疾病

慢性胆囊炎及胆石症可使胆道运动功能障碍,引起发作性、痉挛性右上腹痛,与肠易激综合征结肠痉挛疼痛相似,但慢性胆道疾病疼痛多发生在饱餐之后(尤其是脂肪餐后更明显)。B型超声波、X线胆道造影检查可明确诊断。

## 三、治疗

肠易激综合征属于一种心身疾病,目前的治疗方法的选择均为经验性的,治疗目的是消除患者顾虑,改善症状,提高生活质量。治疗原则是在建立良好医患关系的基础上,根据主要症状类型进行对症治疗和根据症状严重程度进行分级治疗。注意治疗措施的个体化和综合运用。

### (一)建立良好的医患关系

对患者进行健康宣教、安慰和建立良好的医患关系是有效、经济的治疗方法,也是所有治疗方法得以有效实施的基础。

### (二)饮食疗法

不良的饮食习惯和膳食结构可以加剧IBS的症状。因此,健康、平衡的饮食可有助于减轻患者的胃肠功能紊乱状态。IBS患者宜避免:①过度饮食;②大量饮酒;③含咖啡因的食品;④高脂饮食;⑤某些具有"产气"作用的蔬菜、豆类;⑥精加工食粮和人工食品,山梨醇及果糖;⑦不耐受的食物(因不同个体而异)。增加膳食纤维化主要用于便秘为主的IBS患者,增加纤维摄入量的方法应个体化。

### (三)药物治疗

对症状明显者,可酌情选用以下每类药物中的1~2种控制症状,常用药物有以下几种。

1.解痉剂

(1)抗胆碱能药物,可酌情选用下列一种。①溴丙胺太林,每次15 mg,每天3次。②阿托品,每次0.3 mg,每天3次,或每次0.5 mg,肌内注射,必要时使用。③奥替溴铵(斯巴敏),每次40 mg,每天3次。

(2)选择性肠道平滑肌钙通道阻滞剂,可选用匹维溴铵(得舒特)每次50 mg,每天3次。离子通道调节剂马来曲美布汀,均有较好安全性。

2.止泻药

可用于腹泻患者,可选用:①洛哌丁胺(易蒙停),每次2 mg,每天2~3次。②复方地芬诺酯,每次1~2片,每天2~3次。轻症腹泻患者可选吸附剂,如双八面体蒙脱石等,但需注意便秘、腹胀等不良反应。

3.导泻药

便秘使用作用温和的轻泻剂,容积形成药物如欧车前制剂、甲基纤维素,渗透性轻泻剂如聚乙烯乙二醇、乳果糖或山梨醇。

4.肠道动力感觉调节药

$5-HT_3$受体阻滞剂阿洛司琼可改善腹泻为主型IBS(IBS-D)患者的腹痛情况及减少大便次数,但可引起缺血性结肠炎等严重不良反应,临床使用应注意。

5.益生菌

益生菌是一类具有调整宿主肠道微生物生态平衡而发挥生理作用的微生态制剂,对改善

IBS 多种症状具有一定疗效,如可选用双歧三联活菌,每次 0.42 g,每天 2~4 次。

6.抗抑郁药物

对腹痛症状重而上述治疗无效,特别是伴有较明显精神症状者,可选用抗抑郁药如氟西汀,有报道氟西汀可显著改善难治性 IBS 患者的生活状况及临床症状,降低内脏的敏感性,每次 20 mg,每天 1 次;或阿普唑仑,每次 0.4 mg,每天 3 次;黛力新,每次 2.5 mg,每天 1~2 次。

### (四)心理行为治疗

症状严重而顽固,经一般治疗和药物治疗无效者应考虑予心理行为治疗。这些疗法包括心理治疗、认知疗法、催眠疗法、生物反馈等。

(张娜娜)

# 第十节　急性肠梗阻

肠内容物运行由于某些原因发生阻塞,继而引起全身一系列病理生理反应和临床症状。

## 一、分类

### (一)机械性肠梗阻

临床最多见,由于机械性原因使肠内容物不能通过。多见于肠道肿瘤,肠管受压,肠腔狭窄和粘连引起的肠管成角、纠结成团等。肠道粪石梗阻主要见于老年人。

### (二)动力性肠梗阻

分为麻痹性肠梗阻和痉挛性肠梗阻,肠道本身无器质性病变,前者由于肠道失去蠕动功能,以至肠内容物不能运行,如低钾血症时;后者则由于肠壁平滑肌过度收缩,造成急性肠管闭塞而发生梗阻,见于急性肠炎和慢性铅中毒等,较为少见。

### (三)血运性肠梗阻

肠系膜血管栓塞或血栓形成,引起肠道血液循环障碍,肠管失去蠕动能力,肠内容物停止运行。

## 二、病因

主要原因依次为肠粘连、疝嵌顿、肠道肿瘤、肠套叠、肠道蛔虫症、肠扭转等(图 6-8)。据大宗资料报道,肠粘连引起的肠梗阻占 70%~80%。

## 三、病理生理

急性肠梗阻病因繁多,但肠腔阻塞后的病理生理变化主要概括为以下方面。

### (一)肠腔积液积气

正常情况下,人体消化道内的少量气体,随肠蠕动向下推进,部分由肠道吸收,其余最后经肛门排出。消化道气体约 70% 来自经口吞入的空气,约 30% 来自肠腔内细菌的分解发酵。这些气体在肠梗阻时不能被吸收和排除,再加上肠道细菌大量繁殖和发酵作用,肠腔胀气会越来越重。肠梗阻时肠道和其他消化腺分泌的大量消化液正常吸收循环途径被阻断,梗阻近端肠腔内大量积液,病程晚期还有肠壁病变引起的渗出,再加上呕吐丢失,将造成严重的水、电解质平衡紊乱,循环血量不足和休克。严重膨胀扩张的小肠还引起腹腔压力增高,膈肌抬高,影响下腔静脉回流,加重心动过速和呼吸急促。

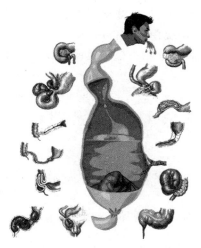

图 6-8 引起急性肠梗阻的常见病因

### (二)细菌移位与毒素吸收

急性肠梗阻时肠道细菌迅速繁殖,产生大量有毒物质,并经损伤的肠黏膜屏障和通透性增高的末梢血管进入血液循环,肠腔内细菌也发生移位,进入血液、淋巴循环和腹腔,引起全身中毒反应和感染。

### (三)肠壁血运障碍

急性完全性肠梗阻的近端肠管扩张逐渐加重,肠壁逐渐变薄,张力增高,进而引起肠壁血运障碍,即绞窄性肠梗阻,肠黏膜可发生溃疡和坏死,肠壁出现出血点和瘀斑,肠腔和腹腔内均有血性液体渗出。随着时间延长,过度扩张的肠壁会因缺血而坏死,继而肠管破裂,引起急性腹膜炎。

以上病理生理改变持续进展将最终导致 MODS 和死亡。

## 四、临床表现

急性肠梗阻的症状与梗阻部位和时间有明显关系,位置越高则呕吐越明显,容易出现水、电解质平衡紊乱;位置愈低则腹胀愈明显,容易出现中毒和感染;病情随时间逐渐加重。急性肠梗阻的共同症状包括腹痛、腹胀、呕吐和停止排气排便。

### (一)腹痛

无血运障碍的单纯性肠梗阻为阵发性腹痛。肠管内容物下行受阻,其近端肠管会加强蠕动,因此出现阵发性绞痛,逐渐加剧。其特点是发作时呈波浪式由轻至重,可自行缓解,有间歇,部位不定。腹痛发作时在有些患者的腹壁可见肠型,听诊可闻及高调肠鸣音。腹痛发作频率随蠕动频率变化,早期较频繁,数分钟至数秒钟一次,至病程晚期肠管严重扩张或绞窄时则转为持续性胀痛。绞窄性肠梗阻腹痛多为持续性钝痛或胀痛,伴阵发性加剧,引起腹膜炎后腹痛最明显处多为绞窄肠管所在部位。麻痹性肠梗阻腹痛较轻,为持续性全腹胀痛,甚至没有明显腹痛,而主要表现为明显腹胀。

腹痛随病情发展而变化,阵发性绞痛转为持续性腹痛伴阵发性加剧提示病情加重,肠梗阻可能由不全性转为完全性,单纯性转为绞窄性。

### (二)呕吐

急性肠梗阻时多数患者有呕吐症状,呕吐程度和呕吐物性质与梗阻部位及程度有关。高位小肠梗阻呕吐发生早而频繁,早期为反射性,吐出胃内食物和酸性胃液,随后为碱性胆汁。低位小肠梗阻呕吐发生晚,可吐出粪臭味肠内容物。结肠梗阻少有呕吐。呕吐和腹痛常呈相关性,病程早期呕吐后腹痛可暂时缓解。如呕吐物为棕褐色或血性时应考虑已发生绞窄性肠梗阻。麻痹性肠梗阻的呕吐为溢出性,量较少。

### (三)腹胀

腹胀症状与梗阻部位有明显关系,高位梗阻因呕吐频繁,胃肠道积气积液较少,腹胀不明显。低位梗阻时腹胀明显。

### (四)停止排气、排便

不完全性肠梗阻时肛门还可排出少量粪便和气体,完全性肠梗阻则完全停止排气排便。在高位完全性肠梗阻病例,梗阻以下肠道内的积气、积便在病程早期仍可排出,故有排气排便并不说明梗阻不存在。绞窄性肠梗阻时,可出现黏液血便。

### (五)全身症状

急性肠梗阻早期全身情况变化不大,晚期则出现发热、脱水,水、电解质、酸碱平衡紊乱、休克,并发肠坏死穿孔时则出现腹膜炎体征。

### (六)体征

腹部膨隆与梗阻部位有关,低位梗阻较明显,可为全腹均匀膨隆或不对称膨隆,随病程进展加重,在腹壁薄的患者可见肠型。腹部叩诊鼓音。未发生肠绞窄或穿孔时,腹肌软,但因肠道胀气膨隆导致腹壁张力升高,可干扰对腹肌紧张的判断。压痛定位不明确,可为广泛轻压痛。发生肠绞窄或穿孔后,压痛明显,定位在绞窄肠管部位或遍及全腹,并有反跳痛和肌紧张。在病程早期听诊可闻及高调金属声响样肠鸣音,至病程晚期近端肠道严重扩张,发生肠绞窄、穿孔或在麻痹性肠梗阻,肠鸣音消失。应注意在年老体弱患者,即使已发生肠绞窄或穿孔,腹部体征也可能表现不明确。

对肠梗阻患者的体检应注意腹股沟区,特别在肥胖患者,其嵌顿疝可能被掩埋于厚层脂肪中而被忽略。肛门指诊应作为常规检查,可发现直肠肿瘤、手术吻合口狭窄或盆腔肿瘤等。多数肠梗阻患者直肠空虚,若直肠内聚集多量质硬粪块,则梗阻可能为粪块堵塞引起,多见于老年人,勿轻易手术探查。

## 五、辅助检查

### (一)立位 X 线腹平片

立位 X 线腹平片是诊断是否存在肠梗阻最常用亦最有效的检查,急性肠梗阻表现为肠道内多发液气平面,小肠梗阻表现为阶梯状液平面;若见鱼肋征,即扩大的肠管内密集排列线条状或弧线状皱襞影,则为空肠梗阻征象;结肠梗阻表现为扩大的结肠腔和宽大的液气平面,而小肠扩张程度较轻。无法直立的患者可拍侧卧位片,平卧位片可以体现肠腔大量积气,但无法体现液气平面(图 6-9)。

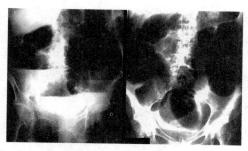

图 6-9　急性肠梗阻时立位腹平片(左)和平卧位片(右)对照

## (二)超声检查

简便快捷,可在床边进行。肠梗阻时超声可见梗阻近端肠管扩张伴肠腔内积液,而远端肠管空瘪。小肠梗阻近端肠道内径常大于 3 cm,结肠梗阻近端内径常大于 5 cm。根据扩张肠管的分布可大致判断梗阻部位,小肠高位梗阻时上腹部和左侧腹可见扩张的空肠回声,呈"琴键"征;小肠低位梗阻时扩张肠管充满全腹腔,右下腹及盆腔内扩张肠管壁较光滑(回肠);结肠梗阻时形成袋状扩张,位于腹周。严重结肠梗阻时肠管明显扩张,小肠与结肠的形态难以区分,但回盲瓣常可显示。机械性肠梗阻时近端肠管蠕动增强,扩张肠管无回声区内的强回声斑点呈往返或漩涡状流动;而麻痹性肠梗阻时肠壁蠕动减弱或消失,肠管广泛扩张积气;绞窄性肠梗阻时肠管粘连坏死呈团块状,肠壁无血流信号。超声诊断肠梗阻的敏感性可达 $89\%\sim96\%$,而且对引起梗阻的病因,如肿瘤、嵌顿疝等也可提供重要线索。

## (三)CT

平卧位 CT 横切面影像可显示肠管扩张和肠腔内多发气液平面。机械性肠梗阻有扩张肠管和塌陷肠管交界的"移行带"征;麻痹性肠梗阻常表现为小肠、结肠均有扩张和积气积液,而常以积气为主,无明显"移行带"征;血运障碍性肠梗阻除梗死或栓塞血管供血的相应肠管扩张、肠壁水肿增厚外,梗阻肠管对应血管可见高密度血栓,或增强扫描见血管内充盈缺损。CT 还有助于发现引起肠梗阻的病因,如肿瘤、腹腔脓肿、腹膜炎、胰腺炎等。

## (四)实验室检查

常规实验室检查常见水、电解质、酸碱平衡紊乱,低钾低钠血症常见,白细胞升高,中性粒细胞比值升高等。

## 六、诊断

依据症状体征和影像学检查,急性肠梗阻的诊断不难确立。完整的急性肠梗阻诊断应包括以下要点。

### (一)梗阻为完全性或不完全性

不完全性肠梗阻具有腹痛腹胀、呕吐等症状,但病情发展较慢,可有少量排气、排便,立位腹平片见肠道少量积气,可有少数短小液气平面。完全性肠梗阻病情发展快而重,早期可能有少量排气排便,但随病情进展,排气排便完全停止,立位腹平片见肠道扩张明显,可见多个宽大液气平面。

### (二)梗阻部位高低

高位小肠梗阻,呕吐出现早而频繁,水、电解质与酸碱平衡紊乱严重,腹胀不明显,立位腹平片见液气面主要位于左上腹。低位小肠梗阻呕吐出现晚,一次呕吐量大,常有粪臭味,腹胀明显,腹痛较重,立位腹平片见宽大液气平面,主要位于右下腹或遍布全腹。

### (三)梗阻性质

梗阻性质是机械性还是动力性肠梗阻,性质不同,处理方法也不同。机械性肠梗阻常伴有阵发性绞痛,可见肠型和蠕动波,肠鸣音高亢。而麻痹性肠梗阻则呈持续性腹胀,腹部膨隆均匀对称,无阵发性绞痛,肠鸣音减弱或消失,多有原发病因存在。痉挛性肠梗阻的特点是阵发性腹痛开始快,缓解也快,肠鸣音多不亢进,腹胀也不明显。机械性肠梗阻的立位腹平片见充气扩张肠管仅限于梗阻以上肠道,麻痹性肠梗阻则可见从胃、小肠至结肠普遍胀气,痉挛性肠梗阻时胀气多不明显。

### (四)梗阻为单纯性还是绞窄性

绞窄性肠梗阻预后严重,须立即手术治疗,而单纯性肠梗阻可先保守治疗。出现下列临床表现者应考虑有绞窄性肠梗阻存在:①腹痛剧烈,在阵发性疼痛间歇仍有持续性疼痛;②出现难以纠正的休克;③腹膜刺激征明显,体温、脉搏、白细胞数逐渐升高;④呕吐物或肠道排泄物中有血性液体,或腹腔穿刺抽出血性液体;⑤腹胀不对称,可触及压痛的肠襻,并有反跳痛。在临床实际中肠绞窄的表现可能并不典型,若延误手术可危及生命,外科医师应提高警惕,急性肠梗阻经积极保守治疗效果不明显,腹痛不减轻,即应考虑手术探查。

### (五)梗阻病因

详细询问病史,结合临床资料全面分析。婴幼儿急性肠梗阻多见于肠套叠和腹股沟疝嵌顿,青壮年多见于腹外疝嵌顿,老年人常见于消化道和腹腔原发或转移肿瘤。有腹部损伤或手术史则粘连性肠梗阻可能性大,房颤、风湿性心瓣膜病等可引起肠系膜血管血栓,饱食后运动出现的急性肠梗阻多考虑肠扭转引起。

## 七、治疗

### (一)非手术治疗

为患者入院后的紧急处置措施,可能使部分病例病情得到缓解,为进一步检查和择期手术创造条件,也作为急诊手术探查前的准备措施。

1.禁食和胃肠减压

禁止一切饮食,放置鼻胃管(长度55～65 cm)并持续负压吸引。降低胃肠道积气积液和张力有利于改善肠壁血液循环,减轻腹胀和全身中毒症状,改善呼吸循环。

2.补充血容量和纠正水、电解质、酸碱平衡失调

患者入院后立即建立静脉通道,给予充分的液体支持。对已有休克征象者可先快速输注5%葡萄糖盐水或林格液1 000 mL。高位小肠梗阻常有脱水、低钾、低钠、低氯血症和代谢性碱中毒,其中以低钾血症最为突出,可进一步导致肠麻痹,加重梗阻病情。尿量大于40 mL/h可静脉滴注补钾。低钾、低钠纠正后代谢性碱中毒多能随之纠正。低位小肠梗阻多表现为脱水、低钠、低钾和代谢性酸中毒,其中以低钠更为突出。轻度低钠血症一般补充5%葡萄糖盐水1 000 mL后多可纠正,重度低钠患者则需根据实验室检查结果在补液中加入相应量的10%氯化钠溶液。对急性肠梗阻患者的补液量应包括已累计丢失量、正常需要量和继续丢失量,其中丢失量还包括因组织水肿而移至组织间隙的循环液体量。应记录尿量、间断复查实验室指标,对重症患者还应监测中心静脉压(CVP),以酌情调整补液量和成分。对绞窄性肠梗阻患者可适当输血

浆、清蛋白或其他胶体液,以维持循环胶体渗透压,有利于维持循环血量稳定,减轻组织水肿。

**3.应用抗生素防治感染**

急性肠梗阻时由于肠内容物淤滞,肠道细菌大量繁殖,肠壁屏障功能受损容易发生细菌移位,出现绞窄性肠梗阻时感染将更加严重。故应用广谱抗生素为必要措施。

**4.营养支持**

禁食时间超过 48 h 应给予全肠外营养支持,经外周静脉输注最好不超过 7 d,而经深静脉导管可长期输注,但应注意防治导管感染等并发症。

**5.抑制消化道分泌**

应用生长抑素可有效抑制消化液分泌,减少肠道积液,降低梗阻肠段压力。

**6.其他**

输注血浆或清蛋白同时应用利尿剂,有助于减轻肠壁水肿。

### (二)手术治疗

经非手术治疗无效,病情进展者,已出现绞窄性肠梗阻或预计将出现肠绞窄的患者应行急诊手术治疗。需根据梗阻病因、性质、部位及全身情况综合评估,选择术式。手术原则是在最短时间内用最简单有效的方法解除梗阻。若伴有休克,待休克纠正后手术较为安全。若估计肠管已坏死而休克短时间内难以纠正者,应在积极抗休克同时进行手术探查。

手术切口应考虑有利于暴露梗阻部位,多采用经腹正中线切口或经右腹直肌探查切口(图 6-10)。应尽量在估计无粘连处进入腹腔,探查粘连区,锐性加钝性分离粘连,显露梗阻部位。已坏死的肠段、肿瘤、结核和狭窄部位应行肠段切除。若肠道高度膨胀影响手术操作,可先行肠腔减压,在肠壁开小口吸取肠内容物及气体,过程中尽量避免腹腔污染。

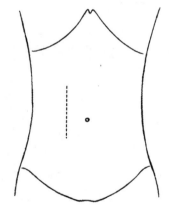

**图 6-10　切口选择在有利于显露梗阻的部位**

对肠道生机的判断是决定是否切除及切除范围的依据,主要从肠壁色泽、弹性、蠕动、血供、边缘动脉搏动等方面进行判断。遇判断有难度时,可用温热生理盐水湿敷肠襻,或以 0.5%～1% 的普鲁卡因10～30 mL 在相应系膜根部注射,以缓解血管痉挛,并将此段肠管放回腹腔,15～20 min后再观察。若肠壁颜色转为正常,弹性和蠕动恢复,肠系膜边缘动脉搏动可见,则不必切除,若无好转则应切除。多数小肠部分切除后吻合较为安全。若绞窄肠段过长,患者情况危重,或切除范围涉及结肠,应在切除坏死肠段后做近远端肠造瘘,待病情稳定后二期行肠吻合术。

## 八、术后处理

手术后对患者应密切监护,老年、体弱及重症患者应进入 ICU 治疗。常见术后并发症包括以下三方面。

### (一)腹腔和切口感染

肠管坏死已存在较严重的腹腔感染,肠管切开减压和肠段切除易污染腹腔和切口,故术后发生感染的风险较高。术中应尽量避免肠内容物污染,关腹前应用生理盐水、聚维酮碘溶液或甲硝唑充分清洗腹腔,留置有效的腹盆腔引流,切口建议采用全层减张缝合,以消除无效腔,即使有感染渗出也可向外或向腹腔排除,避免因感染而敞开切口。

### (二)腹胀和肠麻痹

术后应继续监测和补充电解质,进行肠外营养支持,继续鼻胃管减压。可用少量生理盐水灌肠,促进肠蠕动,减少肠粘连。若广泛肠粘连在手术中未能完全分离,或机械性肠梗阻存在多个病因,而手术只解决了某个病因,应警惕术后再次出现机械性肠梗阻,必要时需再次手术。

### (三)肠漏和吻合口漏

肠漏和吻合口漏是粘连性肠梗阻术后的常见并发症。急性肠梗阻时肠壁水肿变脆,分离粘连时容易损伤,且在术中容易忽略,而在术后出现肠内容物外漏,引起急性腹膜炎。急性肠梗阻手术切除梗阻部位,行肠吻合时,近端肠管扩张变粗,而远端肠管较细,大口对小口吻合有一定难度,加之肠壁的炎性水肿和腹膜炎,容易造成术后吻合口漏。术后肠漏和吻合口漏的预后取决于其部位、流量、类型等,轻者经通畅引流,加强支持治疗后可以愈合,重者需及时再次手术治疗。

(张娜娜)

# 第十一节　慢性假性肠梗阻

慢性假性肠梗阻(chronic intestinal pseudo obstruction,CIPO)是一种以肠道不能推动肠内容物通过未阻塞的肠腔为特征的胃肠动力疾病,常发生于小肠、结肠,可累及整个消化道和所有受自主神经调节的脏器和平滑肌,是一组具有肠梗阻症状和体征,但无肠道机械性梗阻证据的临床综合征。本病常反复发作,虽不是常见病,但如被忽视,患者可能遭受不必要的手术,甚至使病情的诊治更加复杂,其发病机制是因肠道肌电活动功能紊乱造成的肠道动力障碍。

## 一、病因

慢性假性肠梗阻(CIPO)的病因可分为原发性和继发性 2 类。

原发性 CIPO 是由肠平滑肌异常或肠神经系统异常造成,Howard 报道 30% 的 CIPO 具有家族聚集性,遗传方式主要是常染色体显性遗传,少数为常染色体隐性遗传。

继发性 CIPO 有 5 种病因:①结缔组织病,如系统性红斑狼疮、硬皮病、肌萎缩、淀粉样变性等;②神经系统疾病,如帕金森病、南美锥虫病、内脏神经病、肠道神经节瘤病等;③内分泌疾病,如糖尿病、甲状腺功能亢进或甲状旁腺功能低下等;④药物,如吩噻嗪类、三环类抗抑郁药、抗帕金森病药、神经节阻断药、可乐定、吗啡、哌替啶、白细胞介素-2、长春新碱等;⑤其他,如低钾、低钠、高钙、手术后、副癌综合征、巨细胞病毒或 EB 病毒感染等。

　　CIPO 的常见病因见表 6-7。

表 6-7　CIPO 常见病因

原发性假性肠梗阻

　　1.家族性

　　家族性内脏疾病、家族性内脏神经病

　　2.非家族性(散发性)

　　内脏疾病、内脏神经病、正常组织学变异

继发性假性肠梗阻

　　1.疾病影响肠平滑肌

　　　(1)胶原血管病:硬皮病、SLE、皮肌炎或多发性肌炎

　　　(2)淀粉样变

　　　(3)主要为肌病,如肌营养不良、进行性肌营养不良、Duchenne 肌营养不良

　　2.内分泌疾病

　　甲减或黏液性水肿、糖尿病、甲旁减、嗜铬细胞瘤

　　3.神经疾病

　　Parkinson 病、Hirchspung 病和 Waardenburg Hirschsprung 病、家族性自身免疫性功能障碍、类癌综合征

　　4.感染

　　Chagas 病、病毒(巨细胞病毒、EB 病毒)感染

　　5.药物

　　麻醉药、三环抗抑郁药、可乐定(Clonidine)、抗帕金森病药、抗胆碱能药或神经节阻滞药、长春新碱

## 二、临床表现

　　CIPO 的主要症状有腹胀、腹痛、恶心、呕吐、腹泻、便秘;主要的体征有营养不良、体质量下降、腹部膨隆、有压痛而无肌紧张、肠鸣音通常不活跃或很少出现,有胃扩张者可发现振水音。

　　CIPO 的临床表现与梗阻的部位和范围有关,如梗阻主要在小肠,则以呕吐和脂肪泻为主要表现,同时易继发营养不良、叶酸和维生素 $B_{12}$ 缺乏及低蛋白血症;如梗阻主要在结肠,则以腹胀和便秘为主要表现,常伴有严重的粪便嵌塞。

## 三、辅助检查

### (一)影像学检查

　　影像学检查用于鉴别机械性肠梗阻,普通腹部平片对诊断价值不大,很多 CIPO 的平片表现与机械性肠梗阻非常类似。此外平片灵敏度低,高达 20％ 的患者钡剂造影异常,但之前的普通平片表现正常。平片显示出小肠扩张已多在疾病晚期,之前可能就会存在测压和临床方面诊断 CIPO 的证据。消化道钡餐造影检查可排除机械性肠梗阻,还可对功能紊乱的主要部位提供线索。肌病型 CIPO 有显著的十二指肠扩张,结肠袋消失、收缩减少及结肠直径增加。神经源性 CIPO 表现则多样化,少有特异性表现。

### (二)内镜检查

　　内镜检查用于排除食管、胃十二指肠和结肠机械性梗阻。常规的黏膜组织活检对 CIPO 的

诊断没有帮助,除非取样深达肌层和肌间神经丛。

### (三)胃肠动力检查

#### 1.胃肠道转运试验

在排除机械性肠梗阻之后,胃肠道转运试验是有效的非侵入性检查。放射性核素(闪烁扫描)可以特异地评价消化道各器官的转运功能。用$^{99m}$Tc标记的固体餐测试胃排空是诊断胃排空延迟的金标准。用$^{99m}$Tc和$^{131}$I标记的固体闪烁扫描的可评价小肠和结肠功能。这些检查应有健康人对照,且在禁食状态下进行,以避免由转运新鲜食物所引起的转运时间误差。近来报道胃排空异常和小肠固态食物转运异常可作为诊断IPO的依据。小肠转运试验往往被胃排空延迟干扰,Gryback等使用从胆汁排泄的静脉示踪剂$^{99m}$Tc-HIDA,这项新技术可直接显示小肠转运,并证实IPO小肠运动减慢,与压力检查异常一致。

#### 2.动力检查

测压有助于IPO的诊断。如果排除了机械性肠梗阻,胃或小肠转运减慢,胃和上段小肠测压评价可确诊IPO。测压评价要有禁食和餐后2种状况与健康人对照组比较。测压还能区分神经源性和肌病型。在神经源性中,压力波幅正常,但移动性复发运动(MMC)结构和相位传播异常,持续不协调的运动活跃,相位波暴发,转化为餐后模式异常。而肌病型受累段波幅减低或压力波消失。小肠丛集性收缩提示远端机械性梗阻,这种情况需要做其他检查。食管测压可提示硬皮病、贲门失弛缓症。一些IPO的患者与先天性巨结肠类似,肛门直肠测压显示肛门内括约肌不能对直肠膨胀作出反应性的松弛。IPO胃电图显示餐前胃动过速或餐后30 min的电活动明显异常,也有助于诊断。

### (四)肠壁全层组织活检

自剖腹手术或腹腔镜取的结肠全层组织活检可确诊CIPO。用Smith银染色分析纵向的全层组织活检的标本可显示肌间神经丛淋巴细胞和浆细胞浸润、嗜银神经元数目和比例变化、神经元纤维化、核内出现包涵体。免疫组织化学染色则显示表达$c$-$kit$基因的Cajal细胞消失或分布异常。组织学检查还可发现比正常更大的肠神经节或无神经节细胞缺失时,外源性神经分布增加,也有人认为是假性梗阻的继发改变。

有报道CIPO时特异的神经肽和神经递质(如P物质和Ⅵ)缺乏,但对单一神经肽和神经递质特殊染色尚未用于临床。过去认为全层活检是诊断成立的要素,但现在有了特异性的非侵入性动力检查(如转运试验和测压),全层活检不再是诊断CIPO必不可少的手段了。

### (五)实验室检查

实验室检查主要用于鉴别继发性CIPO。如提示风湿性或内分泌性疾病,则适当选择相应的实验室检查。如CIPO继发于小细胞肺癌的副癌综合征,血清中可查到抗Hu(抗神经元核抗体)。抗Hu并不是恶性肿瘤的特异性抗体,但在未发现原发肿瘤灶却有肠神经节细胞缺失的患者中滴度可以很高。

## 四、诊断和鉴别诊断

诊断应结合病史、体征(如营养不良表现、腹部振水音与膀胱增大)、实验室检查、X线表现与食管及小肠测压等(表6-8)。约1/3患者有家族史。部分患者剖腹手术,见不到梗阻征象。继发性患者可查出系统性疾病的症状与体征,及神经系统与自主神经系统功能异常。如患者有神经系统表现,应进一步做检查(包括MRI),以排除脑干肿瘤。肌电图与神经系统检查可检出系统性肌肉病或周围神经病。

表 6-8　机械性肠梗阻与慢性假性肠梗阻的鉴别

| 鉴别方法 | 机械性肠梗阻 | 慢性假性肠梗阻 |
|---|---|---|
| 病史 | 患者多为成年人,过去多有腹部外伤、感染或手术史,无任何遗传性疾病的症状 | 10岁以前已有病症,为突发性病变,无明显诱因患者可能有家族遗传性病症,如手指的拱形指纹、二尖瓣脱垂或关节异常松弛,也可以有硬皮症、肌肉萎缩或恶病质表现 |
| 临床症状 | 便秘或绝对便秘,2次发作之间基本无病痛 | 有时腹泻,有时便秘,2次发作之间仍可能有腹痛、恶心、呕吐或食欲缺乏 |
| 胃肠运动功能监测 | 食管与胃正常,压力测试也无检查异常 | 食管和胃也可能无蠕动能力或有扩张现象,压力测试也可能发现括约肌无力或无蠕动力 |
| X线检查 | 腹部平片上仅见梗阻近端之肠道扩张,钡灌肠也可能发现结肠梗阻 | 平片上有时可见多处气液平面,但无梗阻现象,钡灌肠可能发现有结肠脱垂或大口径结肠憩室 |
| 静脉肾盂造影(IVP) | 无泌尿道症状,IVP见肾盂和输尿管多正常 | 有时有尿潴留和尿路感染,IVP可能发现肾盂和输尿管扩张 |
| 手术所见 | 手术时可发现肠梗阻原因 | 手术时不能发现任何肠梗阻原因 |
| 病理 | 扩张肠管之肠壁全层切片无任何神经丛、平滑肌病变 | 扩张肠管之全层活检多能发现肠壁神经丛、平滑肌有不发育或衰退现象 |

北京协和医院总结的 CIPO 诊断标准:临床上有肠梗阻的症状和体征;腹平片证实有肠梗阻的存在;有关检查明确排除了机械性肠梗阻;消化道造影检查发现有肠管的扩张或肠蠕动减慢、消失;消化道压力测定异常,胃肠通过时间明显延长。

## 五、治疗

目前有关假性肠梗阻的病因尚无法根除,故治疗 CIPO 的目标是缓解临床症状,保持营养与维持电解质平衡,减少并发症,改善和恢复肠动力。

### (一)一般治疗

CIPO 的急性发作期,应禁食、禁水,行胃肠减压肛门排气,静脉输液及营养支持,保持水、电解质平衡和消除诱发因素。

因为禁食或吸收障碍 CIPO 常导致营养不良。适当的饮食包括低纤维、低乳糖,要素膳或以多肽为主的食物。流质和浓汤对胃排空延迟的患者有益。

由于摄入少且吸收不良,患者需要肌内注射维生素 $B_{12}$ 或口服叶酸、维生素 A、维生素 D、维生素 E、维生素 K、钙和铁。

完全肠道外营养(TPN)可提供足够的营养,一般适用于家族性 CIPO 和严重肌病型的儿童。长期 TPN 费用昂贵并易导致感染、血栓、胰腺炎和淤胆性肝损害,甚至肝衰竭,故应在 TPN 前尝试胃造口或空肠造口营养。

### (二)药物治疗

CIPO 缺乏有效的药物治疗。

1.促动力药

（1）甲氧氯普胺和红霉素可能对一些患者临时有效，但有不良反应。由于快速耐药反应，红霉素在 CIPO 的治疗中作用有限。

（2）新斯的明是胆碱酯酶抑制药，由于其胆碱能不良反应和潜在致心律失常的危险，将其用于 CIPO 的治疗是不恰当的。

（3）多潘立酮、西沙必利也在 CIPO 中使用，西沙必利能改善 MMC 正常且无迷走神经功能紊乱患者的症状。

（4）5-HT 受体部分激动药替加色罗可能对 CIPO 有效，替加色罗是与西沙必利类似的促动力药，且没有心脏毒性。替加色罗能加速蠕动和增加消化道动力，并能加速正常男性的胃排空和促进 IBS 患者小肠和盲肠的转运。

2.奥曲肽

奥曲肽为长效生长抑素的类似物，国外学者用奥曲肽治疗继发于硬皮病的 CIPO 取得了良好效果，对治疗 CIPO 和继发的小肠细菌过度生长也有效。

奥曲肽主要通过抑制肠内源性神经肽，如 VIP、胰岛素、胰高血糖素、肠源胰高血糖素释放起作用。因为奥曲肽能减低胃动力，在治疗 CIPO 时有时与红霉素联合使用。

3.抗生素

抗生素的适应证为继发于细菌过度生长的腹泻。由于 CIPO 肠道转运的延迟，故标准氢呼氢试验对诊断 CIPO 患者细菌过度生长缺乏敏感性，应采用小肠吸出物行微生物分析（培养）。可适当应用广谱抗生素治疗，如环丙沙星、甲硝唑、多西环素、四环素、阿莫西林-双氯青霉素（克菌）等。

**（三）电起搏**

胃和肠电起搏理论上是可行的，并可能成为难控制的 CIPO 患者的治疗手段之一。目前 CIPO 电起搏研究的焦点是改善胃轻瘫，已获得初步成功。小肠和结肠电起搏仍不能用于临床且难以发展。

**（四）手术治疗**

本病手术治疗效果不确切，故原则上不行手术治疗。但对于腹部 X 线检查提示病变肠管直径超过 9 cm 者，若不积极处理，将导致肠穿孔、肠破裂。对病变范围局限的假性肠梗阻，如巨十二指肠和巨结肠，采用节段性切除术，可收到较好效果。但病变较为广泛者，手术效果并不理想。

1.肠切除术

切除无功能肠段或做上、下肠段旁路移植。巨结肠和严重腹泻患者行全结肠切除术与空肠-直肠吻合术。严重的小肠梗阻与大量的小肠分泌导致体液损失严重的患者，可行小肠切除。

2.松解术

孤立巨大十二指肠，可行十二指肠空肠侧-侧吻合术，以减轻十二指肠压力，亦可行十二指肠成形术。

3.肠移植术

近年报道的小肠移植术为手术治疗增加了新的选择。由于目前该手术病例数不多，因此临床经验不足。但对严重小肠受累，需依赖全胃肠外营养的患者，值得尝试使用。

（李中强）

# 第十二节 慢性腹泻

腹泻主要是指粪便水分增加,通常伴有大便次数增加。正常人大便次数一般为每周 3 次至每天 3 次,每天粪便量一般少于 200 g,粪便含水量为 $60\% \sim 80\%$。当粪便稀薄(含水量超过 $85\%$),且次数增加(如每天超过 3 次)、排粪量增加(如每天超过 200 g),可视为腹泻。

腹泻需与"假性腹泻"及大便失禁区别。前者仅有大便次数增加而大便量及含水量不增加,通常见于胃肠运动功能失调或肛门直肠疾病;后者为不自主排便,一般由神经肌肉性疾病或盆底疾病所致。

腹泻可分为急性和慢性两种,前者病史短于 $2 \sim 3$ 周,最长不超过 $6 \sim 8$ 周;后者病史至少超过 4 周,超过 $6 \sim 8$ 周则更肯定为属于慢性腹泻。急性腹泻常见病因为肠道感染(病毒、细菌、寄生虫)、食物中毒,属传染病范畴,一般依据流行病学资料、临床表现,结合病原学检查,诊断并不困难,部分急性腹泻可由过敏因素、全身性疾病引起。慢性腹泻病因及发病机制较复杂,多属内科范畴,本章只讨论慢性腹泻。

## 一、发病机制

正常人每天摄入的饮食和分泌到胃肠腔内的液体总量约 9 L,其中 2 L 来自食物,7 L 来自唾液(1 L)、胃液(2 L)、胰液(2 L)、胆汁(1 L)和肠液(1 L)。而每天从空肠吸收水分 $5 \sim 6$ L,回肠约 2 L,到达回盲部时仅剩 1.5 L,经过结肠进一步吸收,到达直肠液体只剩下 0.1 L 左右。肠道有很大吸收容量,肠道灌注试验表明,正常每 24 h 小肠吸收容量可达 $12 \sim 18$ L,结肠可过 $4 \sim 5$ L。在病理状态下,致进入回盲部的液体量超过结肠正常的吸收容量,或(及)结肠的吸收容量减少时,腹泻便会发生。

肠道对水和电解质的分泌和吸收对维持各段肠腔的容量和渗透压起重要作用。水的分泌和吸收一般伴随和继发于电解质的分泌和吸收。肠道对电解质的转运主要通过被动扩散(取决于肠腔内外两边的电化梯度)、主动转运(能量依赖性和载体介导性电解质转运)、溶剂牵拉作用(继发于水运动的溶质转运)3 种机制来完成。而肠道对水和电解质的分泌和吸收又受多种生理因素调节,神经因素包括中枢神经、周围神经和肠道的内源性神经,激素和介质包括血管活性肠肽、神经降压素、生长抑素、阿片肽、醛固酮、皮质激素、前列腺素等。外源性物质或病原体也可通过本身毒素的直接作用或通过激活免疫炎性介质的间接作用而影响肠道对水和电解质的分泌和吸收。因此各段肠腔内水和电解的含量是在综合机制作用下分泌与吸收动态平衡的结果,当这一动态平衡被打破,即使最后到达直肠的水分每天增加数百毫升就会导致腹泻。

胃肠道的正常生理功能主要包括分泌、消化、吸收、运动等,当这些生理功能发生障碍,可打破肠道对水和电解质分泌与吸收的动态平衡,从而导致腹泻。从病理生理的角度,可将腹泻发生的机制分为:①肠腔内存在大量不能吸收、有渗透活性的溶质,使肠腔渗透压增加;②肠腔内水和电解质的过度分泌;③肠蠕动加速;④炎症所致的病理渗出物大量渗出。据此,可将腹泻分为渗透性、分泌性、肠运动功能紊乱性和渗出性 4 大类。应当指出,不少腹泻并非由某种单一机制引起,而是多种因素共同作用下发生的。

## (一)渗透性腹泻

渗透性腹泻是由于肠腔内含有大量不能被吸收的溶质,使肠腔内渗透压升高,大量液体被动进入肠腔而引起腹泻。

引起渗透性腹泻的病因可分成两大类。一是服食不能吸收的溶质,包括某些泻药和其他一些药物,如硫酸镁、乙二醇聚乙烯、甘露醇、山梨醇、乳果糖等。另一大类为小肠对糖类吸收不良。在糖消化过程,大分子糖最终被分解为小分子的单糖和双糖,在单糖和双糖转运机制缺陷时,小分子糖不能被吸收而积存在肠腔,导致肠腔内渗透压明显升高。糖吸收不良的病因主要见于引起吸收不良综合征的疾病,其中一些疾病是由单一的糖吸收不良所导致的渗透性腹泻,主要是双糖酶缺乏,在我国以成人乳糖酶缺乏最为常见。另一些疾病除因糖吸收不良导致渗透性腹泻外,尚伴有脂肪和蛋白吸收不良,此时脂肪吸收不良通过其他机制也参与腹泻的发病,临床表现为粪便含有大量脂肪(称脂肪泻),常伴有多种物质吸收障碍所致的营养不良综合征。

渗透性腹泻有两大特点:①禁食后腹泻停止或显著减轻;②粪便渗透压差扩大。所谓粪便渗透压差是指粪便渗透压与粪便电解质摩尔浓度之差。由于粪便在排出体外时,渗透压一般与血浆渗透压相等,因此,可用血浆渗透压代替粪便渗透压。计算公式为:粪便渗透压差＝血浆渗透压－2×[粪($Na^+$)＋粪($K^+$)],血浆渗透压取恒数即 290 mOsm/L。正常人的粪便渗透压差在 50～125 mOsm/L 之间,渗透性腹泻患者粪便渗透压主要由不被吸收溶质构成,$Na^+$ 浓度往往少于 60 mmol/L,因此粪便渗透压差＞125 mOsm/L。

## (二)分泌性腹泻

分泌性腹泻是由于肠黏膜上皮细胞电解质转运机制障碍,导致胃肠道水和电解质分泌过多或(及)吸收受抑制而引起的腹泻。见于下列情况。

1.外源性或内源性促分泌物刺激肠黏膜电解质分泌增加

促分泌物可分为三大类。①细菌肠毒素:如霍乱弧菌、大肠埃希菌、沙门菌、金黄色葡萄球菌等细菌外毒素或内毒素,见于急性食物中毒或肠道感染,霍乱是引起急性单纯性分泌性腹泻的典型例子。②内源性促分泌物:肽、胺和前列腺素等物质具有促进肠道分泌的作用。有一类称为胺前体摄取和脱羧(amine precursor uptake and decarboxylation,APUD)细胞肿瘤,可产生大量促分泌物而导致分泌腹泻。典型例子是血管活性肠肽瘤(VIPoma),或称弗-莫综合征,又称胰性霍乱。这是由于 VIP 瘤产生大量 VIP 而引起疾病,临床上以水泻、低血钾、无胃酸(或低胃酸)为特征。胃泌素瘤、类癌综合征和甲状腺髓样癌也都是伴有分泌性腹泻的 APUD 肿瘤,分别分泌胃泌素、5-羟色胺、降钙素和前列腺素,刺激胃肠道过度分泌。分泌性直肠或结肠绒毛状腺瘤可引起分泌腹泻,其刺激肠黏膜分泌的物质尚未清楚。③内源性或外源性导泻物质:如胆酸、脂肪酸、某些泻药。正常人胆酸在肝内合成后随胆汁进入肠腔,大部分在回肠重吸收回到肝(肠肝循环)。在广泛回肠病变、回肠切除或空肠回肠旁路术治疗时,胆酸重吸收障碍而大量进入结肠,刺激结肠分泌而引起分泌性腹泻。伴有脂肪吸收障碍的吸收不良综合征,肠腔内过量脂肪酸(特别是经肠道细菌作用后形成的羟化脂肪酸)对结肠刺激亦可引起分泌性腹泻。

2.先天性肠黏膜离子吸收缺陷

如先天性氯化物腹泻为 $Cl^- - HCO_3^-$ 交换机制缺陷,先天性钠泻为 $Na^+ - H^+$ 交换机制缺陷。

3.广泛的肠黏膜病变

可以最终导致肠上皮细胞水电解质分泌增多和吸收减少。例如,各种原因引起的肠道炎症,通过炎症介质或细胞因子可促使肠黏膜水电解质分泌增加;伴有微绒毛萎缩的疾病如乳糜泻、小肠淋巴瘤水电解质吸收可发生障碍。因此,不少疾病既有渗透性腹泻机制的参与,又有分泌性腹泻机制的参与。

典型的单纯分泌性腹泻具有两大与渗透性腹泻相反的特点:①禁食后腹泻仍然持续存在;②粪便渗透压差一般<50 mOsm/L、粪便 $Na^+$>90 mmol/L,这是由于粪便主要来自肠道过度分泌,其电解质组成及渗透压与血浆相当接近。但要注意,在不少情况下可以没有这些特点。一些小肠吸收不良疾病如乳糜泻,有分泌性腹泻和渗透性腹泻机制参与,由于糖吸收不良而引起渗透性腹泻,同时又由于大量未吸收的脂肪酸而引起分泌性腹泻,粪便渗透压差可>50 mOsm/L,禁食后腹泻也可明显减轻。

### (三)渗出性腹泻

渗出性腹泻又称炎症性腹泻,是肠黏膜的完整性因炎症、溃疡等病变而受到破坏,造成大量渗出引起的腹泻。此时炎症渗出虽占重要地位,但因肠壁组织炎症及其他改变而导致的肠分泌增加、吸收不良和运动加速等病理生理过程在腹泻发病中亦起很大作用。

渗出性腹泻可分为感染性和非感染性两大类。前者包括细菌、病毒、寄生虫、真菌感染等;后者包括免疫因素、肿瘤、物理化学因素及血管性疾病等引起的肠道炎症病变。

渗出性腹泻的特点是粪便含有渗出液和血。结肠特别是左半结肠病变多有肉眼脓血便。小肠病变渗出物及血均匀地与粪便混在一起,除非有大量渗出或蠕动过快,一般无肉眼脓血,需显微镜检查发现。

### (四)肠运动功能异常性腹泻

肠运动功能异常性腹泻是由于肠蠕动加快,以致肠腔内水和电解质与肠黏膜接触时间缩短,而影响水分吸收,导致的腹泻。

引起肠道运动加速的原因有:①肠腔内容量增加引起反射性肠蠕动加快;②某些促动力性激素或介质的释放,如 5-羟色胺、P 物质、前列腺素等;③支配肠运动的神经系统异常。事实上,渗出性腹泻或分泌性腹泻,由于肠腔内容量增加,均可引起反射性的肠蠕动加快,因此这类腹泻亦必然有肠运动功能异常的机制参与。

临床上,在腹泻发病机制中肠运动功能增加起主要作用或重要作用的腹泻见于以下情况。①肠易激综合征的腹泻是一种典型而常见的肠功能紊乱性腹泻。②许多全身性疾病通过神经体液的因素可引起肠功能紊乱性腹泻,如糖尿病性神经病、类癌综合征、甲状腺功能亢进、肾上腺皮质功能减退危象等。③外科手术后如胃大部分切除术、回盲部括约肌切除术、肛门括约肌切除术后食物通过胃肠道加快,迷走神经切除术后胃肠运动抑制减弱,均可引起腹泻。④腹腔或盆腔炎症可反射性引起肠蠕动加快而致腹泻。

与渗出性腹泻相反,单纯肠运动功能异常性腹泻的特点是粪便不带渗出物和血。

## 二、病因分类

慢性腹泻症状按病因可分为以下几种。

### (一)肠道感染性炎症

慢性阿米巴痢疾;慢性细菌性痢疾;慢性血吸虫病;肠结核;其他寄生虫病:梨形鞭毛虫、肠道滴虫、钩虫、姜片虫和鞭虫感染;肠道真菌病:肠道念珠菌、胃肠型毛霉菌病。

### (二)非感染性炎症

炎症性肠病:克罗恩病和溃疡性结肠炎;放射性肠炎;缺血性结肠炎;憩室炎;嗜酸性粒细胞

性胃肠炎;胶原性结肠炎;系统性红斑狼疮;烟酸缺乏病;尿毒症性肠炎。

### (三)肿瘤

大肠癌;结肠腺瘤;小肠淋巴瘤;胺前体摄取脱羧细胞瘤:胃泌素瘤、类癌、VIP瘤等。

### (四)肠运动功能异常性腹泻

肠易激综合征、胃大部切除术后、迷走神经切断后、甲状腺功能亢进症、肾上腺皮质功能减退、糖尿病性神经病等。

### (五)药源性腹泻

泻药包括容积形成药、盐类泻药、刺激性泻药等;抗生素如林可霉素、克林霉素、新霉素等;降压药如利血平、胍乙啶等;肝性脑病用药如乳果糖、乳山梨醇等。

### (六)其他

先天性氯化物泻、先天性钠泻等。

## 三、诊断

慢性腹泻的诊断以病史和体格检查为基础,粪便检查(包括病原体检查)作为常规。诊断未明确时进行 X 线钡剂造影检查和/或结肠镜检查。如仍不明确者则视不同情况进行一些特殊检查以求确诊。当高度怀疑一些有特效疗法的疾病(如肠结核、阿米巴肠病等)而各种检查无法确诊时,最后可进行诊断性治疗试验。

### (一)病史和体格检查

病史和体格检查重点注意以下方面。

1.病史和一般资料

病史和一般资料包括:①年龄、性别;②接触史、服药史、手术史、家族史和既往病史等;③起病情况、演变过程、患病期限。

2.排便情况

(1)排便规律:注意排便次数、发生时间、诱发因素。如每天排便十多次甚至数十次,量大和水样的粪便常为分泌性腹泻;排便频,但量小甚至只排脓血,常提示结肠的炎症或肿瘤。

半夜或清早为便意扰醒者多属器质性疾病,而肠道易激综合征多在起床排便之后,于早餐后又排便1~2次。腹泻与便秘交替常见于肠结核、肠易激综合征、糖尿病自主神经病变者,亦见于结肠憩室炎、结肠癌。

禁食可止泻的常见于渗透性腹泻,如进食麦类食物加重者见于乳糜泻,进食牛乳发生者可能为乳糖不耐受症。进某些食物诱发者见于变态反应性腹泻。禁食后腹泻仍剧,见于分泌性腹泻。

(2)粪便的量和性质:粪便量以分泌性腹泻量最大,每天达数升至十数升,小肠炎症和渗透性腹泻次之,结肠炎症量最少,每次甚至只排小量脓血而不含粪质。

粪便性质的改变如分泌性腹泻水样、几乎如清水。小肠病变为稀烂液体粪。吸收不良综合征时,酸臭糊状便见于糖吸收不良、有油滴糊状便见于脂肪吸收不良、恶臭大便见于蛋白质吸收不良。结肠病变粪便常是糊状甚至成形,炎症时粪便常带脓血而肿瘤可有血便,肠易惹综合征时可有大量黏液。

3.腹痛和腹块

腹痛轻微或缺如常见于分泌性腹泻;腹痛突出的以炎症性腹泻多见。小肠病变的疼痛和压痛位于脐周或右下腹(回肠病变);左下腹痛多见于结肠病变,直肠受累则多有里急后重感。

腹块常是肿瘤或炎症性病变,其部位和性质可提示受累肠段和病变性质。肛门指检应列为常规,在粪便带血时特别重要,约 50％结肠癌发生在直肠可被指检发现。

4.其他伴随的腹部及全身症状、体征

肝脾大、肛周脓肿和瘘管,发热、贫血、消瘦,与腹泻有关的一些肠外表现如关节炎、皮疹等,对鉴别诊断大有帮助。此外,不要忽略非腹部疾病所引起的腹泻,并注意作相应检查。

**(二)实验室检查**

1.血常规和生化检查

可了解有无贫血、白细胞增多和糖尿病、尿毒症等,以及了解水电解质和酸碱平衡情况。

2.粪便检查

(1)粪便常规检查:医师宜亲自观察患者所排的新鲜粪便,肉眼检查其量及性状。粪便常规检查包括显微镜检查红白细胞、原虫、虫卵、脂肪滴,隐血试验。

(2)粪便培养:可发现致病菌,对感染性腹泻诊断尤为重要。

值得指出的是,慢性腹泻的病原体有时不易找到,如有怀疑,应做多次检查。如能视情况采取进一步检测手段,如血吸虫卵孵化、阿米巴的血清学检查、肠道厌氧菌培养、真菌培养等,可望有更多"未明原因"腹泻得到病原学的确诊。

**(三)X 线检查**

X 线钡餐和/或钡剂灌肠造影,可观察全胃肠道的功能状态、有无器质性病变。对于克罗恩病、溃疡性结肠炎、肠结核、肠道肿瘤、某些引起吸收不良综合征的小肠病变的诊断很有帮助。对小肠病变,X 线钡餐检查对早期病例的诊断阳性率虽然不高,但目前仍然是小肠疾病确诊的一种最重要手段。对回盲部及结肠病变,钡剂灌肠造影可与肠镜检查互相补充。

**(四)结肠镜检查**

当怀疑病变在结肠或要排除结肠疾病者可用结肠镜检查,通过直接观察结肠黏膜结合活检以助诊断。检查时宜尽量进入回肠末段,这对炎症性肠病和肠结核诊断颇有价值。怀疑病变在小肠可作小肠镜检查。

**(五)特殊检查**

1.吸收功能检查

各种不同的吸收功能检查用于吸收不良综合征的不同疾病的诊断。

2.小肠黏膜活检

对吸收不良综合征的某些疾病有诊断价值。

3.血浆激素和介质测定

对分泌性腹泻的诊断有重要参考价值或确诊价值。包括:血管活性肠肽(VIP 瘤)、胃泌素(胃泌素瘤)、降钙素(甲状腺髓样瘤)、5-羟色胺(类癌)。此外,血甲状腺素测定对甲状腺功能亢进引起的腹泻有诊断价值,5-羟吲哚乙酸对类癌有诊断参考价值。

4.B 超和 CT 检查

可了解肝、胆、胰等内脏病变。

5.ERCP 检查

疑为胆道或胰腺疾病引起的腹泻,必要时可做 ERCP 检查,也可做 MRCP 检查。

慢性腹泻的病因相当广泛,其诊断与鉴别诊断在临床上常以排便情况和粪便检查作为起点,推测腹泻发生的机制分类及腹泻来源于小肠还是大肠,然后按步骤、有重点地进行检查,最终找出病因。

## 四、治疗

腹泻是症状,根本治疗是病因治疗。在腹泻的疾病过程未得到控制时,需要支持治疗及必要的对症治疗。

### (一)对症处理

因腹泻而引起的水、电解质和酸碱平衡失调及营养不良予相应处理。

### (二)止泻药

应切记,腹泻主要应针对病因进行治疗,盲目给予止泻药非但无效,反而会影响腹泻对机体保护的一面(如感染性腹泻),甚至引起严重并发症(如重度溃疡性结肠炎时可致中毒性巨结肠)。但由于过度频繁的排便会令患者感到难以忍受的不适,严重腹泻可导致水、电解质、酸碱平衡失调,短期内使用止泻药作为辅助治疗有时是必需的。对于功能性腹泻合理使用止泻药则是治疗中的一个重要环节。

轻症患者选用吸附药如药用炭、碱式碳酸铋、双八面体蒙脱石等。症状明显者,可使用复方地芬诺酯(苯乙哌啶),每次 1～2 片,2～4 次/天,此药有加强中枢抑制作用,不宜与巴比妥类等中枢抑制药同用。洛哌丁胺比复方地芬诺酯安全,药效更强而持久,用法每次 2 mg,每天 1～3 次,视大便次数调整剂量,日量不超过 8 mg。

### (三)抗胆碱药

伴痉挛性腹痛者用。必要时可合用镇静药。

(李中强)

# 第十三节　自身免疫性肝炎

自身免疫性肝炎(autoimmunexepatitis,AIH)是一种以不同程度的血清转氨酶升高、高丙种球蛋白血症和自身抗体阳性为主要临床特征的肝脏疾病,主要表现为慢性肝炎,但亦可以急性肝炎甚至急性肝衰竭起病。该病最初描述于 20 世纪 50 年代初,曾被称为狼疮样肝炎、慢性活动性自身免疫性肝炎、自身免疫性活动性肝炎等,1994 年国际胃肠病学大会上被正式定名为"自身免疫性肝炎"。

## 一、病因及发病机制

自身免疫性肝炎的病因及发病机制尚不清楚,可能涉及遗传、病毒感染、药物、毒素及免疫等多种因素。

遗传学研究发现 HLA Ⅱ类分子关键部位的基因多态性是影响 AIH 发生的主要原因。例如,本病多见于 HLA-DR3(DRB1 * 0301)及 DR4(DRB1 * 0401)阳性者,但在不同种族人群中组织相容性复合体(MHC)Ⅱ类分子对 AIH 的影响有所不同。亦有研究认为,其他免疫分子的基因多态性如肿瘤坏死因子 α(TNF-α)基因、细胞毒 T 细胞抗原 4(CTLA-4)基因的改变会促使 AIH 发生。

虽然在Ⅰ型 AIH 患者中没有明确找到病原体,但 HCV 感染的患者中有 10%抗肝肾微粒体抗体(LKM-1)阳性,有研究提示 HCV 有可能通过分子模拟诱导自身反应性 $CD8^+$ CTL,产生病毒相关性 AIH。

在人体内,特异性自身抗原肽被 HLA-Ⅱ类分子识别,并被抗原递呈细胞(APC)递呈给 T 细胞从而激活 T 细胞,后者随后分化为 $Th_1$ 和 $Th_2$ 两个亚型,分泌重要的致炎性细胞因子从而引起自身免疫反应。正常情况下,机体的免疫应答受到精细的调节和控制(主要通过免疫细胞的凋亡),因而不会发生自身免疫现象。而一旦免疫细胞的凋亡机制发生障碍,则已激活的免疫细胞可能持续不断地攻击肝细胞从而引发 AIH。最新动物实验研究表明,具有免疫抑制作用的调节性 T 细胞(Treg)活性低下和促进免疫细胞凋亡的分子 PD-1 信号通路受阻,可导致小鼠产生抗核抗体及致死性的肝炎伴肝脏中 $CD4^+$ 和 $CD8^+$ T 细胞浸润。以上证据均说明,负向免疫调节机制障碍是产生自身免疫性肝损伤的重要机制。

## 二、临床表现

自身免疫性肝炎起病方式多样,约半数患者隐匿起病,可无任何临床症状,仅在常规体检或因其他原因就诊时发现肝功能异常。对于有症状的患者,其临床表现也无特异性,最常见的症状是乏力和肌肉酸痛,其他表现包括食欲缺乏、恶心、呕吐、腹痛、皮肤瘙痒、皮疹、发热及不同程度的黄疸等。大约 30%的患者就诊时已经进展至肝硬化,8%的患者表现为呕血和/或黑粪。此外,AIH 亦可呈急性肝炎起病、甚至表现为急性肝衰竭。

AIH 可有肝外表现,包括:①关节疼痛,多为对称性、游走性、反复发作,但多无畸形;②皮肤损害:皮疹、皮下淤血、毛细血管炎;③血液系统改变:轻度贫血、白细胞和血小板减少、嗜酸性粒细胞增多;④肺部病变:可有胸膜炎、肺不张、肺间质纤维化、纤维性肺泡炎、肺动脉高压症;⑤肾脏病变:肾小球肾炎、肾小管酸中毒,肾小球内可有免疫复合物沉积;⑥内分泌失调:可出现类似 Cushing 病的综合征、桥本甲状腺炎、黏液性水肿或甲亢、糖尿病;⑦合并有其他风湿病,少数患者伴有溃疡性结肠炎。

体格检查可无异常发现,部分患者有肝大、脾大、黄疸及肝掌、蜘蛛痣等慢性肝病的体征。

## 三、实验室检查

肝功能异常主要表现为血清转氨酶(ALT、AST)明显升高,可达正常值上限 10 倍以上。胆红素也可有不同程度升高,但碱性磷酸酶、γ 谷氨酰转肽酶多正常或仅轻度升高。比较有特征的生化改变是血清球蛋白、γ-球蛋白或免疫球蛋白 G 明显增高。

血清自身抗体是 AIH 的重要特征之一,有助于 AIH 的诊断和分型。但尚未发现任何自身抗体具有明确的致病性,自身抗体的滴度与 AIH 的肝脏炎症程度之间也无明显的相关性。70%以上患者抗核抗体(ANA)和/或抗平滑肌抗体(SMA)阳性,少数患者抗肝肾微粒体抗体(抗-LKM1)、抗肝细胞胞质抗原 1 型抗体(抗-LC1)、抗可溶性肝抗原抗体/肝胰抗原抗体(抗-SLA/LP)、抗去唾液酸糖蛋白受体抗体(抗-ASGPR)、抗中性粒细胞胞浆抗体(ANCA)阳性。约 10%的患者血清全部自身抗体均阴性。

## 四、病理学

AIH 在病理学主要表现为界面性肝炎(以前称为碎屑样坏死),中至重度的淋巴细胞、特别是浆细胞浸润,伴或不伴小叶性肝炎,有些肝细胞呈玫瑰花结样排列,但无明显的胆管损伤、肉芽肿、铁沉积、铜沉积或提示其他病因的组织学变化。汇管区浆细胞浸润是该病的特征但并非诊断所必需;界面性肝炎伴或不伴小叶性肝炎是诊断 AIH 的必要条件,但界面性肝炎也可见于急慢性病毒性肝炎和药物性肝损害,因此需结合临床和其他实验室检查进行鉴别。

## 五、临床分型

根据血清自身抗体可将 AIH 分为 3 型,亦有学者认为 3 型和 1 型的临床表现相似故应归为 1 型(表 6-9)。

表 6-9　自身免疫性肝炎临床分型

| | 1 型 | 2 型 | 3 型 |
|---|---|---|---|
| 特征性抗体 | ANA/SMA | 抗-LKM1 | 抗-SLA/LP |
| 所占比例 | 80% | 4%～20% | ＜20% |
| 发病年龄 | 任何年龄 | 儿童(2～14 岁) | 任何年龄 |
| 相关 HLA | B8,DR3,DR4 | B14,DR3,C4A-QO | DR3 |
| 常见的伴随疾病 | 甲状腺炎<br>溃疡性结肠炎<br>类风湿关节炎 | 皮肤白斑病<br>1 型糖尿病<br>甲状腺炎 | 甲状腺炎<br>溃疡性结肠炎<br>类风湿关节炎 |
| 肝硬化发生率 | 45% | 82% | 75% |

## 六、诊断标准

2002 年,美国肝病学会发表的 AIH 描述性诊断标准(表 6-10)中的确诊和可疑诊断之间的主要区别是 γ 球蛋白、ANA、SMA、抗-LKM 的水平,还需排除乙醇、药物及各种肝炎病毒感染等导致的肝损害。AIH 描述性诊断标准简单易懂,临床上应用较为方便,但诊断的敏感性和特异性难以评价。

表 6-10　AIH 描述性诊断标准

| | 明确 AIH | 可能 AIH |
|---|---|---|
| 无遗传性肝病 | α-抗胰蛋白酶表型正常,血清铜蓝蛋白、铁和铁蛋白水平正常 | α-抗胰蛋白酶部分缺乏,非特异性的血清铜、血清铜蓝蛋白、铁和/或铁蛋白异常 |
| 无活动性病毒性肝病 | HAV、HBV、HCV 现症感染的标志物阴性 | HAV、HBV、HCV 现症感染的标志物阴性 |
| 无药物或酒精性肝病 | 每天饮酒低于 25 g/d,近期未使用肝毒性药物 | 每天饮酒低于 50 g/d,近期未使用肝毒性药物 |
| 实验室特征 | 主要为血清转氨酶异常,球蛋白、γ-球蛋白或免疫球蛋白 G 水平超过正常值上限 1.5 倍 | 主要为血清转氨酶异常,任何程度的高 γ-球蛋白血症 |
| 自身抗体 | ANA,SMA 或抗-LKM1 滴度≥1∶80(成人)或≥1∶20(儿童);AMA 阴性 | ANA、SMA 或抗-LKM1 滴度≥1∶40(成人)或其他自身抗体阳性 |
| 病理学发现 | 界面性肝炎,无胆管损伤、肉芽肿或提示其他病因的组织学变化 | 界面性肝炎,无胆管损伤、肉芽肿或提示其他病因的组织学变化 |

  1999 年,国际自身免疫性肝炎工作组(international AIH group,IAIHG)发表了新修订的
AIH 诊断评分系统(表 6-11)。这一诊断评分系统主要根据临床表现、生化和免疫学检查、组织
学检查及对治疗的应答等权重进行积分,治疗前积分超过 15 分或治疗后超过 17 分者可确诊为
AIH,积分在 10～15 疑诊为 AIH。其诊断 AIH 的敏感性达 97％～100％,鉴别慢性丙型肝炎的
特异性也达到 66％～100％。该评分系统对统一诊断和开展国际临床研究交流很有帮助,但因
其过分繁杂而不便于临床广泛应用。为此,2008 年 IAIHG 提出了简化的 AIH 评分系统,它仅
包括自身抗体、免疫球蛋白、组织学表现及除外病毒性肝炎四个项目(表 6-12)。其积分不低于
6 时诊断 AIH 的特异性为 97％,敏感性为 88％;积分不低于 7 时诊断 AIH 的特异性为 99％,敏
感性为 81％。

**表 6-11 AIH 诊断评分系统**

| 指标 | 计分 | 指标 | 计分 |
|---|---|---|---|
| 性别 | | 饮酒 | |
| 　女 | +2 | 　<25 g/d | +2 |
| 　男 | 0 | 　>60 g/d | −2 |
| 血清 ALP/ALT 比值(升高超过正常上限倍数的比值) | | HLA | |
| 　>3.0 | −2 | 　DR3 或 DR4 | +1 |
| 　<1.5 | +2 | 其他自身抗体 | +2 |
| γ-球蛋白或 IgG(正常值上限的倍数) | | 　抗-SLA/LP | |
| 　>2.0 | +3 | 　抗-LC1 抗-ASGPR | |
| 　1.5～2.0 | +2 | 　Panca | |
| 　1.0～1.5 | +1 | 其他自身免疫性疾病 | +2 |
| 　<1.0 | 0 | 组织学特征 | |
| ANA、SMA 或抗-LKM1 滴度 | | 　界面性肝炎 | +3 |
| 　>1∶80 | +3 | 　玫瑰花结 | +1 |
| 　1∶80 | +2 | 　浆细胞浸润 | +1 |
| 　1∶40 | +1 | 　无上述改变 | −5 |
| 　<1∶40 | 0 | 　胆管变化 | −3 |
| AMA | | 　提示其他病因的变化 | −3 |
| 　阳性 | −4 | 对糖皮质激素治疗的反应 | 1.5～2.0 |
| 　阴性 | 0 | 　完全缓解 | +2 |
| 肝炎病毒标志物 | | 　缓解后复发 | +3 |
| 　阳性 | −3 | 治疗前积分 | |
| 　阴性 | +3 | 　确定诊断 | >15 |
| 用药史 | | 　可能诊断 | 10～15 |
| 　有 | −4 | 治疗后积分 | |
| 　无 | +1 | 　确定诊断 | >17 |
| | | 　可能诊断 | 12～17 |

表 6-12　简化的 AIH 评分系统

| 指标 | 积分 |
| --- | --- |
| ANA 或 SMA≥1：40 | 1 |
| ANA 或 SMA≥1：80 或 LKM≥1：40 或 SLA 阳性 | 2 |
| IgG：＞正常值上限 | 1 |
| 　　＞1.1 倍正常值上限 | 2 |
| 组织学特征：符合 AIH | 1 |
| 　　有典型的 AIH 表现 | 2 |
| 无病毒性肝炎的特征 | 3 |
| 确定诊断 | ≥6 分 |
| 可能诊断 | ≥7 分 |

回顾性病例分析研究认为,使用原有的评分系统能够提高临床特征较少或不典型的 AIH 的诊断率,而简化的评分系统则能够更好地对具有自身免疫现象的其他疾病进行排除诊断,因而两者各有所长。

### 七、鉴别诊断

#### (一)原发性胆汁性肝硬化

原发性胆汁性肝硬化(PBC)女性多见;年龄集中在 30～70 岁,儿童罕见;临床表现主要表现为乏力、皮肤瘙痒;血清转氨酶轻度升高,而 ALP、GGT 升高明显;免疫球蛋白以 IgM 升高为主;组织学特征性改变为小叶间胆管非化脓性炎症、淋巴细胞聚集及非干酪样肉芽肿形成;最具诊断意义的免疫学检查是血清 AMA-M2 阳性。

#### (二)药物性肝炎

药物性肝炎多有明确的用药史,停药后多数患者的肝功能试验很快恢复正常。但有些药物可导致自身免疫性肝炎样的肝损伤,包括血清球蛋白升高、免疫球蛋白升高甚至自身抗体阳性,临床上不易与 AIH 鉴别。有明确的用药史、典型组织病理学特点和特征性的临床演变过程有助于两者的区别。对于困难病例需要进行长期临床、生化甚至病理学随访才能作出明确诊断。

#### (三)病毒性肝炎

虽然在多数情况下,病毒性肝炎与 AIH 比较容易区别,但是当病毒感染与自身免疫现象共存时,则鉴别有一定难度。两者的鉴别要点包括以下几点。

(1)在急性病毒感染时,自身抗体的出现常常是短暂的,随病情恢复而消失;慢性感染时,有 20％～40％的患者多种自身抗体持续阳性,但多数情况下其自身抗体滴度相对较低。

(2)病毒性肝炎诱导的自身免疫反应,抗核抗体和抗平滑肌抗体两者极少同时出现,且很少有 pANCA 及抗肝胞质抗原抗体阳性,而在 AIH 中抗核抗体和抗平滑肌抗体通常滴度较高且通常共同出现。

(3)病毒性肝炎伴发自身免疫反应以男性多见,而 AIH 患者以女性多见。

(4)病毒水平检测是确诊病毒感染的最可靠证据。

### 八、治疗

#### （一）治疗指征

血清 AST 长期升高超过正常值上限 10 倍以上或血清 AST 值在正常值上限 5 倍以上伴 γ-球蛋白水平在正常值 2 倍以上者，6 个月内的病死率可达 40％；组织学上出现桥接坏死或多腺泡塌陷者，5 年病死率达 45％。因此，对有以上表现者应当给予积极治疗，目前已有多项随机对照试验证实激素治疗可改善严重 AIH 患者的症状、实验室指标、组织学及生存率（表 6-13）。

表 6-13　自身免疫性肝炎治疗的适应证

| 绝对适应证 | 相对适应证 |
| --- | --- |
| 血清 AST 大于正常上限 10 倍 | 症状（乏力、关节痛、黄疸） |
| 血清 AST 大于正常上限 5 倍伴 γ-球蛋白高于正常 2 倍 | 血清 AST 和/或 γ-球蛋白小于绝对适应证标准 |
| 病理学有桥接样坏死或多小叶坏死 | 界面炎 |

病情较轻的 AIH 患者属于相对治疗指征，是否需要给予激素治疗需全面考虑。有研究表明，无症状且血清转氨酶、IgG 水平低，肝脏炎症活动度指数也较低的患者，在随访期间不需接受免疫抑制剂治疗，其预后良好。此外，有研究表明实验室指标轻度到中度异常的患者，病情进展亦较缓慢，15 年内肝硬化发生率为 49％，10 年病死率仅为 10％。因此，对于病情较轻的患者是否给予激素治疗应当个体化，需结合患者的症状、疾病进展、潜在的药物不良反应及患者的个人意愿，在充分考虑、权衡利弊后作出决定。

#### （二）治疗方案

自 20 世纪 70 年代起，国外多项随机对照试验证实单独应用糖皮质激素或小剂量激素联合硫唑嘌呤可使严重 AIH 患者症状缓解，实验室指标和组织学得到改善，并能延长患者生存期。即使已经发展至肝硬化阶段，对于上述治疗也有良好的效果。单用泼尼松疗法适合用于年轻女性已妊娠或准备妊娠者、恶性肿瘤患者、白细胞明显减少者和硫嘌呤甲基转移酶缺陷者。泼尼松与硫唑嘌呤联合疗法适合用于绝经后妇女、肥胖、痤疮、情绪不稳定、糖尿病、不稳定性高血压、骨质疏松症患者。两种治疗方案在疗效上无明显差别，但是联合治疗可以减轻激素的不良反应，一般优先推荐使用（表 6-14）。

表 6-14　美国肝病学会 2002 年推荐的成人 AIH 初始治疗方案

| 疗程 | 泼尼松（mg/d） | 泼尼松（mg/d）＋硫唑嘌呤（mg/d） | |
| --- | --- | --- | --- |
| 第 1 周 | 60 | 30 | 50 |
| 第 2 周 | 40 | 20 | 50 |
| 第 3 周 | 30 | 15 | 50 |
| 第 4 周 | 30 | 15 | 50 |
| 维持量至治疗终点 | 20 | 10 | 50 |

#### （三）治疗终点及对策

成人 AIH 应持续治疗至完全缓解、治疗失败、不完全应答或发生药物毒性等终点（表 6-15）。90％的患者开始治疗 2 周内血清转氨酶、胆红素和 γ-球蛋白水平即有改善，65％的患者在治疗后 18 个月内达到完全缓解,80％的患者在治疗 3 年内达到完全缓解。转氨酶及 γ-球蛋白恢复正常的患者中有 55％仍有界面性肝炎,这些患者停用后不可避免地出现复发。因此,对于治疗中临床及实验室指标达到缓解的患者,建议在停药前行肝穿刺病理学检查以确认是否组织学恢复正常。

### (四)复发后的治疗

复发是指经治疗达到完全缓解停药后,转氨酶水平高于正常上限 3 倍以上、γ-球蛋白 ＞2 g/dL(20 g/L)、肝活检再次出现界面性肝炎者。20％～100％的患者停药后复发,复发率取决于停药前的病理学改变。最理想的治疗终点是组织学恢复正常,因为达到组织学完全缓解的患者复发率仅为 20％。

表 6-15 初始治疗的终点及对策

| 治疗终点 | 标准 | 对策 |
|---|---|---|
| 完全缓解 | 症状消失;血清胆红素和 γ-球蛋白恢复正常;血清转氨酶正常或低于 2 倍正常值;肝组织正常或轻微炎症,无界面性肝炎 | 6 周以上的时间逐渐停用泼尼松、停用硫唑嘌呤;定期监测以防复发 |
| 治疗失败 | 临床、实验室和组织学恶化;血清转氨酶增加 67％以上;发生黄疸、腹水或肝性脑病 | 泼尼松 60 mg/d,或泼尼松 30 mg/d 加硫唑嘌呤 150 mg/d,至少 1 个月;临床症状改善时每月泼尼松减量 10 mg、硫唑嘌呤减量 50 mg,直至维持病情处于缓解状态的最低量 |
| 不完全应答 | 治疗期间临床、实验室和组织学特征有改善或无改善;持续治疗超过 3 年,不能达到缓解;状况无恶化。 | 低剂量维持治疗阻止恶化 |
| 药物毒性 | 发生有症状的骨量减少,情绪不稳定、难以控制的高血压、糖尿病或进行性细胞减少 | 药物减量,调整剂量后仍不能耐受者停药,能够耐受的维持治疗 |

对第 1 次复发者可重新选用初治方案,但对第 2 次复发者则需调整治疗方案。有 2 种方案可供选择。

(1)最低剂量泼尼松长期维持治疗:一般在采用泼尼松诱导缓解后每月减量 2.5 mg,直至症状缓解并使转氨酶控制在正常值 5 倍以下的最低剂量(多数患者的最低平均剂量为 7.5 mg/d)。对于泼尼松、硫唑嘌呤联合用药者,首先将泼尼松逐渐减量至能够维持生化水平稳定的最低剂量,然后停用硫唑嘌呤同时调整泼尼松剂量以保持病情稳定。

(2)单用硫唑嘌呤的长期维持治疗:此法最早用于泼尼松联合硫唑嘌呤治疗的患者,病情缓解后硫唑嘌呤加量至 2 mg/(kg・d),然后泼尼松每月减量 2.5 mg 直到完全停用。对于单用泼尼松的患者,可以加用硫唑嘌呤 2 mg/(kg・d),然后泼尼松每月减量 2.5 mg 至停药。

目前尚无两种治疗方案的比较研究,因此无法判断哪种方法疗效更好。回顾性的研究表明维持治疗不需要终身使用,完全停药后 5 年的持续缓解率为 13％。因此对于所有接受治疗的患者均可根据病情变化选择合适的停药时机。

### (五)其他治疗药物

虽然单独应用糖皮质激素或联合硫唑嘌呤治疗是目前 AIH 的标准治疗方案,但并非所有人都对激素治疗产生应答;且即使激素治疗有效,尚需考虑药物不良反应对患者造成的影响。如无效或出现药物不耐受,可考虑试用环孢素、他克莫司、环磷酰胺、巯基嘌呤、麦考酚酯等药物,它们在一些小型临床试验研究中显示有一定效果。

**1.环孢素**

常规剂量为 5～6 mg/(kg·d)，其作为补救治疗方法曾成功应用于标准化治疗失败的成人 AIH 患者。同时有研究显示，先用环孢素作为一线药物，继之应用糖皮质激素和硫唑嘌呤方案，对儿童 AIH 有效。

**2.他克莫司**

常规剂量为 4 mg，每天 2 次。在几项小型试验中应用于常规治疗无效的 AIH 患者，结果提示可改善患者的生化指标及组织学炎症活动指数。

**3.麦考酚酯**

3 个小型临床研究提示其可以在标准治疗中替代硫唑嘌呤，但必须与泼尼松联合应用。其优点是不受患者体内硫代嘌呤甲基转移酶活性的影响。

**4.布地奈德**

布地奈德是第二代类固醇皮质激素，口服后 90% 的药物在肝脏内首过代谢，在肝脏内被清除前可以高浓度作用于淋巴细胞，因而可减轻或避免激素的全身不良反应。在严重的 AIH 及糖皮质激素依赖的患者中被证实无效，但初步研究认为该药对轻型 AIH 患者可能有应用价值。

**5.6-巯基嘌呤**

最初给药剂量为 50 mg/d，后逐渐增至 15 mg/(kg·d)。可用于硫唑嘌呤治疗失败的补救治疗。

**6.熊去氧胆酸**

已被证实在严重 AIH 患者辅助治疗中无效，但可改善实验室指标，故可能对轻微炎症活动的患者治疗有一定价值。

**（六）肝脏移植**

肝移植是治疗终末期自身免疫性肝炎肝硬化的有效方法，患者移植后 5 年存活率为 80%～90%，10 年存活率为 75%，多数患者于肝移植后 1 年内自身抗体转阴，高 γ-球蛋白血症缓解。有报道称肝移植术后 5 年 AIH 的复发率为 17%，但通过调整免疫抑制药可有效控制病情。

（李中强）

# 第十四节　酒精性肝病

## 一、概述

正常人 24 h 内体内可代谢酒精 120 g，而酒精性肝病（ALD）是由于长期大量饮酒，超过机体的代谢能力所导致的疾病。临床上分为轻症酒精性肝病（AML）、酒精性脂肪肝（AFL）、酒精性肝炎（AH）、酒精性肝纤维化（AF）和酒精性肝硬化（AC）不同阶段。严重酗酒时可诱发广泛肝细胞坏死甚至急性肝衰竭。因饮酒导致的 ALD 在西方国家已成为常见病、多发病，占中年人死因的第 4 位。我国由酒精所致肝损害的发病率亦呈逐年上升趋势，酒精已成为继病毒性肝炎后导致肝损害的第二大病因，严重危害人民健康。

ALD 的发病机制较为复杂,目前尚不完全清楚。可能与酒精及其代谢产物对肝脏的毒性作用、氧化应激、内毒素、细胞因子($TNF-\alpha$、$TGF-\beta$ 等)产生异常、免疫异常、蛋氨酸代谢异常、酒精代谢相关酶类基因多态性、细胞凋亡等多种因素有关。

## 二、诊断

### (一)酒精性肝病临床诊断标准

(1)有长期饮酒史,一般超过 5 年,折合酒精量男性不低于 40 g/d,女性不低于 20 g/d,或 2 周内有大量饮酒史,折合酒精量超过 80 g/d。但应注意性别、遗传易感性等因素的影响。酒精量换算公式为:酒精量(g)=饮酒量(mL)×酒精含量(%)×0.8。

(2)临床症状为非特异性,可无症状,或有右上腹胀痛、食欲缺乏、乏力、体质量减轻、黄疸等;随着病情加重,可有神经精神、蜘蛛痣、肝掌等症状和体征。

(3)血清天冬氨酸氨基转移酶(AST)、丙氨酸氨基转移酶(ALT)、$\gamma$-谷氨酰转肽酶(GGT)、总胆红素(TBIL)、凝血酶原时间(PT)和平均红细胞容积(MCV)等指标升高,禁酒后这些指标可明显下降,通常4 周内基本恢复正常,AST/ALT>2,有助于诊断。

(4)肝脏 B 超或 CT 检查有典型表现。

(5)排除嗜肝病毒的感染、药物和中毒性肝损伤等。

符合第(1)(2)(3)项和第(5)项或第(1)(2)(4)项和第(5)项可诊断酒精性肝病;仅符合第(1)(2)项和第(5)项可疑诊酒精性肝病。

### (二)临床分型诊断

1.轻症酒精性肝病

肝脏生物化学、影像学和组织病理学检查基本正常或轻微异常。

2.酒精性脂肪肝

影像学诊断符合脂肪肝标准,血清 ALT、AST 可轻微异常。

3.酒精性肝炎

血清 ALT、AST 或 GGT 升高,可有血清 TBIL 增高。重症酒精性肝炎是指酒精性肝炎中,合并肝性脑病、肺炎、急性肾衰竭、上消化道出血,可伴有内毒素血症。

4.酒精性肝纤维化

症状及影像学无特殊。未做病理检查时,应结合饮酒史、血清纤维化标志物(透明质酸、Ⅲ型胶原、Ⅳ型胶原、层粘连蛋白)、GGT、AST/ALT、胆固醇、载脂蛋白-A1、TBIL、$\alpha_2$ 巨球蛋白、铁蛋白、稳态模式胰岛素抵抗等改变,这些指标十分敏感,应联合检测。

5.酒精性肝硬化

有肝硬化的临床表现和血清生物化学指标的改变。

## 三、鉴别诊断

鉴别诊断见表 6-16。

## 四、治疗

### (一)治疗原则

治疗包括戒酒、改善营养、治疗肝损伤、防治并发存在的其他肝病、阻止或逆转肝纤维化的进展、促进肝再生、减少并发症、提高生活质量、终末期肝病进行肝移植等措施。

表 6-16　酒精性肝病的鉴别诊断

| | 病史 | 病毒学检查 |
| --- | --- | --- |
| 非酒精性肝病 | 好发于肥胖、2 型糖尿病患者 | 肝炎标志物阴性 |
| 病毒性肝炎 | 无长期饮酒史 | 肝炎标志物阳性 |
| 酒精性肝病 | 有长期饮酒史 | 肝炎标志物阴性 |

**1.戒酒**

其中戒酒是 ALD 治疗的最关键措施,戒酒或显著减少酒精摄入可显著改善所有阶段患者的组织学改变和生存率;Child A 级的 ALD 患者戒酒后 5 年生存率可超过 80%;Child B、C 级患者在戒酒后也能使 5 年生存率从 30% 提高至 60%,除戒酒以外尚无 ALD 特异性治疗方法。戒酒过程中应注意戒断综合征(包括酒精依赖者,神经精神症状的出现与戒酒有关,多呈急性发作过程,常有四肢抖动及出汗等症状,严重者有戒酒性抽搐或癫痫样痉挛发作)的发生。

**2.营养支持**

ALD 患者同时也需良好的营养支持,因其通常并发热量、蛋白质缺乏性营养不良,而营养不良又可加剧酒精性肝损伤。因此,宜给予富含优质蛋白和 B 族维生素、高热量的低脂饮食,必要时适当补充支链氨基酸为主的复方氨基酸制剂。酒精性肝病的饮食治疗可参考表 6-17。

表 6-17　ALD 患者的饮食指导原则

| |
| --- |
| 蛋白质=1.0~1.5 g/k 体质量 |
| 总热量=1.2~1.4 休息状态下的能量消耗[最少 126.52 kJ(30 kcal)/kg 体质量] |
| 50%~55% 为糖类,最好是复合型糖类 |
| 30%~35% 为脂肪,最好不饱和脂肪酸含量高并含有足量的必须脂肪酸 |
| 营养最好是肠内或口服(或)经小孔径喂食给予;部分肠道外营养为次要选择;全肠外营养为最后的选择 |
| 水、盐摄入以保持机体水、电解质平衡 |
| 多种维生素及矿物质 |
| 支链氨基酸的补充通常并不需要 |
| 许多患者能耐受标准的氨基酸补充 |
| 若患者不能耐受标准氨基酸补充仍可补充支链氨基酸 |
| 避免仅仅补充支链氨基酸,支链氨基酸并不能保持氮的平衡 |
| 有必要补充必需氨基酸,必需氨基酸指正常时可从前体合成而在肝硬化患者不能合成,包括胆碱、胱氨酸、氨基乙磺酸、酪氨酸 |

**3.维生素及微量元素**

慢性饮酒者可能因摄入不足、肠道吸收减少、肝内维生素代谢障碍、疾病后期肠道黏膜屏障衰竭等导致维生素(维生素 $B_1$、维生素 $B_6$、维生素 A、维生素 E、叶酸等)、微量元素(锌、硒)的严重缺乏。因此适量补充上述维生素和微量元素是必需的,尤其是补充维生素 $B_1$(目前,推荐应用脂溶性维生素 $B_1$ 前体苯磷硫胺)和补锌在预防和治疗 ALD 非常重要。而维生素 E 是临床上使用较早的抗氧化剂,脂溶性的维生素 E 可以在细胞膜上积聚,结合并清除自由基,减轻肝细胞膜及线粒体膜的脂质过氧化。Sokol 等发现维生素 E 能明显减轻胆汁淤积时疏水性胆汁酸所引起的肝细胞膜脂质过氧化,从而减轻肝细胞损伤。

**(二)药物治疗**

1.非特异性抗感染治疗

(1)糖皮质激素:多项随机对照研究和荟萃分析,使用糖皮质激素治疗 ALD 仍有一些争议,对于严重急性肝炎(AH)患者,糖皮质激素是研究得最多也可能是最有效的药物。然而,接受激素治疗的患者病死率仍较高,特别在伴发肾衰竭的患者。激素是否能延缓肝硬化进展及改善长期生存率尚不明确。并发急性感染、胃肠道出血、胰腺炎、血糖难以控制的糖尿病者为应用皮质激素的禁忌证。

(2)己酮可可碱(PTX):一种非选择性磷酸二酯酶抑制剂,具有拮抗炎性细胞因子的作用,可降低 TNF-α 基因下游许多效应细胞因子的表达。研究表明 PTX 可以显著改善重症 AH 患者的短期生存率,但在 PTX 成为 AH 的常规治疗方法之前,还需进行 PTX 与糖皮质激素联合治疗或用于对皮质激素有禁忌证的 AH 患者的临床试验。

2.保肝抗纤维化

(1)还原型谷胱甘肽:由谷氨酸、半胱氨酸组成,具有广泛的抗氧化作用,可与酒精的代谢产物乙醛、氧自由基结合,使其失活,并加速自由基的排泄,抑制或减少肝细胞膜及线粒体膜过氧化脂质形成,保护肝细胞。此外,还可以通过 γ-谷氨酸循环,维护肝脏蛋白质合成。目前临床应用比较广泛。

(2)多稀磷脂酰胆碱(易善复):由大豆中提取的磷脂精制而成,其主要活性成分是 1,2-二亚油酰磷脂酰胆碱(DLPC)。DLPC 可将人体内源性磷脂替换,结合并进入膜成分中,增加膜流动性,同时还可以维持或促进不同器官及组织的许多膜功能,包括可调节膜结合酶系统的活性;能抑制细胞色素 $P4502E_1$($CYP2E_1$)的含量及活性,减少自由基;可增强过氧化氢酶活性、超氧化物歧化酶活性和谷胱甘肽还原酶活性。研究表明,多稀磷脂酰胆碱可提高 ALD 患者治疗的有效率,改善患者的症状和体征,并提高生存质量,但不能改善患者病理组织学,只能防止组织学恶化的趋势。常用多稀磷脂酰胆碱 500 mg 静脉给药。

(3)丙硫氧嘧啶(PTU):多个长期疗效的观察研究提示 PTU 对重度 ALD 有一定效果,而对于轻、中度 ALD 无效。RambaldiA 通过随机、多中心、双盲、安慰剂对照的临床研究,发现 PTU 与安慰剂相比,在降低病死率、减少并发症及改善肝脏组织学等方面没有显著差异。由于 PTU 能引起甲状腺功能减退,因此应用 PTU 治疗 ALD 要慎重选择。

(4)腺苷蛋氨酸:酒精通过改变肠道菌群,使肠道对内毒素的通透性增加,同时对内毒素清除能力下降,导致高内毒素血症,激活库普弗细胞释放 TNF-α、TGF-β、IL-1、IL-6、IL-8 等炎症细胞因子,使具有保护作用的 IL-10 水平下调。腺苷蛋氨酸能降低 TNF-α 水平,下调 TGF-β 的表达,抑制肝细胞凋亡和肝星状细胞的激活,提高细胞内腺苷蛋氨酸/S-腺苷半胱氨酸比值,并能够去除细胞内增加的 S-腺苷半胱氨酸,提高肝微粒体谷胱甘肽贮量从而阻止酒精性肝损发生,延缓肝纤维化的发生和发展的作用。

(5)硫普罗宁:含有巯基,能与自由基可逆性结合成二硫化合物,作为一种自由基清除剂在体内形成一个再循环的抗氧化系统,可有效清除氧自由基,提高机体的抗氧化能力,调节氧代谢平衡,修复乙醇引起的肝损害,对抗酒精性肝纤维化。临床试验显示,硫普罗宁在降酶、改善肝功能方面疗效显著,对抗酒精性肝纤维化有良好的作用。

(6)美他多辛:由维生素 $B_6$ 和吡咯烷酮羧酸组成的离子对化合物,作为乙醛脱氢酶激活剂,通过增加细胞内乙醇和乙醛脱氢酶活性,加快血浆中乙醇和乙醛的消除,减少乙醇及其代谢产物对肝脏或其他组织的毒性作用时间;在 HepG2 细胞中可预防由乙醇和乙醛引起的谷胱甘肽耗竭和脂质过氧化损害的增加,可预防乙醛引起的胶原增加并减少 TNF-α 的分泌,可提高肝脏 ATP 浓度,加快细胞内氨基酸转运,拮抗乙醇对色氨酸吡咯酶的抑制作用。研究发现,无论戒酒与否,美他多辛用药 6 周均能显著改善肝脏生化功能,试验组影像学改善的总有效率有高于安慰剂组的趋势,但组间比较并无统计学差异。

(7)二氯醋酸二异丙胺:维生素 B$_{15}$ 的有效成分,通过抑制合成胆固醇的限速酶 HMG-CoA 还原酶的活性,减少胆固醇的合成;促进肝细胞内线粒体上的脂肪酸与葡萄糖的氧化,抑制糖异生,减少外周血甘油和游离脂肪酸的浓度,有效抑制肝脏甘油三酯的合成;同时还促进胆碱合成,磷脂合成,增加肝细胞膜流动性,加速脂质转运。研究表明二氯醋酸二异丙胺可显著调节血脂代谢,降低血清胆固醇和甘油三酯水平,能明显改善肝功能,对 AFL 有较好的疗效,且具有不良反应少,患者耐受好的特点。

(8)复方甘草酸苷:为含半胱氨酸、甘草酸的甘草酸铵盐制剂,具有保护肝细胞膜、抗感染、调节免疫、预防纤维化和皮质激素样作用。实验结果显示,复方甘草酸苷可降低转氨酶,改善临床症状及体征,对控制 ALD 病情发展、减轻肝纤维化程度有较好的疗效。另外,本实验中治疗组仅 1 例出现轻度水肿,经对症治疗后逐渐恢复正常,无须减药或停药,且不良反应不影响临床疗效。

(9)水飞蓟宾:氧应激是 ALD 发生的重要机制。研究证实,水飞蓟宾为重要的抗氧化剂,具有保护细胞膜及其他生物膜的稳定性、清除自由基、抑制肝纤维化、刺激蛋白质合成和抑制 TNF-α 的产生等作用。可用于酒精性肝纤维化、肝硬化的长期治疗。

**(三)肝移植**

晚期 ALD 是原位肝移植的最常见指征之一。Child C 级酒精性肝硬化患者的 1 年生存率为 50%~85%,而 Child B 级患者 1 年生存率为 75%~95%。因此,如果不存在其他提示病死率增高的情况如自发性细菌性腹膜炎、反复食管胃底静脉曲张出血或原发性肝细胞癌等,肝移植应限于 Child C 级肝硬化患者。虽然大多数移植中心需要患者在移植前有一定的戒酒期(一般为 6 个月),但移植后患者再饮酒的问题及其对预后的影响仍值得重视。目前,统计的移植后再饮酒的比例高达 35%。大多数移植中心为戒酒后 Child-Pugh 积分仍较高的患者提供肝移植治疗。多项研究显示,接受肝移植的酒精性肝硬化患者的生存率与其他病因引起的肝硬化患者相似,5 年和 10 年生存率介于胆汁淤积性肝病和病毒性肝病之间。移植后生活质量的改善也与其他移植指征相似。

(李中强)

# 第十五节　药物性肝病

药物性肝病(drug induced liver disease,DILI)是指由于药物或其代谢产物引起的肝损害。药物引起的肝损害主要表现为肝细胞坏死,胆汁淤积,肝细胞内微脂滴沉积,并可演变为慢性肝炎、肝纤维化和肝硬化等。

## 一、病因

### (一)药物在肝脏中的代谢

肝脏是药物在体内代谢的最主要场所,药物在肝脏内经过一系列药物代谢酶的作用,经过生物转化后排出体外,因此,肝脏的病理状态可以影响药物在体内的代谢过程,从而影响药物的疗效并可产生不良反应,同时药物及其代谢产物也可造成肝脏损害。药物依赖药物代谢酶的作用经过氧化、还原、水解及结合等途径转化为具有极性的代谢物质,这一过程称为生物转化。药物代谢酶是光面内质网内一组混合功能性氧化酶,包括细胞色素 P450 Ⅰ、Ⅱ、Ⅲ,单氨氧化酶、细胞色素 C 还原酶等及胞质中的辅酶Ⅱ(还原型 NADPH)。药物在肝内进行的生物转化过程分为两个阶段,分别称为Ⅰ相反应和Ⅱ相反应。

1.Ⅰ相反应(phase Ⅰ reaction)

Ⅰ相反应包括氧化、还原和水解 3 种途径,其中以氧化反应最为重要,其次为还原和水解反应。多数药物的第Ⅰ相反应在肝细胞表面内质网进行,经过表面内质网上微粒体内一系列药物代谢酶的作用,使非极化脂溶性化合物产生带氧的极性基团,如羟基(—OH)、羧基(—COOH)、氨基(—NH)等,从而增加其水溶性,羟化不稳定产物,还可进一步分解。一般药物经过第Ⅰ相的氧化、还原或水解后变为极性和水溶性较高而活性较低的中间代谢产物,为第 2 阶段提供可被药酶作用的合适底物。

2.Ⅱ相反应(phase Ⅱ reaction)

通过结合反应途径以Ⅰ相反应所提供的极性代谢物为底物,在转移酶的作用下,底物极性基团分别与极性配体葡萄糖醛酸、谷胱甘肽、谷氨酰甘氨酸、乙酰基甲基等基团结合。结合作用不仅掩盖了某些药物分子上的某些功能基团,而且可改变其理化性质,增加水溶性,形成水溶性的最终产物,通过尿液或胆汁排出体外。因此,Ⅱ相反应为合成生物转化反应,通常是解毒反应,破坏化合物及其产物的生物活性,转化为葡萄糖醛酸、硫醛氨酸衍生物和其他化合物排出体外。

$$\text{药物} \xrightarrow{\text{第Ⅰ相酶类}} \text{氧化、还原和/或水解后产物} \xrightarrow{\text{第Ⅱ相酶类}} \text{结合产物}$$

药物的结合反应分为两种类型,第 1 种类型为药物与活性基团结合,第 2 种类型为被激活的药物与有关化合物结合。Ⅰ相反应的 P450 酶系与Ⅱ相反应的结合作用酶系在分布、功能及诱导性等方面均有差别,提示这两相反应具有不同的生物学定义,谷胱甘肽(GSH)在结合和解毒作用中起重要作用,它能与亲电子基、氧基相作用,可防止肝细胞损害。

### (二)肝脏对药物的排泄

肝脏对药物代谢的功能包括生物转化和将药物从胆汁排泄出体外,一般分子量>400 的化合物主要直接从胆汁排泄,而分子量<300 的化合物则进入血液从肾脏排出。大多药物通过Ⅰ相反应和Ⅱ相反应生物转化后形成的结合代谢物从胆汁中排出。肝脏对少数未经过转化或仍呈活性状态的药物的排泄能力直接影响该药在血液中的浓度。经胆汁排入肠道的结合代谢产物呈高度水溶性,不易被肠道吸收而随同肠内容物一起排出体外;但有些代谢产物在肠黏膜或肠内细菌分泌的葡萄糖醛酸苷酶等水解酶的作用下去掉结合酶又转为脂溶性,被肠黏膜吸收进入肝门静脉系统,即形成"肠肝循环",从而延长了药物的作用时间。此外,当肾功能减退时会影响一些药物从肾脏排出,在此状态下肝脏对药物的排泄则成为重要的代偿途径。

### （三）影响药物代谢的因素

**1.药物代谢的遗传多态性**

肝脏药酶系特别是 P450 具有遗传多态性，从而形成药物代谢的个体差异，影响药物的药理作用，产生药物的不良反应、致癌性和易感性。在 Ⅰ 相反应中药物多态性以异奎胍为例，具有 P450ⅡD 变异。对异奎胍羟化作用有遗传性的个体，在应用抗高血压药、钙通道阻滞剂、β 受体拮抗药、膜抑制抗心律失常药等时会出现药物代谢异常，导致药效增强，时间延长，易发生不良反应。在 Ⅱ 相反应中药物代谢呈多态性，以异烟肼为例，分为乙酰化快型和乙酰化慢型，慢型乙酰化个体长期服用异烟肼可产生红斑狼疮综合征，易发生周围神经病变。P450ⅠA1 和 P450ⅠA2 能激活某些致癌原，其遗传变异与对某些癌的易患性有关。

**2.药酶的诱导和抑制**

（1）酶诱导作用：一些亲脂药物或外源性物质可使肝内药酶的合成显著增加，导致对其他药物的代谢增加，这种作用称为酶的诱导。目前，已知至少有 200 多种药物和环境中的化学物质具有酶诱导作用，如苯巴比妥、苯妥英钠、螺内酯（安体舒通）、利福平等。药酶的诱导作用有时可造成药物性肝损害或化学性致癌。

（2）酶抑制作用：某些药物可通过抑制药酶而使另一药物代谢延迟，使药物作用增强或延长。由于微粒体药酶专一性少，这种药物可作为同一酶系的底物导致多种药物之间对酶结合部位的竞争，因此某种药物受一种酶催化时，可以影响对其他药物的作用，如氯霉素可抑制苯妥英钠、双香豆素、甲磺丁脲的代谢。

（3）其他因素：年龄、性别、营养状态、饥饿、妊娠、内分泌昼夜调节等，均可导致不同个体的药效和不良反应出现差异。

### （四）肝脏疾病对药物代谢的影响

肝脏疾病影响肝脏药酶的结合作用，从而影响药物的代谢。此外，血液浓度、血浆蛋白浓度、肝脏有效血容量、有效肝细胞总数、门-体血液分流等发生改变，也会影响药物代谢和血液浓度。药物从肝门静脉进入肝脏后，被不同程度地清除，其他部分则通过肝脏进入体循环。肝脏清除率表示单位时间内血浆内药物被肝脏所清除的量，提示肝清除和进入肝脏药物浓度的关系。肝脏清除率（CIH）＝Q×ER，Q 代表肝脏血流量，ER 为肝脏摄取率。肝脏对各种药物摄取率不同，高摄取率的药物在肝脏内清除率高，这类药物的清除率受血流量影响大，受血浆蛋白结合影响小，成为流速限定性药物。低摄取率药物在肝脏内清除率低，受药酶和结合酶影响大，同时也受血浆蛋白结合影响，而受血流量影响小，称为能力限定性药物。药物代谢和清除能力与肝病的严重程度成正比，肝病时药物清除能力的改变与药物本身的理化特性也有一定的关系。在急性肝炎时药物清除率改变较短暂，而在肝硬化失代偿期药物清除率的改变显著而持久。例如，在肝硬化时，地西泮、氯霉素、西咪替丁等药物的半衰期延长，肝脏的清除率降低。患严重肝病或慢性肝病时，由于有效血流量降低，使一些口服的高 ER 药物通过受阻，生物利用度增加，药物清除率减低导致血药浓度升高，如吗啡、水杨酸类、氯丙嗪等。严重肝病时由于某些药物如吗啡、地西泮等受体增加或其敏感阈值降低，即使正常剂量的 1/3～1/2 也可能诱发肝性脑病。

## 二、发病机制

造成药物性肝病的机制基本上分为两类，即可预测性（内源性肝毒性）和不可预知性（特异性反应）。可预测性药物性肝损害主要是药物的直接作用所致。近年来，由于药物性不良反应日益引起人们的重视,对药物的筛选和监测也越来越严格和严密,因此,临床上大多数药物性肝损害是不可预测的。不可预测性的肝损害在发病机制上可分为代谢异常和变态反应。

## (一)药物代谢异常的肝损害机制

绝大多数药物被机体摄入或吸收后经过机体代谢处理后排出体外,小部分药物不经过代谢而直接从肾脏或肠道排出。Ⅰ相反应属于细胞色素 P450(CYP)酶系,药物在 CYP 催化下由脂溶性变为水溶性,以利于药物代谢产物从肾脏排泄,因为 CYP 酶系在肝脏中含量最多,因此肝脏是绝大多数药物包括内源性物质在内的最大代谢脏器。CYP 酶系对药物代谢有两重性,既可以解毒也可以增加其毒性,致使肝脏被损害。首先,药物在肝脏 CYP 酶系催化作用下,被氧化或水解或被还原;催化反应后产生的药物代谢产物绝大多数无毒或有低毒性,而少部分代谢产物的毒性大于原药;被活化的毒性代谢产物损害肝脏,甚至有致癌性。其次,某些因素可诱导或抑制 CYP 酶系的功能,从而干扰正常药物的代谢过程,如某种 CYP 酶被超常诱导催化,产生过量的毒性产物而损害肝脏。此外,患急性和慢性肝病的患者,肝脏 CYP 酶的表达受到影响,药物代谢紊乱,导致在肝病状态下使用某些药物更易引起肝脏损害。

Ⅱ相反应药物酶可使一些具有结合作用的酶蛋白如还原性谷胱甘肽、葡萄糖醛酸酶等直接与原药结合,使之失活或灭活,并由 CYP 酶催化毒性代谢物质。如果这些药酶绝对或相对不足会使结合容量降低,导致原药或毒性代谢产物的游离浓度过高而产生肝毒性。

## (二)药物损害的免疫机制

药物变态反应是免疫机制介导的肝脏损害,其特点为:①不可预测;②药物剂量和疗程无关;③仅发生于某些个人或人群;④具有免疫异常的指征;⑤可有肝外组织器官的损害;⑥实验动物模型无法复制。

以下肝外变态反应提示药物性肝损害与免疫介导有关:①使用某种药物后出现发热、皮疹、关节痛等;②血液嗜酸性粒细胞增多,血液中免疫复合物阳性,非器官特异性自身免疫抗体阳性,其中可能有与药物相关的自身抗体;③肝组织中嗜酸性粒细胞浸润,肉芽组织形成。

目前,免疫介导肝损害的确切机制尚未明确,但大多研究认为细胞免疫和体液免疫均参与了药物性肝损害的过程,药物或其他代谢产物与肝脏特异蛋白质结合成为抗原,经过巨噬细胞加工后被免疫活性细胞识别,导致了变态反应。一般认为是 T 杀伤细胞或抗体依赖的 K 细胞的攻击作用(ADCC 反应)导致了肝损害,如果有多量的免疫复合物沉积于肝组织内就可能引起重症肝炎。

20 世纪 80 年代,关于药物与机体相互作用的研究结果证实摄入药物后可打破机体的免疫耐受,导致自身免疫反应,可以降低功能性 T 抑制细胞的活性,发生脏器损害,合并单核巨噬细胞的功能改变;当 T 抑制细胞功能全面下降时,则会导致器官非特异性自身抗体的出现。因肝脏是药物代谢的主要场所,因此,绝大多数外来物质进入机体后均要经过肝脏代谢,肝细胞代谢过程中产生具有活性的代谢产物,与肝细胞内的大分子物质相结合,再被转运到细胞膜,形成具有抗原性的靶点,诱导产生抗肝细胞抗体。免疫介导的药物性肝损害具有个体差异性,宿主对某种药物的免疫应答反应是决定药物性肝损害的主要因素。免疫介导的药物性肝损害较少见,往往集中发生于某一个家族成员内部。氟烷肝炎是免疫介导药物性肝损害的典型例子,一般在用药后 28 d 内出现肝损害,外周血嗜酸性粒细胞增多,肝脏嗜酸性粒细胞浸润,体内器官非特异性抗体阳性,循环免疫复合物阳性。研究证实氟烷肝炎患者体内产生的抗体可与多种肝脏蛋白质抗原结合,包括 CYP94、CYP2EL、药物代谢相关的酶或蛋白质成分,氟烷代谢过程中代谢物等构成自身抗原,被转运到肝细胞膜,成为免疫系统的攻击目标,产生自身抗体。

对某种药物易发生肝炎的患者可能存在药物代谢、胞内自身抗原向胞膜转运、抗原呈递和抗原识别等多方面异常,该类患者属于特异体质人群。

### (三)药物性胆汁淤积机制

胆汁主要在肝细胞内形成,排入毛细胆管再进入叶间胆管、胆管和胆总管。当胆汁不能正常流入胆管,则出现肝内胆汁淤积而引起一系列病理和临床表现。药物引起淤胆主要是肝细胞水平的胆汁流障碍,肝细胞是高度极化的上皮细胞,其基侧膜面向肝窦,顶端膜形成毛细胆管腔,基侧膜面与毛细胆管膜交界处紧密相连,将细胞旁间隙封闭,使毛细胆管与肝窦隔开,结果阻止了胆汁流入血液。肝细胞水平胆流形成过程包括将血液内的胆汁酸、卵磷脂、胆红素等有机物质从肝窦摄入肝细胞,并在肝细胞内转运,通过毛细胆管排出,如上述步骤出现障碍将造成肝内细胞淤胆。此外,胆汁是由毛细胆管膜分泌的,该膜的流通性和完整性如果受损对于胆汁淤积的发生也有重要影响。

## 三、病理

依据临床表现和病变程度的变化,药物性肝病一般分为急性和慢性两大类,急性药物性肝病包括急性肝炎型、肝内胆汁淤积型、急性脂肪肝型和混合型等,临床以肝病表现为主或伴有肝外表现。慢性药物性肝病种类较多,若早期发现,停药后病变可逆转。

### (一)急性药物性肝病

1.肝细胞毒损害

(1)肝炎型:多种药物可引起肝细胞损害和坏死,病理学改变轻重不一,轻者仅见点状坏死,重者表现为带状或大块性坏死伴有网状支架塌陷,汇管区和小叶内炎性细胞浸润、淤胆和库普弗细胞增生。不同药物引起的病理改变有所不同,如异烟肼和甲基多巴引起急性弥漫性肝炎,而对乙酰氨基酚过量可引起大块性肝坏死,丙戊酸可引起小叶中心性坏死和微泡性脂肪变性。

(2)脂肪肝型:使用某些药物可发生脂肪肝,如大剂量静脉滴注四环素、门冬酰胺酶、丙戊酸等,可引起肝细胞内大量脂肪小滴沉着,而甲氨蝶呤、硫唑嘌呤等可引起脂肪大滴沉着,电镜显示光面内质网呈蜂窝状变化。患微泡性脂肪肝时,转氨酶升高可达正常的 $5\sim20$ 倍,而患巨泡性脂肪肝时转氨酶为轻中度升高,为正常人的 $1\sim3$ 倍。凝血酶原时间延长,肾功能减退,亦可有代谢性酸中毒,血小板可正常或轻度增高。

2.急性肝内淤胆

(1)毛细胆管型:即为单纯淤胆型,睾酮衍生物可引起此类肝病,在其 $C_{17}$ 的 a 位置均有烷基。通常在服药 $3\sim4$ 个月出现黄疸,丙氨酸氨基转移酶(ALT)增高,长期服用均可发生 BPC 滞留。病理变化主要为肝小叶中心区肝内淤胆,毛细胆管内有胆栓,肝细胞和库普弗细胞内有胆色素沉着,一般无肝实质细胞损害,亦无炎症反应。内镜下见毛细胆管扩大,微绒毛变短或消失,高尔基体肥大,毛细胆管周围溶酶体增多。

(2)肝毛细胆管型:以淤胆为主,伴轻度肝细胞损害(炎症),大多数含有卤素的环状化合物可引发肝内淤胆伴炎症。黄疸发生率为1%,黄疸的发生与药物剂量无关;70%病例再次服药时可再次发生黄疸或肝功能障碍。如果发生脱敏反应,继续服药后黄疸可消退。病理变化表现为毛细胆管肝细胞和星状细胞内有胆汁淤积,小叶中心尤为显著。汇管区有单核细胞、淋巴细胞和中性粒细胞浸润,早期有嗜酸性粒细胞浸润,肝细胞呈球状、羽毛状变性和灶状坏死。电镜可见毛细胆管扩张,微绒毛减少、消失和变性,内质网肿胀和破裂。

(3)胆管型:此型少见,一般见于动脉插管进行滴注和使用氟脱氧尿苷的患者导致的硬化性胆管炎。

3.混合型

在病理和临床兼有淤胆和肝细胞损害的药物性肝炎称为混合性肝损害。此种损害包括两种情况:一种以肝实质损害为主,伴有淤胆,ALT/AST 升高明显,ALP 及胆固醇相对升高,呈现淤胆的临床表现,引起此类混合性肝损害的药物有磺胺类、对氨基水杨酸(PAS)、抗惊厥药等;另一种以淤胆为主,伴有肝实质损害,ALT/AST 亦相对升高,血清 ALP 及胆固醇极度升高,引起此类混合性肝损害的药物有氯丙嗪、红霉素等。

4.变态反应性肝炎

此类药物性肝损害是指药物所致的肝损害不易归类,一般认为此型肝炎与免疫机制有关。病理改变以肝实质损害为主,呈灶状、带状或大块坏死等,有时伴有不同程度的淤胆,同时伴有肝外脏器损害,如淋巴结、皮肤病变、血液骨骼改变、心肌炎、间质性肾炎和关节炎等。

## (二)慢性肝损害

见表 6-18。

表 6-18　慢性药物肝损害

| 类型 | 类似病症 | 药物举例 |
| --- | --- | --- |
| 慢性肝炎 | | |
| 非特异性 | 慢性病毒性肝炎 | 阿司匹林、异烟肼、氟烷 |
| 活动性 | 自身免疫性肝炎 | 甲基多巴、双醋酚汀、丙硫氧嘧啶、磺胺类 |
| 脂肪变性 | | |
| 脂肪肝 | 酒精性脂肪肝 | 皮质类固醇、胺碘酮(乙胺碘呋酮) |
| 磷脂蓄积症 | 酒精性肝病 | 哌克昔林、胺碘酮 |
| 胆汁淤积 | | |
| 原发性胆汁性肝硬化 | 肝外梗阻性黄疸 | 氯丙嗪、赛庚啶、氟氯西林(氟氯青霉素) |
| 硬化性胆管炎 | 肝外梗阻性黄疸 | 氟脲苷 |
| 肝纤维化/肝硬化 | 病毒性肝炎、肝硬化 | 慢性肝炎、脂肪肝性药物、甲氨蝶呤 |
| 肝血管病变 | | |
| 肝静脉血栓形成 | 非硬化性门脉高压症 | 口服避孕药、抗癌联合化疗 |
| 肝小静脉闭塞病 | 非硬化性门脉高压病 | 硫唑嘌呤、千里光、抗肿瘤药 |
| 肝紫癜病 | 肝结节增生 | 雄激素、口服避孕药、抗肿瘤药 |
| 肝肿瘤 | | |
| 肝腺瘤 | 肝肿瘤 | 雄激素、口服避孕药 |
| 肝癌 | 肝肿瘤 | 雄激素、口服避孕药 |
| 肝血管瘤 | 肝肿瘤 | 氯化乙烯单体 |
| 其他 | | |
| 肝肉芽肿 | 肝大＋肝外表现 | 氟烷、磺胺类、磺吡酮(苯磺保泰松)、奎尼丁 |

**1.慢性肝炎**

药物引起的慢性肝损害的临床表现轻重不一,往往无症状或仅有轻度转氨酶升高,肝活检可见轻度非特异局灶性肝炎,伴汇管区和小叶内炎症反应。可有库普弗细胞增生,假小胆管增生和纤维化等,如发生桥状坏死可进一步发展为多小叶性亚急性重型肝炎。临床表现多为缓慢发病,有时可见急性发病,但病理上仍为慢性炎症。症状为乏力、食欲缺乏、上腹不适、肝区痛、黄疸、尿色深等,可见肝掌、蜘蛛痣、肝脾大。可有全身症状如皮肤黏膜病变、关节炎、痤疮、多毛、闭经等。血清转氨酶、胆红素、γ-球蛋白、靛氰绿(ICG)和凝血酶原时间异常等。部分患者血清 IgG、IgM 增高,抗核抗体、抗平滑肌抗体、抗红细胞抗体可呈阳性,可找到狼疮(LE)细胞。如并发亚急性重型肝炎时可出现明显厌食、恶心、呕吐、少尿、腹水和出血倾向;黄疸渐加深,肝浊音界缩小,出现肝性脑病和肝肾综合征,也可演变成肝硬化、门静脉高压等。药物肝损害所致慢性肝炎治疗的关键是立即停用有关药物,停药数周后临床症状和生化可明显改善。预后较慢性病毒性肝炎为好。

**2.肝硬化**

药物可引起肝硬化,病理分为 4 种类型:①大结节性或坏死性肝硬化,由药物导致慢性活动性肝炎或亚急性重型肝炎发展而来;②胆汁性肝硬化;③淤血性肝硬化,继发于肝内小静脉或肝静脉闭塞;④伴脂肪变性的肝硬化,为大结节或小结节性肝硬化,其病理改变与用药剂量、疗程和给药方式密切相关,如甲氨蝶呤可引起小结节性肝硬化,药物累积量超过 4 g 时,肝纤维化和肝硬化发生率增高,肝脏病理学检查可见肝脏脂肪变性,肝细胞气球样变性、坏死和纤维化,最终为肝硬化。

**3.慢性肝内胆汁淤积**

某些药物可引起急性和慢性肝内胆汁淤积,慢性胆汁淤积表现为皮肤瘙痒、长期黄疸、皮肤黄疣、大便色淡、有出血倾向和脂肪泻等。脾大、血清 ALP 和胆固醇明显升高,转氨酶和结合胆红素增高,凝血酶原时间延长。肝组织学检查可有毛细胆管内胆栓,肝细胞和库普弗细胞内胆色素沉着,小胆管增生和假小胆管形成。停药后,黄疸仍可持续数个月至 1 年以上逐渐消失,仅有极少数患者发展为胆汁性肝硬化。据文献报道,引起慢性肝内胆汁淤积的常见药物有氯丙嗪、格列波脲、磺胺药、甲基睾酮、酮康唑和卡马西平等。

**4.肝硬化性胆管炎**

卡马西平、动脉注射氟脱氧尿苷(FUDR)等可引起硬化性胆管炎。

**5.脂肪肝**

药物引起的肝细胞脂肪变,一般无临床症状,但如引起弥漫性脂肪变性则可出现临床症状,如肝大,血转氨酶升高,碱性磷酸酶和胆红素轻至中度增高,清蛋白降低,凝血酶原时间延长等。肝组织学检查见弥漫性脂肪变性,同时可伴有胆汁淤积、肝生化异常。停药后 2 周内可恢复,但病理恢复较慢,须停药后逐渐恢复。

**6.肝血管病变**

(1)肝静脉血栓形成:据文献报道,某些药物长期服用后可引起肝静脉血栓形成,如长期服用避孕药物可影响凝血机制,导致肝静脉血栓形成和阻塞。肝组织学检查可见肝小叶中央静脉扩张,肝窦充血、出血,肝小叶中央区坏死,最终致肝纤维化和淤血性肝硬化,并可演变成 Budd-Chiari 综合征。

(2)肝小静脉闭塞症:硫鸟嘌呤、乌拉坦等药偶尔可导致肝小静脉、血管内皮下水肿,胶原形成,

317

使管腔闭塞,肝小叶中央区充血和坏死,继之纤维化和肝硬化,其临床表现类似 Budd-Chjari 综合征。

### 7.肝磷脂蓄积症

据报道,胺碘酮等药可引起肝磷脂蓄积,20%～40%服用胺碘酮的患者可有轻度 ALT 增高,部分肝大。肝组织学检查可见肝细胞内 Mallory 透明小体伴炎性细胞浸润,小胆管增生,巨泡性脂肪变性,镜下所见雷同于原发性磷脂沉着症,溶酶体内有明显的同心层状磷脂包涵体。

### 8.肝肿瘤及肝癌

(1)肝肉芽肿:在肝活检、腹部手术或尸检时发现。可见肝细胞损害和胆汁淤积,见于服用奎尼丁、甲基多巴和磺脲类降糖药,亦可见于使用青霉素、肼屈嗪(肼苯达嗪)、别嘌呤等药,一般无肝损害。

(2)良性肿瘤:主要见于口服避孕药,其发生率与服药时间长短及剂量成正比,长期服雄激素也可引起肝肿瘤。

(3)恶性肿瘤:口服避孕药和雄性激素偶尔可致腺瘤癌变为肝细胞癌或胆管细胞癌。此类肝癌特点为甲胎蛋白大致正常。

(4)特发性门静脉高压症:长期服用含砷的 Fowler 溶液或长期接触石灰硫酸铜杀虫剂的专业人员因慢性砷中毒可引起本病。病理特点为肝内门静脉末梢分支闭塞,中等门静脉分支减少,门静脉内血栓形成,汇管区纤维化并延伸至小叶。临床表现为门静脉高压、脾大和脾功能亢进。

## 四、临床表现

肝炎型药物性肝病因损肝药物种类、发病机制不同及肝细胞损害程度、范围不同而呈现不同的临床表现,患者类似病毒性肝炎表现,常有乏力、食欲缺乏、恶心、呕吐、黄疸、尿色深等症状。肝脏可大,伴有压痛,但病程中不发热,生化检查 AST、ALT 明显升高,靛青绿(ICG)滞留和凝血时间延长。重者可呈现肝衰竭表现,大块性肝坏死,可并发肝性脑病而死亡,肝损害轻者症状轻微,仅有转氨酶增高,肝轻度大。

急性肝内淤胆型药物性肝炎类似急性病毒性肝炎,经过数天的潜伏期后,常有发热、皮肤瘙痒、尿色加深。黄疸一般持续1～4周。ALT 明显增高,同时有 ALP、胆固醇和磺溴酞钠(BSP)增高。

## 五、诊断

药物性肝病易漏诊和误诊,造成难及时诊断的原因首先是药物性肝病的临床表现和实验室检查无特异性,易被误诊为其他肝胆系统疾病,其次,药物性肝炎常被原有疾病的表现掩盖而得不到及时的鉴别,此外,轻微和局限的药物性肝病肝检查无明显异常。因此,提高对本病的认识和警惕性是作好鉴别诊断提高药物性肝病诊断率的关键。

诊断药物性肝病前应了解以下病史:①用药史,必须了解患者3个月以内用过的药物,包括用药途径、剂量、持续时间,有无合并用药,有无中草药、非处方药和保健药用药史;②既往有无药物过敏史、过敏性疾病史及变态反应;③发生肝损害与用药时间之间的关系,绝大多数肝损伤出现在用药第5～90 d,或停药后15 d之内;④有无其他致肝损伤的因素,如各种类型的病毒性肝炎、酒精性肝病、自身免疫疾病、胆管疾病、糖尿病、甲状腺病、全身细菌性感染和充血性心力衰竭等;⑤了解患者的职业及工作、生活环境。

药物性肝病的诊断标准:①服药开始后5～90 d 及最后1次用药15 d 之内出现肝功能障碍;

②临床首发症状为发热、皮疹、皮肤瘙痒和黄疸等；③发病初期外周血嗜酸性粒细胞上升达 6%以上，或白细胞增加；④药物过敏试验如淋巴细胞培养试验、皮肤试验为阳性，血清中有自身抗体；⑤再次用药时，可再次引起肝损伤。具有①④或①⑤者可以确诊，具有①②或①③者可以拟诊。发病早期进行肝活检有助于了解肝损害程度，鉴别病变类型。此外，应用药物致敏的巨噬细胞移动抑制试验和/或淋巴细胞转化试验如获得阳性结果，则有助于对过敏型药物性肝病的诊断。

## 六、治疗

（1）应立即停用有关或可疑药物。

（2）适当休息，给予高糖、高蛋白、低脂饮食，补充维生素 C、B 族维生素、维生素 E，维持电解质平衡。

（3）根据药物性质给予相应的解毒和保肝药物。①腺苷蛋氨酸（ademetionine，SAME，思美泰）：通过转甲基作用，增加膜磷脂的生物合成，增加 $Na^+-K^+-ATP$ 酶活性，加快胆汁运转，同时通过硫基作用增加生成肝细胞内解毒剂即谷胱甘肽和半胱氨酸，增加对自由基的保护作用和解毒作用，生成半磺酸与胆酸结合，可防治肝内胆汁淤积。用药方法：$1\sim2$ g/d，静脉滴注，2 周后改为 1.6 g/d，分为 2 次口服，用药 $4\sim8$ 周。②还原型谷胱甘肽（GSH）：补充肝内 SH 基团，以利于药物的生物转化，一般病例肌内注射 300 mg，每天 1 次，病情重者 600 mg/d，静脉滴注，$2\sim4$ 周为 1 个疗程。③熊去氧胆酸（UDCA）：可稳定细胞膜，保护线粒体，有免疫抑制作用，用药方法，0.25 g，每天 $2\sim3$ 次，口服。④苯巴比妥：有利于肝细胞内运载蛋白 Y 和 Z 的生成，改善胆红素代谢，淤胆者可试用。⑤考来烯胺（消胆胺）：可减少胆酸和药物在胃肠道的再吸收，适用于严重淤胆的患者。用法为 30 mg，早、晚各 1 次。⑥强力宁和糖皮质激素：对于顽固性淤胆者，可短期使用强力宁和糖皮质激素。⑦N-乙酰半胱氨酸：可补充肝内具有解毒作用的谷胱甘肽，用于治疗对乙酰氨基酚（醋氨酚）引起的肝损伤。

（4）人工肝或肝移植：并发暴发性肝衰竭者，应按急性重型肝炎（暴发性肝炎）原则处理，对于暴发性肝衰竭或重度胆汁淤积者可用人工肝装置或人工肾清除药物及代谢产物。

药物性肝病进展到肝硬化时，亦可考虑做肝移植。

## 七、预后

绝大多数患者停药后可恢复，临床症状和组织学改善快者仅需数周，而慢者需要数年之久。少数严重广泛肝损伤可导致暴发性肝衰竭或进展为肝硬化。

## 八、预防

（1）患者在用药治疗期间，特别是应用新药治疗时，要注意药物的各种毒性作用，定期监测血常规、尿液、肝功能等。

（2）对有药物过敏史或过敏体质者，用药时要格外注意监测。

（3）对有肝、肾疾病、营养障碍、孕妇、新生儿应慎重考虑用药，注意药物剂量。

（4）在用药期间一旦出现肝功能异常，应立即停药。

（5）对有药物性肝损害病史的患者，应避免再度给予相同药物或化学结构相似的药物。

（李中强）

## 第十六节 门静脉高压症

门静脉高压症是由不同原因所致肝硬化及一些非肝硬化病因造成的门静脉系统回流受阻、内脏血流量增加、内脏血管床扩张、血流淤滞使门静脉压力超过正常范围[1.27～2.35 kPa（13～24 cmH$_2$O），一般可为 2.942～4.903 kPa（30～50 cmH$_2$O）]而表现出来的一组综合征，临床上主要表现为门体循环间侧支循环大量开放形成静脉曲张、腹水、脾大、脾功能亢进，最主要的并发症是食管胃底静脉曲张破裂出血，常因此导致患者死亡，这也是目前外科治疗门脉高压症重点要解决的问题。

造成门静脉高压症患者食管胃底静脉曲张破裂出血的因素是多方面的，即与门脉压力升高的程度有关，也与反流性食管炎等因素有关，目前尚不能准确预测哪部分患者将发生曲张静脉破裂出血，但普遍认为门静脉压力低于 2.452 kPa（25 cmH$_2$O）时一般不会发生曲张静脉破裂出血。另有研究表明，门静脉与腔静脉系统压力梯度低于 1.6 kPa（12 mmHg）时，不会形成食管胃底静脉曲张；即使压力梯度高于 1.6 kPa（12 mmHg）时，这种压力梯度与食管胃底静脉曲张的形成和破裂出血之间也没有很强的相关性。

### 一、肝硬化门静脉高压症

#### （一）病因及分类

按门静脉血流受阻部位不同，门静脉高压症可分为肝前型、肝内型和肝后型 3 类。肝内型在我国最常见，占 95％以上。在肝内型，按病理形态的不同又可分为窦前阻塞、肝窦和窦后阻塞 3 种。窦前型及窦后型梗阻可以发生在肝内或肝外。这种分类方法的实用价值在于将非肝硬化性门脉高压症（窦前型）与肝细胞损害造成的门脉高压症（窦型和窦后型）区别开来。

1.肝前型

肝前型主要病因是门静脉主干的血栓形成（或同时有脾静脉血栓形成存在），在儿童约占50％，这种肝前阻塞同样使门静脉系的血流受阻，门静脉压增高。

（1）腹腔内的感染，如阑尾炎、胆囊炎等或门静脉、脾静脉附近的创伤都可引起门静脉主干的血栓形成。门静脉血栓形成后，在肝门区形成大量侧支循环血管丛，加之门静脉主干内的血栓机化、再通，状如海绵，因而称为门静脉海绵样变。

（2）先天性畸形，如门静脉主干的闭锁、狭窄或海绵窦样病变，也是肝前型门静脉高压症的常见病因。

（3）单纯脾静脉血栓形成常继发于胰腺炎症或肿瘤，结果是胃脾区的静脉压力增高，而此时肠系膜上静脉和门静脉压力正常，左侧胃网膜静脉成为主要侧支血管，胃底静脉曲张较食管下段静脉曲张更为显著，单纯脾切除即可消除门静脉高压，这是一种特殊类型的门静脉高压症，称为左侧门静脉高压症。

这种肝外门静脉阻塞的患者，肝功能多正常或轻度损害，预后较肝内型好。在成年人，最常见的原因是恶性肿瘤引起的门静脉内血栓形成，其他引起门静脉内血栓形成的原因有、红细胞增多症、胰腺炎、门脉周围淋巴结病。这种患者直接门静脉压升高，而肝静脉楔压正常，肝实质无损害。另外由于凝血机制未受损害,这种患者如发生食管静脉曲张破裂出血,往往可以通过非手术治疗得到控制。

**2.肝后型**

肝后型是由于肝静脉和/或其开口及肝后段下腔静脉阻塞性病变引起的,其典型代表就是布加综合征,这是由肝静脉、下腔静脉直至下腔静脉汇入右心房处任何水平的梗阻引起的一组综合征。其病因不明,但往往与肾上腺和肾肿瘤、创伤、妊娠、口服避孕药、肝细胞瘤、静脉阻塞性疾病、急性酒精性肝炎及肝静脉内膜网状组织形成有关。临床上首先表现为腹水,伴有轻度肝功能异常。由于肝尾叶静脉多独立于肝内其他静脉汇入下腔静脉,病变往往不累及此静脉,所以肝扫描仅见肝尾叶放射性密集。血管造影可以发现肝静脉或下腔静脉内血栓。肝活检表现为特征性的中央静脉扩张伴小叶中心性坏死。

**3.肝内型**

肝内型包括窦前、肝窦和窦后阻塞 3 种。

(1)肝内窦前型梗阻:①最主要的病因是血吸虫病(世界范围内门脉高压症最常见的病因)。血吸虫病患者血吸虫卵沉积在肝内门静脉,引起门静脉壁肉芽肿性炎症反应,进而发生纤维化及瘢痕化,最终导致终末门静脉梗阻。而患有骨髓增殖性疾病时,原始细胞物质在门静脉区的沉积也可以造成窦前型门脉高压症。也表现为直接门静脉压升高,肝静脉楔压正常,肝实质无损害。食管静脉曲张破裂出血,也往往可以通过非手术治疗得到控制。②造成窦前型门脉高压症的另一个常见原因是先天性肝纤维化,这是由于广泛浓密的纤维索条包绕、压迫门静脉,导致其梗阻造成的。③慢性的氯乙烯和砷化物中毒也可以引起肝内门静脉纤维化、肉芽肿形成,压迫门静脉,导致窦前型梗阻。④原发性胆汁性肝硬化在形成再生结节以前,也是由肝内门静脉纤维化造成的窦前型梗阻。

(2)肝内窦型梗阻:肝内窦型梗阻往往是由乙型、丙型病毒性肝炎和急性酒精中毒引起的肝硬化发展而来,一般不仅仅是窦型梗阻,多表现为窦前型、窦型、窦后型的复合型梗阻,只是为区别于单独的窦前型梗阻和窦后型梗阻而称之为窦型梗阻。主要病变是肝小叶内纤维组织增生和肝细胞再生。由于增生纤维索和再生肝细胞结节(假小叶)的挤压,使肝小叶内肝窦变或闭塞,以致门静脉血不易流入肝小叶的中央静脉或小叶下静脉,血流淤滞,门静脉压就增高。又由于很多肝小叶内的肝窦变窄或闭塞,导致部分压力高的肝动脉血流经肝小叶间汇管区的动静脉交通支而直接反注入压力低的门静脉小分支,使门静脉压增高。由于患者往往表现为不同程度的肝损害及凝血机制障碍,食管静脉曲张破裂出血,故一般较难通过非手术治疗控制。

(3)肝内窦后型梗阻:肝内窦后型梗阻往往不是一个独立的现象,其处理也往往很困难。其病因包括酒精性和坏死后性肝硬化及血红蛋白沉着症。病理表现主要是酒精性肝炎引起中心玻璃样硬化及再生结节压迫肝实质导致小叶内肝小静脉消失。

另外,肝内淋巴管网同样可被增生纤维索和再生肝细胞结节压迫而扭曲、狭窄,导致肝内淋巴回流受阻。肝内淋巴管网的压力显著增高,这对门静脉压的增高也有影响。

**(二)病理**

门静脉高压症形成后,可以发生下列病理变化。

**1.脾大、脾功能亢进**

门静脉系压力增高,加之其本身无静脉瓣,血流淤滞,可出现充血性脾大。长期的脾窦充血引起脾内纤维组织增生和脾组织再生继而发生不同程度的脾功能亢进。长期的充血还可引起脾周围炎,发生脾与膈肌间的广泛粘连和侧支血管形成。

### 2.交通支扩张

由于正常的肝内门静脉通路受阻,门静脉又无瓣膜,为了疏通淤滞的门静脉血到体循环去,门静脉系和腔静脉系间存在的上述4个交通支(胃底、食管下段交通支,直肠下端、肛管交通支,前腹壁交通支,腹膜后交通支)大量开放,并扩张、扭曲形成静脉曲张。临床上特别重要的是胃冠状静脉、胃短静脉与奇静脉分支间的交通支,也就是食管胃底静脉丛的曲张。它离门静脉和腔静脉主干最近,压力差最大,因而受门静脉高压的影响也最早、最显著。由于静脉曲张导致黏膜变薄所以易被粗糙食物所损伤;又由于胃液反流入食管,腐蚀已变薄的黏膜;特别在恶心、呕吐、咳嗽等使腹腔内压突然升高,门静脉压也随之突然升高时,就有可能引起曲张静脉的突然破裂,导致急性大出血。其他交通支也可以发生扩张,如直肠上、下静脉丛的扩张可以引起继发性痔;脐旁静脉与腹上、下深静脉交通支的扩张,可以引起腹壁脐周静脉曲张,所谓海蛇头症;腹膜后静脉丛也明显扩张、充血。

### 3.腹水

门静脉压力升高,使门静脉系统毛细血管床的滤过压增加,组织液吸收减少并漏入腹腔而形成腹水。特别在肝窦和窦后阻塞时,肝内淋巴液产生增多,而输出不畅,因而促使大量肝内淋巴自肝包膜表面漏入腹腔,是形成腹水的另一原因。但造成腹水的主要原因还是肝损害,血浆清蛋白的合成减少,引起血浆胶体渗透压降低,而促使血浆外渗。肝损害时,肾上腺皮质的醛固酮和垂体后叶的血管升压素(抗利尿激素)在肝内分解减少,血内水平升高,促进肾小管对钠和水的再吸收,因而引起水、钠潴留。以上多种因素的综合,就会形成腹水。

### 4.门静脉高压性胃病

约20%的门静脉高压症患者并发门静脉高压性胃病,并且占门静脉高压症上消化道出血的5%。在门静脉高压时,胃壁淤血、水肿,胃黏膜下层的动-静脉交通支广泛开放,胃黏膜微循环发生障碍,导致胃黏膜防御屏障的破坏,形成门静脉高压性胃病。

### 5.肝性脑病

门静脉高压症是由于自身门体血流短路或手术分流,造成大量门静脉血流绕过肝细胞或因肝实质细胞功能严重受损,导致有毒物质(如氨、硫醇和 $\gamma$-氨基丁酸)不能代谢与解毒而直接进入人体循环,从而对脑产生毒性作用并出现精神神经综合征,称为肝性脑病,或称门体性脑病。门静脉高压症患者自然发展成为肝性脑病的不到10%,常因胃肠道出血、感染、过量摄入蛋白质、镇静药、利尿药而诱发。

### (三)临床表现

门静脉高压症多见于中年男子,病情发展缓慢。症状因病因不同而有所差异,但主要是脾大和脾功能亢进、呕血或黑便、腹水。

### 1.脾大和脾功能亢进

所有患者都有不同程度的脾大,大者脾可达盆腔。巨型脾大在血吸虫病性肝硬化中尤为多见。早期,脾质软、活动;晚期,由于纤维组织增生而脾的质地变硬,如脾周围发生粘连可使其活动度减少。脾大常伴有脾功能亢进,血白细胞计数降至 $3 \times 10^9/L$ 以下,血小板计数减少至 $(70 \sim 80) \times 10^9/L$,逐渐出现贫血。

### 2.食管静脉曲张、破裂出血

呕血和/或黑便,半数患者有呕血或黑便史,出血量大且急。由于肝损害使凝血酶原合成发生障碍,又由于脾功能亢进使血小板减少,以致出血不易自止。患者耐受出血能力远较正常人差,约 25% 患者在第 1 次大出血时可直接因失血引起严重休克或因肝组织严重缺氧引起肝急性衰竭而死亡。由于大出血引起肝组织严重缺氧,容易导致肝性脑病。部分患者出血虽然自止,但常又复发,约半数患者在第 1 次出血后 1～2 年可再次大出血。

3.腹水

约 1/3 患者有腹水,腹水是肝损害的表现。大出血后,往往因缺氧而加重肝组织损害,常引起或加剧腹水的形成。有些"顽固性腹水"很难消退。此外,部分患者还有黄疸、肝大等症状。

体检时如能触及脾,就可能提示有门静脉高压。如有黄疸、腹水和前腹壁静脉曲张等体征,表示门静脉高压严重。如果能触到质地较硬、边缘较钝而不规整的肝脏,肝硬化的诊断即能成立,但有时肝硬化缩小而难以触到。还可有慢性肝病的其他征象,如蜘蛛痣、肝掌、男性乳房发育、睾丸萎缩等。

**(四)诊断及鉴别诊断**

根据病史(肝炎或血吸虫)和 3 个主要临床表现:脾大和脾功能亢进,呕血或黑便及腹水,一般诊断并不困难。但由于个体反应的差异和病程的不同,实验室检查和其他辅助检查有助于确定诊断。下列辅助检查有助于诊断。

1.血液学检查

脾功能亢进时,血细胞计数减少,以白细胞和血小板计数减少最为明显。出血、营养不良、溶血或骨髓抑制都可以引起贫血。

2.肝功能检查

肝功能检查结果常为血浆清蛋白降低而球蛋白增高,清蛋白、球蛋白比例倒置。由于许多凝血因子在肝合成,加上慢性肝病患者有原发性纤维蛋白溶解,所以凝血酶原时间可以延长。谷草转氨酶和谷丙转氨酶超过正常值的 3 倍,表示有明显肝细胞坏死。碱性磷酸酶和 γ-谷氨酸转肽酶显著增高,表示有淤胆。在没有输血因素影响的情况下,血清总胆红素超过 51 $\mu$mol/L(3 mg/dL),血浆清蛋白低于30 g/L,说明肝功能严重失代偿。

肝功能检查并进行分级,可评价肝硬化的程度和肝储备功能,还应做乙型肝炎病原免疫学和甲胎蛋白检查。肝炎后肝硬化患者,HBV 或 HCV 常为阳性。

3.B 超检查

B 超检查可以帮助了解肝硬化的程度、脾是否增大、有无腹水及门静脉内有无血栓等。门静脉高压时,门静脉内径通常不小于 1.3 cm,半数以上患者肠系膜上静脉和脾静脉内径不小于 1.0 cm。通过彩色多普勒超声测定门静脉血流量是向肝血流还是逆肝血流,对确定手术方案有重要参考价值。Child 肝功能分级 ABC;血清胆红素($\mu$mol/L)低于 34.2、34.2～51.3、超过 51.3;血浆清蛋白(g/L)高于 35、35～30、低于 30;腹水无、易控制、难控制;肝性脑病无、轻昏迷、重昏迷;营养状态优、良、差。

4.食管钡剂 X 线造影检查

在食管为钡剂充盈时,曲张的静脉使食管的轮廓呈虫蚀状改变;排空时,曲张的静脉表现为蚯蚓样或串珠状负影,阳性发现率为 70%～80%。

5.腹腔动脉造影的静脉相或直接肝静脉造影

腹腔动脉造影的静脉相或直接肝静脉造影可以使门静脉系统和肝静脉显影,确定静脉受阻部位及侧支回流情况,对于预备和选择分流手术术式等有参考价值。

**6.胃镜检查**

胃镜检查能直接观察到曲张静脉情况及是否有胃黏膜病变或溃疡等,并可拍照或录影。

**7.CT、MRI 扫描和门静脉造影**

如病情需要,患者经济情况许可,可选择 CT、MRI 和门静脉造影检查。

(1)螺旋 CT 扫描:可用于测定肝的体积,肝硬化时肝体积明显缩小,如小于 750 $cm^3$,分流术后肝性脑病发生率比肝体积大于 750 $cm^3$ 者高 4.5 倍。

(2)MRI 扫描:不仅可以重建门静脉、准确测定门静脉血流方向及血流量,还可将门静脉高压患者的脑生化成分作出曲线并进行分析,为制订手术方案提供依据。

(3)门静脉造影及压力测定:经皮肝穿刺门静脉造影,可以确切地了解门静脉及其分支情况,特别是胃冠状静脉的形态学变化,并可直接测定门静脉压。经颈内静脉或股静脉穿刺,将导管置入肝静脉测定肝静脉楔入压(WHVP),同时测定下腔静脉压(IVP),计算肝静脉压力梯度(HVPG)。由于肝窦和门静脉均无瓣膜,因此肝静脉 WHVP 可以较准确地反映门静脉压,而 HVPG 则反映门静脉灌注压。

当急性大出血时,应与胃十二指肠溃疡大出血等鉴别。

**(五)治疗**

治疗门静脉高压症,主要是针对门静脉高压症的并发症进行治疗。

**1.非外科治疗**

肝硬化患者中仅有 40％出现食管胃底静脉曲张,而有食管胃底静脉曲张的患者中有 50％～60％并发大出血。这说明有食管胃底静脉曲张的患者不一定发生大出血。临床上还看到,本来不出血的患者,在经过预防性手术后反而引起大出血。尤其鉴于肝炎后肝硬化患者的肝损害多较严重,任何一种手术对患者来说都有伤害,甚至引起肝衰竭。因此,对有食管胃底静脉曲张但并没有出血的患者,不宜做预防性手术,重点是内科的护肝治疗。外科治疗的主要目的在于紧急制止食管胃底静脉曲张破裂所致的大出血,而决定食管胃底曲张静脉破裂出血的治疗方案,要依据门静脉高压症的病因、肝功能储备、门静脉系统主要血管的可利用情况和医师的操作技能及经验。评价肝功能储备,可预测手术的后果和非手术患者的长期预后。目前常用 Child 肝功能分级来评价肝功能储备。Child A 级、B 级和 C 级患者的手术病死率分别为0～5％、10％～15％和超过 25％。

(1)非手术治疗的禁忌证和适应证:①对于有黄疸、大量腹水、肝严重受损的患者发生大出血,如果进行外科手术,病死率可为 60％～70％。对这类患者应尽量采用非手术疗法。②上消化道大出血一时不能明确诊断者,要一边进行积极抢救,一边进行必要的检查,以明确诊断。③作为手术前的准备工作。食管胃底静脉曲张破裂出血,尤其是对肝功能储备 Child C 级的患者,尽可能采用非手术治疗。

(2)初步处理。

输血、输液、防止休克,严密观测血压、脉搏变化。如果收缩压低于10.7 kPa(80 mmHg),估计失血量已达 800 mL 以上,应立即快速输血。适当地输血是必要的,但切忌过量输血,更不能出多少输多少,绝不能认为输血越多越好,因为过多过快地输血,使血压迅速恢复到出血前水平,常可使因低血压已暂时停止出血的曲张静脉再次出血。必要时可输入新鲜冷冻血浆、血小板,但应避免使用盐溶液,这是因为肝硬化患者多表现为高醛固酮血症,水盐代谢紊乱,盐溶液的输入可以促进腹水的产生。患者如在加强监护病房(ICU)监护及处理,必要时放置 Swan-Ganz 管,以监测患者的循环状态,指导输液。

血管升压素:可使内脏小动脉收缩,血流量减少,从而减少了门静脉血的回流量,短暂降低门静脉压,使曲张静脉破裂处形成血栓,达到止血作用。常用剂量,每分钟 0.2～0.4 U 持续静脉滴注,出血停止后减至每分钟 0.1 U,维持24 h。使门静脉压力下降约 35%,一半以上的患者可控制出血。对高血压和有冠状血管供血不足的患者不适用。如必要,可联合应用硝酸甘油以减轻血管升压素的不良反应。特利加压素的不良反应较轻,近年来较多采用。生长抑素能选择性地减少内脏血流量,尤其是门静脉系的血流量,从而降低门静脉压力,有效地控制食管胃底曲张静脉破裂大出血,而对心排血量及血压则无明显影响。首次剂量为 250 μg 静脉冲击注射,以后每小时 250 μg 持续滴注,可连续用药 3～5 d。生长抑素的止血率(80%～90%)远高于血管升压素(40%～50%),不良反应较少,是目前治疗食管胃底静脉破裂出血的首选药物。

三腔管压迫止血:①原理是利用充气的气囊分别压迫胃底和食管下段的曲张静脉,以达止血目的。通常用于对血管升压素或内镜治疗食管胃底曲张静脉出血无效的患者。该管有三腔,一通圆形气囊,充气 150～200 mL 后压迫胃底;一通椭圆形气囊,充气 100～150 mL 后压迫食管下段;一通胃腔,经此腔可行吸引、冲洗和注入止血药。Minnesota 管还有第 4 个腔,用以吸引充气气囊以上口咽部的分泌物。②三腔管压迫止血法:先将 2 个气囊各充气约 150 mL,气囊充盈后,应是膨胀均匀,弹性良好。将气囊置于水下,证实无漏气后,即抽空气囊,涂上液状石蜡,从患者鼻孔缓慢地把管送入胃内;边插边让患者做吞咽动作,直至管已插入 50～60 cm,抽到胃内容物为止。先向胃气囊充气 150～200 mL 后,将管向外提拉,感到管子不能再被拉出并有轻度弹力时予以固定,或利用滑车装置,在管端悬以重量约 0.5 kg 的物品,做牵引压迫。接着观察止血效果,如仍有出血,再向食管气囊注气 100～150 mL[压力 1.3～5.3 kPa(10～40 mmHg)]。放置三腔管后,应抽除胃内容物,并用生理盐水反复灌洗,观察胃内有无鲜血吸出。如能清除胃内积血及血凝块,则可利于早期的内镜检查和采取进一步的止血治疗。如无鲜血,同时脉搏、血压渐趋稳定,说明出血已基本控制。有人认为洗胃时加用冰水或血管收缩药有利于止血,但近来普遍认为这并不能起到止血作用。

三腔管压迫可使 80% 的食管胃底曲张静脉出血得到控制,但约一半的患者排空气囊后又立即再次出血。再者,即使技术熟练的医师使用气囊压迫装置,其并发症的发生率也有 10%～20%,并发症包括吸入性肺炎、食管破裂及窒息。故应用三腔管压迫止血的患者,应放在监护室里监护,要注意下列事项:患者应侧卧或头部侧转,便于吐出唾液,吸尽患者咽喉部分泌物,以防发生吸入性肺炎;要严密观察,谨防气囊上滑堵塞咽喉引起窒息;三腔管一般放置 24 h,如出血停止,可先排空食管气囊,后排空胃气囊,再观察12～24 h,如确已止血,才将管慢慢拉出。放置三腔管的时间不宜持续超过 5 d,否则,可使食管或胃底黏膜因受压迫太久而发生溃烂、坏死、食管破裂。因此,每隔 12 h 应将气囊放空 10～20 min;如有出血即再充气压迫。

(3)内镜治疗:经纤维内镜将硬化剂(国内多选用鱼肝油酸钠)直接注射到曲张静脉腔内,使曲张静脉闭塞,其黏膜下组织硬化,以治疗食管静脉曲张出血和预防再出血。纤维内镜检查时可以见到不同程度的食管静脉曲张。曲张静脉表面黏膜极薄,有多个糜烂点处极易发生破裂大出血。硬化剂的注射可在急性出血期或在出血停止后 2～3 d 内进行。注射后如出血未止,24 h 内可再次注射。注射疗法只有短暂的止血效果,近期效果虽较满意,但再出血率较高,可高达45%,且多发生在治疗后 2 个月内。对于急性出血的疗效与药物治疗相似,长期疗效优于血管升压素和生长抑素。主要并发症是食管溃疡、狭窄或穿孔。食管穿孔是最严重的并发症,虽然发生率仅 1%，但病死率却高达 50%。比硬化剂注射疗法操作相对简单和安全的是经内镜食管曲张静脉套扎术。方法是经内镜将要结扎的曲张静脉吸入到结扎器中，用橡皮圈套扎在曲张静脉基底部。最近发现，此法治疗后近期再出血率也较高。硬化剂注射疗法和套扎术对胃底曲张静脉破裂出血无效。

（4）经颈静脉肝内门体分流术：经颈静脉肝内门体分流术（TIPS）是采用介入放射方法，经颈静脉途径在肝内肝静脉与门静脉主要分支间建立通道，置入支架以实现门体分流，展开后的支架口径通常为 7～10 mm。TIPS 实际上与门静脉-下腔静脉侧侧吻合术相似，只是操作较后者更容易、更安全，能显著地降低门静脉压，控制出血，特别对顽固性腹水的消失有较好的效果。TIPS 适用于食管胃底曲张静脉破裂出血经药物和内镜治疗无效，肝功能失代偿（Child C 级）不宜行急诊门体分流手术的患者。TIPS 最早用于控制食管胃底曲张静脉破裂出血和防止复发出血。特别适用于出血等待肝移植的患者。

TIPS 的绝对禁忌证包括右心衰竭中心静脉压升高、严重的肝衰竭、没有控制的肝性脑病、全身细菌或真菌感染及多囊肝。TIPS 的相对禁忌证包括肝肿瘤和门静脉血栓。

对于经内镜硬化或结扎治疗效果不满意，肝功能储备较差（Child B 或 C 患者）或不能耐受手术治疗的患者，可采用 TIPS 治疗。TIPS 治疗的目的是：控制出血和作为将来肝移植的过渡治疗。

TIPS 用于控制出血的目的主要是改善患者的生存质量，对于延长生存期并没有帮助。其存在的问题主要是再出血率较高，原因主要是支架管堵塞或严重的狭窄。TIPS 1 年内支架狭窄和闭塞发生率高达 50%。为什么在有些患者支架管可长期保持通畅，而在有些患者很快堵塞？因此，研究方向主要是如何改进支架管及放置技术，保证其长期通畅。

对于适合进行肝移植的患者，作为过渡性治疗方法，TIPS 可以使患者有机会等待供体，同时由于降低了门脉压力可减少肝移植术中出血。但为这部分患者进行 TIPS，技术要求更高，应当保证支架管位于肝实质内，避免其迷走进入上下腔静脉、门静脉甚至肠系膜上静脉内，否则将对日后的肝移植带来很大的困难。

2.手术疗法

对于没有黄疸和明显腹水的患者（Child A、B 级）发生大出血，应争取及时手术；或经非手术治疗 24～48 h 无效者即行手术。因为，食管胃底曲张静脉一旦破裂引起出血，就会反复出血，而每次出血必将给肝带来损害。积极采取手术止血，不但可以防止再出血，而且是预防肝性脑病的有效措施。可在食管胃底曲张静脉破裂出血时急诊施行，也可为预防再出血择期手术。手术治疗可分为分流术和断流术，目前仍是国内治疗门静脉高压症最为常用和经典的 2 种手术方法。通过各种不同的分流手术，以降低门静脉压力；通过阻断门奇静脉间的反常血流，从而达到止血目的。

（1）门体分流术：门体分流术可分为非选择性分流、选择性分流和限制性分流 3 类。

非选择性门体分流术：是将入肝的门静脉血完全转流入体循环，代表术式是门静脉与下腔静脉端侧分流术，将门静脉肝端结扎，防止发生离肝门静脉血流；门静脉与下腔静脉侧侧分流术是离肝门静脉血流一并转流入下腔静脉，减低肝窦压力，有利于控制腹水形成。

采用非选择性门体分流术治疗食管胃底曲张静脉破裂出血效果好，但肝性脑病发生率为 30%～50%，易形成肝衰竭。由于破坏了第一肝门的结构，为日后肝移植造成了困难。

非选择性门体分流术还包括肠系膜上静脉与下腔静脉"桥式"（H 形）分流术和中心性脾-肾

静脉分流术(切除脾,将脾静脉近端与左肾静脉端侧吻合)等,但术后血栓形成发生率高。上述任何一种分流术,虽然一方面降低了门静脉的压力,但另一方面也会影响门静脉血流向肝的灌注,术后肝性脑病的发生率仍达 10% 左右。现已明确,肝性脑病与血液中氨、硫醇和 $\gamma$-氨基丁酸等毒性物质升高有关。例如,分流术后由于肠道内的氨(蛋白质的代谢产物)被吸收后部分或全部不再通过肝进行解毒、转化为尿素,而直接进入血液循环,影响大脑的能量代谢,从而引起肝性脑病,且病死率高。

选择性分流术:选择性门体分流术旨在保存门静脉的入肝血流,同时降低食管胃底曲张静脉的压力,以预防或治疗出血。

以远端脾-肾静脉分流术为代表,即将脾静脉远端与左肾静脉进行端侧吻合,同时离断门-奇静脉侧支,包括胃冠状静脉和胃网膜静脉。但国内外大量临床应用结果表明这种术式的治疗之良好效果难以被重复,故已极少应用。并且有大量腹水及脾静脉口径较小的患者,一般不选择这一术式。

限制性门体分流术:目的是充分降低门静脉压力,制止食管胃底曲张静脉出血,同时保证部分入肝血流。代表术式是限制性门-腔静脉分流(侧侧吻合口控制在 10 mm)和门-腔静脉"桥式"(H 形)分流(桥式人造血管口径为 8~10 mm)。前者随着时间的延长,吻合口径可扩大,如同非选择性门体分流术;后者,近期可能形成血栓,需要取出血栓或溶栓治疗。

附加限制环、肝动脉强化灌注的限制性门腔静脉侧侧分流术是限制性门体分流术的改进与发展,有保持向肝血流、防止吻合口扩大、降低门静脉压、保肝作用和肝性脑病发生率均较低等多种效果。

(2)断流术:手术阻断门奇静脉间的反常血流,同时切除脾,以达到止血的目的。手术的方式也很多,阻断部位和范围也各不相同,如食管下端横断术、胃底横断术、食管下端胃底切除术及贲门周围血管离断术等。在这些断流术中,食管下端横断术、胃底横断术,阻断门奇静脉间的反常血流不够完全,也不够确切;而食管下端胃底切除术的手术范围大,并发症多,病死率较高。其中以贲门周围血管离断术开展的较为普遍,近期效果不错。这一术式还适合于门静脉循环中没有可供与体静脉吻合的通畅静脉,肝功能差(Child C 级),既往分流手术和其他非手术疗法失败而又不适合分流手术的患者。在施行此手术时,了解贲门周围血管的局部解剖十分重要。贲门周围血管可分为 4 组。

冠状静脉:包括胃支、食管支及高位食管支。胃支较细,沿着胃小弯行走,伴行着胃右动脉。食管支较粗,伴行着胃左动脉,在腹膜后注入脾静脉;其另一端在贲门下方和胃支汇合而进入胃底和食管下段。高位食管支源自冠状静脉食管支的凸起部,距贲门右侧 3~4 cm 处,沿食管下段右后侧行走,于贲门上方3~4 cm 或更高处进入食管肌层。特别需要提出的,有时还出现"异位高位食管支",它与高位食管支同时存在,起源于冠状静脉主干,也可直接起源于门静脉左干,距贲门右侧更远,在贲门以上 5 cm 或更高处才进入食管肌层。

胃短静脉:一般胃 3 或 4 支,伴行着胃短动脉,分布于胃底的前后壁,注入脾静脉。

胃后静脉:起始于胃底后壁,伴着同名动脉下行,注入脾静脉。

左膈下静脉:可单支或分支进入胃底或食管下段左侧肌层。

门静脉高压症时,上述静脉都显著扩张,高位食管支的直径常为 0.6~1.0 cm,彻底切断上述静脉,包括高位食管支或同时存在的异位高位食管支,同时结扎、切断与静脉伴行的同名动脉,才能彻底阻断门奇静脉间的反常血流,达到即刻而确切的止血,这种断流术称为"贲门周围血管离断术"。

贲门周围血管离断术后再出血发生率较高,主要原因有二。首先是由于出血性胃黏膜糜烂引起。这种患者,大多有门静脉高压性胃病。手术后患者处于应激状态,导致胃黏膜的缺血、缺氧、胃黏膜屏障破坏,门静脉高压性胃病加重,发生大出血。对于这一类的出血,原则上采用非手术疗法止血。其次是第1次手术不彻底,遗漏了高位食管支或异位高位食管支,又引起了食管胃底静脉的曲张破裂。对于这种情况要争取早期手术,重新离断遗漏了的高位食管支或异位高位食管支。最重要的是断流后门静脉高压仍存,但交通支出路已断,没有出路,这就必然发生离断后的再粘连、交通血管再生。另外需要指出的是,在选择手术方式时还要考虑到每个患者的具体情况及手术医师的经验和习惯。

(3)分流加断流的联合术:由于分流术和断流术各有特点,治疗效果因人而异,难以判断孰优孰劣。不同学者各有偏好,也存在着争议。近年来,分流加断流的联合术式,如贲门周围血管离断加肠腔静脉侧侧分流术、脾次全切除腹膜后移位加断流术等,正引起人们的浓厚兴趣。初步的实验研究和临床观察显示,联合术式既能保持一定的门静脉压力及门静脉向肝的血供,又能疏通门静脉系统的高血流状态,是一种较理想的治疗门静脉高压症的手术方法。

既往对于术式的改进一直囿于在确切止血的基础上尽可能地保留门静脉的向肝血流方面,未能取得突破性的进展。近年来,有学者基于"门脉高压症的本在于肝硬化"的认识,并提出应注意增加肝动脉血流,提高肝供氧量以达到保护肝的目的,为门脉高压症术后肝功能保护提供了一种新的思路。而单纯的分流术或断流术很难满足上述要求,故有关单一术式的研究报道已相对减少,而分流加断流的联合术式正引起人们的浓厚兴趣。常见的术式有贲门周围血管离断加肠腔静脉侧侧分流术、脾次全切除腹膜后移位加断流术、门腔静脉侧侧分流加肝动脉强化灌注术等。

附加限制环、肝动脉强化灌注的门腔静脉侧侧分流术就是一个很好的开端。通过附加限制环的门腔静脉侧侧分流,取得理想的门脉减压效果并可防止吻合口扩大;而通过结扎胃左、右动静脉、胃十二指肠动脉和脾动脉(脾切除),使腹腔动脉的全部血流都集中供给肝动脉。这就增加了肝血、氧供给而起到了保肝作用。因此,它在一定程度上克服了传统门腔分流术的不足。它在集分流术和断流术优点的同时,使其对于肝血流动力学的改变趋于合理。通过强化肝动脉血流灌注改善肝血供,益于术后恢复,又不影响肠系膜静脉区向肝血流,相对增加了来自胰腺和胃肠道的营养物质对肝的供给;对肝功能起到一定的维护作用,能明显改善术后肝纤维化的程度。另外,本术式在分流术基础上,结扎胃左、右动静脉、胃十二指肠动脉,没有增加手术难度。

(4)肝移植:上述的各种治疗方法均是针对门静脉高压症食管胃底曲张静脉破裂出血的措施,对导致门静脉高压症的根本原因肝硬化则无能为力,甚至可能导致进一步的肝损害。肝移植手术无疑是治疗门静脉高压症最为彻底的治疗方法,既替换了病肝,又使门静脉系统血流动力学恢复到正常。在过去的20年,肝移植已经极大地改变了门静脉高压症患者的治疗选择。同其他器官移植所面临问题一样,目前影响肝移植发展的主要障碍是供肝严重不足,尽管劈离式肝移植技术可以部分缓解肝供需间的矛盾,但仍难以彻底解决供肝紧张的局面。目前,全球等待肝移植的患者每年增加达15倍之多,而实施肝移植者只增加3倍,供肝严重缺乏。活体肝移植虽然也有较大发展,仅我国自1995年1月至2008年8月,活体肝移植已达925例,但也只是杯水车薪。亲属部分肝移植由于存在危及供者健康和生命的危险,病例选择不得不慎之又慎。利用转基因动物进行异种肝移植的研究虽有希望彻底解决供肝来源的问题,但由于涉及技术和伦理学方面的问题,短时间内难以应用于临床。

影响肝移植术对肝硬化门静脉高压症治疗效果的另一因素是移植肝病毒性肝炎复发。尽管近年来抗病毒药物研究的进展已使病毒性肝炎的复发率明显降低,但其仍是每一个从事肝移植工作的外科医师必须认真对待的问题。

肝移植手术高昂的治疗费用也是影响其广泛应用的因素之一。即使在一些发达国家,肝移植手术的费用亦非普通患者个人所能轻易负担。在我国目前的经济发展水平下,这一因素甚至已成为影响肝移植手术临床应用的首要因素。肝移植手术无疑是治疗门脉高压症最为彻底的治疗方法,是今后发展的方向。但在目前情况下,是否将我们有限的医疗卫生资源用于肝硬化的预防上,值得认真思考。

综上所述,我们不难发现,门静脉高压症的外科治疗取得了很大进展,但仍存在诸多不足之处。保护肝功能、微创外科的应用及肝移植的研究将是门静脉高压症外科在今后相当长的一个时期内研究的难点和重点。必须指出的是,事实上我国人口众多,肝炎患者多乃至肝硬化、门静脉高压症、食管静脉曲张破裂出血的患者也相应地多。相比之下肝源极少,因此今后在相当长的时期内,非肝移植的上述治疗诸法仍然是主要治疗的手段。

(5)严重脾增大,合并明显的脾功能亢进的外科治疗:最多见于晚期血吸虫病,也见于脾静脉栓塞引起的左侧门静脉高压症。对于这类患者单纯行脾切除术效果良好。

(6)肝硬化引起的顽固性腹水的外科治疗:有效的治疗方法是肝移植。其他疗法包括 TIPS 和腹腔-静脉转流术。放置腹腔、静脉转流管,有窗孔的一端插入腹腔,通过一个单向瓣膜,使腹腔内的液体向静脉循环单一方向流动,管的另一端插入上腔静脉。尽管放置腹腔-静脉转流管并不复杂,然而有报道手术后的病死率高达 20%。放置腹腔-静脉转流管后腹水再度出现说明分流闭塞。如果出现弥散性血管内凝血、曲张静脉破裂出血或肝衰竭,就应停止转流。

3.食管胃底静脉曲张破裂大出血非手术治疗失败的治疗原则

食管胃底静脉曲张破裂大出血非手术治疗包括狭义的内科药物、物理等方法治疗;广义还包括了内镜下套扎、注射,经股动脉、颈静脉置管介入等治疗。

食管胃底静脉曲张破裂大出血非手术治疗失败,能否手术?手术条件、手术时期和手术方式如何掌握和选择?

食管胃底静脉曲张破裂大出血非手术治疗失败,也就是又发生了无法控制的大出血时就必须实施紧急止血手术或于静止期择期手术。

急诊手术的病死率要高出择期手术数倍,我们在 20 世纪 80 年代经统计发现急诊手术病死率是择期手术的 10 倍。因此,还是尽可能地选择择期手术治疗。

主要手术方式有分流手术、断流术和肝移植。

(1)分流手术:分流手术是采用门静脉系统主干及其主要分支与下腔静脉及其主要分支血管吻合,使较高压力的门静脉血液分流入下腔静脉中去,由于能有效地降低门静脉压力,是防治大出血的较为理想的方法。

分流的方式很多,如较为经典的门腔静脉吻合术、脾肾静脉吻合术、肠系膜上静脉下腔静脉吻合术。目前应该说既有止血效果又有一定保肝作用的"附加限制环及肝动脉强化灌注的门腔静脉侧侧吻合术"的效果最为满意。

(2)断流术:一般包括腔内食管胃底静脉结扎术、贲门周围血管离断术、冠状静脉结扎术。因一般只要能够掌握胃大部切除术的外科医师即能实施贲门周围血管离断术,故此,目前此种手术的开展最为普及。

（3）肝移植：这是治疗终末期肝病的（不包括晚期肿瘤）好办法，在西方已被普遍采用。但在我国，因乙丙型肝炎后肝硬化、门静脉高压症、食管胃底静脉曲张破裂出血的患者较多，而供肝者少，故不能广泛开展，仍以分流术及断流术为主。

内镜下套扎、注射，经股动脉、颈静脉置管介入等治疗属非手术治疗范畴，这里不予赘述。

## 二、肝后型门静脉高压症

肝后型门静脉高压症又称布加综合征，由先天或后天性原因引起肝静脉和/或其开口以上的下腔静脉段狭窄或阻塞所致。1845 年和 1899 年 Budd 和 Chiari 分别描述了本病，故称 Budd-Chiari 综合征。在欧美国家，多因血液高凝状态导致肝静脉血栓形成所致，常不涉及下腔静脉。在亚洲国家，则以下腔静脉发育异常为多见。其他原因尚有真性红细胞增多症、非特异性血管炎、腔外肿瘤、肥大的肝尾叶压迫等。我国河南、山东两省发病率较高，个别地区高达 6.4/10 万人口。

本病分为 3 种类型：Ⅰ 型约占 57%，以下腔静脉隔膜为主的局限性狭窄或阻塞；Ⅱ 型约38%，下腔静脉弥漫性狭窄或阻塞；Ⅲ 型仅占 5%，主要为肝静脉阻塞。以男性患者多见，男女比例约为 2∶1。单纯的肝静脉阻塞者，以门静脉高压的症状为主；合并下腔静脉阻塞者，同时可有门静脉高压症和下腔静脉阻塞综合征的临床表现。下腔静脉回流受阻可引起双侧下肢静脉曲张、色素沉着，甚至经久不愈的溃疡；严重者双侧小腿皮肤成树皮样改变。下腔静脉阻塞后，胸、腹壁及腰部静脉扩张扭曲，以部分代偿下腔静脉的回流。晚期患者出现顽固性腹水、食管胃底曲张静脉破裂出血或肝、肾衰竭。

有上述临床表现者，应高度怀疑为布加综合征，并做进一步检查。B 型超声或彩色多普勒检查诊断准确率达 90% 以上。诊断本病的最好方法为下腔静脉造影，可清楚地显示病变部位、梗阻的程度、类型及范围，对治疗具有指导意义。经皮肝穿刺肝静脉造影可显示肝静脉有无梗阻。CT 及 MRI 扫描也可采用，但不如上述方法准确。

关于治疗，如果同时有下腔静脉阻塞的临床表现，原则上应采用同时缓解门静脉和下腔静脉高压的方案。当两者不能兼顾时，则首先治疗门静脉高压症，然后再解决下腔静脉阻塞问题。治疗方法选择上，现在主张首选介入法，或介入与手术联合治疗。例如，对于下腔静脉局限性阻塞或狭窄者，可做经皮球囊导管扩张，如有必要，可同时安装内支撑架。当阻塞不能通过介入法穿破时，不要强行穿破，应联合采用手术方式经右心房破膜。治疗本病常用的手术有贲门周围血管离断术、脾肺固定术、肠系膜上静脉和/或下腔静脉与右心房之间的转流术、局部病变根治性切除术等。

（任为国）

# 第十七节　原发性肝癌

## 一、病因学

和其他恶性肿瘤一样，原发性肝癌的病因仍不十分清楚。实验证明，很多致癌物质均可诱发动物肝癌，但人类肝癌的病因尚未完全得到证实。根据临床观察，流行病资料和一些实验研究结果表明,肝癌可能主要与肝炎病毒、黄曲霉素、饮水污染有关。

### （一）病毒性肝炎

#### 1.乙型肝类病毒（HBV）

HBV 与肝细胞癌（HCC）的关系已研究多年,发现乙肝病毒与原发性肝癌有一致的特异性的因果关系,归纳为:①两者全球地理分布接近,乙型肝炎高发区,其肝癌的发病率也高,我国肝癌 3 个高发区（启东、海门、扶缓）研究结果表明 HBsAg 阳性者发生肝癌的机会较 HBsAg 阴性者高 6~50 倍。②原发性肝癌患者的血清学与病理证实其 HBsAg 阳性高达 89.5%,抗-HBc 达96.5%,明显高于对照人群（5% 以下）;免疫组化亦提示 HCC 者有明显 HBV 感染背景;在肝癌流行区及非流行区,男性 HBsAg 慢性携带者发生原发性肝癌的危险性相对恒定,且前瞻性研究表明,HBsAg 阳性肝硬化者发生原发性肝癌的概率比 HBsAg 阴性肝硬化者高,且标志物项越多（除抗-HBs）患肝癌危险性越高,流行病学调查证明病毒感染发生在肝癌之前。③证实 HCC 患者中有 HBV-DNA 整合,我国 HCC 患者中有 HBV-DNA 整合者占68.2%。分子生物学研究提示 HBV-DNA 整合可激活一些癌基因（如 *N-ras*、*K-ras* 等）,并使一些抑癌基因突变,已发现HBsAg 的表达与 *P53* 突变有关。④动物模型（如土拨鼠、地松鼠、鸭等）提示动物肝炎与肝癌有关。

我国约 10% 人口为 HBsAg 携带者,每年约有 300 万人可能从急性肝炎转为慢性肝炎,每年约 30 万人死于肝病,其中 11 万死于肝癌。肝炎的垂直传播是肝癌高发的重要因素,表面抗原阳性的孕妇可使 40%~60% 婴儿感染乙肝型炎,这些婴儿一旦感染乙型肝炎,约有 1/4 可能发展到慢性肝炎,还有一部分发展到肝硬化和肝癌。国外有学者认为,高发区婴儿接种乙型肝炎疫苗,可减少 80% 的肝癌患者。世界各地 HBsAg 与 HCC 关系几乎完全一致,肝癌危险度（RR）:启东为 8.8~12.5;日本为 10.4,英国为 12.0,纽约为 9.7。因此,乙型肝炎病毒可能是人类肝细胞癌发病因素中的主要启动因素。

#### 2.丙型肝炎病毒（HCV）

HCV 主要经血传播,亦可由性接触传播,HCV 与 HCC 关系的研究近年受到重视。日本报道提示 HCC 患者中合并 HCV 感染者远高于 HBV 感染者,1990 年鹈浦雅志等报道肝细胞癌 113 例中 HBsAg 阳性 30 例（27%）,抗-HCV 阳性 65 例（58%）,有输血史 32 例（28%）,有饮酒史者 46 例（41%）,在与 HCV 有关的肝硬化病例中 30% 可检出抗 HCV。在西班牙、希腊HCC 的抗-HCV 阳性率分别达到 63% 和 55%,HBsAg 阳性率为 39% 左右,而印度抗-HCV 阳性率为 15.1%,香港地区 7.3%,上海市为 5%~8%,表明该型肝炎病毒与肝癌的关系有地理分布关系。

流行病学的证据说明 HBV 是肝癌发生的重要危险因素,但不是唯一的因素。HCV 与肝癌的关系在部分地区如日本、西班牙、希腊可能是重要的,在中国的作用有待进一步研究。流行病学研究提示了病毒病因参与了肝癌的发病过程,随着分子生物学的发展,进一步从分子水平提示了病毒病因的作用机制。乙肝肝炎病毒（HBV）在人肝癌中以整合型 HBV DNA 和游离型 HBVDNA 两种形式存在。病毒在整合前,首先要通过游离病毒的复制,因此在早期以游离型 HBVDNA 存在于肝癌中,由于整合型 HBV DNA 中,相当部分 X 基因存在断裂,部分或全部缺少,游离型 HBV DNA 可能是 X 基因表达的反式激活因子。不少作者观察到肝癌中存在 HBV X 基因表达,但 X 基因的生物学功能,是否存在有促进原癌基因c-myc的表达以及与 ras 基因的协同促肝癌作用,有待进一步研究。目前发现的癌基因 *N-ras*,*C-myc*,*C-ets-2*,胰岛素样生长因子

Ⅱ号(IGF-Ⅱ)、IGF-Ⅱ受体,集落刺激因子Ⅰ号受体(CSF$_1$即 c-fms)及相关基因有激活及抗癌基因、P53、TTR 失活与肝癌的发生发展有关。

### 3.黄曲霉素(AF)

黄曲霉素和产生曲霉的产毒菌的代谢产物,动物实验证明有肯定的致癌作用。黄曲霉毒素 B$_1$(AFB$_1$)是肝癌的强烈化学致癌物,能诱发所有实验动物发生肝癌;在人体肝脏中发现有纯代谢黄曲霉素及黄曲霉毒素 B1 的酶。霉变食物是肝癌高发区的主要流行因素之一,肝癌高发区粮食的黄曲霉素及黄曲霉素污染程度高于其他地区。这可能与肝癌高发区多处于温潮湿地带霉菌易于生长有关,非洲和东南亚曾进行过黄曲霉素与肝癌生态学研究,发现男性摄入的黄曲霉毒素高的地方,肝癌发病率亦高;摄入黄曲霉素的剂量与肝癌发病率呈线性函数关系:Y(肝病发病率)=0.42×AFB1(ng/kg)+6.06(P<0.01 d.f=5)。分子流行病学的研究,也进一步证实黄曲霉素、黄曲霉毒素 B1(AFB1)与肝癌发生密切相关,近年来上海肿瘤研究所和 AFB1 加成物(AFB1-N7-Gua)及 AFB1 清蛋白加成物的检测方法,从肝癌高危人群或肝癌患者血,尿中检测 AFB1 加成物证明了崇明肝癌高发区人群中 AFB1-清蛋白加成物阳性高达 68.3%,启东地区阳性率为 65%,进一步研究提示过氧化物酶(EPHX)基因 113 位的突变很有可能和 AFB1 暴露引起 AFB1 清蛋白生成物的量有关,提示了 AFB1 与肝癌发生具有密切相关性。

### (二)饮水污染

饮水与肝癌的关系已有不少流行病学与实验室证据。早在 20 世纪 70 年代苏德隆教授就提出饮水与肝癌有关,即"饮用沟塘水居民肝癌发病率比一般居民高 2.6 倍;而饮用井水居民比一般居民低 1/3;改饮深水后居民肝癌发病率有下降趋势"。1991 年发现我国沟溏水中有一种兰绿藻产生兰绿藻毒素(mycosistin,MCYST)。通过动物实验发现它是一种强促癌剂,能强烈抑制蛋白磷酸酯酶Ⅰ和 2A 型,它能使肝细胞中毒、坏死。我国武汉东湖、安徽巢湖、上海淀山湖、海门沟塘水中均已找到此类毒素。

### (三)其他

微量元素、遗传因素等在原发性肝癌发病中有一定作用。有人认为硒是原发性肝癌发生发展过程中的条件因子,有资料表明血硒水平与原发性癌发病率呈负相关。硒的适量补充可降低原发性肝癌发病率的 1/3～2/3。国内外均有原发性肝癌高发家系的报道,我国启东对原发性肝癌和健康对照组家庭中肝癌的发生情况进行调查,结果表明原发性肝癌高于对照组,统计学检验有显著差异。另外发现肝细胞癌与血色素沉着症(一种罕见的遗传代谢异常)的联系仅仅存在于那些患此病而长期生存以致产生肝硬化的患者。通常情况下遗传的是易患肿瘤的体质而非肿瘤本身。此外,饮酒、吸烟、寄生虫,某些化学致癌物、激素、营养等与人类肝癌的关系尚有不同的看法。迄今认为,原发性肝癌是多因素协同作用的结果,在不同的阶段,不同的地区,其主要因素可能会有所不同。肝炎病毒 HBV、HCV、黄曲霉素、亚硝胺、饮水污染是原发性肝癌的主要病因。因此管水、管粮、防治肝炎是预防肝癌的主要措施。

## 二、病理

### (一)大体分型

肝癌大体分型可分为以下 4 型。

### 1.巨块型

除单个巨大块型肝癌外,可由多个癌结节密集融合而成的巨大结节,其直径多在 10 cm

以上。

2.结节型

肝内发生多个癌结节,散布在肝右叶或左叶,结节与四周分界不甚明确。

3.弥漫型

少见,癌结节一般甚小,弥漫分布于全肝,与增生的肝假小叶有时难以鉴别,但癌结节一般质地较硬,色灰白。

4.小肝癌

单个癌结节直径小于 3 cm,癌结节数不超过 2 个,最大直径总和小于 3 cm。

### (二)组织学分型

1.肝细胞癌

最常见,其癌细胞分类似正常肝细胞,但细胞大小不一,为多角,胞质丰富,呈颗粒状,胞核深染,可见多数核分裂,细胞一般排列成索状,在癌细胞索之间有丰富的血窦,无其他间质。

2.胆管细胞癌

为腺癌,癌细胞较小,胞质较清晰,形成大小不一的腺腔,间质较多,血管较小。在癌细胞内无胆汁。

3.混合型肝癌

肝细胞癌与胆管细胞癌混合存在。

4.少见类型

(1)纤维板层型:癌细胞索被平行的板层排列的胶原纤维隔开,因而称为纤维板层肝癌(FCL)。以多边嗜酸肿瘤细胞聚成团块,其周围排列着层状排列的致密纤维束为特征。FCL 肉眼观察特征,绝大多数发生在左叶,常为单个,通常无肝硬化和切面呈结节状或分叶状,中央有时可见星状纤维瘢痕,这些有助于区别普通型 HCC,电镜下 FCL 的胞质内充满大量线粒体为特征,这与光镜下癌细胞呈深嗜酸性颗粒相对应。有人观察到 FCL 有神经分泌性颗粒,提示此癌有神经内分泌源性。

(2)透明细胞癌:透明细胞癌肉眼所见无明显特征,在光镜下,除胞质呈透明外,其他均与普通 HCC 相似,胞质内主要成分是糖原或脂质。电镜下透明癌细胞内细胞器较普通 HCC 为少。透朗细胞癌无特殊临床表现,预后较普通 HCC 略好。

### (三)原发性肝癌分期

1.我国肝癌的临床分期:根据全国肝癌会议拟定的分期标准。

Ⅰ期:无明确肝癌症状和体征,又称亚临床期。

Ⅱ期:出现临床症状或体征无Ⅲ期表现者。

Ⅲ期:有明显恶病质、黄疸、腹水或远处转移之一者。

2.国际抗癌联协(UICC)的 TNM 分期

(1)分期符号说明。

T:原发性肿瘤,N:局部淋巴结,M:远处转移。

$T_1$:孤立的肿瘤;最大直径在 2 cm 或以下;无血管浸润。

$T_2$:$T_1$ 中 3 条件之一不符合者。

$T_3$:$T_1$ 3 项条件 2 项不符合者。

$T_2$:$T_3$ 两者包括多发肿瘤但局限于一叶者。

$T_4$：多发肿瘤分布超过一叶或肿瘤累及门静脉或肝静脉的主要分支（为便于分期划分肝两叶之平面设于胆囊床与下腔静脉之间）。

N：局部淋巴结；$N_0$，无局部淋巴结转移；$N_1$，局部淋巴结转移。

M：远处转移；$M_0$，无远处转移；$M_1$，远处转移。

（2）分期标准。

Ⅰ期：$T_1$，$N_0$，$M_0$。

Ⅱ期：$T_1$，$N_0$，$M_0$。

Ⅲ期：$T_1$，$N_1$，$M_0$；$T_2$，$N_1$，$M_0$；$T_3$，$N_0$，$N_1$，$M_0$。

ⅣA期：$T_4$，$N_0$，$N_1$，$M_0$。

ⅣB期：$T_1 \sim T_4$，$N_0$，$N_1$，$M_1$。

## 三、临床表现

早期小肝癌因缺乏临床症状和体征被称为"亚临床肝癌"或"Ⅰ期肝癌"，常能在普查、慢性肝病患者随访或健康检查时出现甲胎蛋白异常升高和/或超声异常而发现。一旦出现临床症状和体征已属中晚期。

### (一)临床症状

肝区痛，消瘦、乏力、食欲缺乏、腹胀是肝癌常见症状。

1.肝区痛

最常见，多由肿瘤增大致使肝包膜绷紧所致，少数可由肝癌包膜下结节破裂，或肝癌结节破裂内出血所致。可表现为持续钝痛，呼吸时加重的肝区痛或急腹症，肿瘤侵犯膈肌疼痛可放散至右肩和右背，向后生长的肿瘤可引起腰痛。

2.消化道症状

因无特征往往易被忽视，常见症状有食欲缺乏、消化不良、恶心呕吐、腹泻等。

3.消耗体征

乏力、消瘦、全身衰竭，晚期患者可呈恶病质状。

4.黄疸

可因肿瘤压迫肝门，胆管癌栓、肝细胞损害等引起，多为晚期症状。

5.发热

30％～50％患者有发热，一般为低热，偶可达 39 ℃ 以上，呈持续或午后低热，偶呈弛张型高热。发热可因肿瘤坏死产物吸收、合并感染、肿瘤代谢产物所致。如不伴感染，为癌热，多不伴寒战。

6.转移灶症状

肿瘤转移之处有相应症状，有时成为本病的初始症状。如肺转移可引起咯血、咳嗽、气急等。骨转移可引起局部痛或病理性骨折，椎骨转移可引起腰背痛、截瘫，脑转移多有头痛、呕吐、抽搐、偏瘫等。

7.伴癌综合征

即肿瘤本身代谢异常或癌组织对机体的影响引起内分泌或代谢方面的综合征，可先于肝症状出现。

（1）自发性低血糖症：发生率10％～30％，肝细胞能异位分泌胰岛素或胰岛素样物质；肿瘤抑制胰岛素酶或分泌一种胰岛β细胞刺激因子或糖原储存过多;肝组织糖原储存减少,肝功能障碍影响肝糖原的制备。以上因素造成血糖降低,形成低血糖症,严重者出现昏迷、休克导致死亡。

(2)红细胞增多症:2%～10%患者可发生,肝癌切除后常可恢复正常,可能与肝细胞产生促红细胞生成素有关。肝硬化患者伴红细胞增多症者宜警惕肝癌的发生。

(3)其他:罕见的尚有高钙血症、高脂血症、皮肤卟啉症、类癌综合征、异常纤维蛋白原血症等。

### (二)体征

**1.肝、脾大**

进行性肝大是其特征性体征之一,肝质地硬,表面及边缘不规则,部分患者肝表面可触及结节状包块。合并肝硬化和门静脉高压者,门静脉或脾静脉内癌栓或肝癌压迫门静脉或脾静脉可出现脾大。

**2.腹水**

合并肝硬化和门静脉高压或门静脉、肝静脉癌栓所致。为淡黄色或血性腹水。

**3.黄疸**

常因癌肿压迫或侵入肝门内主要胆管或肝门处转移性肿大淋巴结压迫胆管所致梗阻性黄疸;癌肿广泛破坏肝脏引起肝细胞坏死形成肝细胞性黄疸。无论梗阻性或肝细胞性黄疸,亦无论肿瘤大小,一旦出现黄疸多属晚期。

**4.转移灶的体征**

肝外转移以肺、淋巴结、骨和脑为最常见。转移灶发展到一定大小时可出现相应的体征,而较小的转移瘤往往无体征。

### 四、影像学表现

由于电脑技术与超声波、X线、放射性核素、磁共振等的结合,大大提高了肝癌早期诊断的水平。目前常用的影像学诊断方法有超声显像(US),电子计算机断层扫描(CT)、磁共振成像术(MRI)、放射性核素显像(SPECT)和选择性血管造影(PAS)、选择腹腔动脉、肝动脉造影等。

#### (一)超声显像(ultrasonography,US)

US是肝癌定位诊断中最常用的分辨力高的定位诊断方法,单用二维B型超声对肝癌的确诊率为76%～82.2%。可检出2cm以内的小肝癌。图像主要特征为肝区内实性回声光团,均质或不均质,或有分叶,与周围组织界限欠清楚,部分有"晕环"。可显示肿瘤位置、大小、并了解局部扩散程度(如有无门静脉、肝静脉、下腔静脉、胆管内癌栓、周围淋巴结有无转移等)。近年,术中B型超声的应用,提高了手术切除率,随着超声波技术的进展,彩色多普勒血流成像(CDFI)可分析测量进出肿瘤的血液,以鉴别占位病灶的血供情况,推断肿瘤的性质。另外,以动脉$CO_2$微泡增强作用对比剂的超声血管造影有助于检出直径1cm以下的多血管肝细胞癌,并有助于测得常规血管造影不易测出的少血管癌结节。

#### (二)电子计算机X线体层扫描(CT)

具有较高的分辨率,是一种安全、无创伤的检查方法,诊断符合率达90%。肝癌通常是低密度结节或与等密度、高密度结节混合的肿物。边界清楚或模糊,大肝癌常有中央液化,增强扫描早期病灶密度高于癌周肝组织，10～30 s 后密度下降至低于癌周肝组织使占位更为清晰，并持续数分钟。螺旋CT(Spriral-CT)，电子束CT(electric beem-CT)和多层CT(multi-sliceCT)的应用，极大地提高了扫描速度和图像后处理功能，能非常方便、快捷地完成肝脏的分期扫描、动态扫描及癌灶和血管的三维重建。近年来，碘油-CT(lipiodol-CT)颇受重视，此乃CT与动脉造影结合的一种形式，包括肝动脉、肠系膜上动脉内插管直接注射造影剂，增强扫描(即CAT、CATP)，先经肝动脉注入碘油，约1周后作CT，常有助检出0.5 cm 小肝癌，但亦有假阳性者。

### (三)磁共振成像(MRI)

可显示肿瘤包膜的存在，脂肪变性、肿瘤内出血、坏死、肿瘤纤维间隔形成，肿瘤周围水肿，子结节及门静脉和肝静脉受侵犯等现象。肝癌图像为$T_1$加权像，肿瘤表现为较周围肝组织低信号强度或等信号强度，$T_2$加权像上均显示高信号强度。肝癌的肿瘤脂肪、肿瘤包膜及血管侵犯是最具特征性的征象，MRI能很好显示HCC伴脂肪变者下弛豫时间短，在$T_1$加权像产生等信号或高信号强度；而HCC伴纤维化者$T_1$弛豫时间长则产生低信号强度。MRI证实47%的肝癌病例有脂肪变性，此征象具有较高的特异性，而$T_2$加权像上HCC表现为不均匀的高信号强度，病灶边缘不清楚；肿瘤包膜在$T_1$加权像显示最佳，表现为肿瘤周围有一低信号强度环，约0.5～3 mm 厚，而MRI不用注射造影剂即可显示门静脉和肝静脉分支，显示血管的受压推移，癌栓形成时$T_1$加权像为中等信号强度，$T_2$加权像呈高信号强度。

### (四)血管造影

肝血管造影不仅是诊断肝癌的重要手段，而且对估计手术可能性及选择合适的手术方式有较高的价值。尤其是应用电子计算机数字减影血管造影(DSA)行高选择性肝动脉造影，不仅能诊断肝癌，更为肝癌动脉灌注化疗，肝动脉栓塞提供了方便的途径。但近年由于非侵入性定位诊断方法的问世，肝动脉造影趋于少用。目前作为诊断，动脉造影的指征为：①临床疑有肝癌而其他显像阴性，如不伴有肝病活动证据的高浓度AFP者；②各种显像结果不同，占位病变性质不能肯定者；③需作CTA者；④需同时作肝动脉栓塞者。

肝癌的肝动脉造影主要表现：①早期动脉像出现肿瘤血管；②肝实质相时出现肿瘤染色；③较大肿瘤可见动脉移位，扭曲、拉直等；④如动脉受肿瘤侵犯可呈锯齿状，串珠状或僵硬状；⑤动静脉瘘；⑥"湖状"或"池状"造影剂充盈区。

### (五)放射性核素显像

包含γ照相，单光子发射计算机断层显像(SPECT)、正电子发射计算机断层(PET)。采用特异性高、亲和力强的放射性药物$^{99m}$Tc-吡多醛五甲基色氨酸($^{99m}$Tc-PMT)，提高了肝癌、肝腺瘤检出率，适用于小肝癌定位及定性，AFP阴性肝癌的定性诊断，鉴别原发性抑或继发性肝癌及肝脏外转移灶的诊断。图像表现为肝脏肿大失去正常形态，占位区为放射性稀疏或缺损区。近年来以放射性核素标记AFP单抗，抗人肝癌单抗，铁蛋白抗体等做放射性免疫显像，是肝癌阳性显像的另一途径。目前检出低限为2 cm。

## 五、实验室检查

肝癌的实验室检查主要包括：肝癌标记物；肝功能检测；肝炎病毒(尤其是乙型与丙型)有关指标，免疫指标，其他细胞因子等。

细胞在癌变过程中常产生或分泌释放出某种物质，存在肿瘤细胞内或宿主体液中，以抗原、酶、激素、代谢产物等方式存在，具有生化或免疫特性，可识别或诊断肿瘤者称为肿瘤标记物。理想的肿瘤标记物应具有高特异性,可用于人群普查,有鉴别诊断的价值,能区分良恶性病变;监视肿瘤发展、复发、转移,能确定肿瘤预后和治疗方案。

血清肝癌标记物文献报道达几十种,主要有以下几种。

## (一)甲胎蛋白(alpha-fetal protein,AFP)

自 60 年代末用于临床以来,AFP 已成为肝癌最好的标记物,目前已广泛用于肝细胞癌的早期普查、诊断、判断治疗效果、预防复发。全国肝癌防治研究会议确定 AFP 诊断肝癌标准如下。

(1)AFP>400 $\mu$g/L,持续 4 周,并排除妊娠、活动性肝病及生殖胚胎源性肿瘤。

(2)AFP 在 200~400 $\mu$g/L,持续 8 周。

(3)AFP 由低浓度逐渐升高。

有 10%~30%的肝细胞癌患者血清 AFP 呈阴性,其原因可能是肝细胞癌有不同细胞株,有的能合成 AFP,另一些仅能合成清蛋白,后者比例大,AFP 不升高;癌体直径≤3 cm 的小肝癌患者中,AFP 可正常或轻度升高(20~200 $\mu$g/L);肿瘤不是肝细胞癌,而是纤维板层癌或胆管细胞癌。

肝癌常发生在慢性肝病基础上,慢性肝炎,肝炎后肝硬化有 19.9%~44.6% AFP 呈低浓度(50~200 $\mu$g/L)升高,因此肝癌的鉴别对象主要是良性活动性肝病。良性肝病活动常先有 ALT 升高,AFP 相随或同步升高,随着病情好转 ALT 下降,AFP 亦下降。对于一些 AFP 呈反复波动,持续低浓度者应密切随访。启东地区对 3 177 例 AFP 低浓度持续阳性的随访。1 年内肝癌发生率为10.4%,为当地自然人群的 315.2 倍,故 AFP 持续低浓度升高可能是一组高发人群,其中一部分已是亚临床肝癌。

原发性肝癌、继发性肝癌、胚胎细胞癌和良性活动性肝病均可合成 AFP,但糖链结构不同。肝细胞癌患者血清中的岩藻糖苷酶活性明显增高,使 AFP 糖链经历岩藻糖基化过程,在与植物凝集素(扁豆凝集素 LCA、刀豆凝集素 ConA)反应呈现不同亲和性,从而分出不同异质群。扁豆凝集素更能反映肝组织处于再生癌变时 AFP 分子糖基化的差异。应用亲和层析电泳技术将患者血清 AFP 分成 LCA(或 ConA)结合型(AFP-R-L)和非结合型(AFP-N-L),其意义:①鉴别良恶性肝病,癌患者 AFP 结合型明显高于良性肝病。②早期诊断价值,Ⅰ期肝癌及 5 cm 以下的小肝癌阳性率为74.1%和 71.4%,故 AFP 异质体对肝癌诊断不受 AFP 浓度、深度肿瘤大小和病期早晚的影响。

AFP 单克隆抗体:AFP 异种血清均难以区别不同来源 AFP,影响低浓度肝癌的诊断。AFP 单克隆抗体能识别不同糖链结构的 AFP,可选用针对 LCA 结合型 AFP 的单克隆抗体建立特异性强、高敏感度的方法,有助于鉴别肝癌和其他肝病,同时有助于早期肝癌的诊断和肝癌高危人群的鉴别,有人报道抗人小扁豆凝集素甲胎蛋白异质体单抗(AFP-R-LCA-McAb)的双位点夹心酶联免疫血清学检测,肝癌阳性率为81.7%,良性肝病等假阳性仅 2.1%。

## (二)$\gamma$-谷氨酰转肽酶同工酶Ⅱ(GGT-Ⅱ)

应用聚丙烯酰胺凝胶(PAG)梯度电泳,可将 GGT 分成 9~13 条区带,阳性率为27%~63%,经改良用 PAG 梯度垂直平板电泳可提高阳性率至 90%,特异性达 97.1%,非癌肝病和肝外疾病阳性小于 5%,GGT-Ⅱ与 AFP 浓度无关,在 AFP 低浓度和假阴性肝癌中阳性率亦较高,是除 AFP 以外最好的肝癌标志。

### (三)γ羧基凝血酶原(DCP)

肝癌患者凝血酶原羧化异常,而产生异常凝血酶原即 DCP。原发性肝癌细胞自身具有合成和释放 DCP 的功能,肝癌时血清 DCP 往往超过 300 $\mu g/L$,阳性率为 67%,良性肝病也可存在,但一般低于300 $\mu g/L$,正常人血清 DCP 一般不能测出。AFP 阳性肝癌病例 DCP 也会升高,两者同时测定具有互补价值。

### (四)α-L-岩藻糖苷酶(AFU)

属溶酶体酸性水解酶类,主要功能是参与含岩藻糖基的糖蛋白,糖脂等生物活性大分子的分解代谢。肝细胞癌时血清 AFU 升高的阳性率为 75%,特异性为 91%,在 AFP 阴性肝癌和"小肝癌"病例,AFU 阳性率分别为 76.%和 70.8%,显示其与 AFP 无相关性,且有早期诊断价值。

### (五)碱性磷酸酶(ALP)及其同工酶Ⅰ

在无黄疸和无骨病患者,血清 ALP 超过正常上界的 2.5 倍,应疑为肝内占位性病变,尤其是肝癌存在,但早期小的肝癌病例,ALP 升高不明显。应用 PAG 电泳分离出的 ALP 同工酶Ⅰ(ALP-Ⅰ)对肝细胞癌具有高度特异性,但阳性率仅 25%,且不具有早期诊断意义。但与其他标志物具有互补诊断价值。

### (六)醛缩酶(ALD)同工酶

ALD 有 A、B、C 3 种同工酶,ALD-A 主要见于原发性和继发性肝癌及急性重型肝炎。该同工酶对底物 1,6-二磷酸果糖(FDP)和 1-磷酸果糖(FIP)的分解能力不同,因而 FDP/FIP 活力比对肝癌诊断有一定价值,原发性肝癌阳性率为 71.5%。

### (七)5′-核苷酸磷酸二酯酶(5′-NPD)同工酶 V(5′-NPDV)

5′NPDV 常见于肝癌患者,将 V 带迁移系数(Rf)≥0.58 作为阳性标准,在 AFP 阳性肝癌为 84.6%~85.7%,在 AFP 阴性肝癌为 56.4%~91.0%,与 AFP 联用互补诊断率达 94.0%~95.4%,术后此酶转阴,但在转移性肝癌阳性率为 72%~88%,肝炎肝硬化阳性率为 10%,提示肝癌特异性差,而对良恶性肝病有一定鉴别意义。

### (八)α₁-抗胰蛋白酶(AAT)

人肝癌细胞具有合成、分泌 AAT 的功能,AAT 是一种急性时相反应物,当肿瘤合并细胞坏死和炎症时 AAT 可升高,对肝癌诊断特异性为 93.6%,敏感性为 74.7%,AFP 阴性肝癌的阳性率为22.7%。而在良性肝病则为 3%~12.9%。

### (九)α₁-抗糜蛋白酶(AAC)

产生机制同 AAT,AAC 诊断肝癌的特异性为 92.2%,敏感性为 68.0%。

### (十)M₂型丙酮酸同工酶(M₂-PrK)

PrK 有 R、L、ML、M₂(K)型 4 种同工酶,脂肪肝及肝癌组织中主要是 M₂(K)型可视为一种癌胚蛋白,肝癌患者的 M₂-PrK 阳性率达 93%,良性肝病则在正常范围内[ELISA 夹心法正常值为(575.8±259.5)ng/L]。

### (十一)铁蛋白和同功铁蛋白

肝脏含有很丰富的铁蛋白,同时肝脏又是清除循环中铁蛋白的主要场所。当肝脏受损时铁蛋白由肝组织逸出而且受损的肝组织清除循环中铁蛋白能力降低致使血清铁蛋白升高。肝癌患者较良性肝病患者增高更明显,诊断特异性为 50.5%,同功铁蛋白在肝癌时由于肝癌细胞合成增多,释放速度加快,故对肝癌诊断意义较大。正常人为 16~210 $\mu g/L$,300 $\mu g/L$ 为诊断界值,肝癌诊断率72.1%,假阳性为 10.3%,AFP 阴性或低 AFP 浓度肝癌阳性率 66.6%,<5 cm 的小肝

癌阳性率 62.5%。

为提高肝细胞性肝癌诊断率,上述标记物可作以下选择。

(1)临床拟诊或疑似肝癌者,除 AFP 外,比较成熟的可与 AFP 互补的有 CAST-Ⅱ,DCP,AFU,$M_2$PrK,同功铁蛋白等需临床进一步验证。

(2)AFP 低浓度持续阳性,疑为 AFP 假阳性者,可加作 AFP 分子异质体。

(3)AFP 阴性可选择联合酶谱检查,如 GGT-Ⅱ + AAT 或/加 ALP-1,AFU + GGT-Ⅱ + AAT 等。

## 六、诊断

根据《中国常见恶性肿瘤诊治规范 第二分册原发性肝癌》(1991)的诊断标准如下。

### (一)病理诊断

(1)肝组织学检查证实的原发性肝癌者。

(2)肝外组织的组织学检查证实为肝细胞癌。

### (二)临床诊断

(1)如无其他肝癌证据,AFP 对流法阳性或放射免疫法≥400 $\mu$g/L,持续 4 周以上,并能排除妊娠、活动性肝病、生殖胚胎源性肿瘤及转移性肝癌者。

(2)影像学检查有明确肝内实质性占位病变,能排除肝血管瘤和转移性肝癌,并具有下列条件之一者:①AFP≥200 $\mu$g/L;②典型的原发性肝癌影像学表现;③无黄疸而 ALP 或 GGT 明显增高;④远处有明确的转移性病灶或有血性腹水,或在腹水中找到癌细胞;⑤明确的乙型肝炎标记阳性的肝硬化。

## 七、鉴别诊断

为了便于临床运用,对原发性肝癌的鉴别诊断可分为 AFP 阳性与 AFP 阴性肝癌两方面。

### (一)甲胎蛋白阳性肝癌的鉴别诊断

由于 AFP 存在于胚胎期末胚肝、卵黄囊,少量来自胚胎胃肠道,因此有时出现 AFP 假阳性。

(1)分娩后 AFP 仍持续上升者应警惕同时存在肝癌。

(2)生殖腺胚胎性肿瘤,通过仔细的生殖器与妇科检查鉴别。

(3)胃癌、胰腺癌,尤其是伴肝转移者常不易鉴别,其 AFP 异常升高的发生率为 1%。但 AFP 浓度多较低,常无肝病背景。B 型超声可鉴别胰腺癌,继发性肝癌呈"牛眼"征,胃肠钡餐、胃镜有助鉴别胃癌。而且胃癌、胰腺癌转移至肝多见,而肝癌转移至胃、胰极少见。

(4)肝炎、肝硬化伴 AFP 升高是 AFP 阳性肝癌的最主要鉴别对象,尤其是不伴明显肝功能异常的低中浓度 AFP 升高者。以下几点有助鉴别:①有明确的肝功障碍而无明确肝内占位者。②AFP 与 ALT 绝对值、动态变化呈相随关系。③AFP 单抗、AFP 异质体、异常凝血酶原等测定,B 型超声检查。

### (二)AFP 阴性肝癌的鉴别诊断

AFP 阴性而肝内有占位性病变者,常见的鉴别对象如下。

#### 1.肝血管瘤

与肝癌鉴别的最常见疾病,以下几点有助鉴别:①多见于女性、病程长,发展慢,一般情况好;

②无肝病背景;③肝炎病毒标记常阴性;④超声显示边清而无声晕,彩色多普勒常见血管进入占位区;⑤增强 CT 示填充,并常由周边开始;⑥肿块虽大但常不伴肝功能异常。

2.继发性肝癌

常有原发癌史,多为结直肠癌、胰腺癌、胃癌,无肝病背景;肝炎病毒标记常阴性;癌胚抗原增高,显示散在多发病灶,超声示"牛眼征",动脉造影示血管较少,$^{99m}$Tc-PMT 阴性。

3.肝脓肿

以尚未液化或已部分机化的肝脓肿鉴别,以下几点有助鉴别:①有痢疾或化脓性病史;②无肝炎、肝硬化背景;③肝炎病毒标记多阴性;④有或曾有炎症表现,如发热伴畏寒;⑤影像学检查在未液化或脓稠者颇难鉴别,但边缘多模糊且无声晕等包膜现象;已液化者需与肝癌伴中央坏死相鉴别,增强或造影示无血管。

4.肝囊肿、肝包虫

病程长,无肝病史,包虫病患者常有疫区居住史;一般情况较好;肿块虽大而肝功能障碍不明显;超声波显象示液性占位,囊壁薄,常伴多囊肾;包虫皮试可助包虫诊断。

5.肝腺瘤

较少见,女性多于男性,常有口服避孕药多年历史,常无肝病史,$^{99m}$Tc-PMT 扫描呈强阳性,此点鉴别价值高,因腺瘤分化程度较肝癌好,故摄取 PMT 却无排出通道而贮留呈强阳性。

# 八、治疗

原发性肝癌病情发展迅速,预后不佳,因此治疗方法的选择,应视肿瘤状况、肝功能和全身情况而定。

影响肝癌治疗与预后的因素主要有肿瘤大于或小于 5 cm;局限于一叶抑或累及全肝;是否侵犯门静脉主干;是否有远处转移。肝功能处于代偿或失代偿,血清胆红素高于正常高值上限,白/球蛋白比例倒置,凝血酶原时间为正常值 50% 以下均属失代偿。γ 谷氨酰转肽酶值数倍于正常值者或提示肝功能差,或提示肿瘤巨大,或提示有广泛门、肝静脉癌栓。全身情况则包括心、肺、肾等重要脏器功能以及年龄等。

## (一)肝癌的治疗原则

早期、综合、积极是肝癌治疗的 3 个重要原则。

1.早期治疗

一般小肝癌切除五年生存率可达 60%~70%,而大肝癌切除后 5 年生存率仅 20% 左右;切除的预后明显优于非切除者。因此"早期"和"有效"的治疗(切除)是达到根治和延长生存期最重要的途径。对亚临床肝癌,应争取在肿瘤长大至 3~5 cm 前加以切除。对临床肝癌,应争取在发生门静脉主干癌栓前进行治疗。

2.综合治疗

迄今肝癌尚无特效疗法,各种疗法包括切除治疗均无法达到 100% 根治。因此,采用综合治疗,实验与临床均已反复证明,各种疗法配合得当者"三联"优于"二联","二联"优于"单联"治疗。综合治疗除不同治疗方法同时应用尚可序贯应用。

3.积极治疗

积极治疗突出个"再"字,如切除术后亚临床期复发行再切除者其 5 年生存率可在原先基础上再增加约 20%,此乃化疗、放疗、免疫治疗等任何办法难以达到,同样瘤内无水乙醇注射需多次进行,不少可达到长期稳定。

### (二)肝癌治疗的选择

#### 1.非手术肝血管栓塞治疗与化疗

由于肝细胞癌结节 90%血供来自肝动脉,10%血供来自门静脉,经皮股动脉穿刺肝动脉栓塞术(transcatheter afterial embolization,TAE)或合并化疗,已成为不适合手术治疗肝癌患者的首选疗法。其原理将供应肿瘤的肝动脉分支加以栓塞,导致肿瘤结节大部坏死,配以化疗药物杀伤更多癌细胞。使用的指征为不能手术切除的肝癌均可用 TAE,但门静脉主干有癌栓,肝硬化严重,肝功能失代偿、有黄疸、腹水,肾功能不佳者不宜应用,目前 TAE 已发展至肝段 TAE(segmental TAE),提高了疗效,2 年生存率达71.6%。但由于癌结节的周边由门静脉供血,故单独 TAE 难以达到根治。与 PVE(即在超声引导下经皮穿刺做肝内门静脉支栓塞治疗)合用,可获得较完全的肿瘤结节坏死。栓塞剂主要为碘油与吸收性明胶海绵,化疗药物则常用顺铂、多柔比星或表柔比星、丝裂霉素、5-Fu。3 年生存率为17.6%。为了提高 TAE 疗效,Goldberg等用血管紧张肽Ⅱ(AngiotensinⅡ)与化疗微球同用,可使肿瘤中药物浓度提高 2.8 倍,TAE 的关键乃反复多次,多次 TAE 能有效延长生存期,TAE 后肿瘤缩小可行 2 期切除。

#### 2.经皮穿刺瘤内无水乙醇注射

无水乙醇可导致肿瘤凝固坏死,为此治疗的要点为:①力求无水乙醇能覆盖整个癌结节;②重复进行:适于 3 cm 以下肝癌以及 5 cm 以下而手术风险较大的肝癌。3 年生存率达 60%～80%,由于无水乙醇难以达到 100%的癌结节的覆盖,故远期疗效逊于手术切除者。

#### 3.放射治疗

由于控制肝癌所需的放射剂量与正常肝脏所能耐受的剂量差别不大,而且我国肝癌患者大都伴随肝硬化,致使肝脏对放射线耐受量更差,同时不能手术切除者的肝癌全肝放射很难避免放射性肝炎。过去肝癌一般不主张放疗,近年世界上放疗技术的改进,特别适形和适形调强技术的应用,使肝癌的放疗取得很好效果。特别是对不能手术的,先行 TACE 使肿瘤缩小,再行适形放疗,使部分正常肝脏不受损伤,有利于再生,保持正常功能,明显地减少了放射性肝炎,使之成为非手术治疗中的重要方法之一。

(1)适应证:①肝内肿瘤较局限,直径<10 cm,而不能行手术切除者。②肝门区肝癌或门静脉癌栓,难以手术切除,或未能手术切除者。③肿瘤或淋巴结转移所致的梗阻性黄疸,骨转移导致的疼痛,椎管内转移所致的截瘫,以及脑转移时的姑息性放疗,用于解除症状。④作为综合治疗中的手段之一,联合应用手术切除、肝动脉灌注化疗、肝动脉栓塞化疗、局部无水乙醇注射等。

(2)禁忌证:①严重的肝硬化,肝功能失代偿,有黄疸腹水,和清蛋白低于 30 g/L;②活动性肝病,丙氨酸氨基转移酶(ALT)和天门冬氨酸氨基转移酶(AST)升高超过正常的 2 倍;③弥漫性肝病。

(3)放射治疗的方法:放射源采用直线加速器产生的高能 X 线或$^{60}$Co产生的 γ,深部 X 线等。放射野应只包括整个肿瘤区,不包括淋巴引流区,适形放疗 CTV 外放 1～2 cm=PTV,常规放疗1.5～2 Gy,每天 1 次,每周 5 d。40～60 Gy/4.5～6.5 周。

#### 4.药物治疗

包含化疗药物及中药两个主要方面。肝癌的化疗始于 50 年代末,至今虽有不少新药出现,但实际疗效进展不大,尤其是全身化疗疗效更差。对于晚期肝癌,肝功能失代偿者,合并肝癌结节破裂或消化道出血,全身情况差,骨髓明显受抑制,重要器官功能障碍者应视为禁忌。可供选择的药物有顺铂(顺氯氨铂)、5-Fu 或氟脲苷(FUDR)或替加氟(FT207)、表柔比星或多柔比星、丝裂霉素、甲氨蝶呤等。肝硬化较严重者以前两种较为适宜。给药的途径可采用动脉化疗灌注,腔内或瘤内注射如癌性胸腔积液者,抽液后注入丝裂霉素(MMC)可短期控制胸腔积液。由于肝癌中 33% 可查出雌激素受体,使用抗雌激素的他莫昔芬治疗肝癌已有报道,Farinati(1992)对 32 例不能切除的肝癌作前瞻性随机分组临床试验,治疗组他莫昔芬30 mg/d,对照组无治疗,结果治疗组 1 年生存率为 38%,40% AFP 下降,对照组 1 年生存率为 0%。认为此药可作为肝癌的姑息治疗。

5.生物、分子靶向治疗

肝癌应用生物治疗的指征和禁忌证:①在肝癌切除术 2 周后,肝功能恢复正常,免疫抑制已恢复,可以应用生物治疗,用来预防肝癌切除后的复发;②体积较大的肝癌患者,应在各种减瘤性治疗的基础上,应用生物治疗;③肝功能失代偿时,慎用生物反应调节剂治疗。

目前常用的生物调节剂有胸腺素、α 干扰素、γ 干扰素、IL-2、肿瘤坏死因子等。肝癌的基因治疗方法尚在实验研究阶段。分子靶向治疗在肝癌治疗中受到重视,目前常用的有贝伐单抗、厄洛替尼、索拉非尼等。

6.小肝癌的治疗

肝癌的防治包括一级、二级和三级。一级预防即病因预防,为最根本的预防,但由于肝癌的病因尚未完全清楚,且不同病因引起肝癌的潜伏期不一样,故一级预防的效果常需数年,甚至几十年。三级预防即临床治疗,目前虽然进展较大,但大幅度提高疗效尚相距太远,因此二级预防,即早期发现、早期诊断与早期治疗应是其重点,在短期内见效。

肝癌的二级预防实质上是小肝癌的研究。小肝癌的早期发现,早期诊断、早期治疗是肝癌长期生存及提高 5 年生存率的重要途径,小肝癌的发现应从高危人群着手,主要以 HBsAg、HCV 阳性者,年龄 35~40 岁以上,65 岁以下为对象的普查,目前较实用者为 AFP 加超声显像。由于小肝癌缺乏临床症状及体征,其诊断与大肝癌有诸多不同,诊断中应注意:①AFP 与 ALT 的关系分析。②AFP 持续阳性虽不伴肝功能异常,最终几乎均证实为肝癌。③敢于对 AFP 较低浓度时作出诊断,因通常小肝癌阶段肿瘤大小与 AFP 高低相关。④对可疑患者严格随访。小肝癌早期治疗要点为:手术切除仍为最好的治疗,因此凡肝功能代偿者宜力争切除;术中未能切除者可作肝动脉结扎、插管、冷冻、无水乙醇瘤内注射或其综合应用;术后密切随访即 AFP 与超声,一旦发现复发或肺部单个转移应再切除。肝功能失代偿者可试超声引导下瘤内无水乙醇注射,或微波局部高热治疗,合并中药保护肝脏。

7.复发与转移的治疗

对于肝癌复发与转移的治疗,近年来随着诊断技术的进步,已可能早期发现并能发现亚临床期复发与转移,对该部分患者的治疗可行再切除。其要求为:①对根治性切除患者应视为极高危人群,每 2~3 个月用 AFP 与超声显像随访监测,连续 5~10 年,以早期发现亚临床复发,并每半年作胸部 X 线检查以检出肺转移。②对肝内 3 个以内复发灶及肺部 2 个以内转移灶应力求再切除,通常均为局部切除。肺部单个转移灶的切除其远期疗效甚至优于肝内复发再切除者。

## 九、疗效与预后

原发性肝癌已由"不治"变为"部分可治",随着诊断技术及治疗方法改进,5 年生存率由20 世纪 50 年代末的 3％提高至 90 年代的 40.2％,这一变化与小肝癌比例增高(2.0％～30.5％),再切除率的增多和 2 期切除的增多相关。

不同治疗方法的 5 年生存率依次为:根治性切除 53.0％,肝动脉结扎(HAL)＋肝动脉插管(HAI)＋导向内放射 40.2％;HAL＋HAI＋局部外放射 22.2％;HAL＋HAI18.1％;姑息性切除 12.5％;冷冻治疗 11.6％;HAL 或 HAI 单一治疗仅 7.7％;药物治疗 0％。

影响 5 年生存率的因素:普查优于临床发现者,小肝癌优于大肝癌,单个肿瘤优于多个肿瘤,包膜完整者优于无包膜者,切后 AFP 降至正常胜于未降至正常值者。

(杨实华)

# 第十八节　急性胆囊炎

急性胆囊炎是由化学刺激(浓缩的胆汁或反流入胆囊的胰液)和细菌感染引起的急性胆囊壁炎症性疾病,是临床常见的急腹症之一。其临床表现可有发热、右上腹疼痛和压痛、恶心、呕吐、轻度黄疸和血白细胞增多等,85％～95％的急性胆囊炎是由结石阻塞胆管并继发感染而引起的,称之为急性结石性胆囊炎。近年来,随着国人的饮食习惯的改变和高龄化,城市居民的胆囊结石发病率明显升高,故急性胆囊炎以城市居民为多,成年人发病率高,老年人发病率更高,肥胖女性发病率高,据统计男女发病率约为 1:2。本病急性症状反复发作可转为慢性胆囊炎。目前本病外科治疗治愈率高。

## 一、病因和发病机制

急性胆囊炎的常见病因及发病机制主要有以下几方面。

### (一)胆囊出口梗阻

急性胆囊炎患者中 90％以上是由于结石梗阻胆囊管所致,此外尚有蛔虫、梨形鞭毛虫、华支睾吸虫、黏稠炎性渗出物所致梗阻及胆囊管扭曲畸形、胆囊管外肿大淋巴结及肿瘤的压迫等原因所致胆囊管梗阻或胆囊出口梗阻。

### (二)细菌感染

常见的致病菌为大肠埃希菌、产气杆菌、铜绿假单胞菌等,细菌的来源主要通过十二指肠上升性途径、经淋巴或血运、经肝肠循环途径以及由邻近脏器细菌感染所波及。细菌在酶的作用下使结合胆汁酸转变成有毒的游离胆汁酸,也可加重组织损伤和炎症。

### (三)化学刺激

胆汁成分之一的胆汁酸(尤其是细菌作用后的游离胆汁酸)、逆流的胰液和溶血卵磷脂,对细胞膜有毒性作用和损伤作用,对胆囊黏膜的局部刺激可造成炎症。

### (四)胆囊壁血供不足

手术创伤或长期禁食等造成的内脏神经功能紊乱,以及心力衰竭,特别是老年人动脉硬化或服用作用于血管的药物等,可使胆囊局部血供障碍,胆囊的血供减少,胆囊壁缺血,抵抗力下降而导致胆囊炎。

## 二、临床表现

### (一)临床症状

#### 1.腹痛

腹痛是急性胆囊炎的主要症状,发病早期腹痛可发生在中上腹、右上腹部,以后转移至右肋缘下的胆囊区,常于饱餐或高脂饮食后突然发作,或发生于夜间,是因夜间仰卧时胆囊结石易于滑入胆囊管形成嵌顿之故。疼痛呈持续性、膨胀性或绞痛性,可向右肩和右肩胛下区放射。患者中 2/3 可有典型胆绞痛既往史。在老年人中,由于对疼痛的敏感性降低,可无剧烈腹痛,甚至可无腹痛症状。

#### 2.恶心、呕吐和食欲缺乏

患者常有食欲缺乏,反射性恶心和呕吐,呕吐剧烈时可吐出胆汁,可引起水电解质紊乱。呕吐后患者的腹痛不能缓解。

#### 3.全身症状

大多数患者还伴有发热,体温通常在 38.0 ℃~38.5 ℃,当发生化脓性胆囊炎时,可有寒战、高热等症状。10%的患者可出现轻度黄疸。

### (二)体征

患者呈急性痛苦病容,呼吸表浅而不规律。呕吐严重的患者,可有失水和虚脱的征象。少数患者有轻度巩膜和皮肤黄染。右上腹部可见稍膨胀,右肋下胆囊区可有腹肌紧张、压痛及反跳痛,胆囊 Murphy 征阳性,大约在 1/3 的患者中还能摸到肿大的胆囊。胆囊积脓或者胆囊周围脓肿者可在右上腹扪及包块。

### (三)并发症

当腹部压痛及腹肌紧张扩展至腹部其他区域或全腹时,则提示已发生胆囊穿孔、急性弥漫性腹膜炎或出血坏死型胰腺炎等并发症。

## 三、诊断要点

### (一)症状

腹痛、恶心、呕吐是急性胆囊炎的主要症状,大多数患者伴有中度发热,少数患者出现轻度黄疸。

### (二)体征

腹部检查时可见右上腹部膨胀,腹式呼吸减弱,右肋下胆囊区可有局限性腹肌紧张、压痛及反跳痛,胆囊触痛征和 Murphy 征阳性。有胆囊积脓及胆囊周围脓肿者,可在右上腹部扪及包块。

### (三)实验室检查

#### 1.血白细胞计数及分类

血白细胞计数升高,常在(10~15)×10⁹/L,分类见中性粒细胞增加,在无失水情况下外周血白细胞计数超过 20×10⁹/L,分类中有显著核左移者,常提示病情严重。

#### 2.血清学检查

严重的急性胆囊炎由于胆道周围的炎症和水肿以及肿大的胆囊直接压迫胆道,可有轻度黄疸。血清胆红素＜60 μmol/L。如果血清胆红素＞60 μmol/L,则应怀疑有胆总管结石和恶性肿瘤所致的梗阻性黄疸或 Mirizzi 综合征。此外,急性胆囊炎患者也可有转氨酶、碱性磷酸酶、γ-谷氨酰转肽酶的升高。当并发急性胰腺炎时,血清淀粉酶＞500 Somogyi 单位,伴血清脂肪酶升高。

3.细菌学检查

应在未使用抗生素前,先做血培养和药物敏感试验,作血清内毒素测定,以便鉴定致病菌。如在超声引导下细针穿刺胆囊中胆汁作细菌培养和药物敏感试验是最有价值的确定病菌的方法。

**(四)影像学检查**

1.超声检查

急性胆囊炎时可见胆囊肿大,囊壁增厚,并伴胆囊明显压痛。当胆囊壁发生坏疽时,可见囊壁呈不规则增厚和破坏,当并发气肿性胆囊炎时,囊壁和囊腔内可见积气征象。

2.胆道造影

一般采用静脉胆道造影检查。可显示胆囊、胆管内结石影像。如胆管显影,而胆囊不显影,则提示有胆囊管阻塞,支持急性胆囊炎诊断。但因注射造影剂有一定不良反应,目前渐少用。

3.CT 和 MRI 检查

对诊断胆囊肿大、囊壁增厚、胆管梗阻、周围淋巴结肿大和胆囊周围积液等征象有一定帮助,尤其对并发穿孔和囊壁内脓肿形成价值最大,但费用较高。

**(五)放射性核素扫描**

当超声检查结果含糊或阴性时用放射性核素扫描,如羟基亚氨基二乙酸扫描则成为一项金标准检查。患者在注射羟基亚氨基二乙酸,进行腹部扫描显像,急性胆囊炎患者在注射后 1～2 h时胆管显影而胆囊不显影,则支持急性胆囊炎。该检查在绝大多数急性非结石性胆囊炎的检查中示阳性结果,如胆囊显影则可排除急性胆囊炎。

# 四、治疗原则

**(一)一般治疗**

卧床休息、禁食、吸氧,伴严重呕吐者可安置胃肠减压管,使胆汁分泌减少,有利于胆汁的引流。并应静脉补充水分、电解质和营养等。

**(二)手术治疗**

行胆囊切除术是急性胆囊炎的根本治疗方法。手术指征:①有急性胆囊炎并发症者;②经积极内科治疗,病情继续发展并恶化者;③急性胆囊炎反复急性发作者;④无手术禁忌证,能耐受手术者。无并发症的急性胆囊炎也可行腹腔镜下胆囊切除术。

**(三)药物治疗**

1.解痉、镇痛

可使用阿托品、硝酸甘油、哌替啶、美沙酮等,以解除胆胰壶腹括约肌的痉挛而止痛。

2.抗感染治疗

抗菌药的使用是为了预防菌血症和治疗化脓性并发症,应选择在血和胆汁中浓度较高的药物。常选用氨苄西林钠、克林霉素、氨基糖苷类、第三代头孢菌素和喹诺酮类等抗生素,并根据药敏试验结果更换药物。若伴有厌氧菌感染,可加用甲硝唑静脉滴注。

### 3.利胆治疗

硫酸镁有松弛胆胰壶腹括约肌的作用,使滞留的胆汁易于排出,故可用50%硫酸镁10 mL每天3次口服治疗。

### 4.其他药物

吲哚美辛,每天3次,每次25 mg维持1周可以逆转胆囊的炎症和急性胆囊炎早期的收缩功能障碍,改善餐后胆囊的排空。一次肌内注射75 mg的双氯芬酸可显著降低胆石症患者急性胆囊炎的发生率。

### 5.中药治疗

用白术、川朴、木香、乌药、郁金、白芍等做成的止疼膏敷患处,也可用茵陈、毛茛等去黄。

**(任为国)**

# 第十九节　慢性胆囊炎

慢性胆囊炎是胆囊慢性炎症性病变。大多数合并胆囊结石,也有少数为非结石性胆囊炎。临床上可表现为慢性反复发作性上腹部隐痛、消化不良等症状。

## 一、病因和发病机制

### (一)病因

慢性胆囊炎多发生于胆石症的基础上,且常为急性胆囊炎的后遗症。其病因主要是细菌感染和胆固醇代谢失常。常见的病因有下面几条。

#### 1.胆囊结石

结石可刺激和损伤胆囊壁,引起胆汁排泌障碍。约70%慢性胆囊炎的患者胆囊内存在结石。

#### 2.感染

感染源常通过血源性、淋巴途径、邻近脏器感染的播散和寄生虫钻入胆道而逆行带入。细菌、病毒、寄生虫等各种病原体均可引起胆囊慢性感染。慢性炎症可引起胆管上皮及纤维组织增生,引起胆管狭窄。

#### 3.急性胆囊炎的延续

急性胆囊炎反复迁延发作,使胆囊纤维组织增生和增厚,病变较轻者,仅有胆囊壁增厚,重者可以显著肥厚,萎缩,囊腔缩小以至功能丧失。

#### 4.化学刺激

当胆总管和胰管的共同通道发生梗阻时,胰液反流进入胆囊,胰酶原被胆盐激活并损伤囊壁的黏膜上皮。另外,胆汁排泌发生障碍,浓缩的胆盐又可刺激囊壁的黏膜上皮造成损害。

#### 5.代谢紊乱

由于胆固醇的代谢发生紊乱,而致胆固醇沉积于胆囊的内壁上,引起慢性炎症。

### (二)发病机制

#### 1.胆管嵌顿

胆囊是胆囊管末端的扩大部分,可容胆汁 30~60 mL,胆汁进入胆囊或自胆囊排出都要经过胆囊管,胆囊管长 3~4 cm,直径 2~3 mm,胆囊管内黏膜又形成 5~7 个螺旋状皱襞,使得管腔较为狭小,这样很容易使胆石、寄生虫嵌入胆囊管。嵌入后,胆囊内的胆汁就排不出来,这样,多余的胆汁在胆囊内积累,长期滞留和过于浓缩,对胆囊黏膜直接刺激而引起发炎。

#### 2.胆囊壁缺血、坏死

供应胆囊营养的血管是终末动脉,当胆囊的出路阻塞时,由于胆囊黏膜仍继续分泌黏液,造成胆囊内压力不断增高使胆囊膨胀、积水。当胆囊缺血时,胆囊抵抗力下降,细菌就容易生长繁殖,趁机活动起来而发生胆囊炎。

#### 3.胆汁蓄积

由于胆囊有储藏胆汁和浓缩胆汁的功能,因此胆囊与胆汁的接触时间比其他胆道长,而且,接触的胆汁浓度亦高,当此时人的胆道内有细菌时,就会发生感染,形成胆囊炎的机会当然也就增多了。

## 二、临床表现

### (一)症状

许多慢性胆囊炎患者可无临床症状,只是在手术、体格检查时发现,称为无痛性胆囊炎。本病的主要症状为反复发作性上腹部疼痛。腹痛多发于右上腹或中上腹部,腹痛常发生于晚上和饱餐后,常呈持续性疼痛。当胆总管或胆囊管发生胆石嵌顿时,则可发生胆绞痛,疼痛一般经过 1~6 h 可自行缓解。可伴有反射性恶心、呕吐等症状,但发热和黄疸不常见,于发作的间歇期可有右上腹饱胀不适或胃部灼热、嗳气、反酸,厌油腻食物、食欲缺乏等症状。当慢性胆囊炎伴急性发作或胆囊内浓缩的黏液或结石进入胆囊管或胆总管而发生梗阻,呈急性胆囊炎或胆绞痛的典型症状。

### (二)体征

体格检查可发现右上腹部压痛,发生急性胆囊炎时可有胆囊触痛或 Murphy 征阳性。当胆囊膨胀增大时,右上腹部可扪及囊性包块。

## 三、诊断要点

### (一)症状和体征

有部分患者可无特殊症状,一般主要症状为反复发作性上腹痛。可伴有恶心呕吐等症状,于间歇期有胃部灼热、反酸等胃肠道症状,但发热、黄疸不常见。查体上腹部压痛,当胆囊膨胀增大时,右上腹部可扪及囊性包块。

### (二)实验室检查

血常规:白细胞计数升高。

### (三)影像学检查

#### 1.超声检查

超声检查是最重要的辅助手段,可测定胆囊和胆总管的大小,胆石的存在及囊壁的厚度,尤其对结石的诊断比较正确可靠。

2.放射学检查

腹部 X 片可显示胆囊膨胀和阳性结石的征象,罕见的胆囊钙化(瓷瓶胆囊)有并发胆囊癌的特殊临床意义。胆囊、胆道造影术可以发现胆石、胆囊变形缩小及胆囊浓缩和收缩功能不良等慢性胆囊炎征象,应口服双倍量造影剂有利于胆囊显影及测定胆囊浓缩和收缩功能。

### (四)放射性核素扫描

用$^{99m}$Tc-PMT 静脉注射行肝胆动态显像,如延迟超过 1～4 h 才显示微弱影像,而肠道排泄正常,首先考虑慢性胆囊炎。如静脉注射辛卡利特(Sincalide,人工合成缩胆囊素)0.02 mg/kg,或缩胆囊素(Cholecystokinin,CCK)后 30 min,如胆囊排除率<40%,支持慢性胆囊炎伴胆囊收缩功能障碍的诊断。

## 四、治疗原则

### (一)内科治疗

非结石性慢性胆囊炎患者以及结石性慢性胆囊炎患者症状较轻无反复发作者,可内科保守治疗。嘱患者平时低脂饮食,可口服消炎利胆片 6 片每天 3 次或 33%～50%硫酸镁 10 mL 每天 3 次,另外可口服一些溶石或排石的中药治疗。腹痛明显者可用抗胆碱能药物解除平滑肌痉挛。经常保持愉快的心情,注意劳逸结合,寒温适宜。劳累、气候突变、悲观忧虑均可诱发慢性胰腺炎急性发作。

### (二)外科治疗

对于有症状特别是反复急性发作的慢性胆囊炎,伴有较大结石,胆囊积水或有胆囊壁钙化者以及反复发作胆绞痛、胆囊无功能行胆囊切除术是一个合理的根本治疗方法,但对仅有胆绞痛的胆囊病变较轻的患者,行胆囊切除后症状多不能缓解。

手术适应证有以下几点。

(1)临床症状严重,药物治疗无效,病情继续恶化,非手术治疗不易缓解的患者。

(2)胆囊肿大或逐渐增大,腹部压痛明显,腹肌严重紧张或胆囊坏疽及穿孔,并发弥漫性腹膜炎者。

(3)急性胆囊炎反复发作,诊断明确,经治疗后腹部体征加重,有明显腹膜刺激征者。

(4)化验检查,血中白细胞明显升高,总数在 $20 \times 10^9$/L 以上者。

(5)黄疸加深,属总胆管结石梗阻者。

(6)畏寒、寒战、高热并有中毒休克倾向者。

(任为国)

# 第二十节　急性胰腺炎

急性胰腺炎是多种病因导致胰管内高压,腺泡细胞内酶原提前激活而引起的胰腺组织自身消化所致的胰腺水肿、出血甚至坏死等炎性损伤。临床以急性上腹痛及血淀粉酶或脂肪酶升高为特点。多数患者病情轻,预后良好;少数重症患者可伴发多器官功能障碍及胰腺局部并发症,病死率高。

## 一、病因

### （一）胆道疾病

胆石症、胆道感染、胆道蛔虫病等胆道疾病至今仍是我国急性胰腺炎的主要促发因素。其中胆石症最为常见。由于在解剖上 70%～80% 的胰管与胆总管汇合成共同通道开口于十二指肠壶腹部，一旦结石、蛔虫嵌顿在壶腹部或胆管内炎症、胆石移行时损伤 Oddi 括约肌等，将使胰管流出道不畅，胰管内高压。胆囊炎时细菌毒素、炎症介质通过胆胰间淋巴管交通支扩散到胰腺，活化核因子-κB(nuclearfactor-κB，NF-κB)。

### （二）乙醇及过度饮食

乙醇及过度饮食可促进胰液分泌，当胰管流出道不能充分引流大量胰液时，胰管内压升高，腺泡细胞内酶原提前活化，引发炎性损伤。此外，乙醇在胰腺内氧化代谢时产生大量活性氧，也有助于激活 NF-κB 等炎症介质。

### （三）胰管阻塞

胰管结石、蛔虫、狭窄、肿瘤（壶腹周围癌、胰腺癌）可引起胰管阻塞和胰管内压升高。胰腺分裂是一种胰腺导管的先天发育异常，即主、副胰管在发育过程中未能融合，当副胰管经狭小的副乳头引流大部分胰腺的胰液，引流不畅导致胰管内高压。

### （四）手术与创伤

腹腔手术、腹部钝挫伤等损伤胰腺组织或胰腺严重血液循环障碍可引起急性胰腺炎。经内镜逆行胆胰管造影术(endoscopic retrograde cholangiopancreatography，ERCP)插管时导致的十二指肠乳头水肿、注射造影剂压力过高等也可引发本病。

### （五）代谢障碍

高脂血症与急性胰腺炎有病因学关联，但确切机制尚不清楚。可能与脂球微栓影响微循环及胰酶分解三酰甘油致毒性脂肪酸损伤细胞有关。Ⅰ型高脂蛋白血症见于小儿或非肥胖非糖尿病青年，因严重高三酰甘油血症（>11.3 mmol/L）而反复发生急性胰腺炎。由于高三酰甘油血症也常出现于严重应激、炎症反应时，因此，在急性胰腺炎伴有高三酰甘油血症时，应注意其是因还是果。甲状旁腺肿瘤、维生素 D 过多等所致的高钙血症可致胰管钙化，促进胰酶提前活化而促发本病。

### （六）药物

可促发急性胰腺炎的药物有噻嗪类利尿剂、硫唑嘌呤、糖皮质激素、磺胺类等，多发生在服药的最初 2 个月，与剂量无明确相关。

### （七）感染及全身炎症反应

感染及全身炎症反应可继发于急性流行性腮腺炎、甲型流感、肺炎衣原体感染、传染性单核细胞增多症、柯萨奇病毒感染等，常随感染痊愈而自行缓解。在全身炎症反应时，作为受损的靶器官之一，胰腺也可有急性炎性损伤。

### （八）其他

十二指肠降段疾病，如球后穿透性溃疡、邻近十二指肠乳头的肠憩室炎等炎症可直接波及胰腺。各种自身免疫性的血管炎、胰腺血管栓塞等血管疾病可影响胰腺血供。遗传性急性胰腺炎罕见，是一种有 80% 外显率的常染色体显性遗传病，其发病被认为是阳离子胰蛋白酶原基因突变所致。少数病因不明者称为特发性急性胰腺炎。

## 二、发病机制

胰管内高压是各种致病因素作用后的主要病理生理环节。腺泡细胞在感受胰管高压后,细胞内 $Ca^{2+}$ 水平显著上升,溶酶体在腺泡细胞内提前激活酶原,大量活化的胰酶消化胰腺自身,激活炎症反应的枢纽分子——NF-κB,它的下游系列炎症介质,如肿瘤坏死因子 α、白介素-1、花生四烯酸代谢产物(前列腺素、血小板活化因子)、活性氧等,均可增加血管通透性,导致大量炎性渗出;促进小血管血栓形成,胰腺出血、坏死。在炎症过程中,参与的众多因素可以正反馈方式相互作用,使炎症逐级放大,当超过机体的抗炎能力时,炎症向全身扩展,出现系统性炎症反应综合征及多器官功能障碍。

胰腺微循环障碍也被认为是急性胰腺炎发病机制中的重要环节之一,新近的研究认为胰腺血供受阻要超过 50% 才可能导致急性胰腺炎,这种病因在临床相对少见。

## 三、病理

### (一)急性胰腺炎病理

可分为急性水肿型及急性出血坏死型胰腺炎两型。急性水肿型可发展为急性出血坏死型,但部分急性出血坏死型在发病开始即发生出血及坏死。

1.急性水肿型

急性水肿型亦称间质型。此型较多见,占 90% 以上。病变可累及部分或整个胰腺,以尾部为多见。胰腺肿大变硬,组织学检查间质中有充血、水肿和炎症细胞浸润,可发生轻微的局部脂肪坏死,但无出血。

2.急性出血坏死型

此型相对较少。胰腺肿大变硬,腺泡及脂肪组织坏死以及血管坏死出血是本型的主要特点。肉眼可见胰腺内有灰白色或黄色斑块的脂肪组织坏死病变,出血严重者,则胰腺呈棕黑色并伴有新鲜出血。脂肪坏死可累及肠系膜、大网膜后组织等。组织学检查见胰腺坏死病变呈间隔性小叶周围分布,坏死灶外周有炎症细胞包绕。常见静脉炎、淋巴管炎和血栓形成。此外,尚可有胰腺脓肿、假性囊肿等。

### (二)重症急性胰腺炎

由于炎症波及全身,可有其他脏器如小肠、肺、肝、肾等脏器的炎症病理改变;由于胰腺大量炎性渗出,常有腹水、胸腔积液等。

## 四、临床表现

急性胰腺炎主要分为下列两种临床类型。

### (一)轻症急性胰腺炎

急性腹痛,常较剧烈,多位于中左上腹,甚至全腹,部分患者腹痛向背部放射。患者病初可伴有恶心、呕吐,轻度发热。常见体征:中上腹压痛,肠鸣音减少,轻度脱水貌。

### (二)重症急性胰腺炎

在上述症状基础上,腹痛持续不缓解、腹胀逐渐加重,可陆续出现部分症状、体征及胰腺局部并发症。

### （三）胰腺局部并发症

**1.胰腺假性囊肿**

胰腺假性囊肿多在重症急性胰腺炎病程 4 周左右出现,初期为液体积聚,无明显囊壁,此后形成的囊壁由肉芽或纤维组织构成,缺乏上皮(与真性囊肿的区别所在),囊内无菌生长,含有胰酶。假性囊肿形态多样、大小不一,容积可波动于 $10\sim5\,000$ mL。假性囊肿可以延伸至横结肠系膜,肾前、肾后间隙以及后腹膜。大囊肿可因影响腹腔容积、压迫而引起腹胀、肠道梗阻等症状,一般假性囊肿<5 cm 时,6 周内自行吸收的概率约 50%。

**2.胰腺脓肿**

胰腺内、胰周积液或胰腺假性囊肿感染,发展为脓肿。患者常有发热、腹痛、消瘦及营养不良症状。

**3.肝前区域性门静脉高压**

胰腺假性囊肿压迫脾静脉或胰腺炎症波及脾静脉,产生血栓,继而胃底静脉曲张,破裂后可发生致命性大出血。

## 五、辅助检查

### （一）实验室检查

**1.血清淀粉酶**

血清淀粉酶是目前诊断急性胰腺炎最常用的指标,该值升高对诊断很有意义,但水平高低与病情轻重不呈正性相关。

**2.血清脂肪酶**

血清脂肪酶活性测定具有重要临床意义,尤其当血清淀粉酶活性已经下降至正常,或其他原因引起血清淀粉酶活性增高,血清脂肪酶活性测定有互补作用。

**3.血常规**

急性轻型胰腺炎白细胞计数一般在 $15\times10^9$/L 以下,急性重型胰腺炎白细胞计数升高程度与病情有明显关系。

**4.血清标志物**

推荐使用 C 反应蛋白(CRP)测定,CRP 值有助于评估急性胰腺炎的严重程度,发病 72 h 后 CRP>150 mg/L 提示胰腺组织坏死。

### （二）影像学诊断

(1)X 线:胸片检查可有胸腔积液,膈肌抬高及肺实质病变,腹部平片可有肠梗阻的表现。

(2)超声:在发病初期 $24\sim48$ h 行 B 超检查,可以初步判断胰腺组织形态学变化,同时有助于判断有无胆道疾病,但受急性胰腺炎时胃肠道积气的影响,对急性胰腺炎不能作出准确判断。

(3)CT、MRI 等:目前临床常用的急性胰腺炎影像检查方法有 CT、MRI 等,对胰腺病变程度的判定、并发症的出现及鉴别诊断均很有意义。

(4)能排除其他类似临床表现的病变。

## 六、诊断

作为急腹症之一,应在患者就诊后 48 h 内明确诊断,并包括下列内容。

### (一)确定急性胰腺炎

一般应具备：①急性、持续性中上腹痛；②血淀粉酶＞正常值 3 倍或脂肪酶升高；③胰腺炎症的影像学改变；④排除其他急腹症。部分患者可不具备第 2 条。

### (二)确定轻症或重症

当急性胰腺炎具备器官功能障碍、胰腺广泛坏死或胰腺局部并发症中的任何一项时，即可诊断为重症急性胰腺炎。

多数胰腺广泛坏死在起病后 72 h 才能通过 CT 发现，而胰腺局部并发症多在病程 4 周左右才出现，器官功能障碍可在起病的即刻即出现，其发展到衰竭是一个过程，在这两极之间有严重程度的变化。因此病初的病情评估目前广泛采用病理生理及器官衰竭评分。多数重症患者经历了不同时间的轻症阶段，因此，在起病 72 h 内对轻症患者应密切观察病情变化，及时发现重症急性胰腺炎的症状及体征，动态了解相关实验室检测数据及胰腺形态的改变。

### (三)寻找病因

住院期间应努力使大部分患者的病因得以明确，尽早解除病因有助于缩短病程、避免日后复发。胆道疾病仍是急性胰腺炎的首要病因。应注意多个病因共同作用的可能。CT 主要用于急性胰腺炎疾病严重程度的评估，在胆胰管病因搜寻方面不及磁共振胰胆管造影（magnetic resonance cholangiopancreatography，MRCP）敏感、准确，故不适于急性胰腺炎的病因诊断。

## 七、鉴别诊断

急性胰腺炎常需与胆石症、消化性溃疡、心肌梗死、急性肠梗阻等鉴别。

## 八、治疗

急性胰腺炎治疗的两大任务：①寻找并去除病因；②控制炎症。

多数急性胰腺炎，即使是重症急性胰腺炎，多不需外科干预，应尽可能采用内科及内镜治疗，临床实践表明，重症急性胰腺炎时经历大的手术创伤将加重全身炎症反应，增加病死率。如诊断为胆源性急性胰腺炎，宜在本次住院期间完成内镜治疗或在康复后择期行胆囊切除术，避免今后复发。胰腺局部并发症可通过内镜或外科手术治疗。

### (一)监护

从炎症反应到器官功能障碍直至器官衰竭，可经历时间不等的发展过程，病情变化较多，应予细致的监护，根据症状、体征、实验室检测、影像学变化及时了解病情发展。高龄、肥胖（BMI ＞25）、妊娠等患者是重症急性胰腺炎的高危人群。

### (二)器官支持

1.补液

补液是维持血容量及水、电解质平衡的重要措施。病情发展快的患者与胰周大量渗出有关，因此，如心功能允许，在最初的 48 h 静脉补液速度为 200～250 mL/h，或使尿量维持在＞0.5 mL/(kg·h)。补液不充分是重症急性胰腺炎常见的原因之一。中心静脉压对指导补液量及速度有一定帮助，但急性胰腺炎时，因腹胀、麻痹性肠梗阻使腹腔压力异常升高而影响中心静脉压的准确性，应予注意。此外，还应根据病情补充清蛋白、血浆或血浆代用品，维持血浆胶体渗透压。

2.吸氧

一般可予鼻导管、面罩给氧,力争使动脉氧饱和度＞95％。当出现急性肺损伤、呼吸窘迫时,应给予正压机械通气,并根据尿量、血压、动脉血 pH 等参数调整补液量,总液量宜＜2 000 mL,且适当限制胶体液量。

3.镇痛

严重腹痛可使血液循环不稳定,临床常用哌替啶止痛,每次 50～100 mg,肌内注射。由于吗啡可增加 Oddi 括约肌压力、胆碱能受体拮抗剂如阿托品可诱发或加重肠麻痹,故均不宜使用。胃肠减压有助于减轻腹胀,但部分患者难以忍受插管的痛苦。

### (三)急诊内镜或外科手术治疗去除病因

对胆总管结石性梗阻、急性化脓性胆管炎、胆源性败血症等胆源性急性胰腺炎应尽早在内镜下行 Oddi 括约肌切开术,取出结石,放置鼻胆管引流,既有助于降低胰管内高压,又可迅速控制感染。这种微创对因治疗,疗效肯定,创伤小,可迅速缓解症状、改善预后、缩短病程、节省治疗费用,避免急性胰腺炎复发。大部分患者可通过内镜治疗获得成功,少数患者或不具备内镜治疗条件的医院则需外科手术解除梗阻。

适宜于急诊内镜治疗的其他病因包括胰腺分裂、Oddi 括约肌功能障碍、胆道蛔虫、肝吸虫、胰管先天性狭窄等。由于泥沙样微胆石、Oddi 括约肌功能障碍难以通过影像学检查获得诊断,可用 ERCP 证实,随即进行内镜下治疗。

### (四)减少胰液分泌

1.禁食

食物是胰液分泌的天然刺激物,起病后短期禁食,降低胰液分泌,减轻自身消化。

2.抑制胃酸

胃液也可促进胰液分泌,使用质子泵抑制剂可显著减少胰液量,缓解胰管内高压。

### (五)预防和抗感染

急性胰腺炎本是化学性炎症,但在病程中极易感染,是病情向重症发展、甚至导致死亡的重要原因之一。其感染源多来自肠道。预防胰腺感染可采取:①导泻清洁肠道,可减少肠腔内细菌过生长,促进肠蠕动,有助于维护肠黏膜屏障。可给予 33％硫酸镁,每次 30～50 mL。在此基础上,口服抗生素,进一步清除肠腔内的致病菌。②尽早恢复肠内营养,有助于受损的肠黏膜修复,减少细菌移位。③预防性静脉给予抗生素(喹诺酮类或头孢菌素类),清除已进入门静脉系统的致病菌。

胰腺感染后,应选择针对革兰阴性菌和厌氧菌的抗生素,如喹诺酮类或头孢菌素类联合抗厌氧菌的甲硝唑。严重败血症或上述抗生素治疗无效时应使用亚胺培南等。此外,如疑有真菌感染,可经验性应用抗真菌药。

### (六)减轻炎症反应

早期避免全身炎症反应的措施主要为:①充分补液,减少缺血再灌注引发的炎性损伤;②生长抑素及其类似物除可抑制胰液分泌外,还可抑制多条炎症反应通路,减轻炎症反应。当全身炎症反应严重,尤其是合并肾功能不全时,应予连续性肾脏替代治疗。

### (七)营养支持

对于轻症急性胰腺炎患者,在短期禁食期间可通过静脉补液提供能量。重症急性胰腺炎时,在肠蠕动尚未恢复前,应先予肠外营养。每天补充能量约134 kJ/(kg·d)[32 kcal/(kg·d)],肥胖者和女性减 10%。热氮比以 418 kJ∶1 g(100 kcal∶1 g)或氨基酸 1.2 g/(kg·d)为宜,根据血电解质水平补充钾、钠、氯、钙、镁、磷等离子,注意补充水溶性和脂溶性维生素,采用全营养混合液方式输入。

当病情缓解时,应尽早过渡到肠内营养。恢复饮食应从少量、无脂、低蛋白饮食开始,逐渐增加食量和蛋白质含量,直至恢复正常饮食。

### (八)择期内镜、腹腔镜或手术去除病因

胆总管结石、胆囊结石,慢性胰腺炎、壶腹周围癌,胰腺癌等多在急性胰腺炎恢复后择期手术,尽可能选用微创方式。

## 九、预防与预后

积极治疗胆胰疾病,适度饮酒及进食,部分患者需严格戒酒。

轻症患者常在 1 周左右康复,不留后遗症。重症患者病死率约 15%,经积极抢救幸免于死的患者容易发生胰腺假性囊肿、脓肿和脾静脉栓塞等并发症,遗留不同程度的胰腺功能不全。未去除病因的部分患者可经常复发急性胰腺炎,反复炎症及纤维化可演变为慢性胰腺炎。

(任为国)

# 第二十一节　慢性胰腺炎

慢性胰腺炎(chroni cpancreatitis,CP)是指由于各种原因导致的胰腺局部、节段性或弥漫性的慢性进展性炎症,导致胰腺组织和/或胰腺功能的不可逆损害。临床上表现为反复发作性或持续性腹痛、腹泻或脂肪泻、消瘦、黄疸、腹部包块和糖尿病。该病在世界分布无规律,我国发病率低于西方国家,但呈逐年上升趋势。

## 一、病因和发病机制

慢性胰腺炎的发病机制尚未阐明。

### (一)CP 的主要病因

1.饮酒

乙醇及其代谢产物的细胞毒性作用可导致胰腺慢性进行性损伤和纤维化,胰液黏稠及蛋白沉淀可使胰管引流不畅和结石形成。乙醇导致这些病变常需要其他致病因素共同存在,因此在饮酒人群中,仅 10% 的饮酒者发生慢性胰腺炎。单纯长期饮酒,主要导致胰腺腺泡细胞的脂肪样变性及胰腺外分泌功能降低。

2.胆道系统疾病

胆道系统疾病仍然是我国慢性胰腺炎常见原因之一,各种胆系疾病及胰液流出受阻,引起复发性胰腺炎,在此基础上逐渐发展为慢性胰腺炎。

3.自身免疫性胰腺炎

自身免疫性胰腺炎是慢性胰腺炎的一种特殊类型,所有自身免疫病理机制均可成为自身免疫性胰腺炎的病因,如干燥综合征、硬化性胆管炎等自身免疫性疾病合并胰腺炎。

4.急性复发性胰腺炎

近年来有证据表明,小部分频繁发生的乙醇性急性胰腺炎可以很快地转变为慢性胰腺炎。实际上,很多遗传性胰腺炎就是由急性胰腺炎的复发而引起。很多慢性胰腺炎的患者在初期就是复发的急性胰腺炎,表现为多年进展性无痛性的胰腺功能缺失和钙化。

**（二）其他病因**

它们既可独立存在,又可合并存在,共同参与慢性胰腺炎的发生。

(1)代谢:乙醇、高血钙、高血脂。

(2)胆系疾病:胆囊结石、胆囊炎、胆管结石、胆管狭窄等。

(3)炎症与损伤:急性胰腺炎、胰腺创伤。

(4)免疫:热带性胰腺炎、干燥综合征、原发性胆管炎、原发性胆汁性肝硬化。

(5)遗传因素:遗传性胰腺炎。

(6)不明原因的慢性胰腺炎。

## 二、病理

慢性胰腺炎的病变程度轻重不一。炎症可局限于胰腺小叶,也可累及整个胰腺。基本病变是胰腺腺泡萎缩,弥漫性纤维化或钙化;胰管有多发性狭窄和囊状扩张,管内有结石、钙化和蛋白栓子。胰管阻塞区可见局灶性水肿、炎症和坏死,也可合并假性囊肿。上述改变具有进行性和不可逆性特点。后期胰腺变硬,表面苍白呈不规则结节状,胰腺萎缩和体积缩小。自身免疫性胰腺炎组织学表现为非钙化性胰腺腺管破坏和腺泡组织萎缩,组织病理学显示有淋巴细胞、浆细胞浸润,同时可见纤维化。

## 三、临床表现

**（一）症状**

1.腹痛

慢性胰腺炎患者均有反复发作的上腹痛,初为间歇性腹痛,以后可转为持续性上腹痛。腹痛部位常在上腹正中或偏左、偏右。亦可放射至背部及两胁、前胸。腹痛程度轻重不一,严重者常需用麻醉剂方能缓解。腹痛常因饮酒、饱食或高脂食物诱发,发作时上腹痛与急性胰腺炎相似,平卧位时加重,前倾坐位、弯腰、侧卧蜷腿时疼痛可减轻,常伴有发热和血、尿淀粉酶增高。腹痛的发病机制可能主要与胰管梗阻与狭窄等原因所致的胰管高压有关,其次是胰管本身的炎症、胰腺缺血、假性囊状以及合并的神经炎也可以引起疼痛。

2.胰腺外分泌功能不全的表现

慢性胰腺炎后期,由于胰腺外分泌功能障碍可引起食欲缺乏、食后上腹饱胀、消瘦、营养不良、水肿及维生素 A、维生素 D、维生素 E、维生素 K 缺乏等症状。部分患者由于胰腺外分泌功能明显不足而出现腹泻,大便每天 3～4 次,色淡、量多、有气泡、恶臭,大便内脂肪量增多并含有不消化的肌肉纤维。

3.胰腺内分泌功能不全的表现

由于慢性胰腺炎引起胰腺 β 细胞破坏,半数患者可发生糖尿病。

**（二）体征**

腹部压痛与腹痛不相称,多数患者仅有腹部轻压痛。当并发胰腺假性囊肿时,腹部可扪及表面光滑的包块。当胰头肿大、胰管结石及胰腺囊肿压迫胆总管时,可出现黄疸。

## 四、辅助检查

### (一)影像学检查

#### 1.X 线腹部平片检查

观察位于第 1～3 腰椎左侧胰腺区钙化或结石,对诊断有意义。胰管结石的主要成分为钙盐,因此无论是结石或钙化,腹部平片均可发现。

#### 2.腹部超声和超声内镜

腹部超声具有无创和经济实惠的优点,可同时显示胰腺周围的组织器官。慢性胰腺炎超声检查可表现为:①胰腺增大或缩小,呈弥漫性或局限性改变;②光点回声增强、增多和不均匀;③胰管扭曲及不规则增粗;④可有胰管结石,为回声增强的光团其后伴声影;⑤胰腺边缘不清、密度异常或有囊肿等改变;超声内镜可避免体表超声诊断胰腺疾病的不足,探头更接近胰腺组织,对慢性胰腺炎和胰腺癌均可提供较为准确的信息。因此,在胰腺炎症与胰腺癌鉴别有困难时,可推荐超声内镜检查。

胰腺回声欠均匀,主胰管增粗,内见数个点串状强回声伴声影,表明胰管内结石。

#### 3.腹部 CT 及 MRI 检查

CT 或 MRI 可以为胰腺疾病提供可靠的诊断信息,成为诊断胰腺疾病的重要方法。CT 诊断慢性胰腺炎的敏感性为 74%～90%,特异性为 85%。MRI 对慢性胰腺炎的诊断价值与 CT 相似,但对胰腺钙化的显示不如 CT 清楚。

#### 4.ERCP 及 MRCP

ERCP 是慢性胰腺炎形态学诊断和分期的"金标准"。胰管侧支扩张是该疾病最早期的特征。其他表现有主胰管和侧支胰管的多灶性扩张、狭窄和形态不规则、结石造成的充盈缺损、黏液栓或碎屑等。MRCP 是作为一种精确评价胰腺导管的非侵袭方法出现的,它利用了胰腺分泌物、胆汁或囊性病变的长 $T_2$ 弛豫时间来显像。近年来已逐渐取代诊断性 ERCP 在慢性胰腺炎中的作用。

### (二)胰腺内分泌功能测定

#### 1.空腹血浆胰岛素水平测定

慢性胰腺炎晚期,如胰岛 β 细胞的分泌功能受损,胰岛素分泌不足时,可导致糖尿病。大多数患者正常,口服葡萄糖静脉注射胰高血糖素后血浆胰岛素不上升者,反映胰腺内胰岛素储备减少。

#### 2.血浆胰多肽测定

胰多肽主要由胰腺胰多肽细胞分泌,正常人空腹血浓度为 8～313 pmol/L,进餐后其水平常迅速上升,而慢性胰腺炎血浆胰多肽常显著降低。

#### 3.血清胆囊收缩素(CCK)水平测定

正常人血清 CCK 水平为 30～300 pg/mL,而慢性胰腺炎时 CCK 显著升高,可达 8 000 pg/mL,与胰腺外分泌减少,对 CCK 的反馈抑制作用减弱有关。

### (三)免疫学检测

自身免疫性胰腺炎患者有免疫异常,如 IgG 升高、丙种球蛋白降低、抗碳酸酐酶Ⅱ(ACA-Ⅱ)阳性等。另外,抗核抗体、抗乳铁蛋白抗体及类风湿因子阳性等也有助于诊断。外周

血中 $CD8^+$ 和 $CD4^+$ 细胞阳性,提示 Th1 型免疫反应存在。

## 五、诊断

诊断思路在于首先确定有无 CP,然后寻找其病因。

对有反复发作的急性胰腺炎、胆道疾病及糖尿病患者,出现发作性或持续性上腹痛、慢性腹泻、消瘦应疑诊慢性胰腺炎,如具有下列之一即可建立诊断:①有慢性胰腺炎影像学证据;②胰腺外分泌功能检查功能明显降低;③组织病理学有慢性胰腺炎改变。

## 六、鉴别诊断

慢性胰腺炎与胰腺癌鉴别尤为重要,且有一定难度,需要超声内镜引导下行细针穿刺活组织检查,甚至剖腹手术探查。

## 七、治疗

对 CP,治疗所追求的目标是消除病因,控制疼痛,防止急性发作和避免并发症。

### (一)腹痛的治疗

腹痛是慢性胰腺炎最常见的症状,也是患者就诊的主要原因。治疗方法包括药物治疗、内镜治疗和手术治疗。

1.药物治疗

口服足量的胰酶制剂可缓解慢性胰腺炎的疼痛;止痛药物的使用按照 WHO 的癌症止痛3 阶段给药方法进行。第一阶段适用于轻度至中度疼痛,使用非阿片类止痛药;第二阶段适用于中度至重度疼痛,联合使用非阿片类止痛药和弱阿片类止痛药,使用过程中弱阿片类止痛药可逐渐加量直到疼痛达到满意的缓解;第三阶段适用于重度疼痛,需要使用吗啡等强阿片类止痛药。每一阶段治疗中可辅助使用三环类抗抑郁药。此外,腹腔神经丛麻醉阻滞可控制疼痛,对顽固性疼痛可采用神经阻断止痛。

2.内镜治疗

可在 ERCP 下行胰管括约肌切开、胰管取石术及胰管支架置入术。一般认为,手术治疗对于缓解 CP 疼痛的长期效果好于内镜治疗。但由于内镜治疗创伤相对较小,建议作为一线治疗;当内镜治疗失败或疼痛复发时可考虑手术治疗。

### (二)胰腺外分泌功能不全的治疗

慢性胰腺炎所致的胰腺外分泌功能不全,可采用胰酶替代治疗。理想的胰酶制剂应具备以下特点:①含有高浓度的酶;②能耐受酸的灭活;③按适当的比例与营养物质同步排入十二指肠;④在十二指肠的碱性环境中可以快速释放。为了防止胃酸对胰酶活性的影响,可采用肠溶片或肠溶衣微囊的胰酶制剂;也可以同时应用质子泵抑制剂或 $H_2$-受体拮抗剂抑制胃酸分泌,减少胃酸对胰酶补充剂的破坏,以提高药物疗效。补充胰酶的剂量可根据患者腹泻的减少、腹胀的减轻等症状的改善程度调节。

### (三)胰腺内分泌功能不全的治疗

如患者合并糖尿病,可给予胰岛素治疗。

### (四)自身免疫性胰腺炎的治疗

糖皮质激素是治疗自身免疫性胰腺炎的有效方法,大多数患者接受治疗后病情可以控制。

常用药物为泼尼松口服，初始剂量为 $30\sim40$ mg/d，症状缓解后可逐渐减量至 5 mg/d。需要注意的是，尽管激素治疗有效，但不能完全逆转胰腺的形态学改变。因此应综合考虑，MRCP 提示形态学改善及血清 IgG 水平改善可作为停药的指标。

## 八、预后

积极治疗可缓解症状，但不易根治。晚期患者多死于并发症。

（任为国）

# 第七章

# 风湿免疫科疾病

## 第一节　过敏性紫癜

过敏性紫癜（AP）是常见的毛细血管变态反应疾病，主要病理基础为广泛的毛细血管炎，以皮肤紫癜、消化道黏膜出血、关节肿胀疼痛和肾炎等症状为主要临床表现，少数患者还伴有血管神经性水肿。部分患者再次接触变应原可反复发作。肾脏受累的程度及转归是决定预后的重要因素。过敏性紫癜可发生于任何年龄，以儿童及青少年为多见，尤以学龄前及学龄期儿童发病者多，1岁以内婴儿少见，男性多于女性，男女比为（2～4）∶1。

本病四季均可发病，以春秋季发病居多。过敏性紫癜是常见的出血性疾病，近年来，过敏性紫癜的患病率有增高的趋势，可自愈，但可复发，并有约5％患者死于肾衰竭、中枢神经系统并发症等，严重威胁人们的健康。AP有单纯皮肤型、腹型、肾型、关节型。

### 一、病因

过敏可由于多种因素引起，但对每一具体病例寻找其确切病因往往有一定的难度。

**（一）感染**

包括细菌、病毒，特别是寄生虫等最为多见。

**（二）食物**

如鱼、虾、蛋、乳等蛋白质。

**（三）药物**

抗菌药物、磺胺类、解热镇痛剂、镇静止惊药等。

**（四）其他**

花粉、虫咬、预防接种等都有可能是本病的诱发因素。

### 二、发病机制

过敏性紫癜属于自身免疫性疾病，由于机体对某些过敏物质发生超敏反应而引起毛细血管的通透性和脆性增高，导致皮下组织、黏膜及内脏器官出血及水肿。本病的病变范围相当广泛，可累及皮肤、关节、胃肠道、肾脏、心脏、胸膜、呼吸器官、中枢神经系统、胰腺、睾丸等。本病存在遗传好发倾向,有关遗传学研究提示,携带 *HLA-A2*、*A11*、*B35* 基因及 *HLA-A1*、*B49*、*B50* 基因的缺失可能是过敏性紫癜发病的易感因素。

IgA 尤其是 IgA1 亚类在过敏性紫癜的发病中起着重要作用。近期研究发现,IgA 免疫复合物沉积的因素并非单纯由于其分泌水平增高,很大程度是因 IgA1 的结构存在异常,由于 IgA1 在铰链区终末端缺乏半乳糖残基,致使异常的 IgA1 无法被肝细胞去唾液酸糖蛋白受体清除,导致血清中 IgA1 水平增高并形成 IgA1 免疫复合物沉积于组织、器官的小血管壁,从而通过激活补体和激发炎症细胞活性导致相应组织、器官的炎性损伤。

另外,调节性 T 细胞的减少、IL-1 受体阻滞剂等细胞因子的分泌紊乱均与过敏性紫癜急性期免疫失衡密切相关。

### 三、免疫学特征

本病的主要病理变化为血管炎,除毛细血管外,也可累及微动脉和微静脉。皮肤病理变化主要为真皮层微血管和毛细血管周围可见中性粒细胞和嗜酸性粒细胞浸润、浆液及红细胞外渗以致间质水肿。肾脏改变多为局灶性肾小球病变。荧光显微镜检查,肾小球毛细血管有膜性和广泛性增殖性改变。本病皮肤及肾脏病理检查均发现有 IgA 免疫复合物的沉积,且血清 IgA 升高。外周血 CD4$^+$ T 细胞、CD8$^+$ T 细胞数量,CD4/CD8 比值在急性期均有降低。

### 四、临床表现

多数患者在发病前 1～3 周有上呼吸道感染史,发病急骤。以皮肤紫癜为首发症状,也可早期表现为不规则发热、乏力、食欲缺乏、头痛、腹痛及关节疼痛等非特异性表现。紫癜较轻微或缺如,此时往往早期诊断困难。

#### (一)皮肤症状

皮疹是本病的主要表现。主要分布在负重部位,多见于下肢远端,踝关节周围密集;其次见于臀部;其他部位如上肢、面部也可出现,躯干部罕见。特征性皮疹为高出皮肤,初为小型荨麻疹或粉红色斑丘疹,压之不褪色,即为紫癜。一般 1～2 周内消退,不留痕迹。

#### (二)消化道症状

较为常见,约 2/3 患者出现消化道症状。一般出现在皮疹发生 1 周以内。最常见症状为腹痛,可有压痛,但很少有反跳痛。同时伴有呕吐。约有半数患者大便潜血阳性。如果腹痛在皮肤症状之前出现,易误诊为外科急腹症,甚至误行手术治疗。少数患者可并发肠套叠、肠梗阻、肠穿孔及出血性小肠炎,需外科手术治疗。

#### (三)肾脏表现

约 1/3 患者出现肾脏损害。可为肉眼血尿或显微镜下血尿及蛋白尿,或管型尿。一般于紫癜后 2～4 周出现,也可出现于皮疹消退后或疾病静止期。病情轻重不等,重症可出现肾衰竭和高血压。

#### (四)关节症状

大多数患者仅有少数关节疼痛或关节炎。大关节如膝关节、踝关节为最常受累部位,其他关节如腕关节、肘关节及手指也可受累。关节病变常为一过性,多在数天内消失而不留关节畸形。

### 五、实验室检查

本病无特异性实验室检查。血小板计数正常或升高,这点可以与血小板减少性紫癜相鉴别。出、凝血时间及血块收缩等均正常。部分患者血白细胞计数增高达 $20.0 \times 10^9/L$,伴核左移。红细胞沉降率(血沉)可增快,C反应蛋白及抗链球菌溶血素可呈阳性。抗核抗体及类风湿因子常阴性。约半数患者在急性期时其血清 IgA、IgM 升高。肾脏受累时可出现镜下血尿及肉眼血尿。肾组织活检可确定肾炎病变性质,对治疗和预后的判断有指导意义。活检时可见肾小球系膜组织有 IgA 沉积。系膜上还有备解素、纤维素、补体 $C_3$ 沉积,这些改变与 IgA 肾病的改变相似。皮肤活检有助于疑难病例的诊断。

### 六、诊断和鉴别诊断

#### (一)诊断标准

(1)可触性紫癜。

(2)发病年龄不足 20 岁。

(3)急性腹痛。

(4)组织切片显示小静脉和小动脉周围有中性粒细胞浸润。

上述 4 条标准中,符合 2 条或以上者即可诊断为过敏性紫癜。

#### (二)鉴别诊断

1.特发性血小板减少性紫癜

根据皮疹形态、分布及血小板数量一般不难鉴别。过敏性紫癜时常伴有血管神经性水肿,而血小板减少性紫癜时则无。

2.外科急腹症

在皮疹出现以前如出现急性腹痛者,应与急腹症鉴别。过敏性紫癜的腹痛虽较剧烈,但位置不固定,压痛轻,无腹肌紧张和反跳痛,除非出现肠穿孔才有上述情况。出现血便时,需与肠套叠、梅克尔憩室作鉴别。过敏性紫癜以腹痛为早期主要症状大多数为年长儿。因此,对儿童时期出现急性腹痛者应考虑过敏性紫癜的可能,需对皮肤、关节及尿液等做全面检查。

3.细菌感染

如脑膜炎双球菌菌血症、败血症及亚急性细菌性心内膜炎均可出现紫癜样皮疹。这些疾病的紫癜,其中心部位可有坏死。患者一般情况危重,且血培养阳性。

4.其他

肾脏症状突出时,应与链球菌感染后肾小球肾炎、IgA 肾病等相鉴别。

### 七、治疗原则

目前尚无特效疗法。

#### (一)一般治疗

主要采取支持和对症治疗,急性期卧床休息。如有明显感染,应给予有效抗菌药物。注意寻找和避免接触变应原。

#### (二)皮质激素

一般病例无须用皮质激素治疗,因其对皮肤紫癜及肾脏损害者无效,也不影响过敏性紫癜的总病程、复发率、肾脏疾病的预后。本药可缓解症状,对急性期的出血控制有良好的作用。特别适用于一般对症治疗不能控制的消化道症状或关节症状,常用泼尼松每天 1～2 mg/kg 口服,连用 3～4 周。

### (三)免疫抑制剂

对肾上腺皮质激素应用 4 周仍有紫癜表现,或有肾脏损害、病情迁延者,可考虑改用免疫抑制剂治疗。常用环磷酰胺,每天 1～2 mg/kg,分 2 次口服。

### (四)血小板抑制剂

双嘧达莫对控制皮肤紫癜,特别是预防紫癜性肾炎有显著效果,也可缓解关节肿痛及腹痛。疗程一般 1 个月左右。

### (五)重型病例及腹型过敏性紫癜

除联合应用激素与免疫抑制剂外,还可用 0.5% 普鲁卡因 20～40 mL 加入 5% 葡萄糖溶液 250～500 mL 中静脉滴注,每天 1 次,连用 7 d 为 1 个疗程。亦可应用血浆置换,移去血中 IgA 免疫复合物。

## 八、预后

多数患者预后良好。部分患者可复发,复发间隔时间数周至数月不等。消化道出血重者,如处理恰当,一般可控制。肾脏受损程度是决定预后的关键因素。约有 2% 患者发生终末期肾炎。大多数有轻度肾脏损害者都能逐渐恢复,而有新月体形成的肾小球肾炎患者,80% 以上于 1 年内发展为终末期肾炎。

(周晓铃)

# 第二节 类风湿关节炎

类风湿关节炎(rheumatoid arthritis,RA)是一个以累及周围关节为主的系统性自身免疫病。其特征性表现为对称性多关节炎,关节滑膜的慢性炎症可引起关节软骨、软骨下骨及关节周围组织侵蚀破坏,最终导致关节畸形、强直和功能障碍,使患者丧失劳动能力和致残,预期寿命缩短。

## 一、病因病理

### (一)病因

类风湿关节炎的病因尚未完全阐明。可能与遗传、感染及内分泌等因素有关。

#### 1.遗传因素

对类风湿关节炎的家族及孪生子共患率的研究发现,本病具有复合遗传病的倾向。单卵双生子共患率为 27%,而双卵双生子为 13%,这两组数据均高于一般人群的患病率,提示遗传因素与类风湿关节炎发病密切相关。通过分子生物学检测发现,HLA-DRβ$_1$ 多个亚型的 β 链第三高变区氨基酸排列有相同的片段,称之为共同表位,它在类风湿关节炎患者表达频率明显高于正常人群。因此,被认为是类风湿关节炎遗传易感性的基础,且此表位的量又与类风湿关节炎病情严重性呈正相关。对 HLA 以外的基因如 T 细胞受体基因、性别基因、球蛋白基因均可能与类风湿关节炎发病、发展有关,因此认为类风湿关节炎是一个多基因疾病。

2.感染因素

虽然类风湿关节炎的发病和分布不具有传染性疾病的流行病学特征,但一些研究者从关节滑膜、软骨组织中分离到了病原体或其基因,其他研究也证实感染因子如病毒、支原体、细菌都可通过介导自身免疫反应引起携带某种基因的易感个体患病,并影响类风湿关节炎的病情进展;病原体可能改变滑膜细胞或淋巴细胞基因表达而改变其性能;活性 B 淋巴细胞使之产生抗体;活化 T 淋巴细胞和巨噬细胞并释放细胞因子;感染因子的某些成分与人体自身抗原通过分子模拟或模糊识别而导致自身免疫反应的发生。

3.内分泌因素

更年期前后的女性类风湿关节炎发病率明显高于同年龄男性及老年女性,75%患者妊娠期间病情缓解,尤其在妊娠最后 3 个月症状改善明显;90%患者往往在分娩后数周或数月后出现血清类风湿因子升高和疾病复发;口服避孕药可缓解病情,这些均说明性激素在类风湿关节炎发病中的作用。

4.其他因素

寒冷、潮湿、疲劳、外伤、吸烟及精神刺激均可能与类风湿关节炎的发生有关。

（二）发病机制

对类风湿关节炎发病机制的研究始终是研究的重点之一,但迄今为止尚缺乏一致的结论。一般认为未知的抗原进入人体后,首先被巨噬细胞等抗原呈递细胞(APC)所吞噬,经消化、浓缩后与其细胞表面的 HLA-DR 分子结合成复合物,若此复合物被 T 淋巴细胞受体识别,形成"三分子"复合物,则该 T 淋巴细胞被活化;通过其分泌的各种细胞因子和介质,一方面使关节出现炎症和破坏,另一方面使 B 淋巴细胞激活分化为浆细胞,分泌大量免疫球蛋白,包括类风湿因子和其他抗体,与抗原形成免疫复合物,在补体的参与下,促进炎症反应。由此可见,类风湿关节炎是由免疫介导的自身免疫疾病,但初始抗原尚不明确。

CD4$^+$T 淋巴细胞大量浸润类风湿关节炎滑膜组织,其产生的细胞因子也增加,在类风湿关节炎发病中起着重要的作用。在病程中不同的 T 细胞克隆因受到体内外不同抗原的刺激而活化增殖,滑膜的 A 型细胞(巨噬样细胞)也因抗原而活化,它们所产生的细胞因子如 IL-1、TNF-α、IL-6、IL-8 等促使滑膜处于持续炎症状态。特别是 TNF-α 进一步破坏关节软骨和骨质,而 IL-1 则是引起类风湿关节炎全身症状,如发热、乏力、CRP 和红细胞沉降率(血沉)升高的主要原因。

另外,从细胞凋亡理论而言,凋亡本身是细胞程序化死亡,是维持机体细胞增生和死亡之间的平衡的生理机制。类风湿关节炎滑膜出现凋亡分子 Fas 与 Fas 配体比例失调,可能抑制滑膜组织细胞的正常凋亡使类风湿关节炎的滑膜炎得以持续。

（三）病理

类风湿关节炎关节的基本病理改变是滑膜炎,表现为滑膜微血管增生,滑膜衬里细胞由 1～2 层增生至 8～10 层,滑膜间质有大量 T 淋巴细胞、浆细胞、巨噬细胞及中性粒细胞等炎性细胞浸润。在以上病理基础上,这些细胞及血管侵犯软骨或骨组织,形成侵袭性血管翳/软骨、骨结合区,软骨破坏明显,软骨细胞减少。修复期可形成纤维细胞增生及纤维性血管翳/软骨、骨结合区,而此时软骨破坏不明显。

关节外的基本病理改变为血管炎,主要表现为小动脉的坏死性全层动脉炎,有单核细胞浸润、内膜增殖及血栓形成,还可有小静脉及白细胞破碎性血管炎。血管炎可造成皮肤(如慢性溃疡)、神经(如周围神经炎)及多种内脏损伤(肺、心、肾等)。

类风湿结节的中心是在血管炎基础上发生的纤维素样坏死区,中心外呈多层放射状或栅栏状排列的组织细胞及携带 HLA-DR 抗原的巨噬细胞,最外层为肉芽组织及慢性炎性细胞(主要是淋巴细胞和浆细胞)。

## 二、临床表现

### (一)临床体征

60%～70%类风湿关节炎患者以隐匿型的方式起病,在数周或数月内逐渐出现近端指间关节、掌指关节、腕关节等四肢小关节肿胀、僵硬。8%～15%患者可以在某些外界因素如感染、劳累过度、手术、分娩等刺激下,在几天内发作,呈急性起病方式。发病时常伴有乏力、食欲缺乏、体质量减轻等全身不适,有些患者可伴有低热。除关节表现外,还可见肺、心、神经系统、骨髓等器官受累表现。

1.关节表现

(1)晨僵:指患者在清晨醒来发现关节部位的发紧和僵硬感,这种感觉在活动后可明显改善。晨僵是许多关节炎的表现之一,但是,在类风湿关节炎最为突出,往往持续时间超过 1 个小时以上。一般在慢慢活动关节后,晨僵减轻。

(2)疼痛及压痛:类风湿关节炎的关节疼痛及压痛往往是最早的关节症状,程度因人而异。关节疼痛的最常见部位是近端指间关节、掌指关节、腕关节,但也可累及肘、膝、足等。其特点是持续性、对称性关节疼痛和压痛。

(3)肿胀:患者的关节肿胀主要是由于关节腔积液、滑膜增生及组织水肿而致。可见于任何关节,但以双手近端指间关节、掌指关节及腕关节受累最为常见。

(4)关节畸形:晚期类风湿关节炎患者可出现关节破坏和畸形。由于滑膜、软骨破坏、关节周围支持性肌肉的萎缩及韧带牵拉的综合作用引起关节半脱位或脱位。常见的关节畸形有近端指间关节梭形肿胀;尺侧腕伸肌萎缩,致手腕向桡侧旋转、偏移,手指向尺侧代偿性移位,形成掌指关节尺侧偏移;近端指间关节严重屈曲,远端指间关节过伸呈钮孔花样畸形,近端指间关节过伸,远端指间关节屈曲畸形,形成鹅颈样畸形;掌指关节脱位;肘、膝、踝关节强直畸形等。

2.关节外表现

病情严重或关节症状突出时易见关节外表现。受累的脏器可以是某一器官,也可以同时伴有多个内脏受累,严重程度也不同,故其临床表现不甚一致。

(1)血管炎:重症类风湿关节炎的表现之一,患者多伴有淋巴结病变及骨质破坏。组织中有免疫复合物沉积,血清类风湿因子阳性、冷球蛋白阳性及补体水平下降。病理上表现为坏死性小动脉或中动脉病变。如指(趾)坏疽、梗死、皮肤溃疡、紫癜、网状青斑、多发性神经炎、巩膜炎、角膜炎、视网膜血管炎或肝脾肿大。

(2)类风湿结节:5%～15%的类风湿关节炎患者有类风湿结节,大多见于病程的晚期。结节易发生在关节隆突部以及经常受压部位,如肘关节鹰嘴突附近、足跟腱鞘、手掌屈肌腱鞘、膝关节周围等。结节大小 0.2～3 cm,呈圆形或卵圆形,数量不等,触之有坚韧感,按之无压痛。结节还常见于心包、胸膜、心肺实质组织、脑等内脏,若结节影响脏器功能,可能出现受损脏器的症状。

一般来说,类风湿结节出现提示类风湿关节炎病情活动,但有时结节也会出现在关节炎好转时,与病情发展和关节表现不一致。

(3)肺部表现:类风湿肺损害可致间质性肺炎、肺间质纤维化、类风湿胸膜炎和类风湿肺尘埃沉着病等。类风湿胸膜炎常见于疾病活动期,一般无自觉症状。广泛的胸膜病变可引起少至中等量胸腔积液,应用糖皮质激素治疗可使疾病好转。并发间质性肺炎时,可反复发作慢性支气管炎,致限制性通气障碍。类风湿肺尘埃沉着病多发生于从事矿工职业的患者。

(4)心脏表现:类风湿关节炎可以出现心包炎,心包积液为渗出性,偶尔可以有心脏压塞。有时类风湿结节出现于心肌、心瓣膜,引致心瓣膜关闭不全。

(5)眼部表现:约30%的类风湿关节炎患者有干燥性角膜炎;累及巩膜时,可引起巩膜外层炎、巩膜炎、巩膜软化或穿孔;眼底血管炎可引起视力障碍或失明。

(6)肾损害:患者可出现膜性及系膜增生性肾小球肾炎、间质性肾炎、局灶性肾小球硬化及淀粉样变性。肾淀粉样变性发生率为 5%～15%,表现为持续性蛋白尿,肾组织活检可见淀粉样蛋白沉积及血清中抗淀粉蛋白 P 抗体阳性。

(7)神经系统损害:类风湿关节炎神经系统损害多由血管炎引起。出现单个或多个肢体局部性感觉缺失、垂腕征、垂足征或腕管综合征。寰枢关节脱位而压迫脊髓时,则出现颈肌无力、进行性步态异常及颈部疼痛。硬脑膜类风湿结节则可引致脑膜刺激征。

(8)淋巴结病:30%的类风湿关节炎患者可有淋巴结肿大,且多伴有病情活动、类风湿因子阳性和红细胞沉降率(血沉)增快。淋巴结活检可见生发中心 $CD8^+$ T 细胞浸润。淋巴滤泡散在性均匀增生是类风湿关节炎的特点,并有助于同淋巴瘤的鉴别。

(9)其他:除上述系统表现外,活动期类风湿关节炎还可以出现贫血、体质量减轻、肝脾肿大等关节外症状。

**(二)实验室检查**

1.血清及细胞学检查

(1)自身抗体。①类风湿因子(rheumatoid factor,RF):类风湿关节炎血清中针对 IgG Fc 片段上抗原表位的一类自身抗体,它可分为 IgM、IgA、IgG 及 IgE 4 型。类风湿关节炎中 IgM 型 RF 阳性率为 60%～78%,类风湿因子阳性的患者较多伴有关节外表现,如皮下结节及血管炎等。②其他自身抗体:国内外研究显示抗 Sa 抗体、抗核周因子抗体(antiperinuclear factor,APF)、抗角蛋白抗体(antikeratin antibody,AKA)及抗环瓜氨酸肽(CCP)抗体等对早期和特异性诊断类风湿关节炎有一定意义。

(2)血常规:类风湿关节炎患者可伴有贫血。以正细胞低色素性贫血较常见,多与病情活动程度有关。患者的外周血白细胞变化不尽一致。病情活动期可有白细胞及嗜酸性粒细胞轻度增加。类风湿关节炎患者的病情活动时可有血小板升高,在病情缓解后降至正常。

(3)补体和免疫复合物:非活动性类风湿关节炎患者的总补体、$C_3$ 及 $C_4$ 水平多正常,甚至略高。但是在关节外表现较多者,可出现总补体、$C_3$ 及 $C_4$ 水平下降。

(4)急性时相反应物:类风湿关节炎活动期可有多种急性时相蛋白升高,包括 $\alpha_1$ 巨球蛋白、纤维蛋白原、C 反应蛋白、淀粉样蛋白 A、淀粉样蛋白 P 及 $\alpha_2$ 巨球蛋白等。临床上应用较广的是 C 反应蛋白(CRP)。此外红细胞沉降率(血沉)(erythrocyte sedimentation rate,ESR)也是临床最常采用的监测方法。C 反应蛋白及红细胞沉降率(血沉)均为类风湿关节炎非特异性指标,但可作为类风湿关节炎疾病活动程度和病情缓解的指标。C 反应蛋白与病情活动指数、晨僵时间、握力、关节疼痛及肿胀指数、红细胞沉降率(血沉)和血红蛋白水平密切相关。病情缓解时C反应蛋白下降,反之则上升。C反应蛋白水平持续不降多预示病变的进展。病情加重则红细胞沉降率(血沉)加快,病情缓解时可恢复至正常,但约有5%的类风湿关节炎患者在病情活动时红细胞沉降率(血沉)并不增快。

2.滑膜液检查

类风湿关节炎患者的滑液一般呈炎性特点,白细胞计数可达$1.0 \times 10^9/L$,甚至更多,蛋白>40 g/L,透明质酸酶<1 g/L,滑液中可测出类风湿因子、抗胶原抗体及免疫复合物。镜下可见巨噬细胞、多形核细胞及其残核(Reiter细胞)。

(三)影像学检查

1.关节X线检查

临床X线检查常规首选双手(包括腕)或双手相加双足相进行检查。早期X线表现是受累关节周围软组织肿胀,关节间隙变窄,局限性骨质疏松和骨质侵蚀,晚期为关节半脱位、畸形及强直。美国风湿病学会将X线表现分为4期。

Ⅰ期:正常或关节端骨质疏松。

Ⅱ期:关节端骨质疏松,偶有关节软骨下囊样破坏或骨侵蚀改变。

Ⅲ期:明显的关节软骨下囊性破坏,关节间隙变窄,关节半脱位等畸形。

Ⅳ期:除Ⅱ、Ⅲ期改变外,并有纤维性或骨性强直。

(1)手和腕:几乎全部患者均有双手和腕关节的侵蚀。骨皮质变薄,广泛性骨质疏松,进而出现关节端的边缘性骨质侵袭,常见于第2、3掌指关节桡侧和第3近端指间关节两侧,手腕关节可以发生特征性关节脱位畸形,手指关节可发生"钮孔花""鹅颈"等畸形。腕关节间隙普遍狭窄,出现腕骨聚拢现象及骨质侵蚀或囊性变,晚期可以产生关节的纤维性或骨性强直。

(2)足:主要累及跖趾关节,趾间关节也可受累及。

(3)肘:表现为对称性关节囊增厚,关节腔积液,关节周围密度增高,有时可在软组织影内发现密度略高的类风湿结节,关节间隙狭窄,特别是在肱桡关节处,可见关节面的囊性变和骨侵蚀。严重者可出现关节脱位和间隙消失。

(4)肩:肩关节间隙狭窄,关节面不规则骨硬化,关节面肱骨头侧以及肩锁关节锁骨端肩峰和喙锁关节的骨质侵蚀。

(5)膝:早期出现关节囊增厚、关节腔积液进而关节间隙狭窄,关节边缘骨侵蚀,晚期可见关节屈曲或内翻畸形。

(6)髋:早期髋关节持重面对称性狭窄,股骨头向内侧移位,股骨头、颈出现骨质侵蚀及囊性变,伴有骨质硬化增生,晚期关节间隙完全消失产生纤维性强直。

(7)脊柱:颈椎受累最为常见,以$C_1$、$C_2$最明显,常表现为寰枢椎半脱位和枢椎齿状突骨质侵蚀。

2.CT和磁共振成像(MRI)

CT有助于发现早期骨关节侵蚀、股骨头脱位等情况。类风湿关节炎颈椎寰枢椎关节病变受累相对多见,行CT检查可以显示如齿状突骨侵蚀、脊柱受压、关节脱位等改变。MRI对显示关节内透明软骨、肌腱、韧带、滑膜囊肿和脊髓受压有良好的效果。MRI可很好地分辨关节软骨、滑液和软骨下组织,对早期发现关节破坏很有帮助,已经证明,发病4个月内即可通过MRI发现关节破坏的迹象。

### （四）关节镜及针刺活检

关节镜及针刺活检的应用已越来越广泛。关节镜对关节疾病的诊断及治疗均有价值，针刺活检则是一种操作简单、创伤小的检查方法。

## 三、诊断标准

诊断标准见表7-1。

表 7-1　诊断标准

| 受累关节情况 | 受累关节数 | 得分（0～5分） |
|---|---|---|
| 中大关节 | 1 | 0 |
| | 2～10 | 1 |
| 小关节 | 1～3 | 2 |
| | 4～10 | 3 |
| 至少1个为小关节 | ＞10 | 5 |
| 血清学 | | 得分（1～3分） |
| 类风湿因子（RF）或抗环瓜氨酸蛋白（ACCP）抗体均阴性 | | 0 |
| RF 或 ACCP 抗体至少1项低滴度阳性 | | 2 |
| RF 或 ACCP 抗体至少1项高滴度（＞正常上限3倍）阳性 | | 3 |
| 滑膜炎持续时间 | | 得分（0～1分） |
| ＜6周 | | 0 |
| ＞6周 | | 1 |
| 急性时相反应物 | | 得分（0～1分） |
| CRP 或 ESR 均正常 | | 0 |
| CRP 或 ESR 增高 | | 1 |

## 四、治疗方法

类风湿关节炎的治疗目的在于减轻关节的炎症反应，抑制病变发展及骨质破坏，尽可能地保护关节和肌肉的功能及达到病情完全缓解。类风湿关节炎的治疗原则包括：①早期治疗，尽早应用缓解病情抗风湿药（DMARDs），包括慢作用抗风湿药（SAARDs）和免疫抑制剂；②联合用药，联合应用两种以上 DMARD 可通过抑制免疫或炎症损伤的不同环节产生更好的作用；③个体化方案，应根据患者的病情特点、对药物的作用及不良反应等选择个体化治疗方案；④功能锻炼，在药物治疗的同时，应强调根据的功能活动。

RA 诊疗流程强调 RA 的早期诊断及病情评估，并以此选择治疗方法和策略，包括患者教育、早期给予 DMARDs、正确应用 NSAIDs、小剂量激素及积极应用理疗和体疗方法。在治疗过程中要定期评估病情活动性，根据疗效调整 DMARDs 用法，并强调 DMARDs 联合治疗的重要性。同时，根据病情可考虑给予生物制剂。对于关节畸形患者给予外科治疗。

### （一）一般治疗

一般来说，在关节肿痛明显时应强调休息及关节制动，而在关节肿痛缓解后应注意关节的功能锻炼。此外，理疗、外用药物对缓解关节症状有一定作用。

### (二)药物治疗

**1.非甾体抗炎药(NSAIDs)**

通过抑制前列腺素合成所需要的环氧化酶(COX)而起到消炎止痛的作用,该类药物是治疗类风湿关节炎的常用药物。但只能缓解症状,并不能阻止疾病的进展。在应用非甾体抗炎药的同时,应加用 DMARDs。非甾体抗炎药的品种很多,主要包括以下几种。

(1)布洛芬:有较强的解热镇痛和抗炎作用,胃肠道不良反应较少。治疗剂量为 1.2～2.4 g/d,分次服用。

(2)双氯芬酸:其解热镇痛和抗炎作用强,口服剂量为 75～150 mg/d,分次服用。

(3)萘丁美酮:抗炎作用与抑制前列腺素的合成、白细胞凝聚及钙转运有关。胃肠道不良反应较轻。每天用量 1 000 mg。

(4)美洛昔康:其用法为每天 7.5～22.5 mg,胃肠道不良反应较少。

(5)依托度酸:另一种选择性 COX-2 抑制剂,胃肠道不良反应较少,每天剂量 200～400 mg,分两次服用。

(6)塞来昔布:为特异性 COX-2 抑制剂,胃肠道不良反应轻,每天剂量 200～400 mg。

此类药物在发挥解热、镇痛、抗炎作用的同时,常削弱对胃肠道黏膜的保护作用,减少肾内血流,影响血小板功能,因此常见不良反应有恶心、呕吐、上腹疼痛、胃黏膜糜烂出血、消化性溃疡出血、穿孔、肾功能损害、血小板功能异常、皮疹、转氨酶升高、哮喘、头晕、头痛等反应。20 世纪 90 年代初发现,COX 存在两种不同的异构体即 COX-1 和 COX-2。COX-1 产生的花生四烯酸代谢产物如生理性前列腺素,参与调节多种生理功能,保护胃黏膜,增加肾血流灌注和血小板聚集。COX-2 则产生于某种应激条件下如在炎症因子的刺激下,产生炎症性前列腺素促进局部炎症反应。因此选择性抑制 COX-2 而不影响 COX-1 的非甾体抗炎药能加强抗炎作用,减少胃肠道等毒副反应,适合于老年患者和以往有消化道溃疡病史的患者服用。

**2.慢作用抗风湿药及免疫抑制剂**

在过去的 30 年中,与其他任何一种风湿性疾病相比,RA 的治疗发生了重大的改变。大多数 RA 患者在确诊后若得到及早治疗可达到疾病的临床缓解。这主要归功于出现了许多可以联合使用的 DMARDs。患者的治疗目标是达到疾病缓解或处于低疾病活动状态,这一点已达成共识。

RA 达标治疗流程有两条主线分别表示不同的治疗目标:①达到缓解并维持缓解的主要目标;②针对病程较长的 RA 患者而制订的达到并维持低疾病活动性的替代目标。达到并维持这两条治疗目标的措施基本相同。应当适时地对疾病进行包括关节评估在内的疾病活动度评估,并根据评估结果适当调整治疗方案。

这类药物起效时间比较晚,一般需要 3～6 个月。这类药物对疼痛的缓解作用较差,但及早使用能延缓或阻止关节骨的破坏,减少残疾。但是此类药物常有各种不同的毒副反应,应密切观察,定期进行实验室检查。此类药物主要包括以下几种。

(1)甲氨蝶呤(Methotrexate,MTX):可抑制白细胞的趋向性,有直接抗炎作用,是目前治疗类风湿关节炎的首选药物之一,是二氢叶酸还原酶的抑制剂,可引起细胞内叶酸缺乏,使核蛋白合成减少,从而抑制细胞增殖和复制。一般主张小剂量及长疗程。每周 7.5～20 mg,一次口服、静脉注射或肌内注射。通常在 4～8 周后起效。不良反应有恶心、口炎、腹泻、脱发、肺炎、肝酶升高、肝及肺纤维化以及血液学异常等。小剂量叶酸或亚叶酸与甲氨蝶呤同时使用可减少甲氨蝶吟的毒副反应而不影响疗效。

（2）柳氮磺吡啶（SSZ）：该药能减轻关节局部炎症和晨僵，可使红细胞沉降率（血沉）和 C 反应蛋白下降，并可减缓滑膜的破坏。一般从小剂量开始，逐渐增加至每天 2～3 g。一般用药后 1～2 个月可起效。柳氮磺吡啶的不良反应有恶心、腹泻、皮疹、白细胞减低、肝酶升高等，但一般停药减量后可恢复正常。

（3）来氟米特：为一种新的抗代谢性免疫抑制剂，它可以抑制二氢乳清酸脱氢酶和酪氨酸激酶的活性。来氟米特主要通过抑制嘧啶合成通路，进而干扰 DNA 的合成，使细胞分裂在 G1 期受阻。来氟米特可明显减轻关节肿痛、晨僵及增加握力，且可使红细胞沉降率（血沉）及 C 反应蛋白水平下降。其用量 10～20 mg/d。主要不良反应有胃肠道反应、皮疹、乏力以及白细胞减低等。

（4）羟氯喹：其细胞内浓度高，治疗效果好。常用剂量为每天 0.2～4 g。可由小剂量开始，1～2 周后增至足量。不良反应有恶心、呕吐、头痛、肌无力、皮疹及白细胞减少，偶有视网膜病变。

（5）金制剂：包括注射和口服两种剂型。注射金制剂最常用的有硫代苹果酸金钠和硫代葡萄糖金，两者的临床效果相近。国内常用的金制剂有金诺芬，商品名为瑞得。服法为 3 mg，每天 2 次，或 6 mg 每天 1 次。病情控制后仍需长期维持治疗。主要不良反应有皮疹和腹泻。个别患者可见白细胞减少和蛋白尿等。使用金制剂治疗 RA 过程烦琐且难以监测其毒性，故目前应用较少。

（6）青霉胺（DP）：可使血浆中巨球蛋白的二硫键断裂而发生解聚，使类风湿因子滴度下降，抑制淋巴细胞的转化，使抗体生成减少，稳定溶酶体酶，并与铜结合而抑制单氨氧化酶的活性。一般每天口服 125～250 mg，然后增加至每天 500～750 mg。用药 4～6 周见效，疗效与金制剂相似。青霉胺的不良反应有恶心、呕吐、口腔溃疡、味觉丧失等。个别患者出现蛋白尿、血尿、白细胞或血小板计数减少等。

（7）环孢素：可抑制 CD4 和 CD8 T 细胞的 IL-2 表达以及 IFN-γ 和 IL-4 的血浆水平。同时还可降低 B 细胞的活性、CD40 信号以及抑制钙依赖性蛋白磷酸化。环孢素可缓解关节肿痛及晨僵，并可降低红细胞沉降率（血沉）、C 反应蛋白及类风湿因子滴度，使滑膜破坏减缓。常用剂量为 2.5～5 mg/（kg·d）。环孢素可引起胃肠道症状、头痛、感觉异常及肝酶升高等。在少数患者引起肾毒性，一般在减量后可逐渐恢复。停药的最常见原因是血压或肌酐升高。

（8）硫唑嘌呤（AZA）：硫唑嘌呤是 6-巯基嘌呤的衍生物，在体内干扰嘌呤核苷酸的形成和 DNA 的合成，故硫唑嘌呤具有抗炎效能，减少类风湿因子的生成和改善病情。剂量通常为 50～200 mg/d。虽然 AZA 不是治疗 RA 的首选药物，但当患者为 MTX 禁忌或不耐受 MTX 时，AZA 可以替代 MTX。常见的不良反应有胃肠道不适、骨髓抑制、肌无力、肝毒性和流感样症状。中性粒细胞减少是 AZA 最常见的不良反应，可以通过测定硫代嘌呤甲基转移酶（TMPT）遗传多态性来进行预测。

（9）雷公藤：属双子叶植物，具有消炎解毒，祛风湿功效。对病情轻、中度的患者治疗效果较好。治疗剂量为 30～60 mg/d。主要不良反应有皮疹、口炎、血细胞减低、腹泻等，经减量或对症处理后可消失。雷公藤对男女生殖系统有影响，育龄妇女服药后可出现月经紊乱、闭经；男性患者精子数量减少和活性降低，引起不育，故对未婚男女慎用本药。

### 3.糖皮质激素

能迅速缓解关节炎的临床症状。长时间使用或用法不当则可能引起明显的不良反应。虽然糖皮质激素起效快,疗效显著,但不良反应也较大。目前糖皮质激素主要与 DMARDs 联合使用作为部分 RA 患者的初始"诱导"治疗,以迅速控制病情,在 DMARDs 起效后逐渐减药。如果长期使用的剂量相当于泼尼松大于 10.0 mg/d 时,就需要加强 DMARDs 治疗。

### 4.免疫及生物治疗

包括针对细胞表面分子及细胞因子等的靶位分子免疫治疗,如肿瘤坏死因子抑制剂、IL-1受体拮抗剂等。此外,还有以去除血浆中异常免疫球蛋白及免疫细胞为主要目的的免疫净化治疗,如血浆置换、免疫吸附及去淋巴细胞治疗等。

### 5.植物药

如帕夫林、正清风痛宁等。可单用或联合其他药物治疗,对缓解关节肿痛和晨僵有较好的作用。

(周晓铃)

# 第三节　骨性关节炎

骨性关节炎(osteoarthritis,OA)也称作肥大性关节炎、增生性关节炎、老年性关节炎、退行性关节炎、骨关节病等,是一种慢性、渐进性关节病变,是临床上最常见的关节疾病。

## 一、难治原因分析

### (一)病因及发病机制尚不十分明确

骨性关节炎可分成原发性和继发性两种。原发性尚未明确病因,继发性是在原有疾病基础上发展而成。有许多疾病,包括先天性关节发育异常、儿童时期关节病变、外伤、各种代谢性疾病和多种促使软骨崩溃的关节内炎症,它们共同的结果是骨性关节炎。病因不清楚是本病难治的根本原因。

发病原因虽然不明确,但显然是某种创伤所致,可能是急性创伤所致,更可能是慢性损伤所致。另一种相当重要的因素是衰老。衰老本身不会引起骨性关节炎,但可以发生软骨细胞的功能改变,使骨性关节炎发病。此外,在 Heberden 结节及全身性骨关节炎患者,软骨细胞功能的某种遗传变异可能发生此病。同样,内分泌因素、免疫机制亦可能起作用。

### 1.软骨代谢异常

大多数学者认为骨关节炎最初的病理变化为软骨的基质内缺乏糖蛋白原和胶原,接着浅层的软骨细胞数量减少,使关节软骨松松地挂在关节腔内,受不起应力,容易发生折断。软骨表层细胞受到损伤后,其基底部细胞代谢活力增加。核素研究表明,氚-胸腺嘧啶核苷摄取率增高,提示 DNA 合成、复制增加。这种复制机制的调节受到体内内分泌系统的影响。调节机制的紊乱可造成骨性关节炎的发生。如胰岛素可促进 $SO_2$ 进入软骨细胞,有利于蛋白多糖的合成。在糖尿病患者,由于胰岛素的不足,可能是造成骨性关节炎的病因之一。生长激素对软骨有刺激作用。生长激素的不足可导致软骨的退行性改变。实验表明,雄激素对骨性关节炎有促进作用,而雌激素对骨性关节炎有抑制作用。应该指出,骨性关节炎是一个复杂的发展过程,其他内分泌系统也影响着软骨的代谢过程。但是没有哪一个单一的内分泌系统异常可以完美地解释骨性关节炎的发生。

2.酶对软骨基质的降解作用

老年人的软骨水分减少,硫酸软骨素 6 与硫酸软骨素 4 的比例增高,各种促进软骨裂解的酶也相应出现。这些酶是来自软骨本身,还是滑膜和关节液中的细胞成分,目前还不清楚。骨性关节炎常常有滑膜炎症。实验证明:滑膜炎症可以使关节内压力升高,当关节内压上升 $0.67\sim1.3$ kPa($5\sim10$ mmHg)时,即可阻碍滑膜静脉的血液循环,并造成氧分压下降。后者可以使滑膜内层细胞所产生的酸性磷酸酶及颗粒分解酶增加。这两种酶虽然是非特异性酶,但对关节软骨退行性变是至关重要的。可以推测,当关节软骨表层有"裂痕"致使滑液进入软骨基质,消化了蛋白多糖中的软骨素硫酸酯链,使软骨机械性能受到损害,导致骨性关节炎的发生。

3.骨内高压和软骨的营养改变

Harrison 首先研究骨内血流动力学变化,发现髋关节骨性关节炎者股骨头内动脉和静脉的通路阻断。Phillips 经静脉造影发现静脉回流不足,骨内窦状隙扩张,并有动脉性充血,这种骨内高压是引起疼痛的原因。Trueta 认为,由于骨内压力分布的不均匀,使某些区域承受过多的应力,而另一些区域却又应力不足,容易发生软骨变性。另一方面,由于软骨没有血管,因此在探讨退行性变的机制时必须考虑到营养因素。软骨要获取营养以供给细胞代谢活力,并能排除废物。滑膜液是供应营养的来源之一和处理废物之所在,骨骺血管是另一营养来源,在幼年缺乏连续的软骨下骨板,从骨骺来的血管为软骨提供营养。一般在成年后软骨下骨板闭合,软骨营养就完全依靠滑膜液。当营养不足时,软骨的细胞增殖受到影响,因而不能修复软骨的缺损,使软骨变软弱,造成关节软骨的退行性变。

4.力学上的变化

以髋关节为例,为了维持力学上的平衡,髋关节必须承受 $3\sim4$ 倍体质量的力,这个力是体质量与髋部外展肌群的垂直合力。任何因素使关节表面面积减少的结果,都可以使单位面积负重量增加。如果股骨头的直径不变,其断面表面积大致为 $4.71\sim11.5$ cm$^2$,相差竟达 $250\%$。据 Pauwels 认为,髋臼软骨下骨质的 X 线表现是髋部的应力分布图。在正常情况下,压力均匀分布,软骨下骨质应该表现为相同的厚度。如果髋关节有髋臼发育不良,负荷的力线将出现离心性偏斜,这时在髋臼的外侧部分将因骨质增生而显得骨质密度增高。Pauwels 认为髋部的合力方向为股骨头的中心至髋臼的中心。但 Bombelli 却认为合力不通过髋臼的中心而在其内侧 $1/3$ 处通过。

5.创伤因素

创伤是造成骨性关节炎的重要条件之一。关节软骨具有较强的耐磨性能,但抗冲击负荷能力差。髋关节的持重面负荷较大,持重面所受的力,一方面是体质量通过髂骨传递到股骨头,另一方面是为保持关节稳定和肢体活动所需的肌肉力量作用在髋关节上,因此髋关节持重面所受的力约为体质量的 3 倍。较大的暴力可以造成关节软骨损伤,但更重要的是日常生活经常遇到钝性的、重复性损伤。实验发现,对于浅表的软骨损伤,损伤处软骨细胞死亡之后 24 h,周围软骨细胞的分裂、基质合成、分解代谢酶活力均增强,这种变化仅持续几天。损伤处不一定完全愈合,但也不一定发展为骨性关节炎。如果关节软骨深面受损伤,则将影响软骨下骨及其血运。其反应是血肿、肉芽组织及新生骨形成和纤维化。软骨下骨由新生骨形成,常使骨质变硬,减低了关节软骨在超出负荷时产生应变的能力,会进一步加重关节软骨的损伤。关节软骨受到损伤后能否发生骨性关节炎也与关节的活动、制动等因素有关。损伤后过度活动可造成关节软骨退行性变,但对关节持续制动,特别是在相对软骨面密合且相互保持一定压力的关节,会很快发生退行性变。组织学研究认为,关节软骨面在间接地接受一定压力的地方软骨保存得最好,因为这种间断性的压力能促进滑液中的某些营养物质进入软骨。

6.遗传因素

近年来的研究发现,遗传也是影响 OA 发病的因素之一。例如,遗传因素对手的远端指间关节的发病有一定的作用。Heberden 结节系单一常染色体基因传递,女性居多且多为显性,男性为隐性,女性多于男性约 10 倍。全身性 OA 与第 12 对染色体上的 Ⅱ 型前胶原基因(COL2A1)有关。

总之,骨性关节炎的发生是一种长期的、逐渐发生的病变过程,其机制涉及全身及局部许多因素。因此,其发病可能是一种综合的机制。

**(二)没有根本性的治疗方法**

迄今为止,对骨性关节炎的一切治疗都是改善疼痛症状,尚无根本性治疗方法。既不能中止也不能逆转本病的发生或发展。没有任何药物可以抑制骨性关节炎的发展。一般都使用非类固醇类抗炎药物来解除症状。虽然关节内注射皮质激素常能取得显著效果,但要谨慎使用,更不能连续使用,以免加重关节软骨的损害。理疗、按摩、外用膏药或乳胶剂、医疗体操等都能不同程度地缓解症状,但同样都不能根治。学者们正在加强本病病因的研究,在明确病因的基础上研制出相关的药物,如基因治疗就是奋斗目标。

**(三)目前对原发性骨性关节炎的研究热点**

1.对关节软骨局部基质金属蛋白酶的研究

通常认为,OA 的发生是由软骨细胞外基质降解与合成明显失衡引起的,其主要病理改变是关节软骨基质胶原(包括 Ⅰ、Ⅱ、Ⅲ 型)的破坏。研究表明,软骨局部基质金属蛋白酶(matrix metalloproteinases,MMPs)的异常增高可能是导致软骨细胞外基质合成与降解失衡的重要原因。MMPs 是一类广泛存在于各种结缔组织中,在细胞外基质的生理和病理降解过程中起重要作用的蛋白酶超家族,主要分为胶原酶(MMP-1、MMP-8、MMP-13)、基质溶解素、明胶酶等亚家族。其中 MMP-1 和 MMP-13 可以直接降解软骨基质中最具特征、含量也最多的 Ⅱ 型胶原,而且其他许多 MMPs 亚型对 Ⅱ 型胶原的降解需要通过它们起作用。因此认为,两者可能在 OA 的发生过程中起关键作用。目前研究已证实,在 OA 发生的初始阶段,关节软骨细胞和滑膜细胞等可分泌白细胞介素-1(interleukin-1,IL-1)和肿瘤坏死因子 α(tumor necrosis factor-α,TNF-α)等细胞因子,继而引起 MMP-1 和 MMP-13 表达增高,但其具体的细胞内信号转导机制却尚未完全明了。

目前研究认为,细胞因子 IL-1 和 TNF-α 可能是通过两大途径来促进 MMPs 的基因表达的。一条途径是丝裂素原激活蛋白激酶(mitogen-activated protein kinase,MAPK)途径。MAPK 是一类蛋白激酶家族,包括 JNK、ERK 和 P38 激酶三大类。相关研究发现,JNK、ERK、P38 激酶在 OA 软骨细胞中的基因表达和蛋白含量有不同程度增高。另一条途径则为 NF-κB(nuclear factor-κB)途径,该途径的激活亦可引起 MMP-1、MMP-13 表达增高,从而成为治疗 OA 的另一靶点。但上述各信号转导通路在 MMP-1、MMP-13 异常高表达过程中发挥的作用尚有待评价。此外,最近国内外的有关实验研究表明,MMP-1 和 MMP-13 的表达存在时程差异。MMP-1 表现为持续高表达,而 MMP-13 在 OA 发生的初期一段时间内表达明显增高,随后却呈下降趋势。MMP-13 的表达不随软骨退变加重而持续增高的原因目前还不清楚,目前认为可能是其表达调控通路与 MMP-1 存在差异。

综上所述,目前研究认为,MAPK 通路和 NF-κB 通路是由 IL-1 和 TNF-α 激活的,且这两条通路是 OA 病理发生的主要信号转导通路,但一些更深层次的问题尚有待于探索。如在 OA 病理发展的不同时期,IL-1 和 TNF-α 的下行信号转导通路有何异同尚不明确;在信号转导通路中,MAPK 的三条通路:JNK、ERK、P38 激酶通路和 NF-κB 通路各自发挥的作用尚有待评价;此外,MMP-1 和 MMP-13 的表达调控通路存在哪些差异都是需要进一步解决的问题。

2.对骨性关节炎相关性细胞因子的研究

从细胞层次讲,关节软骨的退行性变可能是由于软骨细胞表型不稳定而形成的各种细胞反应模式的结果,这些反应模式包括细胞去分化、释放基质降解酶、细胞肥大和细胞凋亡。关节软骨主要由软骨细胞和细胞外基质(ECM)组成。在生理状态下,软骨细胞在合成代谢和分解代谢之间保持着平衡,并调节着 ECM 结构和功能上的完整。OA 时软骨细胞合成代谢和分解代谢活动的调节失衡,导致了 ECM 成分的进行性丢失和软骨细胞结构和功能的破坏。软骨细胞的这些反应主要是软骨细胞释放的一些细胞因子造成的。

调节 OA 软骨细胞功能的细胞因子,大致可以分为:①促软骨细胞分解代谢的因子,如IL-1、IL-17、IL-18、TNF-α、趋化因子、抑瘤素 M(OSM)等。②促合成代谢的因子,如胰岛素样生长因子(IGF)、转化生长因子(TGF)-β、骨形态发生蛋白(BMP)-2、BMP-4、BMP-6、BMP-7、BMP-9、BMP-13 等。③抑制或阻止软骨细胞分解代谢的因子,如 IL-4、IL-10、IL-13、IL-1 受体阻滞剂(IL-1ra)等。④调节其他细胞因子作用的调节因子,如IL-6、白血病抑制因子(LIF)、IL-11等。

软骨细胞能够产生 IL-1 和 TNF-α 以及其他炎症因子。在损伤和炎症的部位,机械应力或软骨基质的降解产物能够直接诱导局部的软骨细胞释放细胞因子,通过自分泌或旁分泌形式作用于软骨细胞,引起进一步的反应。这样形成一个独特的系统来调节局部环境对软骨细胞及ECM 的作用。另外,某些机械应力或软骨基质的降解产物和 IL-1、TNF-α 诱导相同的信号通路,而且这些应力引导的通路可能也会促使编码细胞因子的基因表达。从这一机制看,致炎性细胞因子在 OA 软骨的破坏中充当着次级的调节者。

OA 是力学和生物学因素作用下软骨合成和降解耦联失衡的结果。这说明细胞因子学说目前并不能解释 OA 软骨破坏的全部原因。但我们必须认识到,不论软骨的哪个部分以哪种方式发生退行性变,都不能完全脱离几种类型细胞因子的作用,而且外界应力引起软骨退变可能只起起始和触发的作用,也脱离不了细胞因子的参与和调节。

细胞因子在 OA 软骨退变中的具体机制还不很清楚。随着分子生物学和细胞因子研究的不断深入,OA 的药物治疗和生物学治疗已经有了一定的进步。

## 二、临床表现

无论是原发性还是继发性骨性关节炎,临床表现大致相同。多见于 50 岁以上的患者,但继发者也可见于年轻人。症状开始时可能由于微小的损伤引起,也可以找不到明确的诱发因素。

### (一)髋关节

1.疼痛

疼痛是早期症状,最初并不严重,当活动多时或负重时常伴有跛行和疼痛,休息后好转,严重者休息时亦痛。可受寒冷、潮湿的影响而加重。一般局限于腹股沟区、髋外侧部或大腿内侧部，并可沿神经放射至大腿内侧或膝关节内侧，患者主诉为膝关节疼痛或坐骨神经痛。有时由于上述部位疼痛严重，以致忽视了髋关节的病变。

**2.僵硬感**

僵硬感是髋关节骨性关节炎的另一个主诉。其特点是髋关节僵硬感常出现在清晨起床后或是白天在一段时间关节不活动之后，而活动后关节疼痛减轻、活动度增加，故称为"晨僵"。髋关节骨性关节炎所造成的晨僵的一个显著不同点是持续时间短，一般持续不超过15 min。

**3.体征和关节功能**

在病变早期可没有特殊体征。严重患者检查时可发现髋关节活动受限或丧失，起初以内旋和伸展受限为明显，时而有屈髋畸形。髋关节畸形较严重时，Thomas征阳性。髋关节前方及内收肌处可有压痛。仔细检查髋关节的活动，可发现内旋角度越大，疼痛越重。这是由于内旋位时可使髋关节囊容积减少。由于髋关节很深，所以肿胀不明显。患者常感到行走、上下楼梯、由坐位站起困难。如有游离体存在，可出现关节交锁现象。

**（二）膝关节**

膝关节的骨性关节炎多见于女性，肥胖所致超重负荷是主要原因之一。

**1.疼痛**

关节疼痛是最显著的症状。通常症状限于局部，如髌骨下疼痛，可有压痛。主动伸屈膝关节时引起髌骨下摩擦感及疼痛为早期症状。最初感到关节轻度不灵便，运动过量出现疼痛，休息后可缓解，从一个姿势变为另一个姿势时，开始活动感到不便和疼痛，如从坐位到站起来走路时。但走一段时间后疼痛反而减轻，关节感到舒适，但过度活动、行走较长距离，则又会感到关节疼痛和活动受限。上台阶、上下楼梯或上公共汽车时均感到吃力和疼痛，因而需用手抓住扶手协助。然而休息后疼痛又有缓解。但在晚期粘连，滑膜充血，关节囊变厚，因关节囊纤维化而短缩，关节活动时刺激了囊内神经而引起疼痛。

**2.关节肿胀**

肿胀是常见症状和表现。可有关节积液，多数发生在不严重的外伤或轻度扭伤后引起。休息1～2个月后，关节肿胀可自行消退。可以很长时间没有肿胀，但因轻微外伤而反复肿胀。

**3.体征和关节功能**

膝关节周围有压痛。病情进展时膝关节活动受限，可引起失用性股四头肌萎缩。若股四头肌萎缩严重，则膝关节骨性突起明显，显得膝关节粗大。有时被动活动关节还可感觉到摩擦音。可有膝内翻畸形，膝外翻畸形少见。

**（三）手部**

手部骨性关节炎多发生在老年。发病率随年龄增大而明显增加。男女发病相当，年龄低于45岁的患者男性多于女性，年龄大于45岁的患者女性多于男性。以指间关节和腕掌关节最为常见。多为多关节发病，少数为单一关节。发病缓慢，早期表现为关节疼痛和发僵，晨起开始活动时较明显，活动后减轻，活动多时又加重，休息后缓解。随着病变发展，症状逐渐加重，活动关节时有摩擦音。晚期疼痛可呈持续性，关节活动受限，并可出现关节积液、半脱位、畸形和关节内游离体等。手指畸形大多是外侧偏斜畸形，拇指可出现腕掌关节内收、掌指关节过伸畸形。

**（四）全身性骨性关节炎**

全身性骨性关节炎是指至少有3个关节发病，通常发生在指间关节。有两种类型：一种为结节型,主要表现在手指的远端指间关节有 Heberden 结节形成,多见于老年妇女,且有明显的家族遗传倾向;另一种为非结节型,主要发生在近端指间关节,多见于男性,有时红细胞沉降率轻度增快,往往有过暂时多关节炎病史。有可能两种类型是不同的疾病。

## 三、辅助检查

### (一)实验室检查

本病患者实验室检查无特殊异常。血常规、尿常规、抗"O"、黏蛋白、类风湿因子等均在正常范围。除全身性原发性骨性关节炎及伴有创伤性滑膜炎者外,红细胞沉降率在大多数病例中正常。滑膜液检查色泽、透明度及黏蛋白凝块试验正常,白细胞计数在$(0.2\sim2)\times10^9/L$,镜检无细菌或结晶,但可见软骨碎片和纤维,从碎片的数目可粗略估计软骨退化程度。

### (二)病理检查

病理检查的特征是关节软骨发生进行性退化性改变,关节边缘和关节软骨下骨质有反应性变化,关节边缘有新骨增生和关节面的硬化,这是机体对关节面承受能力减退的一种代偿性反应。

早期关节软骨有细微改变。关节软骨由正常的蓝色半透明变为黄色不透明,其表面软骨细胞减少,脂肪性变,胶原纤维改变,出现裂痕和凹陷,使关节软骨表面粗糙不平,而后发生局限性侵蚀,软骨破坏面剥脱,开始为表层和中层,以至关节软骨全层被侵蚀,软骨下骨质暴露,且变厚变硬,以此来代偿机体对软骨面承受能力的减退。

骨赘的形成是一种增生性病变,多发生在关节边缘。骨赘形成的主要原因不是由于关节软骨退化,而是软骨退化后机体的修补功能,使退化的软骨积极地进行修补,关节周围的骨与软骨增生,生成骨的赘生物。暴露的软骨下骨组织形成新的关节软骨,为纤维软骨,而且关节软骨下骨质常有囊性变。主要是由于软骨损坏后,关节骨皮质亦发生稀疏坏死,且关节囊内压力增高,滑液传导到关节皮质的压力增大,对囊性变的形成起一定作用。因此,骨的关节端除软骨磨损、变薄外,还可见到数个密度减低的囊变区。囊性变可能是缺血性软骨下骨细微骨折的组织破坏而引起。在负重区软骨面下常发生囊性改变。

关节面软骨的退行性变促进了骨赘形成、骨质碎裂,在滑膜下时有骨性结节出现,这些结节和软骨碎屑进入关节腔内,形成关节内游离体。滑膜的变化在晚期表现为退化和增生。退化的滑膜组织被纤维组织代替,表现为滑膜的纤维变性,而增生表现为滑膜肥厚及炎症性改变。在膝关节镜下可见到软骨上的裂痕以及关节软骨全层磨损后暴露的软骨下骨质、充血增长的绒毛、脱落在关节腔内的软骨碎屑和游离体。

### (三)X 线检查

1.髋关节

在髋关节正位片上见到不同程度关节间隙狭窄,可为均匀性狭窄,也可为不规则狭窄(表现为关节间隙大小不一)。关节面不光滑,股骨头的轮廓发生改变,常常是变扁,有的因骨质增生而变得很大,有的成蘑菇状。股骨颈变得短而粗。髋臼外上缘和髋臼底部的内下方骨质增生,可将股骨头大部遮盖,使髋臼显得变深。股骨头可向外上方半脱位,在髋臼和股骨头的负重区可出现囊性变区,并伴有负重区骨硬化现象。

2.膝关节

在早期 X 线检查可以正常。随着关节软骨的逐渐磨损和破坏,常表现为关节间隙狭窄,可以间接判断关节软骨的变薄;伴有较多滑膜积液时,偶有关节间隙变宽。当关节积液、韧带松弛及关节面不对称时,采用负重位摄片、摄内(外)翻张力片、一定投照角度的屈曲片,才能使膝关节间隙较准确地反映关节软骨的厚度。常有骨质增生,又称骨赘或骨刺。可见数个密度减低的囊性变透亮区。

3.手部

早期病变局限在软骨表面时,X线片为阴性,此后出现关节间隙变窄,骨赘形成呈唇样变,骨端致密硬化呈象牙骨状骨,骨面下可因囊性变而出现"囊肿",关节腔内有游离体。还可出现骨端变形、骨面不平、两关节面不对称、偏向畸形、半脱位等,但无骨性强直。

### (四)CT 检查

CT 检查能显示骨质异常,是描述软骨异常的金标准。

### (五)MRI 检查

对透明软骨的改变,MRI 可直接从厚度、轮廓、信号方面观察关节软骨。标本测量关节软骨厚度,与 MRI 所见厚度高度相关。MRI 尚能显示骨性关节炎动物模型关节软骨水肿厚度及消退过程,临床就诊患者多不能观察到此过程,而以关节软骨变薄更常见。但仅依据厚度判断关节软骨病变是不合适的,因为个体差异变化相当大,因而更应注意软骨局部变薄、形态不规则、局限缺损及异常的信号($T_1$ 及质子加权像缺损以低信号常见,$T_2$ 加权像以高信号多见)。但 MRI 对较轻的关节软骨病变的显示有较大的限度。不同研究结果的差异可能与 MRI 技术条件的不同及软骨病变分度判断标准的差异有关。但总体来讲,尽管 MRI 显示关节软骨的敏感性不很高,但对形状改变较著者观察良好,而且特异性高。此外,部分标本实验及病例研究表明,当关节滑液含有顺磁造影剂时(通过增强延迟扫描或关节腔直接注射Gd-DTPA),能更好地显示关节软骨表面。有的学者通过测量软骨的 $T_1$、$T_2$ 值来判断其变性软化程度。

对于骨质的改变,MRI 除可显示骨赘增生、关节面硬化的切面外形,还可显示部分骨赘呈"高信号增生",反映了骨性关节炎的新骨形成,可能与核素扫描异常闪烁的边缘型相对应。关节软骨下小囊肿形成、骨性关节面缺损等改变在 MRI 上显而易见,多发生于髌骨和胫骨平台,少数情况下亦可见于腓骨小头。对囊状改变,MRI 利用不同的加权像,可区别其成分以含水为主抑或含脂类物质为主。

对于关节囊和关节旁软组织,MRI 利用 $T_2$ 加权像,结合 $T_1$ 加权像,敏感显示关节渗出积液、关节旁囊肿或腱鞘囊肿样改变。

在膝关节的骨性关节炎,半月板常有异常改变。MRI 的优点在于不仅能敏感地显示半月板撕裂(即Ⅲ度变性,其敏感性、特异性、准确性分别为 95%、91% 和 93%)。表现为延伸到半月板关节面的垂直状或斜形线状高信号,而且还能显示未撕裂的半月板的Ⅰ度、Ⅱ度变性,呈半月板内部点、条状信号增高。然而,仍须注意 MRI 显示半月板撕裂有少数假阴性(约 5%)和假阳性(4%~10%)。后者多发生于半月板后角。对于关节位置异常、侧副韧带松弛所造成的半月板移位,MRI 均易显示。

### (六)核素骨扫描

核素骨扫描延迟像可敏感显示骨性关节炎患者的骨局部异常活动灶的增强信号,其异常活动的发生、进展及消退早于 X 线平片所出现的改变,并与临床有良好的相关。例如,在膝关节骨性关节炎患者,骨内的异常闪烁分布可分为边缘型、蔓延型、普遍型和"热髌"。

### (七)超声波检查

近年来据文献报道,有的学者对早期骨性关节炎患者做超声检查,而且其敏感性超过 X 线片。由于超声波检查无创伤,对身体无害,可以经常随访,故值得引起重视。

## 四、诊断及鉴别诊断

### (一)诊断

膝、髋关节 OA 诊断标准。

有必要提一下骨性关节炎不同严重程度的分期。各种检查都有其评价标准。由于 X 线平片检查简单易行,故以 X 线平片为例叙述如下。

#### 1.髋关节

0 期基本正常。1 期为早期关节软骨仅有轻度变化,关节间隙似稍窄,其余无明显变化。2、3 期为进展期,区别于骨质增生程度,髋臼、股骨头有无囊变,软骨下骨质有无接触。4 期为晚期,负重部软骨广泛消失,关节间隙骨质接触,髋臼及股骨头有巨大囊性变区,广泛骨质硬化。

#### 2.膝关节

Ahlback 按膝关节 X 线表现将膝关节骨性关节炎分为 5 级:①关节间隙狭窄(50% 关节软骨磨损)。②关节线消失。③轻度骨磨损。④中度骨磨损(磨损 0.5~1 cm)。⑤严重骨磨损及关节半脱位。

#### 3.手部

未查到有学者对手部骨性关节炎严重程度的 X 线表现分级的资料。一般说来,早期 X 线片阴性;中期有关节间隙狭窄、骨质增生、骨端致密硬化、骨面下可有囊性变;晚期可出现骨端变形、骨面不平、两关节面不对称、偏向畸形和半脱位等。

### (二)鉴别诊断

#### 1.类风湿性关节炎

类风湿性关节炎是常见的慢性关节疾病,多见于青壮年,绝大多数起病缓慢。在关节症状出现外,患者可伴有微热、乏力、全身不适、体质量减轻等全身症状。

关节病变以好发于骶髂关节和手足小关节为特征。其典型临床表现为从手足小关节,尤其是掌指关节开始发生疼痛、肿胀,并形成对称性梭形,还累及腕、肘、肩及踝、膝等关节。全身关节均可累及,少数患者因下颌关节或颞颌关节疼痛,致张口困难。关节症状初发时呈游走性,与风湿性关节炎相似,渐变为慢性固定性。关节炎症反复发作,终至发生畸形和强直。此时患病关节疼痛大大减轻或缓解,关节多固定于屈曲位,由于掌指关节半脱位,引起手指向尺骨侧偏移,周围肌肉明显萎缩。晚期患者贫血和消瘦较明显。如患者早期表现为膝关节滑膜炎症状。而缺乏梭形指的特点,易与风湿性关节炎和结核性关节炎混淆。

据报道约有 10% 病例出现皮下结节,位于腕、肘和指部的伸侧,花生米大小,质硬,持续数周或年余,结节内有特殊的局灶性肉芽组织改变。

X 线检查对类风湿性关节炎的诊断意义甚大,主要具有下列特征:①早期周围软组织肿胀,关节附近可有轻度骨质疏松;②稍晚期由于关节面软骨破坏,关节面呈不规则和关节间隙变狭窄,关节边缘有穿凿状骨质破坏,关节附近骨骼骨质疏松;③晚期关节半脱位或骨性强直。

有的学者提出,由于类风湿性关节炎是一种严重疾病,不应轻易作出诊断,在典型的 X 线征象未出现以前,至少要具有下述几点:①两个以上关节肿胀疼痛;②同一关节有两次以上发作;

③有贫血、体质量下降等全身症状及实验室检查结果阳性。

类风湿性关节炎患者的红细胞数正常，白细胞数大多正常或稍增高。红细胞沉降率显著增高，可作为疾病活动的指标；类风湿因子阳性者占 70%～80%；有 80% 的病例致敏绵羊红细胞凝集试验阳性。关节腔穿刺可得草黄色渗出液，可有白细胞增高。

**2.急性风湿热**

骨性关节炎与急性风湿热鉴别诊断可掌握如下要点：①发病急，全身症状重，持续时间短；②关节表面皮肤颜色发红，皮温增高；③受累关节疼痛、压痛，典型的为游走性，无关节功能障碍；④多伴风湿性心脏病变；⑤X 线检查无异常。

**3.强直性脊柱炎**

注意如下鉴别要点：①多发于 15～30 岁男性青壮年；②发病缓慢，间歇性疼痛，多关节受累；③脊柱活动受限，关节畸形，有晨僵；④X 线检查示骶髂关节间隙狭窄模糊，脊柱韧带钙化，呈竹节状改变；⑤实验室检查红细胞沉降率快或正常，HLA-B27 90% 为阳性，类风湿因子多属阴性。

# 五、治疗

## （一）髋关节骨性关节炎的治疗

**1.非手术治疗**

（1）一般治疗：适当的休息是很重要的治疗。除非疼痛十分严重，采用卧床牵引外，一般不需要卧床休息。只是限制关节活动，而允许其自理日常生活，这样可以减轻症状及延缓疾病的进程。髋关节是一个负重关节，减轻关节的负重是另一条重要措施。通常可嘱患者扶拐或靠助行器行走。如用单拐，应该用患髋对侧的手扶拐。对肥胖者，如能减轻患者体质量，则可大大减轻髋关节的负担，但较难做到。严重的髋关节骨性关节炎应避免持续站立的工作。理疗和适当锻炼应配合进行，以便减轻关节的疼痛和肌肉痉挛，增加肌肉力量。理疗的种类很多，如红外线、超短波、激光、电刺激、水疗、热疗、离子透入等，具体采用何种方法因人而异，由理疗医师决定为宜。锻的目的是加强髋部肌肉的锻炼，以髋部不负重的锻炼方法为佳，应得到相关医师的指导。

（2）药物治疗。①非阿片类镇痛药：普通的镇痛类药物如对乙酰氨基酚，对胃肠道刺激小，对肝脏和肾脏都较安全，故不少临床医师把它作为治疗骨性关节炎的首选药物。②NSAIDs：目前对非甾体抗炎药用得最广泛，对减轻骨性关节炎症状有效。此类药品种很多，如双氯芬酸钠、洛索洛芬钠、布洛芬等。③阿片类：疼痛严重者可应用阿片类镇痛药，如曲马朵，但要严格掌握用药指征，因为应用此类药物可能出现依赖性。④皮质类固醇药类：用皮质激素类药物治疗骨性关节炎应禁止。鉴于皮质激素抑制关节软骨内蛋白多糖合成，故关节内局部注射应持慎重态度。尤其是反复关节内注射容易在关节内产生结晶状沉淀物，对关节软骨有损害作用。目前较常用的局部注射药物是醋酸确炎舒松 A 或倍他米松（得宝松）加 1%～2% 利多卡因的混合液。⑤营养药物：关节内注射硫酸软骨素、口服氨基葡萄糖胶囊，常用于膝关节，而在髋关节应用较少。

**2.手术治疗**

原发性髋关节骨性关节炎可以保持相当一段时间不进行治疗或疼痛时采取非手术治疗，病变至晚期，活动明显受限，则需采用手术治疗。继发性髋关节骨性关节炎，当疼痛开始时采用非手术治疗，但往往难以控制病情的发展，因此需在适当的时候及时采用手术治疗。

（1）全髋关节置换术：世界各国有大量患者接受这种手术，已成为髋关节再建手术中最常用的手术方法之一。

原则上适用于：①60岁以上的患者。②疼痛，活动明显受限。③体质量不超过 80 kg。④全髋关节置换术后再置换。只要手术指征掌握得当，术后若无早期或晚期感染、脱位、松动、假体断裂、神经损伤、静脉炎和肺栓塞等并发症，手术疗效佳，可提高患者的生活质量。

手术禁忌证：①高龄者，一般认为超过80岁；②有严重的肝、肾、脑、心血管病变和严重糖尿病；③估计手术后也不能行走者；④有急性感染病灶者；⑤任何骨组织破坏迅速，如神经性关节病，肌力（尤其是髋外展肌力）缺损或肌力不足，患有进行性神经性疾病者。

（2）松解术：手术主要松解阔筋膜张肌、臀中肌、股直肌、髂腰肌等诸肌。术后要达到疼痛缓解或明显减轻、关节稳定、保持原有活动度或活动范围有所改善的目的。对做松解术的适应证，学者们的观点不尽一致。一般说来，手术为了减轻老年人髋关节疼痛，对某些年轻患者，尤其是患双侧髋关节骨性关节炎者也做此手术。有些外国学者认为适于某些髋关节骨性关节炎不严重，但不能接受全髋关节置换或截骨的患者。还有人认为适用于关节囊有钙化，股骨头和髋臼没有严重畸形，髋关节至少有50°屈曲活动的患者。有些学者建议在股骨颈骨折后发生股骨头无菌性坏死时也可用此种手术。

（3）融合术：髋关节融合术又称髋关节固定术。应该告诉患者，若手术成功，能使髋关节不痛、关节稳定，但无任何关节活动。尤其是后者。因为髋关节无活动会给患者的生活和工作带来诸多不便。术后患者能够从事重体力劳动是本手术的最大优点；其次是手术费用较全髋关节置换大大降低。因此，需根据患者的职业、对术后的要求和家庭经济条件等各种因素来选择。

（4）截骨术：应用股骨近端截骨术治疗髋关节骨性关节炎的疗效良好，得到广泛应用。它可以通过改变负重力线来减轻疼痛，改善血液循环，加强髋关节稳定性，增加关节活动度。还可以通过矫正畸形，增加髋臼覆盖率，延缓病情进展。有学者认为骨性关节炎是一个生物力学问题。当体质量均匀分布在正常的关节面上，髋臼负重区出现正常的骨致密区。当致密区负重面缩小1/4，压力将增加 6 倍。故术前需常规摄髋关节内收位和外展位的 X 线片，以判断髋臼在何种位置时的软骨面是最佳状况。若外展位最佳，则行内收截骨；若内收位最佳，则行外展截骨术。对髋臼发育不良者，可行髋臼旋转截骨术或骨盆截骨术，以加大髋臼覆盖率。在患者年纪较轻时，先做截骨术，必要时将来再做全髋关节置换术较为合适。

**（二）膝关节骨性关节炎的治疗**

1.非手术治疗

（1）一般治疗：患者应适当休息，在维持正常工作和生活的情况下，尽量减少膝关节的负重，一般不需要完全休息。在日常活动中注意减少或避免一些有害动作，上下楼梯应扶持楼梯扶手。坐位起立时用手支撑扶手，以减少关节软骨所承受的压力。病情严重时应持手杖行走。有人主张应用下肢支具，但患者往往不愿接受。膝关节积液严重时则应卧床休息，并进行理疗。

（2）肌肉功能障碍的康复治疗：有研究表明，膝 OA 患者的患侧膝关节屈、伸肌力或单侧膝 OA 患者的两侧肌力均有不同程度的下降。膝 OA 的肌力下降包括关节源性肌肉抑制（arthrogenous muscle inhibition，AMI）和肌肉萎缩两方面因素。膝 OA 的发病过程与膝关节稳定性下降有密切关系。膝 OA 的股四头肌肌力下降、疼痛和关节结构的改变等因素导致了膝关节周围肌群的力量失衡，从而产生关节不稳。膝关节屈伸肌力的下降可直接影响膝关节的稳定性，加上周围肌腱、韧带等组织的强度下降，可进一步降低膝关节的稳定性。膝关节失稳会导致胫股关节、髌骨关节面应力分布异常，致使发生和发展膝 OA。因此，无论是从阻断肌力下降、关节失稳和疼痛这三者之间的恶性循环,减缓关节损害的发展方面考虑,还是以改善膝关节功能为目的,肌肉训练都不可缺少。

因此,为了保持膝关节的稳定性及减少股四头肌萎缩,患者应坚持每天进行肌肉锻炼,如每天进行股四头肌静力性收缩练习或直腿抬高锻炼等,以增强肌力。

若设备和经济状况允许,则进行等速肌力训练。等速肌力训练是一项新的肌肉训练技术,是一种动力性肌力训练方法,且兼有等长和等张肌力训练的优点。等速肌力训练时,等速仪器能提供一种顺行性阻力,允许肌肉在整个活动范围内始终承受最大阻力,从而提高训练效率;当肌力较弱时,等速仪器提供的阻力相应减少,安全性较好;可同时训练主动肌和拮抗肌;提供不同的速度训练,适应日常功能的需要;可进行等速向心及等速离心收缩练习;可做全幅度及短弧度练习。Maurer 等观察研究膝 OA 患者应用等速股四头肌训练,认为这是一种有效且易于耐受的方法。Huang 等采用等长、等张和等速三种肌力训练方法研究其对膝 OA 的疗效,发现等张肌力训练对于缓解疼痛有最好的效果,而等速肌力训练对于减轻功能障碍的效果最好,并且能够改善关节的稳定性和行走耐力。

(3)药物治疗。①关节内注射:膝关节内注射较常用。玻璃酸钠是广泛存在于人体内的生理活性物质,是由葡萄糖醛酸和乙酰氨基己糖组成双糖单位聚合而成的一种黏多糖,为关节滑液的主要成分,是软骨基质的成分之一。在关节腔内起润滑作用,减少组织之间的摩擦,同时发挥弹性作用,缓冲应力对关节软骨的作用,发挥应有的生理功能。关节腔内注入高相对分子质量、高浓度、高黏弹性的玻璃酸钠,能明显改善滑液组织的炎症反应,提高滑液中玻璃酸钠含量,增强关节液的黏稠性和润滑功能,保护关节软骨,促进关节软骨的愈合与再生,缓解疼痛,增加关节活动度。具体用法为每周 1 次,每次 1 支(2 mL/支),5 周为 1 个疗程。有关节积液时,应先将积液抽出,再注射药物。主要不良反应为个别患者注射部位可出现疼痛、皮疹、瘙痒等症状,一般 2～3 d内可自行消失,若症状持续不退,应停止用药,进行必要的处理。②其他药物治疗:同髋关节骨性关节炎。

**2.手术治疗**

(1)关节清理术:一般在膝关节镜下进行。具有手术创伤小,术后恢复快的优点。在关节镜下可削除或磨削游离的软骨面,切除侵入软骨面的滑膜、妨碍关节活动的骨刺及游离体,切除撕裂的半月板,并用大量生理盐水(2 000 mL 以上)进行膝关节冲洗。据报道优良率可达 70%～80%。对膝关节破坏已经较明显,有内、外翻畸形者效果不佳。

(2)胫骨高位截骨术:用于膝关节 OA 伴有膝内、外翻畸形的患者。截骨线靠近膝关节畸形的位置。根据骨性关节炎发生在膝关节内侧间隙或外侧间隙,又将胫骨截骨术分为以下两种。

膝内侧间隙骨性关节炎胫骨截骨术:Maquet 用生物力学的观点来评价此手术,认为其作用为将膝关节的负荷由已损坏的内侧关节间隙转移到比较正常的外侧关节间隙。然而截骨术后,外侧关节的负荷将大大超过生理压力,则会加速膝关节外侧间隙关节软骨的退行性变。所以在手术前应充分了解膝关节外侧关节间隙的软骨情况。可行关节造影术,在膝外翻位摄 X 线片观察软骨厚度,必要时可行关节镜检查。由临床效果来看,截骨后从畸形纠正、疼痛减轻和关节活动范围的增加等方面来评价,可以取得良好效果。所以至今还是很有价值的手术。

膝关节外侧间隙骨性关节炎截骨术:膝外侧间隙骨性关节炎较内侧发病率低,而且多发生在女性患者。其原因尚未完全明了。Conventry、Bauer 及 Insall 等人均认为,对膝外翻的骨性关节炎患者行胫骨高位截骨术,其结果很不满意。术后膝关节仍呈倾斜状,膝关节不稳并有疼痛。所以多数主张对膝外侧间隙骨性关节炎患者采用股骨髁上截骨,或股骨髁上及胫骨高位联合截骨。对老年患者则采用人工膝关节置换术。

(3)单髁型膝关节置换术:此手术切除骨质少,手术时间短,并发症少,手术失败后较易再次手术。

其手术适应证为:①年龄大于 60 岁,体质量小于 80 kg;②负重下 X 线片显示为单室关节病变,髌骨关节正常或受损很小,另一侧负重区关节软骨无明显病变;③屈伸活动达 90°;④屈曲畸形小于 10°;⑤内、外翻畸形小于 15°;⑥无膝反屈;⑦膝关节内外脱位小于 3 mm;⑧韧带完好。

禁忌证为:①年轻、肥胖者;②活动量大者;③畸形大于 20°;④明显双室、三室均有病变者;⑤近期感染;⑥韧带不正常。

(4)人工全膝关节置换:迄今为止,尚没有一种理想的人工关节在功能上可以达到正常膝关节的生理要求,手术目的是解除疼痛,矫正畸形,提供一个稳定而活动良好的关节。因此,应该严格掌握适应证。

其手术指征为:①年龄大于 60 岁;②膝屈伸功能明显受限;③膝内翻畸形大于 15°;④内外侧关节间隙消失者;⑤在关节面上做外侧胫骨平台的水平线,且垂直于胫骨纵轴,当内侧胫骨平台低于此线以下 1 cm 者;⑥关节稳定性差者。

禁忌证为:①患者的全身情况差;②严重的骨质疏松者;③近期或反复发生感染;④神经性关节病变。

### (三)手部骨性关节炎的治疗

1.非手术治疗

(1)局部治疗:受累关节要适当休息,避免剧烈屈伸活动。疼痛较剧烈时,局部适当制动。理疗有解除肌肉痉挛、改善血液循环、消肿、消炎、镇痛等作用。可选用热疗、离子透入等方法。

(2)药物治疗:同髋关节。关节腔内注射少量醋酸确炎舒松 A 或复方倍他米松加 1%～2%利多卡因只是偶尔使用。

2.手术治疗

(1)游离体、骨赘去除术:关节内有游离体或骨赘形成机械障碍者,应手术去除游离体及形成机械障碍的骨赘。

(2)关节成形术:适用于有明显畸形、症状严重但有一部分关节面完好的患者。多用于掌指关节。

(3)关节融合术:偶尔用于关节面破坏严重、疼痛明显的患者。用于指间关节。

(4)人工关节置换术:适用于关节面破坏严重、侧偏畸形或关节不稳定者。多用于掌指关节,也可用于指间关节。

### (四)全身性骨性关节炎的治疗

以非手术治疗为主。指间关节有囊肿形成突出于皮下者,可手术切除。

(周晓铃)

# 第四节 大 动 脉 炎

大动脉炎又称高安病,是指主动脉及其分支的慢性进行性炎症引起血管不同部位的狭窄或闭塞,少数患者可出现动脉扩张或动脉瘤。大动脉炎主要累及主动脉、主动脉弓及其分支,升主动脉、腹主动脉、锁骨下动脉、肾动脉、肺动脉等,其中以头臂动脉、肾动脉、胸腹主动脉以及肠系膜上动脉为好发部位。腹主动脉伴肾动脉受累者占绝大多数。本病好发于青年女性,以 10～30 岁起病较多,平均年龄 22 岁。

## 一、病因

本病病因未明,一般认为与自身免疫有关,虽在某些患者可查到抗大动脉基质抗体,但迄今仍未能获得此类抗体可直接导致大动脉炎的证据。另外,本病可能与内分泌异常以及遗传等亦有相关性。

## 二、病理和免疫病理

病变血管早期表现为血管外膜和外层的肉芽肿性炎症,逐渐发展至血管全层。可见淋巴细胞、浆细胞、巨噬细胞、组织细胞等浸润,使内外弹力层等正常血管结构破坏,最终使内膜增厚、纤维组织增生,管腔有不同程度狭窄,并常常导致血栓形成。由于中层弹力纤维及平滑肌断裂、坏死,内膜增厚纤维化,中外膜缩窄,引致动脉管腔狭窄和闭塞,在局部血流动力学的影响下病变处可形成动脉扩张,以致形成动脉瘤。

## 三、临床表现

本病可急性发作,表现为发热、肌痛、关节肿痛、食欲缺乏、厌食、体质量减轻等,部分患者呈隐匿性起病,直至血管狭窄、闭塞才出现症状。临床上根据累及血管的不同部位,分为 4 种类型。

### (一)头臂动脉型(主动脉弓综合征)

颈动脉和椎动脉狭窄和闭塞引起头部缺血,出现头痛、眩晕、记忆力减退,咀嚼无力或疼痛,严重者可有反复晕厥,抽搐、失语、偏瘫或昏迷。锁骨下动脉受累导致上肢缺血,可出现单侧或双侧上肢无力、酸痛、麻木、发凉,甚至肌肉萎缩。少数患者可出现锁骨下动脉窃血综合征,可于上肢活动时出现一过性头晕或者晕厥。查体时可以发现颈动脉、肱动脉、桡动脉搏动减弱或消失,约半数患者于颈部或锁骨上窝可听到Ⅱ级以上收缩期血管杂音,少数伴有震颤。

### (二)主动脉型或肾动脉型

病变主要在腹主动脉和肾动脉,出现肾性高血压,有头痛、头晕、心悸,下肢出现乏力、发凉、酸痛和间歇性跛行等症状,少数患者可以发生心绞痛或者心肌梗死。高血压为本病最重要的临床表现,尤以舒张压升高,舒张压升高与肾动脉狭窄程度呈正相关。约 80% 的患者于脐上部可闻及高调的收缩期血管杂音,单侧或双侧肾动脉狭窄可在脐一侧或两侧闻及杂音,但腹部血管杂音并非肾动脉狭窄的特异性体征,未闻及血管杂音,不能除外肾动脉狭窄的可能。上下肢收缩压差:用血压计测压时,正常的下肢动脉收缩压水平较上肢高 2.7～5.3 kPa(20～40 mmHg),如果上下肢收缩压差小于 2.7 kPa(20 mmHg),则主动脉系统可能有狭窄存在。

### (三)广泛型

具有上述两种类型的特征,病变广泛,部位多发,本型病情一般较重。

### (四)肺动脉型

上述 3 种类型均可合并肺动脉受累,尚未发现单纯肺动脉受累者,患者常有肺动脉高压的表现,如心悸、气短,肺动脉瓣区可闻及收缩期杂音和肺动脉瓣第二心音亢进。

## 四、实验室及辅助检查

### (一)实验室检查

急性期约有 1/3 患者出现轻度贫血、白细胞增高。CRP 增快,ESR 增快。血清抗主动脉抗体阳性,其阳性率可高达 90%,丙种球蛋白升高。ESR 和 CRP 是反映病情活动的重要指标。

### (二)胸部 X 线检查

1.心脏改变

约 1/3 的患者有不同程度的心脏扩大,多为轻度左心室扩大,原因是高血压引起的后负荷增加以及主动脉瓣关闭不全或冠状动脉病变引起的心肌损害所致。

2.胸主动脉改变

常为升主动脉或主动脉弓降部的膨隆、扩张,甚至瘤样扩张,降主动脉尤以中下段变细及搏动减弱,是胸降主动脉广泛狭窄的重要指征。

### (三)心电图检查

约半数患者表现为左心室肥厚,高电压。少数患者有 ST 段改变,重者有心肌梗死改变。极少数患者出现右心室肥厚。

### (四)眼底检查

可发现本病眼底特征性改变。这种特征性改变分为 3 期。

1.血管扩张期

视盘发红,动静脉扩张,血管增生,但虹膜玻璃体正常。

2.吻合期

瞳孔散大,反应消失,虹膜萎缩,视网膜动静脉吻合形成,周边血管消失。

3.并发症期

表现为白内障,视网膜出血、剥离等。

### (五)血管造影

血管造影为明确诊断的最重要检查。可见主动脉及其分支受累部位的血管管腔狭窄或狭窄后扩张,动脉瘤形成,甚至闭塞。

### (六)其他

本病还可以出现肺功能异常,动脉超声示主动脉及其分支狭窄、闭塞等,结合临床,均可提示本病存在之可能。

## 五、诊断要点

### (一)诊断线索

对于 10～40 岁的女性若是出现以下症状,应怀疑本病。

（1）单侧或双侧肢体出现缺血症状,伴有动脉搏动减弱或者消失,血压降低或者测不到。双上肢血压差大于 1.3 kPa(10 mmHg)时应注意本病之可能。

（2）脑动脉缺血症状,单侧或者双侧颈动脉搏动减弱或者消失以及颈部血管杂音者。

（3）近期发生的原因不明的高血压或顽固性高血压。伴有上腹部 2 级以上的无其他病因的高调血管性杂音。

（4）不明原因发热,以低热为主,伴有血管杂音,四肢脉搏有异常改变者。

（5）无脉和眼底血管改变者。

对于出现以上症状患者,应行动脉造影检查,结合临床,以明确诊断。

### (二)诊断标准

**1.发病年龄不超过 40 岁**

出现症状或体征时的年龄不足 40 岁。

**2.肢体间歇性跛行**

活动时一个或更多肢体出现乏力、不适或症状加重,尤以上肢明显。

**3.肱动脉搏动减弱**

一侧或双侧肱动脉搏动减弱。

**4.血压差大于 1.3 kPa(10 mmHg)**

双侧上臂收缩压差大于 1.3 kPa(10 mmHg)。

**5.锁骨下动脉或主动脉杂音**

一侧或双侧锁骨下动脉或腹主动脉闻及杂音。

**6.动脉造影异常**

主动脉一级分支或大动脉狭窄或闭塞,病变常为局灶或节段性,且不是由动脉硬化、纤维肌发育不良等原因引起。

符合上述 6 项中的 3 项者可诊断本病。

### (三)鉴别诊断

本病主要与先天性主动脉狭窄、动脉粥样硬化、血栓闭塞性脉管炎、白塞病、结节性多动脉炎等疾病鉴别。

**1.肾动脉纤维肌性结构不良**

本病好发子女性,病变多累及肾动脉远端及其分支,可呈串珠样改变,以右肾动脉受累多见,但主动脉受累少见。上腹部很少听到血管杂音。没有大动脉炎的典型临床表现。

**2.动脉粥样硬化**

本病见于年龄较大的患者,以男性好发,无大动脉炎的临床表现,但是血管造影可出现髂、股动脉以及腹主动脉的粥样硬化的病变,可有管腔狭窄,但本病很少累及腹主动脉的分支。

**3.先天性主动脉瓣狭窄**

本病与大动脉炎累及胸降主动脉狭窄所致的高血压易混淆,前者多见于男性,血管杂音位置较高,限于心前区及背部,腹部听不到杂音,全身无炎症活动表现,造影可以显示病变部位狭窄。

**4.血栓性闭塞性脉管炎**

为周围血管慢性闭塞性病变,主要累及四肢中小动脉以及静脉,下肢常见,年轻男性多见,多伴有吸烟史,临床表现为肢体缺血,剧烈疼痛以及间歇性跛行,足背动脉搏动减弱或者消失,游走性表浅动脉炎,重症患者可出现下肢溃疡和坏死。本病可形成血栓造成腹主动脉以及肾动脉受累而导致高血压,故需要与大动脉炎所出现的高血压鉴别,必要时可行血管造影,两者可鉴别。

**5.结节性多动脉炎**

病变以累及内脏中小动脉为主,如累及肾动脉可致高血压,两者需鉴别。结节性多动脉炎为系统性、坏死性血管炎,很少累及大血管。结节性多动脉炎常与乙肝病毒感染有关,肾功能损伤明显,血管造影常发现肾脏、肝脏、肠系膜及其他脏器的中小动脉有微小动脉瘤样扩张和节段性狭窄。而大动脉炎与乙肝病毒感染无明确关系,血管造影可见主动脉及其分支受累部位的血管管腔狭窄或狭窄后扩张,动脉瘤形成,甚至管腔闭塞。

## 六、治疗

### (一)一般治疗

注意休息,对于出现血压增高的患者应注意饮食,限盐。

### (二)药物治疗

**1.糖皮质激素**

急性活动期可用泼尼松 $0.5\sim1$ mg/(kg·d),1 次或分次口服,病情缓解后,维持 $3\sim4$ 周后逐渐减量。病情较重者静脉滴注甲泼尼龙 1 g/d,应用 $3\sim5$ d,当症状减轻,ESR 及 CRP 下降,再改为泼尼松 $0.5\sim1$ mg/(kg·d),症状控制后,逐渐减量至最低有效维持量。

**2.免疫抑制剂**

可选用甲氨蝶呤(MTX)每周 $10\sim20$ mg,或环磷酰胺(CTX)每周 $200\sim400$ mg 治疗,适合于糖皮质激素疗效差、病情反复活动、激素减量的患者,或伴有明显脏器损伤的患者。也可与糖皮质激素合用,提高疗效,减少激素的剂量及不良反应。但长期应用注意血白细胞减少、肝肾功能异常等不良反应。雷公藤多苷具有明确的抗炎以及免疫抑制作用,其抗炎及免疫抑制作用与糖皮质激素作用相似,但是不良反应比糖皮质激素少,对于应用糖皮质激素效果差的患者可选用,如与糖皮质激素合用,则会提高疗效,而且有助于减少激素的不良反应以及用量。一般 $30\sim60$ mg/d,每天 3 次,长期应用注意其不良反应,如血白细胞减少,肝肾功能的异常,由于该药可以影响生殖系统,育龄期尤其是尚未生育的青年患者应谨慎,避免长期应用,一般不超过 3 个月。另外,硫唑嘌呤、环孢素 A(CsA)等亦可选用。

**3.降压药物治疗**

出现高血压的患者,对于单侧肾动脉狭窄,无手术或者扩张术指征的患者在严密观察下可选用 ACEI 类降压药物治疗。但要注意尿蛋白以及肾功能变化。

**4.扩张血管以及改善微循环**

应用 706 代血浆,每天 1 次,$2\sim3$ 周为 1 个疗程,可使血液黏稠度下降,减低红细胞聚集,延长凝血时间。另外,亦选用川芎嗪等药物治疗。

**5.抗凝治疗**

本病可出现血栓形成,故可应用阿司匹林或双嘧达莫(潘生丁)等药物以防止血栓形成。

### (三)外科治疗

外科治疗的目的是缓解高血压,防止肾脏萎缩以及肾衰竭,减少并发症。对单侧或双侧肾动脉狭窄所致的肾性高血压,可行血管重建术。肾动脉成形术可用于治疗累及肾动脉导致肾动脉狭窄而致肾性高血压的患者。其适应证有以下几种情况。

(1)上肢舒张压大于 12.7 kPa(95 mmHg)。若上肢无脉,则以下肢为主。

(2)单侧或双侧肾动脉主干以及主要分支管径狭窄,而不伴有明显肾萎缩者。

(3)肾动脉狭窄远近端收缩压差大于 4.0 kPa(30 mmHg)或平均压大于 2.7 kPa(20 mmHg)者。

(4)患侧与健侧肾静脉肾素比值(RVRR)大于 1.5,健侧肾静脉/下腔静脉肾素活性比值(RcCRR)小于 1.3 及健侧肾静脉-下腔静脉/下腔静脉肾素活性比值(Rc-C/C)小于 0.24 者。

(5)肾动脉无钙化者。患侧肾脏已明显萎缩,肾功能严重受损或肾动脉分支病变广泛者,行肾切除术。

## 七、预后

主要取决于并发症及高血压的程度,本病属于慢性、进行性血管病变,由于受累动脉的侧支循环非常丰富,大多数患者预后较好,可参加一般工作。据文献报道,无并发症的患者 95% 生存 15 年以上。死亡原因主要是脑出血、肾衰竭、心力衰竭、急性心肌梗死、主动脉夹层和假性动脉瘤破裂。

(周晓铃)

# 第五节 川 崎 病

川崎病(kawasaki disease,KD)又称皮肤黏膜淋巴结综合征(mucocutaneous lymphnode syndrome,MCLS),是较常见的急性热性出疹性病,以全身性血管炎为主要病理改变,冠状动脉病变是最严重的危及生命的并发症,本病病因至今不明。

## 一、病因

川崎病的病因不明,可能与微生物、非感染因素、遗传、环境污染、化学物品、药物及宠物等多种因素有关。

鉴于该病为急性自限性疾病,有时呈季节性发病,区域内流行;幼儿易患川崎病,罕见于年长儿及成年人,很小的婴儿也少患此病,可能因幼儿对某种病原免疫力低,年长儿及成年人已获得自然免疫力,而很小的婴儿由母体获得被动免疫抗体之故。以上现象提示本病与感染或有关系。然而川崎病很少发生在同一个学校、日托班或家族中,似乎不像人与人之间传播。总之,至今尚未能明确何种感染因子,以何种传播方式引起川崎病。有报道川崎病患者周围血中活化的 T 细胞、B 细胞、单核-巨噬细胞增多;血清中 TNF-α、IL-6、可溶性 IL-2 受体、γ-干扰素及 IL-1 水平增高。这些表现符合超抗原所致疾病的特点。研究发现,与正常对照相比,急性期川崎病患者带有 TCRBV2+ 的 T 细胞选择性扩增,带有 TCRBV8+ 的 T 细胞轻度增多,恢复期两者的比例转为正常。这种选择性的扩增 TCRBV2+ T 细胞与葡萄球菌毒素休克综合征患者的 T 细胞变化相似,两者的临床表现也有相似之处。但其他研究者不能证实 T 细胞库有确定的异常。近期对急性期死亡的 1 例川崎病患者的血管壁渗出物及心肌研究发现,血管壁内有 T 辅助细胞、单核细胞与吞噬细胞。另有 15 例的血管壁内有很多产生 IgA 的细胞,故认为病原体由呼吸道或消化道进入体内并引发免疫反应,可能与本病发病有关。日本人及日裔美国人川崎病发病率较高,这提示遗传因素可能起一定作用。有研究报道 HLA Ⅱ类抗原如 HLA-DR 抗原的表达与川崎病的发生有关,但也有研究认为川崎病无明显的遗传相关性。某些非感染因素如去污剂、汞和螨也可能与本病有关。

## 二、病理

川崎病的主要病理改变为全身性血管炎,尤其是冠状动脉病变,包括冠状动脉瘤。急性期可有中等动脉(如冠状动脉、肾叶间动脉等)的血管炎。血管炎以急性炎症为特征,可持续 7 周左右,不一定伴有纤维素样坏死。血管炎的病程可分为 4 期:第一期为起病最初 2 周内,微血管(小动脉、毛细血管、小静脉)、动脉及静脉有血管周围炎,继而累及大中等动脉的内膜、外膜和血管周围,呈现水肿、白细胞与淋巴细胞浸润。第二期大约在病后第 2 周开始,约持续 2 周,它以微血管的炎症减轻为特征,在中等动脉尤其是冠状动脉发生动脉瘤和狭窄,有水肿、单核细胞浸润、毛细血管增多、肉芽肿形成。第三期为起病后第 4～7 周,微血管的炎症与中等动脉内肉芽肿形成都进一步减轻。7～8 周后就进入第四期,在这一期中等动脉瘢痕形成、内膜增厚,有动脉瘤和狭窄。心脏和髂动脉等大中动脉的血管炎更为常见,有时在其他动脉,如肠系膜及肾动脉可见动脉瘤。血管炎也可见于心脏、皮肤、肾脏和舌部的动静脉。心肌炎、心内膜炎、胆管炎、胰腺炎、涎腺炎、脑膜炎和淋巴腺炎也可见到。

## 三、临床表现

### (一)主要临床表现

川崎病是一个急性发热性疾病,临床上可分为急性期、亚急性期和恢复期,常为自限性。①急性发热期:常持续 1～2 周,其特点为发热,结膜感染,口腔黏膜红斑,手足红肿,发疹,颈淋巴结肿大,无菌性脑膜炎,腹泻,肝功异常。此期可有心肌炎心包积液、冠状动脉炎。②亚急性期:发热起始 1～2 周后,皮疹及淋巴结肿渐消退,可有烦躁不安、厌食或黏膜感染。本期的特征为脱皮、血小板增多。冠状动脉瘤破裂猝死常在此期发生。③恢复期:在起病后的 6～8 周,所有临床症状消失,直至红细胞沉降率恢复正常。

川崎病以突然发热起病,有时有感冒样前驱症状,有时无任何前驱症状。通常为弛张热或稽留热,可高达 39 ℃以上。若不治疗常可持续 1～2 周,甚至 3～4 周,若用阿司匹林及静脉丙种球蛋白治疗,1～2 d 常可退热。应用抗生素对发热无明显影响。一般在发热后 2～4 d 内出现双侧结膜、特别是球结膜充血,一般无渗出。裂隙灯检查可发现有葡萄膜炎。轻者可持续 1～2 周,经过治疗大部分 1 周内很快消退。口腔黏膜及唇的改变出现在病后 2～5 d。表现为唇干、唇红、唇裂,有的有出血和结痂。口腔和咽部黏膜弥散性变红,但没有水疱、溃疡和假膜形成。可有草莓舌。口腔黏膜病变约在 2 周内消退,但唇红常持续数周。在其他主要症状出现的同时,手掌和足底变红肿胀,婴儿及儿童常因手足部疼痛而拒绝抓物或不愿称体质量。热退后该症状亦随之消退。起病后 10～15 d,可见指、趾甲周围脱皮,有时可延伸至腕部。起病 1 个月后可见指、趾甲上有横沟(Beau 线)。皮肤红斑多见于躯干和四肢近端,也可以是全身性的,常在发热 1～5 d 内出现,热退后消退。红斑可呈麻疹样、荨麻疹样、猩红热样或多形性红斑样,没有丘疹或水疱。肢体的伸侧偶然可见小脓疱,在用尿布和会上厕所的患儿中腹股沟的红斑与脱皮都比较常见。这种红斑与脱皮比甲周脱皮出现的早。颈淋巴结肿大见于 50％～75％的患者,常在发病前 1 d 或与发病同时出现。淋巴结质硬,直径常超过 1.5 cm,疼痛明显,但无波动亦无化脓,对抗生素治疗无反应。

### (二)心血管系统的表现

心脏受累为本病的主要特点。在急性期 80% 以上患者有心肌炎症状。心肌炎可在第 1 周出现,表现为心脏杂音、奔马律、心音遥远,心电图检查显示 P-R 间期延长,ST-T 改变,R 波电压低,胸 X 线片显示心脏增大,可能由心肌炎和/或心包炎所致。急性期末心肌心包炎可引起心包渗出,心包渗液一般较少,可自行消散,很少引起心脏压塞。在急性期由于心肌病变可出现充血性心力衰竭,在亚急性期心力衰竭多由心肌缺血和心肌梗死所致。心瓣膜炎少见,受累瓣膜主要是二尖瓣。20%～25% 未经治疗的患者可出现冠状动脉异常病变,发热伊始用二维超声诊断即可测得冠状动脉弥漫性扩张,患病第 1 周末可测得冠状动脉瘤形成,后者通常在 3～4 周时达高峰。动脉瘤内径小于 5 mm 被称为小动脉瘤,内径为 5～8 mm 者被称为中动脉瘤,大于 8 mm 者被称为大动脉瘤。急性期动脉炎缓解后一般动脉壁无慢性炎症。小动脉瘤可能消退,大中动脉瘤可持续不变甚至发生狭窄,致心肌缺血。在儿童心肌梗死比成人多见,可发生于睡眠或休息时,主要症状有休克、呕吐、不安,年长儿常有腹痛、胸痛。川崎病的心肌梗死有典型的心电图改变与心肌酶谱异常。发生冠心病的预测因素有以下几点,应引起临床医师注意:1 岁以下,男性,发热超过 16 d,热退 48 h 后又复发热,有一度房室传导阻滞,心律失常,心脏大,血小板低,血细胞比容及血浆清蛋白偏低等。

川崎病血管炎也可累及冠状动脉以外的中等动脉,未经治疗的病例中约 2% 可能发生全身性血管炎,较常受累的动脉有肾、卵巢、附睾、肠系膜、胰腺、髂部、肝、脾及腋动脉。这些病例一般都有冠状动脉瘤。

### (三)其他临床表现

急性期胃肠并发症包括腹痛、呕吐和腹泻、胆囊水肿、轻度黄疸。有时可有麻痹性肠梗阻和轻度转氨酶增加。

在急性期婴儿常有比其他热性病更为突出的烦躁不安,约 1/4 有无菌性脑膜炎,脑脊液白细胞每毫升 25～100 个,以淋巴细胞为主,糖正常,蛋白稍高。此外,尚有耳鼓膜充血、眼色素膜炎。在亚急性期虽然发热、皮疹、淋巴结病已消退,但结膜充血、烦躁不安和厌食仍持续存在。神经并发症有面神经轻瘫、癫痫发作、共济失调、偏瘫等。

关节炎和关节痛约占 1/3,急性期多为小关节受累,负重的大关节受累多在病后第 2～3 周。一般持续 2 周,也可长达 3 个月。早发的关节炎滑膜液中的白细胞以中性粒细胞为主,晚发者滑膜液中白细胞较少。其他肌肉骨骼系统表现尚有骶髂关节炎、肌炎和无菌性股骨头坏死。

泌尿系统异常有尿道炎伴无菌性脓尿、阴茎异常搏起、睾丸-附睾炎、膀胱炎、前列腺炎、急性肾衰竭、间质性肾炎和肾病综合征。肺炎的临床症状多不明显,但 X 线检查可见肺炎改变。

### (四)少见的临床表现

末梢坏疽是少见又严重的并发症。由末梢缺血所致,多在川崎病起病之初发生,多见于 7 个月以内年幼的非亚裔患儿,常伴巨型冠状动脉瘤或有末梢动脉瘤(特别是腋动脉),虽然可用水杨酸类、静脉输入丙种球蛋白、前列腺素 E 或交感神经阻滞药及溶栓抗凝治疗,仍有相当一部分病例需截指(趾),甚或截肢。

## 四、实验室及辅助检查

由于川崎病的病因不明,尚缺乏特异的检查方法。现将可供诊断参考的检查项目分述如下:

典型病例急性期白细胞增高,核左移,偶有白细胞减少;可见轻度正细胞贫血,如发热期延长及发展为冠心病者贫血较重;起病 1 周内一般血小板正常,第 2～3 周时血小板增高,可超过 1 000×$10^9$/L,严重的冠心病和心肌梗死也可有血小板计数减少。C 反应蛋白增高,红细胞沉降率增快可持续 4～6 周。病初有 2/3 可出现间歇性无菌性脓尿。抗核抗体及类风湿因子皆为阴性。急性期约一半患者有心电图异常,表现为 P-R 间期延长,左心室肥厚,异常 Q 波,室性心律失常,非特异性 ST-T 改变。二维超声可用来检查心室和瓣膜的功能,冠状动脉血管情况以及是否有心包积液。

## 五、诊断

川崎病的诊断标准如下。

(1)发热至少 5 d(如有其他典型症状出现,有经验的医师也可在发热 5 d 前诊断),抗生素治疗无效。

(2)符合以下临床标准 5 项中之 4 项:①双侧结膜充血,但不伴有渗出;②口腔黏膜改变如红斑、干燥、唇裂、咽部充血、草莓舌;③手与足的改变:急性期红肿,亚急性期指甲周围脱皮;④主要在躯干出现的皮疹、丘疹、多形性红斑、猩红热样疹;⑤颈淋巴结肿大,单个结节直径常大于 1.5 cm。

(3)不能以其他疾病过程来解释。如果患者原因不明的发热 5 d 以上,且满足 5 条临床标准中的 4 条,则可诊为川崎病。若患者有超声波或动脉造影证实的冠状动脉血管异常,并有发热,满足临床标准 5 条中的 3 条亦可诊为川崎病。

## 六、鉴别诊断

与川崎病鉴别的疾病有以下几种。

### (一)麻疹

一般在发热第 4 d 发疹,常始于面部耳后,可有融合。出疹同时发热、卡他症状及咳嗽加重,皮疹消退后留有浅褐色色素沉着,口腔黏膜有 Koplik 斑。川崎病之皮疹在躯干四肢为著,典型者会阴皮疹明显,疹退无色素沉着,两病皆可有手足肿,血白细胞、红细胞沉降率在川崎病时增高,麻疹无并发症时血白细胞低。

### (二)中毒性休克综合征

本病伴有低血压。而川崎病引起心源性休克血压降低是罕见的。某些感染,如葡萄球菌感染伴有中毒性休克时血清肌酐磷酸激酶升高,而川崎病则无。

### (三)猩红热

本病有发热、皮疹,为 A 族链球菌感染,咽喉炎很重,对青霉素敏感,用药后 24～48 h 常可见体温下降,而川崎病用抗生素无效。

### (四)婴儿型结节性动脉炎

与川崎病有诸多相似之处,但川崎病病程短,预后相对较好,有手足受累,两病相互关系待研究。

## 七、治疗

### (一)急性期与亚急性期的治疗

川崎病尚无特效疗法,主要为对症治疗。阿司匹林和大剂量丙种球蛋白静脉注射在起病7～10 d内尽早开始治疗可获得较为满意的疗效。

阿司匹林的主要作用是抑制环氧化酶,使前列腺素生成受抑制,阻断血小板产生血栓素 $A_2$,防止血小板聚集、血栓形成,有抗炎及抗凝作用。阿司匹林在急性期总量80～100 mg/(kg·d)〔日本的用量较少,为30～50 mg/(kg·d)〕,分为每6 h 1次口服。病后第14 d左右,热退可减量至3～5 mg/(kg·d),每天1次口服。川崎病急性期,阿司匹林的吸收减少,清除增高,故一般无须测定血药浓度。阿司匹林能使发热及其他症状缓解。其不良反应有转氨酶升高、胃炎,暂时失声,罕见的瑞氏(Reye)综合征。低清蛋白血症时上述不良反应更易出现。

1984年Furusho等首先报道静脉注射免疫球蛋白可减低冠状动脉瘤的发生。美国国立卫生研究院做了7个中心系列研究,肯定了静脉注射免疫球蛋白的疗效。提出川崎病病初的10 d内应一次性予静脉注射丙种球蛋白2 g/kg,在10～12 h内静脉滴注,并合用阿司匹林80～100 mg/(kg·d)。阿司匹林用法如上述。该疗法与单用阿司匹林相比,缩短了发热病程,急性期反应物迅速恢复正常。疾病确诊较晚而仍有发热,有炎症进展表现或者已有冠状动脉扩张都是应用静脉注射免疫球蛋白的适应证。约10%的患者用静脉注射免疫球蛋白后48 h可仍有发热,鉴于发热时期长是严重冠状血管病的高危因素,故有主张可重复静脉用丙种球蛋白(IVIg)。对第二次用静脉注射免疫球蛋白后仍有发热的少数患者,个别报道可用激素冲击治疗,然而日本早有激素可使川崎病之冠状血管病加重的报道。以往用丙种球蛋白400 mg/(kg·d)在2～4 h内静脉滴注,共用4 d,近来认为丙种球蛋白2 g/kg,在10～12 h内静脉滴注,仅用1次,疗效优于前者。静脉注射丙种球蛋白治疗的机制为阻断免疫反应之血管损伤,提供了特异抗体和抗毒素。静脉注射丙种球蛋白可使急性期的血管炎的威胁减轻,也有一定远期效果。可改善心肌功能,改善川崎病可能并发的高脂血症。1984年以前20%的川崎病患儿预期会发生冠状动脉瘤,2%死于此病。静脉注射丙种球蛋白可使冠状动脉病变由20%～25%减少到2%～4%。静脉注射免疫球蛋白的价格昂贵,但不良反应一般较轻微,偶有发热、头疼与皮疹,也有报道发生无菌性脑膜炎、溶血及弥散性血管内凝血,可能因为免疫球蛋白内有抗体存在。

在未用静脉注射丙种球蛋白的时代曾用血浆置换治疗,该治疗不会使病情加重,但技术复杂,对严重的且其他药物治疗无效的病例可考虑作为抢救治疗的一种方法。

近年还有报道用己酮可可碱与皮质激素作为川崎病的辅助治疗或抢救治疗,但临床疗效有待于进一步研究。

有报道TNF-α阻滞药在本病的治疗中有效,但仍需随机对照临床试验进一步验证。

### (二)急性期以后的治疗

如果病程达到6～8周时,红细胞沉降率与心电图均正常且无并发症者,可停阿司匹林。有冠状动脉扩张和动脉瘤形成应继续用阿司匹林,或加双嘧达莫1 mg/(kg·d)。有小的和中等大小的冠状动脉瘤需长期用阿司匹林,直至冠状动脉病变消退。一般不用限制活动,但不要做比赛等剧烈活动。若是未经免疫过的川崎病患儿长期用阿司匹林又接触水痘应及时停用阿司匹林。IVIg后6～11个月应避免用胃肠道外的活病毒疫苗(麻疹、风疹、腮腺炎、水痘疫苗),因为特异的病毒抗体可以干扰疫苗的免疫反应。对血栓高危患者可将阿司匹林暂时改为其他抗血小板药如双嘧达莫 2～6 mg/(kg·d),分 3 次服。对大的冠状动脉瘤可酌情用诸如华法林等抗凝剂。如有冠状动脉阻塞应做血管造影等,必要时做旁路移植手术。在日本有报道 168 例川崎病用动脉移植片或静脉移植片做了旁路移植手术,85 个月后开放率分别为 77％及 46％。已有少数川崎病患者做过心脏移植。

## 八、预后

由于及时诊断,合理治疗,川崎病预后良好,即使有冠状动脉受累,经随诊治疗,大部分病情经过良好。日本 20 世纪 70 年代报道川崎病死亡率为 1％～2％。此后由于治疗得当死亡率已降至 0.08％。各国各地对川崎病死亡率的报道不完全一致,如奥克兰为 6％、瑞典为 2％、不列颠群岛为 3.7％。突然死亡往往发生于临床症状改善后起病第 3～4 周内,也有报道为 2～12 周。死亡主要是冠状动脉瘤部位的冠状血管栓塞,引起大面积心肌梗死所致。在一组随诊 10～21 年的病例中,1.9％有冠状动脉瘤致狭窄,有 1.2％的患者需要做冠状动脉旁路移植手术。由于川崎病后遗症致缺血性冠心病的青年人病例也有报道。由于自认识本病至今仅有十余年,故川崎病急性期血脂异常是否长期持续存在尚不完全清楚,儿童期患川崎病是否增加成年人动脉硬化的危险也有待研究。因此即使无冠状动脉受累,对川崎病也应定期随访,建议一般在病后 1～2 年内,每 3～6 个月复查 1 次,2 年后每年复查 1 次。

（周晓铃）

# 第八章

# 肾内科疾病

## 第一节　急性肾小球肾炎

### 一、疾病概述

急性肾小球肾炎简称急性肾炎，是一组常见的肾小球疾病。起病急，以血尿、少尿、蛋白尿、水肿及高血压等为其临床特征。急性肾炎可由多种病因所致，其中最常见的为链球菌感染后肾炎。在我国上呼吸道感染占 60％～70％，皮肤感染占 1％～20％，除链球菌之外，葡萄球菌、肺炎球菌、脑膜炎双球菌、淋球菌、流感嗜血杆菌及伤寒杆菌等感染都可引起肾小球肾炎。任何年龄均可发病，但以学龄儿童为多见，青年次之，中年及老年少见。一般男性发病率较高，男女之比约为 2∶1。

本病发病机制多与抗原抗体介导的免疫损伤有关。机体感染链球菌后，其菌体内某些成分作为抗原，经过 2～4 周与体内产生的相应抗体结合，形成免疫复合物，通过血液循环，沉积于肾小球内，当补体被激活后，炎症细胞浸润，导致肾小球损伤而发病。肾小球毛细血管的免疫性炎症使毛细血管腔变窄，甚至闭塞，并损害肾小球滤过膜，可出现血尿、蛋白尿及管型尿等，并使肾小球滤过率下降，因而对水和各种溶质（包括含氮代谢产物、无机盐）的排泄减少，发生水、钠潴留，继而引起细胞外液容量增加，因此临床上有水肿、尿少、全身循环淤血状态如呼吸困难、肝大、静脉压增高等表现。本病的高血压，目前认为是由于血容量增加所致，是否与"肾素-血管紧张素-醛固酮系统"活力增强有关，尚无定论。

近年来，认为链球菌感染后肾炎不止一种抗原，与链球菌有关的内源性抗原抗体系统可能也参与发病。致肾炎链球菌通过酶作用或其产物与机体的免疫球蛋白（Ig）结合，改变 Ig 化学组成或其抗原性，然后形成免疫复合物而致病。如致肾炎链球菌能产生唾液酸酶使 Ig 发生改变。目前认为致肾炎链球菌抗原先植入肾小球毛细血管壁，然后与抗体作用而形成免疫复合物（原位形成）是主要的发病机制。

本病预后一般良好，儿童 85％～99％、成人 50％～75％可完全恢复，就儿童急性肾炎来说，6 个月内血尿消失者达 90％，持续或间歇蛋白尿超过 1 年者占 58％，在 2 年以上仍有蛋白尿者占 32%,急性肾炎演变为慢性肾炎者不超过 10%。

## 二、诊断要点

### (一)临床表现

本病起病较急,病情轻重不等。多数患者有明确的链球菌感染史,如上呼吸道感染、咽炎、扁桃体炎及皮肤感染等。潜伏期相当于致病抗原初次免疫后诱导机体产生免疫复合物所需的时间,呼吸道感染者的潜伏期较皮肤感染者短,一般经过 2～4 周(上呼吸道感染、咽炎、扁桃体炎一般 6～10 d,皮肤感染者约2 周后)突然起病,首发症状多为水肿和血尿,呈典型急性肾炎综合征表现,重症者可发生急性肾损伤。本病可见于各年龄组,但以儿童最为常见。

1.全身症状

起病时症状轻重不一,患者常有头痛、食欲缺乏、恶心、呕吐、疲乏无力、腰酸等,部分患者先驱感染没有控制,可有发热,咽喉疼痛,体温一般在 38 ℃上下,发热以儿童为多见。

2.水肿及少尿

水肿及少尿常为本病之首发症状,出现率为 80%～90%。在发生水肿之前,患者都有少尿,每天尿量常在500 mL左右,少数患者可少至 400 mL 以下,发生尿闭者少见。轻者仅晨起眼睑水肿,面色较苍白,呈"肾炎面容",重者延及全身,体质量亦随之增加。水肿多先出现于面部,特别以眼睑为著,下肢及阴囊亦显著。晨起以面部为著,活动后下肢为著。水肿出现的部位主要决定于两个因素,即重力作用和局部组织的张力,儿童皮肤及皮下组织较紧密,则水肿的凹陷性不十分明显,水肿的程度还与食盐的摄入量有密切关系,食盐摄入量多则水肿加重,反之亦然。大部分患者经过2～4周,可自行利尿退肿,严重者可有胸腔积液、腹水。产生原因主要是全身毛细血管壁通透性增强,肾小球滤过率降低,而肾小管对钠的重吸收增加致水、钠潴留。

3.血尿

肉眼血尿为常见初起症状之一,40%～70%的患者可见到。尿呈浑浊红棕色,为洗肉水样,一般在数天内消失,也可持续 1～2 周才转为显微镜血尿。镜下血尿多在 6 个月内消失,也可因感染、劳累而暂时反复,也有持续 1～3 年才完全消失。此外,也有少数患者肾小球病变基本消退,而镜下血尿持续存在,认为无多大临床意义。

4.蛋白尿

多数患者均有不同程度蛋白尿,主要为清蛋白,20%～30%表现为肾病综合征(尿蛋白超过3.5 g/24 h。血浆清蛋白低于 30 g/L),经 2～4 周后可完全消失。蛋白尿持续存在提示病情迁延,或转为慢性肾炎的可能。

5.高血压

高血压见于 80%的病例,多为轻中度高血压,收缩压及舒张压均增高。急性肾炎之血压升高多为一过性,往往与水肿及血尿同时发生,一般持续 2～3 周,多随水肿消退而降至正常。产生原因主要为水、钠潴留使血容量扩张所致,经利尿、消肿后血压亦随之下降。重度高血压者提示肾损害严重,可并发高血压危象、心力衰竭或视网膜病变等。

6.神经系统症状

症状主要为头痛、恶心、呕吐、失眠、反应迟钝;重者可有视力障碍。甚至出现昏迷、抽搐。此与血压升高及水、钠潴留有关。

### (二)体征

急性肾炎的主要体征是程度轻重不一的水肿,以组织疏松及低垂部位为明显,晨起时眼睑、面部可见水肿,活动后下肢水肿明显。随病情发展至全身,严重者可出现胸腔、腹腔、阴囊,甚至心包腔的大量积液,重度高血压者眼底检查可出现视网膜小动脉痉挛或视盘水肿。

### (三)检查与检验

#### 1.尿液检查

血尿为急性肾炎重要所见,或肉眼血尿或镜下血尿,尿沉渣检查中,红细胞多为严重变形红细胞,但应用襻利尿剂时可暂为非变形红细胞,此外还可见红细胞管型,提示肾小球有出血渗出性炎症,是急性肾炎的重要特点。尿沉渣还常见肾小管上皮细胞、白细胞、大量透明和颗粒管型。

尿蛋白通常为(+)~(++),1~3 g/d,多属非选择性蛋白,若病情好转,则尿蛋白减少,但可持续数周至数月。如果蛋白尿持续在1年以上,多数提示为慢性肾炎或演变为慢性肾炎。

尿常规一般在4~8周内大致恢复正常,残余镜下血尿(或爱迪计数异常)或少量蛋白尿(可表现为起立性蛋白尿)可持续半年或更长。

#### 2.血常规检查

严重贫血少见,红细胞计数及血红蛋白可稍低,系因血容量扩大,血液稀释所致,白细胞计数可正常或增高,此与原发感染灶是否继续存在有关。

急性肾炎时红细胞沉降率(血沉)几乎都增快,一般在30~60 mm/h,随着急性期缓解,红细胞沉降率(血沉)在2~3个月内也逐渐恢复正常。

#### 3.肾功能检查

急性肾炎患者肾小球滤过率(GFR)呈不同程度下降,但肾血浆流量仍可正常,因而滤过分数常减少,与肾小球滤过功能受累相比较,肾小管功能相对良好,肾浓缩功能多能保持。临床常见一过性氮质血症,血中尿素氮、肌酐增高,不限进水的患儿,可有轻度稀释性低钠血症,此外还可有高血钾及代谢性酸中毒。

#### 4.血浆蛋白和脂质测定

血清蛋白浓度常轻度降低,此系水、钠潴留及血容量增加和稀血症所致,急性肾炎病程较短而尿蛋白量少,所以血清蛋白降低不是由于尿中大量蛋白丢失所造成,且利尿消肿后即恢复正常浓度。血清蛋白电泳多见清蛋白降低,$\gamma$球蛋白增高,少数病例伴有$\alpha_2$和/或$\beta$球蛋白增高,后者增高的病例往往并存高脂血症。

#### 5.细胞学和血清学检查

急性肾炎发病后自咽部或皮肤感染灶培养出$\beta$溶血性链球菌的阳性率约30%,早期接受青霉素治疗者更不易检出,链球菌感染后可产生相应抗体,常借检测抗体证实前驱的链球菌感染,如抗链球菌溶血素,抗体(ASO),其阳性率达50%~80%。通常于链球菌感染后2~3周出现,3~5周滴度达高峰,半年内恢复正常。判断其临床意义时应注意,其滴度升高仅表示近期有过链球菌感染,与急性肾炎的严重性无直接相关性;经有效抗生素治疗者其阳性率减低,皮肤感染灶患者阳性率也低,尚可检测抗脱氧核糖核酸酶B及抗玻璃酸酶(anti-HAse)。并应注意于2~3周后复查,如滴度升高,则更具诊断价值。

#### 6.血补体测定

除个别病例外,肾炎病程早期血总补体及$C_3$均明显下降,6~8周后恢复正常,此规律性变化为本症的典型表现。血补体下降程度与急性肾炎病情轻重无明显相关,但低补体血症持续8周以上,应考虑有其他类型肾炎之可能,如膜增生性肾炎、冷球蛋白血症或狼疮肾炎等。

7.尿纤维蛋白降解产物(FDP)

血液和尿液测定中出现 FDP 意味着体内有纤维蛋白形成和纤维蛋白原及纤维蛋白分解代谢增强,尿液 FDP 测定能更正确地反映肾血管内凝血。

8.其他检查

部分病例急性期可测得循环免疫复合物及冷球蛋白,通常典型病例不需肾活检,但如与急进性肾炎鉴别困难或病后 3 个月仍有高血压、持续低补体血症或肾功能损害者建议肾活检检查,明确病理类型。

**(四)鉴别诊断**

1.热性蛋白尿

急性感染发热的患者可出现蛋白尿、管型或镜下血尿,极易与不典型或轻型急性肾炎相混淆,但前者没有潜伏期,无水肿及高血压,热退后尿常规迅速恢复正常。

2.急进性肾炎

起病过程与急性肾炎相似,但除急性肾炎综合征外,常早期出现少尿、无尿及肾功能急剧恶化为特征,重症急性肾炎呈现急性肾损伤伴少尿或无尿持续不缓解,病死率高,与该病相鉴别困难时,应及时做肾活检以明确诊断。

3.慢性肾炎急性发作

发作时症状同本病,但有慢性肾炎史,诱发因素较多,如感染诱发者临床症状(多在 1 周内,缺乏间歇期)迅速出现,常有明显贫血、低蛋白血症、肾功能损害等,B 超检查有的显示双肾缩小。急性症状控制后,贫血仍存在,肾功能不能恢复正常,对鉴别有困难的。除了肾穿刺进行病理分析之外,还可根据病程和症状、体征及化验结果的动态变化来加以判断。

4.IgA 肾病

该病潜伏期短,多于上呼吸道感染后 1~2 d 内即以血尿起病,通常不伴水肿和高血压,链球菌培养阴性,ASO 滴度不升高。一般无血清补体下降,1/3 患者血清 IgA 增高,该病多有反复发作史,鉴别困难时需行肾活检,病理免疫荧光示 IgA 弥漫沉积于系膜区。

5.全身系统性疾病引起的肾损害

如过敏性紫癜肾炎、狼疮性肾炎等,虽有类似本病之临床表现,但原发病症状明显,不难诊断。

6.急性泌尿系统感染或肾盂肾炎

可表现有血尿、腰痛等与急性肾炎相似的临床表现,但急性肾盂肾炎一般无少尿表现,少有水肿和高血压,多有发热、尿路刺激症状。尿中以白细胞为主,尿细菌培养阳性可以区别,抗感染治疗有效等,均可帮助诊断。

# 三、治疗

**(一)治疗原则**

急性肾小球肾炎为自限性疾病,无特异疗法,主要是对症处理,改善肾功能,预防和控制并发症,促进机体自然恢复。

### (二)一般治疗

#### 1.休息

急性期应卧床休息,通常需 2～3 周,待肉眼血尿消失、血压恢复、水肿减退即可逐步增加室内活动量。对遗留的轻度蛋白尿及血尿应加强随访观察而无须延长卧床期,但如病情反复,应继续卧床休息,卧床休息能增加肾血流量,可改善尿异常改变,同时 3 个月内宜避免剧烈体力活动,并应注意防寒、防潮。

#### 2.饮食治疗

(1)控制钠盐摄入:对有水肿、血压高者用无盐或低盐饮食,一般每天摄取钠 1.2 g/d,水肿严重时限制为 0.5 g/d,注意禁用腌制食品,尽量少用味精,同时禁食含碱主食及含钠高的蔬菜,如白萝卜、菠菜、小白菜或酱油。

(2)蛋白质摄入:一般认为血尿素氮＜14 mmol/L,蛋白质可不限制;尿素氮如超过 21.4 mmol/L,每天饮食蛋白质应限制到 0.5 g/kg 体质量,蛋白质以乳类及鸡蛋为最好,羊肉除营养丰富、含优质蛋白质外,还有消肿利尿的作用,糖类及各种维生素应充分供给。

(3)水的摄入:对严重水肿且尿少者液体也应限制,目前多主张每天摄入水量以不显性失水量加尿量计算。儿童不显性失水每天为 15～20 mL/kg,在条件许可下,每天测量体质量,对决定摄入液体量是否合适较有帮助。

### (三)药物治疗

#### 1.感染灶的治疗

对有前驱感染且病灶尚存者应积极进行治疗,使其痊愈,即使找不到明确感染灶的急性肾炎患者,也有人主张用青霉素(过敏者用红霉素)常规治疗 10～14 d,也有人主张在 2 周青霉素疗程后,继续用长效青霉素 2～4 周。抗生素对预防本病的再发往往无效。因此不必预防性的使用,对反复扁桃体发炎的患者,在病情稳定的情况下,可做扁桃体切除术。

#### 2.对症治疗

(1)水肿的治疗:对轻、中度水肿,限制钠水入量及卧床休息即可;高度水肿者应使用噻嗪类或髓襻利尿药,如呋塞米(速尿)2 mg/kg 体质量,每天 1～2 次治疗,一般不主张使用贮钾利尿药及渗透性利尿药,多巴胺等多种可以解除血管痉挛的药物也可应用,以促进利尿。

(2)高血压的治疗:轻度高血压经限制钠盐和卧床休息后可纠正,明显高血压者[儿童舒张压＞13.3 kPa(100 mmHg)或成人舒张压＞14.7 kPa(110 mmHg)]应使用抗高血压药物。一般采用利尿药、钙通道阻滞剂、β 受体阻滞剂及血管扩张药,如硝苯地平(硝苯吡啶)20～40 mg/d,或肼屈嗪(肼苯哒嗪)25 mg,每天 3 次以使血压适当降低。

#### 3.抗凝疗法

肾小球内凝血是急性肾炎的重要病理改变之一,主要为纤维素沉积及血小板聚集。因此,采用抗凝疗法将有助于肾炎缓解,可以应用普通肝素静脉滴注或低分子肝素皮下注射,每天 1 次,10～14 次为 1 个疗程,间隔 3～5 d,根据患者凝血指标调整,共 2～3 个疗程。双嘧达莫(潘生丁)口服,尿激酶(2～6)×$10^4$ U 加入 5%葡萄糖液 250 mL 静脉滴注,或每天 1 次,10 d 为 1 个疗程,根据病情进行 2～3 个疗程。注意肝素与尿激酶不可同时应用。

#### 4.抗氧化剂应用

(1)超氧歧化酶可使 $O^-$ 转变成 $H_2O_2$。

(2)硒谷胱甘肽过氧化物酶,使 $H_2O_2$ 还原为 $H_2O$。

（3）维生素 E 是体内血浆及红细胞膜上脂溶性清除剂，维生素 E 及辅酶 $Q_{10}$ 可清除自由基，阻断由自由基触发的脂质过氧化连锁反应，保护肾细胞，减轻肾内炎症过程。

5.肾上腺糖皮质激素

一般不用，但急性期症状明显时可小剂量短期使用，一般不超过 2 周。

6.并发症的治疗

（1）高血压脑病：出现高血压脑病时应选用硝普钠 50 mg 溶于葡萄糖液 250 mL 中静脉滴注，速度为 0.5 μg/(kg·min)，随血压变化调整剂量。

（2）急性心力衰竭：近年研究认为，急性肾炎患者出现胸闷、心悸、肺底啰音、心界扩大等症状时，心排血量并不降低，射血指数亦不减少，与心力衰竭的病理生理基础不同，而是水、钠潴留、血容量增加所致的淤血状态，因此洋地黄类药物疗效不理想，且易引起中毒。严格控制水、钠摄入，静脉注射呋塞米、硝普钠或酚妥拉明等多能使症状缓解。

（3）继发细菌感染：急性肾炎由于全身抵抗力较低，易继发感染，最常见的是肺部和尿路感染。一旦发生应及时选用敏感、强效及无肾毒性的抗生素治疗，并加强支持疗法，常用的为青霉素类和第三代头孢菌素或四代抗生素。

**（四）透析治疗**

目前对急性肾炎所致的急性肾衰竭主张"早期、预防性和充分透析治疗"，早期预防性透析是指在并发症出现之前即进行透析治疗，特别是高分解代谢型急性肾损伤，可以有效降低病死率，血液透析或腹膜透析均可采用，血液透析疗效快速，适用于紧急透析，其中连续性血液透析滤过治疗效果最佳。腹膜透析适用于活动性出血、无法耐受血液透析和无血液透析设备的情况。

（李玲麟）

# 第二节　慢性肾小球肾炎

慢性肾小球肾炎简称慢性肾炎，以蛋白尿、血尿、高血压、水肿为基本临床表现，起病方式各有不同，病情迁延，缓慢进展，可有不同程度的肾功能减退，最终将发展为慢性肾衰竭。

## 一、病因和发病机制

绝大多数慢性肾炎患者的病因尚不明确，仅有少数慢性肾炎是由急性肾炎发展所致。虽然慢性肾炎的病因、发病机制和病理类型不尽相同，但起始因素多为免疫介导炎症，导致病程慢性化的机制除免疫因素外，非免疫因素如高血压、蛋白尿、高血脂等亦占有重要作用。

## 二、病理

慢性肾炎可由多种病理类型引起，常见类型有系膜增生性肾小球肾炎（包括 IgA 和非 IgA 系膜增生性肾小球肾炎）、系膜毛细血管性肾小球肾炎、膜性肾病及局灶性节段性肾小球硬化等。

病变进展至后期，所有上述不同类型病理变化均可转化为程度不等的肾小球硬化、肾小管萎缩、肾间质纤维化。疾病晚期肾体积缩小，转化为硬化性肾小球肾炎。

### 三、临床表现

多数起病缓慢、隐袭。临床表现呈多样性,蛋白尿、血尿、高血压、水肿为其基本临床表现,可有不同程度肾功能减退,病情时轻时重、迁延,渐进性发展为慢性肾衰竭。

早期患者可有乏力、疲倦、腰部疼痛、食欲缺乏,水肿可有可无,一般不严重。有的患者可无明显临床症状。血压可正常或轻度升高。肾功能正常或轻度受损(肾小球滤过率下降),这种情况可持续一段时间后,肾功能逐渐恶化,最终发展成尿毒症。部分患者除上述慢性肾炎的一般表现外,血压可以有程度不等的升高,甚至出现高血压脑病,这时患者可有眼底出血、渗出,甚至视盘水肿,如血压控制不好,肾功能恶化较快,预后较差。慢性肾炎往往有急性发作现象,常因感染、劳累呈急性发作,或用肾毒性药物后病情急骤恶化,经及时去除诱因和适当治疗后病情可一定程度缓解,但也可能由此而进入不可逆慢性肾衰竭。

### 四、实验室检查

#### (一)尿液检查

血尿,多以镜下血尿为主,可有红细胞管型。程度不等的蛋白尿,部分患者出现大量蛋白尿(尿蛋白定量超过 3.5 g/24 h)。

#### (二)血液检查

早期血常规检查正常或轻度贫血,白细胞和血小板计数多正常。

#### (三)肾功能检查

早期肾功能无异常,随着病情的进展,可出现血肌酐升高和肾小球滤过率下降。

#### (四)病理检查

肾脏活体组织检查可明确慢性肾炎的病理类型,对于指导治疗和估计预后具有重要意义。

### 五、诊断与鉴别诊断

#### (一)诊断

凡尿化验异常(蛋白尿、血尿、管型尿)、水肿及高血压病史达一年以上,在除外继发性肾小球肾炎及遗传性肾小球肾炎后,临床上可诊断为慢性肾炎。

#### (二)鉴别诊断

1.继发性肾小球疾病

如狼疮性肾炎、过敏性紫癜肾炎、糖尿病肾病等,依据相应的病史及实验室检查,一般不难鉴别。

2.其他原发性肾小球疾病

(1)隐匿型肾小球肾炎:临床上轻型慢性肾炎应与隐匿型肾小球肾炎相鉴别,后者主要表现为无症状性血尿和/或蛋白尿,无水肿、高血压和肾功能损害。

(2)感染后急性肾炎:有前驱感染史并以急性发作起病的慢性肾炎需与此病相鉴别。慢性肾炎急性发作多在短期内(数天)病情急骤恶化,血清补体 $C_3$ 一般无动态变化有助于与感染后急性肾炎相鉴别;此外,疾病的转归不同,慢性肾炎无自愈倾向,呈慢性进展,可资区别。

3.原发性高血压肾损害

伴有高血压的慢性肾炎需与原发性高血压肾损害（即良性小动脉性肾硬化症）鉴别，后者先有较长期高血压，其后再出现肾损害，临床上远曲小管功能损伤（如尿浓缩功能减退、夜尿增多）多较肾小球功能损伤早，尿改变轻微（微量至轻度蛋白尿，可有镜下血尿及管型），常有高血压的其他靶器官（心、脑）并发症。

4.Alport 综合征

常起病于青少年（多在 10 岁之前），患者同时出现眼部、耳部疾病及肾脏损害，有阳性家族史（多为性连锁显性遗传）。

## 六、治疗

慢性肾炎的治疗主要是防止或延缓肾功能进行性恶化，改善或缓解临床症状及防治严重并发症，根据肾脏病理检查结果进行综合性治疗。

### （一）低蛋白饮食和必需氨基酸治疗

肾功能正常者注意低盐低脂饮食，不宜严格限制蛋白质入量，出现肾功能损害的患者应限制蛋白及磷的入量并配合使用必需氨基酸或 $\alpha$-酮酸。

### （二）控制高血压

高血压是加速肾小球硬化、促进肾功能恶化的重要因素，积极控制高血压是十分重要的环节。治疗原则：①力争把血压控制在理想水平，尿蛋白不低于 1 g/d，血压应控制在16.7/10.0 kPa(125/75 mmHg) 以下；尿蛋白低于 1 g/d，血压控制可放宽到 17.3/10.7 kPa(130/80 mmHg)以下。②选择能延缓肾功能恶化、具有肾保护作用的降血压药物。

高血压患者应限盐（<3 g/d）；有水、钠潴留容量依赖性高血压患者可选用噻嗪类利尿药。对肾素依赖性高血压则首选血管紧张素转换酶抑制剂（ACEI）或血管紧张素 Ⅱ 受体阻滞剂。此外钙通道阻滞剂、β 受体阻滞剂、α 受体阻滞剂也可选用。高血压难以控制时可选用不同类型降压药联合应用。

近年研究证实，ACEI 除具有降低血压作用外，还有减少尿蛋白和延缓肾功能恶化的肾保护作用，故 ACEI 可作为慢性肾炎患者控制高血压的首选药物。肾功能不全患者应用 ACEI 要防止高血钾，血肌酐大于 350 $\mu$mol/L 的非透析治疗患者不宜再使用，注意少数患者应用 ACEI 干咳的不良反应。血管紧张素 Ⅱ 受体阻滞剂具有与 ACEI 相似的肾保护作用和减少尿蛋白作用，但不引起持续性干咳。

### （三）糖皮质激素和细胞毒药物

鉴于慢性肾炎为一临床综合征，其病因、病理类型及其程度、临床表现和肾功能等变异较大，故此类药物是否应用应区别对待。在肾活检明确病理类型后谨慎应用。还可选择中药雷公藤总苷片，但应注意该药可以引起血白细胞减少及肝功能损害，女性患者长期服用可导致月经周期紊乱甚至闭经。

### （四）避免加重肾损害的因素

感染、劳累、妊娠及应用肾毒性药物（如氨基糖苷类抗生素、含马兜铃酸的中草药等），均可能加重肾脏损害，导致肾功能恶化，应予以避免。

## 七、预后

慢性肾炎病情迁延，病变呈进行性发展，最终出现慢性肾衰竭。病变进展速度个体差异很大,病理类型为重要因素,但防止各种危险因素、正确制订延缓肾功能损害进展的措施同样具有重要意义。

(李玲麟)

# 第三节 急性肾小管间质性肾炎

对于肾小管间质性肾炎(tubulointerstitial nephritis,TIN)的认识,最早可追溯到1792年。当时有1位患者死于肾衰竭、高血压,尸体解剖时发现肾间质有明显炎症改变,推测与饮用船上含铅较高的淡水有关。TIN是由多种病因引起、发病机制各异、以肾小管间质病变为主的一组疾病,按其肾脏病理变化的特点分为以肾间质水肿、炎性细胞浸润为主的急性肾小管间质性肾炎(acute tubulointerstitial nephritis,ATIN)和以肾间质纤维化、肾小管萎缩为主的慢性肾小管间质性肾炎(chronic tubulointerstitial nephritis,CTIN)。文献报道10%～15%的急性肾损伤和25%的慢性肾衰竭是分别由急、慢性TIN引起,因此TIN已日益受到重视。

文献报道,在蛋白尿和/或血尿肾活检的病例中ATIN约占1%,而在急性肾损伤患者进行肾活检的病例中ATIN所占比例为5%～15%。ATIN如能早期诊断、及时治疗,肾功能多可完全恢复或显著改善。因此,重视ATIN的早期诊断和治疗对提高肾脏疾病的整体防治水平具有重要意义。

## 一、病因及发病机制

### (一)病因

原发性ATIN的病因主要为药物及感染。历史上感染相关性ATIN十分常见,近代由于疫苗及大量抗微生物药物问世,许多感染都已能有效预防和/或迅速控制,所以感染相关性ATIN患病率已显著下降;相反,近代由于大量新药上市,药物过敏日益增多,它已成为ATIN的首要病因。除此而外,尚有少数病因不明者,被称为"特发性ATIN",不过其后某些特发性ATIN如肾小管间质性肾炎-葡萄膜炎综合征(TINU)病因已基本明确,是自身抗原导致的免疫反应致病。

### (二)发病机制的研究现状

1.药物过敏性ATIN

药物已成为ATIN最常见的病因,免疫反应是其发病的主要机制。大多数研究显示本病主要由细胞免疫引起,但是也有研究在少数病例的肾活检标本中见到抗肾小管基底膜(TBM)抗体沉积,提示体液免疫也可能参与致病。所以不同患者及不同药物的发病机制可能有所不同。

(1)细胞免疫反应:有如下证据提示细胞免疫参与药物所致ATIN的发病。①肾间质呈现弥漫性淋巴细胞、单核-巨噬细胞和嗜酸性粒细胞浸润;②免疫组化检查显示肾间质浸润细胞是以T淋巴细胞为主;③肾间质中出现非干酪性肉芽肿,提示局部存在迟发型超敏反应。

目前认为参与药物过敏性ATIN发病的细胞免疫反应主要是T细胞直接细胞毒反应及抗原特异性迟发型超敏反应。多数药物过敏性ATIN的肾间质浸润细胞是以$CD4^+$细胞为主,$CD4^+/CD8^+>1$,而西咪替丁和NSAIDs诱发的ATIN却以$CD8^+$为主,$CD4^+/CD8^+<1$。药物(半抗原)与肾小管上皮细胞蛋白(载体)结合形成致病抗原,经肾小管上皮细胞抗原递呈作用,使

肾间质浸润 T 细胞(包括 CD4$^+$ 和 CD8$^+$)致敏,当再次遇到此相应抗原时,CD4$^+$ 细胞就可通过 Ⅱ类主要组织相容性复合物、CD8$^+$ 细胞通过 Ⅰ类主要组织相容性复合物限制性地识别小管上皮细胞,诱发 T 细胞直接细胞毒反应和迟发型超敏反应(CD8$^+$ 细胞主要介导前者,而 CD4$^+$ 细胞主要介导后者),损伤肾小管,导致肾间质炎症(包括非干酪性肉芽肿形成)。

这些活化的 T 细胞还可以合成及释放大量细胞因子,包括 γ 干扰素、白细胞介素-2(IL-2)、白细胞介素-4(IL-4)、肿瘤坏死因子-α(TNF-α)参与致病。同时细胞毒 T 细胞所产生的物质,也具有细胞毒作用而损伤肾小管。此外,肾间质中激活的单核-巨噬细胞也能释放蛋白溶解酶、活性氧等物质加重肾小管间质损伤,并能分泌转化生长因子-β(TGF-β)活化肾间质成纤维细胞,促进细胞外基质合成,导致肾间质病变慢性化。

NSAIDs 在引起 ATIN 同时还可能引起微小病变型肾病(MCD),其发病也与 T 细胞功能紊乱有关。NSAID 抑制环氧化酶,使前列腺素合成受抑制,花生四烯酸转为白三烯增加,后者激活 T 细胞。激活的辅助性 T 细胞通过释放细胞因子而使肾小球基膜通透性增加,引起肾病综合征。

(2)体液免疫反应:药物及其代谢产物可作为半抗原与宿主体内蛋白(即载体,如肾小管上皮细胞蛋白)结合形成致病抗原,然后通过如下体液免疫反应致病。①Ⅰ型超敏反应:部分患者血清 IgE 升高,外周血嗜酸性粒细胞计数增多、出现嗜酸性粒细胞尿,病理显示肾间质嗜酸性粒细胞浸润,提示Ⅰ型超敏反应致病。②Ⅱ型超敏反应:部分患者血中出现抗 TBM 抗体,免疫病理显示 TBM 上有 IgG 及 C3 呈线样沉积,提示Ⅱ型超敏反应致病。这主要见于甲氧西林(Methicillin,又称二甲氧苯青霉素及新青霉素Ⅰ)所致 ATIN,也可见于苯妥英钠、别嘌醇、利福平等致病者。目前认为这种抗 TBM 疾病的靶抗原是 3M-1 糖蛋白,由近曲小管分泌黏附于肾小管基底膜的外表面,相对分子质量为 48 kDa。正常人对此蛋白具有免疫耐受,但是药物半抗原与其结合形成一种新抗原时,免疫耐受即消失,即能诱发抗 TBM 抗体产生,导致 ATIN。此外,从前报道Ⅲ型超敏反应(循环免疫复合物致病)也可能参与药物过敏性 ATIN 发病,其实基本见不到这种病例。

**2.感染相关性 ATIN**

广义上的感染相关性 ATIN 也包括病原微生物直接侵袭肾间质导致的 ATIN 如急性肾盂肾炎。此处所讲感染相关性 ATIN 仅指感染诱发免疫反应导致的 ATIN。

一般认为,感染相关性 ATIN 也主要是由细胞免疫反应致病,理由如下:①肾组织免疫荧光检查阴性,不支持体液免疫致病;②肾间质中有大量淋巴细胞和单核细胞浸润;③免疫组化检查显示肾间质中浸润的淋巴细胞主要是 T 细胞。

**3.TINU 综合征**

TINU 综合征是一个 ATIN 合并眼色素膜炎的综合征,临床较少见。1975 年首先由 Dinrin 等报道,迄今报道 300 余例。此综合征的病因及发病机制至今尚不完全明确,但与机体免疫功能紊乱及遗传因素影响相关,简述如下。

(1)细胞免疫:目前较公认的发生机制是细胞免疫致病。其主要依据为:①患者的皮肤试验反应能力降低;②外周血中 T 细胞亚群(CD3$^+$、CD4$^+$、CD8$^+$)异常,CD4$^+$/CD8$^+$ 比值降低,CD56$^+$ 的 NK 细胞增高;③肾脏病理检查可见肾间质中有大量 CD3$^+$、CD4$^+$、CD8$^+$ 淋巴细胞浸润,多数报道以 CD4$^+$ 细胞为主,并长期存在;④在部分患者肾间质中可见非干酪性肉芽肿,提示局部存在迟发型超敏反应。

(2)体液免疫:目前有证据表明,TINU 综合征也可存在体液免疫的异常。其依据为:①患者存在多克隆高丙种球蛋白血症,尤以血 IgG 水平升高明显;②在部分 TINU 综合征患儿肾组织中检测出抗肾小管上皮细胞抗体成分。Wakaki 等对 1 例 13 岁女孩肾组织匀浆中的 IgG 纯化后测得 125 kDa 抗体成分,证实为抗肾小管上皮细胞抗体,并通过免疫组化法明确该抗体存在于皮质区肾小管上皮细胞的胞质中。③少数病例血清检测出抗核抗体、类风湿因子、抗肾小管及眼色素膜抗体等自身抗体及循环免疫复合物,提示体液免疫异常在部分 TINU 综合征中起作用,并可能是一种自身免疫性疾病。

(3)遗传因素:有关单卵双生兄弟、同胞姐妹共患 TINU 综合征,以及 TINU 综合征患者母亲患有肉芽肿病的报道,均强烈显示出本症具有遗传倾向。已有报道证实 TINU 综合征与人类白细胞抗原(HLA)系统有着密切关联,主要集中在 $HLA\text{-}DQA1$ 和 $DQB1$ 及 $DR6$、$DR14$ 等等位基因。

## 二、临床表现

### (一)药物过敏性 ATIN
典型表现如下。

1.用药史

患者发病前均有明确的用药史。20 世纪 80 年代前,青霉素、半合成青霉素、磺胺类等抗菌药物是诱发 ATIN 的主要药物;而 20 世纪 80 年代后,国内外文献报道诱发 ATIN 最多的药物是 NSAIDs 和头孢菌素类抗生素。

2.药物过敏表现

常为药物热及药疹(常为小米至豆大斑丘疹或红斑,弥漫对称分布,伴瘙痒)。

3.肾损害

患者常在用药后一至数天出现尿化验异常和肾小球及肾小管功能损害,少尿性(病情较重者)或非少尿性(病情较轻者)急性肾损伤十分常见。

但是,NSAIDs 引起的过敏性 ATIN 常有如下独特表现:①虽然有患者在用药后 1 d 至数天出现肾损害,但是有的却可在用药后数周至数月才发病;②临床常无药物过敏的全身表现,如药物热及药疹;③在导致 ATIN 的同时,又能引起 MCD,临床出现肾病综合征。若不认识它的这些特点,即易导致误漏诊。

### (二)感染相关性 ATIN
常首先出现与感染相关的全身表现,而后才呈现尿化验异常、急性肾损伤及肾小管功能异常。既往此 ATIN 常由细菌感染引起,而现代病毒等微生物引起者更常见。

### (三)TINU 综合征
常发生于青少年,女性居多。病前常有乏力、食欲缺乏、体质量下降及发热等非特异症状,而后出现肾损害(尿化验异常、急性肾损伤及肾小管功能异常)及眼色素膜炎(虹膜睫状体炎或全色素膜炎,常两侧同时发生)。少数患者眼色素膜炎出现在肾损害前,多数同时出现或眼色素膜炎出现在肾损害后(1 个月到数月)。患者常伴随出现红细胞沉降率(血沉)增快、血清 C 反应蛋白及 γ 球蛋白增高。

### 三、辅助检查

#### （一）实验室检查

**1.尿常规化验**

常表现为轻度蛋白尿（<1 g/d,以小分子性蛋白尿为主）,镜下血尿（甚至肉眼血尿）,无菌性白细胞尿（早期尚能见嗜酸性粒细胞尿）,以及管型尿（包括白细胞管型）。

**2.血常规化验**

一般无贫血,偶尔出现轻度贫血。30％～60％的药物过敏性 ATIN 患者外周血嗜酸性粒细胞计数增多。

**3.肾小管损伤指标及肾小管功能检查**

患者尿 N-乙酰-β-D-氨基葡萄糖苷酶（NAG）、γ-谷氨酰转肽酶（γ-GT）及亮氨酸氨基肽酶（LAP）增多,提示肾小管上皮细胞损伤。尿 $\beta_2$ 微球蛋白、$\alpha_1$ 微球蛋白、视黄醇结合蛋白及溶菌酶常增多,提示近端肾小管重吸收功能障碍;尿比重和尿渗透压减低,提示远端肾小管浓缩功能减退。患者有时还能出现肾性尿糖,以及肾小管酸中毒。

近年,一些能反映早期急性肾损害的尿生物标志物检验已开始应用于临床,这对早期发现及诊断 ATIN 很有帮助。例如,尿中性粒细胞明胶酶相关脂质运载蛋白（neutrophil gelatinase-associated lipocalin,NGAL）检验,尿肾脏损伤分子-1（kidney injury molecule-1,KIM-1）检验,以及尿白细胞介素-18（interliukin 18,IL-18）检验等。

**4.肾小球功能检查**

患者出现急性肾损伤时,血肌酐及尿素氮将迅速升高。

**5.其他检验**

对疑及药物诱发抗 TBM 抗体的患者,应进行血清抗 TBM 抗体检测。

#### （二）影像学检查

超声等影像学检查显示 ATIN 患者的肾脏体积正常或增大,若能除外淀粉样变肾病及糖尿病肾病,肾脏体积增大对提示急性肾损伤很有意义。

#### （三）[67]镓核素扫描

20 世纪 70 年代末即有报道 ATIN 患者肾脏摄取核素[67]镓（[67]Ga）明显增多,因此认为[67]Ga 核素扫描有助 ATIN 诊断。但是,在此后的研究中发现[67]Ga 核素扫描诊断 ATIN 的敏感性仅58％～68％,特异性也不高。因此,[67]Ga 同位素扫描并不是理想的 ATIN 检测指标,临床上很少应用。不过,文献报道急性肾小管坏死患者极少出现[67]Ga 核素扫描阳性,因此认为此检查对鉴别 ATIN 与急性肾小管坏死仍有一定意义。

### 四、诊断与鉴别诊断

#### （一）诊断

原发性 ATIN 确诊需要依靠肾组织病理检查,但是在此基础上还必须结合临床表现才能进行准确分类。

**1.药物过敏性 ATIN**

若有明确用药史,典型药物过敏表现（药疹、药物热、血嗜酸性粒细胞计数增多等）,尿检验异常（轻度蛋白尿、血尿、无菌性白细胞尿及管型尿）,急性肾损伤及肾小管功能损害（肾性糖尿及低渗透压尿等),一般认为临床即可诊断药物过敏性 ATIN(当然,能进行肾组织病理检查确认更好)。如果上述表现不典型(尤其是无全身药物过敏表现,常见于 NSAIDs 致病者),则必须进行肾穿刺病理检查才能确诊。

**2.感染相关性 ATIN**

若有明确感染史,而后出现 ATIN 肾损害表现(轻度尿检验异常、急性肾损伤及肾小管功能损害)即应疑及此病,及时进行肾活检病理检查确诊。

**3.TINU 综合征**

在出现 ATIN 肾损害表现前后,又出现眼色素膜炎(虹膜睫状体炎或全色素膜炎),即应高度疑及此病,及时做肾活检病理检查确诊。

**(三)鉴别诊断**

应该与各种能导致急性肾损伤的疾病鉴别,与肾小球及肾血管疾病鉴别不难,此处不拟讨论。只准备在此讨论如下两个疾病。

**1.药物中毒性急性肾小管坏死**

应与药物过敏性 ATIN 鉴别,尤其是无全身药物过敏表现的 ATIN。两者均有用药史,尿常规检验均改变轻微(轻度蛋白尿,少许红、白细胞及管型),都常出现少尿性或非少尿性急性肾损伤。但是,药物中毒性急性肾小管坏死具有明确的肾毒性药物用药史,发病与用药剂量相关,而无药物过敏表现;尿检验无或仅有少许白细胞,无嗜酸性粒细胞;除某些肾毒性中药(如含马兜铃酸中草药)致病者外,很少出现肾性糖尿等近端肾小管功能损害。上述临床实验室表现可资初步鉴别。此外,正如前述,有学者认为 $^{67}$Ga 同位素扫描对两者鉴别也有意义,而肾活检病理检查可以明确将两者区分。

**2.IgG$_4$ 相关性 TIN**

这是近年才认识的一个自身免疫性疾病。此病能累及多个器官系统,被称为 IgG$_4$ 相关性疾病,但是也有约 5% 患者仅表现为 IgG$_4$ 相关 TIN,而无全身系统表现。此病仅表现为 TIN 且出现急性肾损伤时,则需要与原发性 ATIN 鉴别。IgG$_4$ 相关 TIN 具有特殊的临床病理表现,如血清 IgG$_4$ 水平增高,补体 C3 水平下降,肾活检病理检查在肾间质中可见大量 IgG$_4$ 阳性浆细胞浸润,并伴随轻重不等的席纹样纤维化等。这些表现均与原发性 ATIN 不同,鉴别并不困难。

# 五、治疗

**(一)去除病因**

早期诊断,去除病因是治疗的关键。对药物过敏性 ATIN 患者及时停用致敏药物,对感染相关性 ATIN 患者有效控制感染,都是治疗的关键。许多患者在去除上述病因后病情可自行好转,轻者甚至可以完全恢复。

**(二)糖皮质激素治疗**

一些较小型的非随机对照临床试验结果显示,糖皮质激素治疗药物过敏性 ATIN 疗效明显,与单纯停用致敏药物比较,ATIN 的完全缓解率更高,缓解时间缩短;但是,另外一些小型临床试验却未获得上述效果,认为与单纯停用致敏药物相比疗效无异。由于缺乏高质量大样本的前瞻随机对照临床试验证据,故目前尚难下确切结论。

根据主张用激素治疗学者的意见,对药物过敏性 ATIN 患者用激素治疗的指征为:①ATIN

病情严重,如肾功能急剧恶化需要透析治疗,和/或病理检查肾间质炎症严重或肉芽肿形成;②停用致敏药后数天肾功能无明显改善者。若治疗过晚(往往 ATIN 病期已超过 3 周),病理检查已发现肾间质明显纤维化时,激素则不宜应用。

若拟用糖皮质激素进行治疗,那么激素起始剂量应多大?全部疗程应多长?目前也无指南推荐意见或建议。美国经典肾脏病专著《*The Kidney*(第 9 版)》认为可用泼尼松 1 mg/(kg·d)作起始剂量口服,3~4 周后逐渐减量,再过 3~4 周停药。国内不少单位主张泼尼松起始剂量宜小,30~40 mg/d 即可,减停药方法与上基本相同。另外,如果应用糖皮质激素正规治疗 4 周无效时(这常见于治疗过晚病例),也应停用激素。

感染相关性 ATIN 是否也适用糖皮质激素治疗?意见更不统一。不少学者都主张仅给予抗感染治疗,而不应用激素,尤其在感染未被充分控制时。但是,某些感染相关性 ATIN 病情极重,感染控制后 ATIN 恢复十分缓慢,很可能遗留下慢性肾功能不全。有学者对这种患者应用激素治疗,并发现其中部分病例确能有促进疾病缓解和减少慢性化结局的疗效,所以他们认为,在特定条件下,感染相关性 ATIN 在感染控制后仍可考虑激素治疗。

至于 TINU 综合征,由于它是一个自身免疫性疾病,故必须使用糖皮质激素治疗。TINU 综合应用激素治疗的疗效往往很好,对个别疗效较差者和/或肾间质出现上皮样细胞肉芽肿者,必要时还可加用免疫抑制剂治疗。

### (三)免疫抑制剂治疗

药物过敏性 ATIN 一般不需要使用免疫抑制剂治疗。但是,也有报道认为,若激素治疗2周无效时,仍可考虑加用免疫抑制剂如环磷酰胺或吗替麦考酚酯。环磷酰胺的常用量为 1~2 mg/(kg·d),一般仅用 4~6 周,不宜过长;而文献报道的吗替麦考酚酯用量为 0.5~1.0 g,每天 2 次,应该服用多久,尚无统一意见。

另外,当药物诱发抗 TBM 抗体致病时,除需用激素及免疫抑制剂积极治疗外,必要时还要配合进行血浆置换治疗。不过自从甲氧西林被弃用后,现在抗 TBM 抗体所致 ATIN 已很难遇到。

### (四)透析治疗

当 ATIN 患者出现急性肾损伤达到透析指征时,就应及时进行透析,以清除代谢废物,纠正水电解质及酸碱平衡紊乱,维持生命,赢得治疗时间。

## 六、预后

药物过敏性 ATIN 的大系列研究资料显示,约 64.1% 的患者治疗后疾病能完全缓解,23.4% 能部分缓解,而 12.5% 将进入终末肾衰竭需依靠肾脏替代治疗维持生命。另一篇文献统计,约 36% 的药物过敏性 ATIN 将最终转变成慢性肾脏病。

影响疾病预后的因素:①治疗是否及时是影响疾病预后的关键因素。一般认为发病>3 周未及时停用致敏药物进行治疗者,往往预后差。②老年患者预后差。③肾间质纤维化(常伴肾小管萎缩及肾小管周毛细血管消失)程度重者、出现上皮样细胞肉芽肿者预后差。但是血清肌酐峰值高低、病理检查肾间质炎细胞浸润轻重及是否存在肾小管炎,与疾病预后无关。

感染相关性 ATIN 的预后与感染是否被及时有效控制及肾损害严重程度密切相关。而 TINU 综合征从总体上讲预后较好,不过疾病(尤其眼色素膜炎)较易复发。

(李玲麟)

# 第四节　慢性肾小管间质性肾炎

慢性肾小管间质性肾炎(慢性 TIN)是由许多不同因素引起的一种临床综合征。其病理变化是以肾小管萎缩和肾间质纤维化等病变为主要表现的综合征。肾小球及血管病变轻微。早期以肾小管功能损害为主,后期表现为慢性进展性肾衰竭。临床上多起病隐匿,疾病早期不出现水肿、高血压、血尿及大量蛋白尿等肾小球损害的特征表现,而突出表现为肾小管功能不全。至发病晚期,则表现为慢性进行性肾衰竭,肾小球滤过率降低。由于本病病因广泛,表现隐匿,往往发病率没有得到重视。在终末期肾脏疾病中,慢性 TIN 引起的肾衰竭占 $10\% \sim 30\%$。

## 一、病因病机

引起慢性 TIN 的病因很多而较复杂。在我国除常见的慢性肾盂肾炎引起的慢性感染性间质性肾炎外,其他如尿路梗阻反流、药物、免疫性疾病、代谢性疾病、血液系统疾病对引起本综合征的发病特点与病因关系非常密切。若为感染所致,好发于中年女性,药物性者与服药,尤其是止痛药为多。地区差异、种族、气候、饮食习惯与本病发生有关。预后与肾功能受损程度及高血压程度有关,不佳预后主要来自尿毒症及高血压。

### (一)病因

**1.感染**

在慢性 TIN 发病中,感染引起的慢性肾盂肾炎中占 $79\%$,其中主要有反流性肾病和尿路梗阻合并感染而引起。可引起感染的致病微生物包括细菌、病毒、分枝杆菌及真菌等。

**2.药物和毒素**

药物常见于长期滥用止痛药,以及某些肾毒性的抗生素,包括 NSAIDs、氨基糖苷类抗生素、两性霉素 B、环孢素 A 等。另外,重金属有镉、铝、锂、金、铍等;化学毒物和生物毒素:顺铂、甲醛、乙二醇、蜂毒、蕈毒、蛇毒、鱼胆毒等。

**3.免疫性疾病**

如干燥综合征、系统性红斑狼疮、血管炎结节病、慢性异体肾移植排斥反应、冷球蛋白血症等均可引起慢性 TIN。

**4.血液系统疾病**

如异常的蛋白血症、淋巴增生性疾病、多发性骨髓瘤、阵发性睡眠性血红蛋白尿,由于异常蛋白或异常细胞对肾脏的直接侵袭,引起慢性 TIN。

**5.代谢性疾病**

如尿酸性肾病、低钾性肾病、糖尿病、淀粉样变性病、胱氨酸尿症、高钙血症时肾内钙质沉着等也常出现肾间质病变。

**6.梗阻和反流性肾损害**

如尿路阻塞、结石、肿瘤、膀胱输尿管反流。

**7.遗传性疾病**

肾髓质囊肿病,肾髓质海绵肾,遗传性多囊肾,遗传性肾炎。

8.其他

如放射性肾炎,高血压肾动脉硬化,动脉粥样栓塞肾病,特发性慢性肾小管间质性肾炎等均可引发慢性 TIN。

### (二)病机

各种因素引起的慢性 TIN,主要可致肾间质免疫损伤而肾小管萎缩,间质纤维化,白细胞浸润。

## 二、临床表现

慢性肾小管间质性肾炎起病隐匿,也可为急性间质性肾炎延续而来。

### (一)临床全身表现

慢性 TIN 者,在相当长时间内无任何临床症状。患者多在体检时或由其他疾病就医时,发现尿检和肾功能异常,贫血,高血压。当患者出现临床症状时,可表现为原发病的全身症状,也可表现为慢性肾功能不全的非特异症状,如疲倦、乏力、贫血、呕恶、食欲缺乏、夜尿增多、睡眠障碍等。症状的轻重与肾衰竭的严重程度密切相关。慢性 TIN 患者贫血发生相对较早,可能是产生促红细胞生成素的间质细胞较早受到破坏有关。

疾病晚期,由于肾小球硬化,患者可出现水肿及高血压。超过 50% 患者可发生高血压,个别患者发生急性肾乳头坏死时,常有寒战、高热、肉眼血尿、腰痛,尿沉渣中可找到坏死的组织碎片。

### (二)肾功能减退的特点

(1)病变早期不出现水肿、高血压、大量蛋白尿等肾小球病变的特征性表现。

(2)肾小管间质病变导致的主要表现为肾小管功能不全,这也是被称为慢性肾小管间质性肾病,而非慢性肾小管间质性肾炎的原因。慢性 TIN 时,肾小管功能的下降与肾小球滤过率下降不成比例。在氮质血症前肾小管功能障碍已发生,其表现与肾小管破坏及间质纤维化的部位和程度有关。

(3)在近端肾小管功能损害时,主要表现为重吸收功能障碍,出现碳酸氢根、糖、尿酸、磷酸盐、氨基酸重吸收减少,排出增多。

(4)远端肾小管功能受损,受到尿酸化功能障碍,造成失盐、低钠、贮钾、酸碱失衡、多尿、夜尿增多,严重时可出现容量不足及高钾血症。

(5)晚期当发生明显的肾小球硬化时,临床上可出现大量蛋白尿、水肿、高血压、血清尿酸水平降低,可能为肾小管功能障碍,尿酸重吸收减少所致。

## 三、诊断与鉴别诊断

### (一)诊断

本病起病隐匿,病因多样,临床表现缺乏特异性,诊断往往不及时,常易被漏诊误诊。

当出现临床症状时,结合长期用药史,争取尽量早期找到病因,早期做出诊断尤为重要。本病早期无肾小球损伤的特征表现,当出现以肾小管功能障碍为主要表现时,应考虑本病可能。如有无慢性肾盂肾炎史、尿路梗阻、长期应用肾毒性药物、免疫性疾病、代谢性疾病等原发性病史,当不能明确诊断时,进行肾活检以于确诊。

早中期多表现为夜尿增多,尿比重低,尿沉渣变化较少,常仅有少量细胞,蛋白尿较轻。尿蛋白为肾小管性低分子蛋白,尿 $\beta_2$-微球蛋白增高,蛋白定量一般在 1.5 g/24 h 以下,肾小球滤过率可正常。但部分患者在就诊时,已有不同程度的肾小球滤过功能障碍等。

辅助检查:B超、X线、放射线等检查,可见双肾体积缩小或正常,回声粗乱等表现。

肾活检:主要可见不同程度的间质纤维化,肾小管萎缩,间质弥漫淋巴细胞和单核细胞浸润;部分患者肾小动脉内膜增厚,管腔狭窄,肾小球缺血性皱缩及硬化。

### (二)鉴别诊断

**1.慢性肾小球肾炎**

慢性肾小球肾炎有肾小球损害的特征性表现,如水肿、高血压、肾小球性蛋白尿等。慢性TIN在疾病早期无肾小球损害特征性表现,而主要表现为肾小管功能不全,如尿量增多、夜尿增多、无水肿等。

**2.急性TIN**

急性TIN和慢性TIN在病因上有重叠,且即使同一损害,也可表现为连续的过程,需根据病史及典型的临床表现二者不难鉴别,必要时行肾活检确诊。

## 四、治疗

### (一)一般治疗

血压高者积极控制高血压,首选血管紧张素转换酶抑制剂,纠正电解质和酸碱平衡紊乱,尤其注意纠正代谢性酸中毒。出现贫血时,及早应用促红细胞生成素。当出现尿量、夜尿增多时,容易引起血容量不足,严重时可引起肾小球滤过率下降,此时注意液体的补充。

### (二)病因治疗

病因治疗主指对原发病的治疗,及祛除致病因素。

(1)药物引起的及时停用相关药物。

(2)接触重金属和有害毒物者,及时停止接触。

(3)梗阻者应尽早解除梗阻。

(4)感染引起者选用敏感的抗生素。

由于免疫性疾病、造血性疾病、血管性疾病、代谢性疾病引起的慢性间质性肾病,则应积极治疗原发病。

### (三)替代治疗

当慢性间质性肾病发展至肾衰竭、尿毒症时,应积极尽早进行血液透析治疗。

（王桂利）

# 第五节　狼疮肾炎

系统性红斑狼疮(systemic lupus erythematosus,SLE)是由多种复杂因素共同作用,个体差异明显、病程迁延反复的器官非特异性自身免疫性疾病。血清中出现以抗核抗体(ANA)为代表的多种自身抗体和多个器官、系统受累是SLE的两大主要临床特征。SLE累及肾脏即称为狼疮肾炎(lupus nephritis,LN),LN是SLE较常见且严重的并发症,也是我国继发性肾小球疾病的首要原因。

## 一、病因和发病机制

SLE 的病因及发病机制至今仍未完全明确,可能与遗传、环境因素、激素异常及免疫紊乱等有着密切关系。SLE 发病机制中,T 细胞过度活跃和不耐受自身成分,促使 B 细胞增殖、产生一系列自身抗体,由此形成的自身免疫复合物沉积及多器官炎症反应决定了 SLE 及 LN 病变的性质和程度。

### (一)遗传、环境因素及激素异常

SLE 存在显著的家族聚集性和种族差异性,同卵双胞胎同患 SLE 的概率超过 25%,而异卵双胞胎只有 5%。SLE 患者家庭成员的自身抗体阳性率及其他自身免疫疾病均高于普通人群,提示 SLE 有非常明显的遗传倾向。

SLE 流行病学研究发现缺乏补体成分(C1q、C2、C4)的纯合子,及 FcγRⅢ 受体基因多态性与 SLE 发病易感性相关。采用全基因组关联分析(genome-wide association studies,GWAS)方法确定了一些 SLE 易感基因,这些基因与 B 细胞信号转导、Toll 样受体和中性粒细胞功能相关。

环境因素在 SLE 与 LN 的发生上也起到重要的作用,阳光或紫外线照射均能诱导和加剧 SLE 和 LN。激素异常在 SLE 及 LN 发病中的作用体现在 SLE 女性患病率高,怀孕或分娩后不久有些患者 SLE 症状加重以及某些情况下激素对 SLE 的治疗作用。虽然某些药物会导致 SLE 或狼疮样症状,但这些患者很少出现 LN。目前病毒导致 SLE 的证据尚不充分。

自发性和诱导性 SLE 小鼠模型包括 NZBB/WF1 杂交鼠,BXSB 和 BRL/lpr 模型鼠等。SLE 动物模型研究发现细胞凋亡异常,导致缺陷的细胞克隆清除障碍以及 B 细胞的异常增殖;在动物模型上注射抗 DNA 抗体、抗磷脂抗体或平滑肌抗原(SMA)多肽类似物可诱导动物的 SLE。

### (二)SLE 的自身免疫异常

SLE 起始于自身免疫耐受性的丧失和多种自身抗体的产生。抗体针对与转录和翻译机制有关的核酸和蛋白质,如核小体(DNA-组蛋白)、染色质抗原及胞质核糖体蛋白等。多克隆性 B 细胞增生,合并 T 细胞自身调节缺陷是自身抗体产生的基础。免疫异常机制包括机体不能消除或沉默自身免疫性 B 细胞及 T 细胞自身抗原的异常暴露或呈递,T 细胞活性增加、B 细胞激活细胞因子增加;机体不能通过凋亡清除或沉默自身反应性细胞(即免疫耐受),这些细胞克隆性增生导致自身免疫性细胞和抗体生成增加。SLE 自身抗原异常暴露的原因可能是由于自身抗原在凋亡细胞表面聚集,并致幼稚细胞突变而发生自身免疫性细胞的克隆性增殖。此外与自体细胞有相似序列的病毒或细菌多肽可充当"模拟抗原",诱导类似的自身免疫性细胞增殖。抗原呈递过程中,某些核抗原能作用于细胞内的各种 Toll 样受体而触发免疫反应。

### (三)LN 的发病机制

狼疮肾炎被认为是免疫复合物介导的炎症损伤所致,SLE 自身抗体与抗原结合形成抗原抗体复合物,如果没能被及时清除,免疫复合物就会沉积于系膜、内皮下及血管壁,从而导致弥漫性炎症。LN 肾小球受累的特点是循环免疫复合物沉积和原位免疫复合物的形成。LN 患者体内会有抗 ds-DNA、SMA、C1q 及其他各种抗原的抗体,但每种抗体在免疫复合物形成中的确切作用仍不清楚。一般情况下,系膜和内皮下的免疫复合物是由循环免疫复合物沉积所致,而上皮下免疫复合物往往由原位免疫复合物形成。免疫复合物在肾小球内的沉积部位与复合物大小、所带电荷、亲和力、系膜细胞清除能力及局部血流动力学有关。免疫复合物在肾小球内沉积可激活补体并导致补体介导的损伤、使促凝血因子活化、白细胞浸润并释放蛋白水解酶，并可激活与细胞增殖和基质形成有关的一系列细胞因子。有抗磷脂抗体（anti-phospholipid antibody，APA）的 LN 患者，肾小球内高压和凝血级联反应的活化也导致肾小球损伤。LN 的其他肾脏损伤还包括程度不等的血管病变，从血管壁免疫复合物沉积到罕见的坏死性血管炎损害。LN 还常见有肾小管间质病变。

## 二、临床表现

### (一)肾脏临床表现

30％～50％SLE 患者确诊时有肾脏受累，常出现程度不同的蛋白尿、镜下血尿、白细胞尿、管型尿、水肿、高血压及肾功能不全等。临床可表现急性肾炎综合征、慢性肾炎综合征、肾病综合征、急进性肾炎以及镜下血尿和/或蛋白尿，少数表现为间质性肾炎及肾小管功能障碍、肾小管酸中毒（RTA）等。

1.蛋白尿

几乎所有的 LN 患者都会出现程度不等的蛋白尿，常伴有不同程度的水肿。

2.血尿

出现率可达 80％，以镜下血尿为主，罕有肉眼血尿。血尿罕有单独出现，均伴有蛋白尿。

3.肾病综合征

约 50％患者可表现为肾病综合征，多见于肾脏病理表现重者。

4.高血压

20％～50％的患者可出现高血压。肾脏病理表现重者出现高血压的概率大，高血压一般程度不重，罕有表现为恶性高血压者。

5.肾功能不全

约 20％的患者在诊断 LN 时即有肌酐清除率的下降，但表现为急性肾损伤（ARF）者少见。LN 致 ARF 的原因有新月体肾炎、严重的毛细血管腔内微血栓形成、急性间质性肾炎及肾脏大血管的血栓栓塞等。

6.肾小管功能障碍

很多患者常可表现为肾小管功能障碍，如肾小管酸中毒与低钾血症（RTA Ⅰ 型）或高钾血症（RAT Ⅳ 型）。

临床上两种特殊类型的 LN 应引起重视，分别为亚临床型（静息）LN 及隐匿性红斑狼疮。亚临床型指病理检查有 LN 的活动性增生性表现，但临床上没有提示疾病活动的临床症状或尿沉渣变化（但如仔细检查可能会发现微量血尿和红细胞管型，无肾功能损害、抗 dsDNA 及血清补体水平正常。亚临床型 LN 极为罕见，常发生于 SLE 的早期，随 SLE 病程延长，逐渐出现肾脏病的临床表现及实验室异常。

隐匿性红斑狼疮指少数 SLE 患者，以无症状性蛋白尿或肾病综合征为首发症状，在相当长的病程中无 SLE 的特征性表现；ANA 及抗双链 DNA（ds-DNA）抗体往往阴性，往往误诊为原发性肾炎。这些患者在有肾脏病临床表现后数月到数年出现 SLE 肾外表现及自身抗体阳性，肾活检多为膜性 LN，无肾外表现可能与抗 DNA 抗体的低亲和力和低滴度有关。

### (二)肾外临床表现

活动性 SLE 患者常有一些非特异性主诉，如乏力、低热、食欲缺乏及体质量减轻等。其他常见表现包括口腔溃疡、关节痛、非退行性关节炎及各种皮肤损害;包括光过敏,雷诺现象和经典的面部"蝶形红斑"。皮肤网状青斑可能与流产、血小板计数减少和存在 APA 有关。SLE 神经系统受累表现为头痛、肢体瘫痪、精神症状甚至昏迷。SLE 浆膜炎包括胸膜炎或心包炎。SLE 血液系统异常包括贫血、血小板和白细胞计数减少。贫血可能与红细胞生成缺陷、自身免疫性溶血或出血有关;血小板和白细胞计数减少可能是 SLE 所致或者与药物有关。其他器官、系统受累还包括肺动脉高压、Libman-Sacks 心内膜炎和二尖瓣脱垂等,SLE 患者脾和淋巴结肿大也很常见。

## 三、实验室检查

### (一)尿液检查

除蛋白尿外,尿沉渣可见红细胞、白细胞、颗粒及细胞管型。尿白细胞可为单个核细胞或多形核细胞,但尿培养为阴性。

### (二)血液检查

除贫血、血小板及白细胞计数减少外,大部分患者有红细胞沉降率(血沉)增快、C 反应蛋白升高及高 γ 球蛋白血症。血浆清蛋白常降低,部分患者血肌酐水平升高。

### (三)免疫学检查

1.ANA

确诊 LN 必须有血清 ANA 阳性,超过 90% 的未治疗患者 ANA 阳性,但 ANA 的特异性不高(65%),ANA 可见于其他风湿性疾病(如类风湿关节炎、干燥综合征及混合性结缔组织病等)和非风湿性疾病患者。ANA 包括一系列针对细胞核抗原成分的自身抗体,其中抗双链 DNA(ds-DNA)抗体对 SLE 的诊断具有较高的特异性(95%),高滴度的抗 ds-DNA 与疾病的活动性相关。抗 Sm 抗体是诊断 SLE 非常特异的抗体(99%),但敏感性仅为 25%~30%;该抗体的存在与疾病的活动性无关。与抗 ds-DNA 比较,抗 C1q 抗体与活动性 LN 的相关性更好、也可用于判断 LN 的预后。

2.APA

国外报道 30%~50%SLE 患者 APA 阳性,包括抗心磷脂抗体(anti-cardiolipin antibody,aCL)、抗 β2-糖蛋白 I 抗体(aβ2-GP I)及狼疮抗凝物(lupus anticoagulant,LA)等。这些抗体在体外能使磷脂依赖性凝血时间(APTT 及 KCT)延长,但在体内与血栓栓塞并发症有关;APTT 及白陶土凝血时间(KCT)延长不能被正常血浆所纠正。APA 与肾动脉、肾静脉、肾小球毛细血管栓塞、Libman-Sacks 心内膜炎、脑栓塞、血小板计数减少、肺动脉高压及频发流产有关。高凝倾向的原因可能包括血管内皮功能异常、血小板聚集增强、前列环素和其他内皮细胞抗凝因子生产减少和纤溶酶原激活等。

3.补体

未治疗的 SLE 患者约 75% 有低补体血症,血清补体 $C_3$、$C_4$ 水平同时降低或只有 $C_4$ 降低,补体降低水平与疾病活动性呈负相关。

## 四、肾脏病理

LN 肾脏病理表现多样,肾小球、小管间质、肾血管均可累及。循环或原位免疫复合物在肾脏沉积,诱导补体介导的炎症反应,导致肾脏不同程度的损伤;沉积部位不同,临床表现各异。如系膜区沉积,临床多表现为血尿、少量蛋白尿;内皮下沉积可导致血尿、蛋白尿及肾小球滤过率的下降;上皮下沉积和肾病范围、蛋白尿及膜性肾病相关。

**(一)病理分型**

LN 以肾小球病变为最主要的病理改变,目前多采用国际肾脏病学会和肾脏病理学会联合制定的国际标准(ISN/RPS 分型),ISN/RPS 根据光镜(LM)、免疫荧光(IF)和电镜(EM)结果,将 LN 分为 6 型。

LN(尤其是 Ⅳ 型)免疫荧光检查常可见大量 IgG 和 C1q,并且有 IgG、IgA 和 IgM 及早期补体成分如 $C_4$,和 C1q 与 $C_3$ 共同存在。3 种免疫球蛋白及 C1q 和 $C_3$ 的共同沉积被称为"满堂亮"现象,高度提示 LN 诊断,C1q 强阳性也常提示 LN。电镜下免疫沉积物的分布与免疫荧光表现相符合,一些电子致密物呈指纹样,由微管状或纤维样结构组成,直径 $10 \sim 15$ nm。LN 患者肾活检标本中,在内皮细胞扩张的内质网中有时还可见 24 nm 的管网状物。

**(二)肾间质和血管病变**

LN 肾小管间质病变多伴发于较严重的肾小球病变。在增生性 LN 患者,沿着肾小管基膜可见免疫复合物沉积,可见 $CD4^+$ 和 $CD8^+$ 淋巴细胞和单核细胞间质浸润。活动性病变中有细胞在肾小管浸润和肾小管炎表现;慢性非活动性期患者,主要表现为肾间质纤维化。间质性肾炎往往与肾功能不全及高血压有关,有报道沿肾小管基膜免疫复合物沉积与高滴度的抗 ds-DNA 和血清补体水平降低相关。个别情况下,LN 可表现为突出的肾小管间质炎症而肾小球病变很轻,并出现急性肾损伤或肾小管酸中毒。

LN 还可见到一系列血管病变,血管炎很少见。通常情况下,IF 和 EM 下血管壁有免疫复合物沉积;有时在严重增生性 LN 患者可见纤维素样非炎症性血管坏死,或者有血栓性微血管病。血栓性微血管病患者可出现血清 APA 阳性,既往有血栓事件病史,并常与增生性 LN 同时存在。

**(三)临床和病理的相关性**

LN 的临床症状与 ISN 病理类型有关。

(1)Ⅰ 型患者通常没有临床肾脏病表现,尿检及肾功能均正常。

(2)Ⅱ 型患者可能有抗 ds-DNA 升高和补体水平降低,尿沉渣往往阴性,高血压发生率不高,可出现轻度蛋白尿($<2$ g/24 h),肾功能往往正常。Ⅰ 型和 Ⅱ 型患者预后良好,但有微小病变或狼疮足细胞病的患者例外,这些患者可出现肾病综合征。

(3)Ⅲ 型患者临床表现差别较大,活动性 Ⅲ(A)或(A/C)患者常有血尿、高血压、低补体血症和蛋白尿,严重者可出现肾病综合征,1/4 的患者会有血清肌酐水平升高;Ⅲ(C)患者几乎均有高血压和肾功能下降,而无活动性尿沉渣。增生性病变肾小球比例不高的患者对治疗反应良好,肾损害进展缓慢;而受累肾小球数目在 50% 左右,或有坏死性病变及新月体形成的患者,其临床表现及预后与 Ⅳ(A)患者无明显差异。是否重度局灶节段增生性 Ⅲ 型患者比弥漫性增生性 Ⅳ 型患者预后更差,尚存在争议。

(4)Ⅳ(A)型患者临床症状往往较重,常有大量蛋白尿、高血压、活动性尿沉渣,多有肾病综合征和不同程度的肾功能损害。有明显的低补体血症和较高的抗 ds-DNA 水平。多数情况下弥漫增生性 Ⅳ 型患者肾脏预后很差,增生严重者或伴大量新月体形成的患者可发生 ARF。ⅣS 型患者预后是否较 ⅣG 型更差尚有争议。

(5)Ⅴ 型患者表现为蛋白尿和肾病综合征。其中 40% 的患者为非肾病性蛋白尿、20% 的患者尿蛋白可小于 1 g/24 h。少数患者可有活动性尿沉渣,SLE 血清学异常不明显,肾功能往往正常。有些患者在发展为 SLE 前表现为特发性肾病综合征。Ⅴ型患者易出现血栓性并发症,如肾静脉血栓形成和肺栓塞。

（6）Ⅵ型患者常是Ⅲ或Ⅳ型 LN 的终末期阶段,许多患者持续有血尿、蛋白尿,并伴有高血压和肾小球滤过率下降。

### （四）病理分型的转换与预后

病理分型对于估计预后和指导治疗有积极的意义。通常Ⅰ型和Ⅱ型预后较好,部分Ⅲ型,Ⅳ型和Ⅵ型预后较差。LN 的病理类型是可以转换的,一些临床表现近期加重的患者,病理会从一个较良性或增生不明显的类型（Ⅱ型或Ⅴ型）转变为增生活跃的病变类型（Ⅲ型或Ⅳ型）;而活动性Ⅲ型或Ⅳ型患者经过免疫抑制剂治疗,也可以转变为主要为膜性病变的类型（Ⅴ型）。

肾脏病理提示 LN 活动性（可逆性）指数包括:肾小球细胞增生性改变、纤维素样坏死、核碎裂、细胞性新月体、透明栓子、金属环、炎细胞浸润,肾小管间质的炎症等;而肾小球硬化、纤维性新月体,肾小管萎缩和间质纤维化则是 LN 慢性（不可逆性）指数。活动性指数高者,肾损害进展较快,但积极治疗仍可以逆转;慢性指数提示肾脏不可逆的损害程度,药物治疗只能减缓而不能逆转慢性指数的继续升高。研究发现高活动性和慢性指数（活动指数＞7 及慢性指数＞3）的患者预后不良,这些患者有细胞性新月体及间质纤维化。病理标本显示广泛的肾小球硬化或肾间质纤维化提示肾脏预后极差。

## 五、诊断和鉴别诊断

### （一）诊断

SLE 的基础上,有肾脏病变的表现则可诊为 LN。SLE 的诊断多采用美国风湿病学会（ACR）1997 年更新的标准,11 项标准中符合 4 项或以上诊断该病的敏感性和特异性可达 96%。对于一个有典型临床表现和血清学标志物的年轻女性患者,SLE 的诊断容易确定;但 ACR 诊断标准是 SLE 分类标准,是为 SLE 临床研究确保诊断正确性而制定的,临床上有些非典型的或早期狼疮患者并不符合上述标准。由于疾病的表现会随着 SLE 的进展而有所变化,可能需要较长时间的观察才能确定诊断,如膜性 LN 患者早期可能并不符合 4 项确诊标准,这些患者病情进展一段时间后才具备典型的 SLE 的临床表现。

### （二）鉴别诊断

典型的 LN 诊断困难不大,但有些情况下,LN 需与以下疾病相鉴别。

1.与 SLE 相似的多系统受累的疾病

如干燥综合征、原发性抗磷脂抗体综合征、ANA 阳性的纤维肌痛症及血栓性微血管病等,这些疾病可以有肾损害。需注意的是 SLE 可以和一些多系统或器官特异性自身免疫性疾病重叠存在。

2.其他风湿免疫性疾病肾损害

如皮肌炎、系统性硬化症、混合性结缔组织病、小血管炎等均可表现为全身多系统受累及 ANA 阳性,当累及肾脏时应与 LN 鉴别。类风湿关节炎也可伴系膜增生性肾小球肾炎及淀粉样变性肾病。临床上可根据特征性皮损、关节受累特点、特异性的血清学指标（如 ANCA）并行自身抗体检查进行鉴别,有困难时需行肾穿刺活检根据病理鉴别。

3.其他继发性肾小球肾炎

如过敏性紫癜可有紫癜样皮疹、全身症状、关节炎、腹痛和肾小球肾炎,但肾活检免疫荧光主要为 IgA 在系膜区沉积；而多数增生性 LN 肾活检免疫荧光呈"满堂亮"现象。细菌性心内膜炎和冷球蛋白血症累及肾脏可致急进性肾小球肾炎，患者往往有血清补体水平降低，需与 LN 鉴别。

## 六、治疗

LN 的治疗要个体化，因人而异，应根据病理类型、SLE 肾外表现等选择治疗方案。LN 治疗的目的是要达到疾病的缓解，防止复发，避免或延缓不可逆的脏器病理损害，并尽可能减少药物不良反应。目前肾上腺皮质激素（简称激素）和免疫抑制剂仍是治疗 LN 的基本药物。

### （一）Ⅰ型、Ⅱ型患者

不需要针对肾脏的治疗，治疗以控制 SLE 的肾外症状为主。大多数患者远期预后良好，Ⅱ型微小病变肾病综合征和狼疮足细胞病患者与微小病变肾病类似，应予短期大剂量激素治疗。

### （二）活动局灶增生性 LN（ⅢA 和 ⅢA/C）和活动弥漫增生性 LN（ⅣA 和 ⅣA/C）

需采用激素和免疫抑制联合治疗。活动增生性 LN 的治疗分为诱导治疗及维持治疗两个阶段。诱导治疗是针对急性的、危及生命或器官功能的病变，需迅速有效地控制住病情，从而减轻组织的破坏和随后的慢性损伤。患者的病情经过诱导治疗得到缓解后，需转入维持治疗阶段；维持性治疗则需要长期用药，以减少病变复发，延缓终末期肾脏疾病（ESRD）发生。

#### 1.诱导治疗

使用大剂量激素联合其他免疫抑制剂（主要为环磷酰胺或吗替麦考酚酯）。诱导治疗的目标是达到肾炎缓解。完全缓解指蛋白尿小于 0.5 g/d 或尿蛋白肌酐比值小于 0.5，无肾小球性血尿或红细胞管型，肾功能正常或基本稳定；同时血清学标志物会有改善（抗 DNA 抗体水平升高、血清补体水平下降）。诱导治疗的时间应至少 3 个月，可延长至 6 个月甚至更长（取决于疾病严重程度），6 个月无效患者需考虑强化治疗。

（1）口服泼尼松或泼尼松龙[1 mg/(kg·d)或 60 mg/d]，持续 4～6 周，若病情开始缓解可逐渐减少用量；或甲泼尼龙静脉冲击治疗(0.5～1 g/d，1～3 d)，之后口服泼尼松[0.5 mg/(kg·d)]，3～6 个月后，口服剂量逐步减少到约 10 mg/d。

甲泼尼龙静脉冲击治疗指征为狼疮活动致急进性肾炎综合征，病理表现为肾小球活动病变明显，有广泛的细胞性新月体、襻坏死，狼疮脑病，系统性血管炎，严重血小板计数减少，溶血性贫血或粒细胞缺乏，严重心肌损害致心律失常等。一些非对照性试验提示甲泼尼龙静脉冲击疗法比口服足量激素更加有效且毒副反应小。激素的不良反应包括水、钠潴留、易患感染、消化道溃疡、高血压、高脂血症、神经心理障碍、类固醇性糖尿病、向心性肥胖、白内障、青光眼、伤口愈合延迟、儿童生长发育迟缓、骨坏死及骨质疏松等。长期使用激素需逐渐减量，尤其是每天用量小于 15 mg 时，不可骤停药物。

（2）环磷酰胺（CTX）可静脉注射或口服。对于肾功能恶化迅速的弥漫增生性 LN，病理显示广泛的细胞性新月体、襻坏死；推荐应用美国国立卫生研究院（NIH）方案：CTX(0.5～1 g/m²)，每月 1 次，连用 6 个月，然后改为每 3 个月 1 次，直至完全缓解。但该方案不良反应较大，可能出现严重感染、出血性膀胱炎、性腺功能损害、脱发等，这些不良反应限制了 NIH 方案在临床上的应用。为避免大剂量 CTX 的不良反应，对于轻中度增生性 LN 患者，推荐欧洲风湿病协会（ELNT 试验）的方案：CTX(0.5 mg)，每 2 周 1 次，连用 3 个月，然后转为硫唑嘌呤（Aza）维持治疗[2 mg/(kg·d)]。增生性 LN 患者诱导治疗也可口服 CTX[1～1.5 mg/(kg·d)]，最大

1.5 mg/(kg·d)],连用 2～4 个月。

(3)吗替麦考酚酯(MMF):一般 1.5～2 g/d,连用 6～12 个月。最近一项国际多中心、开放性、前瞻性的随机对照临床试验(ALMS)的结果显示,MMF 和静脉用 CTX 在诱导治疗 LN 的疗效方面无差异,在不良事件发生率及病死率方面也基本相当。虽然 MMF 的疗效并不优于 CTX,但是它对 LN 能起到有效的诱导缓解作用。临床上对于不能耐受 CTX 或 CTX 治疗后复发的 LN 患者,MMF 仍可作为有效的替代药物。MMF 的不良反应常见有胃肠道反应,包括恶心、呕吐、腹泻、口腔及肠道溃疡;其次为骨髓抑制(如白细胞计数减少);长期应用导致感染增加尤其是病毒感染(如 CMV 感染)及卡氏肺孢子菌感染(如卡氏肺孢子菌肺炎),须引起警惕。

(4)难治性增生性 LN 的治疗:部分增生性 LN 患者使用激素联合 CTX 或 MMF 诱导治疗仍不能缓解,可考虑应用二线或三线药物,包括利妥昔单抗、静脉注射用人免疫球蛋白及他克莫司等。①利妥昔单抗是一种嵌合鼠/人的单克隆抗 CD20 抗体。它可以通过抗体及补体介导的细胞毒作用,诱导细胞凋亡的途径来清除体内异常增生的 B 细胞。每次 1 g 静脉输注 4 h 以上,2 周后可重复给药。一些临床试验结果显示,利妥昔单抗对难治性 LN 患者疗效较好。但是治疗时间、合并用药等需要进一步规范,用于 LN 治疗的长期疗效还有待进一步证实。②静脉注射用人免疫球蛋白可抑制补体介导的损害,调节 T 细胞和 B 细胞功能,下调自身抗体产生。可作为重症 LN 的辅助用药,但目前尚缺乏标准化的用药方案。③他克莫司:免疫抑制机制与环孢素(CsA)相似。他克莫司与胞质内结合蛋白(FKBP12)相结合,抑制钙调神经磷酸酶的活性,阻断钙离子依赖的信号转导通路,抑制 T 细胞活化有关的细胞因子,抑制 T 细胞及 B 细胞的活化和增殖。该药联合激素能控制弥漫增殖性 LN 的病情活动,复发率低。他克莫司推荐起始剂量为 0.1～0.3 mg/(kg·d),每 12 h 空腹服用一次,不良反应与 CsA 相似,其多毛、牙龈增生、高血压、高尿酸血症及肾毒性发生率均小于 CsA;而糖尿病及震颤的发生率高于 CsA。④多靶点治疗:联合应用作用于不同靶点的药物,如激素＋MMF＋他克莫司或 CsA。这种联合用药治疗,可将Ⅴ＋Ⅳ型、Ⅴ＋Ⅲ型及Ⅳ型病变都有效地控制。多靶点疗法虽然应用了多种药物,但每种药物的剂量减小(常用药物剂量的一半),减少了免疫抑制剂的不良反应,初步结果尚满意,长期疗效和安全性有待进一步观察。⑤其他治疗方法:有报道血浆置换用于难治性及迅速进展性 LN 患者的辅助治疗,但尚无临床试验说明血浆置换在患者生存率、肾脏存活率、尿蛋白减少和改善肾小球滤过率方面有显著效果。造血干细胞移植已经成功地用于治疗部分 SLE 患者,显示干细胞移植可能是治疗难治性 LN 的有效手段。此外,还有一些有望治疗 LN 的生物制剂正处于临床研究阶段,如 CTLA4-Ig(阿巴西普)、抗 CD22 单抗(依帕珠单抗)等。

2.维持治疗

一般应用口服激素联合免疫抑制剂,激素在维持治疗中起主要作用。通常使用最低有效量的激素(如泼尼松或泼尼松龙 5～10 mg/d),以减小长期激素治疗的不良反应。免疫抑制剂首选 MMF 或 Aza,其他可选免疫抑制剂包括 CTX、CsA、他克莫司、来氟米特及雷公藤多苷等。维持治疗 MMF 可予 1～1.5 g/d,病情稳定 2 年后可减至 1 g/d 以下;Aza 根据患者个体反应可予 1～2 mg/(kg·d),Aza 不良反应较轻,可长期维持用药;最常见不良反应是骨髓抑制,其他不良反应包括肝功能损害、黄疸、脱发等。目前维持阶段的持续时间尚无定论,多数临床试验的维持时间在 2 年以上。

**(三)膜性 LN(Ⅴ)**

对于存在增生性病变的混合型(Ⅴ＋Ⅲ或Ⅴ＋Ⅳ型)患者,治疗同Ⅲ或Ⅳ型。可用激素联合免疫抑制剂,如 MMF(治疗 6 个月)、CsA[4~6 mg/(d·kg)],治疗 4~6 个月、CTX 或他克莫司等。对于单纯膜性 LN,尚无最佳治疗方案,Ⅴ 型肾病综合征很少自发缓解,可予激素联合 CsA 治疗。CsA 不良反应包括肾毒性、肝脏不良反应、高血压、胃肠道反应、多毛、牙龈增生、高尿酸血症及痛风、骨痛、血糖升高、震颤、高钾血症、低镁、低磷血症、肾小管酸中毒,以及引起肿瘤和感染等。

### (四)LN 的一般治疗

如果没有禁忌证,所有患者应服用羟氯喹 200~400 mg/d,该药可预防 LN 复发,并可减少血管栓塞并发症。其他支持治疗包括应用血管紧张素转换酶抑制剂或血管紧张素 Ⅱ 受体阻滞剂控制高血压及蛋白尿,使用抗骨质疏松药物,预防心血管事件及 SLE 其他并发症。

### (五)LN 终末期肾病及肾移植

多数 LN 致终末期肾病为 Ⅵ 型 LN,表现为肾小球硬化、肾间质纤维化、肾小管萎缩。但也有些迅速进展至肾衰竭的 LN 患者,甚至已经透析治疗,肾脏病理仍可能有活动性病变;这些患者仍需免疫抑制治疗,有些患者治疗效果较好。但注意不能治疗过度,以免出现严重不良反应。

终末期肾病的 LN 患者,如果全身病变稳定,可考虑肾移植。由于移植后机体处于免疫抑制状态,LN 在移植后较少复发(复发率为 3%~30%)。LN 复发引起移植肾失败的病例罕见,大多数复发病例的病理表现与自体肾 LN 病变相同,加大免疫抑制剂用量可控制复发的 LN。

(王桂利)

# 第六节　原发性肾病综合征

## 一、原发性肾病综合征的诊断

### (一)肾病综合征的概念及分类

肾病综合征(nephrotic syndrome,NS)是指各种原因导致的大量蛋白尿(＞3.5 g/d)、低蛋白血症(＜30 g/L)、水肿和/或高脂血症。其中大量蛋白尿和低蛋白血症是诊断的必备条件,具备这两条再加水肿和/或高脂血症 NS 诊断即可成立。

NS 可分为原发性、继发性和遗传性三大类(也有学者将遗传性归入继发性 NS)。继发性 NS 很常见,在我国常由糖尿病肾病、狼疮性肾炎、乙肝病毒相关性肾炎、过敏性紫癜性肾炎、恶性肿瘤相关性肾小球病、肾淀粉样变性和汞等重金属中毒引起。遗传性 NS 并不多见,在婴幼儿主要见于先天性 NS(芬兰型及非芬兰型),此外,少数 Alport 综合征患者也能呈现 NS。

### (二)原发性肾病综合征的诊断及鉴别诊断

原发性 NS 是原发性肾小球疾病的最常见临床表现。符合 NS 诊断标准,并能排除各种病因的继发性 NS 和遗传性疾病所致 NS,方可诊断原发性 NS。

以下要点能帮助原发性与继发性 NS 鉴别。

1.临床表现

应参考患者的年龄、性别及临床表现特点,有针对性地排除继发性 NS。例如,儿童应重点排除乙肝病毒相关性肾炎及过敏性紫癜肾炎所致 NS;老年患者则应着重排除淀粉样变性肾病、糖尿病肾病及恶性肿瘤相关性肾小球病所致 NS;女性尤其青中年患者均需排除狼疮性肾炎;对于使用不合格美白或祛斑美容护肤品病理诊断为肾小球微小病(minimal change disease,MCD)或膜性肾病(membranous nephropathy,MN)的年轻女性 NS 患者,应注意排除汞中毒可能。认真进行系统性疾病的有关检查,而且必要时进行肾穿刺病理活检可资鉴别。

2.病理表现

原发性 NS 的主要病理类型为 MN(常见于中老年患者)、MCD(常见于儿童及部分老年患者)及局灶节段性肾小球硬化(focal segmental glomerular sclerosis,FSGS),另外,某些增生性肾小球肾炎如 IgA 肾病、系膜增生性肾炎、膜增生性肾炎、新月体肾炎等也能呈现 NS 表现。各种继发性肾小球疾病的病理表现,在多数情况下与这些原发性肾小球疾病病理表现不同,再结合临床表现进行分析,鉴别并不困难。

近年,利用免疫病理技术鉴别原发性(或称特发性)MN 与继发性 MN(在我国常见于狼疮性 MN、乙肝病毒相关性 MN、恶性肿瘤相关性 MN 及汞中毒相关性 MN 等)已有较大进展。现在认为,原发性 MN 是自身免疫性疾病,其中抗足细胞表面的磷脂酶 $A_2$ 受体(phospholipase $A_2$ rreceptor,$PLA_2R$)抗体是重要的自身抗体之一,它主要以 $IgG_4$ 形式存在,但是外源性抗原及非肾自身抗原诱发机体免疫反应导致的继发性 MN 却并非如此。基于上述认识,现在已用抗 IgG 亚类(包括 $IgG_1$、$IgG_2$、$IgG_3$ 和 $IgG_4$)抗体及抗 $PLA_2R$ 抗体对肾组织进行免疫荧光或免疫组化检查,来帮助鉴别原、继发性 MN。

国内外研究显示,原发性 MN 患者肾小球毛细血管壁上沉积的 IgG 亚类主要是 $IgG_4$,并常伴 $PLA_2R$ 沉积;而狼疮性 MN 及乙肝病毒相关性 MN 肾小球毛细血管壁上沉积的 IgG 主要是 $IgG_1$、$IgG_2$ 或 $IgG_3$,且不伴 $PLA_2R$ 沉积;恶性肿瘤相关性 MN 及汞中毒相关性 MN 毛细血管壁上沉积的 IgG 亚类也非 $IgG_4$ 为主,有无 $PLA_2R$ 沉积目前尚无研究报道。不过,并非所有检测结果都绝对如此,文献报道原发性 MN 患者肾小球毛细血管壁上以 $IgG_4$ 亚类沉积为主者占 81%～100%,有 $PLA_2R$ 沉积者占 69%～96%,所以仍有部分原发性 MN 患者可呈阴性结果,另外阳性结果也与继发性 MN 存在一定交叉。为此 IgG 亚类及 $PLA_2R$ 的免疫病理检查结果仍然需要再进行综合分析,才能最后判断它在鉴别原、继发 MN 上的意义。

3.实验室检查

近年来,研究还发现一些原发性肾小球疾病病理类型的血清标志物,它们在一定程度上对鉴别原发性与继发性 NS 也有帮助。

(1)血清 $PLA_2R$ 抗体:美国 Beck 等研究显示 70% 的原发性 MN 患者血清中含有抗 $PLA_2R$ 抗体,而狼疮性肾炎、乙肝病毒相关性肾炎等继发性 MN 患者血清无此抗体,显示此抗体对于原发性 MN 具有较高的特异性。此后欧洲及中国的研究显示,原发性 MN 患者血清 $PLA_2R$ 抗体滴度还与病情活动度相关,病情缓解后抗体滴度降低或消失,复发时滴度再升高。不过,在原发性 MN 患者中,此血清抗体的阳性率为 57%～82%,所以阴性结果仍不能除外原发性 MN。

(2)可溶性尿激酶受体(suPAR):Wei 等检测了 78 例原发性 FSGS、25 例 MCD、16 例 MN、7 例先兆子痫和 22 例正常人血清中 suPAR 的浓度,结果发现原发性 FSGS 患者血清 suPAR 浓度明显高于正常对照和其他肾小球疾病的患者,提示 suPAR 可能是原发性 FSGS 的血清学标志物。Huang 等的研究基本支持 Wei 的看法,同时发现随着 FSGS 病情缓解,血清 suPAR 水平也明显降低,但是他们的研究结果并不认为此检查能鉴别原发性及继发性 FSGS。为此,今后还需要更多的研究来进一步验证。就目前已发表的资料看,约 2/3 的原发性 FSGS 患者血清 suPAR

抗体阳性,但是其检测结果与其他肾小球疾病仍有一定重叠,这些在分析试验结果时应该注意。

## 二、原发性肾病综合征的治疗

### (一)治疗原则

原发性 NS 的治疗原则主要有以下内容。

1.主要治疗

原发性 NS 的主要治疗药物是糖皮质激素(以下简称激素)和/或免疫抑制剂,但是具体应用时一定要有区别地个体化地制订治疗方案。原发性 NS 的不同病理类型在药物治疗反应、肾损害进展速度及 NS 缓解后的复发上都存在很大差别,所以,首先应根据病理类型及病变程度来有区别地实施治疗;另外,还需要参考患者年龄、体质量、有无激素及免疫抑制剂使用禁忌证、是否有生育需求、个人意愿采取不同的用药。有区别地个体化地制订激素和/或免疫抑制剂的治疗方案,是现代原发性 NS 治疗的重要原则。

2.对症治疗

水肿(重时伴腹水及胸腔积液)是 NS 患者的常见症状,利尿治疗是主要的对症治疗手段。利尿要适度,以每天体质量下降0.5~1.0 kg为妥。如果利尿过猛可导致电解质紊乱、血栓栓塞及肾前性急性肾损害(acute kidney injury,AKI)。

3.防治并发症

加强对感染、血栓栓塞、蛋白质缺乏、脂代谢紊乱及 AKI 等并发症的预防与治疗。

4.保护肾功能

要努力防治疾病本身及治疗措施不当导致的肾功能恶化。

### (二)具体治疗药物及措施

1.免疫抑制治疗

(1)糖皮质激素:对免疫反应多个环节都有抑制作用。①能抑制巨噬细胞对抗原的吞噬和处理。②抑制淋巴细胞 DNA 合成和有丝分裂,破坏淋巴细胞,使外周淋巴细胞数量减少。③抑制辅助性 T 细胞和B 细胞,使抗体生成减少。④抑制细胞因子如 IL-2 等生成,减轻效应期的免疫性炎症反应等。

激素于 20 世纪 50 年代初开始应用于原发性 NS 治疗,至今仍是最常用的免疫抑制治疗药物。我国在原发性 NS 治疗中激素的使用原则是:①起始足量,常用药物为泼尼松(或泼尼松龙)每天 1 mg/kg(最高剂量 60 mg/d),早晨顿服,口服 8~12 周,必要时可延长至 16 周(主要适用于 FSGS 患者)。②缓慢减药,足量治疗后每 2~3 周减原用量的 10% 左右,当减至 20 mg/d 左右 NS 易反复,应更缓慢减量。③长期维持,最后以最小有效剂量(10 mg/d 左右)再维持半年或更长时间,以后再缓慢减量至停药。这种缓慢减药和维持治疗方法可以巩固疗效、减少 NS 复发,更值得注意的是这种缓慢减药方法是预防肾上腺皮质功能不全或危象的较为有效方法。激素是治疗原发性 NS 的"王牌",但是不良反应也很多包括感染、消化道出血及溃疡穿孔、高血压、水和钠潴留、升高血糖、降低血钾、股骨头坏死、骨质疏松、精神兴奋,库欣综合征及肾上腺皮质功能不全等,使用时应密切监测。

(2)环磷酰胺:此药是烷化剂类免疫抑制剂。破坏 DNA 的结构和功能,抑制细胞分裂和增殖,对 T 细胞和B 细胞均有细胞毒性作用,由于B 细胞生长周期长,故对B 细胞影响大。环磷酰胺是临床上治疗原发性 NS 最常用的细胞毒类药物,可以口服使用,也可以静脉注射使用,由于口服与静脉治疗疗效相似,因此治疗原发性 NS 最常使用的方法是口服。具体用法为,每天 2 mg/kg(常用 100 mg/d),分 2～3 次服用,总量6～12 g。用药时需注意适当多饮水及避免睡前服药,并应对药物的各种不良反应进行监测及处理。常见的药物不良反应有骨髓抑制、出血性膀胱炎、肝损伤、胃肠道反应、脱发与性腺抑制(可能造成不育)。

(3)环孢素 A:由真菌代谢产物提取得到的 11 个氨基酸组成环状多肽,可以人工合成。能选择性抑制 T 辅助细胞及 T 细胞毒效应细胞,选择性抑制 T 辅助性细胞合成 IL-2,从而发挥免疫抑制作用。不影响骨髓的正常造血功能,对 B 细胞、粒细胞及巨噬细胞影响小。已作为膜性肾病的一线用药,以及难治性 MCD 和 FSGS 的二线用药。常用量为每天 3～5 mg/kg,分两次空腹口服,服药期间需监测药物谷浓度并维持在 100～200 ng/mL。近年来,有研究显示用小剂量环孢素 A(每天 1～2 mg/kg)治疗同样有效。该药起效较快,在服药 1 个月后可见到病情缓解趋势,3～6 个月后可以缓慢减量,总疗程为 1～2 年,对于某些难治性并对环孢素 A 依赖的病例,可采用小剂量每天 1～1.5 mg/kg 维持相当长时间(数年)。若治疗 6 个月仍未见效果,再继续应用患者获得缓解机会不大,建议停用。当环孢素 A 与激素联合应用时,激素起始剂量常减半如泼尼松或泼尼松龙每天 0.5 mg/kg。环孢素 A 的常见不良反应包括急性及慢性肾损害、肝毒性、高血压、高尿酸血症、多毛及牙龈增生等,其中造成肾损害的原因较多(如肾前性因素所致 AKI、慢性肾间质纤维化所致慢性肾功能不全等),且有时此损害发生比较隐匿需值得关注。当血肌酐(SCr)较基础值增长超过 30%,不管是否已超过正常值,都应减少原药量的 25%～50% 或停药。

(4)他克莫司:又称 FK-506,与红霉素的结构相似,为大环内脂类药物。其对免疫系统作用与环孢素 A 相似,两者同为钙调神经磷酸酶抑制剂,但其免疫抑制作用强,属高效新型免疫抑制剂。主要抑制 IL-2、IL-3 和干扰素 γ 等淋巴因子的活化和 IL-2 受体的表达,对 B 细胞和巨噬细胞影响较小。主要不良反应是糖尿病、肾损害、肝损害、高钾血症、腹泻和手颤。腹泻可以致使本药血药浓度升高,又可以是其一种不良反应,需要引起临床医师关注。该药物费用昂贵,是治疗原发性 NS 的二线用药。常用量为每天 0.05～0.1 mg/kg,分两次空腹服用。服药物期间需监测药物谷浓度并维持在 5～10 ng/mL,治疗疗程与环孢素 A 相似。

(5)吗替麦考酚酯:在体内代谢为吗替麦考酚酸,后者为次黄嘌呤单核苷酸脱氢酶抑制剂,抑制鸟嘌呤核苷酸的从头合成途径,选择性抑制 T、B 淋巴细胞,通过抑制免疫反应而发挥治疗作用。诱导期常用量为 1.5～2.0 g/d,分 2 次空腹服用,共用 3～6 个月,维持期常用量为 0.5～1.0 g/d,维持 6～12 个月。该药对部分难治性 NS 有效,但缺乏随机对照试验(RCT)的研究证据。该药物价格昂贵,由于缺乏 RCT 证据,现不作为原发性 NS 的一线药物,仅适用于一线药物无效的难治性病例。主要不良反应是胃肠道反应(腹胀、腹泻)、感染、骨髓抑制(白细胞减少及贫血)及肝损害。特别值得注意的是,在免疫功能低下患者应用吗替麦考酚酯,可出现卡氏肺孢子虫肺炎、腺病毒或巨细胞病毒等严重感染,甚至威胁生命。

(6)来氟米特:一种有效的治疗类风湿关节炎的免疫抑制剂,在国内其适应证还扩大到治疗系统性红斑狼疮。此药通过抑制二氢乳清酸脱氢酶活性,阻断嘧啶核苷酸的生物合成,从而达到抑制淋巴细胞增殖的目的。国外尚无使用来氟米特治疗原发性 NS 的报道,国内小样本针对 IgA 肾病合并 NS 的临床观察显示,激素联合来氟米特的疗效与激素联合吗替麦考酚酯的疗效相似,但是,后者本身在 IgA 肾病治疗中的作用就不肯定,因此,这个研究结果不值得推荐。新近一项使用来氟米特治疗16 例难治性成人 MCD 的研究显示,来氟米特对这部分患者有效,并可以减少激素剂量。由于缺乏 RCT 研究证据,指南并不推荐用来氟米特治疗原发性 NS。治疗类风湿关节炎等病的剂量为 $10\sim20$ mg/d,共用6个月,以后缓慢减量,总疗程为 $1\sim1.5$ 年。主要不良反应为肝损害、感染和过敏,国外尚有肺间质纤维化的报道。

2.利尿消肿治疗

如果患者存在有效循环血容量不足,则应在适当扩容治疗后再予利尿剂治疗;如果没有有效循环血容量不足,则可直接应用利尿剂。

(1)利尿剂治疗:轻度水肿者可用噻嗪类利尿剂联合保钾利尿剂口服治疗,中、重度水肿伴或不伴体腔积液者,应选用襻利尿剂静脉给药治疗(此时肠道黏膜水肿,会影响口服药吸收)。襻利尿剂宜先从静脉输液小壶滴入一个负荷量(如呋塞米 $20\sim40$ mg,使髓襻的药物浓度迅速达到利尿阈值),然后再持续泵注维持量(如呋塞米 $5\sim10$ mg/h,以维持髓襻的药物浓度始终在利尿阈值上),如此才能获得最佳利尿效果。每天呋塞米的使用总量不超过 200 mg。"弹丸"式给药间期髓襻药物浓度常达不到利尿阈值,此时会出现"利尿后钠潴留"(髓襻对钠重吸收增强,出现"反跳"),致使襻利尿剂的疗效变差。另外,现在还提倡襻利尿剂与作用于远端肾小管及集合管的口服利尿药(前者如氢氯噻嗪,后者如螺内酯及阿米洛利)联合治疗,因为应用襻利尿剂后,远端肾单位对钠的重吸收会代偿增强,使襻利尿剂利尿效果减弱,并用远端肾单位利尿剂即能克服这一缺点。

(2)扩容治疗:对于合并有效血容量不足的患者,可静脉输注胶体液提高血浆胶体渗透压扩容,从而改善肾脏血流灌注,提高利尿剂疗效。临床常静脉输注血浆代用品右旋糖酐来进行扩容治疗,应用时需注意:①用含糖而不用含钠的制剂,以免氯化钠影响利尿疗效。②应用分子量为 $20\sim40$ kDa 的制剂(即右旋糖酐-40),以获得扩容及渗透性利尿双重疗效。③用药不宜过频,剂量不宜过大。一般而言,可以一周输注 2 次,每次输注 250 mL,短期应用,而且如无利尿效果就应及时停药。盲目过大量、过频繁地用药可能造成肾损害(病理显示近端肾小管严重空泡变性呈"肠管样",化验血清肌酐增高,原来激素治疗敏感者变成激素抵抗,出现利尿剂抵抗)。④当尿量少于 400 mL/d 时禁用,此时药物易滞留并堵塞肾小管,诱发急性肾损伤。由于人血制剂(血浆及清蛋白)来之不易,而且难以完全避免变态反应及血源性感染,因此在一般情况下不提倡用人血制剂来扩容利尿。只有当患者尿量少于 400 mL/d,又必须进行扩容治疗时,才选用血浆或清蛋白。

(3)利尿治疗疗效不好的原因:①有效血容量不足的患者,没有事先静脉输注胶体液扩容,肾脏处于缺血状态,对襻利尿剂反应差;而另一方面滥用胶体液包括血浆制品及血浆代用品导致严重肾小管损伤(即前述的肾小管呈"肠管样"严重空泡变性)时,肾小管对襻利尿剂可完全失去反应,常需数月时间,待肾小管上皮细胞再生并功能恢复正常后,才能重新获得利尿效果。②呋塞米的血浆蛋白(主要为清蛋白)结合率高达 $91\%\sim97\%$。低清蛋白血症可使其血中游离态浓度升高,肝脏对其降解加速;另外,结合态的呋塞米又能随清蛋白从尿排出体外。因此,低清蛋白血症可使呋塞米的有效血浓度降低及作用时间缩短,故而利尿效果下降。③襻利尿剂没有按前述要求规范用药,尤其值得注意的是:中重度 NS 患者仍旧口服给药,肠黏膜水肿致使药物吸收差;间断静脉"弹丸"式给药,造成给药间期"利尿后钠潴留";不配合服用作用于远端肾单位的利尿药,削弱了襻利尿剂疗效。④NS 患者必须严格限盐(摄取食盐 $2\sim3$ g/d),而医师及患者忽视限盐的现象在临床十分普遍,不严格限盐上述药物的利尿效果会显著减弱。临床上,对于少数利尿效果极差的难治性重度水肿患者,可采用血液净化技术进行超滤脱水治疗。

3.血管紧张素Ⅱ受体阻滞剂治疗

大量蛋白尿是 NS 的最核心问题，由它引发 NS 的其他临床表现(低蛋白血症、高脂血症、水肿和体腔积液)和各种并发症。此外，持续性大量蛋白尿本身可导致肾小球高滤过，增加肾小管蛋白重吸收，加速肾小球硬化，加重肾小管损伤及肾间质纤维化，影响疾病预后。因此减少尿蛋白在 NS 治疗中十分重要。

近年来，常用血管紧张素转换酶抑制剂(ACEI)或血管紧张素Ⅱ受体阻滞剂(ARB)作为 NS 患者减少尿蛋白的辅助治疗。研究证实，ACEI 或 ARB 除具有降压作用外，还有确切的减少尿蛋白排泄(可减少 30%~50%)和延缓肾损害进展的肾脏保护作用。其独立于降压的肾脏保护作用机制包括：①对肾小球血流动力学的调节作用。此类药物既扩张入球小动脉，又扩张出球小动脉，但是后一作用强于前一作用，故能使肾小球内高压、高灌注和高滤过降低，从而减少尿蛋白排泄，保护肾脏。②非血流动力学的肾脏保护效应。此类药能改善肾小球滤过膜选择通透性，改善足细胞功能，减少细胞外基质蓄积，故能减少尿蛋白排泄，延缓肾小球硬化及肾间质纤维化。因此，具有高血压或无高血压的原发性 NS 患者均宜用 ACEI 或 ARB 治疗，前者能获得降血压及降压依赖性肾脏保护作用，而后者可以获得非降压依赖性肾脏保护效应。

应用 ACEI 或 ARB 应注意如下事项：①NS 患者在循环容量不足(包括利尿、脱水造成的血容量不足，及肾病综合征本身导致的有效血容量不足)情况下，应避免应用或慎用这类药物，以免诱发 AKI。②肾功能不全和/或尿量较少的患者服用这类药物，尤其与保钾利尿剂(螺内酯等)联合使用时，要监测血钾浓度，谨防高钾血症发生。③对激素及免疫抑制剂治疗敏感的患者，如 MCD 患者，蛋白尿能很快消失，无必要也不建议服用这类药物。④不推荐 ACEI 和 ARB 联合使用。

**(三)不同病理类型的治疗方案**

1.膜性肾病

应争取将 NS 治疗缓解或者部分缓解，无法达到时，则以减轻症状、减少尿蛋白排泄、延缓肾损害进展及防治并发症作为治疗重点。MN 患者尤应注意防治血栓栓塞并发症。

本病不提倡单独使用激素治疗；推荐使用足量激素(如泼尼松或泼尼松龙始量每天 1 mg/kg)联合细胞毒类药物(环磷酰胺)治疗，或较小剂量激素(如泼尼松或泼尼松龙始量每天 0.5 mg/kg)联合环孢素 A 或他克莫司治疗；激素相对禁忌或不能耐受者，也可以单独使用环孢素 A 或他克莫司治疗。对于使用激素联合环磷酰胺治疗无效的病例可以换用激素联合环孢素 A 或他克莫司治疗，反之亦然；对于治疗缓解后复发病例，可以重新使用原方案治疗。

2012 年 KDIGO 制定的《肾小球肾炎临床实践指南》，推荐 MN 所致 NS 患者应用激素及免疫抑制剂治疗的适应证如下：①尿蛋白持续超过 4 g/d，或是较基线上升超过 50%，经抗高血压和抗蛋白尿治疗 6 个月未见下降(1B 级证据)。②出现严重的、致残的，或威胁生命的 NS 相关症状(1C 级证据)。③诊断 MN 后的 6~12 个月内 SCr 上升≥30%，能除外其他原因引起的肾功能恶化(2C 级证据)。而出现以下情况建议不用激素及免疫抑制剂治疗：①SCr 持续＞3.5 mg/dL(＞309 μmol/L)或估算肾小球滤过率(eGFR)＜30 mL/(min·1.73 m²)。②超声检查肾脏体积明显缩小(如长径＜8 cm)。③合并严重的或潜在致命的感染。上述意见可供国人参考。

2.微小病变肾病

应力争将 NS 治疗缓解。本病所致 NS 对激素治疗十分敏感，治疗后 NS 常能完全缓解，但是缓解后 NS 较易复发,而且多次复发即可能转型为 FSGS,这必须注意。

初治病例推荐单独使用激素治疗;对于多次复发或激素依赖的病例,可选用激素与环磷酰胺联合治疗;担心环磷酰胺影响生育者或者经激素联合环磷酰胺治疗后无效或仍然复发者,可选用较小剂量激素(如泼尼松或泼尼松龙始量每天 0.5 mg/kg)与环孢素 A 或他克莫司联合治疗,或单独使用环孢素 A 或他克莫司治疗;对于环磷酰胺、环孢素 A 或他克莫司等都无效或不能耐受的病例,可改用吗替麦考酚酯治疗。对于激素抵抗型患者需重复肾活检,以排除 FSGS。

3.局灶节段性肾小球硬化

应争取将 NS 治疗缓解或部分缓解,但是无法获得上述疗效时,则应改变目标将减轻症状、减少尿蛋白排泄、延缓肾损害进展及防治并发症作为治疗重点。既往认为本病治疗效果差,但是,近年来的系列研究显示约有 50% 患者应用激素治疗仍然有效,但显效较慢。其中,顶端型 FSGS 的疗效与 MCD 相似。

目前,推荐使用足量激素治疗,如果 NS 未缓解,可持续足量服用 4 个月,完全缓解后逐渐减量至维持剂量,再服用 0.5~1 年;对于激素抵抗或激素依赖病例可以选用较小剂量激素(如泼尼松或泼尼松龙始量每天 0.5 mg/kg)与环孢素 A 或他克莫司联合治疗,有效病例环孢素 A 可在减量至每天 1~1.5 mg/kg 后,维持服用 1~2 年。激素相对禁忌或不能耐受者,也可以单独使用环孢素 A 或他克莫司治疗。不过对 SCr 升高及有较明显肾间质的患者,使用环孢素 A 或他克莫司要谨慎。应用细胞毒药物(如环磷酰胺)、吗替麦考酚酯治疗本病目前缺乏循证医学证据。

4.系膜增生性肾炎

非 IgA 肾病的系膜增生性肾炎在西方国家较少见,而我国病例远较西方国家多。本病所致 NS 的治疗方案,要据肾小球的系膜病变程度,尤其是系膜基质增多程度来决定。轻度系膜增生性肾炎所致 NS 的治疗目标及方案与 MCD 相同,且疗效及转归与 MCD 也十分相似;而重度系膜增生性肾炎所致 NS 可参考原发性 FSGS 的治疗方案治疗。

5.膜增生性肾炎

原发性膜增生性肾炎较少见,疗效很差。目前并无循证医学证据基础上的有效治疗方案可被推荐,临床上可以试用激素加环磷酰胺治疗,无效者还可试用较小量糖皮质激素加吗替麦考酚酯治疗。如果治疗无效,则应停用上述治疗。

6.IgA 肾病

约 1/4 IgA 肾病患者可出现大量蛋白尿(>3.5 g/d),而他们中仅约一半患者呈现 NS。现在认为,部分呈现 NS 的 IgA 肾病实际为 IgA 肾病与 MCD 的重叠(免疫荧光表现符合 IgA 肾病,而光镜及电镜表现支持 MCD),这部分患者可参照 MCD 的治疗方案进行治疗,而且疗效及转归也与 MCD 十分相似;而另一部分患者是 IgA 肾病本身导致 NS(免疫荧光表现符合 IgA 肾病,光镜及电镜表现为增生性肾小球肾炎或 FSGS),这部分患者似可参照相应的增生性肾小球肾炎及 FSGS 的治疗方案进行治疗。

**(四)难治性肾病综合征的治疗**

1.难治性肾病综合征的概念

目前,尚无难治性 NS 一致公认的定义。一般认为,难治性 NS 包括激素抵抗性、激素依赖性及频繁复发性的原发性 NS。激素抵抗性 NS 系指用激素规范化治疗 8 周(FSGS 病例需 16 周)仍无效者;激素依赖性 NS 系指激素治疗缓解病例,在激素撤减过程中或停药后 14 d 内 NS 复发者;频繁复发性 NS 系指经治疗缓解后半年内复发≥2 次,或 1 年内复发≥3 次者。难治性肾病综合征的患者由于病程较长,病情往往比较复杂,临床治疗上十分棘手。

2.难治性肾病综合征的常见原因

遇见难治性 NS 时,应仔细寻找原因。可能存在以下原因。

(1)诊断错误:误将一些继发性肾病(如淀粉样变性肾病等)和特殊的原发性肾病(如脂蛋白肾病、纤维样肾小球病等)当成了普通原发性肾小球疾病应用激素治疗,当然不能取得满意疗效。

(2)激素治疗不规范。包括:①重症 NS 患者仍然口服激素治疗,由于肠黏膜水肿药物吸收差,激素血浓度低影响疗效。②未遵守"足量、慢减、长期维持"的用药原则,如始量不足、"阶梯式"加量或减药及停药过早过快,都会降低激素疗效。③忽视药物间相互作用,如卡马西平和利福平等药能使泼尼松龙的体内排泄速度增快,血药浓度降低过快,影响激素治疗效果。

(3)静脉输注胶体液不当:前文已叙,过频输注血浆制品或血浆代用品导致肾小管严重损伤(肾小管呈"肠管样"严重空泡变性)时,患者不但对利尿剂完全失去反应,而且原本激素敏感的病例(如 MCD)也可能变成激素抵抗。

(4)肾脏病理的影响:激素抵抗性 NS 常见于膜增生性肾炎及部分 FSGS 和 MN;频繁复发性 NS 常见于 MCD 及轻度系膜增生性肾炎(包括 IgA 肾病及非 IgA 肾病),而它们多次复发后也容易变成激素依赖性 NS,甚至转换成 FSGS 变为激素抵抗。

(5)并发症的影响:NS 患者存在感染、肾静脉血栓、蛋白营养不良等并发症时,激素疗效均会降低。年轻患者服激素后常起痤疮,痤疮上的"脓头"就能显著影响激素疗效,需要注意。

(6)遗传因素:近十余年研究发现,5%～20%的激素抵抗性 NS 患者的肾小球足细胞存在某些基因突变,它们包括导致 nephrin 异常的 *NPHS1* 基因突变、导致 podocin 异常的 *NPHS2* 基因突变、导致 CD2 相关蛋白异常的 *CD2AP* 基因突变、导致细胞骨架蛋白 α-辅肌动蛋白 4(α-actinin 4)异常的 *ACTIN4* 基因突变,以及导致 *WT-1* 蛋白异常的 *WT-1* 基因突变等。

3.难治性肾病综合征的治疗对策

难治性 NS 的病因比较复杂,有的病因如基因突变难以克服,但多数病因仍有可能改变,从而改善 NS 难治状态。对难治性 NS 的治疗重点在于明确肾病诊断,寻找可逆因素,合理规范用药。现将相应的治疗措施分述如下。

(1)明确肾病诊断。临床上常见的误诊原因为:①未做肾穿刺病理检查。②进行了肾穿刺活检,但是肾组织未做电镜检查(如纤维样肾小球病等将漏诊)及必要的特殊组化染色(如刚果红染色诊断淀粉样变病)和免疫组化染色检查(如载脂蛋白 ApoE 抗体染色诊断脂蛋白肾病)。③病理医师与临床医师沟通不够,没有常规进行临床-病理讨论。所以,凡遇难治性 NS,都应仔细核查有无病理诊断不当或错误的可能,必要时应重复肾活检,进行全面的病理检查及临床-病理讨论,以最终明确疾病诊断。

(2)寻找及纠正可逆因素。某些导致 NS 难治的因素是可逆的,积极寻找及纠正这些可逆因素,就可能改变"难治"状态。它们包括:①规范化应用激素和免疫抑制剂,对于激素使用不当的 MCD 患者,在调整激素用量和/或改变给药途径后,就能使部分激素"抵抗"患者变为激素有效。MN 应避免单用激素治疗,从开始就应激素联合环磷酰胺或环孢素 A 治疗;多次复发的 MCD 也应激素联合环磷酰胺或环孢素 A 治疗。总之,治疗规范化极重要。②合理输注胶体液,应正确应用血浆代用品或血浆制剂扩容,避免滥用导致严重肾小管损伤,而一旦发生就应及时停用胶体液,等待受损肾小管恢复(常需数月),只有肾小管恢复正常后激素才能重新起效。③纠正 NS 并发症,前文已述,感染、肾静脉血栓、蛋白营养不良等并发症都可能影响激素疗效,应尽力纠正。

（3）治疗无效病例的处置：尽管已采取上述各种措施，仍然有部分难治性 NS 患者病情不能缓解，尤其是肾脏病理类型差（如膜增生性肾炎和部分 MN 及 FSGS）和存在某些基因突变者。这些患者应该停止激素及免疫抑制剂治疗，而采取 ACEI 或 ARB 治疗及中药治疗，以期减少尿蛋白排泄及延缓肾损害进展。大量蛋白尿本身就是肾病进展的危险因素，因此，对这些患者而言，能适量减少尿蛋白就是成功，就可能对延缓肾损害进展有利。而盲目地继续应用激素及免疫抑制剂，不但不能获得疗效，反而可能诱发严重感染等并发症，危及生命。

**（五）对现有治疗的评价及展望**

综上所述，实施有区别的个体化治疗是治疗原发性 NS 的重要原则及灵魂所在。首先应根据 NS 患者的病理类型及病变程度，其次要考虑患者年龄、体质量、有无用药禁忌证、有无生育需求及个人用药意愿，来有区别地个体化地制订治疗方案。现在国内肾穿刺病理检查已逐渐推广，这就为实施有区别的个体化的治疗，提高治疗效果奠定了良好基础。

激素及免疫抑制剂用于原发性 NS 治疗已经 60 余年，积累了丰富经验。新的药物及制剂不断涌现，尤其环磷酰胺、环孢素 A、他克莫司、吗替麦考酚酯等免疫抑制剂的先后问世，也为有区别地进行个体化治疗提供了更多有效手段。

尽管原发性 NS 的治疗取得了很大进展，但是，治疗药物至今仍主要局限于激素及某些免疫抑制剂。用这样的治疗措施，不少病理类型和病变程度较重的患者仍不能获得良好的治疗效果，一些治疗有效的患者也不能克服停药后的疾病复发，而且激素及免疫抑制剂都有着各种不良反应，有些不良反应甚至可以致残或导致死亡。所以开发新的治疗措施及药物，提高治疗疗效，减少治疗不良反应仍是亟待进行的工作，且任重而道远。

继续深入研究阐明不同类型肾小球疾病的发病机制，进而针对机制的不同环节寻求相应干预措施，是开发新药的重要途径。例如，近年已发现肾小球足细胞上的 $PLA_2R$ 能参与特发性 MN 发病，而 suPAR 作为血清中的一种通透因子也能参与 FSGS 致病，如果今后针对它们能够发掘出有效的干预方法及治疗药物，即可能显著提高这些疾病的治疗疗效。最近已有使用利妥昔单抗（抗 CD20 分子的单克隆抗体）治疗特发性 MN 成功的报道，经过利妥昔单抗治疗后，患者血清抗 $PLA_2R$ 抗体消失，MN 获得缓解，而且不良反应少。

治疗措施和药物的疗效及安全性需要高质量的临床 RCT 试验进行验证。但是在治疗原发性 NS 上我国的 RCT 试验很少，所以我国肾病学界应该联手改变这一状态，以自己国家的多中心 RCT 试验资料，来指导医疗实践。

## 三、原发性肾病综合征的常见并发症

原发性 NS 的常见并发症包括感染、血栓和栓塞、急性肾损伤、高脂血症及蛋白质代谢紊乱等。所有这些并发症的发生都与 NS 的核心病变——大量蛋白尿和低清蛋白血症具有内在联系。由于这些并发症常使患者的病情复杂化，影响治疗效果，甚至危及生命，因此，对它们的诊断及防治也是原发性 NS 治疗中非常重要的一部分。

**（一）感染**

感染是原发性 NS 的常见并发症，也是导致患者死亡的重要原因之一。随着医学的进展，现在感染导致患者死亡已显著减少，但在临床实践中它仍是我们需要警惕和面对的重要问题。特别是对应用激素及免疫抑制剂治疗的患者，感染常会影响治疗效果和整体预后，处理不好仍会危及生命。

原发性 NS 患者感染的发生主要与以下因素有关：①大量蛋白尿导致免疫球蛋白及部分补体成分从尿液丢失，如出现非选择性蛋白尿时大量 IgG 及补体 B 因子丢失，导致患者免疫功能受损。②使用激素和/或免疫抑制剂治疗导致患者免疫功能低下。③长期大量蛋白尿导致机体营养不良，抵抗力降低。④严重皮下水肿乃至破溃，细菌容易侵入引起局部软组织感染；大量腹水容易发生自发性腹膜炎。它们严重时都能诱发败血症。

常见的感染为呼吸道感染、皮肤感染、肠道感染、泌尿系统感染和自发性腹膜炎，病原微生物有细菌（包括结核菌）、真菌、病毒、支原体和卡氏肺孢子虫等。

有关预测原发性 NS 患者发生感染的临床研究还很缺乏。一项儿科临床观察显示，若患儿血浆清蛋白$<15$ g/L，其发生感染的相对危险度（relative risk，$RR$）是高于此值患儿的 9.8 倍，因此尽快使 NS 缓解是预防感染发生的关键。一项日本的临床研究表明，成人 NS 患者感染发生率为 19%，其危险因素是：血清 $IgG<6$ g/L（$RR=6.7$），$SCr>176.8$ $\mu mol/L$（2 mg/dL）（$RR=5.3$）。对于血清 $IgG<600$ mg/dL 的患者，每 4 周静脉输注丙种球蛋白 10～15 g，可以明显地预防感染发生。

需要注意，正在用激素及免疫抑制剂治疗的患者，其发生感染时临床表现可能不典型，患者可无明显发热，若出现白细胞升高及轻度核左移也容易被误认为是激素引起，因此对这些患者更应提高警惕，应定期主动排查感染，包括一些少见部位的感染如肛周脓肿。

感染的预防措施包括：①注意口腔护理，可以使用抑制细菌及真菌的漱口液定时含漱，这对使用强化免疫抑制治疗（如甲泼尼龙冲击治疗）的患者尤为重要。对于严重皮下水肿致皮褶破溃渗液的患者，需要加强皮肤护理，防治细菌侵入。②使用激素及免疫抑制剂时，要严格规范适应证、药量及疗程，并注意监测外周血淋巴细胞及 $CD4^+$ 淋巴细胞总数的变化，当淋巴细胞计数$<600/\mu L$ 和/或 $CD4^+$ 淋巴细胞计数$<200/\mu L$ 时，可以给予复方磺胺甲噁唑（即复方新诺明）预防卡氏肺孢子虫感染，具体用法为每周两次，每次两片（每片含磺胺甲噁唑 400 mg 和甲氧苄啶 80 mg）。③对于血清$IgG<6$ g/L 或反复发生感染的患者，可以静脉输注丙种球蛋白来增强体液免疫；对于淋巴细胞计数$<600/\mu L$ 和/或 $CD4^+$ 淋巴细胞计数$<200/\mu L$ 的患者，可以肌内注射或静脉输注胸腺素来改善细胞免疫。④对于反复发生感染者，还可请中医辨证施治，予中药调理预防感染。虽然在临床实践中，我们发现中药调理能够发挥预防感染的作用，但是，目前还缺乏循证医学证据支持。

需要指出的是，若使用激素及免疫抑制剂患者发生了严重感染，可以将这些药物尽快减量或者暂时停用，因为它们对控制感染不利，而且合并感染时它们治疗 NS 的疗效也不佳。但是，某些重症感染如卡氏肺包虫肺炎却不宜停用激素，因为激素能减轻间质性肺炎，改善缺氧状态，降低病死率。

### （二）血栓和栓塞

NS 合并血栓、栓塞的发生率为 10%～42%，常见肾静脉血栓（RVT）、其他部位深静脉血栓和肺栓塞。动脉血栓较为少见。血栓和栓塞的发生率与 NS 的严重程度、肾小球疾病的种类有关，但检测手段的敏感性也影响本病的发现。

1.发病机制

NS 易并发血栓、栓塞主要与血小板活化、凝血及纤溶异常、血液黏稠度增高相关。临床观察发现：①NS 患者血小板功能常亢进，甚至数量增加，患者血清血栓素（$TXA_2$）及血管假性血友病因子（vWF）增加，可促使血小板聚集、黏附功能增强并被激活。②低清蛋白血症刺激肝脏合成蛋白,导致血中大分子的凝血因子 I、II、V、VII、VIII、X 浓度升高;而内源性抗凝物质(凝血酶 III 及蛋白 C、S)因分子量小随尿丢失至血浓度降低。③纤溶酶原分子量较小随尿排出,血清浓度降低,而纤溶酶原激活物抑制物 PAI-1 及纤溶酶抑制物 $\alpha_2$-巨球蛋白血浓度升高。上述变化导致血栓易于形成而不易被溶解。④NS 患者有效血容量不足血液浓缩及出现高脂血症等,致使血液黏稠度增高,也是导致血栓发生的危险因素。此外,不适当地大量利尿及使用激素治疗也能增加血栓形成的风险。

肾小球疾病的病理类型也与血栓、栓塞并发症有关:MN 的发生率最高,为 $29\% \sim 60\%$,明显高于 MCD 和 FSGS(分别为 $24.1\%$ 和 $18.8\%$),MN 合并血栓的风险是 IgA 肾病的 10.8 倍,并易发生有临床症状的急性静脉主干血栓如肾静脉、肺血管主干血栓,原因至今未明。

研究认为,能预测 NS 患者血栓、栓塞并发症风险的指标为:①血浆清蛋白 $<20$ g/L,新近发现 MN 患者血浆清蛋白 $<28$ g/L 血栓栓塞风险即明显升高。②病理类型为 MN。③有效血容量明显不足。

2.临床表现与影像学检查

血栓、栓塞并发症的临床表现可能非常不明显,以肾静脉血栓为例,多数分支小血栓并没有临床症状。因此,要对 NS 患者进行认真细致地观察,必要时及时做影像学检查,以减少漏诊。患者双侧肢体水肿不对称,提示水肿较重的一侧肢体有深静脉血栓可能;腰痛、明显血尿、B 超发现一侧或双侧肾肿大及不明原因的 AKI,提示肾静脉血栓;胸闷、气短、咯血和胸痛提示肺栓塞。

在肾静脉血栓诊断方面,多普勒超声有助于发现肾静脉主干血栓,具有方便、经济和无损伤的优点,但是敏感性低,而且检查准确性较大程度地依赖操作者技术水平。CT 及磁共振肾静脉成像有较好的诊断价值,而选择性肾静脉造影仍是诊断的"金指标"。在肺栓塞诊断上,核素肺通气/灌注扫描是较为敏感、特异的无创性诊断手段。CT 及磁共振肺血管成像及超声心动图也可为诊断提供帮助,后者可发现肺动脉高压力、右心室和/或右心房扩大等征象。肺动脉造影是诊断肺栓塞的"金标准",发现栓塞后还可以局部溶栓。上述血管成像检查均需要使用对比剂(包括用于 X 线检查的碘对比剂及用于磁共振检查的钆对比剂),故应谨防对比剂肾损害,尤其是对已有肾损害的患者。

3.预防与治疗

原发性 NS 并发血栓、栓塞的防治至今没有严格的 RCT 临床研究报道,目前的防治方案主要来自小样本的临床观察。

(1)血栓、栓塞并发症的预防:比较公认的观点是,NS 患者均应服用抗血小板药物,而当血浆清蛋白 $<20$ g/L 时即开始抗凝治疗。对于 MN 患者抗凝指征应适当放宽一些。Lionaki S 等研究显示,MN 患者血浆清蛋白 $\leqslant 28$ g/L 深静脉血栓形成的风险是 $>28$ g/L 者的 2.5 倍,血浆清蛋白每降低 10 g/L,深静脉血栓的风险增加 2 倍,因此,目前有学者建议 MN 患者血浆清蛋白 $<28$ g/L 即应予预防性抗凝治疗。抗凝药物常采用肝素或低分子肝素皮下注射或口服华法林。口服华法林时应将凝血酶原时间的国际标准化比率(INR)控制在 $1.5 \sim 2.0$ 之间,华法林与多种药物能起相互反应,影响(增强或减弱)抗凝效果,用药时需要注意。

(2)血栓、栓塞并发症的治疗:血栓及栓塞并发症一旦发生即应尽快采用如下治疗。①溶栓治疗:引起急性肾损伤的急性肾静脉主干大血栓,或导致收缩压下降至 $<12.0$ kPa(90 mmHg)的急性肺栓塞,均应考虑进行溶栓治疗。既往常用尿激酶进行溶栓,最适剂量并未确定,可考虑用 $(0.6 \sim 2) \times 10^5$ U 稀释后缓慢静脉滴注,每天 1 次,$10 \sim 14$ d 为 1 个疗程;现在也可采用重组人

组织型纤溶酶原激活剂治疗,它能选择性地与血栓表面的纤维蛋白结合,纤溶效力强,用量50 mg或100 mg,开始时在1~2 min内静脉推注1/10剂量,剩余的9/10剂量稀释后缓慢静脉滴注,2 h滴完。使用重组人组织型纤溶酶原激活剂要监测血清纤维蛋白原浓度,避免过低引起出血。国内多中心研究结果显示,50 mg和/或100 mg两种剂量的疗效相似,而前者出血风险明显降低。②抗凝治疗:一般而言,原发性NS患者出现血栓、栓塞并发症后要持续抗凝治疗半年,若NS不缓解且血清蛋白仍<20 g/L时,还应延长抗凝时间,否则血栓、栓塞并发症容易复发。用口服华法林进行治疗时,由于华法林起效慢,故需在开始服用的前3~5 d,与肝素或低分子肝素皮下注射重叠,直至INR>2.0后才停用肝素或低分子肝素。在整个服用华法林期间都一定要监测INR,控制INR在2.0~2.5范围。若使用重组人组织型纤溶酶原激活进行溶栓治疗,则需等血清纤维蛋白原浓度回复正常后,才开始抗凝治疗。

**(三)急性肾损伤**

由原发性NS引起的AKI主要有如下两种:①有效血容量不足导致的肾前性AKI,常只出现轻、中度氮质血症。②机制尚不清楚的特发性AKI,常呈现急性肾损伤(ARF)。至于肾小球疾病本身(如新月体性肾小球肾炎)引起的AKI、治疗药物诱发的AKI(如药物过敏所致急性间质肾炎或肾毒性药物所致急性肾小管坏死),以及NS并发症(如急性肾静脉主干血栓)所致AKI,均不在此讨论。

1.急性肾前性氮质血症

严重的低清蛋白血症导致血浆胶体渗透压下降,水分渗漏至皮下及体腔,致使有效循环容量不足,肾灌注减少,而诱发急性肾前性氮质血症。临床上出现血红蛋白增高、体位性心率及血压变化(体位迅速变动如从卧到坐或从坐到站时,患者心率加快、血压下降,重时出现直立性低血压,乃至虚脱)、化验血尿素氮(BUN)与SCr升高,但是BUN升高幅度更大(两者均以mg/dL作单位时,BUN与SCr之比值>20:1,这是由于肾脏灌注不足时,原尿少在肾小管中流速慢,其中尿素氮被较多地重吸收入血导致)。急性肾前性氮质血症者应该用胶体液扩容,然后利尿,扩容利尿后肾功能即能很快恢复正常。盲目增加襻利尿剂剂量,不但不能获得利尿效果,反而可能造成肾素-血管紧张素系统及交感神经系统兴奋,进一步损害肾功能。而且,这类患者不能用ACEI或ARB类药物,它们也会加重肾前性氮质血症。

2.特发性急性肾损伤

特发性ARF最常见于复发性MCD,也可有时见于其他病理类型,机制不清,某些病例可能与大量尿蛋白形成管型堵塞肾小管和/或肾间质水肿压迫肾小管相关。患者的临床特点是:年龄较大(有文献报道平均58岁),尿蛋白量大(常多于10 g/d),血浆清蛋白低(常低于20 g/L),常在NS复发时出现AKI(经常为少尿性急性肾损伤)。特发性ARF要用除外法进行诊断,即必须一一排除各种病因所致ARF后才能诊断。

对特发性ARF的治疗措施包括:①积极治疗基础肾脏病,由于绝大多数患者的基础肾脏病是MCD,故应选用甲泼尼龙冲击治疗(每次0.5~1.0 g稀释后静脉滴注,每天或隔天1次,3次为1个疗程),以使MCD尽快缓解,患者尿液增多冲刷掉肾小管中管型,使肾功能恢复。②进行血液净化治疗,血液净化不但能清除尿毒素,纠正水、电解质酸碱平衡紊乱,维持生命,赢得治疗时间;而且还能通过超滤脱水,使患者达到干体质量,减轻肾间质水肿,促肾功能恢复。③口服或输注碳酸氢钠,可碱化尿液,防止肾小管中蛋白凝固成管型,并可纠正肾衰竭时的代谢性酸中毒。大多数患者经上述有效治疗后肾功能可完全恢复正常,但往往需要较长恢复时间(4~8周)。必须注意,此 AKI 并非有效血容量不足引起,盲目输注胶体液不但不能使 AKI 改善,反而可能引起急性肺水肿。

### (四)脂肪代谢紊乱

高脂血症是 NS 的表现之一。统计表明约有 80% 的患者存在高胆固醇血症、高低密度脂蛋白血症及不同程度的高甘油三酯血症。高脂血症不仅可以进一步损伤肾脏,而且还可使心脑血管并发症增加,因此,合理有效地控制血脂,也是原发性 NS 治疗的重要组成部分。

NS 合并高脂血症的机制尚未完全阐明,已有的研究资料提示:高胆固醇血症发生的主要原因是 NS 时肝脏脂蛋白合成增加(大量蛋白尿致使肝脏合成蛋白增加,合成入血的脂蛋白因分子量大不能从肾滤过排除,导致血浓度增高),而高甘油三酯血症发生的主要原因是体内降解减少(NS 时脂蛋白脂酶从尿中丢失,使其在活性下降,导致甘油三酯的降解减少)。

对于激素治疗反应良好的 NS 病理类型(如 MCD),不要急于应用降脂药,NS 缓解后数月内血脂往往即能自行恢复正常,这样可使患者避免发生不必要的药物不良反应及增加医疗花费。若应用激素及免疫抑制剂治疗,NS 不能在短期内缓解甚至无效时(如某些 MN 患者),则应予降脂药物治疗。以高胆固醇血症为主要表现者,应选用羟甲基戊二酰辅酶 A(HMG-COA)还原酶抑制剂,即他汀类药物,每晚睡前服用,服药期间要注意肝及肌肉损害(严重者可出现横纹肌溶解)不良反应。以高甘油三酯血症为主要表现者,应选用纤维酸衍生物类药,即贝特类药物,用药期间注意监测肝功能。另外,所有高脂血症患者均应限制脂肪类食物摄入,高甘油三酯血症患者还应避免糖类摄入过多。

### (五)甲状腺功能减退

相当一部分原发性 NS 患者血清甲状腺素水平低下,这是由于与甲状腺素结合的甲状腺结合球蛋白(分子量 60 kDa)从尿液中大量丢失而导致。观察表明,约 50% 的患者血中的总 $T_3$ 及总 $T_4$ 下降,但是游离 $T_3$($FT_3$)、游离 $T_4$($FT_4$)及促甲状腺素(TSH)正常。患者处于轻度的低代谢状态,这可能有利于 NS 患者的良性调整,避免过度能量消耗,因此不需要干预。

不过个别患者可出现甲状腺功能减退症的表现,以致使本来激素敏感的病理类型使用激素治疗不能获得预期效果。这时需要仔细监测患者的甲状腺功能,若 $FT_3$、$FT_4$ 下降,特别是 TSH 升高时,在认真排除其他病因导致的甲状腺功能减退症后,可给予小剂量甲状腺素治疗(左甲状腺素 25~50 µg/d),常能改善患者的一般状况及对激素的敏感性。虽然这种治疗方法尚缺乏 RCT 证据,但在临床实践中具有一定效果。这一经验治疗方法还有待于今后进一步的临床试验验证。

（王桂利）

# 第九章

# 老年科疾病

## 第一节  老年综合评估

老年人常罹患多种不能治愈的慢性疾病,除了常见的内科疾病高血压、糖尿病、心脑血管疾病和肿瘤等,也有老年人特有的痴呆、骨质疏松、前列腺增生、营养不良等在其他群体少见的疾病。另外,老年人因疾病和衰老的影响常有不同程度的体能和智能功能障碍,他们对环境的依赖性和社会资源的需求更大。而由多种因素的引起的一些老年人常见的问题(也称老年综合征),如步态异常、跌倒、尿失禁、慢性疼痛、睡眠障碍、压疮等,它们互为因果,严重影响老年人生活质量,也需要临床予以充分关注和处理。鉴于不同的老年个体间异质性特别大,涉及内容繁多,在临床实践中,为全面地个体化地对老年患者进行管理,我们需要进行老年综合评估。

### 一、定义

老年综合评估(comprehensive geriatric assessment,CGA)是以老年患者为中心,全面关注与其健康和功能状态相关的所有问题,从疾病、体能、认知、心理、社会、经济、环境、愿望与需求等多维度进行全面评估,进而制订个体化的干预方案。CGA是老年医学的核心技能。

### 二、老年综合评估的目的

老年综合评估的目的是改善或维持衰弱老年患者的功能状态,最大限度地保持生活自理,提高生活质量。

(1)及早发现患者潜在的功能缺陷。

(2)明确患者的医疗和护理需求。

(3)制订可行性的诊疗和康复方案。

(4)评估干预效果,预测临床结局,调整治疗方案。

(5)安排老年人合理使用长期的医疗和护理服务。

### 三、老年综合评估的目标人群

CGA主要适用于高龄、共病、老年问题/老年综合征、功能障碍、衰弱需要照护的老年患者。

### 四、评估内容和方法

老年患者在疾病谱和功能状态方面有很大的异质性，需要全面评估疾病状况、功能状态、社会和环境状况等（表9-1）。

表 9-1　老年综合评估简表

| | 评估内容 | 筛查方法 | 干预措施 |
|---|---|---|---|
| 医学评估 | 疾病 | 完整的病史、查体 | 针对性实验室和影像学检查 |
| | 用药管理 | 详尽的用药史（处方、非处方药物） | 剂量个体化、规范治疗、必要时药剂师会诊 |
| | 营养 | 测体质量、BMI、营养风险筛查 | 膳食评估，营养咨询和指导 |
| | 牙齿 | 牙齿健康，咀嚼功能评估 | 口腔科治疗，佩戴义齿 |
| | 听力 | 注意听力问题，听力计检测 | 除外耵聍，耳科会诊，佩戴助听器 |
| | 视力 | 询问视力问题，Senellen视力表检测 | 眼科会诊，纠正视力障碍 |
| | 尿失禁 | 询问尿失禁情况 | 除去可逆原因，行为和药物治疗，请妇科、泌尿外科会诊 |
| | 便秘 | 询问排便次数和形状 | 除去可逆原因，行为和药物治疗 |
| | 慢性疼痛 | 评估疼痛程度、部位 | 治疗病因，控制症状 |
| | 衰弱 | 衰弱评化量表 | 病因治疗，营养、锻炼，避免医源性伤害 |
| | 认知功能及情感 | 关注记忆力障碍问题，3个物品记忆力评估、简易精神状态检查量表或简易智力状态评估量表<br>询问：抑郁情绪？老年抑郁评化量表 | 老年科或神经科专业评估和治疗<br>心理科、老年科诊治 |
| | 躯体功能 | 日常生活活动能力（ADL）<br>工具性日常生活活动能力（IADL）<br>跌倒史，步态和平衡评估 | 康复治疗、陪伴和照顾<br>防跌倒宣教和居住环境改造 |
| | 社会和环境 | 社会支持系统情况，经济情况，居住环境情况，居家安全性 | 详细了解，社会工作者参与<br>家访，防跌倒改造 |
| | 愿望与需求 | 对医疗和死亡的选择，愿望 | 帮助达成 |

### （一）医学评估

通过老年综合评估，可采集完整的病史、家族史、健康习惯、详尽的用药史，以及进行症状系统回顾，可从患者整体出发，全面诊断和系统治疗老年人常见的多种慢性疾病，可避免辗转多专科就诊，方便患者，节省资源；同时也可避免某些老年常见的情况被漏治或治疗不足，如骨质疏松、痴呆、前列腺增生等。通过老年综合评估和管理，做出完整的医学问题诊断（疾病、老年综合征）和用药记录，保证老年患者的多种慢病和常见的老年疾病得到全面和连续的管理。

（1）采集完整病史、家族史、健康习惯、用药史，以及症状系统回顾。

（2）物理检查和实验室检查。

评估老年问题/老年综合征，包括视力障碍、听力障碍、营养不良、肌少症、衰弱、疼痛、尿失禁、便秘、便失禁、压疮，以及多重用药、生命终末期质量差、医疗中断、老人受虐、物质滥用等。根据不同地点和评估对象的具体情况，选取的项目不同。不适当的评估过多项目会耗费时间和人力，患者也会疲乏。

### （二）躯体功能评估

1.日常生活活动能力评估

日常生活能力评估包括 3 个层面：个人基本日常生活活动能力（activity of daily living，ADL）、工具性日常生活活动能力（instrumental activity of daily living，IADL）和高级日常生活活动能力（advanced activity of daily living，AADL）。对老年人进行日常功能评估，目的明确指出其功能缺陷，可引起患者及家属的重视，进行必要的康复锻炼，并建议提供相应的帮助或采取有效的替代措施，以最大限度地保持老年人生活自理，保证其合理的生活需求得到满足，提高他们的生活质量。

（1）基本日常生活活动能力：常用 Katz ADL 和 Barthel Index。主要评估的是个人生活自理能力和活动能力，包括进食、洗漱、活动、如厕、穿衣和洗澡能力。

（2）工具性日常生活活动能力：常用 Lawton IADL，主要评估独立居住能力，内容包括：使用电话、使用私家车或公共交通工具、购买食物或衣服的能力、做饭、做家务、服药以及理财能力。

（3）高级日常生活活动能力：评估的是个人完成社会、社区、家庭角色及参与娱乐、运动、休闲或职业事物的能力。AADL 的项目因人而异，主要是通过询问患者的日常生活安排，发现其上述生活能力的变化。值得一提的是，对于 70 岁以上的老年人的机动车驾驶能力的评估，是AADL 的重要内容，日益得到重视。

2.跌倒风险评估

跌倒是常见的老年问题，可引起灾难性后果，威胁老年人的生活自理能力。美国的数据提示，社区居住的 65 岁以上的老年人每年跌倒的发生率为 30%～40%，而一旦发生跌倒 10%～15% 的老年人会发生骨折或其他严重损伤。关注跌倒史和跌倒风险评估，目的是通过预防跌倒宣教、康复锻炼、调整药物治疗以及环境改造等措施，来预防和减少跌倒，降低因跌倒所致的不良事件的风险。

（1）跌倒史的询问：每次患者就诊，应询问跌倒史，如患者有反复跌倒（≥2 次）或跌倒 1 次但有外伤，则需要进一步详细评估。包括：对最近发生的跌倒进行详细描述，如跌倒的整个过程（地点在哪儿、几点钟、当时在做什么活动以及是否应有辅助行走工具）、平衡问题、伴随的症状、惧怕跌倒的心理对跌倒和日常生活的影响、之前采取的预防跌倒措施的效果、长期用药等。

（2）跌倒的风险可通过神经系统和肌肉关节的查体来发现，评估老年人的下肢肌力、肌张力、共济试验、关节活动度等。

（3）可通过下列常用的特殊检查来评价，平衡、步态、步速及整体活动功能如起立-行走试验、五次起坐、平衡试验或 Tinetti 步态和平衡评估量表评估。

### （三）认知功能评估

认知功能损害是老年人的常见问题，但常常被认为"老糊涂了"而未得到重视和诊治。临床工作中需要鉴别是急性、波动性的认知功能下降还是慢性进展性认知功能损害，前者多为谵妄，多可以通过除去诱因使症状缓解，而后者多为痴呆，是老年人的常见和重要的致残原因，通过筛查和诊断，一方面可以对一些由可逆性原因导致的痴呆进行干预治疗让患者获益，另一方面尽管目前对退行性疾病导致的痴呆无治愈办法，但可以应用改善认知功能的药物来控制症状，最大限度地维持其功能，让患者也能有机会充分了解自己的病情，在尚有决策能力时做好个人的生活、财产和医疗治疗的安排。

进行 3 个物品名称 1 min 回忆测试，可再加做时间定向力测试，若存在 3 个以上错误，对痴呆的诊断的敏感性和特异性近 90%。常用普适性量表是简易精神状态检查量表（minimental state examination,MMSE），简易智力状态评估量表（Mini-Cog），蒙特利尔认知评估表（MoCA）对于轻度认知功能障碍者优于 MMSE。谵妄可引起认知功能急性改变，采用意识混乱评估表进行评估。

### (四)心理情绪评估

老年人因罹患多种慢性疾病、功能残缺、经历丧亲之痛和社会角色的转变等，抑郁症发病率很高，抑郁症相关的残障生存时间远远超过糖尿病、心脏病和癌症对人群的影响，而对抑郁症的早期发现、诊断、预防和干预，可以避免或减少致残性和不良事件的发生。

可以先用简单问题筛查（PHQ-2），如筛查阳性，则可以继续应用较详细的量表进行评估。美国常用的是老年抑郁量表（geriatric depression scale,GDS），该量表对常见的抑郁症状都是"是"或"否"的筛查，较其他量表更简单易行。当然也可采用其他量表如 PHQ-9 和 Zung 氏抑郁量表，但两者对症状频度有 4 个层次，有时患者会理解错误，患者完成自评后需要医务人员的再核实。

### (五)社会经济和居家环境评估

1.经济和社会支持状况评价

了解患者的经济基础、家庭成员等社会支持状况，要明确可以照顾和支持患者的人员，了解照料者的心理和经济负担情况。

2.居家环境评估

对于存在功能受限的老年患者，由医师、护士、作业治疗师进行家访，可评估患者居家的实际功能表现以及居家环境的活动安全性；了解患者在家里能得到的支持帮助情况；明确是否需要采取必要的安全措施。

### (六)生活质量

老年医学最重要的目的之一是提高老年人的生活质量，评估有利于发现严重影响生活质量的问题，同时也是制订治疗干预计划的依据。常用量表有欧洲五维生命质量量表（EuroQol-5 dimension,EQ-5D）、健康调查简表 SF-36（the MOS item short form health survey,SF-36）等。

### (七)愿望与需求的评估

了解老人有何医疗愿望与需求，如了解老人是否愿意接受死亡教育和建立医疗预嘱，需要得到哪些方面的支持和帮助。对于有信仰的老人，要关注和尊重他们的信仰。

## 五、CGA 的临床运用和实施

(1)在临床实践中，常有两种实施方式：①CGA 由多学科团队在门诊、住院部或社区进行的评估。根据需求领导者可以是医师，康复师或其他人，负责全面协调团队评估工作并制订干预决策。这种方式常受时间、空间的限制，但团队成员间可实时沟通交流，更容易形成有效合理的建议。②由老年科医师作为团队领导，按需邀请其他团队成员参与评估和干预。与前一种方法比较，这种方式具有很好的灵活性和可行性。

(2)流程 CGA 可先通过问题或量表快速筛查，然后通过公认的量表做评估，找出病因和诱因（通常是多个），特别是可逆性的，加以有效的干预（表 9-1）。随访评估干预效果，制订调整干预方案。

### 六、CGA 原则

（1）通过 CGA 采集的信息可引起医师关注，但不能替代临床常规的病史采集和查体。

（2）CGA 内容因患者所处的场所不同而异在医院，入院时初步评估与急性医疗问题有关并受其影响，而当患者恢复期和做出院计划时，则需对其社会支持和居家环境进行评估；在护理院中则更关注营养状态和生活自理能力；而对居家老年人，则评估老年综合征及其社会支持和环境，对一些医疗性的评估则很难进行。

（3）CGA 内容因患者健康和功能不同而异：对生活自理的共病、慢病老人，重点在于慢病管理，以预防因病致残，避免功能下降，延长生活自理时间；对 ADL 依赖的老人，则需要评估功能、老年综合征、居家安全情况，进行积极康复治疗，尽可能提供其需要的帮助（如居家护理、家政或送餐服务等），尽可能维持或改善老人残存的功能，避免进一步下降；对生活不自理的老人，则需要重点评估其社会支持系统、长期护理需求以及居家养老的可行性，根据患者个体情况协助患方确立照护目标、干预计划和养老场所等。

CGA 是老年医学的重要工作方法，是一个多学科诊疗干预过程。通过评估和干预，目的是使老年患者最大限度地维持功能，提高他们的生活质量。另外，通过长期随诊和评估，有利于判断老年人预后，合理安排其医疗资源的使用。老年综合评估充分体现了老年医学的服务宗旨和现代医疗理念。

（于志刚）

# 第二节　老年癫痫

成年期起病的癫痫称晚发性癫痫。临床上多选择 20 岁作为其年龄起点，而将 60 岁以上发生癫痫者称为老年晚发性癫痫或老年癫痫。老年人的癫痫多为继发性，其病因、诊断、治疗等均与其他年龄组癫痫不尽相同，有自己的特点。

### 一、病因

按照病因，老年癫痫分为两大类。

#### （一）特发性癫痫

此类患者脑部没有可以解释症状的结构变化或代谢异常。与遗传有较密切关系，在老年癫痫中，此类患者的比例极低。

#### （二）继发性癫痫

老年癫痫绝大多数为继发性，多能找到原因，较常见的病因如下。

1.脑血管病

各种脑血管病均可发生癫痫，占老年癫痫病因的 $30\% \sim 40\%$。主要为缺血性血管病。在出血性脑血管病中，癫痫多在急性期发生或为首发症状；而在缺血性脑血管病除急性期可发生外，约 $33\%$ 在随后发生。

2.脑肿瘤

脑肿瘤也是老年癫痫的常见病因,其中以脑膜瘤,脑转移瘤,脑胶质瘤多见特别是脑膜瘤随年龄增长而增多。癫痫常可以是脑瘤的首发症状,比颅内压增高的症状出现。

3.脑外伤

老年癫痫由脑外伤引起者并不少见,颅脑外伤如合并颅骨骨折、颅内血肿、脑挫伤等,常可伴癫痫发作。

4.脑萎缩

最开始的研究认为弥漫性脑萎缩是老年癫痫的一个重要病因。最近的研究发现,局灶性脑萎缩发生癫痫的机会更多。

5.代谢性疾病

(1)糖尿病:非酮性高血糖症、酮症酸中毒、高渗性昏迷等均可合并癫痫。

(2)尿毒症:尿毒症晚期因水盐电解质严重紊乱常出现癫痫。

6.慢性酒精中毒

酒精性癫痫在西方国家常见,我国却很少见。

## 二、发病机制

癫痫的发病机制比较复杂,老年癫痫的发病机制尚未完全明了。近年来由于神经生化和分子生物学的进展,进一步认识到其发病机制与中枢神经系统的神经递质有密切关系,目前认为与中枢神经系统抑制性递质 γ-氨基丁酸的减少及兴奋性递质谷氨酸的增多有关,细胞内钙离子超载以及细胞内外某些离子如钠、氯、镁等的紊乱也有关系。癫痫的发病与遗传也有一定关系,已于特发性癫痫患者及其家系中发现了 3 个癫痫基因,并在进行性肌阵挛性癫痫患者及其家系中发现了 4 个癫痫基因和 1 个线粒体 DNA 突变基因。

## 三、流行病学

癫痫的患病率随年龄增长而增高,至中年组最高,然后下降,老年癫痫少见(表 9-2、表 9-3)。这主要是由于癫痫起病多在于儿童及青少年。且直接死于其他疾病,而且老年期由于脑血管病、脑瘤等新发的癫痫存活期短,所以人群中积累的癫痫病例减少,使患病率下降。

表 9-2　癫痫患病率性别比较

| 性别 | 病例数 | 粗率 | 调整率 |
| --- | --- | --- | --- |
| 男 | 158 | 504(430～591) | 497(413～481) |
| 女 | 131 | 411(345～490) | 381(309～453) |
| 合计 | 289 | 457(408～512) | 440(335～495) |

表 9-3　癫痫年龄患病率专率

| 年龄组 | 病例数 | 调查人数 | 患病率(1/10 万) | 95% |
| --- | --- | --- | --- | --- |
| 0 | 22 | 6 343 | 347 | 217～524 |
| 10～ | 48 | 10 326 | 465 | 343～613 |
| 20～ | 74 | 15 181 | 487 | 382～614 |

续表

| 年龄组 | 病例数 | 调查人数 | 患病率(1/10 万) | 95% |
|---|---|---|---|---|
| 30～ | 52 | 8 940 | 582 | 435～762 |
| 40～ | 44 | 8 232 | 534 | 388～716 |
| 50～ | 26 | 7 597 | 342 | 223～503 |
| 60～ | 16 | 4 138 | 387 | 221～627 |
| 70～ | 7 | 2 433 | 287 | 115～591 |
| 总计 | 289 | 63 195 | 457 | 488～512 |

## 四、临床表现

### (一)部分性发作(局部起始的发作)

1.单纯部分性发作(不伴意识障碍)

(1)有运动症状。

(2)有体感或特殊感觉症状。

(3)有自主神经症状。

(4)有精神症状。

2.复杂部分性发作(伴有意识障碍)

(1)先有单纯部分性发作,继有意识障碍。

(2)开始即有意识障碍:①仅有意识障碍。②自动症。

3.部分性发作继发为全面性发作

(1)单纯部分性发作继发。

(2)复杂部分性发作继发。

### (二)全面性发作

两侧对称性发作,发作起始时无局部症状。

(1)失神发作。

(2)肌阵挛发作。

(3)阵挛性发作。

(4)强直性发作。

(5)强直-阵挛发作。

(6)无张力性发作。

### (三)未分类发作

由于老年癫痫多为继发性,所以老年癫痫的临床发作型式大部分为部分性发作,其中以单纯部分性发作为主,极少数人表现为复杂部分性发作。老年癫痫的发生与病灶的大小及疾病的严重程度不一定呈平行关系,而与病灶发生的部位有关,以额、顶、颞叶发生率最高。以往的资料显示老年癫痫的发作类型以强直-阵挛性发作为主,实际上这可能是一种假象,是由于缺乏脑电图的资料,而将那些始发于局部的,以后又迅速扩散为双侧大脑半球的继发性强直-阵挛性发作误认为原发性强直-阵挛性发作,几乎无失神发作。

老年癫痫发作后朦胧状态可以持续很长时间,至少有 14% 的患者持续超过 24 h,有些患者甚至可长达 1 周。发作后麻痹也比较多见,尤其容易发生在中风后癫痫的患者,可能与再次中风相混淆。

## 五、诊断

癫痫的诊断包括三个方面:首先要确定是否是癫痫,其次是明确发作类型,最后要尽可能查明原因。

60 岁以上老年人出现 2 次或以上的痫性发作,就可以诊断为老年癫痫。临床病史具有决定意义。脑电图及与之有关的检查是诊断癫痫最关键的辅助检查。老年癫痫的脑电图异常多表现为局灶性慢波活动,而痫性放电则较其他年龄组少见。

何种类型的痫性发作也是癫痫诊断的主要组成部分,它可能提示癫痫是特发性,抑或是继发性,并为治疗提供重要依据。

由于老年癫痫几乎为继发性癫痫,所以寻找病因至关重要,其常见原因为脑血管病、脑肿瘤、脑外伤。颅脑 CT、MRI 等对发现这些病因有很大帮助。糖尿病所致者除糖尿病临床表现外,空腹血糖耐量试验对诊断均有帮助,其他少见病因:脑寄生虫病,除影像学检查外,血及脑脊液的有关免疫学检查有很大意义。

## 六、鉴别诊断

老年癫痫需与下列疾病相鉴别。

### (一)晕厥

晕厥也是短暂意识障碍,当老年患者发生短暂意识障碍时,首先需鉴别晕厥和癫痫,晕厥常无先兆,自动症,无强直-阵挛发作的规律以及发作后朦胧状态,尽管有时晕厥发作时也可有肌强直和短促肌阵挛,但比癫痫性抽搐的发生要慢一些,开始常先有头晕、恶心、意识丧失前有双眼发黑等症状。老年患者中,晕厥的重要原因是心源性的,而抽搐本身可诱发心律失常,并导致意识丧失,当体格检查及常规脑电图均是阴性结果,而临床怀疑心源性时,应建议患者做 24 h 动态脑电图及心电图监测,对鉴别诊断有意义。

### (二)短暂脑缺血发作

由于脑血管病是老年癫痫的常见病因,患者可以同时表现上述两种症状,以及老年癫痫常见的 Todd 麻痹和较长的发作后朦胧状态,使得它与短暂脑缺血发作鉴别更为困难,尤其是单纯部分性发作与椎-基底动脉缺血发作临床很难鉴别,尽管脑电图有时正常,但癫痫其他发作型式及其他征像有助于鉴别诊断。

### (三)偏头痛

癫痫发作后常伴头痛,尤其是强直-阵挛发作,偏头痛的等位症可模拟癫痫发作,在儿童尤其常见,但偏头痛持续时间较长,且脑电图无痫样放电等均可鉴别二者。

## 七、治疗

### (一)病因治疗

由于老年癫痫多为继发性,所以病因治疗很重要。随着基础病因的消除,癫痫发作亦多会有所改善。脑血管病继发的癫痫,特别是脑梗死急性期发生者提示预后不良,如病情能稳定好转,癫痫发作控制后,可以逐渐停用抗痫药物。如卒中后恢复期发生癫痫则需长期服抗痫药。颅内肿瘤患者则视病情及身体状况行外科治疗或放疗、化疗。脑寄生虫病患者则应首先驱虫治疗。

### （二）抗癫痫药物治疗

一旦老年癫痫诊断成立，即需进行抗癫痫药物治疗。在药物选择上与其他年龄组无明显差别；继发性与原发性也无明显不同，其原则是根据发作类型选药，原发性强直-阵挛性发作首选丙戊酸钠，其次为苯妥英钠、卡马西平、苯巴比妥、丙戊酸钠。肌阵挛发作首选是丙戊酸钠或氯硝西泮。

在服用方法上应主张小剂量开始，逐渐加量即使增量也不应太快，以免产生不良反映，见表9-4。长期用药需定期复查血常规、尿常规及肝肾功能。有条件者应定期进行血药物浓度监测。由于老年癫痫中有脑的损害和与年龄有关的变化，因此可以推测，老年人的药代动力学的敏感性增高，药物浓度治疗范围的上限应该向下调整。

**表9-4 常用抗癫痫药的剂量、不良反应**

| 药名 | 常用剂量（mg） | 有效血浓度（mg/L） | 常见不良反应 |
|---|---|---|---|
| 丙戊酸钠 | 601～1 800 | 50～100 | 恶心呕吐，体质量增加 |
| 氯硝西泮 | 4～6 | 0.015～0.050 | 嗜睡，烦躁 |
| 卡马西平 | 600～1 200 | 4～10 | 头晕，共济失调，复视 |
| 苯妥英钠 | 300～500 | 10～25 | 共济失调，头晕，复视 |
| 苯巴比妥 | 90～300 | 15～30 | 嗜睡，烦躁，皮疹 |
| 扑米酮 | 750～1 500 | 5～15 | 嗜睡，烦躁，皮疹 |

### （三）癫痫持续状态的治疗

对老年癫痫持续状态，在给氧防护的同时静脉注射地西泮 10～20 mg，其速度不超过 2 mg/min，大部分患者有效。用药有效而复发者可给予 100 mg 地西泮于 0.9％生理盐水 500 mL中，于 24 h 缓慢静脉滴注。应特别注意老年患者呼吸、意识、血压的改变。

（于志刚）

# 第三节　老年睡眠呼吸障碍

睡眠呼吸障碍（sleep disordered breathing，SDB）或呼吸暂停是指一组发生在睡眠状态下的呼吸疾病，表现为在睡眠过程中反复间断出现呼吸停顿或低通气。呼吸停顿指口和鼻腔气流停止至少持续 10 s 以上；低通气指当呼吸气流降低至正常50％以下，并伴有 4％氧饱和度下降。呼吸紊乱指数（respiratory disturbance index，RDI）是指睡眠过程中每小时出现呼吸暂停或低通气的次数，代表睡眠呼吸障碍的程度。SDB 可分为阻塞性和中枢性两种类型，前者主要是由上气道局部解剖因素，加上睡眠时气道肌肉过度松弛，气道发生塌陷甚至完全闭塞，吸气流量受限，尽管患者呼吸努力增加，但气流并不增加，气流通过狭小塌陷的管腔发生震荡，形成鼾声，严重者管腔完全闭塞，呼吸停顿。根据疾病的严重程度，阻塞性 SDB 可分为睡眠单纯性鼾症、上气道阻力综合征和阻塞性睡眠呼吸暂停综合征（obstructive sleep apnea syndrome，OSAS）。中枢性 SDB 是由呼吸中枢功能衰退所致，呼吸神经元不能有效刺激运动神经激活呼吸过程，导致呼吸动力缺乏,常见于心力衰竭和中风患者。许多患者可同时合并有中枢性和阻塞性睡眠呼吸暂停,称为混合性 SDB。

国外报道 SDB 以 RDI 大于 10 为标准,老年男性发病率为 70%,老年女性为 56%,而年轻人的发病率分别为 15% 和 5%。SDB 随年龄增大,发病率增加,因而,在老年人中十分常见。

## 一、发病机制

大多数患者可以找到导致睡眠时反复发生呼吸停顿和/或低通气的因素,包括睡眠时呼吸控制异常、睡眠姿势和体位、循环时间和心排血量、上气道形态学改变及遗传因素等。

### (一)中枢性 SDB 的发病机制

如表 9-5 所示。

表 9-5　中枢性睡眠呼吸暂停的发病机制

| |
|---|
| 呼吸调节或肌肉功能的缺陷 |
| 中枢性肺泡低通气综合征(原发、继发)、呼吸神经肌肉疾病、呼吸驱动短暂的波动、睡眠开始时的不稳定性 |
| 继发于高通气引起的低碳酸血症、低氧血症、如心肺疾病、心血管疾病、肺充血、中枢神经系统疾病、循环时间的延长 |
| 中枢呼吸驱动反射性抑制 |
| 食管反流 |
| 吸入 |
| 上气道塌陷 |

### (二)阻塞性 SDB 的发病机制

阻塞性 SDB 发病的三个基本特征已阐明,即:①上气道的阻塞,常见咽部。如肥胖患者上气道周围脂肪增多,气道外压增高,导致管腔狭窄,肢端肥大症、甲状腺功能减退症,可能由于上气道组织增生或黏液水肿,导致管腔狭窄且易于塌陷;咽部、舌和下颌解剖结构异常,如下颌后缩或下颌过小,颈子过粗过短等到也可导致管腔狭窄。②咽腔的大小受上气道肌肉张力影响,醒觉时气道肌张力较高,睡眠时上气道肌张相应降低,快动眼睡眠期(REM)肌张力最低,此期呼吸暂停的次数往往最多。OSAS 患者上气道肌纤维断裂、神经脱髓鞘,导致肌张力下降,也是气道管腔易于塌陷的重要原因。③咽腔的大小取决于咽腔关闭压和开放压的平衡,吸气时胸膜腔内压降低,管壁倾向于塌陷;呼气时胸膜腔内压增高,管壁倾向于开放,因此气流限制和呼吸停顿仅发生在吸气相。

### (三)遗传因素

SDB 有家族聚集倾向。长相的遗传,使得家族中许多人有易患 SDB 的颌面测量学特征。研究发现对高碳酸血症和低氧的敏感也有家族性,睡眠中易于发生周期性呼吸。肥胖亦有遗传倾向。

## 二、病理生理改变

SDB 的主要病理生理变化是睡眠期间反复出现呼吸暂停或低通气所导致的低氧血症和/或高碳酸血症,以及睡眠结构的改变,引起一系列的临床表现和多器官功能的损害(图 9-1)。包括睡眠期间的症状,白天的症状和器官功能的损害与并发症。

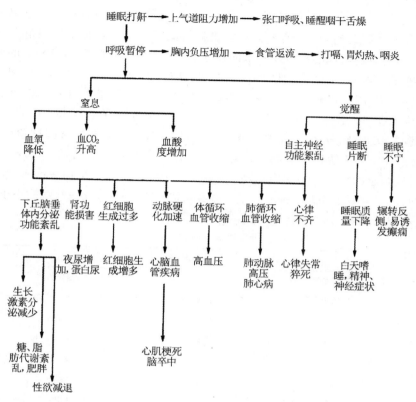

**图 9-1　OSAS 病理生理改变**

## 三、临床表现

### （一）睡眠期间的症状

打鼾是 OSAS 的主要症状,由于气流通过狭窄的咽部时咽腔软组织发生颤动所致,老年患者即使病情较重,鼾声可能较小;夜间憋醒与窒息,个别严重者可因窒息而死亡;其他症状还有失眠、遗尿、惊叫、夜游等。

### （二）白天的症状

白天过度困倦(excessive daytime sleepiness,EDS)往往是 OSAS 最突出的症状,因夜间反复睡眠中断,睡眠质量下降所致。轻者仅有注意力不集中,间歇打瞌睡。严重患者在与人谈话,甚至驾车、骑自行车时也会打瞌睡。晨起头痛,多见于女性。可出现神经精神症状,如记忆力减退、性格改变、焦虑、抑郁等,老年患者尤其明显。老年患者嗜睡程度低于非老年患者,即 EDS 与 AHI 并不呈正相关。

### （三）器官功能损害和并发症的表现

患者可能出现性功能障碍、易疲劳等症状,病情持久可引起或加重多个系统的疾病,如高血压、心脑血管疾病、肺心病和呼吸衰竭、糖尿病等,有时这些疾病可能是就诊的主要症状,而没有注意 SDB 的存在。

## 四、诊断与鉴别诊断

SDB 的诊断并不难,根据病史、体征和对睡后 15 min 以上的观察,则可做出推测性诊断。注意 SDB 的易患因素：①40～60 岁的男性患者。②肥胖。③上气道或颌面的异常如扁桃体肥大、腭垂肥大粗短或下颌后缩畸形、小颌等。④甲状腺功能减退。⑤经常服用镇静药物。⑥饮酒。但确诊分型，了解疾病轻重程度和治疗效果的观察，则须进行多导睡眠图（PSG）的监测检查，观察患者睡眠时整夜脑电图、眼动图、肌电图、心电图、脉搏、血氧饱和度（$SaO_2$）的记录，用热敏电阻测定鼻和口腔气流、阻抗以及胸腹式呼吸测定。根据呼吸紊乱指数（RDI）将 SDB 分为轻、中、重度三级。轻度 RDI 5～10 次/小时，最低 $SaO_2 \geqslant 86\%$；中度 RDI 20～50 次/小时，最低 $SaO_2$ 80%～85%；重度 RDI>50 次/小时，最低 $SaO_2 \geqslant 79\%$。多次睡眠潜伏时间试验（mutiple sleep latency test，MSLT），可评估患者嗜睡的程度，对 SDB 的诊断有一定价值。方法是让患者白天在无灯光、无任何刺激的睡眠实验室内每隔 2 h 检查一次，共进行 5 次睡眠检查，观察患者 5 次的平均入睡时间。正常成人平均 12 min，严重患者往往小于 5 min，发作性睡病小于 8 min，同时有两次或以上可记录到 REM 睡眠（表 9-6）。

表 9-6 鼾症患者诊断和处理示意图

| 临床表现 | 检查 | 诊断 | 处理 |
|---|---|---|---|
| 无症状，无呼吸暂停证明 | 不需睡眠检查 | | 预防性劝告 |
| 无症状，无呼吸暂停证明 | 初筛检查 | 正常 | 预防性劝告 |
| | | 异常 | OSAS 治疗 |
| 轻至中度白天嗜睡 | 初筛检查 | 明显异常 | OSAS 治疗 |
| | AutoCPAP 系统诊断 | 轻度异常或正常 | 预防性劝告 |
| | 全夜多导睡眠监测 | OSAS | OSAS 治疗 |
| | | 无 OSAS | 其他治疗或进一步检查 |
| 严重白天嗜睡，右心衰竭，高碳酸血症 | 全夜多导睡眠检测 | 不能诊断 OSAS | 其他治疗或进一步检查 |
| | | 诊断 OSAS | 积极治疗 OSAS |

影像学检查包括 X 线摄片、CT、MPI 以及纤维支气管镜检查等，主要用于判断下颌形态，阻塞部位，对手术的指征和手术方法有指导意义。

有些睡眠疾病也有 EDS 症状，须与 SDB 相鉴别，如发作性睡病、不宁腿症和周期性肢体运动症，这些疾病有的可能与 SDB 并发。

## 五、治疗

### (一)内科治疗

1.一般治疗

建议患者戒烟酒，睡觉取右侧卧位，睡前勿饱食，避免服用安眠药及停止注射睾酮，治疗与发病有联系的疾病。肥胖者须控制体质量，逐渐减肥，使体质量下降 5%～10%，对改善症状及睡眠呼吸暂停，提高 $SaO_2$，有肯定疗效。对合并甲状腺功能减退症患者，逐渐补充甲状腺素的治疗，可使睡眠呼吸暂停完全消失或显著改善。对肢端肥大症患者，手术切除垂体肿瘤或服用控制生长激素分泌的药物，亦可减轻症状，避免病情发展。

2.药物治疗

使用增加上气道开放，减低上气道阻力的药物，如麻黄碱滴鼻或非特异性抗炎药喷鼻（如丁地曲安西龙等）。服用呼吸兴奋剂，如甲羟孕酮。服用普罗替林和氯丙嗪，可抑制快眼动睡眠，减轻由此引起的低通气和呼吸暂停。

3.经鼻面罩持续气道正压通气（CPAP）治疗

CPAP 对 OSAS 患者尤以中重度及中枢性 SDB 患者是一个常用的最有效的首选取治疗。CPAP 治疗后患者的呼吸暂停次数减少或消失，SaO$_2$ 上升，睡眠结构改善，生活质量提高。坚持应用，可改善远期预后。目前双水平正压通气，（BiPAP）具有吸气、呼气正压可分别调节及呼吸、同步等到功能，增加了患者 CPAP 治疗的适应性，扩大了临床应用范围（表 9-7）。

表 9-7　鼻 CPAP 和鼻通气治疗指征

| 鼻 CPAP 指征 | 鼻通气指征 |
|---|---|
| 阻塞性呼吸睡眠暂停 | 伴有神经肌肉疾病的呼吸衰竭 |
| 中枢性呼吸睡眠暂停 | 脊柱侧突 |
| 睡眠呼吸暂停伴慢性肺病 | 中枢性呼吸睡眠暂停 |
| 夜间间哮喘 | |
| 严重打鼾 | |

4.口腔正畸及矫治器治疗

根据作用方式和部位的不同，大致分为三类：①鼾声治疗装置，仅用于治疗鼾声的矫治，不适用于治疗 OSAS。其作用部位大多在较腭。如由 Paskow 发明的可调节性软腭上托器，其原理是通过矫治器的塑料扣，轻轻地上托软腭，并限制软腭在睡眠期间颤动，来降低或消除鼾声。②舌治疗装置，引舌向前以防止上气道阻塞的治疗方法。由 Samelson 发明的舌治疗装置，其作用原理是在睡眠期间戴用时，其前端的囊腔内产生负压，通过该负压吸引舌体向前，但患者的耐受差，影响推广使用。③改变下颌姿势的矫治器，用于治疗轻、中度的 OSAS。其原理可能是通过前移和/或向下移动下颌位，使颏舌肌等肌肉张力增大，从而使舌根部及舌骨向前移，最终扩大上气道，并促进儿童下颌生长发育。适宜于不能耐受 CPAP、行外科手术危险性较大的、阻塞部位在下咽部及时治疗又不积极配合者。

（二）外科治疗

治疗的目的解决 OSAS 患者上气道狭窄和梗阻。由于手术为有创性手段，应严格掌握手术适应证，手术疗法更多地用于对 CPAP 治疗不适应的患者。气管切开或气管造口术，对 OSAS 伴严重夜间睡眠时低氧导致的昏迷、肺心病、心力衰竭或心律失常的患者，是解除上气道阻塞引起的致命性窒息最有效的救命措施。由于 CPAP 治疗的应用，需要此种手术治疗者已减少。鼻阻塞性疾病的治疗，该治疗须根据不同的原因及鼻塞的严重程度，而采用鼻翼的修复术、鼻中隔矫正术、鼻息肉摘除术、肥大下鼻甲切除术，及腺样体摘除术等。腭垂腭咽成形术（Uppp）是目前较常用的手术治疗方法，其手术指征为长软腭、过多的侧咽壁及扁桃体组织肥大。颌面外科手术，适合于下颌异常的患者。

六、预后

国内外均有资料显示，严重 OSAS（RDI>30 次/小时），如不治疗，远期死亡率增加。

（于志刚）

# 第四节 老 年 便 秘

老年便秘是指排便次数减少,同时排便困难,粪便干结。正常人每天排便 1～2 次或 2～3 d 排便 1 次,便秘患者每周排便少于 2 次,并且排便费力,粪质硬结、量少。随着人口的老龄化趋势,便秘已成为老年病中一种高发性疾病,65 岁以上老年人便秘的发生率约为 30%,便秘由于能引起胃肠及心脑血管方面的并发症而危及老年人的健康,严重影响老年人的生活质量。

## 一、病因和发病机制

### (一)与增龄有关

老年人便秘的患病率较青壮年明显增高,主要是由于随着增龄,老年人的食量和体力活动明显减少,胃肠道分泌消化液减少,肠管的张力和蠕动减弱,腹腔及盆底肌肉乏力,肛门内外括约肌减弱,胃结肠反射减弱,直肠敏感性下降,使食物在肠内停留过久,水分过度吸收引起便秘;此外,高龄老人常因老年性痴呆或精神抑郁症而失去排便反射,引起便秘。

### (二)不良生活习惯

#### 1.饮食因素

老年人牙齿脱落,喜吃低渣精细的食物或少数患者图方便省事,饮食简单,缺少粗纤维使粪便体积缩小,黏滞度增加,在肠内运动缓慢,水分过度吸收而致便秘。此外,老年人由于进食少,食物含热卡低,胃结肠通过时间减慢,亦可引起便秘。

#### 2.排便习惯

有些老年人没有养成定时排便的习惯,常常忽视正常的便意,致使排便反射受到抑制而引起便秘。

#### 3.活动减少

老年人由于某些疾病和体型肥胖等因素,致使活动减少,特别是因病卧床或乘坐轮椅的患者,因缺少运动性刺激以推动粪便的运动,往往易患便秘。

### (三)精神心理因素

患抑郁、焦虑、强迫观念及行为等心理障碍者易出现便秘,据 Merkel 等研究表明,1/3 便秘患者抑郁、焦虑方面的评分明显增高。

### (四)肠道病变

肠道的病变有炎症性肠病、肿瘤、疝、直肠脱垂等,此类病变导致功能性出口梗阻引起排便障碍。

### (五)全身性病变

全身性疾病有糖尿病、尿毒症、脑血管意外、帕金森病等。

### (六)医源性(滥用泻药)

由于长期使用泻剂,尤其是刺激性泻剂,可因损伤结、直肠肌而产生"导泻的结肠",造成肠道黏膜及神经的损害,降低肠道肌肉张力,反而导致严重便秘。此外,引起便秘的其他药物还有如鸦片类镇痛药、抗胆碱类药、抗抑郁药、钙通道阻滞剂、利尿剂等。

正常排便包括产生便意和排便动作两个过程。进餐后通过胃结肠反射,结肠运动增强,粪便向结肠远端推进。直肠被充盈时,肛门内括约肌松弛,同时肛门外括约肌收缩,使直肠腔内压升高,压力刺激超过阈值时即引起便意。这种便意的冲动沿盆神经、腹下神经传至腰骶部脊髓的排便中枢,再上行经丘脑到达大脑皮质。如条件允许,耻骨直肠肌和肛门内、外括约肌均松弛,两侧肛提肌收缩,腹肌和膈肌也协调收缩,腹压增高,促使粪便排出。老年人这组肌肉静息压普遍降低,黏膜弹性也减弱,甚至肛门周围的感受器的敏感性和反应性均有下降,使粪便易堆积于壶腹部而无力排出。老年人脑血管硬化容易产生大脑皮质抑制,胃结肠反射减慢,容易产生便秘。新近的研究表明,血胃肠激素参与控制结肠的动力,如血管活性肠肽、血浆胰多肽、胃动素、生长激素、缩胆囊素等,激素的改变可能在老年便秘发病中起重要的作用。

## 二、临床表现及并发症

便秘的主要表现是排便次数减少和排便困难。许多患者的排便次数每周少于 2 次,严重者长达2～4 周才排便一次。然而,便次减少还不是便秘唯一或必备的表现,有的患者可突出地表现为排便困难,排便时间可长达 30 min 以上,或每天排便多次,但排出困难,粪便硬结如羊粪状,且数量很少。此外,有腹胀、食纳减少,以及服用泻药不当引起排便前腹痛等。体检,在左下腹有存粪的肠襻,肛诊有粪块。

老年人过分用力排便时,可导致冠状动脉和脑血流的改变,由于脑血流量的降低,排便时可发生晕厥,冠状动脉供血不足者可能发生心绞痛、心肌梗死,高血压者可引起脑血管意外,还可引起动脉瘤或室壁瘤的破裂、心脏附壁血栓脱落、心律失常甚至发生猝死。由于结肠肌层张力低下,可发生巨结肠症,用力排便时腹腔内压升高可引起或加重痔疮,强行排便时损伤肛管,可引起肛裂等其他肛周疾病。粪便嵌塞后会产生肠梗阻、粪性溃疡、尿潴留及大便失禁,还有结肠自发性穿孔和乙状结肠扭转的报道。

## 三、诊断和鉴别诊断

便秘可能是唯一的临床表现,也可能是某种疾病的症状之一。对于便秘患者,应了解病史、体格检查,必要时做进一步的检查,以明确是否存在消化道机械性梗阻,有无动力障碍。

### (一)询问病史

详细了解便秘的起病时间和治疗经过,近期排便时间的改变,问清排便次数,有无排便困难、费力及大便是否带血,是否伴有腹痛、腹胀、上胃肠道症状及能引起便秘的其他系统疾病,尤其要排除器质性疾病。如病程在几年以上病情无变化者,多提示功能性便秘。

### (二)体格检查

体格检查能发现便秘存在的一些证据,如腹部有无扩张的肠型,是否可触及存粪的肠襻。进行肛门和直肠检查,可发现有无直肠脱垂、肛裂疼痛、肛管狭窄,有无嵌塞的粪便,还可估计静息时和用力排便时肛管张力的变化。

### (三)特殊检查

1.腹部平片

腹部平片能显示肠腔扩张及粪便存留和气液平面,可确定器质性病变如结肠癌、狭窄引起的便秘。

2.钡灌肠

钡灌肠可了解结肠、直肠肠腔的结构。

3.结肠镜及纤维乙状结肠镜

结肠镜及纤维乙状结肠镜可观察肠腔黏膜以及腔内有无病变和狭窄,还可发现结肠黑变病。

4.肛管直肠压力测定

肛管直肠压力测定可以帮助判断有无直肠、盆底功能异常或直肠感觉阈值异常。

5.球囊逼出试验

球囊逼出试验有助于判断直肠及盆底肌的功能有无异常。

6.盆底肌电图检查

盆底肌电图检查可判断有无肌源性或神经源性病变。

7.结肠传输功能实验

结肠传输功能实验可帮助了解结肠传输功能。

8.排粪造影

排粪造影有助于盆底疝及直肠内套叠的诊断。

# 四、治疗

## (一)非药物治疗

1.坚持参加锻炼

对 60 岁以上老年人的调查表明,因年老体弱极少行走者便秘的发生率占 15.4％,而坚持锻炼者便秘的发生率为 0.21％,因此,鼓励患者参加力所能及的运动,如散步、走路或每天双手按摩腹部肌肉数次,以增强胃肠蠕动能力。对长期卧床患者应勤翻身,并进行环形按摩腹部或热敷。

2.培养良好的排便习惯

进行健康教育,帮助患者建立正常的排便行为。可练习每晨排便一次,即使无便意,亦可稍等,以形成条件反射。同时,要营造安静、舒适的环境及选择坐式便器。

3.合理饮食

老年人应多吃含粗纤维的粮食和蔬菜、瓜果、豆类食物,多饮水,每天至少饮水 500 mL,尤其是每天晨起或饭前饮一杯温开水,可有效预防便秘。此外,应食用一些具有润肠通便作用的食物,如黑芝麻、蜂蜜、香蕉等。

4.其他

防止或避免使用引起便秘的药品,不滥用泻药;积极治疗全身性及肛周疾病;调整心理状态,良好的心理状态有助于建立正常排便反射。

## (二)药物治疗

1.促动力药

西沙比利是新一代全胃肠促动力药,对老年便秘疗效较好。可缩短胃肠通过时间,增加排便次数。

2.泻药

(1)润滑性泻药:大多是无机矿物油,容易通过肠腔而软化粪便,可以口服或灌肠。此类制剂主要有甘油、液状石蜡,适宜于老年人心肌梗死后或肛周疾病手术后,避免用力排便,对药物性便秘无效。长期使用会影响脂溶性维生素 A、维生素 D、维生素 E、维生素 K 之吸收,还会引起肛门瘙痒和骨软化症。餐间服用较合适,避免睡前服用,以免吸入肺内引起脂性肺炎。

(2)容积性泻药:为含有较高成分的纤维素或纤维素衍生物,它有亲水性和吸水膨胀性的特点,可使粪便的水分及体积增加,促进肠蠕动而转运粪便。此类药有金谷纤维王、美特泻、康赐尔。适宜用于低渣饮食的老年人,不但通便,还能控制血脂、血糖,预防结肠癌的发生。在服用时必须同时饮 240 mL 水或果汁,以免膨胀后凝胶物堵塞肠腔而发生肠梗阻。

(3)刺激性泻药:此类药物含有蒽醌,可刺激结肠蠕动,6～12 h 即有排便作用,但会产生腹痛、水及电解质紊乱等不良反应。此类药物有果导、番泻叶、舒立通、大黄苏打等。长期使用可丧失蛋白质而软弱无力,因损害直肠肌间神经丛而形成导泻的结肠。此类制剂含有蒽醌,长期摄取后在结肠黏膜下会有黑色素沉积,形成所谓的结肠黑变病。

(4)高渗性泻剂:如山梨醇、乳果糖溶液是含不被吸收糖类的电解质混合液。乳果糖是一种合成的双糖,由一分子果糖与一分子半乳糖连接而成,人体内不含有能将它水解为单糖的酶,因此乳果糖口服后能完整地通过胃肠道到达结肠,并分解为单糖,随后分解为低相对分子质量的有机酸,增加肠腔的渗透压和酸度,从而易于排便。乳果糖(杜秘克)口服 15～30 mL/d,24～48 h 即有排便功效。

(5)盐性轻泻药:如硫酸镁、磷酸钠,由于渗透压的作用会很快增加粪便中水分的含量,半小时后即可产生突发性水泻。此类泻剂可引起电解质紊乱,不宜长期使用,对有粪便嵌塞者可灌肠排出粪便。有肾功能不全者不宜使用含镁制剂。

### (三)综合序贯疗法

对于习惯性便秘,在训练定时排便前,宜先清肠,即用生理盐水灌肠清洁肠道,2 次/天,共 3 d。清肠后检查腹部,并摄腹部平片,确定肠内已无粪便嵌塞。清肠后可给液状石蜡,5～15 mL/(kg·d),或乳果糖15～30 mL/d,使便次至少达到 1 次/天。同时鼓励患者早餐后解便,如仍不排便,还可鼓励晚餐后再次解便,使患者渐渐恢复正常排便习惯。一旦餐后排便有规律地发生,且达到 2～3 个月以上,可逐渐停用液状石蜡或乳果糖。在以上过程中,如有 2～3 d 不解便,仍要清肠,以免再次发生粪便嵌塞。文献报道,这种通过清肠、服用轻泻剂并训练排便习惯的方法,治疗习惯性便秘,其成功率可达到 70%～80%,但不少会复发。

### (四)生物反馈治疗

生物反馈治疗是一种以意念去控制机体功能的训练,以前被用来治疗大便失禁,近年已有较多文献报道用于治疗盆底肌肉痉挛性便秘,包括气囊生物反馈法和机电生物反馈法两种,其通便的成功率可达 75%～90%。反馈治疗法是将特制的测压器插入肛门内,通过仪器的显示器,可获得许多信息,包括肛门括约肌的压力、直肠顺应性、肛直肠处的感觉敏感性,使患者自己感到何时可有排便反应,然后再次尝试这种反应,启发排便感觉,达到排除粪便的目的。

## 五、预防

坚持参加适当的体育锻炼,有意培养良好的排便习惯,合理饮食,注意补充膳食纤维。膳食纤维对改变粪便性质和排便习惯性很重要,纤维本身不被吸收,能使粪便膨胀,刺激结肠运动。这对于膳食纤维摄取少的便秘患者,可能更有效。含膳食纤维最多的食物是麦麸,还有水果、蔬菜、燕麦、玉米、大豆、果胶等。此外,应积极治疗全身性及肛周疾病,防止或避免使用引起便秘的药品,培养良好的心理状态,均有利于便秘的防治。

(于志刚)

# 第五节　老年糖尿病

## 一、老年糖尿病流行病学与临床特点

随着人类寿命延长,老年糖尿病发病逐年增长。老年人中已诊断的糖尿病占 7%～18%,约占整个糖尿病患者群的 40%。估计有一半人未诊断。20%老人糖耐量减低(IGT)。随着年龄增长,将有更多的老年人发生糖尿病。

老年糖尿病有其独特的临床特点,有关临床和基础研究逐年增多。老年糖尿病的防治已日益受到内分泌专家和有关医务人员的重视和关注。

### (一)老年糖尿病的流行病学

1.老年糖尿病患病率

美国糖尿病患病率 6.8%。65～74 岁组糖尿病患病率为 18.7%,其中白种人占 17.9%,黑种人占26.4%。该年龄组 IGT 占 22.8%。总之,65 岁以上美国人有 400 万患糖尿病。

英国伦敦超过 60 岁者,4%有糖尿病,超过 80 岁者,占 9%,IGT 分别为 6%和 13%。

澳大利亚超过 65 岁者糖尿病占 10%,IGT 为 80%。超过 75 岁分别为 15%和 10%。

日本超过 45 岁者糖尿病患病率为 10%,IGT 为 15%。

芬兰 65～84 岁老年人糖尿病占 30%,IGT 为 32%。

我国不同地区流行病学研究显示,老年糖尿病患病率为 9.19%～20%。

2.影响患病率的因素

(1)年龄:几乎所有流行病学调查均表明,随年龄增长,糖尿病及 IGT 人数均增加,加到曲线平坦,然后下降。不同的地区开始增长的时间、增长速率、高峰时间、下降速率均不相同。

(2)性别:综合 32 个国家 75 个社区糖尿病患病率,性别比例差别较大。男性占优势或女性占优势的地区差别明显。非洲、亚洲和美洲,男性糖尿病占优势;太平洋地区女性占优势。少数老年人群调查,未证实性别差异。

(3)居住国家和地区:糖尿病是一种年龄相关的疾病。一个国家的患病率决定于该国家的年龄结构。西方国家老龄人口多,糖尿病患病率高;相反,发展中国家老龄人口少,患病率低。

移居人群处在产生糖尿病的特别危险中。中国和印度移民较当地居民糖耐量异常患病率高,表明环境因素的重要性。

同一国家内不同地区糖尿病患病率不同。美国夏威夷和密西西比河东部糖尿病患病率最高。既往中国城市糖尿病患病率高于农村,近年农村糖尿病患病率逐渐升高,有的地区发病率与城市接近。

(4)种族:美国黑种人妇女糖尿病较白种人高 2 倍,男性黑种人甚至高 3 倍。美国非白种人患病率比白种人高 2～6 倍。

(5)社会经济状况和生活方式:在大部分地区,糖尿病患病率与该地区平均收入成正比。不良的生活方式,如社会因素和缺乏体力活动均增加患 2 型糖尿病的危险。

(6)肥胖:糖尿病的危险因素。美国调查表明,肥胖者糖尿病发生的可能性增加 1 倍。但也有无明显相关的报道。

(7)遗传因素:挪威的一项为期 22.5 年的前瞻性研究发现,父母患糖尿病者,其子女患病的相对危险度分别为 1.41 和 2.51,父母均患糖尿病者,其相对危险度为 3.96。

### (二)老年糖尿病的临床特点

(1)患病率高,50 岁以上约 3 倍于总人口的患病率,60～70 岁为患病峰龄。

(2)起病隐匿,症状不明显,易漏诊。老年人肾小球滤过率下降,肾糖阈值可高达 11.1 mmol/L,尿糖常阴性,不能排除糖尿病。常因糖尿病并发症而首诊于非糖尿病专科。如因视力减退首诊于眼科;因高血压、冠心病首诊于心内科;因肾病首诊于肾内科;因下肢坏疽首诊于外科;因外阴瘙痒首诊于妇科等。

(3)血糖控制不理想,治疗依从性差,并发症多,病死率高。老年人器官老化,免疫功能下降,心脑血管及神经系统发病率高,加之社会-心理因素,不愿控制饮食,血糖控制差,达标者仅占 20%。

(4)主要的急性并发症为糖尿病非酮症高渗综合征。一旦发生,不及时诊治,预后差。病死率达40%～60%。

(5)老年糖尿病主要死亡原因为心血管病变,常有动脉粥样硬化及微血管损害,导致高血压、冠心病及心肌梗死,成为老年糖尿病并发症的防治重点。

## 二、老年人糖耐量减退的机制

### (一)胰岛素分泌减少

胰岛素分泌可在空腹、口服或静脉注射葡萄糖后测定。文献中关于老年人胰岛素分泌测定结果有些差异,可能与选择对象有关。一般认为,老年人糖负荷后,胰岛素没有绝对的缺乏。但与合并高血糖者相比,老年人胰岛素分泌减少。活性低的胰岛素原增加,特别是餐后胰岛素原增加,易致餐后高血糖。

### (二)胰岛素抵抗

正常的胰岛素数量产生低于正常的生物学效应,称胰岛素抵抗。表明胰岛素对靶组织的作用受损。常用钳夹技术测定胰岛素抵抗,发现老年人的组织对胰岛素不敏感,脂肪、肌肉和肝脏均存在胰岛素抵抗。老年人葡萄糖清除率明显低于年轻人。

老年人胰岛素抵抗的原因:①组织细胞胰岛素受体减少,仅为青年人的 30%。②细胞膜离子转运机制的变化。③受体后缺陷,是由于葡萄糖摄取减少以及细胞内葡萄糖代谢受损。胰岛素抵抗导致老年人高胰岛素血症。这一代偿机制,用较高浓度胰岛素以克服老年胰岛素抵抗。

### (三)升糖激素变化

1.儿茶酚胺

儿茶酚胺通过以下机制使糖耐量减退:抑制胰岛素分泌,促进肝糖产生,使葡萄糖利用减少。老年人空腹去甲肾上腺素水平本来就比较高,在胰岛素引起低血糖时刺激去甲肾上腺素分泌更多。

2.胃抑多肽(GIP)

GIP 可能是胰岛素分泌的中介物。其在血中水平,年轻人与老年人中无差别。但老年人 β 细胞对 GIP 的敏感性比年轻人低,年龄与 β 细胞对 GIP 的敏感性呈负相关。

3.胰升糖素

老年人糖耐量减低与胰升糖素关系尚未阐明。

4.生长激素

随年龄增长,生长激素升血糖作用的敏感性无改变。

5.人胰多肽

老年人空腹及葡萄糖餐后胰多肽水平较年轻人高,其意义不明。

### (四)肥胖

老年人肥胖及腹部脂肪沉积,增加了胰岛素抵抗,以及与增龄有关的代谢紊乱。

### (五)体力活动减少

研究表明,不锻炼的老年人较锻炼者有较高的血糖和胰岛素水平。运动可改善糖耐量和胰岛素敏感性。

### (六)其他因素

饮食中碳水化合物含量减少、镁摄入量不足、肾功能减退。低血钾和交感神经活性增加均促进老年人糖耐量异常和胰岛素抵抗。老年人服药较多,类固醇皮质激素及噻嗪类利尿剂易导致糖耐量异常和胰岛素抵抗。

## 三、老年糖尿病诊断

### (一)老年人高血糖的临床表现

老年糖尿病常无临床表现,在诊断糖尿病时,长时间的糖尿病并发症已经常存在,但患者可无任何症状。有的患者可能仅有一些非特异症状,而误认为是正常的衰老现象。由于老年人常有多种病理损害,使诊断进一步复杂化。

高血糖的典型症状常被忽视,如多尿、多饮、夜尿、口干、多食、中度体质量降低及乏力。患者常有情绪变化、记忆差、抑郁和痛阈下降。

某些老年患者可能存在糖尿病并发症症状,如视力下降或丧失、周围神经异常、冠心病、心肌梗死、充血性心力衰竭、周围血管病、间歇性跛行以及脑血管病。高渗性非酮症综合征常表现为严重脱水、昏迷、脑栓塞等。

即使无高血糖症状,应寻找老年人糖尿病的危险因素。如肥胖、糖尿病家族史、冠心病、高血压、脑血管病、高脂血症、某些人种(如亚洲移民)及应用致血糖升高的药物(类固醇皮质激素、雌激素、噻嗪类利尿剂、β受体阻滞剂、苯妥英钠等)。

### (二)老年糖尿病诊断标准

曾认为老年人糖耐量减低是生理现象,故不能用年轻人的血糖标准诊断糖尿病。现认为不分年龄,均用统一的血糖标准。

糖尿病的诊断标准为空腹静脉血浆葡萄糖$\geq$7.0 mmoL/L(126 mg%),或口服葡萄糖(75 g)耐量试验(OGTT),2 h或随机血糖$\geq$11.1 mmol/L(200 mg%);空腹血糖<7.0 mmol/L,餐后2 h血糖介于7.8~11.1 mmol/L,为IGT,$\geq$11.1 mmoL/L为糖尿病。空腹血糖$\geq$6.1 mmol/L,但<7.0 mmol/L,而负荷后时血糖正常者为空腹血糖受损(IFG)。IGT与IFG均属于糖尿病前期。

### (三)慢性并发症的初步筛选

不少老年糖尿病患者,诊断糖尿病时虽无症状,但早已存在慢性并发症。应根据病史、体检、实验室检查,寻找下列并发症:心脑血管病、神经病变、眼病以及骨质疏松等。

## 四、老年糖尿病的并发症

### (一)急性并发症

老年糖尿病急性并发症可持续数小时至几日,不及时抢救病死率高(达到20%以上),关键是早期识别及治疗。多数患者经适当治疗可完全缓解。

1.糖尿病非酮症高渗综合征

(1)本症的临床特点:①多见于老年人。②常无糖尿病史,或为轻型2型糖尿病,1型糖尿病患者少见,且常与酮症酸中毒并存。③首发症状可为心肌梗死、脑血管意外等,收住在非糖尿病科,故常易误诊。④主要的临床表现是高渗性脱水,表现为皮肤干燥、厌食、恶心、尿少、心悸、神志淡漠、幻觉、失语、偏瘫乃至昏迷。

(2)实验室检查:①血糖≥33.3 mmoL/L。②血钠>145 mmol/L。③血浆渗透压≥330 mmol/L。一般无酮症和酸中毒。

(3)治疗:①小剂量胰岛素。持续短效胰岛素静脉点滴,2~3 u/h,直至血糖降至14 mmol/L,改为皮下注射。②补液用等渗还是低渗液体有争论。一般认为在高渗状态下等渗液体相当于相对低渗液。不主张给0.45%氯化钠溶液。以高血糖为主用氯化钠溶液,以高血钠为主用葡萄糖溶液。③补钾及治疗并发症。

2.糖尿病酮症酸中毒

糖尿病酮症酸中毒是以高血糖、高酮血症和代谢性酸中毒为主要表现的临床综合征。在胰岛素应用以前是糖尿病的主要病死原因。胰岛素问世后病死率降为1%~5%。

临床常见症状为食欲缺乏、乏力、头晕头痛、恶心、呕吐、腹痛,重者出现昏迷。实验室检查血糖升高,常高于16.7 mmol/L,可高达33.3 mmol/L以上。血酮体增高,尿酮体阳性。血pH和二氧化碳结合力降低。常有血电解质紊乱。

治疗原则是小剂量胰岛素(静脉点滴低于4 u/h)、补液、补钾、消除诱因及治疗并发症。

老年糖尿病酮症酸中毒主要问题是脱水、高血糖、酸中毒、低血钾。老年人较难忍受脱水致低血压和酸中毒。补液时注意速度不宜过快,以免负荷过重诱发心力衰竭。血pH<7.1时,应用小剂量碳酸氢钠。

3.低血糖

低血糖症是血糖降至2.7 mmol/L以下,并产生脑功能和认知功能紊乱,以及交感神经兴奋症状。表现为衰弱、饥饿、心悸、出汗、寒战、视物模糊、言语不清、头痛、异常行为、偏瘫甚至昏迷。老年人低血糖脑病发生率可达7.48%。

老年糖尿病低血糖的最常见原因是药物源性。包括:①胰岛素。常发生在调整胰岛素剂量,注射胰岛素后未及时用餐、改变胰岛素剂型,以及运动量过大。②口服降糖药。老年人应避免使用作用时间长的磺酰脲类降糖药。因老年人肾功能及代谢能力减退,易积蓄导致低血糖发作。禁用氯磺丙脲类降糖药(半衰期36 h),慎用格列苯脲,选用半衰期短的磺酰脲类等。③合并应用促进磺酰脲类降血糖作用的药物如水杨酸盐、磺胺药、华法林等。

低血糖处理:应立刻静脉注射25%~50%葡萄糖。老年人从昏迷中恢复,比年轻人慢。此外对磺酰脲药所致低血糖的治疗反应差,需要药物完全代谢排泄后,可能持续24~36 h,更长者达数天,此时应静脉内持续补充葡萄糖。

### 4.乳酸性酸中毒

老年糖尿病发生乳酸性酸中毒的最常见原因是服用苯乙双胍。该药增加无氧酵解,乳酸产生增加,肝脏和肌肉对乳酸摄取减少,肾脏排酸功能降低,致血乳酸升高。

临床表现为乏力、倦怠、呕吐、腹痛、腹泻、头昏、面部潮红、意识障碍,重者昏迷。实验室检查血乳酸增高($>5$ mmol/L),血 pH$<7.35$,阴离子间隙$>18$ mmol/L。

老年糖尿病乳酸性酸中毒病死率高达 30%。一旦确诊,应立即停用苯乙双胍,迅速输注大量生理盐水,大量补充碱性药物,一般用 1.3%碳酸氢钠,可同时用胰岛素加葡萄糖,有利于解除丙酮酸代谢障碍。

老年糖尿病患者应慎用双胍类降糖药。即使选用不良反应较小的二甲双胍,剂量也不宜过大。

### (二)慢性并发症

老年糖尿病慢性并发症随糖尿病病程增加而增加,各种并发症可单独或合并存在,如神经病变或肾病患者可合并多种其他并发症。失明者可合并肾病或神经病变。遗传因素在并发症发生中的重要性已越来越清楚。但目前未发现产生某种并发症的特殊标志。

持续高血糖是发生并发症的原因。高血糖抑制肌肉对糖的摄取及利用,使血浆及组织蛋白糖化,血黏度增高。中间代谢产物堆积,山梨醇增加,产生超氧自由基,致细胞损伤。

#### 1.糖尿病大血管并发症

(1)冠心病:①心绞痛症状不典型。②无痛性心肌梗死多。③心律失常发生率高且严重。心肌梗死范围广,猝死及心力衰竭发生率高。溶栓效果差,再梗死率高。

治疗除控制血糖外,应用 β 受体阻滞剂及改善血小板聚集药物,溶栓治疗严格掌握适应证。必要时可考虑冠脉搭桥术及经皮冠脉腔内成形术。

(2)脑血管病:①脑梗死多见,发生率为非糖尿病患者的 3~4 倍,以腔隙性脑梗死最多。临床上常无任何症状。②缺血性脑卒中明显多于出血性脑卒中。③一过性脑缺血为对照组的 3 倍,易与心源性晕厥混淆。

治疗宜采用综合措施,应用抗血小板聚集药、脑血管扩张剂、活血化瘀中药以及改善脑细胞代谢药物。

(3)间歇性跛行和下肢坏疽:老年糖尿病并发间歇性跛行和下肢坏疽,约占总数的 10%。不积极防治,严重者需截肢。

#### 2.糖尿病视网膜病变

糖尿病导致失明为一般人群的 25~27 倍。失明的主要原因是视网膜病变、白内障及新生血管性青光眼等,以视网膜病变为主。

老年糖尿病视网膜病变常见,新诊断的 2 型糖尿病患者估计 20%有视网膜病变,随糖尿病病程增加,视网膜病变患病率也上升。老年糖尿病 20~25 年后,80%~90%发生视网膜病变。

糖尿病视网膜病变早期表现为微血管瘤,伴出血,逐渐出现渗出,新生血管及机化物增生,最后导致视网膜脱落及失明。

防治宜严格控制代谢,使血糖尽可能正常。一旦发生视网膜新生血管及毛细血管渗漏,及早采用激光治疗。中药有助于眼底出血时止血及血液吸收。

#### 3.糖尿病肾病

糖尿病肾病的临床特征是持续性蛋白尿,即 24 h 尿蛋白排出量超过 500 mg。同时伴有肾小球滤过率下降及高血压。

大多数有尿蛋白的糖尿病患者存在糖尿病肾病。特别是在蛋白尿逐步发生，且同时有糖尿病视网膜病变者。但老年2型糖尿病伴其他肾脏病者较年轻人1型糖尿病多。在终末期肾衰竭患者中，约有1/3的2型糖尿病伴随其他肾病者，而1型糖尿病仅占10%。这些疾病包括高血压肾脏病变、肾盂肾炎、肾小球肾炎和其他少见病。因此，在诊断糖尿病肾病时，应排除其他原因引起的蛋白尿。

糖尿病肾病发展至肾衰竭时，应限制蛋白质摄入，每天0.4～0.6 g/kg，以优质动物蛋白质为主，进行腹膜透析和血液透析。对65岁以上老人较少适宜肾移植。口服降糖药应用短效且不经肾排泄的磺胺类，如格列喹酮。格列苯脲不宜采用。高血压可用血管紧张素转换酶抑制剂、血管紧张素Ⅱ受体拮抗剂、钙通道阻滞剂及β受体阻滞剂。

**4.糖尿病神经系统并发症**

糖尿病周围神经病变很常见，且随着年龄增长而增多。临床有3种类型：①进展型弥漫性髓鞘病变，即自主神经病变的对称性感觉神经病变。②可逆的单神经病变和神经根病变，包括近端运动神经病变、脑神经病变和急性疼痛性神经病变。③压力性麻痹，显著的腕管综合征等。

临床表现迥异：如热痛感丧失，手指、足趾麻木感，直立性低血压，心动过速，出汗，勃起功能障碍，神经性膀胱炎，腹泻，胃痛，复视，皮肤烧灼感及疼痛等。老年人症状性自主神经病变较年轻人少。

治疗可选用神经营养药物，如肌醇、甲钴胺、抗血小板聚集药。醛糖还原酶抑制剂疗效不肯定。尚可用中医活血化瘀药。

## 五、老年糖尿病防治

老年糖尿病治疗的目的是解除高血糖引起的临床症状，预防和延缓各种并发症的发生和进展，防止体质量明显下降，避免低血糖及其他药物的作用，从而保障健康和良好的生活质量。

### （一）老年糖尿病防治原则

**1.强调早期诊断**

新诊断的老年糖尿病患者中30%～50%表现空腹血糖正常，仅餐后血糖升高。因此在测定空腹血糖的同时，须测定餐后2 h血糖，以免漏诊。

**2.重视糖尿病前期的防治**

糖尿病前期是一个可逆的过渡时期，已经存在大血管和微血管损害。此期有三个发展趋势，经过认真干预，部分人群可转化正常或维持糖尿病前期；若不防治，将发展成为糖尿病。也只有在这个阶段，糖尿病是可以防治的。

**3.老年糖尿病血糖控制目标**

应遵循个体化原则。对预计寿命长，独立生活能力强，可从长期强化治疗获益，并愿意进行自我监测的患者，其治疗目标应与非老年糖尿病患者相同；对有严重威胁生命的并发症、并发症或智能缺损者，相同控制目标可偏宽。空腹血糖可在8 mmol/L左右，餐后2 h血糖12 mmol/L左右，糖化血红蛋白（HbA1c）8～9 mmol/L。

**4.全面控制心血管危险因素**

世界各种糖尿病防治指南版本均指出，为更大程度减少老年糖尿病患者并发症的发生率和病死率，除严格控制血糖外，需全面控制心血管危险因素，包括肥胖、血压、血脂及戒烟等。

### (二)老年糖尿病综合治疗

**1.饮食疗法**

总的原则是总量控制,结构合理。限制每天总热量的摄入。按每千克标准体质量约104.6 kJ(25 kcal)计算。比例为碳水化合物50%~60%,每天200~250 g,蛋白质10%~15%,脂肪20%~25%(饱和脂肪酸<10%),纤维素摄入量每天不得少于30 g,葡萄糖和蔗糖忌用,可用阿斯巴甜蛋白糖类甜味剂。水果富含纤维素、维生素和糖类,食用时按食品交换法,相应减少主食量。

**2.运动疗法**

运动可增强周围组织对胰岛素的敏感性,加速脂肪分解,减少脂肪堆积,促进全身代谢旺盛,增强体力,消除应激,有利于控制并发症的发生和进展。

运动疗法的适应证:大多数轻、中度2型糖尿病,尤其是肥胖型,以及稳定期的1型糖尿病。

禁忌证:血糖未控制的1型糖尿病,伴有严重肾病、心功能不全、眼底病变及神经病变;频繁发作脑供血不足;糖尿病足;急性感染及糖尿病急性并发症。

运动处方制订因人而异,有的老年人因骨关节病变或脑卒中偏瘫而无法运动。运动项目自由选择,如散步、体操、骑自行车、上下楼梯、乒乓球、舞蹈、太极拳、游泳、网球等。以竞技性不强为佳,运动强度适中,不宜过大,随时调整。

**3.糖尿病教育、心理治疗和监测**

糖尿病教育人群包括一般人群、糖尿病专业医师、护士和营养师、糖尿病患者及其家属。糖尿病心理治疗能增强患者的自我保健意识和技能,提高自控水平。

糖尿病患者应建立自己的健康档案,包括病史、体格检查及实验室检查结果,定期复查。

对检查后难以自理的老年糖尿病患者,对其亲属的教育特别重要。因其担负患者的生活及医疗的管理。

**4.药物治疗**

(1)口服降糖药。

1)促胰岛素分泌剂:①磺酰脲类降糖药,老年糖尿病宜选用半衰期短、排泄快的短效药物。氯磺丙脲作用时间长,肾功能损害时易积蓄,产生低血糖,对60岁以上老人不宜应用。老年人慎用格列苯脲。老年糖尿病常伴发其他多种疾病,服药较多,其中有些药物增强磺酰脲类药降糖作用,如青霉素、水杨酸盐、吲哚美辛、磺胺类药、氨茶碱、利舍平、可乐定、芬氟拉明等,应注意防止引起低血糖。②瑞格列奈(及那格列奈),餐时血糖调节剂,发生低血糖少,较适合老年人使用。

2)双胍类降糖药:老年糖尿病患者不宜用苯乙双胍,易发生乳酸性酸中毒。世界各国均已改用二甲双胍,其代谢并发症较苯乙双胍明显减少。但在肾功能减退或循环衰竭时,二甲双胍仍有促进乳酸性酸中毒的危险,故对老年糖尿病患者剂量不宜过大。每天剂量小于2 g,75岁以上老人慎用。单用二甲双胍不会产生低血糖症,但与磺酰脲药或胰岛素合用,则可引起低血糖。

3)α糖苷酶抑制剂:阿卡波糖和伏格列波糖是一组α糖苷酶水解酶的竞争抑制剂,可减慢小肠上端80%的淀粉及糊精分解为葡萄糖,因而使餐后血糖减少,导致胰岛素抵抗降低,一般对于肾功能无影响,适用于老年糖尿病。但对进食碳水化合物较少的老年糖尿病患者效果不佳。

4)阿卡波糖加磺酰脲类药物,可使血糖进一步降低约3 mmol/L,HbA1c降低0.8%~1.0%。不良反应为腹胀气、腹痛、腹泻。有的老人难以忍受。

5)胰岛素增敏剂:罗格列酮和吡格列酮具保护β细胞功能和增强胰岛素敏感性作用。一般是安全的。Dream 研究表明,罗格列酮在糖尿病前期患者应用可延缓发生糖尿病。Proactive 研究证实,吡格列酮能减少心血管事件发生率和病死率。增敏剂应用前途较佳。治疗中注意监测肝功能。不良反应为水、钠潴留及水肿,停药后可恢复。

(2)胰岛素:老年糖尿病胰岛素治疗可维持患者健康,预防长期的血管并发症,保障生命质量。主张尽早应用。

老年人新诊断的 1 型糖尿病少见,一旦确诊,通常每天注射 2 次胰岛素,用自混、预混或低精蛋白胰岛素。使用标准注射器或胰岛素笔。

2 型糖尿病胰岛素治疗指征:伴发急性病,如严重感染、心梗、外科手术;预防和治疗长期的血管并发症;血糖控制差,临床症状明显。2 型糖尿病患者最终将有一半需胰岛素治疗。每天 2 次胰岛素已足够,因这类患者还有一部分内源性胰岛素分泌。

2 型糖尿病胰岛素治疗易发生高胰岛素血症,对老年糖尿病患者易出现腹部肥胖,故对肥胖的老年糖尿病患者,胰岛素与二甲双胍和阿卡波糖或胰岛素增敏剂合用,尽量减少胰岛素剂量。胰岛素应用过程中,应严密观察,避免发生低血糖。

(于志刚)

# 第六节　老年前列腺癌

前列腺癌是男性泌尿生殖系统中最重要的肿瘤,也是人类特有的疾病。本病多发生在 50 岁以上,随年龄增长而增加,国外尸检资料显示,60 岁组病例中的 1/3、70 岁组病例中的 1/2、80 岁组病例中的 3/4 存在着无临床症状的潜伏性前列腺癌。我国属于前列腺癌的低发区,但随着人类长寿、诊断技术的提高以及环境改变,我国的前列腺癌已较为多见,成为我国老年男性的常见肿瘤。

## 一、病因

前列腺癌的病因不明,大量临床资料提示,前列腺淋病、病毒及衣原体感染、性活动强度及激素的影响可能与发病有关。另外,高脂肪饮食、大量饮酒、环境污染及职业因素(过多接触镉)与发病也有一定关系。近年来的研究表明,细胞的遗传学损伤在前列腺癌的发病过程中起着重要作用。环境因素如放射、化学物质、物理损伤所致的 DNA 突变或其他类型异常,即原癌基因的激活和抑癌基因的丢失或突变,可在敏感细胞中产生致癌作用。

## 二、病理

前列腺癌最多发生于后叶,两侧叶偶有发病。前列腺癌一般分为三个类型。

### (一)潜伏型
小而无症状,不转移,常见于尸检。

### (二)临床型
有局部症状,侵犯明显,而转移较晚。

### (三)隐藏型

原发灶小、不易被发现,但常有早期广泛转移。

95%的前列腺癌为腺癌,少数为黏液癌、移行上皮癌和鳞状上皮癌。肿瘤多发生在前列腺外周带,约85%的前列腺腺体内有多个病灶。

前列腺癌可直接蔓延至尿道、膀胱颈、精囊及膀胱三角,但很少侵及直肠。淋巴转移最常累及闭孔及髂内淋巴结,髂外、髂总、主动脉旁和锁骨上淋巴结亦可累及。血行转移最常见的为骨转移,部位依次为骨盆、腰椎、股骨、胸椎、肋骨等。另外尚可转移至肺及肝脏。

## 三、临床表现

早期前列腺癌常无症状,当肿瘤增大,阻塞尿路时可出现与前列腺增生相似的症状,如尿流缓慢、尿频、尿急、排尿不尽、排尿困难等。血尿并不常见,晚期可出现腰痛、腿痛、大便困难等局部受侵、压迫的症状。一些患者以转移症状就医,而无前列腺原发症状。

## 四、诊断

早期前列腺癌临床不易诊断,血清酸性磷酸酶(PAP)及前列腺特异抗原(PSA)测定有时可提供线索。潜伏型的前列腺癌常在尸检中发现。对50岁以上患者,出现膀胱颈阻塞症状时经直肠指诊扪及前列腺硬结节,常提示前列腺癌。肿瘤晚期腺体增大坚硬、结节状、固定时诊断较易。常辅以下列检查以最后明确诊断。

### (一)生化检查

血清酸性磷酸酶(PAP)、前列腺特异抗原(PSA)的检测对肿瘤的诊断、分期及预后的判断均有帮助。

### (二)超声波检查

B型超声通过对前列腺异常回声的部位、包膜形态,对膀胱颈、直肠的侵犯情况等的探测,有助于诊断及分期,经直肠的腔内超声检查对前列腺癌的诊断更为准确。

### (三)影像学检查

静脉尿路造影可发现肿瘤压迫所致的输尿管、肾盂积水。骨骼照片可发现骨转移灶,放射性核素骨扫描更早、更易发现骨转移灶。CT及MRI分辨率高,对肿瘤的诊断及分期更为准确,但对早期病变诊断仍困难。

### (四)活体检查

前列腺活检可以明确前列腺结节的性质及肿瘤病理分级,是诊断前列腺癌最可靠的方法,常采用B超引导下经直肠细针穿刺抽吸活检,此法操作简便,穿刺准确可靠,创伤小,是可疑前列腺癌的首选诊断方法。

## 五、鉴别诊断

前列腺癌须与前列腺良性疾病如前列腺增生、慢性前列腺炎等相鉴别,PAP及PSA测定和血浆锌的测定均有助于良恶性的鉴别。

## 六、分期

### （一）国际抗癌联盟（UICC）修订后的前列腺癌 TNM 分期

1.T——原发肿瘤

$T_x$：原发肿瘤无法估计。

$T_0$：未发现肿瘤。

$T_{1a}$：切除标本中偶然发现（$<5\%$的切除标本）。

$T_{1b}$：切除标本中偶然发现（$>5\%$的切除标本）。

$T_{1c}$：指检未发现，PSA 检出。

$T_{2a}$：肿瘤不到一叶的 1/2。

$T_{2b}$：肿瘤超过一叶的 1/2，但非两叶。

$T_{2c}$：肿瘤侵及两叶。

$T_{3a}$：单侧包膜外扩散。

$T_{3b}$：侵及一侧或两侧精囊；双侧包膜外扩散。

$T_{4a}$：侵犯膀胱颈、外括约肌或直肠。

$T_{4b}$：侵入肛提肌或盆壁固定。

2.N——区域淋巴结

$N_0$：无区域淋巴结转移。

$N_1$：有区域淋巴结转移。

3.M——远处转移

$M_0$：无远处转移。

$M_{1a}$：骨转移。

$M_{1b}$：其他部位转移，有或无骨转移。

### （二）北美地区较多采用的分类法

A 期：在前列腺中有局灶的改变（直径$<5$ mm）或仅有镜下改变。

B 期：肿瘤结节直径不低于 5 mm 或多发性，但均局限在包膜内，局限于一叶为 B1 期。两叶均有累及为 B2 期。

C 期：肿瘤超出前列腺包膜，累及精囊、尿道及膀胱。

D 期：有远处转移。有淋巴转移，主要为盆腔、腹主动脉旁者为 D1 期；有骨及其他脏器转移者为 D2 期。

## 七、治疗

前列腺癌的治疗主要有内分泌疗法、化学疗法、放射疗法及手术疗法。

### （一）内分泌疗法

内分泌治疗是晚期前列腺癌的主要治疗方法，常用的方法有雌激素治疗，抗雄性激素类药物治疗，促性腺释放激素类似物促进剂及肾上腺酶合成抑制剂治疗等。

### （二）化学治疗

内分泌治疗失败后，可选用单药或联合化疗，常用药物有环磷酰胺（CTX）、阿霉素（ADM）、紫杉醇、长春新碱（VCR）、雌莫司汀（EMP）、顺铂（DDP）、5-FU 等。

### (三)调强放射治疗

1.靶体积的确定

前列腺腺癌的大体肿瘤靶区(GTV)较难分辨,因而无法单独勾画。有些研究者使用 MR 光谱或 ProstaScint 扫描等功能性影像检查区分需增加剂量的 GTV,但这些还在研究探索中。

临床靶区(CTV)有前列腺,有或无精囊、前列腺旁淋巴结(表 9-8),勾画范围取决于患者的危险指数(低、中、高)。

表 9-8　前列腺癌 lMRT 各靶区及剂量详细说明

| 靶 | 低危病变(剂量) | 中危病变(剂量) | 高危病变(剂量) |
| --- | --- | --- | --- |
| CTV1 | 前列腺±相邻的精索(74 Gy) | 前列腺和相邻的精索(76～78 Gy) | 前列腺,肉眼所见包膜外病变和邻近精囊 *(76～78 Gy) |
| CTV2 | 无资料 | 远端精囊(56 Gy) | 远端精囊和前列腺旁淋巴结(56 Gy) |

* 对 $T_3b$ 疾病:只要不是包括精囊全部,均可全量照射。

低危组的 CTV 包及前列腺±邻近的精囊。高危组,包及前列腺、精囊、前列腺旁淋巴结。根据最近美国放射治疗协作组(RTOG)94-13 报道,高危患者前列腺旁淋巴结和精囊旁淋巴结区也该考虑包括在 CTV 中％。高、中、低危各组患者 IMRT 靶区的确定。

2.靶区的勾画

在 Fox Chase 癌症中心,前列腺、精囊、前列腺旁淋巴结区域在 MRI 上勾画,MRI 与 CT 模拟同时记录勾画结果。这两种扫描互相在 1 h 内获取数据。如单用 CT 模拟扫描,前列腺体积会因为较难精确确定前列腺尖端、基底和放射状边缘而多估计了 30％～40％。

3.计划靶区的确定

计划靶区(PTV)是一个另加边缘形成的区域,将所有的靶位置的不确定因素都考虑在内,包括患者每天摆位和治疗期间因直肠充盈、膀胱充盈和呼吸所致的体位变动的误差。

考虑每次治疗的移动,需再增加 1.1 cm 的边界以确保治疗时 CTV 位于 PTV95％区域内。为了减少这种不确定性,必须对前列腺进行固定(如每天直肠内放置气球)或每天对其位置进行确定(如摄植入标记的照射野片,治疗室内每天经腹超声检查或每天 CT 扫描)。虽然俯卧位前列腺移动会增加,但放疗时移动范围很小。

在 Fox Chase 癌症中心使用绝对 PTV 边缘,即向后外放 5 mm,其他方向外放 8 mm。如果每天用 Nomos BAT 超声系统(Nomos Corporation,Sewickey,PA)做影像扫描来纠正每天位置移动,患者开始治疗时就可以使用这种较紧的边界。

4.剂量详细说明

在前列腺特异抗原时期就有一些剂量递增试验证实了三维适形放疗治疗患者对剂量的反应。似乎中度危险患者获益的呼声最高。

这些发现也在 M.D.安德生肿瘤中心发表的前瞻性随机试验中得到了回应,其结果显示治疗前前列腺特异抗原大于 10 的患者放疗 78 Gy 比放疗 70 Gy 更不易复发(图 9-2)。在这个实验里剂量规定为同中心剂量。

在 Fox Chase 癌症中心,前列腺癌 IMRT 的给量情况取决于患者的危险度。至少 PTV 的 95％(D95)得到处方剂量。

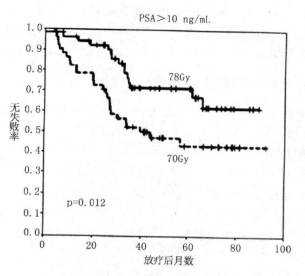

**图 9-2 Kaplan-Meier 无失败生存期**

包括生化和临床失败。曲线来自 M.D.安德生肿瘤中心的前瞻性随机研究。该研究
中患者治疗前 PSA＞10 ng/mL,治疗剂量为 70 Gy 或 78 Gy。

5.正常组织勾画

整个直肠周围线的勾画从坐骨结节到空虚状况下的乙状弯曲处。模拟定位前灌肠,这对计划制定和评估直肠的剂量体积直方图(DVH)会产生一定的不利影响。

在 Fox Chase 癌症中心,因为每天都借助腹部超声确定位置,患者在膀胱半充盈状况下进行治疗。半充盈的膀胱可以使其在放射治疗时受量显著降低。膀胱的全部轮廓线是勾画出来的。目前尚无对尿道、神经血管束或阴茎球部的勾画研究。

**(四)手术治疗**

手术治疗分根治性前列腺切除术和内分泌腺切除术。目前鉴于诊断的水平和手段有限,确诊时已多为晚期,手术治疗效果不佳。对 C 期或 D 期患者采用内分泌腺(如双侧睾丸)切除是较好的姑息疗法。

## 八、预后

前列腺癌的预后与其分级、分期的关系极大。A 期的患者,尤其是 A1(T$_{1a}$)期。其治疗与否对生存率不产生影响,有淋巴结转移者预后差。细胞分化好的预后较好。A 期、B 期、C 期及 D 期患者的 5 年生存率分别为 70％、50％、25％。故对进展期前列腺癌,如予以积极治疗,则生存率可有很大提高。

（于志刚）

# 第七节　老年瘙痒症

老年瘙痒症是一种发生于老年人,由多种原因引起的以皮肤瘙痒为主要表现的疾病,年纪越大,发病率越高。目前有关瘙痒的病理生理学和分子学基础以及瘙痒的治疗已有研究报道,但老年瘙痒症因为没有明确的临床分型和诊断标准,病因难以确定,没有规范的治疗方案。近十多年来,人们对瘙痒的认识更加深入,对老年瘙痒症的诊断与治疗有了较明确的思路。

## 一、老年人皮肤的生理学和形态学改变

进入老年后,皮肤逐渐老化,主要是自然老化,在临床上表现为皮肤萎缩、干燥、脱屑。组织学的变化为皮肤厚度减少、萎缩、表皮-真皮连接变平、真皮乳头和表皮脚消失,单位面积皮肤内表皮-真皮间的接触面积从30多岁开始至90多岁时减小50%以上,这使得相互间的物质交换减少,并且出现老年人皮肤受轻微挫伤后容易出现表皮-真皮分离,导致皮肤水疱。电镜下角质形成细胞之间的间隙增宽,基底膜带的致密板和锚状纤维复合物增厚,伸入真皮的基底细胞微绒毛大多消失。真皮层萎缩(体积缩小),大约减少20%,血管减少、血管壁变厚、毛细血管襻缩短,汗腺、毛囊萎缩,汗腺约减少15%,皮下脂肪减少。另外,老年人角质层含水量较低,即皮肤的水合作用低于其他各年龄。

老年瘙痒好发于小腿等皮肤角质薄、含水量少的部位。

## 二、瘙痒概述

### (一)瘙痒的定义及老年瘙痒的历史

德国内科医师 Samuel Hafenreffer 早在 1660 年就对瘙痒下了这样一个定义:瘙痒是引起搔抓欲望的一种皮肤黏膜感觉。其实此前 Hippocrates of Cos(BC460-BC377)就描述过外阴瘙痒和痒疹,以及老年瘙痒症。老年瘙痒症的历史至今已有两千多年了。19世纪中叶,当医学从哲学和宗教模式转向科学模式后,瘙痒和瘙痒性疾病的描述急剧增加。然而,在 1938 年 Muller 出版的《人体生理学手册》中,人类 5 种基本躯体感觉(触觉、压觉、冷觉、热觉和痛觉)中没有痒觉。许多神经科医师至今还认为瘙痒是人体对痛觉的一种误觉。以往,人们对于瘙痒的了解大多来自对疼痛的研究,并认为强刺激引起痛,弱刺激引起痒。然而痒是皮肤黏膜特有的感觉,切除皮肤表皮后痒感消失,而疼痛仍然存在;瘙痒引起搔抓反应,而疼痛则引起肢体退缩反应;椎管内注射止痛的阿片类药物可以诱发瘙痒。这充分表明瘙痒与疼痛是两种截然不同的感觉。因此,在 1990 年斯德哥尔摩召开的世界皮肤科大会上,与会专家一致同意将瘙痒从疼痛中独立出来。这使得近十几年来对瘙痒的研究取得了飞速发展,并发现了传导痒觉的 C 神经纤维。

### (二)瘙痒发生的神经机制

外周感觉神经的无髓细纤维(C 纤维)的终末在表皮与真皮交界处形成游离神经末梢。这些游离神经末梢可能就是痒(痛)感受器。痒感受器呈点状分布,它接收各种刺激痒感觉信号沿 C 纤维通路至背根神经节进入脊髓,在胶质细胞轴索组成的 Lissauers 束上升 1~6 个节段,并在脊髓灰质后角的第二级神经元终止,再由后角细胞发出的轴突经灰质前联合交叉至对侧的腹外侧索,通过脊髓丘脑束上升至丘脑,再由丘脑传递到大脑皮质从而产生痒觉。

近十来年,分别在人和猫的研究中发现痒觉是由特异性的神经元和神经纤维专门负责传导。这些纤维属 C 类神经纤维,不同于疼痛传导中的多样性刺激性感受器,其特点是传导速度慢、有着广泛的末梢分支、对机械和热刺激不敏感。研究者们应用功能性正电子发射断层显像(PET)、组胺皮内注射和组胺皮肤刺入诱发瘙痒,发现大脑多部位兴奋,并且痛与痒有多处重合,还发现左侧大脑半球占优势者的皮质前带、补充运动区和顶叶下部之间发生协同运动,这可解释瘙痒与

搔抓欲望的必然联系。

### （三）瘙痒的介质

瘙痒是一个复杂的感觉过程，其产生、传导以及参与的相关介质不完全明了。瘙痒的主要介质有胺类（如组胺、5-羟色胺等）、脂类（如前列腺素、血小板激活因子）、蛋白质/多肽［如血管舒缓素、细胞因子（IL-2、IL-6、IL-31）］、蛋白水解酶（胰蛋白酶、番木瓜酶、黏液酶）、血管舒缓素-激肽（P 物质、降钙素相关基因肽、血管活性肠肽）、类鸦片肽（β-内啡肽、亮氨酸脑磷脂、蛋氨酸脑磷脂）等。

将炎性介质注入皮内，根据炎症介质的作用机制可分为直接刺激痒觉 C 纤维（组胺、木瓜酶、IL-2、乙酰胆碱、激肽释放酶）、通过组胺释放起作用（糜蛋白酶、胰蛋白酶、血管活性肠性肽、P 物质、5-羟色胺）、致痒作用弱或没有致痒作用 3 类。

参与瘙痒的介质众多，它们在不同类型的瘙痒中各自发挥作用，且常常相互关联。

1.组胺（Histamine，HA）

化学名为咪唑乙胺，1910 年被 Dale 和 LaidLaw 发现，并在不久后被认为是过敏性疾病，如荨麻疹、哮喘、过敏性鼻炎的主要介质。瘙痒的实验研究实际上是以组胺作为一个研究工具开始的。组胺由组氨酸经组氨酸脱羧酶作用脱羧而成，主要存在于肥大细胞和嗜碱性粒细胞的颗粒中，在血小板、内皮细胞、脑组织以及交感神经节后纤维中少量存在。组胺是一种很强的生物活性物质，主要通过组胺受体起作用。组胺受体至少有 4 个亚型（H1、H2、H3 和 H4），组胺与相应的组胺受体结合后可分别引起皮肤和黏膜毛细血管扩张（H1）、血管通透性增加（H1）、平滑肌收缩（H1）、腺体分泌增加（H2）等，导致皮肤红斑、风团及瘙痒。除 H1 受体外，在小鼠实验中证实 H4 受体也参与瘙痒介导，但究竟 H4 受体在人体是否介导瘙痒还不清楚。许多因素可引起组胺释放而导致瘙痒，常见的有 IgE 抗体介导的抗原抗体反应、蜂毒、蛇毒、糜蛋白酶、胆盐、C3a、C5a、吗啡、可待因、内毒素以及某些物理因素如创伤、紫外线等。

2.前列腺素

以前人们认为前列腺素是通过降低组胺的阈浓度导致瘙痒，但目前研究表明其也可在结膜中作为瘙痒因子直接起作用。搔抓在引起表皮屏障功能障碍的同时，使受搔抓部位的皮肤中前列腺素（PGD2 和 PGE2）增加，并通过特异的前列腺素类 DP1、EP3 和 EP4 受体加速被搔抓导致障碍的屏障功能恢复，这可能是瘙痒-搔抓-瘙痒加重-搔抓加剧恶性循环的原因之一。

3.5-羟色胺（5-hydroxytryptamine，5-HT）

大约 150 多年前科学家发现在血清中有一种可引起平滑肌强烈收缩的物质，后来 Page 及其同事从血小板中分离出这种物质，取名为血清素，这与当时意大利研究人员发现在肠黏膜中存在的可引起胃肠道平滑肌收缩的物质——"肠胺"为同一物质。5-HT 由色氨酸羟化和脱羧而成。是尿毒症瘙痒的主要炎症介质。其作用于 5-羟色胺 3 型受体，经膜去极化而兴奋皮肤感觉神经纤维引发瘙痒。由于人的肥大细胞中不含 5-羟色胺，不会同组胺一起释放，因而尿毒症患者使用抗组胺药无效。

4.白介素 2（interleukin-2）

IL-2 是致炎因子，可引起轻微痒感。瘙痒可以发生在特应性皮炎的患者，也可发生在皮内注射 IL-2 的正常人，以及静脉滴注 IL-2 治疗的癌症患者。全身性使用环孢素可迅速有效地减轻特应性皮炎的瘙痒。还有 IL-6、IL-31 等也参与瘙痒过程。

5.肥大细胞递质(除组胺外)

如肥大细胞胃促胰酶或类胰蛋白酶可以引起瘙痒。肥大细胞被激活后释放类胰蛋白酶,后者可以激活 C 类神经纤维末梢的蛋白酶激活受体 2(PAR-2),将信号传导到中枢而引发痒感。另外,C 类神经纤维被激活会导致局部神经肽(如 P 物质)的释放。高浓度 P 物质可引起肥大细胞脱颗粒;低浓度 P 物质则激活肥大细胞上特异性受体 NK1,使肥大细胞致敏释放肿瘤坏死因子作用于神经末梢伤害性感受器引发瘙痒。

6.阿片样肽

小剂量吗啡硬膜外注射可引起瘙痒,其致痒作用不依赖前列腺素和肥大细胞脱颗粒。胆汁淤积症患者的瘙痒是由于内源性阿片样肽的累积而导致。

7.乙酰胆碱

乙酰胆碱可以刺激 C 纤维引起瘙痒,特应性皮炎患者皮内注射乙酰胆碱可导致瘙痒,但正常人则引起疼痛。

除上述外,还有许多关于瘙痒的介质,P 物质、白三烯 B4、血小板活化因子等。究竟哪些介质参与了老年瘙痒症的发病过程,与引起老年瘙痒症的原因密切相关。只有针对包括炎性介质在内的瘙痒特性进行治疗,才有可能达到最佳的止痒效果。

### (四)C 神经纤维的神经受体及其在瘙痒中的作用

C 神经纤维的神经受体与其相应的配体结合,在瘙痒的发生机制中起着重要作用。

### (五)慢性瘙痒分型

瘙痒是由很多原因所引起的一种症状,而不是一种疾病。以往将瘙痒患者分为两组,一组为体表原因和皮肤病引起,另一组为内部疾病引起。

根据发生瘙痒的原因不同以及瘙痒的外周和中枢可能机制,Twycross 等提出将瘙痒分为 4 个临床类型。

1.皮肤源性瘙痒

皮肤源性瘙痒是指由于炎症、感染、干燥或其他皮肤损伤导致的皮肤瘙痒,如荨麻疹及蚊虫叮咬引起的反应。

2.神经病理性瘙痒

在痒觉传入途径中任何疾病所引起的瘙痒称为神经性瘙痒,如带状疱疹后遗神经痛。

3.神经源性瘙痒

神经源性瘙痒是指神经通路未受累的中枢性瘙痒,如胆汁淤积引起的瘙痒就是由于阿片样神经肽作用于 $\mu$-阿片样受体所致。

4.精神性瘙痒

由抑郁症、精神分裂症、寄生虫恐怖妄想症等引起的瘙痒。

这种分型一般是回顾性的,对临床医师在接诊瘙痒患者时帮助不大。为了指导临床医师对慢性瘙痒的诊治,Sonja Ständer 等学者在 2007 年将慢性瘙痒分为如下类型,首先分为 3 大类,再根据临床体检和实验室及影像学检查分为不同类型。

(1)瘙痒伴发皮疹:皮肤病引起的瘙痒。

(2)瘙痒不伴发皮疹:①系统性疾病引起的瘙痒;②神经损害性瘙痒;③药物性瘙痒;④精神性瘙痒。

(3)瘙痒伴搔抓性皮疹:上述不伴皮疹的瘙痒经搔抓后都可出现抓痕血痂、苔藓化等。

除上述类型外,还有上述 2 种以上同时存在时的混合型瘙痒,以及暂时查不出原因的不明原因的瘙痒。

## 三、临床表现

### (一)老年瘙痒症定义

目前国内外还没有权威的老年瘙痒症定义。既往一般是指发生于 60 岁或 60 岁以上,无原发皮疹,仅有瘙痒,或伴有皮肤干燥、粗糙和鳞屑。但这种笼统的定义不利于对老年瘙痒症的临床诊治及研究。

在 *Dermatology In General Medicine* 中有一段详细的描述,认为老年瘙痒症与皮肤干燥、粗糙有关,热水浴、冬季湿度低室内温度高可加重瘙痒。即使没有任何体征,有时瘙痒可能难以忍受。

在 *Textbook of Dermatology* 中认为老年瘙痒症是衰老的一个症状,70 岁以上的老年人患病率在 50% 以上,主要与皮肤干燥有关,也可能是某些潜在的皮肤病和系统性疾病的一种表现,在女性可能是更年期综合征的一种表现。

王光超对老年瘙痒症下的定义是:老年瘙痒症是特指高龄老年人无系统性疾病、皮肤干燥、萎缩所引起的皮肤瘙痒。

张开明将老年皮肤瘙痒症定义为:是因为皮肤老化萎缩、皮脂分泌减少,加上干燥、寒冷等刺激所引起的皮肤瘙痒。

几年前国际皮肤病学研究者一致认为,老年瘙痒症是指发生于老年人的任何原因引起的超过 6 周的慢性瘙痒。

### (二)老年瘙痒症患病率

可能是由于没有明确的定义,也没有科学分型,难以进行老年瘙痒症的流行病学研究,目前缺乏大规模随机分层抽样的流行病学调查资料。许多教科书和文献报道关于老年瘙痒症患病率来源于特殊人群或门诊患者的统计分类。老年瘙痒症在老年人中很常见,许多老年人到皮肤科就诊时的主诉就是瘙痒,有时占就诊患者的 29%。在 *Dermatology In General Medicine* 中,老年瘙痒症患病率 70 岁以上为 50%。这表明老年瘙痒症确实是一个严重的老龄健康问题。

### (三)老年瘙痒症临床表现及诊断

60 岁或 60 岁以上的老年人出现全身或局部的瘙痒,伴原发皮疹,如皮肤干燥、脱屑、红斑、丘疹、水疱、糜烂、渗液等,或没有明显皮疹,或仅有抓痕、皮肤粗厚及色素沉着,病程持续 6 周以上,即可诊断为老年瘙痒症。瘙痒可为阵发性或持续性,可发生在白天,也可发生在夜间,但多数为夜间瘙痒明显。由于瘙痒原因不同,瘙痒可发生于不同部位。这对老年瘙痒症的诊治提供一定的帮助。

老年瘙痒症的诊断要详细询问病史,包括瘙痒发生的病程、部位、诱因或加重因素、瘙痒程度(VAS 评分)、瘙痒的季节、全天还是晚上痒、是否搔抓、是否影响睡眠、是否有皮疹、患者以前的瘙痒诊断、患者自己认为的瘙痒原因、相关的症状和体征、用药史和既往史。

还应进行相应的体格检查和实验室检查,一般包括红细胞沉降率(血沉)、血尿常规、肝肾功能(肝酶、胆红素、肌酐、尿素氮)、血清铁、转铁蛋白、T4、TSH、大便潜血、大便寄生虫及虫卵检查、皮肤活检(普通、组化)、胸片、B 超等。

如有必要,可进一步进行检查,包括 IgE、IgM、ANA、AMA、BP180 抗体、甲状旁腺激素、卟啉、胰蛋白酶、肥大细胞代谢产物、肌酐清除率、细菌和真菌检查、疥螨虫检查、变应原检查、HIV排查、CT、MRI、内镜等。

### (四)老年瘙痒症分类

临床上一般将老年瘙痒症分为全身性瘙痒症和局限性瘙痒症。全身性瘙痒症常由皮肤干燥、寒冷干燥的气候、过度洗浴、药物、尿毒症等原因引起,神经精神因素引起的老年瘙痒症并不少见,称精神性瘙痒症。局限性瘙痒症根据瘙痒部位不同分为肛门瘙痒症、阴囊瘙痒症、女阴瘙痒症、头部瘙痒症、小腿瘙痒症等,多由局部皮肤病引起。吴志华等将全身性瘙痒症分为老年瘙痒症、冬季瘙痒症、夏季瘙痒症和水源性瘙痒症。按照慢性瘙痒的最新分类,可将老年瘙痒症分为上述各类型。

最常见的老年瘙痒症为皮肤干燥引起的,发生部位多为下肢,尤其是小腿伸侧,还有大腿内侧、背部、腹部甚至全身。在我国北方,在湿度低的冬季,浴后尤其是热水浴、就寝时容易发病或加重。许多皮肤病可以引起老年人顽固持续的瘙痒,皮肤病性瘙痒可因不同的皮肤病具有其瘙痒特点。尿毒症性瘙痒患者多有皮肤干燥和色素沉着,瘙痒可发生在透析前或透析后。药物引起的瘙痒在临床上并不少见,约12%的药物性瘙痒不伴有皮疹,瘙痒可以发生在用药的第1 d,也可发生在用药数周后。停用致痒药物后瘙痒可以迅速消退,也可持续数周才消退。因此在临床上,对那些无明显原因、瘙痒顽固的患者,必须详细询问病史,进行全面的体格检查和实验室检查,找出致痒原因。

### (五)老年瘙痒症病因及发病机制

老年瘙痒症的发病机制不明。可能是老年皮肤退行性改变、皮脂腺及汗腺分泌减少、皮肤干燥等引起皮肤感觉神经末梢功能异常所致,也可能与食物药物或某些系统性疾病有关。

最常见的是皮肤干燥,许多人在洗澡后发生或加重瘙痒,这可能是因为不当或过度洗浴习惯、反复的水合作用和脱水作用使皮肤屏障功能受损。冬季环境湿度低也可能加重皮肤干燥。模拟特应性皮炎的小鼠动物模型研究显示,当小鼠处于干燥环境里,就会出现全身瘙痒,这是由于干燥的皮肤导致表皮神经纤维数目以及神经纤维传导活性显著增加。

其次是药物,尤其是利尿药。手术患者硬膜外应用吗啡止痛常常引起瘙痒。Bork列出了已报道的100多种引起瘙痒而不出现皮疹的药物。

另外,精神紧张、抑郁、焦虑和器质性脑疾病也是老年瘙痒症的常见原因。这表明中枢神经系统或多或少参与老年瘙痒症的发病过程。

### (六)引起老年瘙痒症的系统性疾病和相关疾病

大约30%的老年瘙痒症患者仅有瘙痒而无明显的皮肤病或系统性疾病。由系统性疾病引起的全身性瘙痒占10%～50%,瘙痒可能是老年人潜在重大系统性疾病的一个重要线索,当老年人出现顽固性瘙痒,经润肤止痒等治疗无效时,应考虑系统性原因。研究较多的有以下几种。

#### 1.胆汁淤积性瘙痒

虽然肝脏疾病引起的老年瘙痒症不多见,但慢性胆汁淤积的确可引起严重的瘙痒。全身瘙痒可能是原发性胆汁性肝硬化的早期表现。瘙痒也可以是药物所致的肝内胆汁淤积的早期症状。胆汁淤积引起瘙痒的机制还不清楚,早期认为与胆酸盐,特别是与胆盐沉积于神经末梢有关。抗组胺H1受体药物治疗慢性胆汁淤积引起的严重瘙痒症无明显效果,提示组胺可能不是胆汁淤积症瘙痒的主要介质。最近研究表明,内源性鸦片肽在胆汁淤积性瘙痒中起重要作用。慢性胆汁淤积患者血浆鸦片样肽水平常常增加,而且鸦片样肽拮抗剂可改善其瘙痒。

### 2.尿毒症瘙痒

全身瘙痒是老年尿毒症的一个最常见且难治的皮肤表现。有研究表明尿毒症患者的瘙痒程度与其3年生存率显著相关,瘙痒越严重,死亡率越高。全身瘙痒占尿毒症的 $25\%\sim30\%$,局部瘙痒以面部、颈部、胸背部、前臂常见。瘙痒多呈阵发性发作,可自行缓解。往往夏季加重。尿毒症瘙痒发生率在血透前约为 $36\%$,血透后可达 $60\%\sim90\%$。慢性肾衰竭血透患者瘙痒发生率已由 20 世纪 80 年代的 $60\%\sim90\%$ 下降到现在的 $25\%\sim30\%$,被认为与血透技术的改进、优质材料的应用有关。

尿毒症瘙痒发生机制尚不完全清楚。皮肤干燥可能是尿毒症瘙痒的主要原因之一,见于 $84.6\%$ 的尿毒症患者。尿毒症血中阿片样物质增加与周围神经病变、皮肤中二价离子浓度增高($Ga^{2+}$、$Mg^{2+}$、$P^{2+}$)、表皮中维生素 A 水平升高、继发性甲状旁腺功能亢进、血浆组胺 5-羟色胺水平升高,以及透析过程中接触致敏物质(包括用于消毒的碘、高锰酸钾、消毒防腐药、环氧树脂、环氧乙烷及甲醛等)有关。

### 3.恶性肿瘤

霍奇金淋巴瘤瘙痒发生率达 $30\%$,可以在任何其他临床症状出现前就长期存在。全身性瘙痒也常常发生于蕈样肉芽肿而不伴任何皮肤表现、慢性白血病和真性红细胞增多症的患者。恶性肿瘤瘙痒的发病机制仍不清楚。

### 4.水源性瘙痒

水源性瘙痒(aquagenic pruritus,AP)是一种罕见的瘙痒性疾病,在接触水后发生顽固的皮肤瘙痒,且无任何皮损,患者除有痒感外,还有刺痛或烧灼感。只有温水和热水才能诱发瘙痒,而痒感直接与皮肤的干燥程度成正比,冬季更严重。

AP 常发生于真性红细胞增多症的老年患者。水源性瘙痒的机制还不清楚。可能是与水接触后,经皮肤吸收的一种未知物,被吸收的物质或者皮肤内部的结构变化直接和间接的激活交感神经末梢释放乙酰胆碱,后者又引起组胺和其他肥大细胞介质释放。具有瘙痒而无皮肤体征是真性红细胞增多症患者常见的特征。该病的瘙痒实际上开始于热浴后,持续 $15\sim60$ min。瘙痒的原因还不清楚。真性红细胞增多症患者的在接触水之前,血清组胺水平正常,接触水后血清组胺水平升高,提示组胺水平增加可能与真性红细胞增多症的瘙痒发作有关。5-羟色胺拮抗剂和阿司匹林抑制真性红细胞增多症的瘙痒,提示 5-羟色胺和前列腺素可能是真性红细胞增多症的瘙痒介质。

### 5.内分泌疾病的瘙痒

甲状腺功能亢进可伴有瘙痒和荨麻疹样皮疹。甲状腺功能减退其皮肤干燥也可以出现瘙痒。糖尿病患者常出现局限性瘙痒,如肛门瘙痒、阴部瘙痒,但研究表明糖尿病患者瘙痒发生率并不比对照组高。

### 6.神经精神性疾病

因精神因素,如精神紧张、情绪激动、抑郁焦虑、条件反射等引起或加重瘙痒也较常见。但精神性瘙痒的诊断要在排除其他原因之后才能确立,并且要和神经科医师协作诊治。

## 四、治疗

目前没有特异的抗瘙痒药物,也没有某一种药物对所有瘙痒都有效。确定引起瘙痒的潜在疾病并进行治疗非常重要。

抗痒治疗包括一般治疗、局部外用治疗、系统用药、光疗、心理治疗。

### (一)一般治疗

瘙痒患者应该有充足睡眠;不吃辛辣食物;不用或少用碱性洗涤用品,不过度洗浴;保持室温凉爽、湿度适宜;穿宽松柔软内衣;及时修剪指甲;避免摩擦、挤压、搔抓患处;外用保湿润肤霜保护皮肤屏障功能。

### (二)外用治疗

根据不同类型瘙痒可以选择外用保湿润肤霜、糖皮质激素(短期)、抗组胺药物、薄荷、樟脑制剂、他克莫司软膏、辣椒素软膏(慢性单纯性苔藓、水源性瘙痒、钱币状湿疹、结节性痒疹)、炉甘石洗剂、3%硼酸溶液、中药制剂等。

### (三)系统治疗

当一般治疗和局部外用治疗效果不佳时,可考虑选择系统治疗。包括抗炎及免疫抑制剂(糖皮质激素、环孢素、硫唑嘌呤)、抗组胺药物、复方甘草苷酸、葡萄糖酸钙、硫代硫酸钠、维生素 C、沙利度胺、抗抑郁药(多塞平)、抗惊厥药物(加巴喷丁、普瑞巴林)、阿片受体拮抗剂、中药等。

### (四)光疗

有些炎性皮肤病,如银屑病、荨麻疹、结节性痒疹、皮肤 T 细胞淋巴瘤,以及一些非炎症性皮肤痒,如尿毒症性瘙痒、水源性瘙痒、HIV 瘙痒、真性红细胞增多症瘙痒、PUO、老年瘙痒症等,光疗有效。常用光疗仪器为窄波 UVB(NB-UVB),也可用 BB-UVB、UVA1、PUVA。光疗治疗瘙痒的机制可能与抗炎/免疫抑制作用、减少表皮与真皮神经纤维、增加痒阈值等有关。

### (五)心理治疗

顽固的慢性瘙痒对患者的生活和工作甚至心理造成严重影响,医师、家人或朋友从感情上的支持与帮助极为重要。可以帮助患者改变不良习惯(见一般治疗),避免搔抓,阻断因搔抓引起的恶性循环。

### (六)几种慢性瘙痒治疗方案

**1.尿毒症性瘙痒**

要排除甲状旁腺功能亢进;优化透析方法光疗;外用润肤霜和辣椒碱乳膏;口服加巴喷丁(每次透析后 100~300 mg)、普瑞巴林(75 mg,每天 2 次);有条件者肾移植手术后瘙痒消失。

**2.肝病/胆汁淤积性瘙痒**

可以与肝胆病专家合作,考虑外科手术解决胆道梗阻;考来烯胺口服,4~16 g/d;利福平口服,300~600 mg/d;纳曲酮口服,25~50 mg/d;帕罗西汀 20 mg 或舍曲林 70~100 mg/d。

**3.原因不明型瘙痒(PUO)**

一般治疗(同前);润肤剂;局部外用抗炎剂(糖皮质激素、他克莫司);口服镇静药或抗组胺药物;UVB;米氮平睡前口服(夜间瘙痒、老年瘙痒),7.5~15 mg;加巴喷丁口服,1800 mg/d 或普瑞巴林 75~150 mg,每天 2 次;纳曲酮,50 mg/d;要坚持不定期做进一步随访和检查,找出瘙痒原因。

(于志刚)

# 第八节 老年视力障碍

随着人口老龄化的发展,老年人群的生活质量已日渐成为一个热点问题。老年人高水平的生活质量离不开良好的视觉功能,因此积极预防和治疗老年人的眼病对提高生活质量至关重要。

大多数眼病会导致视觉器官的损伤和功能丧失,导致盲和视力损伤。不同年龄的人群中盲和视力损伤的患病率明显不同,老年人群患病率明显增高。据世界卫生组织的资料显示,在全球范围内,致盲的前5位病因分别是白内障、未矫正屈光不正、青光眼、年龄相关性黄斑变性及角膜混浊,而在这其中,白内障、青光眼及年龄相关性黄斑变性是老年人视力损伤最重要的病因。

白内障是指由于晶状体混浊导致的视力下降,其所导致的盲为可避免盲,即可以通过现有的知识和恰当的措施就能得到预防或控制。随着医疗技术的发展,白内障的手术治疗已越来越安全及成熟,很多因白内障导致视力下降的老年人经白内障手术治疗后都恢复了光明。

青光眼和年龄相关性黄斑变性属于不可避免盲,即指应用现有的知识和治疗还不能够预防和治疗的眼病。但这并不意味着上述两种疾病的患者只有束手就擒直到视力丧失,目前的治疗方法已经能够很好地帮助患者延缓因上述疾病导致视力下降的过程。青光眼是由于眼压超过眼内组,特别是视神经所能耐受的强度,而引起视神经损害和视野缺损的一种严重眼病,近年来青光眼的药物治疗和手术治疗进展迅速,通过合理用药和手术将眼压控制在"靶眼压"下就能显著延缓疾病进展。

年龄相关性黄斑变性是老年人黄斑区的退行性疾病,这其中的湿性黄斑变性会引起患者产生中心暗点和视物变形等严重症状,长期以来对于这种疾病没有有效的药物治疗。然而近10年来,年龄相关性黄斑变性的治疗因抗血管内皮生长因子的出现有了突飞猛进的发展,大部分患者经治疗后视功能有了明显改善。

白内障、青光眼和年龄相关性黄斑变性严重影响了老年人的视功能,进而影响了老年人的生活质量,正确的诊断、合理的治疗此类疾病将大大改善老年人的视觉功能,提高他们的生活质量。

## 一、白内障

### (一)概述

1.定义

人眼正常的晶状体是透明的,光线通过它的聚焦到达视网膜,从而清晰地看到外界物体。晶状体由于某些原因发生变性、混浊、透光度下降,就会影响视网膜成像的清晰度,使人看不清东西。晶状体混浊导致视力下降就是白内障。晶状体初期混浊对视力影响不大,而后逐渐加重,明显影响视力甚至失明。世界卫生组织(WHO)将晶状体混浊且矫正视力<0.5称为临床意义的白内障。

2.流行病学

一般来说,随着年龄的增长,白内障的发病率逐渐提高。在世界范围内白内障是致盲的首要病因,现在世界上大约有2 000万人是由于白内障而致盲,另有1亿白内障患者需要手术恢复视力,在大多数的非洲和亚洲国家,白内障至少占盲人的一半。我国目前有白内障患者超过800万人,而且每年新增白内障患者 80 万左右。白内障手术率(CSR)是衡量不同地区眼保健水平的标准之一,它代表每年每百万人口中所做的白内障手术量。白内障手术率(CSR)受患者的医疗观念、手术费用和医疗服务质量以及患者离医疗部门的远近等因素影响。大部分发达地区 CSR 值可达 4 000~6 000,中国幅员辽阔,地区发展不平衡,CSR 值最高达 1 500,最低不到 1 000。

### (二)病因和分类

**1.病因**

白内障的发病原因是多种多样的,而且有很多患者原因不明。凡是各种原因,如老化、遗传、局部营养障碍、免疫与代谢异常、外伤、中毒、辐射等,都能引起晶状体代谢紊乱,导致晶状体蛋白质变性而发生混浊,均可导致白内障。白内障发生的危险因素包括日光照射、严重腹泻、营养不良、糖尿病、吸烟、性别、青光眼、服用类固醇或阿司匹林药物,以及遗传等因素。

**2.分类**

目前,白内障无统一的分类,可按病因、发病时间、形态、部位等进行分类。

(1)病因:分为先天性、年龄相关性、并发性、代谢性、药物及中毒性、外伤性和后发性白内障等。

(2)发病时间:分为先天性白内障、后天性白内障。

(3)晶状体混浊形态:分为点状白内障、花冠状白内障、绕核性白内障、珊瑚状白内障等,这种分类多指先天性白内障。

(4)晶状体混浊部位:分为皮质性白内障、核性白内障、囊下性白内障。

(5)晶状体混浊程度:分为初发期、肿胀期、成熟期、过熟期。

老年人群中最常见的白内障类型是年龄相关性白内障,临床上常根据晶体混浊的部位不同分为以下 3 类。①皮质性白内障:以晶体皮质灰白色混浊为主要特征,其发展过程可分为 4 期:初发期、未成熟期、成熟期、过熟期。初发期晶体皮质表现为楔形,羽毛状混浊,视力受限不明显。发展到未成熟期,部分患者可因皮质吸水膨胀而诱发青光眼。发展到过熟期时,由于皮质液化释放,可导致晶状体过敏性葡萄膜炎或晶状溶解性青光眼。②核性白内障:晶体混浊从晶状体中心部位,即胚胎核位置开始出现密度增加,逐渐加重并缓慢向周围扩展,早期呈淡黄色,随着混浊加重,色泽渐加深如深黄色、深棕黄色,核的密度增大,屈光指数增加,患者常诉说老视减轻或近视增加,早期周边部皮质仍为透明。因此,在黑暗处瞳孔散大视力增进,而在强光下瞳孔缩小视力反而减退,故一般不等待皮质完全混浊即行手术。③后囊下白内障:混浊位于晶状体的后囊膜下皮质,如果位于视轴区,早期即影响视力。若进一步发展,合并皮质和核混浊,最后成为完全性白内障。

### (三)临床表现

**1.症状**

(1)视力下降:典型白内障的临床表现是无痛性渐进性视力下降,自觉有一层毛玻璃挡在眼前。单眼或双眼发生,两眼发病可有先后。

(2)屈光改变:随着晶状体核混浊加重,屈光指数增加,折射力增强,患眼近视度数增加。晶状体核混浊不均,也可产生晶状体性散光。

(3)眩光:光线通过混浊的晶状体产生散射所致。

(4)复视或多视:视力进行性减退,由于晶状体皮质混浊导致晶状体不同部位屈光力不同,可有单眼复视或多视。

(5)色觉改变：混浊的晶状体吸收和阻断了蓝光端的光线，使患眼对这些光线的色觉敏感度下降。

**2.体征**

晶状体混浊的形态和程度主要通过裂隙灯显微镜观察，可通过照相比对定量分析观察白内障进展情况。可在充分散瞳的条件下观察晶状体周边皮质混浊表现。

**3.晶状体形态描述**

临床上白内障分类是以形态学分类为主，形态学的分类则以活体裂隙灯下观察为标准。常用的分类和分级系统主要有 Oxford 分类法和 LOCS 分类法。临床上最常用的是 LOCS Ⅱ 分类法。

**4.晶状体核硬度分级标准**

临床常用的分级标准是 Emery 核硬度分级，共为 5 级。

Ⅰ级：透明、无核、软性。

Ⅱ级：核呈黄白色或黄色，软核。

Ⅲ级：核呈深黄色，中等硬度核。

Ⅳ级：核呈棕色或琥珀色，硬核。

Ⅴ级：核呈棕褐色或黑色，极硬核。

**(四)诊断**

世界卫生组织从群体防盲，治盲角度出发，对晶状体发生变性和混浊，变为不透明，以致影响视力，而且矫正视力在 0.5 或以下者，方可诊断为白内障。但从广义上讲，任何形式的晶状体混浊，即使中心视力正常，均可诊断为白内障。诊断主要依据以下 3 种方法：①裂隙灯显微镜检查法；②直接眼底镜检查法；③手电筒检查法。临床上最常用的是 LOCS Ⅱ 分类法，采用裂隙灯照相和后照法，区别晶状体混浊的类型和程度。

**(五)治疗**

**1.药物治疗**

白内障药物治疗没有确切的效果，目前国内外都处于探索研究阶段，一些早期白内障，用药以后病情可能会减慢发展，视力也稍有提高，但这不一定是药物治疗的结果，因为白内障的早期进展至成熟是一个较漫长的过程，它有可能自然停止在某一发展阶段而不致严重影响视力。一些中期白内障患者用药后视力和晶状体混浊程度未能改善。近成熟期的白内障，药物治疗更无实际意义。目前临床上常用的药物有眼药水或口服的中西药。

**2.手术治疗**

正常的晶状体具有一个囊袋，即晶状体囊，按照手术摘除时晶体核与囊袋的关系，分为囊内摘除和囊外摘除。在摘除混浊的晶体后，往往还要植入一个人工晶体，人工晶体的位置可以放置在前房或者后房，在后房又可以在囊内或者囊外。放置人工晶体除了可以恢复视力，还可以恢复眼内的解剖关系，防止前部玻璃体的脱出，如果前部玻璃体从玻璃体腔内脱出到前房和角膜或者虹膜组织相粘连，可能会对视网膜造成牵拉。

(1)白内障超声乳化术：为近年国内蓬勃发展起来的新型白内障手术方式。白内障超声乳化技术是显微手术的重大成果，自 1967 年美国的 KELMAN 医师发明了第一台超声乳化仪并用于临床，之后经过众多眼科专家 40 多年不断改进、完善，白内障超声乳化技术已成为世界公认的、先进而成熟的手术方式。超声乳化目前在发达国家已普及，我国自 1992 年开始引进并推广。使用超声波将晶状体核粉碎使其呈乳糜状,然后连同皮质一起吸出,术毕保留晶状体后囊膜,可同时植入后房型人工晶状体。老年性白内障发展到视力<0.3,或白内障的程度和位置显著影响或干扰视觉功能,患者希望有好的视觉质量,即可行超声乳化白内障摘除手术。其优点是切口小、组织损伤少、手术时间短、视力恢复快。

(2)白内障囊外摘除术(Extracapsular cataract extraction,ECCE):切口较囊内摘出术小,将混浊的晶状体核娩出,吸出皮质,但留下晶状体后囊。后囊膜被保留,可同时植入后房型人工晶状体,术后可立即恢复视功能。

(3)白内障囊内摘除术(intracapsular cataract extraction,ICCE):大切口切开角巩膜缘,将晶体整个取出,需佩戴矫正眼镜或者植入前房型人工晶体。目前此种手术方式已较少应用。

(4)飞秒激光辅助的白内障手术:目前流行的白内障超声乳化联合人工晶体植入手术虽然已经使患者术后视觉质量大大改善,但是其仍有术后散光、连续环形撕囊技术不佳致前囊不圆等问题。利用飞秒激光技术可以帮助解决这些问题,其优势主要表现在:①结构精密的切口,大小精确,自闭性好,居中正圆的 CCC 撕囊,减少术后屈光误差;②激光劈核,减少超声能量的使用,减少产热和机械损伤;③三维图像引导下的手术操作,降低了高质量白内障手术的技术门槛,能更好地提升患者术后的视觉质量。

### (六)人工晶体的选择

自从英国医师 Harold Ridley 于 1949 年植入首例人工晶体起,植入人工晶体以矫正白内障患者术后无晶状体状态,实现生理性视功能恢复成为白内障手术的主要目标。人工晶体的发展相应经历了由后房型人工晶体至前房型人工晶体,再由前房型人工晶体发展为以聚甲基丙烯酸甲酯(polymethyl methacrylate,PMMA)为主导地位的后房型人工晶体的阶段。白内障超声乳化吸出术联合折叠人工晶体的植入已成为当今主要的白内障手术方式。

折叠人工晶体从材质区分主要有以下几种。

1.硅凝胶折叠人工晶体

折叠时容易叠起,张开时弹开迅速,但是不适合有眼底病变,特别是硅油眼植入。

2.疏水性丙烯酸酯人工晶体

目前应用最广泛的折叠人工晶体,黏性高,展开缓慢,与后囊黏附好,后发性白内障发生率低。

3.水凝胶人工晶体

Hydrogel IOL 水凝胶人工晶体可分为水凝胶人工晶体和亲水性丙烯酸酯人工晶体,含水量高、易折叠、展开缓慢。

目前,临床上常用的人工晶体根据光学性能不同可分为多种不同类型,传统的人工晶体为无色的单焦点晶体,而目前已发展出多环衍射的多焦点人工晶体、可变色晶体及可调节晶体,不同类型的人工晶体可以满足不同人群的视觉需要。

### (七)预后

应了解玻璃体、视网膜、视盘黄斑区和视神经是否正常及脉络膜有无病变,对白内障术后视力恢复会有正确的评估,可借助 A 型及 B 型超声了解有无玻璃体病变、视网膜脱离或眼内肿物,亦可了解眼轴长度及脱位的晶体位置,视网膜电图(ERG)对评价视网膜功能有重要价值,单眼白内障患者为排除黄斑病变视路疾病所致的视力障碍,可进行诱发电位(VEP)检查,此外亦可应用视力干涉仪检查未成熟白内障的黄斑功能。光学相干生物测量仪(IOL master)以及人工晶体屈光度的计算公式的应用,使人工晶体度数计算的准确性逐步提高,为白内障手术复明提供了重要保证。

手术医师应严格掌握手术适应证、选择正确的手术方式、减少手术中和术后并发症,患者预后才能收获良好的效果,经抗感染治疗后很快恢复正常的视觉功能。患者手术后应避免剧烈远动,尤其注意避免眼部及眼周围头部的碰撞伤,按时点药,密切随访。术后 3 个月后有些患者需要做验光检查,有残留的屈光不正,需要配镜矫正。

## 二、青光眼

青光眼是一组威胁和损害视神经,从而导致视功能受损,主要与病理性眼压升高有关的临床综合征或眼病。最典型的表现为视神经的凹陷性萎缩和视野特征性缺损、缩小。如不及时采取有效的治疗,最终导致无法逆转的失明。

正常老年人随年龄增长眼组织会逐渐发生一系列改变:①房水生成逐渐减少;②房水流出阻力增加;③上巩膜静脉压增高。如因各种原因使 3 种因素发生变化导致病理性高眼压的发生,进而出现视功能损害则称为青光眼。

流行病学研究显示,青光眼已提升至全球致盲眼病的第二位,不可逆致盲眼病第一位。随年龄增长患病率明显升高,50 岁以上人群中青光眼患病率高达 2.07%,其中 10% 的患者最终失明。除原发性青光眼外,多种老年相关疾病可导致继发性青光眼。所以,青光眼的诊治强调早期诊断、及时治疗、长期随诊、防止青光眼盲目的发生。

根据引起青光眼的不同原因,可将其分为原发性和继发性青光眼两大类。原发性青光眼根据房角形态又可分为闭角型和开角型青光眼。闭角型青光眼按照病程分为急性和慢性两类。开角型青光眼则根据基线眼压分为高眼压性和正常眼压性青光眼。由于眼部或全身疾病导致的青光眼称为继发性青光眼,可为开角,也可为闭角。老年人常见的继发性青光眼有晶体膨胀性青光眼、晶体溶解性青光眼、新生血管性青光眼。

### (一)原发性闭角型青光眼

90% 以上的患者在 40 岁以后发病,女性常多于男性(4:1)。患眼多为远视,具有小眼球、小角膜、浅前房,房角狭窄的解剖基础。随年龄增长,老年人晶状体逐渐增厚、变硬、前移,悬韧带更加松弛。一旦受过度劳累、情绪波动、暗光线环境及寒冷季节等刺激发生急性瞳孔阻滞,使房水排出受阻,眼压升高,导致急性闭角型青光眼的发作。

慢性闭角型青光眼的发病机制除瞳孔阻滞外,还常常伴有高褶虹膜及睫状体位置异常等解剖特点,随房角关闭逐渐加重,眼压逐渐升高,没有急性大发作的过程。

1.临床表现

急性闭角型青光眼的临床过程分为 6 期:临床前期、前驱期、急性发作期、缓解期、慢性期、绝对期。临床前期多为一眼已发病患者的另一只眼。前驱期多表现为间断发作的眼胀头痛、视物模糊,休息后自然缓解,老年人多误认为是视疲劳。急性大发作期患眼混合充血明显、角膜水肿、前房极浅,瞳孔竖椭圆扩大、固定,眼压可到达 10.7 kPa(80 mmHg)以上,患者剧烈眼痛、头痛,甚至伴有恶心、呕吐。急性发作期如及时治疗,眼压完全恢复正常,房角重新开放,则称为缓解期;如经治疗眼压仍控制不好,并出现青光眼特征性视神经损害时称为慢性期;如未得到及时治疗导致视力丧失,并伴有角膜大泡性病变,虹膜新生血管时,称为绝对期。急性发作后患眼常见"三联征",即色素性角膜后沉着物、虹膜脱色素及节段性萎缩、晶状体前囊下皮质混浊(青光眼斑)。

慢性闭角型青光眼仅有眼部不适、视物模糊、虹视等轻度表现,随房角粘连、关闭逐渐加重,眼压也逐渐升高,晚期出现特征性视神经萎缩及视野缺损。

2.诊断

(1)急性闭角型青光眼:明显的周边虹膜膨隆、浅前房、窄房角、充血性急性发作和发作后"三联征"标志本病特点。老年患者青光眼急性发作时所引起的剧烈眼、头痛和严重的恶心、呕吐、血压升高、心率减慢等症状常被误诊为心脑血管意外、急性胃肠炎等内科疾病。应注意发作时是否有眼红、视力下降,及时到眼科就诊。患者于眼科经眼压测量及裂隙灯检查排除急性结膜炎、急性虹膜睫状体炎等其他可引起眼红的疾病即可确诊。临床前期及前驱期临床不易发现,可利用激发试验帮助诊断:①暗室俯卧试验,患者于暗室内俯卧位或头低位1~2 h,眼压升高≥1.1 kPa(8 mmHg)时为阳性;②扩瞳试验需应用短效散瞳药,可诱发急性青光眼大发作,临床需慎用。

(2)慢性闭角型青光眼:多由间断发作逐渐发展至持续性高眼压及青光眼性视神经损害,无急性发作表现。中等度窄角和浅前房及部分房角关闭粘连。中老年人如经常出现眼胀、头痛、雾视,需警惕此病。仔细询问病史,多次多时间点测量眼压,客观敏感的视神经纤维层分析仪以及自动静态视野计都可帮助早期诊断。

3.治疗

传统原发性闭角型青光眼治疗原则以手术治疗为主,药物治疗为辅。近年来随着检查、治疗手段的不断增加,治疗措施多根据患者眼压、房角关闭范围、年龄等多因素综合考虑。

(1)激光治疗:激光虹膜成形及打孔等治疗可以有效解除瞳孔阻滞,增加房角宽度,适用于急性闭角型青光眼的临床前期、前驱期、大发作后的缓解期、房角关闭<180°的慢性期以及慢性闭角型青光眼,再联合药物治疗往往可以稳定的控制眼压。绝对期眼压仍高、症状难耐者可行睫状体光凝术破坏部分睫状体功能以降低眼压。

(2)药物治疗。①缩瞳剂:可使虹膜拉平、变薄,增加房角宽度,促进房水外流,各期均可应用。长期使用会导致瞳孔缩小、视物模糊、瞳孔后粘连等并发症,临床已不再推荐长期、大量使用。②β受体阻滞剂、α受体激动剂、碳酸酐酶抑制剂:均可抑制房水生成而降低眼内压。但应该注意β受体阻滞剂有减慢心率、诱发哮喘等不良反应。③前列腺素类药物:通过增加房水葡萄膜巩膜通道引流降低眼内压,但依赖于房角的开放,通常应用于开角型青光眼。对于房角仍有开放或施行激光或手术后部分房角开放的慢性期患眼仍有效果。④高渗剂(20%甘露醇、50%甘油盐水)和碳酸酐酶抑制剂:仅在急性大发作期或慢性闭角型青光眼眼压≥5.3 kPa(40 mmHg)需迅速降低眼内压时短期应用。但糖尿病患者、肾功能不全的老年患者应慎用高渗剂,磺胺过敏者禁忌应用碳酸酐酶抑制剂。

(3)手术治疗:急慢性闭角型青光眼房角粘连范围>180°时需要行外引流手术,如小梁切除术来控制眼压。伴有一定程度白内障的老年患者同时行白内障摘除+人工晶体植入术,既可增加前房深度及房角宽度,还可大大降低小梁切除术后浅前房、白内障加重等并发症的发生。老年患者因晶体老化、膨胀,青光眼急性发作的危险性大大增高,及时行白内障摘除+人工晶体植入术可达到完全治愈的效果。绝对期眼压仍高、症状难耐者可行睫状体冷凝术降低眼压,如不能控制可行眼球摘除术。

**(二)原发性开角型青光眼**

原发开角型青光眼(POAG)存在高眼压性原发开角型青光眼(HTG)和正常眼压性原发开

角型青光眼(NTG)两个亚型,属多基因或多因素遗传病,双眼疾病。随年龄增长发病率不断增加,40岁以上为0.5%～1.0%,70～74岁可达到2%。HTG眼压升高原因主要由于小梁细胞异常丢失和功能下降、小梁融合及内皮小梁网细胞外基质异常堆积导致房水外流受阻所致。此外,可能存在神经系统对眼压调节失常的机制。NTG病因尚不清楚,一致公认视盘缺血在NTG性视神经损害的作用,最新的研究发现跨筛板压力差增大在NTG的发病中扮演了重要的角色。

1.临床表现

开角型青光眼发病隐蔽、进展缓慢,早期患者无症状或仅有视物模糊、眼胀、疲劳等现象,直至病程晚期视野显著缩小,出现夜盲甚至失明才有所发觉。HTG患眼早期眼压不稳定,随着病程发展眼压升高。NTG峰值眼压始终不超过2.8 kPa(21 mmHg),但日曲线波动度大[多＞1.1 kPa(8 mmHg)]。开角型青光眼患眼视盘进行性盘沿丢失,视杯扩大变深,环形血管显露,筛孔显见。NTG视盘改变比HTG视盘更大、盘沿较薄,筛孔较大,多见颞下部视盘出血和切迹,常见"青光眼晕"。多数患眼早期出现颞上或颞下方弓形视神经纤维局限性萎缩,逐渐发展为楔形缺损。少数患眼表现为视神经纤维层弥漫性变薄,颜色变暗。随视神经纤维萎缩进展,患眼开始出现5°～30°视野内的相对或绝对性旁中心暗点以及以水平线为界的上方或下方鼻侧阶梯。随病情发展,旁中心暗点与生理盲点相连成上方或下方的弓形暗点。病变晚期上、下弓形暗点在鼻侧水平线相连形成管状视野,或仅存颞侧小视岛。NTG患眼早期即可出现侵犯注视区5°范围内的致密旁中心暗点,较HTG更早累及中心视力,但视野损害进展相对缓慢。开角型青光眼患者前房正常或偏深。房角多为宽角、少数轻度窄角,但始终开放。NTG患者常常存在血压、血管和血液方面的异常及眼后节血流异常。

2.诊断

(1)HTG诊断要点:眼压升高＞2.8 kPa(21 mmHg),具有典型的青光眼进行性视盘改变和/或伴有局限性视神经纤维层缺损,与之相应的青光眼性视野改变。房角开放,并排除其他可引起眼压升高的眼部及全身异常,即可诊断。

(2)NTG诊断要点:具有典型的进行性青光眼性视神经改变和视野损害,且24 h眼压曲线峰值≤2.8 kPa(21 mmHg)、波动度大时即可诊断正常眼压性青光眼。某些老年患者因颅内病变或颈动脉硬化或急性大失血等引起的"假性青光眼"与NTG有许多相似之处,如视盘苍白、凹陷扩大、神经纤维束性视野缺损、眼压正常,应注意区别,以免延误原发病的治疗。后者双眼发病,视盘凹陷多为局限性扩大、较深、眼压波动常大于正常。前者有相关病变或病史。当原发病控制后,视神经损害停止发展。

3.治疗

(1)降低眼内压:循证医学研究显示,眼压是青光眼进展的独立危险因素。降低并维持稳定的靶眼压可以延缓或停止视野缺损的进展。靶眼压的确定具有个体化特点,需要考虑患者的基线眼压水平、视野缺损程度、预期寿命、其他危险因素(年龄、种族、家族史、高度近视、糖尿病等)。目前临床应用的降眼压手段包括药物、激光、手术。药物治疗仍然是开角型青光眼的首选治疗方法。各种作用机制的局部降眼压药均可选择,或单一或配合应用。前列腺素类药物具有降眼压幅度大、作用时间长、昼夜均有作用、全身不良反应小等优点,已由国外的一线用药逐渐成为我国POAG的首选用药。选择性激光小梁成形术(SLT)具有无创伤、可反复进行的特点,通常作为滤过手术前的补充治疗方法,70%～80%的患者可使眼压下降0.8～1.1 kPa(6～8 mmHg)。缺点是降压效果不持久,一段时间后眼压又会升高。当药物或激光治疗都不能有效降低眼压及视野进展的患者应及时采取手术治疗。传统小梁切除术和非穿透性手术均适合本病,术中联合使用抗瘢痕药物及调整缝线技术的应用大大提高了手术成功率。近两年一种新型的金属房水引流器应用到临床中,因无须切除小梁及虹膜组织、手术创伤小、术后并发症大大降低,取得了良好的治疗效果。尽管 NTG 患者基线眼压并不高,降低眼压仍是目前主要的治疗方向。应将原眼压水平降低 25%～30%,或早期患者降至 1.6 kPa(12 mmHg)以下,当视野损害到注视区内者,眼压最好降至 1.1～1.3 kPa (8～10 mmHg)。前列腺素类和局部碳酸酐酶抑制剂在夜间睡眠时仍起作用,被认为是最理想的药物。选择性激光小梁成形术(SLT)治疗也同样有效。当药物无法达到目标眼压时,非穿透性或传统小梁切除术可能获得更低更稳定的眼压水平。

(2)改善供血,保护视神经:对于眼压控制较好而视野损害仍发展,并有眼后节血流不畅,同时患有高血压动脉粥样硬化、外周血管疾病、糖尿病、高黏血症等患者,适当地给予改善血液循环的药物是有益的。目前尚无明显有效的药物,有一些局部用药(贝特舒、阿法根)、口服 CCBS 类制剂(如尼莫地平、硝苯地平)以及银杏叶片能改善视盘供血,保护视野的报道。维生素 $B_1$、维生素 $B_{12}$ 是传统的营养神经药物,也被用于青光眼视神经损害的辅助治疗。

**(三)继发性青光眼**

继发性青光眼是眼局部或全身其他疾病引起的青光眼。与老年相关性较高的继发性青光眼常见于以下几种。

1.晶体膨胀继发性青光眼

老年性白内障发展到膨胀期,因晶状体体积增大导致晶体瞳孔接触平面前移,接触面积增大,引起瞳孔阻滞发生的继发性闭角型青光眼。多见于眼轴较短、眼前节结构较拥挤的老年白内障患者。

(1)诊断:此病起病急,眼疼头痛等症状明显,眼球混合充血、角膜水肿、前房浅、瞳孔扩大、眼压升高,同时可见膨胀、混浊的晶体。与 PACG 亚急性或急性发作很相似。无间隙小发作史,对侧眼无 PACG 的特征和病史。

(2)治疗:应在发病及数小时内联合应用高渗剂,口服及局部抑制房水生成等多种药物迅速降低眼压,并尽可能恢复和维持在正常水平。摘除患眼的白内障是治疗本病的关键,应尽早实施。术前尽可能控制好眼压。患眼急性发作高眼压后炎症反应重,不必急于施行三联手术,除非发病持续时间过长,已造成不可逆转的房角粘连和小梁损害,手术中应做虹膜周边切除。术后应继续关注眼压,尤其对发病持续时间较长者,需随诊治疗 2～3 个月,直至眼压恢复并稳定在正常水平为止。

2.剥脱综合征青光眼

这是一种眼内,特别是以前节出现假性剥脱物质为特点伴白内障和青光眼的综合征。剥脱物质和色素颗粒沉淀于小梁网,使房水流出受阻。并引起小梁上皮细胞功能损害和数量减少,导致眼压升高。此病发病率随年龄增长而升高,开始发病多为单眼。此病患者中青光眼发生率为 30%～93%,主要为开角型青光眼,眼压多高于 POAG,但是闭角型青光眼的发生率也远高于普通人群(约 20%)。

(1)临床表现:患眼常见灰白色无定形剥脱物质在晶体前囊表面沉淀,常形成一中央盘和一周边带,瞳孔缘常见发亮的蓝白色或灰白色头皮屑样剥脱物沉着。房角隐窝和小梁表面大量无定形剥脱物沉淀。晶体悬韧带受累严重,可被剥脱物完全覆盖或替代,因脆性增加可断裂导致晶体不全脱位或半脱位。瞳孔缘虹膜色素溶解明显、色素穗消失、蛀蚀样色素缺失,显露出一灰白边缘,少量色素不规则的沉着于中央部角膜内皮表面,大量沉淀于房角,不规则状,下部多。有时见 Sampaolesi 线或房水中色素云流。眼压升高和青光眼性视神经改变及视野缺损与 POAG 相似。

(2)诊断:患眼具有原发性开角型青光眼样临床表现,同时眼内前节可见特征性剥脱物质沉淀时即可明确诊断。

(3)治疗:药物治疗与原发性开角型青光眼相同,但疗效较差。缩瞳剂可以增加房水流出也可以抑制瞳孔运动,减少剥脱物的数量和色素播散是初始治疗的最好选择。可以联合应用 β 受体阻滞剂、α 受体激动剂及碳酸酐酶抑制剂。选择性激光小梁成形术(SLT)疗效尚佳,激光后继续缩瞳剂治疗可防止进一步的色素游离及阻塞小梁网。但有些患者治疗后会出现突发性眼压升高,可再次施行 SLT 治疗。药物治疗效果不如原发性开角型青光眼,建议及早 SLT 或滤过性手术。滤过性手术有效,白内障摘除能否减少剥脱物质和改善眼压尚无一致结论。

3.新生血管性青光眼(NVG)

NVG 是眼内组织处在慢性缺血缺氧代谢过程中虹膜和房角表面大量新生血管(NVI)和纤维血管膜形成,导致房角损害引起的继发性青光眼。老年患者因糖尿病、高血压、高血脂等慢性病导致眼底发生严重的缺血性病变,如治疗不及时或病情无法控制常常会导致本病的发生。这些疾病因眼内组织慢性缺氧,产生大量新生血管生成因子刺激虹膜和房角生成新生血管。新生血管和周围纤维组织构成纤维血管膜,破坏小梁网的结构和功能,导致眼内房水外引流阻力增大。晚期新生血管膜收缩造成前房角粘连和关闭,房水引流受阻,眼压逐渐升高。

(1)临床特征:患眼具有原发病的临床表现,同时随病程发展新生血管性青光眼的临床表现分为 3 期。①青光眼前期:瞳孔及附近虹膜少数小的新生血管、房角或有轻微新生血管达小梁网,呈分支状,眼内压多为正常。②开角青光眼期:虹膜和房角新生血管增多、粗大,虹膜红变明显。眼压可突然升高,伴有明显高眼压症状、房角开放。房水闪光阳性,可伴前房积血。③闭角青光眼期:眼压持续增高可达 8.0 kPa(60 mmHg)或更高,常有明显眼痛、头痛。结膜中度充血、角膜水肿混浊。房水闪光、虹膜表面新生血管多而粗大、瞳孔扩大、色素层外翻、房角粘连、虹膜变平。视力极差、常只有指数或手动。

(2)诊断:患眼存在导致新生血管形成的基础病变,无其他青光眼病史。眼压常突然升高、有明显症状,虹膜和房角可见新生血管和新生血管膜即可明确诊断。

(3)治疗:早期可选择药物控制眼压,高渗剂和各种房水生成抑制剂均可选用,缩瞳剂不宜用于新生血管性青光眼。同时局部应用非甾体抗炎药和睫状肌麻痹剂(阿托品)改善炎症和症状。治疗新生血管可直接激光光凝新生血管,如前房或玻璃体积血眼底不清无法施行视网膜光凝者传统行经巩膜外的全视网膜冷凝及睫状体冷凝,促使已有的虹膜和房角新生血管消退,再行常规小梁切除术,可获得较好的疗效。近年来临床应用抗 VEGF 药物行玻璃体腔注射可有效抑制网膜及虹膜新生血管的生成,并使已形成的新生血管膜短时间内萎缩,为进一步行青光眼滤过手术、玻璃体视网膜手术提供了手术时机。有一定视功能者可施行小梁切除术或房水引流物植入术,无有用视功能者可行睫状体光凝或冷冻术。该病属于难治性青光眼,药物疗效差,手术成功率低。

（于志刚）

# 第九节　老年性耳聋

随着年龄的增长,人体的许多组织和器官都在缓慢的老化,如神经细胞减少、神经递质及神经活性物质异常、神经纤维传导速度减慢、自由基代谢障碍、酶的活性下降、结缔组织变性等,在临床上则表现为记忆力衰退、毛发变白、牙齿脱落、肌肉萎缩以及血管硬化等衰老现象。人的听觉系统在敏感性、感知度以及对微小刺激的辨别力上都比其他感觉系统优越,当衰老累及听觉系统时便会出现听力减退、言语分辨率下降,这便是老年性耳聋。老年性耳聋多先从高频开始发生,逐渐向低频音域扩展,当耳聋涉及主要言语频率后,便会引起听话困难。绝大多数老年性耳聋为感音神经性聋,混合性聋极少,其病程较长、发病隐匿,往往患者就诊时已出现明显的听功能障碍。

老年性耳聋往往影响老年人的精神状态和生活质量,降低老年人的社交能力,使老年人产生"被抛弃感",严重时可导致老年孤独症甚至抑郁症的发生。因此,如何更好地认识、预防和治疗老年性耳聋,对改善老年耳聋患者的生活质量具有重要意义,也是老年医学研究的重点。

## 一、病因

目前认为,遗传因素、血液循环变化、骨质变化、代谢紊乱、环境噪声、饮食营养、生活条件、劳动强度、气候变化、慢性疾病、精神紧张等都会加速听觉系统的老化,引发老年性耳聋。

### (一)遗传因素

据估计 40%～50% 的老年性耳聋与遗传有关。有人认为,身体的衰老是由于存在着衰老基因的缘故,它在生命的早期并未表达,直至生命后期才开始活化。近年来的研究发现,人类 *mtDNA4977* 缺失,鼠 *mtDNA4834* 缺失与部分老年性耳聋有关;在鼠的研究中还发现了 *ahl*、*ahl2*、*ahl3* 等数个与老年性耳聋相关的基因。近年来发现的老年性耳聋相关基因还包括钙黏蛋白(*Cdh23ahl*)等位基因、钾离子通道蛋白(*KCNQ4*)基因、缝隙连接蛋白(*GJB2*)基因、转录因子(*GRHL2*/*TFCP2L3*)基因、抗氧化物酶及氧化磷酸化相关蛋白(*NAT2*)基因,以及 N-乙酰转移酶 2 等。

### (二)血液循环变化

Saxen 对 33 例老年性耳聋患者进行研究,发现除 13 例耳蜗神经节与 1 例听觉中枢神经退变外,其余19 例都有内耳血管硬化。Fisch 等观察了 2～85 岁的 25 例颞骨切片和 PAS 染色标本,发现毛细血管管壁随年龄增加而逐渐增厚、血管纹逐渐变窄、内耳道血管外膜逐渐增厚,伴有胶原组织的增生和成纤维细胞的减少。上述血管壁及血管纹的病理改变,能影响耳蜗的营养与气体交换,妨碍内淋巴液的物质代谢及毒物清除,引起内耳供血不足、供氧下降,导致细胞缺血、缺氧,引起或加重听力下降。

### (三)骨质变化

Krmpotic-Neumatic 等指出,随着年龄增长,内耳道底的筛孔状骨板出现钙质沉积和增生,使骨孔减少和缩小。从出生到成人,螺旋神经束的小骨孔骨膜层增厚约 10 倍,最终 100～140 个小孔缩减为 3 个,这些改变无疑会造成蜗神经的萎缩。前庭区筛板和筛骨筛板的小孔也有类似的变化,可分别引起老年人的平衡功能和嗅觉衰退。有研究表明,Peget 病、Down 综合征等患者在早年出现的老年性耳聋,与骨的病理变化或许有关。

### (四)外源毒素、肌张力失调、代谢因素

Roseenhall 的研究认为,外源毒素,卡那霉素、链霉素、庆大霉素、奎宁、水杨酸对老年性耳聋的发生有一定促进关系。Huygen 等发现肌张力失调的患者可发生早老性聋。糖代谢异常亦是耳聋的诱因,Susan 等研究发现在老年人群中患有糖尿病的患者听功能明显下降,年龄增长可引起血流缓慢或阻塞,以致灌注不足局部缺血,而毛细胞和血管纹极易受缺血的影响。

### (五)环境噪声

研究提示噪声暴露会影响老年性耳聋的发病,并使其发病年龄提前。与老年性耳聋发病相关的基因也可能是通过增加人体对噪声的敏感性而起作用的,在导致听力损失时噪声和老化可能有相互累加作用。

总之,老年性耳聋病因复杂,是多环节、多因素共同作用的结果,涉及人体生理、病理、生化和分子等各个方面。不同病因或诱因作用的详细病理及分子生物学机制仍需不断探索研究,从而为老年性耳聋的对因治疗提供理论依据。

## 二、病理及其分类

老年性耳聋的病理改变主要在耳蜗及蜗后,其主要的病理变化可表现为:①血管纹老化引起能量传递减少;②基底膜增厚、钙化、透明变性;③内、外毛细胞萎缩,支持细胞减少;④螺旋韧带和血管纹萎缩;⑤螺旋神经节细胞退变,耳蜗神经纤维变性。临床表现为高频听力下降,言语识别功能不良,脑干诱发电位的潜伏期延长、波峰变低或消失。Growe 等发现高频听力陡降者系耳蜗底周螺旋器萎缩所致,而高频听力渐降者系耳蜗底周部分神经萎缩所造成。

Ficant 与 Saxen 观察了 33 个 50 岁以上的颞骨标本,提出听器老化有两类:①始于底周螺旋神经节的萎缩;②继发于动脉粥样硬化的耳蜗上皮的衰退。Martin 和 Ruckley 研究了 36 例双侧对称性老年性耳聋患者,证实老年性耳聋的退行性改变除了发生于耳蜗的毛细胞与螺旋神经节外,还发生于耳蜗以外的外耳、中耳、蜗后的神经、脑干与听觉中枢。Nixon 进一步报道了老年性耳聋患者由于鼓膜、中耳的韧带与肌肉等的弹性减退,导致高频听力下降。Goodhill 报道了老年人的外侧听骨固定也可出现高频骨导听力下降。

Reske-Nielsen 报道,老年人听觉中枢径路中许多神经核(如腹核、上橄榄核、外侧丘系、下丘、内侧膝状体)和听皮质内的脑组织有萎缩和退变,这些病变可降低神经纤维的讯息传递能力,从而影响听觉器官的感音分析功能。随着年龄增加,内耳道底的神经血管孔洞变小变少,压迫听觉神经和血管,出现耳蜗功能减退,由于听神经传导高音的纤维在外周,故高音纤维首先受压,传导不畅,高频听力下降,随时间的推进,逐渐从高频音到低频音出现听力下降。正常情况下,传递高频讯息的神经纤维较少,传递低频讯息的较多,因此,神经纤维功能减退时,高频听力所受到的影响比低频者显著。切替一郎(1969)曾对纯音听力正常或基本正常的老年人进行多种听力检查,发现他们的言语识别率下降,纯音定向能力丧失。Ohtsuka 研究了 58 名老年性耳聋患者的脑干听觉反应,发现纯音电测听的 1 000 Hz、2 000 Hz、4 000 Hz 的阈值与脑干听觉反应的 I、III、V 的潜伏期相关,纯音阈值上升,潜伏期则延长。总之,当老化累及听觉中枢与神经径路者,即出现复合音识别率显著下降和纯音定向能力丧失。

1993 年 Schuknecht Gacek 将老年性耳聋的外周病变按病理表现分为 4 个类型。

### （一）感音性老年性耳聋

感音性老年性耳聋相当于耳蜗上皮萎缩型。此型主要表现为高频听力下降，纯音听力图示从 1 000 Hz 开始向高频区急剧下降，该类型的听力损失常常从中年开始出现，进展缓慢，言语识别率尚佳。病理表现为耳蜗底周末端数毫米（高频区）的螺旋器感觉上皮及其相关的神经萎缩。螺旋器退变为原发性，神经退变为继发性。

### （二）神经性老年性耳聋

神经性老年性耳聋相当于神经萎缩型。此型主要表现为言语识别能力明显下降，与纯音听阈变化程度不一致。因此依靠传统助听设备的声音放大作用难以满足需求，往往表现为"听得见却听不懂"的困惑。病理表现以耳蜗螺旋神经节和神经纤维的退行性变为主要特征。神经元的退变虽开始较早，但症状出现多在晚年，常在短短几年内听力快速下降。

### （三）血管性老年性耳聋

血管性老年性耳聋又称代谢性老年性耳聋。此型主要表现为全频程均等听力减退，纯音听力曲线程平坦型，言语识别率尚好，常在年迈时出现缓进性老年性耳聋。血管性老年性耳聋常有家族性的特点，其发生时间从 30 余岁到 60 余岁，进展缓慢。因此，患者佩戴助听设备后的效果好。早在 1964 年 Schuknecht 就描述了血管纹萎缩和功能下降是老年性听力损失的一个普遍的病理改变，当血管纹总的损害面积超过 30％时，就可以出现平坦型听力曲线。血管纹的萎缩通常发生在耳蜗中周和顶周，但是也可以发生在底周，因为内淋巴液在蜗管内是连续的，这些变化引起了内淋巴的生化性质改变，钾钠不平衡，生物电位紊乱，引起耳鸣及听觉功能障碍。Gratton 进一步证明了微血管系统的变化与血管纹的萎缩有关系。Schuknecht 等认为基因因素是血管纹退化最主要的原因。

### （四）耳蜗传导性老年性耳聋

耳蜗传导性老年性耳聋或称机械性老年性耳聋。此型听力图呈斜坡型下降。耳聋常始于中年，进展缓慢。耳蜗及听神经均无明显病变，但基底膜因增厚、透明变性、弹性纤维减少等而变得僵硬，特别是在底周末端基底膜最狭窄处尤为明显。Schuknecht 认为，这是一种以基底膜弹性减退为特征的机械性或耳蜗传导性聋。除此耳蜗的病理变化外，临床上尚与中枢型老年性耳聋不可分离，此型为听觉皮质及听神经径路萎缩，呈渐进性听力下降，言语清晰度受严重干扰，记忆力衰退，常在情感刺激、精神激动或全身麻醉后突然出现双耳全聋，脑干诱发电位的峰值降低或部分消失，言语识别率下降，纯音听力图呈进行性斜坡型或 2 000 Hz 后的陡降型下降。常伴步态不稳、步履蹒跚。

在人类和动物中（C57 大鼠除外）最常见的是血管性或代谢性老年性耳聋。除了年龄相关性因素，$Na^+$-$K^+$-ATP 酶的缺失，也会引起血管纹从耳蜗顶回和底回开始变性，并向耳蜗中部区域延伸。血管纹和螺旋韧带在电化学梯度的产生以及耳蜗内液体和离子平衡的调节中起到重要作用。血管纹因其表面富有丰富血管而得名，同时具有很高的代谢率。理论上血管纹中血管数量的改变会引起耳蜗血流的变化，最后导致血管纹的变性。组织病理学研究也证明老年性耳聋存在血管纹的变性。通过对耳蜗侧壁血管对比染色并进行形态学分析发现老龄动物血管纹的毛细血管面积的减少。血管性病变首先在顶回和底回下部出现小的局灶性损伤，随着年龄增长，损伤区域逐渐扩大。其余血管纹区域则保持正常的微血管结构及耳蜗内电位。毛细血管的完全缺失会引起血管纹的萎缩。超微结构下发现基底膜明显增厚，免疫组化结果显示为层粘连蛋白沉积量增多及免疫球蛋白异常聚集。因此，有足够的证据支持微血管结构改变在老年性耳聋的血管纹变性中起主要作用。

## 三、临床表现

### (一)听力下降

不明原因的双侧感音神经性聋,起病隐匿,进行性加重,但进展速度通常甚为缓慢。一般双耳同时受累,亦可两耳先后起病,或一侧较重。听力损失大多以高频听力下降为主。患者常常对鸟鸣、电话铃声、门铃声等高频声响极不敏感。由于儿童的声音往往以高频为主并且说话速度快,因此患有老年性耳聋的患者常听不懂儿童的谈话。

### (二)言语识别力降低

患者能听到声音,但分辨不清言语,重度及中重度老年性耳聋言语识别率与纯音听力改变不平衡。

### (三)声音定向能力减弱

患者分辨不出声音来源,在嘈杂的环境下辨音困难,如当许多人同时谈话,或参加大型会议时,老年人常感听话困难。

### (四)耳鸣

多数病例均有一定程度的耳鸣,开始为间歇性,仅于夜深人静时出现,以后逐渐加重,可持续多日。耳鸣多为高调性如蝉鸣、哨声、汽笛声等,有些为数种声音的混合;有些患者诉搏动性耳鸣,可能与合并的高血压、动脉硬化有关。对于不少老年患者来说,耳鸣的影响超过听力下降的影响,耳鸣严重困扰老年性耳聋患者的生活。

### (五)眩晕

眩晕不是老年性耳聋的症状,但老年性耳聋病例可有眩晕,可能与前庭系老化或椎-基底动脉的老年性病变有关。一项研究表明,50%的老年病患者表现为头晕、眼花的症状,其中90%的患者注意到他们的症状是"位置性的",即随着头和身体的位置改变而出现症状,其中有1/3表现为真正的眩晕。

### (六)其他

疾病晚期,由于听力下降,社交能力差,精神状态受到不同程度的影响,甚至出现孤独、压抑、反应迟钝等精神变化。

## 四、常规检查

### (一)一般检查

老年人耳郭干瘪、皮肤粗糙,鼓膜混浊、内陷或钙化,鼓膜下缘的半月状白色脂肪弓,均不能视作老年性耳聋的特征。

### (二)听力检查

(1)纯音听力:①听力图曲线可有平坦、陡降、渐降、马鞍形、拱形、上坡形等,其中以平坦、陡降、渐降3型最常见。气导与骨导同度减退,少有气骨导间距。②听力缓慢减退,无波动,并逐年加重,每经10年可有一次听力图的明显改变。③短增量敏感指数(SISI)测量的结果难以估计。④重振测验结果不定,阳性者表示耳蜗听毛细胞受损,阴性者表示蜗后病变,如两种病变同时存在则阳性机会较多。

(2)言语测听:言语听力的减退程度比纯音听力大,言语识别率下降明显。

(3)脑干诱发电位:随着检测技术的发展,可以通过对脑干诱发电位的检测来评估人类听觉神经系统的衰老程度。多数研究表明,随着年龄的增加,ABR 的 V 波振幅出现减退,潜伏期延长,反映了外周性听力下降而不是脑干的变化。即使听力很好的老年人,ABR 波形也会出现振幅减弱,提示耳蜗、听神经的病理改变及听觉活动同步化的减弱。年轻人群则无论听力是否正常,其行为测听阈值都比 ABR 听阈高10 dB左右。老年人的这一差异是 20 dB,这说明老年人 ABR 波形的振幅更低。

(4)对声音的辨向与定位能力减退,对噪声的敏感性增强。

## 五、诊断和鉴别诊断

### (一)诊断

老年性耳聋的诊断一般并不困难,凡 65 岁以上而无其他原因的双侧进行性感音性聋均可诊断为老年性耳聋。但单凭年龄来诊断是不够正确的,有人甚至认为即使 70~80 岁老年人耳聋,也只能在排除其他致聋原因后,才能确诊为老年性耳聋。诊断老年性耳聋常需分析其他同时存在的衰老体征。

### (二)鉴别诊断

老年性耳聋应与下列听力障碍的疾病相鉴别。

1.噪声性聋

发生在噪声环境工作的人员,如纺织工人、冷作白铁工人、铆钉工人等,听力呈波动性下降,休息后听力改善,复工后再次出现听力下降。听力图呈感音性高频下降,有 4 kHz 听谷。

2.梅尼埃病

突发眩晕伴听力下降,听力有波动,发作时听力下降明显,间歇期听力改善,并有前庭功能障碍。

3.耳硬化症

声导抗测听法可助诊断,X 线体层摄片、CT、MRI 等可显示耳蜗骨囊内的硬化灶。

4.药物中毒性聋

有使用耳毒性药物史,如卡那霉素、链霉素、庆大霉素、奎宁、水杨酸等。

5.突发性聋

前庭膜或蜗窗膜破裂,内听动脉痉挛或栓塞等常致听力突然下降,听阈提高明显,多在50 dB左右或更高,常伴有严重眩晕、恶心、呕吐、冷汗、面色苍白、站立不稳等自主神经症状。

6.其他

如中耳炎、咽鼓管粘连、鼓室硬化、听骨链固定或脱位、梅毒等都各具临床特点,有助于鉴别。

## 六、预防与治疗

### (一)预防

老年性耳聋是自然规律在人体衰老中的一种表现,目前尚无适当的预防方法。但是减少一些有关的激发因素,可以有效推迟老年性耳聋的发生。如改善生活或工作环境,降低或消除噪声;节制脂肪摄入,少食用含饱和脂肪酸较多的动物脂肪;多食用易消化的含纤维素的蔬菜、水果、鱼、牛羊肉等。胡桃肉、芝麻、花生、白果、松子肉、深海鱼油等有补肾健脑,开窍益聪的功能,可选择食用,有益于预防老年性耳聋。戒除不良习惯,忌烟戒酒,有助呼吸道健康和气体交换,延缓老化进程。此外,清除体内潜伏病灶,如龋牙、化脓性鼻窦炎、扁桃体炎、胆囊炎等,劳逸结合,清心寡欲,适当体育活动,避免精神紧张和情绪激动,不用或慎用耳毒性药物,对老年性耳聋具有一定的预防作用。

### (二)治疗

#### 1.药物治疗及保健

老年性耳聋是听觉器官的退行性改变,具有不可逆性,目前尚无有效的治疗药物。治疗的目的是延缓老年性耳聋的进程。主要的治疗原则是处理可能与老年性耳聋相关的内科疾病如,高血压、低血压、糖尿病、肥胖、高血脂、甲状腺功能减退、肾脏疾病等;适当使用能量合剂、血管扩张剂、维生素 E 和维生素 D、微量元素(如锌、铁)等。2000 年 Seidman 等应用抗氧化剂喂食老年大鼠,有效地延缓了老龄大鼠听力下降,个别试验组听力还得到改善。有研究发现,葡萄籽提取物低聚原花青素(OPC)对大鼠老年性耳聋的发生具有延缓作用,为临床应用 OPC 预防和治疗老年性耳聋提供了依据。另外,老年人应保持良好的生活方式,多吃新鲜蔬菜水果、绿茶以及适量红酒等;要注意戒烟、加强锻炼,避免噪声、耳毒性药物。

#### 2.使用助听设备

根据不同的听力障碍程度及要求可选择不同的助听器。如根据便利性及美观要求,可选耳背式、耳甲腔式和耳道式助听器;根据听力下降的程度及听力图的类型,可选择具有不同增益强度、调节能力以及对环境噪声的处理能力的模拟助听器、数码编程助听器或数字式助听器。可是助听器仅仅对部分老年性耳聋患者有效。

对于无法耐受传统助听器耳内声回啸,或有慢性外耳、中耳感染或单侧全聋的老年人,可以考虑手术安装骨导助听器。骨锚式助听器是 20 世纪 80 年代出现的一种高科技的助听设备,属于植入式骨导助听器,它是一种带有声音处理器的助听装置,适用于某些慢性中耳疾病、各种原因的外耳道闭锁和某些原因导致的单侧耳聋患者,应用骨锚式助听器必须要有正常的内耳功能,内耳功能越好,使用骨锚式助听器的效果越好。

振动声桥也被称作"人工中耳",它直接驱动中耳的植入部分,通过机械振动,直接把能量传递到传音结构(如听骨链或圆窗),对于有足够中耳空间的老年性耳聋患者是不错的选择,它对高频耳聋治疗效果明显。适用于无法佩戴助听器或者对助听器效果不满意的患者。它的"直接驱动、中耳植入"特性为助听领域定义了一个新类别。与传统助听器相比,振动声桥具有更好的音调清晰度、更佳的声音质量和更高的功能性增益,同时具有佩戴舒适、美观大方、没有堵耳效应等优势。

多导人工耳蜗植入是否适合于老年性耳聋的治疗目前还存在争议。争议的焦点在于耳蜗植入仅能替代耳蜗功能,而老年性耳聋患者听觉系统的病理改变不但涉及内耳,还累及听神经纤维和听觉中枢。近年来有限的临床经验表明,绝大多数老年性耳聋患者经人工耳蜗植入后获得了良好的听力和言语识别率。提示对使用助听器无效、能耐受全麻手术、有条件接受术后康复训练的老年性耳聋患者,可以考虑进行耳蜗植入手术。周其友等对 20 例老年性耳聋患者进行听力学资料统计,明确了老年性耳聋患者人工耳蜗植入手术的适应证和禁忌证,手术方案制订完善,已完成 10 例手术,术后效果良好。杨仕明等对 8 例老年及老年前期双侧极重度感音神经性听力损失患者行人工耳蜗植入,术后康复顺利,无任何并发症,开机 3 个月后声场内言语频率平均助听听阈啭音为 35～50 dB,但言语测听结果个体差异较大。

### 七、老年性耳聋的治疗展望

对于未来老年性耳聋的治疗,更多的应该依靠基础研究的进展,而不仅仅是改善症状。老年性耳聋致病基因的研究是耳科领域的热点之一。研究结果表明,多种不同功能基因参与了老年性耳聋的发病。分析并筛选关键的致病基因,对其功能及引起耳聋的病理生理学机制进行研究,并通过基因置换、基因修饰、新基因导入等基因治疗的方法对异常基因表达进行纠正,从而治疗老年性耳聋是病因治疗的研究方向。有研究表明,在小鼠模型中通过介入一种在耳蜗毛细胞生长过程中非常重要的果蝇 Atonal 鼠类同源基因 1(*Math1*),能导致毛细胞的再生,促进听功能的恢复。同时对不同给药方式也进行了研究,比如通过渗透性的迷你泵灌注直接显微注射入耳蜗,或通过转基因载体注入圆窗。相似的方法也可以应用于一些药物的治疗,如抗氧化剂、生长因子等。

另一种可能的治疗策略就是干细胞移植。已有研究证明将神经干细胞移植入新生小鼠的耳蜗后可以继续存活,并且可以分化为具有毛细胞的形态学和位置特征的毛细胞样细胞。同时,移植入成年哺乳动物内耳的干细胞和胚胎神经元可以存活、分化并在听觉系统中产生神经反射。Rovolta 已经成功通过老鼠胚胎细胞产生出内耳祖细胞,将能分化出毛细胞及其他内耳细胞。所有这些基础研究成果意味着在不久的将来老年性耳聋的治疗方法将有全新的突破。

(于志刚)

# 第十节　老年性贫血

老年性贫血是老年人群的一种常见病。近年来,老年人贫血的患病率有上升趋势。据资料统计,老年人贫血患病率已达到 $50\%\sim55\%$。同时老年人出现贫血后,由于其各组织及器官代偿能力差,并可影响到其他疾病,因而防治老年贫血应引起人们的重视。

## 一、定义

任何原因或不明原因所致的老年人全血红细胞数(RBC)、血红蛋白含量(HGB)和红细胞比容(HCT)低于健康老年人的正常值的一种病理状态称为老年性贫血。

## 二、诊断标准

世界卫生组织(WHO)的标准是 HGB 低于 130 g/L(男性)和 120 g/L(女性)。国内目前尚无 60 岁以上老年人贫血的统一标准,鉴于老年人的红细胞计数和血红蛋白浓度在男、女之间差别不大,目前认为白仓提出的 $RBC<3.5\times10^{12}/L$,$HGB<110$ g/L,$HCT<0.35$ 作为老年人贫血的标准较为合适。

## 三、病因

老年人贫血也和其他年龄者一样,有各种不同病因贫血;随着年龄不同,各种贫血的患病率也有所不同(表 9-9)。

表 9-9　不同年龄的各种贫血患病率

| 贫血类型 | 年龄（岁） | | |
|---|---|---|---|
| | 20～29 | 40～49 | ＞60 |
| 缺铁性贫血 | 20.26％ | 10.1％ | 12.3％ |
| 巨幼细胞性贫血 | 1.0％ | 0.7％ | 3.2％ |
| 溶血性贫血 | 1.3％ | 1.0％ | 1.0％ |
| 再生障碍性贫血 | 3.3％ | 4.0％ | 0.7％ |
| 血压恶性病 | 13.9％ | 5.3％ | 2.7％ |
| 慢性病贫血 | 63.3％ | 71.9％ | 81.2％ |

从表中可见,慢性病贫血是最多见的贫血,随着年龄增长,患病率也增多。缺铁性贫血在老年人中比年轻人明显减少,但仍位居老年性贫血原因第二位。巨幼细胞性贫血较为增多,老人恶性血液病患病率相对较低。

老年性贫血病因较多,可能是单一因素或多种因素共同引起的。常见的原因是营养不良或继发于其他全身性疾病。

**（一）失血过多**

如消化道肿瘤、消化性溃疡、上消化道出血、痔疮出血等。

**（二）红细胞生成减少**

1.骨髓造血功能不良

如感染、内分泌障碍、慢性肾功能不全、结缔组织病、骨髓病性贫血、再生障碍性贫血等使骨髓造血功能受损,导致血红蛋白浓度下降。

2.造血物质缺乏

人体内造血所需的原料主要是铁、铜、维生素 $B_1$、维生素 $B_6$、维生素 C、叶酸、蛋白质等,上述任何一种物质缺乏都可导致贫血。

**（三）红细胞破坏过多**

在正常情况下,红细胞的生成和破坏处于平衡状态。如果各种原因导致红细胞破坏加速,超过骨髓的代偿能力,则出现贫血。

1.红细胞内在缺陷所致的贫血

如遗传性球形细胞增多症、红细胞葡萄糖、磷酸脱氢酶（G6PD）缺乏、海洋性贫血等,上述情况在老年人中少见。

2.红细胞外因素所致的溶血

（1）感染,如疟原虫、溶血链球菌等感染。

（2）免疫性溶血性贫血。

（3）常继发于淋巴瘤、白血病等。

（4）药物,长期服用降糖药、利尿剂、抗癫痫药等。

（5）其他如脾功能亢进、血型不合的输血后溶血等。

## 四、临床特点

（1）老年人贫血以继发性贫血多见,约占87.1％。此与老年人相伴随的某些疾病,如肿瘤、感染、肾功能不全、慢性失血、某些代谢性疾病等以及应用药物有关。如发生原因不明的进行性贫血，则一定要考虑恶性肿瘤的可能性。即使是轻度贫血也要仔细寻找原因。

（2）老年人由于各器官有不同程度衰老，且常有心、肺、肝、肾及脑等其他脏器疾病，造血组织应激能力差，因而对贫血的耐受能力低，即使轻度或中度贫血，也可以出现明显的症状，特别是在迅速发生的贫血。

（3）多表现为心脑血管病的症状，因而易忽略贫血的检诊。

（4）老年人贫血易出现中枢神经系统症状而导致误诊。一些老年患者往往以神经、精神等首发症状而就诊，如淡漠、忧郁、易激动、幻想、幻觉等，甚至出现精神错乱。

（5）老年人由于皮肤色素沉着，眼睑结合膜充血，使皮肤黏膜的表现与贫血程度不呈平行关系。

（6）老年人贫血多为综合因素所致，如有的患者既有胃肠道疾病，对叶酸、维生素 $B_{12}$ 吸收障碍导致的营养不良性巨幼细胞性贫血，又同时有慢性失血所致的缺铁性小细胞性贫血。因而在临床表现和实验室检查方面均表现不典型，给诊断治疗带来困难。

（7）老年人免疫器官及其活性都趋向衰退，血清 IgM 水平下降，自身免疫活性细胞对机体正常组织失去自我识别能力，故易发生自身免疫性溶血性贫血。

## 五、老年人常见的贫血

### （一）老年缺铁性贫血

缺铁性贫血是指体内可用来制造血红蛋白的贮存铁已用尽，红细胞生成受到障碍时发生的小细胞低色素性贫血。缺铁性贫血在老年人中较常见，仅次于慢性病性贫血，男、女患病率无明显差别。老年人由于肥胖、高脂血症、糖尿病、过分限制肉、肝、蛋类等含铁多的食物，使铁的摄入不足，消化功能的减退（胃肠道黏膜萎缩、胃酸缺乏）造成铁的吸收不良，以及慢性胃肠道疾病引起慢性失血是老年人缺铁性贫血最主要的三个原因。

1.临床特点

（1）老年女性因已不受月经妊娠和哺乳的影响，患病率与男性无差异。

（2）贫血症状和体征与中青年人的不同之处是老年人吞咽时疼痛、舌萎缩、口角皲裂的发生率较高。

（3）常可出现血液中红细胞、白细胞、血小板的数量减少。

2.诊断

（1）主要症状及体征：疲劳乏力，嗜睡，耳鸣，食欲缺乏，心慌气短（活动后加重），情绪不稳定，面色苍白，皮肤和毛发干燥，踝部浮肿及下肢浮肿，心率加速，心尖区收缩期杂音。

（2）实验室检查：表现为小细胞低色素性贫血，$MCV < 80 \ \mu m^3$，$HGB < 110 \ g/L$，$RBC < 3.5 \times 10^{12}/L$；血清铁降至 $10.7 \ \mu mol/L$ 以下，血清铁蛋白低于 $12 \ \mu g/L$，血清铁饱和度低于 $16\%$。

（3）骨髓象示红细胞大小不等，中心浅染；铁染色含铁血黄素颗粒消失，铁粒幼细胞大多数消失。

（4）诊断要点：具有典型症候的诊断并不难，可据病因、红细胞形态、铁代谢检查、骨髓红色变化及铁染色做出诊断。铁剂治疗性试验是诊断缺铁性贫血一种简单可靠的方法。缺铁性贫血患者每天口服铁剂后，短期内网织红细胞计数明显升高，5～10 d 达高峰，以后又降至正常。这种反应仅出现于缺铁性贫血。

缺铁性贫血确诊后,必须进一步查明缺铁原因。必须进行全面系统的体格检查,特别注意消化道检查,如有无溃疡病、痔疮、肠道寄生虫等。女性患者特别注意月经情况及妇科检查。大便潜血试验应作为任何原因不明的缺铁性贫血的常规检查。再根据所发现的线索进一步作针对性的特殊检查,如影像学及生物化学、免疫学检查等。力求探明引起缺铁及缺铁性贫血的原因。

3.治疗

(1)病因治疗:老年人缺铁性贫血首先要查明病因。病因治疗对纠正贫血及防止其复发均有重要意义。单纯的铁剂治疗有可能使血常规好转或恢复正常,但对原发疾病不做处理,将不能巩固疗效。

(2)铁剂治疗:口服铁剂。①硫酸亚铁 0.15~0.3 g,3/d。②琥珀酸亚铁 0.1~0.2 g,3/d,对胃肠道刺激较小。③多糖铁复合物胶囊 150 mg,2/d,4~6 周后改为 150 mg,1/d,对胃肠道刺激较小。为了减少铁剂对胃的刺激,应在饭后口服。宜先行少量,渐达足量,2~3 月为 1 个疗程。诊断确实,疗效明显,可在 1~2 周内显著改善,5~10 d 网织红细胞上升达高峰,2 周后血红蛋白开始上升,平均 2 个月恢复。为了预防复发,必须补足贮备铁,即血红蛋白正常后,再延长用药1 个月。6 个月时还可复治 3~4 周。

若口服铁剂后无网织红细胞反应,血红蛋白亦无增加,应考虑如下因素:①患者未按医嘱服药。②患者无缺铁情况,应重新考虑诊断。③仍有出血灶存在,在老年人要注意胃肠肿瘤。④感染、炎症、肿瘤等慢性疾病,干扰了骨髓对铁的利用。⑤铁剂吸收障碍,应考虑改用注射铁剂。缺铁性贫血必要时可用铁注射剂治疗。但由于注射铁剂毒性反应较多,不如口服方便且价格昂贵,故必须严格掌握其适应证。

其适应证如下:①口服铁剂无效或因胃肠道等不良反应不能忍受者。②急需矫正贫血,如短期内须进行手术者。③不易控制的慢性失血,失铁量超过了肠道吸收量。④有胃肠道疾病及曾行胃切除者。⑤有慢性腹泻或吸收不良综合征的患者。

常用的铁剂注射有右旋糖酐铁和山梨醇铁。右旋糖酐铁含铁 5%,首次给药剂量为 50 mg,深部肌内注射。如无不良反应,第 2 d 起每天 100 mg。每提高血红蛋白 10 g/L,需右旋糖酐铁 300 mg,总剂量(mg):300×[正常血红蛋白浓度(g/L)-患者血红蛋白浓度(g/L)]+500 mg(补充储存铁)。右旋糖酐铁可供静脉注射,但不良反应多且严重,应谨慎使用。山梨醇铁不能静脉注射,每提高血红蛋白 10 g/L,需山梨醇铁 200~250 mg。所需总剂量可按照上述右旋糖酐铁所需总剂量的公式计算。约 5%患者注射铁剂后发生局部疼痛、淋巴结炎、头痛、头晕、发热、荨麻疹、关节痛、肌肉痛、低血压,个别患者有过敏性休克,长期注射过量可发生铁中毒等不良反应。

(3)治疗要点:①积极进行病因和/或原发病的治疗。②口服铁剂治疗与中青年人相同,但老年人宜加服维生素 C 或稀盐酸,有利于铁的吸收。③对正规铁剂治疗后仅得到血液学暂时改善的老年人,应高度警惕肿瘤的存在。④用铁剂治疗 3~4 周无效者应想到是否缺铁原因未去除或诊断有误;部分缺铁性贫血患者合并缺铜,铁剂治疗反应差,加用铜剂可能有效。

**(二)慢性病性贫血**

慢性病性贫血通常是指继发于其他系统疾病,如慢性感染、恶性肿瘤、肝脏病、慢性肾功能不全及内分泌异常等,直接或间接影响造血组织而导致的一组慢性贫血。这一类贫血也是老年人最常见的贫血。本组贫血的症状和体征多种多样,除原发病的临床表现外,还有贫血和其他血液学异常。老年人由于慢性病较多,故慢性病所致贫血甚为多见,且常因起病缓慢而隐袭,症状多无特征性而易于漏诊、误诊。

慢性病性贫血发病机制复杂,主要与下列因素有关:红细胞寿命缩短;骨髓造血功能受损,从网状内皮细胞转移铁至骨髓的功能受损,导致血浆铜及游离原卟啉增高;肾衰竭者还与红细胞生成素缺乏有关(病因见表 9-10)。

表 9-10　慢性病贫血病因表

| |
|---|
| 结缔组织病:类风湿性关节炎、系统性红斑狼疮、多发性肌炎、甲状腺炎、结节性动脉周围炎 |
| 慢性肾衰竭 |
| 慢性肝衰竭 |
| 内分泌病:垂体、甲状腺或肾上腺皮质功能低下 |
| 非血液系统急性病 |
| 慢性感染:结核、真菌、骨髓炎、肾盂肾炎、亚急性细菌心内膜炎、支气管扩张、脓肿、压疮、结肠憩室炎等慢性炎症 |

1.慢性感染所致贫血

凡持续 2 个月以上的感染、炎症常伴有轻至中度贫血。产生贫血的原因是铁利用障碍。正常肝脾中的单核-巨噬细胞可清除衰老红细胞内破坏后释放出的铁。可溶性铁转移蛋白、脱铁转铁蛋白进入单核-吞噬细胞系统的巨噬细胞后和吸收铁结合转变为转铁蛋白。巨噬细胞携带转铁蛋白经循环进入骨髓腔后释放出铁,铁进入红细胞前体形成血红蛋白。伴随铁的转移,脱铁,转铁蛋白又被释放回血浆。在炎症时,炎性细胞释放白细胞介素-1,并刺激中性粒细胞释放一种能与铁结合的蛋白-脱铁传递蛋白,它可与脱铁-转铁蛋白竞争而与铁结合。铁与之结合后形成乳铁传递蛋白,但不能转运到红细胞前体,故铁不能被利用。其结果是铁沉积在巨噬细胞内,不能作为红细胞生成之用,导致低色素性贫血。另外,各种非特异性因素刺激单核-巨噬细胞系统,加强对红细胞的吞噬破坏作用,导致红细胞寿命缩短,当红细胞破坏加快时,其造血组织缺乏相应的代偿能力,这也是引起慢性疾病性贫血的重要原因。

贫血的临床表现常被原发性疾病的症状所掩盖。贫血一般并不严重,多为正细胞正色素型,但重度贫血时可变为小细胞低色素型。如无原发疾病的影响,骨髓象基本正常,骨髓涂片中铁粒不减少,血清铁降低,转铁蛋白或总铁结合力正常或降低,铁蛋白正常或增多,红细胞内游离原卟啉增多。以上特点可与缺铁性贫血鉴别。

2.恶性肿瘤所致的贫血

恶性肿瘤,特别是大多数的实体瘤,在老年的患病率较中青年高。因此,老年人有贫血要高度警惕有无恶性肿瘤。有时,贫血可以是恶性肿瘤的首现症状,如胃癌及肠癌。

恶性肿瘤引起贫血的机制与慢性感染引起贫血的机制相似,为铁利用障碍。其他影响还有以下几点。

(1)癌细胞转移至骨髓而影响正常造血机制,此称为骨髓病性贫血。

(2)肿瘤细胞生长过快或消化道肿瘤引起营养吸收障碍,导致造血原料不足的营养不良性贫血。

(3)肿瘤本身如消化道肿瘤所致胃肠道慢性失血。

(4)放疗、化疗对造血系统的影响,老年人因骨髓功能低下,对放疗、化疗的耐受性差,易出现骨髓抑制。

(5)老年肿瘤患者免疫功能低下,容易感染从而导致贫血加重。

(6)在因癌细胞侵犯而变狭窄的血管中,或由于肿瘤组织释放组织凝血因子,发生弥散性血管内凝血(DIC),可形成纤维蛋白网,使红细胞行进时受阻而破碎,发生微血管病性溶血性贫血。

除原发病所引起的症状外,常见的症状是进行性贫血,程度轻重不一。实验室检查与慢性感染所致的贫血特征相似。如骨髓受肿瘤浸润,骨髓中可见癌细胞,中性粒细胞、血小板可减少;发生 DIC 时可出现不能用原发病解释的栓塞、出血和休克;如伴有溶血性贫血,可出现黄疸。

**3.肾性贫血**

肾性贫血是肾脏疾病进展恶化导致肾衰竭或尿毒症所引起的一种贫血,为尿毒症比较早期出现的特征之一。当尿素氮大于 17.9 mmol/L,肌酐大于 354 $\mu$mol/L 时,贫血几乎必然发生。可见于慢性肾盂肾炎、慢性弥漫性肾小球肾炎,也可见于糖尿病肾病、肾囊肿、肾结核、肾动脉硬化、代谢异常及血流动力学障碍等引起的肾小球滤过率减低,有的患者在上述疾病检查中发现贫血,也有的因贫血就诊检查才发现肾衰竭。此种贫血在老年贫血中较常见。

其发病机制:①由于肾脏内分泌功能失常,致红细胞生成素(EPO)生成障碍而使红细胞生成减少,此为肾病性贫血的最主要原因。②代谢异常,潴留的代谢产物抑制红细胞生成及分化,并损害红细胞膜,使其寿命缩短。③骨髓增生不良。④尿毒症时,禁食、腹泻以及容易出血等会造成缺铁、叶酸缺乏和蛋白质不足,尿中蛋白的丢失,特别是运铁蛋白的丢失,也易造成贫血。⑤尿毒症患者常有各种出血而致慢性失血。

临床表现除一般贫血症状、体征外,有肾衰竭的症状、体征。实验室检查为正细胞正色素性贫血,网织红不高,白细胞和血小板一般正常。骨髓象正常。在肾衰竭进展,尿素氮水平高度上升时,骨髓可呈低增生状态,幼红细胞成熟受到明显抑制。

肾病性贫血患者可用红细胞生成素(EPO)治疗,效果显著,疗效与剂量及用药时间相关。EPO 对其他慢性病贫血,如恶性肿瘤化疗后的贫血也有效。有资料表明,EPO 能有效纠正老年尿毒症患者贫血,但贫血纠正速率较非老年患者慢,维持剂量较大。不良反应主要为血压升高。起始剂量可按每次100 U/kg,3 次/周,疗程不短于 8 周。治疗期间应根据疗效及不良反应及时调整剂量,密切观察血压并予以相应处理。由于老年人易发生缺铁,应及时防治铁缺乏,以保证疗效。有报道表明 EPO 尚具有免疫调节功能,能提高患者 IgG、IgA。EPO 治疗后的患者,生活质量改善,上呼吸道感染的发生率降低。

**4.肝病性贫血**

肝病所致贫血在 60 岁以上老年人中占全部老年人贫血的 3%。贫血在慢性肝病时是常见的临床表现,尤其是肝硬化患者多见。

引起贫血的主要因素:①肝病患者的红细胞因膜内胆固醇含量增多,使膜变得僵硬,易在脾脏内破坏,寿命缩短。②门脉高压、腹水时血浆容量增大,血液相对稀释。③肝硬化、门脉高压、食管胃底静脉出血及痔出血以及肝功能不良造成的凝血因子减少所致出血,加重了贫血程度。④肝硬化者,特别是长期嗜酒者,可有营养不良、叶酸缺乏,呈现巨幼红细胞贫血。⑤病毒性肝炎可导致肝炎后再生障碍性贫血,少数肝炎后患者可发生单纯红细胞再生障碍性贫血。

贫血类型主要为正常细胞或轻度大细胞性,多染性细胞和网织红细胞可轻度增多。骨髓细胞常呈现增生象,主要为大细胞-正幼红细胞性增生。

**5.内分泌疾病性贫血**

老年人内分泌功能一般均有减退,但引起贫血的主要因素为甲状腺、肾上腺和垂体功能减低。

甲状腺功能减退患者常呈现不同程度的贫血。发病原因是甲状腺激素缺乏,机体组织对氧的需求降低,红细胞生成素处于较低水平,红细胞生成相对不足。临床上呈轻度或中度贫血,多为正细胞正色素性贫血,伴细胞轻度大小不一,骨髓象可呈轻度增生低下表现。

肾上腺皮质功能减退时可出现贫血,其主要原因为:①肾上腺皮质功能减退引起脱水,经治疗后血浆容积增加,血液稀释引起贫血,使用皮质类固醇治疗1～2月后,贫血可消失。②肾上腺皮质功能减退引起糖皮质激素分泌不足,使机体功能下降,不能产生足够的红细胞生成素,因而影响了红细胞生成,导致贫血。

垂体功能减退所致贫血是继发于它所致的甲状腺、肾上腺皮质功能减退。

治疗上,主要治疗原发病,随着原发病的缓解,贫血可被纠正。对于内分泌腺功能减退,在补足缺少的激素之后,贫血即可纠正。若伴有叶酸或维生素 $B_{12}$ 及铁剂缺乏,给予补充即有效。除了慢性肾衰竭并发贫血比较严重以外,大部分慢性病的贫血并不严重。

贫血较重者可输血,最好输浓缩红细胞,以暂时纠正贫血。

### (三)老年巨幼细胞性贫血

巨幼细胞性贫血(简称巨幼贫)主要是叶酸、维生素 $B_{12}$ 在机体内缺乏引起 DNA 合成障碍所致的大细胞贫血。可因食物中叶酸、维生素 $B_{12}$ 来源减少,消化功能差,吸收障碍,机体有慢性疾病(如肿瘤、糖尿病等),需要增加或排泄过多等引起,占老年人贫血患病率的 3%～4%。

1.病因特点

(1)摄入不足:人体不能合成叶酸,必须从食物中获得。老年人由于食欲缺乏或限食,导致叶酸摄入减少,加之供老年人的食物常烹煮过度,使食物中叶酸破坏增加。Buxton 检测 40 例精神正常的老年人,血清叶酸水平低于 1.5 $\mu g/L$ 的有 47.5%,40 例精神异常的老年人,血清叶酸水平低于 1.5 $\mu g/L$ 的有67.5%。维生素 $B_{12}$ 存在于动物组织中,植物中没有,老年人由于肥胖、高脂血症,过分限制肉类食物的摄入,导致维生素 $B_{12}$ 的摄入不足。

(2)吸收障碍:有报道表明,36%的营养不良老年患者有叶酸盐的吸收障碍;萎缩性胃炎时,内因子分泌减少,不能形成 $B_{12}$ 内因子复合物,使回肠吸收减少。随着年龄增长,血清维生素 $B_{12}$ 水平呈进行性下降。

(3)干扰叶酸代谢的药物:如甲氨喋呤、乙胺嘧啶能抑制三氢叶酸还原酶的作用,影响四氢叶酸的形成;苯妥英钠、苯巴比妥可影响叶酸在肠内的吸收;新霉素、秋水仙碱可影响维生素 $B_{12}$ 的吸收。

大细胞贫血有营养巨幼贫血和恶性贫血两种。营养巨幼贫血是由上述原因造成叶酸、维生素 $B_{12}$ 缺乏而引起的。恶性贫血原因尚不清楚,目前认为是由于内因子缺乏或分泌减少,70%～95%患者伴有神经系统症状。营养性巨幼贫血及恶性贫血老年人患病率均较高,而且症状严重。

2.临床特点

(1)老年巨幼细胞贫血患者除贫血外,常伴有白细胞和血小板数量减少。

(2)感染发生率较高。

(3)发病缓慢,常得不到及时诊断。

(4)消化系统病症如腹胀、腹泻或便秘常易被医师认为是消化道本身疾病所致,而忽略了是巨幼细胞贫血的非血液学表现。特别是神经、精神症状更易被认为是老年性改变,而放松了对巨幼细胞贫血的警惕性,典型的表现有四肢麻木,软弱无力,共济失调,下肢强直行走困难,深部感觉减退以至消失,腱反射减弱、消失或亢进,病理反射征阳性,还可有膀胱、直肠功能障碍,健忘,易激动以至精神失常等症。这些表现多出现于维生素 $B_{12}$ 缺乏,尤其是恶性贫血的患者。单纯的叶酸缺乏极少引起这些表现,但可出现末梢神经炎的症状。

(5)舌炎,舌光滑、发亮、萎缩在老年人较常见。

3.诊断

(1)有贫血的一般症状,常有舌炎、典型的牛肉舌。

(2)大细胞贫血红细胞体积(MCV)在 $100~\mu m^3$ 以上,常伴红细胞、白细胞、血小板数量减少。

(3)生化测定:维生素 $B_{12}$ 和叶酸低于正常。

(4)用维生素 $B_{12}$ 或叶酸试验治疗 4～5 d,血中网织细胞上升表示有效,峰值 5～10 d。

(5)诊断要点:呈大细胞或正细胞正色素贫血,中性粒细胞核呈多分叶现象。骨髓红细胞系增生,出现正常和巨幼细胞并存现象。叶酸和维生素 $B_{12}$ 测定是诊断本病的重要指标(叶酸低于 6.8 nmol/L,维生素 $B_{12}$＜103 pmol/L)。约70%恶性贫血患者血清抗内因子抗体阳性。

4.治疗

(1)病因治疗,如有肿瘤、慢性感染、腹泻等应积极治疗。

(2)叶酸适用于叶酸缺乏者。口服 5 mg,3 次/天,贫血纠正后一般不须维持治疗。胃肠道吸收不良者,可用四氢叶酸肌内注射 5～10 mg,1 次/天,到血常规完全恢复正常为止。若治疗效果不好,应考虑到有无混合性贫血或肿瘤等疾病存在。

(3)对于维生素 $B_{12}$ 缺乏者其原因大多与维生素 $B_{12}$ 吸收不良有关,故给药的方式应该是肌内注射。50～100 $\mu g$,每天或隔天肌内注射 1 次,总量 1.8～2 mg,贫血纠正后,改为 100 $\mu g$,1 次/月。对于病因不能去除者和恶性贫血患者须终身维生素 $B_{12}$ 维持治疗。有神经损害者须加大剂量,必要时可鞘内注射。

在应用维生素 $B_{12}$ 治疗时,大量新生红细胞生成,细胞外钾转移到细胞内,血钾下降,故应预防性口服钾盐。另外,血清和尿中的尿酸水平可能升高,引起肾脏的损害,应密切观察肾功能变化。维生素 $B_{12}$ 治疗后,血小板可骤然增加,应注意预防可能发生的血栓栓塞。

部分胃黏膜萎缩的恶性贫血对肾上腺皮质激素治疗有效。可能与胃黏膜再生、分泌内因子等有关。这类患者应长期应用皮质激素治疗。

叶酸和维生素 $B_{12}$ 治疗 24 h 后,骨髓内巨幼红细胞即可显著减少,3～4 d 可恢复正常。中性粒细胞分叶过多的恢复需 1～2 周。纠正贫血需 4～6 周。

(4)治疗要点:①治疗基础疾病。②纠正偏食及不良的烹调习惯。③补充叶酸或维生素 $B_{12}$。④叶酸和维生素 $B_{12}$ 缺乏引起的巨幼细胞贫血由于两者难以区别,最好维生素 $B_{12}$ 和叶酸同时应用。如患者有维生素 $B_{12}$ 缺乏,仅用叶酸治疗会加重神经系统的损害。⑤严重贫血的患者经维生素 $B_{12}$ 及叶酸治疗后,血钾大量进入新生成的细胞内,血清钾会突然下降,老年人应注意密切观察,必要时应予补钾。

### (四)再生障碍性贫血(再障)

再生障碍性贫血(再障)是因骨髓造血组织显著减少,引起造血功能衰竭而发生的一类贫血。欧美国家再障社会人群患病率为(2.2～2.4)/10 万,60 岁以上老年人高达 43.6/10 万,因此西方学者认为再障是一种"老年病"。在我国再障多发于 10～30 岁青少年,但近年来老年患者有增高趋势。

1.病因

病因不明者称为原发性再障,有病因可寻者称为继发性再障。部分原发性再障可能是因为某些病因尚未被认识或原因较为隐蔽而病因不明。

(1)物理因素:各种电离辐射如 X 线、放射性核素、核武器爆炸等均可造成骨髓造血干细胞及骨髓造血微环境的损害,影响造血细胞的增生和分化。

(2)化学因素:苯及其衍生物是引起再障的重要化学物质,其引起再障与剂量可能无关,长期接触比一次大剂量接触的危险性更大。其他化学物质如杀虫剂、重金属盐、染发剂等亦可导致再障。引起再障的药物有各种抗肿瘤药物,抗生素如氯霉素、四环素、磺胺药,抗风湿药如阿司匹林、保泰松,镇静药如氯丙嗪等。其中氯霉素所致的药物性再障最多见。

(3)生物因素:主要是一些病毒,如肝炎病毒、EB 病毒等。

2.发病机制

随着实验研究的进展,目前多数学者认为再障的发生与造血干细胞受损、骨髓微环境缺陷及免疫机制有关。

(1)造血干细胞受损:随着骨髓培养技术的发展,证实部分再障患者骨髓细胞体外培养,存在着干细胞缺陷。CFU-C、CFU-E、BFU-E 的产生率大多数都显著低于正常人。上述各种致病因素都可以损害干细胞,有缺陷的多能干细胞自身复制的速率低于分化率,最终导致干细胞的减少,而发生全血细胞减少。

(2)造血微环境缺陷:骨髓的微环境是指骨髓的微循环和基质。实验证明,造血微环境不仅为造血提供支持及营养,更主要的是提供一些造血所必需的因子。再障时骨髓活检标本可见到静脉窦壁细胞水肿,网状纤维增加,毛细血管明显坏死,说明造血微环境病理改变为再障重要发病机制之一。

(3)免疫机制:在部分患者中,再障的发生可能与免疫机制有关。无论再障患者或正常人骨髓体外培养时,再障患者的骨髓及外周血的淋巴细胞能抑制红细胞及粒细胞的生成。临床上用同种异基因骨髓移植治疗再障虽未成功,但由于应用了大量免疫抑制剂,患者自身的造血功能都获得恢复。有些患者经单独采用抗淋巴细胞球蛋白或大剂量肾上腺皮质激素后,临床症状得到缓解。说明再障的发生与免疫机制有关。

3.临床表现

(1)急性再障:急性再障亦称重症再障 I 型,而慢性再障病程突然加重达重症再障标准者称重症再障 II 型。急性再障起病急,常以感染发热和出血为首发症状。贫血呈进行性加重。出血症状较重,皮肤及黏膜出血广泛,消化道出血和血尿常见,眼底出血可致视力障碍,严重者可因颅内出血死亡。常见感染部位为口咽部、呼吸系统、肛门周围,并易致败血症。病程短,死亡率高。

(2)慢性再障:起病缓慢,以贫血为主要表现。出血症状较轻,一般只限于皮肤黏膜。感染的发生率不高,且较易控制。病程长,如治疗适当,可获缓解以至痊愈,也有部分患者多年迁延不愈。

4.实验室检查

(1)血常规:红细胞、白细胞和血小板数量减少。贫血为正细胞、正色素型。网织红细胞减少。急性再障外周血中性粒细胞低于 $0.5 \times 10^9/L$,血小板低于 $20 \times 10^9/L$。网织红细胞所占比例小于 $1\%$,绝对值低于 $15 \times 10^9/L$。

(2)骨髓象:急性再障有核细胞明显减少,淋巴细胞、浆细胞、组织嗜碱性粒细胞、网状细胞等非造血细胞增多,巨核细胞极少见或消失。慢性再障可有局部增生灶,但至少有一个部位增生不良。如增生良好,则红系中常有晚幼红细胞脱核障碍。巨核细胞减少。

（3）骨髓活检：诊断困难时应做骨髓活检，在判断骨髓增生情况时优于骨髓涂片。再障时骨髓造血组织减少，非造血组织增多，巨核细胞数量减少并伴有骨髓间质水肿、出血，说明骨髓造血功能受损。

（4）其他检查：①成熟中性粒细胞碱性磷酸酶活性增高。②核素骨髓扫描，可估计骨髓造血量及其分布情况，以判断造血组织减少程度，有助于不典型再障的诊断。

5.诊断

1987年全国再生障碍性贫血学术会议制订我国再障诊断标准如下：①全血细胞减少，网织红细胞绝对值减少。②一般无脾大。③骨髓检查显示至少一个部位增生减低或重度减低。如增生活跃，须有巨核细胞减少，骨髓小粒成分中应见非造血细胞增多，有条件者应做骨髓活检等检查。④能排除引起全血细胞减少的其他疾病。

老年人再障特点：①老年人再障发病前多有致病因素接触史。天津血研所分析老年人再障76例中，有致病因素接触史者30例（44.1%），其中与服用氯霉素有关者6例，与服用安乃近、对位乙酰氨基酚、磺胺类药物、土霉素、灰黄霉素等有关者共12例，有长期与油漆及农药接触史共7例，病毒性肝炎相关性5例。②症状不典型，早期易误诊。老年人体力活动少，即使贫血，症状也不明显。老年人皮肤易着色，眼睑结膜充血，皮肤黏膜苍白常被掩盖。老年再障常与其他老年病并存，症状多不典型，易被误诊。③贫血、感染及出血症状多见且严重，易导致心力衰竭、感染性休克或脏器出血而死亡。老年人骨髓脂肪组织增多，造血组织减少，红细胞寿命缩短。老年再障患者骨髓脂肪化更明显，其骨髓基质细胞造血支持功能更为降低。老年人再障症状重，并发症多。④再障治疗效果差，病死率高。一组报道表明老年再障治疗有效率为17.9%，而青中年组为68.5%。

6.治疗

（1）一般治疗。①去除病因：详细调查可能的致病因素，及时去除病因。②输血：老年患者由于心血管代偿功能较差，以成分输血为好，以免发生心力衰竭。输注压积红细胞改善贫血，输注浓缩血小板控制出血。③防治感染：保护皮肤、口腔清洁。白细胞严重低下者，应给予保护性隔离。有感染征象时要及时给予有效的抗生素治疗。中性粒细胞数目低下可给予G-CSF或GM-CSF皮下注射。

（2）急性再障治疗：由于异基因骨髓移植不适宜治疗老年人再障，目前抗胸腺细胞球蛋白（ATG）或抗淋巴细胞球蛋白（ALG）、环孢素A及大剂量皮质激素三联治疗已成为老年人再障标准疗法。①ATG或ALG：ATG和ALG属于免疫调节剂，可以杀伤抑制性T细胞，使辅助性T细胞增加，T4/T8比值恢复正常，并有致有丝分裂原的作用。临床上常用马或猪的ATG，剂量为10～20 mg/(kg·d)，静脉滴注，连用4～5 d。②环孢素A（CSA）：为免疫抑制剂，可杀伤抑制性T细胞。临床所用的剂量为5～12 mg/(kg·d)，分2次口服，应用时间不短于3～6月。③肾上腺皮质激素：大剂量泼尼松龙20～30 mg/(kg·d)静脉滴注，连用3 d，以后每隔4～7 d剂量减半，至维持量20～30 mg/d。老年人须谨防不良反应。再障或急性再障治疗有效率为60%～75%。

（3）慢性再障治疗。①雄性激素：通过使红细胞生成素生成增加而发挥作用，对慢性再障疗效较肯定。常用的制剂有：丙酸睾酮50～100 mg，肌内注射，每天或隔天1次；司坦唑醇2.4 mg，口服，1次/天，一般在3～6个月后见效，首先网织红细胞升高，然后血红蛋白上升。连用半年无效者应停药。不良反应有毛发增多，痤疮，女性停经及男性化，肝功能损害等。十一酸睾酮

50 mg/d,口服,每疗程宜在 3 个月以上。②皮质激素:可抑制自身免疫反应,增强毛细血管抵抗力,适用于免疫因素引起的再障或有出血症状的患者。常用剂量为泼尼龙 20～30 mg/d,顿服或分次口服。③免疫抑制剂:如左旋咪唑、环磷酰胺等,对因免疫因素所致有一定疗效。左旋咪唑每次 25 mg,2～3 次/天,长期使用。本药有不良反应少、价格低廉等优点,通常与雄性激素等联合应用。环磷酰胺 50～100 mg/d,顿服或分次口服。在 ATG 及环孢素 A 等出现后,本药已较少应用于再障的治疗。④中医中药治疗:如川芎嗪、复方皂矾丸等。辨证论治亦可获较好疗效。⑤其他:一叶萩碱有脊髓兴奋作用,16 mg/d,肌内注射,每疗程 160～180 d。硝酸士的宁有脊髓兴奋及扩张微血管、改善造血微环境等作用,可连续或间断给药,剂量 1.5 mg,肌内注射。慢性再障的治疗原则是联合用量、长疗程治疗。其有效率可达 60%左右。

**(于志刚)**

# 参 考 文 献

[1] 马立兴,张诒凤,王超颖,等.消化内科诊疗常规[M].哈尔滨:黑龙江科学技术出版社,2022.

[2] 王继红,安茹,李新平.内科临床诊疗技术[M].长春:吉林科学技术出版社,2021.

[3] 陈晓庆.临床内科诊治技术[M].长春:吉林科学技术出版社,2020.

[4] 岳桂华,杨小英,徐先增.心血管内科新医师手册[M].北京:化学工业出版社,2022.

[5] 黄佳滨.实用内科疾病诊治实践[M].北京:中国纺织出版社,2021.

[6] 胡春荣.神经内科常见疾病诊疗要点[M].北京:中国纺织出版社,2022.

[7] 费沛.内科常见病诊断与治疗[M].开封:河南大学出版社,2020.

[8] 王晓彦.内科常见病诊治指南[M].济南:山东大学出版社,2022.

[9] 邹琼辉.常见内科疾病诊疗与预防[M].汕头:汕头大学出版社,2021.

[10] 马路.实用内科疾病诊疗[M].济南:山东大学出版社,2022.

[11] 马洪波.临床内科疾病综合诊疗[M].长春:吉林科学技术出版社,2020.

[12] 庞厚芬,李娟,张腾.内科疾病诊疗与合理用药[M].沈阳:辽宁科学技术出版社,2022.

[13] 金琦.内科临床诊断与治疗要点[M].北京:中国纺织出版社,2021.

[14] 杨德业,王宏宇,曲鹏.心血管内科实践[M].北京:科学出版社,2022.

[15] 赵晓宁.内科疾病诊断与治疗精要[M].开封:河南大学出版社,2021.

[16] 徐慧,周贵星,肖强.临床内科疾病诊疗与康复[M].沈阳:辽宁科学技术出版社,2022.

[17] 高顺翠.临床内科常见疾病诊治[M].长春:吉林科学技术出版社,2020.

[18] 孙雪茜,梁松岚,孙责,等.内科常见病治疗精要[M].北京:中国纺织出版社,2022.

[19] 孙辉,庞如意,来丽萍,等.临床内科疾病诊断思维[M].北京:科学技术文献出版社,2021.

[20] 杨晓东.临床呼吸内科疾病诊疗新进展[M].开封:河南大学出版社,2020.

[21] 徐晓霞.现代内科常见病诊疗方法与临床[M].北京:中国纺织出版社,2021.

[22] 王玉梅,刘建林,丁召磊,等.临床内科诊疗与康复[M].汕头:汕头大学出版社,2022.

[23] 周敏主.心内科实用诊疗技术概论[M].北京:科学技术文献出版社,2020.

[24] 刘飞飞,刘秋霞,杜桂敏,等.内科疾病治疗与危重症处理实践[M].西安:世界图书出版西安
有限公司,2021.

[25] 王秀萍.临床内科疾病诊治与护理[M].西安:西安交通大学出版社,2022.

[26] 孙久银.临床大内科常见疾病诊治[M].沈阳:沈阳出版社,2020.

［27］张西亭,臧学清,胡雪倩,等.实用内科疾病诊治理论与实践［M］.西安:世界图书出版西安有限公司,2021.

［28］黄忠.现代内科诊疗新进展［M］.济南:山东大学出版社,2022.

［29］赵淑堂.临床内科常见病理论与诊断精要［M］.哈尔滨:黑龙江科学技术出版社,2021.

［30］周生建.实用临床内科肿瘤学［M］.天津:天津科学技术出版社,2020.

［31］刘江波,徐琦,王秀英.临床内科疾病诊疗与药物应用［M］.汕头:汕头大学出版社,2021.

［32］费秀斌,张承巍,任芳兰,等.内科疾病检查与治疗方法［M］.北京:中国纺织出版社,2022.

［33］赵新华.心内科疾病诊治精要［M］.开封:河南大学出版社,2020.

［34］苗秋实.现代消化内科临床精要［M］.北京:中国纺织出版社,2021.

［35］梁莉莉,赖奉庭,王华卿,等.新编内科疾病临床诊疗技术［M］.广州:世界图书出版广东有限公司,2022.

［36］杨延庆,王焕焕.血清 Netrin-1 水平在动脉瘤性蛛网膜下腔出血患者中的水平及临床意义［J］.心脑血管病防治,2022,22(2):15-18.

［37］刘艳丽,刘晓佳,杨晓莹,等.探究布地奈德＋沙丁胺醇联合肺部康复训练对儿童重度支气管哮喘急性发作的应用价值［J］.临床和实验医学杂志,2022,21(14):1545-1548.

［38］张文婷,李方江,白雪琴,等.原发性高血压伴左心室肥厚患者常规治疗效果的影响因素分析［J］.中国现代医学杂志,2022,32(8):74-78.

［39］赵雄飞,徐冬梅,张伟,等.局部进展期食管癌新辅助放化疗后微创食管癌根治术的临床疗效和安全性［J］.癌症进展,2022,20(1):49-51.

［40］李娟,罗美凤,历风元,等.噻托溴铵吸入剂治疗慢性支气管炎患者的临床效果［J］.中国当代医药,2022,29(16):152-154.